CARDIOLOGIA
da Fisiologia à Prática Clínica

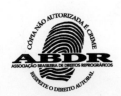

CARDIOLOGIA – da Fisiologia à Prática Clínica
Luciano F. Drager
Tatiana F. G. Galvão

Sarvier, 1ª edição, 2009

Projeto Gráfico/Capa
CLR Balieiro Editores

Fotolitos/Impressão/Acabamento
Bartira Gráfica e Editora

Direitos Reservados
Nenhuma parte pode ser duplicada ou
reproduzida sem expressa autorização do Editor

sarvier

Sarvier Editora de Livros Médicos Ltda.
Rua dos Chanés 320 – Indianópolis
CEP 04087-031 Telefax (11) 5093-6966
E-mail: sarvier@uol.com.br
São Paulo – Brasil

Dados Internacionais de Catalogação na Publicação (CIP)
(Câmara Brasileira do Livro, SP, Brasil)

Drager, Luciano F.
    Cardiologia : da fisiologia à prática clínica /
Luciano F. Drager, Tatiana F. G. Galvão. -- São
Paulo : SARVIER, 2009. -- (Medicina "ciência
e arte")

    Vários colaboradores.
    ISBN 978-85-7378-191-5

        1. Cardiologia - Obras de divulgação
    2. Coração - Doenças - Obras de divulgação
    I. Galvão, Tatiana F. G. II. Título. III. Série.

	CDD-616.12
09-00037	NLM-WG 100

Índices para catálogo sistemático:
1. Cardiologia : Medicina   616.12

CARDIOLOGIA
da Fisiologia à Prática Clínica

LUCIANO F. DRAGER

Médico Assistente da Unidade de Hipertensão do Instituto do Coração (InCor) do Hospital das Clínicas da Faculdade de Medicina da Universidade de São Paulo. Médico do Centro de Terapia Intensiva Adulto do Hospital Israelita Albert Einstein. Doutor em Ciências pela Faculdade de Medicina da Universidade de São Paulo. Professor Colaborador Médico da Faculdade de Medicina da Universidade de São Paulo.

TATIANA F. G. GALVÃO

Médica do Centro de Terapia Intensiva Adulto do Hospital Israelita Albert Einstein. Doutora em Ciências pela Faculdade de Medicina da Universidade de São Paulo.

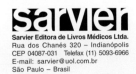

Sarvier Editora de Livros Médicos Ltda.
Rua dos Chanés 320 – Indianópolis
CEP 04087-031   Telefax (11) 5093-6966
E-mail: sarvier@uol.com.br
São Paulo – Brasil

Títulos da série **MEDICINA "CIÊNCIA E ARTE"**

PERIOPERATÓRIO Procedimentos Clínicos
Fábio Santana Machado / Milton de Arruda Martins / Bruno Caramelli

ORIENTAÇÃO NUTRICIONAL Perda de Peso e Saúde Cardiovascular
Euclides Furtado de Albuquerque Cavalcanti / Isabela M. Benseñor

EPIDEMIOLOGIA Abordagem Prática
Isabela M. Benseñor / Paulo A. Lotufo

HIPERTENSÃO ARTERIAL Diagnóstico e Tratamento
Robespierre da Costa Ribeiro / Paulo A. Lotufo

MEDICINA EM AMBULATÓRIO Diagnóstico e Tratamento
Isabela M. Benseñor / Iolanda de Fátima Calvo Tibério / Márcia Martins
Silveira Bernik / Fernando Marcuz da Silva / Egídio Lima Dórea / Paulo A.
Lotufo

Manual de TÉCNICA CIRÚRGICA Para a Graduação
Luís Marcelo Inaco Cirino

FISIOTERAPIA DO SISTEMA RESPIRATÓRIO
Naomi Kondo Nakagawa / Viviani Barnabé

INFECTOLOGIA AMBULATORIAL Diagnóstico e Tratamento
José Angelo Lauletta Lindoso / Margareth da Eira /
Jorge Casseb / Ana Carla Carvalho de Mello e Silva

CLÍNICA MÉDICA Diagnóstico e Tratamento
Itamar de Souza Santos / Leonardo Borges de Barros e Silva / Paulo A. Lotufo /
Isabela M. Benseñor

CARDIOLOGIA da Fisiologia à Prática Clínica
Luciano F. Drager / Tatiana F. G. Galvão

COLABORADORES

Adriana Regina Perez

Médica do Centro de Terapia Intensiva Adulto do Hospital Israelita Albert Einstein.

Alexandre Biasi Cavalcanti

Médico do Centro de Terapia Intensiva Adulto do Hospital Israelita Albert Einstein. Doutor em Ciências pela Faculdade de Medicina da Universidade de São Paulo.

Alexandre da Costa Pereira

Médico Assistente do Laboratório de Genética e Cardiologia Molecular do Instituto do Coração (InCor) do Hospital das Clínicas da Faculdade de Medicina da Universidade de São Paulo.

Amit Nussbacher

Médico Assistente da Unidade de Cardiogeriatria do Instituto do Coração (InCor) do Hospital das Clínicas da Faculdade de Medicina da Universidade de São Paulo.

Antônio Carlos Palandri Chagas

Médico Assistente da Unidade de Aterosclerose do Instituto do Coração (InCor) do Hospital das Clínicas da Faculdade de Medicina da Universidade de São Paulo. Professor Livre-Docente da Faculdade de Medicina da Universidade de São Paulo. Presidente da Sociedade Brasileira de Cardiologia – Gestão 2008/2009.

Antonio Cláudio do Amaral Baruzzi

Médico do Centro de Terapia Intensiva Adulto do Hospital Israelita Albert Einstein. Médico Surpevisor do Centro de Terapia Intensiva do Hospital Municipal de M'Boi Mirim.

Antonio Eduardo Pereira Pesaro

Médico do Centro de Terapia Intensiva Adulto do Hospital Israelita Albert Einstein. Médico Pós-Graduando da Unidade de Coronariopatias Agudas do Instituto do Coração (InCor) do Hospital das Clínicas da Faculdade de Medicina da Universidade de São Paulo.

Ana Paula Quilici

Coordenadora do Laboratório de Simulação da Universidade Anhembi Morumbi. Mestre em Saúde do Adulto pela Escola de Enfermagem da Universidade de São Paulo.

Anderson Benício

Médico Assistente da Divisão de Cirurgia do Instituto do Coração (InCor) do Hospital das Clínicas da Faculdade de Medicina da Universidade de São Paulo. Doutor em Ciências pela Faculdade de Medicina da Universidade de São Paulo. Professor Colaborador Médico da Faculdade de Medicina da Universidade de São Paulo.

Andréa M. Falcão

Médica Assistente do Laboratório de Estresse Cardiovascular do Serviço de Medicina Nuclear e Imagem Molecular do Instituto do Coração (InCor) do Hospital das Clínicas da Faculdade de Medicina da Universidade de São Paulo. Doutora em Ciências pela Faculdade de Medicina da Universidade de São Paulo.

Augusto Scalabrini Neto

Professor Livre-Docente da Disciplina de Emergências Clínicas da Faculdade de Medicina da Universidade de São Paulo.

Bárbara Maria Ianni

Médica Assistente da Unidade de Miocardiopatias do Instituto do Coração (InCor) do Hospital das Clínicas da Faculdade de Medicina da Universidade de São Paulo.

Bruno Caramelli

Diretor da Unidade Clínica de Medicina Interdisciplinar do Instituto do Coração (InCor) do Hospital das Clínicas da Faculdade de Medicina da Universidade de São Paulo. Professor Associado do Departamento de Cardiopneumologia da Faculdade de Medicina da Universidade de São Paulo.

Carlos Alberto Pastore

Diretor do Serviço de Eletrocardiologia do Instituto do Coração (InCor) do Hospital das Clínicas da Faculdade de Medicina da Universidade de São Paulo. Professor Livre-Docente da Faculdade de Medicina da Universidade de São Paulo.

Carlos A. Campos

Médico Cardiologista do Hospital Auxiliar de Cotoxó do Hospital das Clínicas da Faculdade de Medicina da Universidade de São Paulo. Ex-Residente do Serviço de Hemodinâmica e Cardiologia Intervencionista do Instituto do Coração (InCor) do Hospital das Clínicas da Faculdade de Medicina da Universidade de São Paulo.

Carlos Eduardo Rochitte

Médico Coordenador, Setor de Ressonância Magnética e Tomografia Computadorizada Cardiovascular do Instituto do Coração (InCor) do Hospital das Clínicas da Faculdade de Medicina da Universidade de São Paulo.

Carlos Vicente Serrano Jr.

Médico Assistente da Unidade de Coronariopatias Agudas do Instituto do Coração (InCor) do Hospital das Clínicas da Faculdade de Medicina da Universidade de São Paulo. Professor Livre-Docente da Faculdade de Medicina da Universidade de São Paulo.

Charles G. Oliveira

Médica Especialista do Grupo de Cardiologia do Fleury Medicina e Saúde.

Cristina Milagres Quadros

Estagiário do Serviço de Eletrocardiologia do Instituto do Coração (InCor) do Hospital das Clínicas da Faculdade de Medicina da Universidade de São Paulo.

Dante Marcelo Artigas Giorgi

Médico Assistente da Unidade de Hipertensão do Instituto do Coração (InCor) do Hospital das Clínicas da Faculdade de Medicina da Universidade de São Paulo. Doutor em Ciências pela Faculdade de Medicina da Universidade de São Paulo.

Denise Hachul

Médica Assistente da Unidade de Arritmia do Instituto do Coração (InCor) do Hospital das Clínicas da Faculdade de Medicina da Universidade de São Paulo. Responsável pelo Ambulatório de Síncope e Laboratório de Avaliação Autonômica do Instituto do Coração (InCor) do Hospital das Clínicas da Faculdade de Medicina da Universidade de São Paulo.

Dimas T. Ikeoka

Professor Visitante da Universidade Médico de Graz – Viena, Áustria. Doutor em Ciências pela Faculdade de Medicina da Universidade de São Paulo.

Eduardo Moacyr Krieger

Professor Emérito pela Faculdade de Medicina de Ribeirão Preto da Universidade de São Paulo. Professor Titular de Fisiologia Cardiovascular pela Faculdade de Medicina de Ribeirão Preto da Universidade de São Paulo. Diretor da Unidade de Hipertensão do Instituto do Coração (InCor) do Hospital das Clínicas da Faculdade de Medicina da Universidade de São Paulo. Ex-Presidente da Academia Brasileira de Ciências.

Elias Knobel

Médico Fundador e Diretor Emérito do Centro de Terapia Intensiva do Hospital Israelita Albert Einstein. Vice-Presidente para Prática Médica do Hospital Israelita Albert Einstein.

Esteban Wisnivesky R. Rivarola

Médico Assistente da Unidade de Emergência do Instituto do Coração (InCor) do Hospital das Clínicas da Faculdade de Medicina da Universidade de São Paulo.

Fábio Luis de Arruda Zantut

Instrutor do Basic Life Support (BLS) pela American Heart Association. Residente em Oftalmologia pela Santa Casa de Misericórdia de São Paulo.

Fernando Yue Cesena

Médico Assistente da Unidade de Aterosclerose do Instituto do Coração (InCor) do Hospital das Clínicas da Faculdade de Medicina da Universidade de São Paulo. Doutor em Ciências pela Faculdade de Medicina da Universidade de São Paulo.

Flávio Tarasoutchi

Médico Assistente do Instituto do Coração (InCor) do Hospital das Clínicas da Faculdade de Medicina da Universidade de São Paulo. Professor Livre-Docente da Faculdade de Medicina da Universidade de São Paulo.

Francisco Darrieux

Médico Assistente da Unidade de Arritmia do Instituto do Coração (InCor) do Hospital das Clínicas da Faculdade de Medicina da Universidade de São Paulo. Doutor em Ciências pela Faculdade de Medicina da Universidade de São Paulo.

Guilherme Sobreira Spina

Médico Assistente da Unidade de Valvopatias do Instituto do Coração (InCor) do Hospital das Clínicas da Faculdade de Medicina da Universidade de São Paulo. Doutor em Ciências pela Faculdade de Medicina da Universidade de São Paulo.

Guilherme Urpia Monte

Médico Supervisor, Divisão de Imagem, Instituto do Coração do Distrito Federal (InCor-DF).

Gustavo José Justo da Silva

Pós-Doutorado pelo Instituto do Coração (InCor) do Hospital das Clínicas da Faculdade de Medicina da Universidade de São Paulo. Doutor em Ciências (Fisiologia Humana) pelo Instituto de Ciências Biológicas da Universidade de São Paulo. Mestre em Educação Física pela Escola de Educação Física e Esporte da Universidade de São Paulo.

Heno Ferreira Lopes

Médico Assistente da Unidade de Hipertensão do Instituto do Coração (InCor) do Hospital das Clínicas da Faculdade de Medicina da Universidade de São Paulo. Doutor em Cardiologia pela Faculdade de Medicina da Universidade de São Paulo.

Herlon Saraiva Martins

Médico Assistente do Departamento de Clínica Médica de Emergência do Hospital das Clínicas da Faculdade de Medicina da Universidade de São Paulo.

Horácio Gomes Pereira Filho

Estagiário do Serviço de Eletrocardiologia do Instituto do Coração (InCor) do Hospital das Clínicas da Faculdade de Medicina da Universidade de São Paulo.

Ilana Sebbag

Instrutora do Basic Life Support (BLS) pela American Heart Association. Residente de Anestesiologia pelo Hospital das Clínicas da Faculdade de Medicina da Universidade de São Paulo.

Jaime Bastos

Médico Assistente da Unidade de Terapia Intensiva do Instituto do Coração (InCor) do Hospital das Clínicas da Faculdade de Medicina da Universidade de São Paulo. Médico do Centro de Terapia Intensiva Adulto do Hospital Israelita Albert Einstein. Doutor em Ciências pela Faculdade de Medicina da Universidade de São Paulo.

João Fernando Monteiro Ferreira

Médico Assistente da Unidade de Coronariopatias Crônicas do Instituto do Coração (InCor) do Hospital das Clínicas da Faculdade de Medicina da Universidade de São Paulo. Doutor em Cardiologia pela Faculdade de Medicina da Universidade de São Paulo. Membro do CJTEC – Comissão de Julgamento do Título de Especialista da Sociedade Brasileira de Cardiologia.

José Eduardo Krieger

Diretor do Laboratório de Genética e Cardiologia Molecular do Instituto do Coração (InCor) do Hospital das Clínicas da Faculdade de Medicina da Universidade de São Paulo.

José Marconi Souza

Médico do Centro de Terapia Intensiva Adulto do Hospital Israelita Albert Einstein.

José Xavier-Neto

Médico Assistente do Laboratório de Genética e Cardiologia Molecular do Instituto do Coração (InCor) do Hospital das Clínicas da Faculdade de Medicina da Universidade de São Paulo.

Júlio César Oliveira

Doutor em Ciências pela Faculdade de Medicina da Universidade de São Paulo. Professor Adjunto de Clínica Médica da Universidade Federal de Mato Grosso e Universidade de Cuiabá – UNIC. Médico Responsável pelo Serviço de Estimulação Cardíaca do Hospital Geral Universitário da Universidade de Cuiabá – UNIC. Cardiologista e Estimulista do Atrium – Centro de Cardiologia Não-Invasiva de Mato Grosso.

Leonardo Jorge Cordeiro de Paula

Especialista em Clínica Médica pelo Hospital das Clínicas da Faculdade de Medicina da Universidade de São Paulo.

Luciano F. Drager

Médico Assistente da Unidade de Hipertensão do Instituto do Coração (InCor) do Hospital das Clínicas da Faculdade de Medicina da Universidade de São Paulo. Médico do Centro de Terapia Intensiva Adulto do Hospital Israelita Albert Einstein. Doutor em Ciências pela Faculdade de Medicina da Universidade de São Paulo. Professor Colaborador Médico da Faculdade de Medicina da Universidade de São Paulo.

Luiz Aparecido Bortolotto

Médico Assistente da Unidade de Hipertensão do Instituto do Coração (InCor) do Hospital das Clínicas da Faculdade de Medicina da Universidade de São Paulo. Professor Livre-Docente da Faculdade de Medicina da Universidade de São Paulo.

Luiz Felipe P. Moreira

Diretor da Unidade Cirúrgica de Pesquisa do Instituto do Coração (InCor) do Hospital das Clínicas da Faculdade de Medicina da Universidade de São Paulo. Professor Livre-Docente da Faculdade de Medicina da Universidade de São Paulo.

Marcelo Franken

Médico Assistente da Unidade de Coronariopatias Agudas do Instituto do Coração (InCor) do Hospital das Clínicas da Faculdade de Medicina da Universidade de São Paulo.

Marcelo Luiz Campos Vieira

Médico Assistente do Setor de Ecocardiografia do Instituto do Coração (InCor) do Hospital das Clínicas da Faculdade de Medicina da Universidade de São Paulo. Médico do Serviço de Ecocardiografia do Hospital Israelita Albert Einstein. Pós-Doutorado – New England Medical Center, Tufts University, Boston, EUA. Ex-Bolsista do Capes (Ministério da Educação).

Marcelo Park

Médico Assistente da Unidade de Terapia Intensiva – Disciplina de Emergências Clínicas do Hospital das Clínicas da Faculdade de Medicina da Universidade de São Paulo. Doutor em Ciências pela Faculdade de Medicina da Universidade de São Paulo. Professor Colaborador da Disciplina de Emergências Clínicas da Faculdade de Medicina da Universidade de São Paulo. Médico da Unidade Crítica Cardiológica do Hospital Sírio Libanês.

Marcio Hiroshi Miname

Médico Pós-Graduando e Pesquisador da Unidade Clínica de Dislipidemias do Instituto do Coração (InCor) do Hospital das Clínicas da Faculdade de Medicina da Universidade de São Paulo.

Marcos Knobel

Médico do Centro de Terapia Intensiva Adulto do Hospital Israelita Albert Einstein.

Maria Cecília Solimene

Médica Assistente da Unidade Clínica de Aterosclerose do Instituto do Coração (InCor) do Hospital das Clínicas da Faculdade de Medicina da Universidade de São Paulo. Professora Livre-Docente da Faculdade de Medicina da Universidade de São Paulo.

Maria Margarita Castro Gonzalez

Médica Assistente do Laboratório de Treinamento e Simulação em Emergências Cardiovasculares do Instituto do Coração (InCor) do Hospital das Clínicas da Faculdade de Medicina da Universidade de São Paulo.

Maria Clementina P. Giorgi

Médica Assistente do Serviço de Medicina Nuclear e Imagem Molecular do Instituto do Coração (InCor) do Hospital das Clínicas da Faculdade de Medicina da Universidade de São Paulo. Especialista em Medicina Nuclear. Doutora na Área de Radiologia.

Martino Martinelli Filho

Diretor da Unidade de Marcapasso do Instituto do Coração (InCor) do Hospital das Clínicas da Faculdade de Medicina da Universidade de São Paulo.

Miguel Antonio Moretti

Médico Assistente da Unidade de Coronariopatias Crônicas do Instituto do Coração (InCor) do Hospital das Clínicas da Faculdade de Medicina da Universidade de São Paulo. Doutor em Cardiologia pela Faculdade de Medicina da Universidade de São Paulo. Membro Diretor da Sociedade de Cardiologia do Estado de São Paulo (SOCESP).

Milena Frota Macatrão-Costa

Pós-Graduanda do Programa de Doutorado do Instituto do Coração (InCor) do Hospital das Clínicas da Faculdade de Medicina da Universidade de São Paulo.

Natale Pinheiro Lage Rolim

Pós-Doutoranda pela Universidade de Ciência e Tecnologia de Trondheim, Noruega. Doutora em Educação Física pela Escola de Educação Física e Esporte da Universidade de São Paulo. Mestre em Ciências (Fisiologia Humana) pelo Instituto de Ciências Biológicas da Universidade de São Paulo.

Noedir A. G. Stolf

Diretor da Divisão de Cirurgia do Instituto do Coração (InCor) do Hospital das Clínicas da Faculdade de Medicina da Universidade de São Paulo. Professor Titular da Disciplina de Cirurgia Torácica e Cardiovascular da Faculdade de Medicina da Universidade de São Paulo.

Patricia Chakur Brum

Professora Livre-Docente pela Escola de Educação Física e Esporte da Universidade de São Paulo. Pós-Doutorado pela Universidade de Stanford, EUA. Doutora em Educação Física pela Escola de Educação Física e Esporte da Universidade de São Paulo.

Paulo César R. Sanches

Médico Pesquisador do Setor de Eletrocardiologia do Instituto do Coração (InCor) do Hospital das Clínicas da Faculdade de Medicina da Universidade de São Paulo.

Paulo Jorge Moffa

Diretor Técnico de Saúde do Serviço de Eletrocardiologia do Instituto do Coração (InCor) do Hospital das Clínicas da Faculdade de Medicina da Universidade de São Paulo. Professor Associado do Departamento de Cardiopneumologia da Faculdade de Medicina da Universidade de São Paulo.

Pedro A. Lemos

Médico Assistente do Serviço de Hemodinâmica e Cardiologia Intervencionista do Instituto do Coração (InCor) do Hospital das Clínicas da Faculdade de Medicina da Universidade de São Paulo. Professor Colaborador Médico da Faculdade de Medicina da Universidade de São Paulo.

Raul Dias dos Santos Filho

Professor Livre-Docente do Instituto do Coração (InCor) do Hospital das Clínicas da Faculdade de Medicina da Universidade de São Paulo.

Sandrigo Mangini

Médico Estagiário da Unidade de Insuficiência Cardíaca e Transplante do Instituto do Coração (InCor) do Hospital das Clínicas da Faculdade de Medicina da Universidade de São Paulo. Médico do Centro de Terapia Intensiva Adulto do Hospital Israelita Albert Einstein.

Sergio Timerman

Diretor do Laboratório de Treinamento e Simulação em Emergências Cardiovasculares, Instituto do Coração (InCor) do Hospital das Clínicas da Faculdade de Medicina da Universidade de São Paulo.

Silvana A. D'Orio Nishioka

Médica Assistente do Serviço de Marcapasso do Instituto do Coração (InCor) do Hospital das Clínicas da Faculdade de Medicina da Universidade de São Paulo.

Tatiana F. G. Galvão

Médica do Centro de Terapia Intensiva Adulto do Hospital Israelita Albert Einstein. Doutora em Ciências pela Faculdade de Medicina da Universidade de São Paulo.

Thiago Domingos Corrêa

Médico Preceptor do Centro de Terapia Intensiva Adulto do Hospital Israelita Albert Einstein.

Victor Sarli Issa

Médico Assistente da Unidade de Insuficiência Cardíaca e Transplante do Instituto do Coração (InCor) do Hospital das Clínicas da Faculdade de Medicina da Universidade de São Paulo.

Wallace de Souza Pimentel

Médico do Centro de Terapia Intensiva Adulto do Hospital Israelita Albert Einstein. Doutor em Ciências pela Faculdade de Medicina da Universidade de São Paulo.

William A. Chalela

Médico Supervisor do Laboratório de Estresse Cardiovascular do Serviço de Medicina Nuclear e Imagem Molecular do Instituto do Coração (InCor) do Hospital das Clínicas da Faculdade de Medicina da Universidade de São Paulo e do Hospital Sírio Libanês. Professor Colaborador Médico da Faculdade de Medicina da Universidade de São Paulo. Doutor em Ciências pela Faculdade de Medicina da Universidade de São Paulo.

Dedicamos este livro a todos os amigos e familiares que, direta ou indiretamente, auxiliaram a construir os alicerces da nossa formação, em especial a Luzia e João Armando Drager (*in memorian*), Miriam Drager, Amélia Gonçalves, Tamaris Galvão e Talita Galvão.

Ao querido Matheus, nosso projeto mais importante.

PREFÁCIO

Desde a aortite luética, passando pelas valvopatias reumáticas, pela miocardiopatia chagásica chegando na doença coronariana e na insuficiência cardíaca, as doenças do coração representam a principal causa de mortalidade no Brasil desde os anos 30, e assim persistirá nas próximas décadas, principalmente pelo aumento da proporção da população idosa e pelo impacto do aumento do peso médio e do diabetes na população. A participação das doenças cardíacas nas internações hospitalares, na realização de procedimentos de alto custo e na ausência ao trabalho é das maiores em todo o País. Mesmo o declínio da mortalidade pelas doenças do coração que se observa desde os anos 80, primeiro em São Paulo, depois no restante do País, não reduziu a importância absoluta e relativa dessas doenças no panorama epidemiológico brasileiro e mundial.

Por esse motivo, as doenças cardíacas devem ser entendidas, antes de tudo, como questão de saúde pública que exige atitudes desde a promoção de saúde até o transplante cardíaco e terapia celular. Ao contrário do senso comum, o atendimento às doenças cardíacas não é responsabilidade de cardiologistas ou da cardiologia. Médicos envolvidos no Programa Saúde de Família, Clínicos Gerais, Internistas e mesmo outros especialistas como Endocrinologistas, Pneumologistas e Nefrologistas necessitam de conhecimentos básicos da Cardiologia no dia-a-dia de sua atividade.

O conhecimento da cardiologia implica desde o diagnóstico precoce e o controle dos fatores de risco, até o acompanhamento do paciente terminal. Apesar do incremento cada vez maior de equipamentos diagnósticos caros e sofisticados, a história e o exame clínico continuam soberanos e os verdadeiros balizadores da decisão médica. O aumento do arsenal terapêutico na última década trouxe, por outro lado, exigência maior no manuseio de fármacos. A decisão de qual tratamento adotar obrigou que o ensino da cardiologia cada vez mais se aproximasse da epidemiologia na avaliação de ensaios clínicos.

Esta obra de Luciano Drager e Tatiana Galvão, médicos cardiologistas, clínicos gerais, cuja carreira acompanhamos desde a graduação e residência médica, traz a todos não-cardiologistas a essência da prevenção, diagnóstico e tratamento das doenças cardíacas.

Paulo Andrade Lotufo
Professor Titular do Departamento de
Clínica Médica da Faculdade de Medicina
da Universidade de São Paulo.

Isabela J. M. Benseñor
Professora Associada do Departamento de
Clínica Médica da Faculdade de Medicina
da Universidade de São Paulo.

APRESENTAÇÃO

A idéia de se fazer um Livro que aborde importantes temas de Cardiologia não só para o Cardiologista mas também para o Clínico Geral está respaldada em diversas reflexões que fizemos ao longo do tempo. Tradicionalmente, a Cardiologia é uma especialidade da Clínica Médica com reconhecido destaque em decorrência da alta prevalência e morbimortalidade das doenças cardiovasculares. Mais do que isto, como uma especialidade em ampla evolução, os recentes avanços no conhecimento da Cardiologia – incluindo novos métodos diagnósticos e tratamentos – fazem com que tenhamos a necessidade de atualização freqüente. Independente de qual a formação de cada leitor, precisamos imaginar que uma boa formação em Cardiologia é vital para a prevenção, diagnóstico e tratamento de doenças como a hipertensão arterial e o infarto agudo do miocárdio. E foi neste intuito é que aceitamos o desafio de coordenar este Livro de Cardiologia que conta com a participação de renomados colegas que dedicaram seu tempo e experiência para o engrandecimento desta obra. Longe de ser um guia de bolso, mas sem a extensão de grandes tratados de Cardiologia, este Livro visa basicamente fornecer informações claras que consideramos pertinentes ao estudo da Cardiologia atual. Abordamos não só assuntos clássicos, como a Fisiologia e a Semiologia Cardiovascular (que embora sejam importantes alicerces em nossa área continuam freqüentemente desvalorizados), mas também as inovações da especialidade como conceitos em Genética e Biologia Molecular, com ênfase nas suas aplicações em Cardiologia, bem como os recentes avanços tecnológicos da Ecocardiografia, Tomografia Computadorizada e Ressonância Magnética. Mais ainda, dentro da necessidade constante de atualização, o Livro dispõe de um capítulo que sugere importantes *sites* comentados para consultas e atualizações que se fizerem necessários. Embora longe de esgotar o assunto, acreditamos piamente que a presente obra possa servir de apoio para melhorar a formação de diferentes profissionais e que seja um importante auxiliar na tomada de condutas médicas que visem, em última análise, ao melhor para cada paciente.

Nossos agradecimentos especiais aos Professores Isabela Benseñor e Paulo Andrade Lotufo pela confiança e apoio para a realização deste sonho.

Os autores

CONTEÚDO

MÓDULO 1   FISIOLOGIA, GENÉTICA E SEMIOLOGIA CARDIOVASCULAR

1. Conceitos em Fisiologia Cardiovascular 3
   Gustavo José Justo da Silva, Natale Pinheiro Lage Rolim, Patricia Chakur Brum e Eduardo Moacyr Kriege

2. Conceitos em Cardiologia Molecular 11
   Alexandre da Costa Pereira, José Xavier-Neto e José Eduardo Krieger

3. Semiologia Cardiovascular 19
   Fernando Yue Cesena, Tatiana F. G. Galvão e Luciano F. Drager

MÓDULO 2   MÉTODOS DIAGNÓSTICOS EM CARDIOLOGIA

4. Eletrocardiografia 37
   Carlos Alberto Pastore, Paulo César R. Sanches, Paulo Jorge Moffa, Horácio Gomes Pereira Filho e Cristina Milagres Quadros

5. Teste Ergométrico 57
   Andréa M. Falcão, Charles G. Oliveira e William A. Chalela

6. Ecocardiografia 72
   Marcelo Luiz Campos Vieira

7. Cintilografia Miocárdica 90
   Maria Clementina P. Giorgi

8. Ressonância Magnética e Tomografia Computadorizada Cardiovascular 101
   Guilherme Urpia Monte e Carlos Eduardo Rochitte

9. Cinecoronariografia 120
   Carlos A. Campos e Pedro A. Lemos

MÓDULO 3   MANEJO AMBULATORIAL

10. Hipertensão Arterial Sistêmica 129
    Luciano F. Drager e Luiz Aparecido Bortolotto

11. Dislipidemia 141
    Marcio Hiroshi Miname e Raul Dias dos Santos Filho

12. Síndrome Metabólica 154
    Heno Ferreira Lopes

13. Aterosclerose 163
    Tatiana F. G. Galvão e Antônio Carlos Palandri Chagas

14. Angina Estável 170
Tatiana F. G. Galvão e Antônio Carlos Palandri Chagas

15. Insuficiência Cardíaca 180
Sandrigo Mangini e Victor Sarli Issa

16. Doenças do Pericárdio 193
Walace de Souza Pimentel e Barbara Maria Ianni

17. Valvopatias 196
Flávio Tarasoutchi e Guilherme Sobreira Spina

18. Doenças da Aorta 215
Anderson Benício, Luiz Felipe P. Moreira e Noedir A. G. Stolf

19. Síncopes 227
Milena Frota Macatrão-Costa e Denise Hachul

20. Avaliação Perioperatória em Cirurgia Não-Cardíaca 234
Dimas T. Ikeoka e Bruno Caramelli

21. Doença Cardiovascular na Mulher 241
Maria Cecília Solimene

22. Tópicos em Cardiogeriatria 248
Amit Nussbacher

23. Sites Interessantes em Cardiologia 255
Herlon Saraiva Martins, Leonardo Jorge Cordeiro de Paula e
Augusto Scalabrini Neto

MÓDULO 4   EMERGÊNCIAS E
URGÊNCIAS CARDIOLÓGICAS

24. Conceitos sobre o BLS (Suporte Básico de Vida) 261
Ana Paula Quilici, Ilana Sebbag, Fábio Luis de Arruda Zantut e
Sergio Timerman

25. Conceitos Básicos sobre o ACLS (Suporte Avançado de Vida
em Cardiologia) 271
Maria Margarita Castro Gonzalez e Sergio Timerman

26. Avaliação da Dor Torácica 285
Miguel Antonio Moretti e João Fernando Monteiro Ferreira

27. Síndromes Coronarianas Agudas – Infarto Agudo do Miocárdio com
Supradesnivelamento do Segmento ST 291
Marcos Knobel, José Marconi Souza e Elias Knobel

28. Síndromes Coronarianas Agudas sem Supradesnivelamento
do Segmento ST 302
Carlos Vicente Serrano Jr., Antonio Eduardo Pereira Pesaro e Marcelo Franken

29. Emergência e Urgência Hipertensivas 312
Dante Marcelo Artigas Giorgi

30. Edema Agudo dos Pulmões 320
Marcelo Park

31. Choque Cardiogênico 326
Jaime Bastos e Adriana Regina Perez

32. Tromboembolismo Pulmonar 330
*Alexandre Biasi Cavalcanti, Thiago Domingos Corrêa e Antonio Cláudio
do Amaral Baruzzi*

33. Bradiarritmias 341
Silvana A. D´Orio Nishioka, Júlio César Oliveira e Martino Martinelli Filho

34. Taquiarritmias 349
Francisco Darrieux e Esteban Wisnivesky R. Rivarolar

ÍNDICE REMISSIVO 367

MÓDULO 1

FISIOLOGIA, GENÉTICA E SEMIOLOGIA CARDIOVASCULAR

- Conceitos em Fisiologia Cardiovascular
- Conceitos em Cardiologia Molecular
- Semiologia Cardiovascular

1. CONCEITOS EM FISIOLOGIA CARDIOVASCULAR

Gustavo José Justo da Silva
Natale Pinheiro Lage Rolim
Patricia Chakur Brum
Eduardo Moacyr Krieger

O organismo humano é irrigado pelo sangue com a finalidade de nutrir seus diversos tecidos. Basicamente, o sistema cardiovascular encarrega-se de fazer o transporte do oxigênio dos pulmões até os tecidos e a condução do gás carbônico dos tecidos até os pulmões; a distribuição dos nutrientes absorvidos pelas vias digestórias para todas as células do corpo; o transporte dos produtos finais do metabolismo até os órgãos especializados de excreção; a manutenção da temperatura corpórea dentro dos limites "ótimos" para a ação de determinadas enzimas; a distribuição de hormônios; a imunização por meio de células sangüíneas específicas, entre outras funções. Essa tarefa é executada pelo conjunto de elementos que constituem o sistema cardiovascular: coração, artérias, veias, capilares e vasos linfáticos.

O coração serve como fonte de energia propulsora do sangue e a energia utilizada para a circulação do sangue é fornecida pela contração do músculo cardíaco. Os dois troncos arteriais que recebem o sangue impulsionado pelos ventrículos (direito e esquerdo), aorta e artéria pulmonar, subdividem-se à medida que se distanciam do coração. Ao se aproximar dos tecidos, o calibre reduz bastante e os ramos de menor calibre (arteríolas) terminam em uma fina rede vascular compreendida pelos capilares.

Os vasos que compreendem o sistema cardiovascular se diferenciam em suas funções basicamente em virtude de diferenças em suas características estruturais. As grandes artérias são especializadas em transportar o sangue em alta pressão a partir do coração em direção aos tecidos. Assim, os níveis de pressão arterial ao longo do circuito são relativamente constantes. As arteríolas são vasos sangüíneos que fazem a transposição entre as artérias e os capilares. Como tal, têm como principal função o transporte e a distribuição de sangue para os órgãos e determinar a resistência à passagem do fluxo sangüíneo. Isso só é possível porque as arteríolas têm diâmetro relativamente pequeno e possuem a capacidade de controlar sua

luz por meio de mecanismos extrínseco e intrínseco. Dessa forma, a resistência vascular periférica é basicamente exercida pelas arteríolas que representam mais de 50% do total. Já os capilares têm como função primária facilitar a troca de substâncias entre o sistema cardiovascular e os tecidos. A troca dá-se por um processo de filtração e da difusão que está condicionado à permeabilidade da parede dos capilares aos materiais a serem trocados. A permeabilidade por processo de difusão ocorre por que as paredes dos capilares são muito finas ($0,1\mu m$) e constituídas apenas por uma única camada de células endoteliais, diminuindo as distâncias que as moléculas a serem difundidas têm de atravessar. Assim, essas trocas são realizadas por processo de difusão, sem nenhuma interferência de transportadores.

PRESSÃO ARTERIAL (Fig. 1.1)

A contração do ventrículo esquerdo aumenta a pressão sangüínea no interior de sua cavidade acima da pressão aórtica, fazendo com que o sangue flua para a aorta. A válvula aórtica aberta permite que a pressão gerada no interior do ventrículo esquerdo se transmita para a aorta. A entrada de sangue na aorta faz com que sua parede se distenda e a pressão no seu interior se eleve até um máximo (pressão sistólica). No final da sístole, quando o ventrículo esquerdo deixa de ejetar, a valva aórtica se fecha. O volume de sangue armazenado durante o esvaziamento será enviado à periferia no período em que o ventrículo estiver no processo de enchimento (diástole). Portanto, o sistema arterial funciona como uma câmara elástica de alta pressão que amortece as flutuações de descarga da bomba cardíaca, assegurando um fluxo permanente ao nível dos capilares. Durante a sístole ventricular, a pressão se eleva até atingir um máximo, chamada, também, de pressão sistólica. Depois, à medida que o sangue acumulado vai sendo transferido para os capilares, a pressão nas artérias vai caindo, lentamente, até atingir um valor

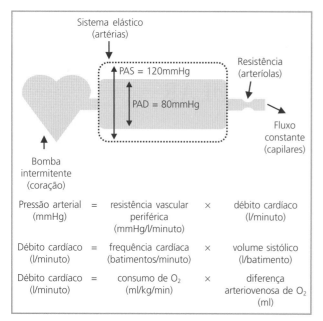

Figura 1.1 – Esquema dos componentes do sisterma cardiovascular.

mínimo (pressão diastólica), imediatamente antes de se iniciar o ciclo seguinte. Graças à combinação entre a descarga intermitente da bomba cardíaca e a alta resistência das arteríolas, acoplada à elasticidade das artérias, o organismo consegue manter uma oferta constante de sangue para irrigar os tecidos. O custo desse processo é que as artérias são, permanentemente, submetidas a uma elevada pressão pulsátil: cerca de 120mmHg de pressão máxima, ou sistólica, e cerca de 80mmHg de pressão mínima ou diastólica. A diferença entre a pressão sistólica e a diastólica é chamada pressão de pulso e seu valor é de cerca de 40mmHg em adultos. A pressão arterial média é obtida pelo cálculo da área (o que representa a integral matemática da curva) sob a curva da pressão arterial e pode ser estimada pela equação: pressão arterial média = pressão diastólica + 1/3 (pressão sistólica – pressão diastólica).

A manutenção de níveis pressóricos permanentemente elevados (acima dos valores de referência para a população em geral), em múltiplas medições, em diferentes horários e posições e condições (repouso, sentado ou deitado) caracteriza a hipertensão arterial. Os fatores hemodinâmicos que influenciam os níveis de pressão arterial são, basicamente, o débito cardíaco e o papel da resistência vascular periférica.

DÉBITO CARDÍACO (Fig. 1.1)

Durante a diástole ocorre o enchimento da cavidade ventricular que, ao final, atinge um volume de aproximadamente 120ml (chamado de volume diastólico final). À medida que a sístole ventricular ejeta sangue para as grandes artérias, o volume ventricular cai, sendo de aproximadamente 50ml ao final da sístole (ou volume sistólico final). A diferença entre o volume diastólico final e o sistólico final é chamada de volume de ejeção ou sistólico e corresponde ao volume de sangue impulsionado a cada batimento cardíaco. Em um indivíduo adulto, o volume sistólico médio é de cerca de 70ml de sangue e varia entre indivíduos e com a idade, sendo menor nas crianças.

Quando o coração se contrai com mais força, o volume sistólico final pode cair para apenas 20ml. Quando grandes quantidades de sangue fluem para os ventrículos durante a diástole, o volume diastólico final pode elevar-se e atingir até 200ml. Em ambas as circunstâncias, o volume de ejeção ou volume sistólico estará elevado e, portanto, aumentará a ejeção ventricular.

O débito cardíaco sistêmico corresponde à quantidade de sangue lançada pelo ventrículo esquerdo na aorta por unidade de tempo. Em cada batimento, o volume ejetado pelo ventrículo esquerdo na aorta é a diferença entre o volume diastólico final e o volume sistólico final. Assim, o valor do débito cardíaco (DC) será igual a essa diferença multiplicada pelo número de batimentos a cada minuto (ou freqüência cardíaca).

Os valores do débito cardíaco variam basicamente conforme a atividade metabólica do organismo, podendo ser também descrito (segundo o princípio de Fick) como: DC = VO_2/diferença arteriovenosa do conteúdo arterial de O_2. Dessa forma, modificações na extração de oxigênio pelos tecidos alteram o débito cardíaco, da mesma forma que o incremento no consumo de oxigênio o aumenta. Por exemplo, durante a realização de exercícios físicos, há aumento na atividade metabólica das células do músculo esquelético, gerando aumento do débito cardíaco de igual proporção.

Além disso, fatores como hiperventilação (ação diafragmática), bombeamento dos músculos em atividade nos membros inferiores, efeito (manobra) de Valsalva (aumento da pressão intratorácica) e vasoconstrição alteram o retorno venoso e, portanto, modificam o débito cardíaco.

RESISTÊNCIA VASCULAR PERIFÉRICA (Fig. 1.1)

A resistência vascular periférica corresponde à soma de todos os fatores que oferecem resistência à passagem do fluxo sanguíneo. Essa resistência imposta à perfusão sangüínea é importante a partir das pequenas artérias alimentadoras externas ao parênquima dos órgãos (diâmetro de 100 a 500µm) e estende-se para a árvore arteriolar (diâmetro de 10 a 100µm) no seu interior. As artérias alimentadoras e as arteríolas proximais (diâmetro de 60 a 100µm) controlam a magnitude do fluxo sangüíneo para o órgão, enquanto as arteríolas intermediárias (diâmetro de 15 a 60µm) controlam a distribuição de fluxo, no interior do tecido, e as arteríolas terminais controlam a perfusão capilar, isto é, a superfície para trocas entre as células parenquimatosas e o sistema cardiovascular. A parede dos vasos de resistência consiste, primariamente, de células musculares lisas, separadas da luz por uma camada de células endoteliais. Substâncias vasoativas são produzidas pelas células endoteliais, células musculares lisas, células parenquimatosas e, também, são liberadas pelas terminações nervosas na intimidade das camadas de células musculares lisas. Além disso, os vasos são, continuamente, expostos a substâncias vasoativas circulantes (angiotensina, vasopressina, por exemplo) que podem atuar como agentes vasoativos, tanto por ação direta no músculo liso vascular como por intermediários liberados das células da estrutura vascular. Os vasos são, também continuamente, expostos a algumas forças como pressão transmural e atrito do fluxo sangüíneo na camada endotelial. Esses múltiplos estímulos interagem para controlar a atividade contrátil das células musculares lisas vasculares e, portanto, o diâmetro do vaso, controlando a resistência periférica e o fluxo sangüíneo.

Assim, a resistência vascular periférica total corresponde à variação de pressão entre os dois extremos da circulação, dividida pelo valor do fluxo de sangue (R = P/Q). A resistência oferecida ao fluxo de sangue na circulação periférica é a resistência vascular sistêmica e, na equação R = P/Q, a pressão representa a diferença entre a pressão arterial média na aorta e a pressão média do átrio direito, que, na realidade, representa a diferença de pressão da circulação sistêmica.

Durante a perfusão tecidual, a pressão do átrio direito é muito baixa ou próxima a zero. Nesse caso, a resistência vascular sistêmica corresponde à relação entre a pressão arterial média (PAM) e o fluxo arterial (RVS = PAM/Q). Com a aplicação desta simples equação, podemos acompanhar o comportamento da resistência vascular sistêmica durante a perfusão. A resistência vascular periférica expressa-se comumente em unidades de resistência periférica (mmHg/l/min). O valor normal da resistência vascular periférica ou sistêmica para um adulto é de cerca de 20 unidades.

Durante a perfusão, com um fluxo arterial de 3 litros/min, se a pressão arterial média estiver em 60mmHg, a resistência vascular periférica será de 20 unidades. Com o fluxo sangüíneo mantido constante em 3 litros/min, se a pressão arterial média se eleva para 84mmHg, a resistência vascular periférica terá aumentado para 28 unidades. A resistência vascular periférica pode ser ainda expressa em dinas/s/cm^{-5}.

Como a resistência das arteríolas depende basicamente do seu calibre, sua redução eleva a pressão arterial, sendo geralmente responsável pela hipertensão. A diminuição do calibre acontece pelo aumento da contração da musculatura que regula a luz do vaso, pelo espessamento dessa musculatura que passa a ocupar parte da luz, ou os dois fatores combinados. A hipertensão, portanto, pode ser causada pelo desequilíbrio entre a produção aumentada de fatores vasoconstritores (os nervos simpáticos e as catecolaminas, a angiotensina, a endotelina etc.) e/ou pela produção deficiente de fatores vasodilatadores (óxido nítrico, bradicinina etc.), com o conseqüente aumento do grau de contração da musculatura das arteríolas. Outros fatores anatômicos e estruturais também podem reduzir o calibre vascular de forma permanente. Até mesmo os fatores vasoconstritores, que ativamente contraem o vaso, exercem um efeito trófico, estimulando o espessamento da camada muscular (hipertrofia muscular).

Esquematicamente, a resistência elevada, que acarreta hipertensão em determinado indivíduo, pode resultar do aumento da produção de fatores vasoconstritores e/ou da diminuição de fatores vasodilatadores, ou, ainda, da maior capacidade de reação da musculatura das arteríolas aos estímulos normais. A combinação desses fatores poderia determinar diminuição ativa, funcional, do calibre das arteríolas e a conseqüente hipertensão. No entanto, resultado semelhante pode ser produzido por uma alteração anatômica ou estrutural do vaso, o espessamento da parede vascular que, como já mencionado, passa a ocupar parte do espaço intravascular, antes livre. Isso, também, depende de características individuais que alteram o equilíbrio dos fatores que estimulam e os que inibem o crescimento da musculatura vascular. Mais recentemente, admite-se que a redução da luz das artérias pode ocorrer não só pela hipertrofia da parede, mas também por uma "remodelagem" quando há redução de todos os diâmetros, externo e interno, sem modificações da massa. É de se esperar que a diminuição do calibre dependa, em cada indivíduo, da combinação em graus variados de fatores estruturais e funcionais, ativos. Admite-se que uma arteríola com a musculatura espessada reaja mais, isto é, "amplifique" os estímulos vasoconstritores, mesmo aqueles considerados fisiológicos, como os promovidos pelo sistema nervoso simpático.

Embora o débito cardíaco aumentado possa colaborar para a produção da hipertensão, especialmente na hipertensão lábil dos jovens, na maioria dos casos com hipertensão permanente "fixa" é a elevação da resistência periférica a responsável pela hipertensão arterial.

MECANISMOS REFLEXOS QUE REGULAM A PRESSÃO ARTERIAL

A regulação das funções do coração e do sistema vascular é a mais complexa existente no organismo, em decorrência do fato de que a oferta adequada e a manutenção do fluxo sangüíneo exigido pelos diversos tecidos do organismo de momento a momento requerem constante e, freqüentemente, rápida adaptação funcional dos diferentes componentes do aparelho cardiovascular. O sistema nervoso, por meio da atividade de diversas estruturas, e algumas glândulas endócrinas, por meio da secreção de certas substâncias, desempenham papel fundamental nessa regulação, influenciando o funcionamento das diferentes estruturas cardiovasculares e seus mecanismos de ajustes fisiológicos, de forma instantânea e a curto, médio e longo prazo.

Diversos são os mecanismos reguladores cardiovasculares que atuam de forma isolada ou combinada, com o propósito final de garantir adequado volume de sangue circulante e pressões arterial e venosa as mais estáveis possíveis dentro dos limites fisiológicos, visando à manutenção do fluxo sangüíneo tecidual. Assim, o volume sangüíneo e a pressão circulatória são as duas variáveis hemodinâmicas que se constituem nas metas finais da regulação cardiovascular. Os mecanismos reguladores podem ser remotos, quando atuam a distância das estruturas cardiovasculares reguladas, ou podem ser de natureza local, quando as influências reguladoras se processam na intimidade dos órgãos para ajuste do fluxo sangüíneo exigido por eles, independentemente da regulação do fluxo sangüíneo global.

Os mecanismos de ação imediata e de curta duração são, geralmente, de natureza neural reflexa e dependentes de influências autonômicas sobre a freqüência cardíaca, o volume sistólico e o débito cardíaco (por modificação da contratilidade cardíaca), bem como sobre o tônus vascular e a resistência periférica, e sobre o retorno venoso. Estes mecanismos, dentre os quais se destacam os reflexos desencadeados pelos pressorreceptores arteriais, pelos receptores cardiopulmonares e pelos quimiorreceptores periféricos, atuam de segundos a minutos, e podem perdurar por até poucos dias, mas comumente por minutos a horas.

PRESSORRECEPTORES ARTERIAIS (Fig. 1.2)

Os pressorreceptores arteriais são terminações nervosas livres, situadas na camada adventícia da parede de grandes vasos da circulação sistêmica, como a aorta e as artérias carótidas[1]. Eles são receptores sensíveis a estiramentos na parede desses vasos[2] e os principais responsáveis pela regulação momento a momento da pressão arterial. Esses mecanorreceptores estão presentes principalmente no seio carotídeo e na croça da aorta, constituem o principal sistema de regulação reflexa neural de ajuste momento a momento da pressão arterial nos diferentes quadros comportamentais assumidos pelo indivíduo nas 24 horas[3-6]. Por meio dos reflexos desencadeados pelos pressorreceptores, o sistema nervoso central é capaz de manter uma regulação eficiente sobre o débito cardíaco e os vasos de resistência. Além disso, os pressorreceptores exercem uma ação tônica inibitória sobre a atividade nervosa simpática, que foi comprovada pela desaferentação dos pressorreceptores (desnervação sinoaórtica), determinando um efeito hipertensor agudo[4,7].

A estimulação dos pressorreceptores arteriais, provocada por um aumento da pressão arterial, desencadeia respostas reflexas, tais como bradicardia, vasodilatação na maioria dos leitos vasculares e hipotensão. A bradicardia reflexa é ocasionada principalmente pela ativação dos neurônios eferentes vagais cardíacos, embora ocorra também uma inibição do fluxo simpático para o coração. Já a inibição da descarga desses receptores, provocada por queda da pressão arterial, desencadeia taquicardia e vasoconstrição na maioria dos leitos vasculares. A taquicardia reflexa é ocasionada por aumento do fluxo simpático para o coração e para os vasos de resistência e por retirada concomitante do fluxo parassimpático para o coração.

Nosso laboratório introduziu a técnica de desnervação sinoaórtica no rato e desde então vem estudando esse modelo que tem como característica uma fase aguda (6 horas) de hipertensão mantida, seguida de uma fase crônica (20 dias), em que persiste a labilidade aumentada da pressão arterial, embora ela já tenha retornado aos valores de normotensão[8,9]. Além disso, a desnervação sinoaórtica aguda é acompanhada pela depressão da regulação reflexa sobre o nervo simpático renal concomitantemente a uma hiperatividade tônica simpática. Entretanto, na fase crônica, a atividade simpática retorna aos parâmetros basais semelhantes aos dos animais controle, embora o padrão de descarga permaneça alterado[10].

Os mecanismos precisos envolvidos no aumento da labilidade da pressão arterial em ratos com desnervação sinoaórtica são ainda desconhecidos. Contrariamente ao que se observa com o aumento da variabilidade de freqüência cardíaca, o aumento da variabilidade da pressão arterial corresponde a uma diminuição da complexidade dos mecanismos de regulação, sendo este um aspecto co-

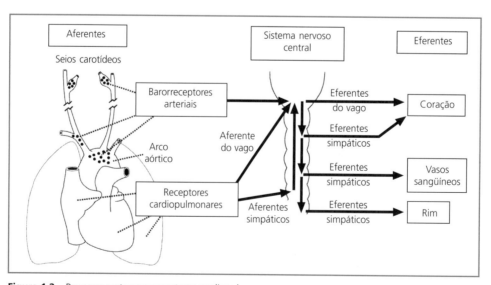

Figura 1.2 – Pressorreceptores e receptores cardiopulmonares.

mum em diversos estados patológicos[11]. Embora as interações entre o sistema nervoso simpático e parassimpático na regulação da freqüência cardíaca sejam complexas, a hiperatividade simpática observada 6 horas após a desnervação sinoaórtica parece atenuar a função vagal por meio de um efeito depressivo sobre os receptores muscarínicos[12]. Não existem informações consistentes sobre a função vagal na desnervação carotídea e aórtica isolada e seu papel na labilidade da pressão arterial. De maneira geral, as alterações da atividade simpática são bem mais conhecidas e estudadas que as do parassimpático, constituindo as mais fortes evidências da disfunção autonômica na doença cardiovascular[13].

Em pacientes com hipertensão arterial sistêmica, os níveis pressóricos elevados levam a uma série de outros prejuízos aos mecanismos reflexos de controle do sistema cardiovascular, tendo como conseqüência menor eficiência nos ajustes de flutuações da pressão arterial. Essa ineficiência no tamponamento das flutuações da pressão arterial leva, por sua vez, a um aumento da variabilidade da pressão arterial ao longo do dia, o que pode prejudicar a perfusão de tecidos importantes para o organismo. Além disso, distúrbios neurogênicos da atividade simpática podem desempenhar um importante papel na fisiopatogenia de diferentes modelos de hipertensão[14]. Há evidências de que o controle neural da circulação está de fato alterado em uma variedade de estados hipertensivos experimentais e que essas alterações são em grande parte responsáveis pelo desenvolvimento e manutenção da hipertensão[15]. Dessa forma, o modelo de hipertensão neurogênica por desnervação sinoaórtica, descrita em nosso laboratório[7], tem representado um importante papel no estudo do controle neurogênico da pressão arterial e na fisiopatogenia da hipertensão. Hipertensão, taquicardia e elevação da variabilidade da pressão arterial acompanhada de aumento da atividade simpática têm sido documentados na fase aguda (24 horas)[16-19]. Entretanto, essas alterações não se mantêm na fase crônica (20 dias). Embora alguns autores tenham demonstrado aumento da resistência periférica cronicamente depois da desnervação sinoaórtica e, portanto, manutenção da hipertonia simpática, outras evidências como a normalização da freqüência cardíaca, a resposta ao bloqueio farmacológico ou as alterações bioquímicas sugerem o retorno do tônus neurogênico ao normal[9,20,21]. É provável que a eliminação de fibras quimiorreceptoras da região carotídea contribua para esse resultado, sendo o nível da pressão arterial após a desnervação sinoaórtica o efeito da eliminação de influências excitatórias (eliminação dos quimiorreceptores) e de influências inibitórias (eliminação dos barorreceptores) sobre a atividade simpática periférica[8,10].

Outro aspecto interessante é a adaptação da função dos pressorreceptores arteriais em situações de modificações sustentadas dos níveis de pressão arterial, por exemplo, na hipotensão e na hipertensão arterial crônica. Observa-se adaptação "completa" dos pressorreceptores arteriais (isto é, quando o deslocamento da pressão limiar para estimulação dos pressorreceptores é igual ao deslocamento da pressão) após 48 horas tanto na hipertensão[4], como na hipotensão[22,23]. Nas primeiras horas, a adaptação aguda caracteriza-se por ser parcial (deslocamento de 30-40% da pressão limiar do total do deslocamento da pressão) e sem alteração na sensibilidade da curva que relaciona a pressão/descarga dos pressorreceptores. No entanto, após 48 horas, acompanhando a "adaptação completa" já observada nesse momento, ocorre queda na inclinação da curva de funcionamento dos pressorreceptores, indicando haver queda na sensibilidade de cerca de 20-50%, que não sofre alteração quando avaliado seis dias após a instalação da hipertensão[24]. Tudo se passa como se na adaptação aguda parcial (primeiras horas da hipertensão) a manutenção do calibre da aorta (que verificamos ocorrer em outros estados)[25] permitisse que a sensibilidade dos pressorreceptores não se altere. No entanto, a dilatação da aorta[26], que acompanha a adaptação completa (depois de dois dias), ao que tudo indica afeta (deprime) a sensibilidade dos receptores localizados na parede do vaso, devido às alterações mecanoelásticas responsáveis pela dilatação. Curiosamente, a queda de sensibilidade observada em animais com hipertensão arterial crônica[27] não é muito diferente, mantendo-se na faixa de 30-40%. Portanto, em modelos animais (rato), sempre que temos uma hipertensão crônica há adaptação dos pressorreceptores acompanhada de queda de sensibilidade na faixa de funcionamento dos pressorreceptores. Para exemplificar, durante episódios nos quais a pressão arterial varia dentro de uma faixa fisiológica ($\pm$ 10mmHg), ocorre um determinado aumento ou diminuição na atividade dos pressorreceptores. Para a mesma variação de pressão arterial no rato hipertenso haverá menor variação (30-40% reduzida). A conseqüência é que, mantidos os outros componentes do barorreflexo para a freqüência cardíaca (centro, vago, simpático, marca-passo etc.) ou para o simpático que controla a resistência periférica (centro, simpático, vago etc.), haverá diminuição na sensibilidade do barorreflexo proporcional à queda de sensibilidade da porção aferente (pressorreceptores). No entanto, ainda se discute na literatura se sempre ocorre alteração do barorreflexo na hipertensão, principalmente em seres humanos. Em seres humanos, detectam-se alterações precoces do barorreflexo que comanda a regulação da freqüência cardíaca, mas não do componente que regula a resistência periférica. Há, portanto, necessidade de estudos adicionais para melhor caracterizar o funcionamento dos pressorreceptores na hipertensão[28].

Em pacientes com insuficiência cardíaca, o aumento da atividade nervosa simpática parece estar relacionado à deterioração no controle exercido pelos pressorreceptores sobre parâmetros cardiovasculares[29,30]. Apesar dos mecanismos que levam ao aumento da ativação neurohumoral na insuficiência cardíaca não serem inteiramente conhecidos, pacientes com níveis elevados da atividade nervosa simpática e com a função barorreflexa mais prejudicada apresentam diminuição da sobrevida[31].

RECEPTORES CARDIOPULMONARES (Fig. 1.2)

Os receptores cardiopulmonares[1] têm como principal função a manutenção do volume sangüíneo em níveis normais e também são conhecidos por alguns autores por barorreceptores cardiopulmonares ou receptores de baixa pressão. Esses receptores estão localizados em diferentes estruturas da região cardiopulmonar, incluindo átrios, ventrículos, vasos pulmonares, vasos coronarianos e parênquima pulmonar. Além da ampla distribuição desses receptores, tem sido demonstrado que o sinal dos receptores cardiopulmonares trafega por diferentes fibras aferentes. Essas fibras aferentes podem ser vagais ou simpáticas.

Os receptores cardiopulmonares que possuem fibras aferentes vagais mielinizadas estão localizados nos átrios, principalmente na junção com as grandes veias cavas. Esses mecanorreceptores são sensíveis a variações da pressão venosa central e disparam na diástole atrial (receptores do tipo A), na sístole atrial (receptores do tipo B) e em ambas (receptores intermediários). Esses receptores possuem pequena distribuição, quando comparados com os receptores não-mielinizados. No entanto, os receptores com aferências vagais não-mielinizadas (do tipo C) também estão distribuídos por toda a extensão dos átrios (incluindo o septo interatrial), em que normalmente se encontram silentes, e são sensíveis a variações no volume atrial. Nos ventrículos, esses receptores, além de serem sensíveis a variações no volume ventricular, são quimiossensíveis a substâncias (serotonina, veratridina, capsaína, entre outras) produzidas pelo miocárdio, quando a demanda metabólica do coração aumenta. Existem ainda receptores cardiopulmonares com aferentes simpáticos (mielinizados e não-mielinizados) que estão localizados na aorta, nas veias cava e pulmonar, nos átrios, nos ventrículos e nos vasos coronarianos. Os receptores com aferentes simpáticos localizados nos átrios, por exemplo, são mecanorreceptores (disparam na sístole atrial) e quimiorreceptores (sensíveis a substâncias como bradicinina, cloridina, potássio, entre outras). Assim como os receptores localizados nos átrios, os receptores com aferências simpáticas localizados nos ventrículos são estimulados mecanicamente (com o aumento da pressão ventricular) durante o ciclo cardíaco e por substâncias químicas (bradicinina, veratridina, entre outras).

Quando são estimulados os receptores cardiopulmonares localizados na junção dos átrios com grandes vasos (aferentes vagais mielinizados), por meio de pequenos balões infláveis, desencadeiam o reflexo de Brainbridge, caracterizado pelos aumentos simultâneos da freqüência cardíaca, do fluxo sangüíneo renal e da pressão arterial concomitantemente à diminuição da atividade simpática renal. A estimulação dos receptores cardiopulmonares por aferentes vagais não-mielinizados, localizados nos ventrículos e átrios, desencadeia o reflexo de Bezold-Jarisch, que consiste em hipotensão, bradicardia e diminuição da resistência vascular muscular e renal[32]. O estímulo para desencadear o reflexo de Bezold-Jarisch pode ser tanto uma distensão ventricular, por meio da insuflação de um balão nos ventrículos, quanto por meio de agentes químicos, tais como prostaglandina, veratridina, capsaína, 5-hidroxitriptamina (serotonina) ou fenilbiguanida. Isto ocorre porque esses receptores cardiopulmonares são tanto mecano como quimiossensitivos.

No infarto do miocárdio, tanto em animais de experimentação[33-37] como em pacientes[38-41], o aumento da pressão de enchimento cardíaco, decorrente da diminuição do débito cardíaco, assim como o acúmulo local de substâncias em virtude da hipóxia tecidual podem estimular os receptores cardiopulmonares mecano e quimiossensíveis. De fato, os receptores cardiopulmonares exercem influência inibitória tônica sobre os pressorreceptores arteriais[42]. Assim, os receptores cardiopulmonares podem exercer papel importante na ativação neuro-humoral na insuficiência cardíaca, contrapondo o aumento da atividade nervosa simpática desencadeada pelos pressorreceptores[43].

QUIMIORRECEPTORES PERIFÉRICOS (Fig. 1.3)

Os quimiorreceptores periféricos correspondem a um grupamento de células localizadas nos corpúsculos aórticos e carotídeos que detectam diversos estímulos como, por exemplo, variações na pressão parcial de O_2 (pO_2) e/ou CO_2 (pCO_2), variações na concentração hidrogeniônica (pH) do sangue, reduções na pressão arterial, aumento nas concentrações de potássio (K^+), variações na osmolaridade, entre outros[44]. Os quimiorreceptores quando estimulados desencadeiam respostas primárias e secundárias, tanto de parâmetros cardiovasculares como em alguns parâmetros respiratórios. Primariamente, observamos como resposta o comportamento de fuga do animal (característico da reação de alerta) e a estimulação dos centros respiratórios, determinando alterações apropriadas da ventilação (freqüência respiratória e volume de ar corrente). Observam-se também alterações na pressão arterial (hipertensão) e na freqüência cardíaca (bradicardia), decorrentes da estimulação de centros cardiovasculares. Franchini e Krieger[8] demonstraram que a desnervação

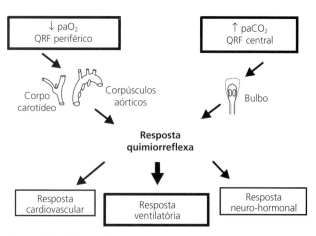

Figura 1.3 – Quimiorreflexo.

seletiva dos quimiorreceptores carotídeos (os mais ativos no rato) determina hipotensão de pequena magnitude, mas mantida cronicamente, comprovando o efeito excitatório dos quimiorreceptores arteriais sobre o tônus simpático vasomotor. A estimulação desses receptores desencadeia ainda respostas reflexas de componentes cardiovasculares secundários as respostas acima citadas, isto é, hipertensão associada à taquicardia. Só que a observação dessas respostas parece ser espécie dependente, pois em algumas espécies certos comportamentos não são notados. No rato, por exemplo, observa-se nitidamente a resposta de bradicardia seguida de hipertensão, mas não as alterações da freqüência respiratória[8].

Ohta e Talman[45], estudando as alterações nos reflexos pressorreceptores e no reflexo desencadeado pelos quimiorreceptores em ratos espontaneamente hipertensos, observaram que a estimulação desses reflexos levou a respostas depressora e bradicárdica menores nos animais com hipertensão do que nos animais normotensos sem anestesia. Esses autores atribuíram esses resultados a alterações nos componentes centrais ou aferentes dos reflexos quimiorreceptor e pressorreceptor, nos animais hipertensos sedentários.

Até certo limite, a ativação neuro-humoral (aumento da atividade nervosa simpática) observada nos pacientes com insuficiência cardíaca é benéfica para a manutenção da pressão de perfusão, considerando que o débito cardíaco se reduz com a disfunção do ventrículo esquerdo. No entanto, o aumento contínuo e sustentado da atividade simpática para o coração gera um ciclo vicioso que acaba por levar o ventrículo esquerdo a um quadro de insuficiência[46]. Tem sido documentado que a inibição tônica da atividade nervosa simpática exercida pelos pressorreceptores e pelos receptores cardiopulmonares na insuficiência cardíaca está deprimida[47].

Uma resposta ventilatória exagerada frente ao estímulo de hipercapnia, indicativa de um aumento da ativação central do quimiorreflexo, tem sido observada em pacientes com insuficiência cardíaca[44]. De forma parecida, foi demonstrado que pacientes com insuficiência cardíaca apresentam resposta ventilatória exacerbada, diante de episódios de hipóxia[48-51], principalmente nos indivíduos em estágio mais grave da doença. Além disso, o prejuízo na função do quimiorreflexo periférico correlaciona-se significativamente com o aumento da resposta ventilatória ao exercício e dispnéia observada nesses pacientes[49,51]. Tanto pacientes[48] como modelos animais[52,53] de insuficiência cardíaca apresentam aumento da atividade dos quimiorreflexos, mesmo em condições de normoxia. Assim, é razoável sugerir que o quimiorreflexo contribui para o aumento do tônus simpático na insuficiência cardíaca.

Em pacientes com apnéia obstrutiva do sono, tem sido descrito o aumento da atividade nervosa simpática durante estímulos agudos de hipóxia na vigília[54-56]. Além disso, esses pacientes apresentam respostas ventilatória e pressoras exacerbadas diante da hipóxia quando comparados a indivíduos sadios. Dados acumulados sugerem que os quimiorreceptores periféricos (por meio de sua sensibilidade à hipóxia) são responsáveis pelo aumento da atividade nervosa simpática e pelas respostas pressora e ventilatórias observadas em pacientes com apnéia obstrutiva do sono[57,58]. Esses dados apontam para a hipóxia como sendo o principal estímulo para desencadear estas respostas alteradas nesses pacientes, entretanto, tanto a interrupção da respiração como a hipercapnia também contribuem para a adaptação do quimiorreflexo. Essa hipótese pode ser comprovada quando episódios de hipóxia durante o sono foram avaliados em pacientes com apnéia obstrutiva do sono e foi observado aumento na atividade nervosa simpática muscular[55]. Smith et al.[59] relataram que episódios transitórios de hipóxia induzem estimulação da atividade simpática em pacientes com apnéia obstrutiva do sono durante o período de vigília, apesar de essa resposta ser menor que a observada em episódios de hipóxia durante o sono. Essas autores demonstraram ainda que essa resposta é maior que a observada em indivíduos que não apresentam apnéia obstrutiva do sono.

REFERÊNCIAS BIBLIOGRÁFICAS

1. Chapleu MW. Arterial baroreflexes. In: Izzo JL, Black HR (eds). Hypertension Primer. 3rd ed. Dallas: Lippincott Williams & Wilkins; 2003. p. 103. ▪ 2. Kirchheim HR. Systemic arterial baroreceptor reflexes. Physiol Rev 1976;56:100. ▪ 3. McCubbin JW et al. Baroreceptor function in chronic renal hypertension. Circ Res 1956;4:205. ▪ 4. Krieger EM. Time course of baroreceptor resetting in acute hypertension. Am J Physiol 1970;218:486. ▪ 5. Guyton AC. Arterial pressure and hypertension. Circulatory Physiology III. Philadelphia: Saunders; 1980. ▪ 6. Michelini LC. Mecanismos neuro-humorais na regulação reflexa da pressão arterial. In: Tavares LA et al. (eds). Hipertensão Arterial, Presente e Futuro. São Paulo: Fundo Editorial BYC; 1989. p. 13. ▪ 7. Krieger EM. Neurogenic hypertension in the rat. Circ Res 1964;15:511. ▪ 8. Franchini KG, Krieger EM. Carotid chemoreceptors influence arterial pressure in intact and aortic denervated rats. Am J Physiol (Regul Integr Comp Physiol, 32) 1992;262:R677. ▪ 9. Alper RH et al. Regulation of arterial pressure lability in rats with chronic sinoaortic deafferentation. Am J Physiol 1987;253(Heart Circ. Physiol. 22):H466. ▪ 10. Irigoyen MC et al. High-renin renal hypertension depresses the baroreflex control of the heart rate and sympathetic activity. In: Kunos G, Ciriello J (eds). Central Neural Mechanisms in Cardiovascular Regulation. Boston, Mass: Birkhauser Boston Inc.; 1991. p. 254. ▪ 11. Wagner CD et al. Complexity and chaos in blood pressure after baroreceptor denervation o conscious dogs. Am J Physiol 1995;269:H1760. ▪ 12. Franchini KG, Krieger EM. Bradycardic responses to vagal stimulation and methacholine injection in sinoaortic denervated rats. Braz J Med Biol Res 1989;22:757. ▪ 13. Franchini KG. Função e disfunção autonômica na doença cardiovascular. Rev Soc Cardiol Est São Paulo 1998;2:285. ▪ 14. Folkow B. Physiological aspects of primary hypertension. Physiol Rev 1982;62:347. ▪ 15. Brody MJ et al. The central nervous system and prevention of hypertension. In: de Jong W. Handbook of Hypertension. Amsterdam: Elsevier; 1984. p. 474. ▪ 16. Krieger EM. Neurogenic hypertension in the rat. In: de Jong W. (ed). Handbook of Hypertension: Experimental and Genetic Models of Hypertension. Amsterdam: Elsevier; 1984. p. 350. ▪ 17. Irigoyen MC et al. Measurements of renal sympathetic nerve activity in conscious sinoartic denervated rats. Braz J Med Biol Res

1988;21:869. ▪ 18. Irigoyen MC et al. Changes of renal sympathetic activity in acute and chronic conscious sinoaortic denervated rats. Hypertension 1995;26:1111. ▪ 19. Franchini KG, Krieger EM. Neurogenic hypertension in the rat. In: de Jong W. Handbook of hypertension: 16. Experimental and Genetic Models of Hypertension. Amsterdam: Elsevier; 1994. p. 481. ▪ 20. Vasquez EC, Krieger EM. Sequence of tachycardia following baroreceptor denervation in the rat. In: Sleight P. (ed),. Arterial Baroreceptor and Hypertension. Oxford: Oxford University Press; 1980. p. 413. ▪ 21. Alexander N et al. Indices of sympathetic activity in the sinoaortic-denervated hypertensive rats. Am J Physiol 1980;238:H521. ▪ 22. Krieger EM. Arterial baroreceptor resetting in hypertension. (The JW McCubbin Memorial Lecture). Clin Exper Pharmacol Physiol 1989;15(Suppl):3. ▪ 23. Salgado HC, Krieger EM. Resetting of the baroreceptor in hypotension in rats. Clin Sci Mol Med 1976;51(Suppl 3):S351. ▪ 24. Negrão CE et al. Vagal and sympathetic control of heart rate during exercise by sedentary and exercise-trained rats. Braz J Med Biol Res 1992;25:1045. ▪ 25. Krieger EM. Aortic diastolic caliber changes as a determinant for complete aoric baroreceptor resetting. Fed Proc 1987;46:41. ▪ 26. Michelini LC, Krieger EM. Aortic caliber changes during development of hypertension in freely moving rats. Am J Physiol 1986;250:H662. ▪ 27. Moreira ED et al. Reversibility of the baroreceptor hyposensitivity during reversal of hypertension. Hypertension 1990;15:791. ▪ 28. Irigoyen MC, Krieger EM. Baroreflex control of sympathetic activity in experimental hypertension. Braz J of Med and Biol Res 1998;31:1213. ▪ 29. DiBona GF, Sawin LL. Reflex regulation of renal nerve activity in cardiac failure. Am J Physiol 1994;226:R27. ▪ 30. Liu JL et al. Chronic exercise reduces sympathetic nerve activity in rabbits with pacing-induced heart failure: a role for angiotensin II. Circulation 2000;102:1854. ▪ 31. La Rovere MT. Baroreflex sensitivity as a new marker for risk stratification. Z Kardiol 2000;89(Suppl 3):44. ▪ 32. Öberg B, Thorén P. Circulatory responses to stimulation of medullated and non-medullated afferents in the cardiac nerve of the cat. Acta Physiol Scand 1973;87:121. ▪ 33. Felder RB, Thames MD. Interaction between cardiac receptors and sinoaortic baroreceptors in the control of efferent cardiac sympathetic nerve activity during myocardial ischemia in dogs. Circ Res 1979;45:728. ▪ 34. Hageman GR, Gantenberg NS. Attenuation of baroreflex changes in cardiac sympathetic efferent activities during acute myocardial ischemia. Am Heart J 1993;126:347. ▪ 35. Holmberg MJ et al. Attenuation of arterial baroreflex control of heart rate by left ventricular receptor stimulation in the conscious dog. Circ Res 1983;52:597. ▪ 36. Takeshita A et al. Effect of coronary occlusion on arterial baroreflex control of heart rate. Cardiovasc Res 1980;14:303. ▪ 37. Toubes DB, Brody MJ. Inhibition of reflex vasoconstriction after experimental coronary embolization in the dog. Circ Res 1970;26:211. ▪ 38. Imaizumi T et al. Impaired baroreflex control of vascular resistance and heart rate in acute myocardial infarction. Br Heart J 1984;52:418. ▪ 39. Osculati G et al. Early alterations of the baroreceptor control of heart rate in patients with acute myocardial infarction. Circulation 1990;81:939. ▪ 40. Pomidossi G et al. Impairment of the arterial baroreflex during symptomatic and silent myocardial ischemia in humans. J Am Coll Cardiol 1993;22:1866. ▪ 41. Schwartz PJ et al. Baroreflex sensitivity and its evolution during the first year after myocardial infarction. J Am Coll Cardiol 1988;12:629. ▪ 42. Abboud FM, Thames MD. Interaction of cardiovascular reflexes in circulatory control. In: Sheperd JT, Abboud FM. Handbook of Physiology: Peripheral Circulation and Organ Blood Flow. Bethesda: American Physiological Society; 983. p. 675. ▪ 43. Lacerda JE et al. Influence of cardiopulmonary reflex on the sympathetic activity during myocardial infarction. Auton Neurosci 2007;133:128. ▪ 44. Kara T et al. Chemoreflexes-physiology and clinical implications. Acta Physiol Scand 2003;177:377. ▪ 45. Ohta H, Talman WT. Alteration of baroreceptor and chemoreceptor reflexes in spontaneously hypertensive rats. Clin Exp Pharmacol Physiol Suppl 1995;22:S60. ▪ 46. Esler M et al. Adrenergic nervous system in heart failure. Am J Cardiol 1997;11A:7L. ▪ 47. Eckberg DL et al. Defective cardiac parasympathetic control in patients with heart disease. N Engl J Med 1971;285:877. ▪ 48. Chua TP et al. Relation between chemosensitivity and the ventilatory response to exercise in chronic heart failure. J Am Coll Cardiol 1996;27:650. ▪ 49. Chua TP et al. Clinical characteristics of chronic heart failure patients with an augmented peripheral chemoreflex. Eur Heart J 1997;18:480. ▪ 50. Ponikowski P, Banasiak W. Chemosensitivity in chronic heart failure. Heart Fail Monit 2001;1:126. ▪ 51. Ciarka A et al. Increased peripheral chemoreceptors sensitivity and exercise ventilation in heart transplant recipients. Circulation 2006;113:252. ▪ 52. Sun SY et al. Enhanced peripheral chemoreflex function in conscious rabbits with pacing-induced heart failure. J Appl Physiol 1999a;86:1264. ▪ 53. Sun SY et al. Enhanced activity of carotid body chemoreceptors in rabbits with heart failure: role of nitric oxide. J Appl Physiol 1999b;86:1273. ▪ 54. Hedner JA et al. A specific and potent pressor effect of hypoxia in patients with sleep apnea. Am Rev Respir Dis 1992;146:1240. ▪ 55. Leuenberger U et al. Surges of muscle sympathetic nerve activity during obstructive apnea are linked to hypoxemia. J Appl Physiol 1995;79:581. ▪ 56. Somers VK et al. Sympathetic neural mechanisms in obstructive sleep apnea. J Clin Invest 1995;96:1897. ▪ 57. Narkiewicz K et al. Selective potentiation of peripheral chemoreflex sensitivity in obstructive sleep apnea. Circulation 1999;99:1183. ▪ 58. Iturriaga R et al. Cardiovascular and ventilatory acclimatization induced by chronic intermittent hypoxia: a role for the carotid body in the pathophysiology of sleep apnea. Biol Res 2005;38:335. ▪ 59. Smith ML et al. Role of hypoxemia in sleep apnea-induced sympathoexcitation. J Auton Nerv Syst 1996;56:184.

2. CONCEITOS EM CARDIOLOGIA MOLECULAR

Alexandre da Costa Pereira
José Xavier-Neto
José Eduardo Krieger

Genes contribuem para a patogênese de praticamente qualquer anormalidade da fisiologia e comportamento humano, incluindo, claro, as doenças do coração e do sistema vascular.

Dessa maneira, como a resposta ao estímulo inicial é expressa (o que podemos definir por fenótipo) e como o paciente sofre e se recupera dependem em grande parte de seu genótipo, ou seja, de sua constituição genética. Essa idéia, que pode parecer evidente e a beira do trivial, freqüentemente é negligenciada. Alguns danos ambientais, como um traumatismo importante ou envenenamento, são letais a todos, independente de seu genótipo. No entanto, enquanto desenvolvimentos em áreas como a farmacogenética e a ecogenética têm definido melhor e de maneira mais simples as suscetibilidades às doenças humanas, médicos necessitam cada vez mais familiarizarem-se com a importância do genótipo (Fig. 1.4).

Chamamos de genótipo a toda carga genética que constitui um indivíduo. Nesse sentido, o genótipo de um indivíduo é a coleção de genes que constitui seu genoma. Cabe inicialmente um conceito de fundamental importância em genética. Apesar de os diferentes indivíduos serem constituídos pelo mesmo número de cromossomos e, conseqüentemente, pelo mesmo número de genes, a forma através da qual este "código" é escrito e lido varia de pessoa para pessoa. É através dessas discretas mudanças na forma como nossa história é escrita e lida que se dá grande parte da variabilidade humana.

Outra distinção nem sempre muito bem delimitada refere-se à existente entre etiologia e patogênese. Etiologia e patogênese, embora relacionadas, são conceitualmente distintas. Por exemplo, a causa da anemia falciforme é claramente uma única mutação gênica, e se um paciente homozigoto para essa mutação expressa todas, algumas ou nenhuma das manifestações da doença depende de uma série de outros fatores genéticos e não-genéticos. Da mesma maneira, a causa da pneumonia pneumocócica é igualmente evidente, mas a gravidade e tempo de resolução da

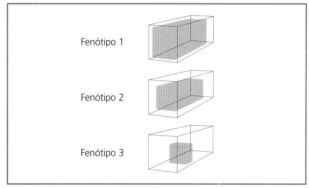

Figura 1.4 – Gene e ambiente na determinação fenotípica. Interação entre componentes genéticos e ambientais definem qualquer fenótipo humano. Em situações nas quais o genótipo (cubo interno) tem grande importância sobre a determinação do fenótipo (fenótipo 1), o conhecimento deste pode predizer uma grande quantidade das possibilidades que ele assumirá em um dado indivíduo (cubo externo). São exemplos dessas situações as doenças monogênicas. Em uma situação diametralmente oposta, existem fenótipos em que a participação do genótipo pouco importa na determinação das possibilidades fenotípicas (fenótipo 3), como, por exemplo, acidentes automobilísticos. A grande maioria dos fenótipos humanos, no entanto, é determinada pela interação entre genótipo e outras variáveis, ambientais (fenótipo 2). Nessa situação, que é a mais comum, o conhecimento do genótipo pode fornecer importantes informações sobre o fenótipo, como a probabilidade de seu aparecimento, seu prognóstico e até mesmo sua resposta a diferentes medidas.

doença dependem da competência imune do paciente (que por sua vez depende de fatores genéticos e não-genéticos) tanto quanto do tratamento com antibiótico.

O genótipo, por conseqüência, pode ser nocivo por pelo menos duas maneiras distintas. Genes mutantes podem alterar de tal forma a embriologia e a fisiologia que uma anormalidade clínica passa a ocorrer. Se o fenótipo de qualquer mutação em particular depende de um conjunto de fatores, incluindo quais sistemas homeostáticos se encontram disponíveis para modular a ação do defeito, o genótipo tem um papel principal na gênese da doença. Uma segunda possibilidade, nem sempre contemplada, é a de que uma mutação pode facilitar a ação de uma causa extrínseca na produção da doença. Suscetibilidades herdadas são parte da patogenia da doença e uma das razões pelas quais investigamos a história familiar de um paciente. Até recentemente, médicos elucidavam muito pouco os dados inquietantes, como a história de parentes com história de infarto do miocárdio antes dos 50 anos de idade. O prospecto tão almejado de detectar as suscetibilidades herdadas de um paciente e intervir antes que seqüelas clínicas irreversíveis ocorram está se tornando realidade[1].

PROJETO GENOMA HUMANO E VARIABILIDADE INTERINDIVIDUAL

Certamente, um dos maiores marcos da biologia se deu há pouco mais de uma década com a decisão do lançamento de um programa para se caracterizar com mais detalhe o conjunto de informações genéticas que constituem um ser humano.

Em meados da década de 1980, com a clonagem dos primeiros genes humanos, doenças potencialmente fatais como hipercolesterolemia familiar e algumas neoplasias tiveram seus mecanismos moleculares finalmente elucidados. Um novo paradigma surgia: a identificação de genes causadores de doenças poderia levar a novas modalidades terapêuticas e de cura. Dessa forma, em 1986 foram dados os primeiros passos do Projeto Genoma Humano: inicia-se o seqüenciamento ordenado do código genético humano.

O livro de instruções – o genoma humano – era incrivelmente maior à época do que qualquer outra seqüência genética já decifrada e, em 1990, as ferramentas para a realização desse projeto ainda não eram disponíveis, nem conhecidas. O Projeto Genoma Humano objetivou o mapeamento de todos os genes expressos, criar um mapa físico de segmentos de DNA, compondo um retalho de todo o genoma e, finalmente, seqüênciar todos os aproximadamente 3 bilhões de nucleotídeos do DNA haplóide humano.

Em 1995, a seqüência genômica da bactéria *Haemophilus influenzae* tornou-se a primeira seqüência genômica completa de um organismo vivo a ser publicada. Desde então, cientistas seqüenciaram totalmente os genomas de mais de 100 diferentes bactérias e uma série de organismos multicelulares.

Atualmente, o projeto encontra-se quase finalizado e um "rascunho" da seqüência inteira tornou-se disponível em 2000. Os inícios e fins de mais de 100.000 seqüências expressas, a maioria representando genes, foram identificados, de um total de provavelmente 30.000 genes. Mais de 10.000 *loci* individuais foram identificados com base no fenótipo que mutações em um único gene produzem.

Desses, mais de 10.000 *loci* que já foram claramente identificados com base em fenótipos anormais ou em um produto normal, 9,1% envolvem o coração. Muitos ou-

tros envolvem outras partes do sistema cardiovascular. Milhares de *loci* já foram mapeados para sua região específica no genoma. Muitos desses *loci* causam doenças específicas. Um dos grandes desafios deste momento é tentar entender quais as relações entre esses genótipos alterados e suas conseqüências clínicas.

MAS COMO O DNA "GUARDA" INFORMAÇÃO?

O gene é a unidade fundamental da informação genética. Cada gene é uma seqüência de DNA na forma de dezenas a milhares de bases nucleotídicas em tamanho e cercadas em suas fronteiras por regiões regulatórias, também formadas por seqüências de DNA. Essa unidade funcional pode originar uma ou várias proteínas. A informação genética é codificada pela seqüência das bases nucleotídicas ao longo de uma fita de DNA. Dessa maneira, as bases são geralmente consideradas o alfabeto que forma palavras, frases e sentenças do "manual de instruções genéticas". Quando duas fitas de DNA se combinam para formar uma estrutura em dupla hélice, as bases nucleotídicas de uma fita associam-se na razão de 1:1 com as bases da outra fita. Apenas algumas associações entre os quatro tipos de bases nucleotídicas são permitidas, de maneira que dois conjuntos de pares são formados (A:T, C:G, T:A, G:C). Como conseqüência, cada fita individualmente contém a informação necessária para reconstruir sua fita homóloga.

A tradução da informação genética à funcional, na forma de proteína, é um processo com múltiplas etapas, passando por uma cópia funcional de fita simples (o RNA), que é editado para produzir um molde que direciona a síntese da proteína; a proteína é então enovelada até sua forma tridimensional funcional e transportada a sua posição final na célula. Esse processo é controlado em múltiplos locais, desde seqüências-controle que determinam quando o RNA será expresso e em que quantidade, até seqüências de aminoácidos nas proteínas que "dizem" à célula para onde essa proteína deve ser transportada.

COMO OCORREM AS MUTAÇÕES?

A "memória" de uma molécula de DNA não se estende além da fita atual. Se essa seqüência for alterada (mutada) e essa alteração não for corrigida pela célula, replicações subseqüentes reproduzirão a mutação. Mutações podem ocorrer por meio de uma variedade de mecanismos e podem variar em escala desde uma alteração em um único nucleotídeo até a perda, duplicação ou rearranjo de um cromossomo inteiro. Algumas substâncias químicas produzem danos ao DNA, que levarão a mutações. Dentre essas estão as constituintes do tabaco, alguns corantes e agentes quimioterápicos. Erros na replicação do DNA foram propostos como os responsáveis por mutações descritas em doenças como a de Huntington e as distrofias musculares. Erros durante a recombinação são responsáveis por mutações denominadas translocações, como as que ocorrem em leucemias e outros cânceres. O processo de recombinação normal produz variação genética por meio da troca de material genético entre cromossomos homólogos. Se a recombinação ocorre entre cromossomos não-homólogos, grandes pedaços desses cromossomos podem ser inadequadamente rearranjados, resultando em translocações.

O efeito de uma mutação depende tanto da mutação como de sua localização. Uma única mudança de base em um gene que codifica enzima ou proteína transportadora poderá torná-la inativa, por meio da mudança do sítio ativo, ou alterar sua estrutura tridimensional. Alternativamente, a mutação pode introduzir um sinal de terminação impróprio, tornando a proteína menor, ou mesmo remover o sinal de terminação correto, tornando-a artificialmente maior. A adição ou deleção de um único nucleotídeo pode levar a uma mudança na fase de leitura, que leva a sérios problemas de interpretação dos segmentos próximos a esse evento, provocando uma alteração completa da proteína a ser sintetizada. Os efeitos de mutações não ficam restritos a seqüências diretamente envolvidas na codificação de proteínas. Qualquer uma das múltiplas etapas de controle pode ser afetada: uma mutação na região controladora da expressão de um gene (região promotora) pode alterar a quantidade da proteína a ser produzida, ou o momento ou quantidade de resposta ou não a determinado sinal. Uma mutação em um sítio de edição do RNA (sítio de *splicing*) pode resultar em edição alterada dessa molécula e conseqüente alteração na seqüência final da proteína.

DA MUTAÇÃO À DOENÇA

Mutações em genes localizados em um dos 22 pares de autossomos ou em um dos dois cromossomos sexuais produzem fenótipos herdados de acordo com os dois principais princípios de Mendel: alelos segregam e não-alelos agrupam-se de acordo com a distância que os separa. A primeira lei refere-se ao fato de os gametas receberem apenas um de dois alelos em dado *locus*, como resultado da meiose. Dessa maneira, em um gameta produzido, determinado gene será a cópia do gene que o indivíduo gerador do gameta recebeu ou de seu pai ou de sua mãe. A segunda lei descreve os resultados da recombinação, o processo meiótico de rearranjo de DNA entre dois cromossomos de um par (cromossomos homólogos). Se dois *loci* estiverem muito espaçados em um cromossomo, a probabilidade de serem separados durante a recombinação são de 50-50 e eles são ditos não-ligados. Na situação contrária, se dois *loci* estão muito perto em um dado cromossomo, a probabilidade de que sejam "separados" por um evento de recombinação é inversamente proporcional a essa "distância" que os separa. Quanto mais próximos, maior a probabilidade de não serem "separados", permanecendo ligados (Fig. 1.5).

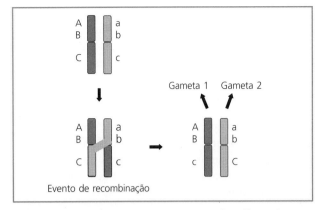

Figura 1.5 – Recombinação entre cromossomos homólogos. Processo de recombinação meiótica. A, a, B, b, C e c são alelos de 3 diferentes *loci* distribuídos pelo cromossomo representado. As distâncias entre A e B são menores quando comparadas às distâncias entre A e C e entre B e C, fazendo com que seja mais fácil com que um evento de recombinação "separe" A e C do que A e B.

ANORMALIDADES CITOGENÉTICAS

Anormalidades citogenéticas, também conhecidas como anormalidades cromossômicas, são responsáveis por muitas condições genéticas diagnosticadas no período perinatal e infância. Na fase adulta, exceto indivíduos que sobrevivem à infância ou que não tenham o diagnóstico realizado nessa fase, o achado de anormalidades citogenéticas é mais raro. Exceções à regra são anormalidades cromossômicas presentes em algumas doenças relacionadas à reprodução.

É importante notar que anormalidades citogenéticas podem ocorrer tanto em células germinativas como em tecidos somáticos. Quando se procura um diagnóstico genético, geralmente procuramos anormalidades germinativas. A procura por alterações somáticas constitui importante ferramenta para o diagnóstico e prognóstico em câncer.

Em cardiologia, as síndromes caracterizadas por alterações citogenéticas cromossômicas mais comumente encontradas são a síndrome de Down (Fig. 1.6), a síndrome de Edwards e a síndrome de Turner. De maior relevância diagnóstica para o cardiologista clínico é o diagnóstico

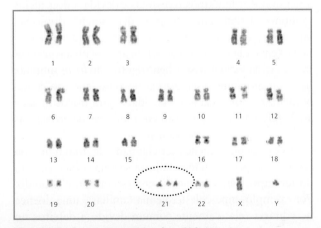

Figura 1.6 – Exame citogenético de cariótipo.

de microdeleções cromossômicas, em particular da microdeleção 22q11.2, presente em indivíduos com síndrome de DiGeorge, síndrome velocardiofacial e em uma série de diferentes malformações congênitas esporádicas[2].

MODO DE HERANÇA

O entendimento do modo de herança de uma doença genética é o passo fundamental não apenas para a localização do gene causador do fenótipo, mas também para o próprio diagnóstico e cálculo do risco de recorrência em gerações futuras.

DOMINÂNCIA E RECESSIVIDADE

Os conceitos de herança dominante, recessiva ou ligada ao cromossomo X estão presentes há muitos anos. Esses conceitos relacionados são características do fenótipo, não do gene. Com o aumento de nosso conhecimento sobre os mecanismos de ação dos genes ficou claro que o antigo paradigma "um gene-uma proteína" não se sustenta para muitas doenças. Por exemplo, várias mutações do gene da miosina podem produzir fenótipos clínicos muito diferentes como hipertrofia miocárdica ou morte súbita, o mesmo verificando-se, por exemplo, para genes causadores de cardiopatias congênitas.

Um fenótipo é dito dominante quando o paciente é heterozigoto para uma mutação, isto é, quando ambas, uma cópia do alelo mutante e uma cópia do alelo normal, estão presentes. Isso é válido para genes em ambos os autossomos e no cromossomo X. Um fenótipo é recessivo quando o paciente tem dois alelos mutantes no *locus* que causa a doença. Se os alelos são idênticos, o paciente é homozigoto para aquele *locus*, uma situação geralmente presente, ou quando o alelo é idêntico por descendência através de ambos os pais (isto é, os pais tinham um ancestral comum e são consangüíneos) ou quando o alelo mutante é comum na população (por exemplo, a mutação mais prevalente causadora de fibrose cística ou a mutação para anemia falciforme). Estudos bioquímicos e de genética molecular em alelos mutantes mostraram que a maioria dos fenótipos recessivos é devida a dois alelos mutantes distintos, uma situação denominada duplo heterozigoto, indicativa da variada heterogeneidade de mutações em cada *locus*. Homens têm apenas um cromossomo X e cada *locus* é, assim, hemizigoto. Um *locus* mutante nesse cromossomo é sempre expresso no fenótipo de um homem. Dominância e recessividade para traços ligados ao X referem-se à expressão em mulheres heterozigotas ou homozigotas, respectivamente.

O fato de uma doença ser chamada de dominante ou recessiva depende quão detalhista se é na caracterização do fenótipo, bem como em como o fenótipo é definido. Por exemplo, hipercolesterolemia familiar é uma doença hereditária relativamente comum devido a defeitos no receptor de LDL (RLDL). A grande maioria de pacientes é heterozigota para um alelo mutado no *locus* do RLDL, no cromossomo 19, e a doença é herdada como um traço mendeliano dominante. No entanto, se um homem e uma mulher, cada um heterozigoto para uma mutação no RLDL, gerarem uma criança, essa criança terá probabilidade de 25% de herdar ambos os alelos mutados e, dessa forma, ser ou hemizigota ou duplo heterozigota para o RLDL. Tal criança tem uma forma de hipercolesterolemia familiar muito mais grave, que é herdada como traço mendeliano recessivo. Da mesma maneira, homozigose para a mutação da hemoglobina responsável pelo traço falciforme, no *locus* da β-globina no cromossomo 11, produz a doença autossômica recessiva anemia falciforme. Ainda, heterozigose para a mesma mutação raramente produz doença, mas produz falcização de eritrócitos se esses são examinados sob condições de baixa tensão de oxigênio. Esse último fenótipo é transmitido de forma autossômica dominante.

HERANÇA AUTOSSÔMICA RECESSIVA

Quase todas as deficiências de atividade enzimática – os clássicos erros inatos do metabolismo, primeiramente descritos por Archibald Garrod em 1903 – causam fenótipos recessivos. A maioria dos sistemas homeostáticos, o que inclui todas as vias metabólicas, têm flexibilidade suficiente de funcionar bem se um dos estágios enzimáticos funcionar com eficiência subnormal, o que ocorreria em caso de heterozigose para uma mutação em um gene estrutural de uma enzima. No entanto, esses sistemas não podem tolerar dois alelos mutantes, causando uma redução na atividade enzimática para alguns poucos por cento ou menos da atividade normal.

HERANÇA AUTOSSÔMICA DOMINANTE

Apenas poucas deficiências enzimáticas, mas uma série de doenças do desenvolvimento e estrutura, são herdadas como traços dominantes. As razões para isso são várias. Uma possibilidade é de que a homeostase durante o desenvolvimento tenha repertório limitado de respostas ao estresse e, quando uma macromolécula estrutural ou regulatória é reduzida a apenas metade da quantidade normal, o sistema não pode compensar a perda, um defeito conhecido por haploinsuficiência. Uma outra possibilidade, ilustrada por mutações nas moléculas de pró-colágeno refere-se a produtos gênicos que precisam interagir antes de se tornarem funcionais. Uma proteína aberrante combinada com outra normal resultará em um multímero defeituoso, e o efeito de ser heterozigoto para uma mutação é então magnificado – um efeito conhecido por dominante negativo.

A maioria dos traços dominantes em humanos é incompleta, no sentido de que o heterozigoto é menos intensamente afetado que o homozigoto. Defeitos no RLDL são ilustrativos, o heterozigoto tem o tipo clássico de hiperlipidemia IIa, já o homozigoto tem uma forma quantitativamente bem pior da mesma doença. Provavelmente, a homozigose para a maioria dos alelos que causam doenças dominantes é incompatível com a vida.

HERANÇA LIGADA AO CROMOSSOMO X

Enquanto virtualmente todas as doenças causadas por mutações no cromossomo X são mais graves em homens hemizigotos, mulheres heterozigotas para as mesmas mutações geralmente apresentam algumas manifestações, embora menos graves e com uma idade de início mais avançada. Por exemplo, a maioria das mulheres carreadoras da deficiência de α-galactosidase A (doença de Fabry) eventualmente desenvolvem doença cerebrovascular ou insuficiência renal devido ao acúmulo de esfingolípides.

HERANÇA MITOCONDRIAL

A geração de energia através da fosforilação oxidativa ocorre na mitocôndria, localizada, por sua vez, no citoplasma da maioria dos tipos celulares. Um grande número de mitocôndrias, cada qual contendo um único cromossomo, existe em cada célula. Algumas das enzimas da fosforilação oxidativa são codificadas por genes localizados nos cromossomos nucleares e suas proteínas transportadas para as mitocôndrias; o resto das proteínas é codificado por genes no cromossomo mitocondrial. Assim, defeitos genéticos da fosforilação oxidativa podem ser devido a mutações em genes localizados nos autossomos ou cromossomo X e as doenças resultantes de alterações nesses genes comportam-se como herança mendeliana recessiva, ou a mutações nos genes do cromossomo mitocondrial, sendo que nesse caso as doenças resultantes não se comportarão como traços mendelianos. As diferenças são explicadas por eventos na concepção. O espermatócito não contribui virtualmente com nenhuma mitocôndria para o zigoto, sendo que o total de mitocôndrias presentes no feto é derivado das mitocôndrias já existentes no citoplasma do oócito. Dessa maneira, fenótipos devido a mutações no cromossomo mitocondrial se caracterizam por herança materna.

MOSAICISMO

Mutações em células germinativas podem não estar presentes em todos os tecidos do organismo. Ocasionalmente, uma mutação pode ocorrer muito cedo no processo de embriogênese e somente estar presente nos tecidos derivados dessa célula mutante fundadora. Essa condição, conhecida como mosaicismo, pode produzir um membro ou órgão afetado pela doença genética, enquanto o resto do corpo não é afetado. Mosaicismo também pode explicar as raras situações nas quais gêmeos monozigóticos são discordantes para uma condição geneticamente determinada.

PLEIOTROPISMO

A maioria de alelos mutantes tem efeito em mais de um órgão ou sistema, e um fenótipo mendeliano freqüentemente manifesta uma séria de variadas manifestações. Por exemplo, a síndrome de Marfan é definida por anormalidades no olho, esqueleto, pele, coração e aorta e, até o reconhecimento de um defeito nas microfibrilas extracelulares, os achados não puderam ser ligados tanto etiológica quanto patogeneticamente[3].

VARIABILIDADE

Os efeitos de um mesmo alelo mutante no fenótipo podem ser diferentes entre pessoas heterozigotas (para traços dominantes), homozigotas (para traços recessivos), ou hemizigotas (para traços ligados ao X) para esse alelo. Variabilidade pode ser descrita em termos da freqüência de uma manifestação pleiotrópica em particular entre pacientes com a mutação, a gravidade do fenótipo ou a idade de início das manifestações. Se uma pessoa tem o alelo mutante mas não demonstra nenhuma alteração fenotípica, o traço é então denominado não-penetrante. O fato de um fenótipo clínico ser denominado não-penetrante depende, em grande parte, da sensibilidade das técnicas utilizadas para sua detecção. Por exemplo, duas décadas atrás, com base apenas no exame clínico, considerava-se que apenas metade das pessoas com síndrome de Marfan possuíam anormalidades cardiovasculares; atualmente, a utilização do ecocardiograma revela dilatação de aorta em mais de 90% desses pacientes. O termo penetrância incompleta não deve ser utilizado ao se referir a indivíduos, mas sim significando que a prevalência de determinado fenótipo é menor que 100% das pessoas sabidamente portadoras de uma mutação. A síndrome de Holt-Oram é um exemplo instrutivo. Nessa síndrome autossômica dominante de anomalias de membro superior e cardiopatia congênita, pacientes em uma mesma família podem ter apenas anormalidades nos membros superiores, apenas uma malformação cardíaca congênita, ou ambos. Ainda, a gravidade de acometimento varia de maneira importante, desde uma anormalidade de fixação do polegar até a quase total ausência de um membro superior. O componente cardíaco da síndrome tem penetrância incompleta, uma vez que apenas 50% dos pacientes o apresentam, mas, em um indivíduo com um alelo causador da síndrome de Holt-Oram, o coração é ou estruturalmente normal ou não.

Uma série de fatores genéticos e ambientais pode afetar a expressão de um gene e geralmente é impossível se determinar quais desses fatores são mais importantes em determinado paciente ou doença em particular. No entanto, o conceito um tanto quanto difuso de expressividade variável enfatiza que fenótipos definidos por um único gene são, até certo ponto, realmente "multifatoriais".

HETEROGENEIDADE GENÉTICA

Fenótipos semelhantes ou mesmo idênticos podem ser decorrentes de mutações fundamentalmente distintas, um fenômeno denominado heterogeneidade genética. Por exemplo, síndrome de Marfan e homocistinúria foram, durante muito tempo, consideradas a mesma doença, a despeito do que, em retrospecto, parece haver uma diferença óbvia em relação ao padrão de herança e com relação à inteligência. Como no caso dessas duas doenças, as causas podem situar-se em dois genes diferentes, para os quais os produtos são funcionalmente distintos. A miocardiopatia hipertrófica exemplifica a situação inversa, na qual mutações em genes diferentes levam ao mesmo fenótipo final, uma vez que suas respectivas proteínas interagem para o funcionamento correto do sarcômero.

Heterogeneidade genética é um conceito difuso no que tange análises intragênicas; virtualmente todas doenças causadas por um único gene são devidas a uma série variada de mutações diferentes dentro de um mesmo *locus*.

POR QUE SOLICITAR UM TESTE MOLECULAR?

Uma das primeiras perguntas, e talvez a mais relevante, não é qual teste solicitar ou se existe um teste para um paciente em particular. A primeira pergunta a ser respondida é por que solicitar determinado teste molecular?

Poderíamos delimitar três diferentes situações, não totalmente excludentes, que justificam o porquê da solicitação de determinado exame molecular:

1. para a definição de um diagnóstico;
2. para a realização de aconselhamento familiar;
3. para melhor definição prognóstica ou de maneira a fornecer informações sobre qual a melhor opção terapêutica.

A delimitação em qual desses diferentes planos de atuação o resultado desse teste se encaixa deve ser realizada antes da sua solicitação e desempenho, e deve ser discutida e interpretada como função de sua disponibilidade, relevância e dos próprios desejos do paciente[4] (Fig. 1.7).

UTILIZANDO TESTES MOLECULARES NA PRÁTICA CLÍNICA

Em um primeiro momento, talvez o desejo inicial da maioria das solicitações de um teste molecular seja o de obter-se uma definição diagnóstica para um caso. Avanços na identificação de uma série de genes responsáveis por diversas doenças tornaram isso uma possibilidade real nas últimas décadas. Atualmente, a solicitação de testes moleculares faz parte de uma série de algoritmos diagnósticos e já tem seu lugar definido na prática clínica.

Em cardiologia, assim como em outras especialidades médicas, esse cenário não é diferente. Um número cada vez maior de doenças do sistema cardiovascular tem seus genes causadores já identificados e essa informação pode ser utilizada na definição de um diagnóstico específico (Quadro 1.1)[5-7]. Como discutido anteriormente, uma série de problemas inerentes à utilização destes testes para tal fim surge com o maior conhecimento sobre a fisiopatologia destas doenças e com o aprendizado advindo da utilização, ainda muito recente, destas novas ferramentas diagnósticas. São exemplos destes problemas a heterogenidade genética e clínica destas doenças o que limita a determinação dos valores preditivo positivo e negativo para a maioria destes testes[8].

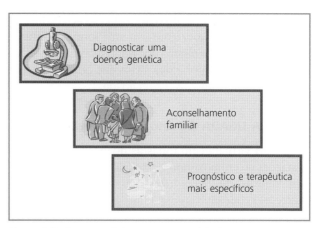

Figura 1.7 – Por que solicitar um teste genético?

Quadro 1.1 – Algumas doenças genéticas em cardiologia com defeito molecular já caracterizado.

Síndrome de Marfan	Hipercolesterolemia familiar
Síndrome de Ehrler Danlos	Doença de Tangier
Síndrome de Alagille	Comunicação interatrial familiar
Miocardiopatia hipertrófica familiar	Heterotaxia familiar
Síndrome do QT longo	Estenose aórtica
Síndrome de Liddle	Supravalvular familiar
Síndrome de Holt-Oram	Hemocromatose

DOENÇAS COMPLEXAS E FATORES DE RISCO GENÉTICOS

Até o presente momento nosso paradigma foi a demonstração de que alterações genéticas pontuais podem causar doenças humanas no sistema cardiovascular. No entanto, as doenças descritas constituem uma pequena parte das que acometem o sistema cardiovascular. Doenças como a hipertensão arterial sistêmica, doença coronariana, diabetes, obesidade e outras são muito mais freqüentes. Consideradas doenças complexas, são explicadas, parcialmente, pela interação de diversos genes reguladores relacionados a diferentes sistemas fisiológicos de regulação e interações desses com fatores ambientais como a alimentação, o tabagismo, as medicações e outros. São justamente as doenças complexas as que mais prejuízos sociais e econômicos trazem para a sociedade[9].

A importância dessas diferentes doenças tem despertado há décadas intensos esforços para se caracterizar indicadores capazes de predizer o desenvolvimento ou um pior prognóstico. Obesidade, dislipidemias, tabagismo e hipertensão, como variáveis preditoras de risco cardiovascular, são exemplos desse paradigma da medicina e saúde pública atual. Em que pese o papel determinante desses fatores de risco clássicos, a busca por marcadores mais específicos têm sido uma constante na literatura médica[10,11].

Fica claro, no entanto, que o comportamento dessas doenças não segue as leis de Mendel. Ora, como então aplicar as metodologias disponíveis para se encontrar os genes que causam essas doenças?

Nesse sentido, uma grande revolução na abordagem e no entendimento das doenças complexas como problema biológico ocorreu ao longo das últimas décadas. Com base fundamentalmente na síntese da biologia molecular e da genética por um lado, com grandes estudos clínicos e epidemiológicos de outro, começamos a entender um pouco mais o papel de diferentes personagens no desenvolvimento dessas doenças. Tabagismo, dieta, infecções, em conjunto com a bagagem genética de determinado indivíduo são atualmente utilizados na explicação desse processo.

Coloca-se, contudo, um aspecto determinante para o entendimento desse tipo de abordagem. Como explicar variações genéticas individuais se todos os indivíduos têm os mesmos genes? Como "culpar" o gene da insulina, do receptor de LDL-colesterol ou da enzima conversora de angiotensina I pelo desenvolvimento dessas doenças? Afinal, não estão esses genes presentes em todas as células nucleadas humanas?

Parte da resposta a essas questões reside no fato de que, apesar de todas as células nucleadas humanas possuírem duas cópias de cada cromossomo autossômico e uma ou duas dos cromossomos sexuais, totalizando assim todos os genes humanos, nossos cromossomos não são exatamente iguais.

Cada cromossomo humano é constituído por um número muito grande de bases nucleotídicas. Durante a divisão celular, o processo de "cópia" cromossômica, apesar de bastante fidedigno, não é completamente destituído de erros. Dessa maneira, pequenas alterações são acrescentadas de forma aleatória a cada processo de divisão celular. Grandes erros podem tornar a nova célula inviável, e pequenos erros poderão, contudo, jamais ser notados. Fortuitamente, poderão ocorrer pequenas alterações em regiões codificantes para determinado gene. Se essas alterações não modificarem a estrutura protéica de forma importante (por exemplo, troca por um aminoácido semelhante estrutural ou funcionalmente), as funções dessa proteína poderão estar levemente alteradas, mas ainda compatíveis com a sobrevivência da célula. O acúmulo dessas pequenas variações através de muitas gerações poderia explicar modificações interindividuais importantes em sistemas fisiológicos, ainda que todos os indivíduos, salvo raras exceções, possuam cópias de todos os genes do genoma humano.

Postula-se, assim, que a caracterização dessas variantes, na forma de marcadores moleculares, poderia ser utilizada na determinação do perfil de risco de um dado indivíduo em determinada população. Por essa lógica, um indivíduo que, em seu genoma, contivesse uma série de alterações genéticas codificantes para proteínas com função discretamente alterada teria risco aumentado, ou maior proteção, para o desenvolvimento de determinada doença.

Apesar da aparente complexidade do problema e da atual ausência de marcadores moleculares capazes de predizer risco para essas doenças, um grande esforço e esperança existem quanto à perspectiva de utilização de informações advindas do Projeto Genoma Humano com aplicação a prevenção, diagnóstico e tratamento das doenças complexas[12].

Uma série desses "marcadores de risco molecular" já foi proposta e testada quanto a sua capacidade de predizer risco ou resposta a determinado tratamento. Tais marcadores moleculares são, como já descrito, variantes gênicas que codificam (traduzem) proteínas com atividade ligeiramente diferente da verificada no gene dito normal.

Conceitua-se toda variante gênica que tem freqüência populacional maior que 1% como um polimorfismo gênico. Polimorfismos gênicos não são novidade na medicina. Desde há muito se identificam polimorfismos nos grupos sangüíneos ou em proteínas do metabolismo secundário, por exemplo. Ainda, a existência de variação gênica entre diferentes pessoas ou populações é, em si, a essência da variabilidade humana e, porque não dizer, de todos os seres vivos.

Esse novo cenário representará um novo paradigma para a medicina. Apesar do crescente aumento no uso de tecnologias de imagem e intervenção cada vez mais avançadas, ainda combatemos, na maioria das vezes, as conseqüências de um processo já instalado. Ainda, raramente sabemos qual o defeito, ou desbalanço, molecular gerador do problema. Dessa forma nosso arsenal terapêutico não é individualizado e, conseqüentemente, torna-se menos eficiente. Com a identificação de fatores de suscetibilidade genéticos, seremos capazes de melhor desenhar um plano terapêutico para pacientes com a doença já instalada, introduzindo de maneira prática o conceito de farmacogenética, ou a utilização mais específica e individualizada de medicamentos. Ainda, poderemos, por meio da determinação de um perfil de risco mais específico, propor medidas de prevenção primária mais eficazes e custo-efetivas.

Muitos trabalhos com esse objetivo vêm sendo realizados nos últimos anos. O uso dos desenhos de análise associativa tem proporcionado um grande avanço nesse sentido e uma série de marcadores moleculares de risco já foi proposta. Ainda assim, pouco se avançou no conhecimento desses marcadores e de suas aplicações clínicas. Devido ao pequeno risco relativo que esses adicionam ao quadro geral, seu estudo torna-se tecnicamente difícil e a determinação de seu uso clínico dificilmente avaliável. Atualmente, nenhum dos marcadores de risco moleculares propostos para doença cardiovascular, excetuando-se aqueles ligados ao desenvolvimento de doenças monogênicas, tem uso clínico comprovado.

REFERÊNCIAS BIBLIOGRÁFICAS

1. Mensah GA. Eliminating disparities in cardiovascular health: six strategic imperatives and a framework for action. Circulation 2005;111:1332. ▪ 2. Gioli-Pereira L et al. PCR screening for

22q11.2 microdeletion: development of a new cost-effective diagnostic tool. Clin Chim Acta 2006;369:78. ▪ 3. Gleason TG. Heritable disorders predisposing to aortic dissection. Semin Thorac Cardiovasc Surg 2005;17:274. ▪ 4. O'Loughlin J et al. Usefulness of the American Academy of Pediatrics recommendations for identifying youths with hypercholesterolemia. Pediatrics 2004;113:1723. ▪ 5. Scheuner MT et al. Contribution of Mendelian disorders to common chronic disease: opportunities for recognition, intervention, and prevention. Am J Med Genet C Semin Med Genet 2004;125:50. ▪ 6. Corrado D et al. Arrhythmogenic right ventricular cardiomyopathy: current diagnostic and management strategies. Cardiol Rev 2001;9:259. ▪ 7. Devlin AM, Ostman-Smith I. Diagnosis of hypertrophic cardiomyopathy and screening for the phenotype suggestive of gene carriage in familial disease: a simple echocardiographic procedure. J Med Screen 2000;7:82. ▪ 8. Keller DI et al. Genetics of familial cardiomyopathies and arrhythmias. Swiss Med Wkly 2002;132:401. ▪ 9. Smith JD, Topol EJ. Identification of atherosclerosis-modifying genes: pathogenic insights and therapeutic potential. Expert Rev Cardiovasc Ther 2006;4:703. ▪ 10. Flaa A, Kjeldsen SE. Are all the hypertensives made equal? Herz 2006;31:323. ▪ 11. Hayman LL, Hughes S. Preventing cardiovascular disease: family matters. J Cardiovasc Nurs 2005;20:71. ▪ 12. Shah R et al. Pharmacogenomics in cardiovascular clinical trials. Fundam Clin Pharmacol 2004;18:705.

3. SEMIOLOGIA CARDIOVASCULAR

Fernando Yue Cesena
Tatiana F. G. Galvão
Luciano F. Drager

A despeito de técnicas diagnósticas cada vez mais modernas e sofisticadas nos mais diversos campos da Medicina, a Semiologia, ou seja, o estudo dos sinais e sintomas, ainda continua sendo o ponto de partida de qualquer investigação clínica. Saber como pesquisar e interpretar queixas do paciente e alterações do exame clínico é tarefa fundamental do médico clínico, possibilitando a solicitação criteriosa de exames subsidiários, redução de custos, economia de tempo e limitando o risco do paciente.

Neste capítulo, teceremos considerações de como conduzir a anamnese e o exame clínico em pacientes com suspeita ou diagnóstico de doenças cardiovasculares. Serão ressaltadas particularidades para as quais o médico geral deve estar atento em sua prática clínica. Uma noção da interpretação fisiopatológica dos principais sintomas e sinais também é descrita, de forma a guiar o raciocínio clínico e permitir o entendimento das diversas modalidades de terapia.

ANAMNESE – PRINCIPAIS SINTOMAS DAS DOENÇAS CARDIOVASCULARES

DOR TORÁCICA

O diagnóstico diferencial da dor torácica envolve principalmente doenças dos aparelhos circulatório, respiratório, digestório e musculoesquelético (Quadro 1.2). Uma história clínica bem feita e pormenorizada é fundamental para levantar as hipóteses diagnósticas e direcionar a conduta inicial, tanto com relação a exames subsidiários como com relação ao tratamento. Devem-se investigar o tipo ou caráter da dor, sua localização e irradiação, sua duração e periodicidade, seus fatores desencadeantes, de melhora ou piora, e a presença de sintomas associados.

As principais entidades cardiovasculares que cursam com dor torácica são doença arterial coronariana, estenose valvar aórtica, pericardite, dissecção da aorta torácica e tromboembolismo pulmonar. Também podem cursar com dor torácica aneurisma de aorta torácica em expansão, hipertensão pulmonar, hipertrofia de ventrículo esquerdo e prolapso da valva mitral.

É comum ouvir-se falar de dor torácica típica (como descrito no Quadro 1.2) ou atípica para doença coronariana. São características de dor atípica: dores pleuríticas (piorando com inspiração profunda ou tosse), bem localizadas (delimitadas pela ponta de um dedo, por exemplo), que pioram com a palpação ou movimentação do tronco ou membros superiores, e dores fulgazes (que duram segundos)[1]. Apesar de a angina clássica localizar-se na região retroesternal ou precordial, muitas vezes a doença arterial coronariana manifesta-se sem dor ou desconforto no tórax, mas sim na mandíbula, região cervical ou auricular, ombros, membros superiores, dorso ou epigástrio. Em outras situações, a apresentação é unicamente de dispnéia. Nessas situações, o termo *equivalente anginoso* é utilizado para caracterizar o sintoma[1]. Ponte miocárdica e hipertrofia do ventrículo esquerdo também podem causar dor precordial por esforços, da forma indistinguível da angina estável. Espasmo coronariano também deve ser lembrado como causa de dor de origem miocárdica isquêmica, enquanto o prolapso da valva mitral freqüentemente se acompanha de dor torácica de características atípicas para isquemia miocárdica. O termo *síndrome X* é utilizado para designar os casos de dor torácica sugestiva de *angina pectoris*, com isquemia miocárdica demonstrada em exames não-invasivos, porém sem obstruções significativas nas artérias coronárias à angiografia.

Obviamente, uma dor torácica típica para doença coronariana reforça a hipótese diagnóstica de isquemia miocárdica, embora uma dor torácica atípica não exclua essa possibilidade[2]. De forma semelhante, o alívio da dor com nitratos não significa necessariamente que a dor seja relacionada com isquemia miocárdica[3], assim como melhora da dor com antiácidos ou antiespasmódicos não exclui a presença de síndrome coronariana aguda.

FISIOLOGIA, GENÉTICA E SEMIOLOGIA CARDIOVASCULAR

Quadro 1.2 – Diagnóstico diferencial da dor torácica.

Diagnóstico	Caráter da dor	Localização/ irradiação	Duração	Fatores desenca- deantes de piora	Fatores de melhora	Sintomas/sinais associados	Fatores predisponentes
Angina estável	Aperto, peso, constrição, queimação	Retroesternal, região mandibular, MMSS principal- mente MSE, ombros, região cervical, epigástrio	2-10min	Esforço, estresse emocional, aumento de PA, liberação adrenérgica, frio	Repouso, nitrato por via SL	Dispnéia, sudorese	Fatores de risco para aterosclerose
Angina instável	Caráter semelhante porém comumente mais intensa que angina estável	Semelhante à angina estável	Geralmente < 20min	Semelhante à angina estável, comumente em repouso	Repouso, nitrato por via SL	Dispnéia, sudorese, sinais transitórios de ICC	Fatores de risco para aterosclerose
Infarto agudo do miocárdio	Caráter semelhante porém geralmente mais intensa do que a angina estável	Semelhante à angina estável	$\geq$ 30min	Semelhante à angina estável, comumente em repouso	Freqüentemente não aliviada por repouso ou nitrato por via SL	Dispnéia, sudorese, sinais de ICC	Fatores de risco para aterosclerose
Estenose aórtica	Aperto, peso, constrição, queimação	Retroesternal	Minutos	Esforço, estresse emocional, aumen- to de PA, liberação adrenérgica	Repouso	Dispnéia, sinais de ICC, síncope	Idade, dislipidemia, DM, HA, tabagismo
Dissecção aguda da aorta	Lancinante, "rasgando", facada, forte intensidade	Tórax anterior, possivelmente irradiando para o tórax posterior	Prolongada, início abrupto	Geralmente ocorre na vigência de aumento de PA ou na síndrome de Marfan	Geralmente refratária a diferentes tratamentos	Sinais de ICC, IAM, IAo aguda ou tampona- mento cardíaco, assimetria de pulsos, diferen- cial de PA em MMSS, altera- ções neurológicas	HA, síndrome de Marfan, outras doenças do tecido conjuntivo
Trombo- embolismo pulmonar	Pleurítica ou em aperto	Retroesternal ou sobre a área de infarto pulmonar	Variável, início súbito, minutos a s< 1 hora	Pode piorar com inspiração/tosse quando ocorre infarto		Dispnéia, hemoptise	Imobilização prolongada, pós-operatório, TVP, neoplasias
Pericardite	Pleurítica	Precórdio, retroesternal, em direção ao ápice	Variável, de horas a dias	Piora com a inspiração/tosse	Posição sentada com inclinação para a frente	Verificar sinais de infecção, doenças auto- imunes e neoplasia, atrito pericárdico	Dependente da causa de base
Pleurite	Pleurítica	Sobre a área envolvida	Variável, de horas a dias	Piora com a inspiração/tosse	Decúbito preferencial	Verificar sinais de infecção, doenças auto- imunes e neoplasia, atrito pleural	Dependente da causa de base
Pneumo- tórax	Pleurítica	Unilateral	Variável, aguda	Piora com a inspiração/tosse		Dispnéia, diminuição de murmúrios vesiculares e hipertimpanismo em regiões superiores do tórax	Doenças pulmonares, traumatismo
Esofagite/ refluxo gastro- esofágico	Queimação	Retroesternal, epigástrica	Variável, freqüentemente prolongada	Deglutição, decúbito dorsal horizantal pós- alimentação	Inibidores de bomba de prótons, antiácidos	Disfagia, regurgitação	Hérnia de hiato
Espasmo de esôfago	Queimação	Retroesternal, epigástrica		Deglutição	Pode aliviar com nitrato por via SL		
Dor osteo- muscular		Principalmente cartilagens costais e articulações costocondrais e costoesternal	Variável	Movimentos do tronco, tosse, palpação	Analgésicos, antiinflamatórios, relaxantes musculares	Possivelmente sinais inflamatórios/ edema de áreas acometidas	Traumatismo, cirurgias, doenças reumáticas

DM = *diabetes mellitus*; HA = hipertensão arterial; IAM = infarto agudo do miocárdio; IAo = insuficiência aórtica; ICC = insuficiência cardíaca congestiva; MMSS = membros superiores; MSE = membro superior esquerdo; PA = pressão arterial; SL = sublingual; TVP = trombose venosa profunda.

Os fatores mais relevantes para o clínico decidir como prosseguir a investigação diagnóstica são características da dor (típica *versus* atípica), análise de fatores de risco para aterosclerose, dados de exame clínico e testes complementares iniciais, como eletrocardiograma. Por exemplo, um paciente com dor torácica típica de doença coronariana, com limitação funcional significativa, mais provavelmente será submetido a cinecoronariografia diagnóstica como primeiro exame, independente de exames não-invasivos. Por outro lado, um paciente com dor torácica atípica, sem limitação funcional importante, preferencialmente será estratificado com exames não-invasivos, como teste de esforço, cintilografia de perfusão miocárdica ou ecodoppplercardiograma de estresse.

A anamnese é fundamental não só para o *diagnóstico* da dor torácica, mas também para a *estratificação do risco coronariano*. É pela história clínica que se estabelece a classe funcional de angina, indispensável para a tomada de condutas. São fatores que indicam maior gravidade: angina de início recente, progressiva ou com rápida diminuição do limiar de dor, angina desencadeada por mínimos esforços ou em repouso, angina mais refratária ao tratamento medicamentoso (exemplo: menos responsiva a nitrato sublingual), angina prolongada (> 20 minutos) e angina noturna[1]. O clínico deve estar atento para esses fatores e saber como valorizá-los na estratificação de risco para decidir, por exemplo, se o paciente requer internação hospitalar, monitorização eletrocardiográfica contínua, cinecoronariografia de urgência, ou se é seguro uma investigação ambulatorial.

No diagnóstico diferencial da dor torácica, merecem especial atenção as doenças do esôfago, que freqüentemente provocam sintomas indistinguíveis daqueles provocados por isquemia miocárdica, incluindo piora com esforço ou emoções e melhora com repouso ou nitratos, sendo freqüentemente necessário o auxílio de exames complementares para o diagnóstico diferencial[4,5]. Mais raramente, dor torácica também pode ser a representação de dor irradiada ou referida devido a outras doenças do aparelho digestório, como úlcera péptica, colecistite, cólica biliar ou pancreatite.

Na prática clínica, é também muito comum a dor torácica relacionada a alterações psiquiátricas, como ataques ou síndrome de pânico, depressão e hipocondria. Até um quarto dos pacientes que procuram serviços de emergência com queixa de dor torácica podem apresentar sinais de distúrbio do pânico[6].

As dores de parede torácica também são freqüentes, incluindo costocondrites, miosites, fibromialgia, hérnia de disco cervical e herpes zóster.

Interpretação fisiopatológica

A dor cardíaca de origem isquêmica resulta do desequilíbrio entre a oferta e a demanda de oxigênio pelo miocárdio. Os principais determinantes do consumo de oxigênio pelo miocárdio são a freqüência cardíaca, a contratilidade miocárdica (seu estado inotrópico) e a tensão desenvolvida na parede miocárdica[7], que, pela lei de Laplace, é diretamente proporcional ao raio da cavidade e à pressão e inversamente proporcional a duas vezes sua espessura.

O fluxo coronariano, por sua vez, depende da interação entre a pressão de perfusão coronariana, a resistência coronariana e o tempo de diástole[8]. A maior parte do fluxo coronariano ocorre na diástole, particularmente na região subendocárdica, e pequenas variações da freqüência cardíaca produzem alterações significativas no tempo de diástole. Entende-se, assim, o efeito antianginoso de betabloqueadores, que diminuem a freqüência cardíaca, aumentando o tempo de diástole e melhorando a oferta de oxigênio, além de reduzirem o consumo de oxigênio pelo próprio efeito bradicardizante, diminuição da contratilidade miocárdica e pressão intracavitária. Já os nitratos, além do efeito vasodilatador coronariano, têm importante efeito venodilatador, diminuindo a pré-carga ao coração, a pressão intracavitária, a tensão de parede e o consumo de oxigênio.

O grau de estenose é o principal determinante da resistência coronariana; a perda de pressão sangüínea através da estenose é indiretamente proporcional à quarta potência do diâmetro luminal mínimo do vaso. Isso quer dizer que pequenas alterações do diâmetro luminal mínimo resultam em grandes perdas da pressão de perfusão coronariana[9].

Na presença de estenose do vaso coronariano, mecanismos adaptativos são acionados para incrementar o fluxo coronariano e a oferta de oxigênio. A exaustão dessa reserva de fluxo coronariano, que geralmente ocorre nas obstruções luminais iguais ou superiores a 70%, pode ocasionar uma oferta de oxigênio inadequada em situações de maior demanda, levando à isquemia miocárdica e à dor precordial. Na prática clínica, as situações mais comumente relacionadas com o aumento de demanda miocárdica de oxigênio são o exercício físico e o estresse emocional, que provocam uma liberação adrenérgica que atua sobre os três determinantes do consumo de oxigênio, quais sejam, a freqüência cardíaca, a contratilidade e a tensão na parede miocárdica. Outras condições associadas a aumento de consumo de oxigênio são febre, tireotoxicose, hipoglicemia (todas relacionadas com o aumento de freqüência cardíaca e/ou liberação adrenérgica), hipertensão arterial sistêmica e estenose aórtica (essas, via aumento de pressão em ventrículo esquerdo).

No caso das síndromes coronarianas agudas, o mecanismo fisiopatológico implicado é referido como instabilização da placa aterosclerótica, ou seja, a placa sofre um processo de ruptura (ou, mais raramente, erosão) colocando em íntimo contato elementos da corrente sangüínea e fatores pró-trombóticos do interior da placa, como o fator tecidual, desencadeando a cascata da coagulação com conseqüente formação de trombo oclusivo ou suboclusivo. Placas ateroscleróticas ricas em material lipídico e células inflamatórias, com fina capa fibrosa, são mais vulneráveis, ou seja, mais propensas a fenômenos de ruptura. Essas placas não necessariamente são as mais obstrutivas. Por outro lado, placas menos lipídicas e menos inflamadas, com capa fibrosa espessa, são menos predispostas à ruptura. Vários estudos demonstraram que a maior parte dos infartos agudos do miocárdio (cerca de dois terços) ocorre por ruptura de placas que previamente não provocavam obstruções luminais importantes, maiores que 70%. Isto ajuda a explicar por que freqüentemente uma síndrome coronariana aguda ocorre como primeira manifestação clínica da doença arterial coronariana, ou por que pacientes com testes provocadores de isquemia normais podem evoluir, em curto espaço de tempo, com uma síndrome coronariana aguda.

DISPNÉIA

Problemas cardíacos, de vias aéreas e do sistema neuromuscular, em grande parte identificados pela história e exame clínico, são as principais causas de dispnéia, definida como a sensação subjetiva de desconforto respiratório[10]. Diante da freqüente queixa de "falta de ar", "respiração difícil", "canseira" ou "cansaço", é importante saber diferenciar, primeiramente, se se trata de verdadeiro desconforto *respiratório* ou de um desconforto *generalizado*, que muitas vezes direciona a investigação para outro caminho. Ainda que o clínico interprete como desconforto respiratório, é preciso diferenciar uma dispnéia "patológica" da falta de condicionamento físico, muito prevalente devido às altas taxas de sedentarismo e sobrepeso/obesidade. Uma dispnéia de recente instalação, que o próprio paciente ou algum observador externo sinta como "anormal", sugere que se trate de alguma doença e não simplesmente falta de condicionamento físico.

O clínico deve investigar se a queixa tem *fatores precipitantes*. Embora o esforço físico possa acentuar a dispnéia de diferentes causas, uma relação precisa com esforço, ou seja, a condição de eupnéia em repouso e desencadeamento de dispnéia ao esforço, principalmente se tiver caráter progressivo, reforça a hipótese de causa cardíaca. Da mesma forma, a piora nítida da dispnéia com o decúbito (ortopnéia) e a presença de dispnéia paroxística noturna sugerem o diagnóstico de dispnéia de origem cardíaca.

Não é infreqüente um paciente receber tratamento com beta-agonistas para suposto broncoespasmo e relatar piora do desconforto respiratório, o que também sugere que a causa seja cardíaca, havendo piora pelo aumento da freqüência e contratilidade cardíacas, sobrecarregando o coração. Tal situação ocorre particularmente na presença de estenose mitral, que freqüentemente não é lembrada como causa de dispnéia de origem cardíaca por ocorrer em pessoas jovens, sobretudo mulheres, sem antecedentes cardiológicos ou fatores de risco cardiovasculares, manifestando-se freqüentemente com sibilos à ausculta pulmonar e apresentando um coração de tamanho global normal à radiografia do tórax.

Outro fator desencadeante de suma importância é a sobrecarga hidrossalina, seja por via oral, seja por via intravenosa, que pode precipitar um quadro de congestão pulmonar, sobretudo naqueles com predisposição por alguma doença cardíaca ou insuficiência renal.

A descontinuação de medicamentos é provavelmente a principal causa de descompensação de insuficiência cardíaca em nosso meio. Durante investigação de dispnéia, portanto, o clínico deve estar atento para a possibilidade de descompensação cardíaca devido à interrupção de diuréticos, vasodilatadores, betabloqueadores ou digital. Além disso, muitos desses medicamentos são usados para o controle pressórico e, deixando o paciente de tomar tais medicamentos, a própria elevação da pressão arterial constitui-se em fator desencadeador de descompensação cardíaca por aumentar a pós-carga ao coração.

É fundamental também a pesquisa de *sintomas acompanhantes*. Tosse, expectoração e sibilância sugerem doenças primariamente brônquicas ou pulmonares, embora sibilos sejam bastante comuns em edema pulmonar. Edema vespertino de membros inferiores sugere insuficiência cardíaca. Dor precordial, palidez e sudorese sugerem origem cardíaca isquêmica. Deve-se estar atento para a possibilidade de a dispnéia representar um equivalente anginoso, ou seja, manifestação de isquemia miocárdica sem dor precordial.

Nunca se pode descartar, também, a possibilidade não incomum de diagnósticos associados. Piora de dispnéia em pacientes com insuficiência cardíaca não raramente se deve a tromboembolismo pulmonar, sobretudo naqueles com grandes dilatações de câmaras cardíacas direitas e fibrilação atrial. De fato, muitos especialistas têm chamado a atenção para o subdiagnóstico de tromboembolismo pulmonar em pacientes cardiopatas. Da mesma forma, a concomitância de quadro respiratório infeccioso e insuficiência cardíaca merece consideração; se por um lado quadros avançados de insuficiência cardíaca se associam a maior risco de infecção, por outro lado infecções respiratórias atuam como fator descompensador das condições cardíacas.

Interpretação fisiopatológica

Aceita-se que a sensação de dispnéia envolva ativação de sistemas sensoriais envolvidos na respiração, que gera sinais processados no sistema nervoso central. Pode-se postular que a dispnéia resulte de uma dissociação ou desequilíbrio entre, de um lado, informações oriundas de mecanorreceptores e quimiorreceptores da parede torácica, vias aéreas e pulmões e, de outro lado, comandos motores para os músculos responsáveis pela ventilação[10].

A dispnéia de origem cardíaca é conseqüência, em última análise, do acúmulo de líquido extravascular na ultra-estrutura da membrana delgada alveolocapilar pulmonar, composta por apenas três camadas: a célula endotelial, o interstício e a célula alveolar, contígua ao epitélio brônquico. Se por um lado essa fina interface entre o sangue e o ar permite uma troca efetiva de gases, por outro lado faz-se necessário um sistema capaz de impedir o acúmulo de líquido extravascular e seu extravasamento para o interior do alvéolo[11].

As forças que regem o movimento de líquido entre os diversos compartimentos do organismo são as de Starling, ou seja, pressões hidrostática e osmótica. A pressão osmótica é a exercida por substâncias que não atravessam os poros de uma membrana semipermeável. A pressão osmótica do plasma e a do interstício devem-se a proteínas que não atravessam os poros da membrana capilar. A albumina é a responsável por aproximadamente 80% da pressão osmótica plasmática, também denominada coloidosmótica ou oncótica.

Nas cardiopatias de diversas etiologias, o denominador comum é o aumento de pressão hidrostática em átrio esquerdo, que se transmite retrogradamente para o território venocapilar pulmonar. O organismo dispõe de mecanismos adaptativos, como expansão de vênulas, abertura de capilares e aumento do fluxo linfático[12]. O esgotamento desses mecanismos leva ao acúmulo de líquido no espaço intersticial e posteriormente ao edema alveolar, alterações que provocam uma série de efeitos na mecânica respiratória e na troca de gases que acabam por gerar a sensação de dispnéia.

Além disso, a elevação *crônica* da pressão venocapilar pulmonar estimula uma série de alterações estruturais, como fibrose alveolar e espessamento de membranas basais, que podem atuar como fatores protetores contra a formação de edema pulmonar. Tais mecanismos de adaptação, a longo prazo, podem explicar por que alguns indivíduos previamente saudáveis apresentam edema agudo de pulmão com pressão capilar pulmonar em torno de 28mmHg, enquanto outros pacientes portadores de insuficiência cardíaca crônica toleram pressões muito maiores[13].

Caracteristicamente, o paciente com insuficiência cardíaca apresenta dispnéia que se acentua com o esforço físico, ortopnéia e dispnéia paroxística noturna. A *ortopnéia* resulta de uma sobrecarga volumétrica ao coração decorrente de um deslocamento de sangue do abdome e membros inferiores para o compartimento torácico quando o paciente assume a posição de decúbito. A *trepopnéia* é uma variante da ortopnéia na qual o paciente assume preferencialmente um decúbito lateral (geralmente direi-to), sendo que o mecanismo proposto envolveria distorções estruturais dos grandes vasos da base. Acredita-se que a *dispnéia paroxística noturna* ocorra por aumento do volume sangüíneo torácico logo após o decúbito, reabsorção lenta de fluido intersticial de regiões dependentes, diminuição do suporte adrenérgico para a função de ventrículo esquerdo e depressão do centro respiratório durante o sono. A *respiração tipo Cheyne-Stokes* também pode ocorrer como conseqüência do aumento do tempo circulatório e da alteração da sensibilidade do centro respiratório a variações das pressões parciais de oxigênio e gás carbônico. Os possíveis mecanismos fisiopatológicos que explicam os sibilos em edema pulmonar incluem broncoconstrição reflexa e estreitamento da luz brônquica por acúmulo de fluido intraluminal ou edema da mucosa brônquica[13].

EDEMA PERIFÉRICO

O diagnóstico diferencial do edema periférico, ao mesmo tempo um sintoma e um sinal, envolve diversas entidades (Quadro 1.3). Geralmente um ganho de 3 a 5kg precede o edema visível. Diante da queixa de edema, o clínico deve investigar outros sintomas/sinais de congestão que possam direcionar o diagnóstico, como dispnéia ou aumento de volume abdominal. A localização do edema e sua relação com o período do dia também devem ser pesquisadas. O edema de causa cardíaca é caracteristicamente observado em regiões dependentes, nos membros inferiores, acentuando-se no período vespertino/noturno. Por outro lado, o edema de causa renal é geralmente mais generalizado, sendo comum o edema palpebral pela manhã. Urina espumosa pode sugerir a presença de proteinúria importante e hipoalbuminemia associada. Na presença de aumento do volume abdominal, reforça-se a possibilidade de ascite e edema de causa hepática.

Uma descrição detalhada dos medicamentos em uso deve fazer parte da anamnese, uma vez que diversos medicamentos podem provocar edema como efeito colateral.

Quadro 1.3 – Diagnóstico diferencial do edema periférico.

Mecanismo fisiopatológico	Exemplos
Aumento da pressão hidrostática capilar	Excessiva retenção renal de água e sódio (insuficiências renal e cardíaca, excesso de mineralocorticóide), aumento da pressão venosa (insuficiência cardíaca, obstrução venosa, falha de bomba venosa), redução da resistência arteriolar (medicamentos vasodilatadores, aquecimento excessivo, alteração do sistema nervoso simpático)
Redução da pressão oncótica plasmática	Excesso de perda protéica (síndrome nefrótica, queimaduras, feridas), redução de síntese protéica (desnutrição, insuficiência hepática)
Aumento da permeabilidade capilar	Reações alérgicas, angioedema, toxinas, infecções, queimaduras, isquemia prolongada, deficiência vitamínica
Obstrução linfática com aumento da pressão osmótica intersticial	Neoplasias, filariose, pós-cirurgia, pós-radiação, alterações congênitas
Outros	Mixedema, antiinflamatórios não-hormonais, anti-hipertensivos (bloqueadores de canais de cálcio, hidralazina, clonidina, alfa-metildopa), hormônios (corticosteróides), glitazonas, inibidores da monoaminoxidase, ciclosporina e imunoterapia

Interpretação fisiopatológica

De forma semelhante ao que ocorre no pulmão, o edema periférico é o resultado do desequilíbrio das forças de Starling. O excesso de líquido e proteínas no espaço intersticial é drenado pelos vasos linfáticos, cujo fluxo pode elevar-se de 10 a 50 vezes e representa um importante fator de segurança contra a formação de edema.

A fisiopatologia do edema de origem cardíaca envolve não só o aumento da pressão em câmaras cardíacas direitas, transmitida retrogradamente ao território venoso e capilar periférico, mas também retenção renal de água e sódio, via angiotensina II e norepinefrina em túbulo proximal e aldosterona e hormônio antidiurético em túbulo coletor. De fato, a ativação neuro-humoral é a característica fisiopatológica marcante da insuficiência cardíaca, como um mecanismo adaptativo diante da diminuição do débito cardíaco, da perfusão renal e da filtração glomerular. Entende-se, assim, a importância de medicamentos que bloqueiam as vias neuro-humorais no alívio de sintomas e sinais de insuficiência cardíaca, bem como no seu prognóstico.

PALPITAÇÃO

A sensação de "pontadas", "disparos", "falhas no batimento cardíaco" ou "batimento cardíaco acelerado" ou "anormal" é bastante freqüente na prática clínica. O primeiro desafio é identificar se a queixa se refere a taquicardia sinusal ou a alguma outra modalidade de arritmia. Deve-se então investigar se há motivos para taquicardia sinusal, como situações de ansiedade, febre, anemia, hipoglicemia, hipertireoidismo, medicamentos simpaticomiméticos, suspensão de betabloqueadores, dentre outros.

A palpitação deve ser caracterizada quanto a sua duração, ritmicidade, possíveis fatores desencadeantes e sintomas de baixo débito. Uma sensação de pontadas fulgazes e episódicas pode sugerir arritmia tipo extra-sistólica, devendo ser diferenciada de uma queixa de batimento cardíaco acelerado, contínuo, de início e fim abruptos, que pode corresponder a uma taquiarritmia sustentada.

É comum a queixa de que o coração "pára" e depois "bate mais forte", o que sugere extra-sistolia supraventricular ou ventricular, sendo a "parada" referente à pausa pós-extra-sistólica, e a sensação de "batimento mais forte" correspondente à contração vigorosa após a pausa[14].

Quanto à *ritmicidade*, mais bem caracterizada ao exame clínico do que pela história, uma palpitação rítmica sugere taquicardia supraventricular por mecanismo de reentrada, taquicardia atrial ou taquicardia ventricular, enquanto uma palpitação arrítmica pode sugerir fibrilação atrial ou extra-sistolia freqüente.

Freqüentemente, o paciente sente a palpitação na região cervical. Pulsação cervical rápida e regular é mais típica de taquicardia supraventricular por mecanismo de reentrada, ao passo que a pulsação cervical irregular e episódica, não-sustentada, pode ocorrer em extra-sistolia ventricular acompanhada de dissociação atrioventricular, quando a contração atrial ocorre contra uma valva atrioventricular fechada[14].

Deve-se estar atento para possíveis *fatores desencadeantes*, como estimulantes, fármacos simpaticomiméticos como beta-agonistas, excesso de cafeína, anfetaminas, nicotina, drogas ilícitas como cocaína, estresse físico ou emocional, informações que são relevantes para a correta orientação ao paciente.

Da mesma forma, devem-se investigar sintomas e sinais de *hipertireoidismo*. Não é incomum o paciente com hipertireoidismo procurar o clínico ou cardiologista tendo como queixa principal palpitação. Além da taquicardia sinusal, o hipertireoidismo pode acompanhar-se de extra-sistolia supraventricular, taquicardia atrial paroxística, *flutter* atrial e principalmente fibrilação atrial[15].

Os critérios mais importantes para se investigar uma queixa de palpitação de forma mais aprofundada, com exames subsidiários, são a freqüência, o grau de incômodo do sintoma e alguns *sinais de maior gravidade*: síncope ou pré-síncope, sintoma sugestivo de taquiarritmia sustentada, conhecimento ou sinal de cardiopatia estrutural e história familiar de morte súbita. Síncope ou pré-síncope devem alertar para a possibilidade de taquicardia ventricular; mesmo períodos relativamente curtos de taquicardia ventricular não-sustentada podem levar à síncope. Além disso, taquicardia supraventricular também pode ocasionar perda de consciência, sendo os mecanismos implicados o baixo débito cardíaco devido à alta freqüência cardíaca e vasodilatação reflexa[14].

SÍNCOPE

Síncope é definida como *perda súbita* e *transitória* da consciência e do tônus postural, com recuperação espontânea, devendo ser diferenciada de crises convulsivas[16] ou de outras condições em que não há rápido retorno à situação de normalidade. Essa diferenciação nem sempre é fácil, uma vez que a síncope pode acompanhar-se de movimentos anormais que sugerem convulsão, devido à hipóxia cerebral, e muitas vezes o episódio de perda de consciência não é presenciado por um observador. Sugerem evento convulsivo: movimentos tônico-clônicos generalizados, lesões corporais difusas sugerindo tais movimentos, cortes na língua, liberação esfincteriana, confusão pós-ictal e recuperação lenta, uma vez que os pacientes que convulsionam raramente apresentam recuperação completa rápida. Por outro lado, argumentam contra convulsão: presença de sintomas pré-sincopais, diaforese e perda de consciência após tempo prolongado na posição sentada ou supina[16].

As causas de síncope incluem condições cardiológicas e neurológicas; considerando a população em geral, a causa mais comum é síncope neurocardiogênica ou vasovagal, na qual a perfusão cerebral é comprometida por um reflexo cardioinibitório (bradicardia) e/ou vasodepressor (hipotensão)[17].

A história clínica e o exame clínico permitem esclarecer o mecanismo da síncope em grande parte dos casos, embora se estime que até 40% dos episódios sincopais fiquem sem explicação[17].

É importante investigar minuciosamente as circunstâncias envolvendo o evento, pródromos, fator precipitante, relação com esforço, posição em que ocorreu (supina, sentado ou em decúbito), sintomas associados, duração, número de episódios ao longo da vida e curso temporal, bem como idade, antecedentes mórbidos, história familiar e medicamentos em uso.

A presença de doença cardíaca prévia é um importante preditor de síncope de causa cardíaca e de pior prognóstico. Síncope de esforço, acompanhada de palpitação e história familiar de morte súbita sugerem também que a síncope seja manifestação de doença cardíaca. São condições que elevam o risco de morte: doença cardíaca estrutural (exemplo: estenose aórtica, miocardiopatia hipertrófica obstrutiva), isquemia miocárdica, síndrome de Wolff-Parkinson-White, doenças genéticas potencialmente fatais como síndrome do QT longo, síndrome de Brugada e taquicardias ventriculares polimórficas[17].

O diagnóstico de síncope neurocardiogênica é sugerido se ocorreu após um fator precipitante, como medo, dor, estresse emocional ou situações peculiares como coleta de sangue, por exemplo, ou se ocorreu após muito tempo em posição supina. Uma história de vários episódios sincopais ao longo de vários anos, particularmente se iniciados na adolescência/juventude, também sugere fortemente mecanismo neurocardiogênico. Tosse, deglutição, micção e defecação também podem desencadear síncope neuromediada, denominada *situacional*. Episódios de síncope neurocardiogênica são freqüentemente precedidos por e associados a sintomas/sinais de baixo débito cardíaco, como tontura, fraqueza, sudorese fria e palidez.

Síncope desencadeada por movimentos da região cervical, ou pressão sobre a região das artérias carótidas, principalmente em idosos, sugere *hipersensibilidade do seio carotídeo*.

Sempre deve ser perguntado em que posição o paciente estava quando apresentou o episódio sincopal. *Mudanças posturais* freqüentemente causam síncope, principalmente em idosos, portadores de disautonomias (exemplo: *diabetes mellitus*), na vigência de desidratação/hipovolemia ou diversos medicamentos (diuréticos e outros anti-hipertensivos). Outros medicamentos, particularmente os que prolongam o intervalo QT, como antidepressivos tricíclicos e alguns antiarrítmicos, podem causar síncope por efeito pró-arritmogênico.

Obstruções de artéria basilar ou estenoses importantes de artérias carótidas bilateralmente podem provocar síncope, geralmente associada a sintomas/sinais neurológicos focais. Ataque isquêmico transitório, por outro lado, raramente resulta em síncope.

A idade do paciente é um fator importante a ser considerado para o diagnóstico diferencial. Assim, em pacientes jovens, as principais causas de síncope são neurocardiogênica, crises conversivas e arritmias primárias, como síndromes do QT longo e Wolff-Parkinson-White. Síncopes situacionais e ortostática são mais comuns em adultos de meia-idade e idosos do que em jovens. Em idosos, aumenta-se a probabilidade da síncope ter como causa uma doença cardíaca estrutural, como estenose aórtica ou miocardiopatias de diversas etiologias.

CIANOSE

Noventa e sete por cento do oxigênio é transportado pelo sangue por meio de uma combinação química com a hemoglobina, no interior das hemácias. Essa ligação é reversível e fraca, possibilitando a liberação do oxigênio para os tecidos. A hemoglobina, dessa forma, pode estar na sua forma oxidada (após oxigenação na circulação pulmonar – sangue arterial) ou reduzida (após liberação do oxigênio para os tecidos – sangue venoso). O aparecimento da cianose depende mais da *quantidade* de hemoglobina reduzida do que da *relação* entre hemoglobina reduzida e oxidada, ocorrendo quando a concentração capilar média de hemoglobina reduzida aumenta para valores maiores que 3-5g/dl. A cianose pode também ocorrer na presença de um pigmento de hemoglobina anormal no sangue (exemplo: metemoglobina ou sulfemoglobina).

A cianose pode ser classificada em central, periférica ou mista. A cianose central, observada nas extremidades e mucosas, resulta de dessaturação de oxigênio, o que pode ocorrer por mistura de sangue arterial com venoso (comunicação direita-esquerda em cardiopatias congênitas), comprometimento da função pulmonar, altas altitudes ou presença de hemoglobina com baixa afinidade por oxigênio. A cianose periférica ocorre por aumento da extração periférica de oxigênio, como nas obstruções vasculares periféricas arteriais ou venosas e em situações de vasoconstrição periférica (redução de débito cardíaco, frio, ansiedade, fenômeno de Raynaud). A cianose mista ocorre quando os dois mecanismos estão implicados, como por exemplo em casos de insuficiência cardíaca e choque.

A cianose central observada nas chamadas cardiopatias congênitas cianogênicas nitidamente piora com o esforço, pela diminuição da resistência vascular sistêmica aumentando o fluxo direito-esquerdo, pela maior extração de oxigênio pelo tecido muscular, e muitas vezes por piora da oxigenação do sangue no pulmão. Como a cianose depende da quantidade de hemoglobina reduzida, sua detecção é facilitada na vigência de policitemia secundária (comum em cardiopatias congênitas cianogênicas) e dificultada em situações de anemia.

EXAME CLÍNICO

Neste item, discutiremos alguns pontos do exame clínico geral e cardiológico relevantes na avaliação de pacientes com suspeita de ou doença cardíaca estabelecida. Posteriormente, comentam-se particularidades do exame clínico em doenças cardiovasculares selecionadas.

PULSO ARTERIAL

A palpação do pulso arterial pode trazer informações valiosas para a avaliação do sistema cardiovascular e ajudar no diagnóstico das cardiopatias. O exame de pulsos arteriais inclui a palpação bilateral dos pulsos carotídeo (o mais representativo do pulso aórtico), radial, braquial, femoral, poplíteo, pedioso e tibial posterior, obtendo-se informações sobre freqüência, regularidade, simetria, forma, velocidade e amplitude do pulso.

O pulso normal é caracterizado por elevação rápida imediatamente após a primeira bulha cardíaca (B1), atingindo-se um ápice aproximadamente no meio da sístole ventricular. Ocorre então a fase descendente do pulso arterial, menos acentuada que a inclinação inicial, sendo observada incisura relacionada ao fechamento da valva aórtica (entalhe ou onda dicrótica), facilmente registrada porém raramente palpável[18]. A freqüência do pulso normal varia com a respiração, ou seja, aumenta durante a inspiração e diminui com a expiração. Tal arritmia respiratória é observada sobretudo em jovens e muitas vezes confundida com arritmia patológica.

As principais alterações no pulso arterial são descritas a seguir[18].

Alterações na amplitude e simetria – assimetria ou redução da amplitude do pulso pode sugerir a presença de obstruções arteriais ateroscleróticas trombóticas ou embólicas, doenças da aorta, como dissecção de aorta e arterite de Takayasu, origem anômala dos grandes vasos, e estenose aórtica supravalvar, na qual a amplitude do pulso é maior no braço direito do que no esquerdo devido a um fluxo preferencial em direção à artéria inominada. A coartação da aorta caracteriza-se por pulsos carotídeo e braquial amplos, enquanto o pulso femoral tem amplitude reduzida e pico tardio, o que pode ser detectado quando se palpam simultaneamente as artérias braquial e femoral.

Pulso *parvus et tardus* – pulso fraco, de amplitude reduzida, ascendência lenta e pico retardado, característico da estenose aórtica de grau importante, mas também observado na insuficiência cardíaca e em estados hipovolêmicos.

Pulso "em martelo d'água" ou de Corrigan – pulso amplo, com pressão de pulso (diferença entre pressões sistólica e diastólica) elevada, de rápida ascensão e colapso durante a sístole, refletindo baixa resistência à ejeção de grandes volumes de sangue pelo ventrículo esquerdo, característico da insuficiência aórtica.

Pulso *bisferiens* – mais facilmente registrado do que detectado à palpação, trata-se de pulso aumentado com um duplo pico sistólico, ocorrendo quando grandes volumes são ejetados rapidamente como na insuficiência aórtica pura ou dupla lesão aórtica. Pode também ser detectado na miocardiopatia hipertrófica obstrutiva, em estados hiperdinâmicos e raramente em indivíduos normais.

Pulso *dicrótico* – também caracterizado por dois picos, o primeiro sistólico e o segundo correspondendo a uma onda dicrótica exagerada na diástole, representando mais de 50% da pressão de pulso. Ocorre em situações de hipotensão associada à diminuição da resistência vascular periférica, como por exemplo na febre, e em condições de baixo volume sístólico, como tamponamento cardíaco, insuficiência cardíaca e choque hipovolêmico.

Pulso alternante – o pulso é regular e varia de amplitude de um batimento para outro; é observado em disfunção sistólica importante do ventrículo esquerdo, quando a força de contração varia entre batimentos consecutivos.

Pulso paradoxal – exacerbação da redução fisiológica da pressão arterial sistólica durante a inspiração (maior que 10mmHg) devido à redução do volume ejetado pelo ventrículo esquerdo e da transmissão da pressão intratorácica negativa para a aorta. Pesquisado da seguinte forma: o paciente deve respirar mais profunda e lentamente que o normal; insufla-se o manguito até um nível superior ao da pressão sistólica e desinsufla-se lentamente em 2 a 3mmHg por segundo; no nível correspondente ao da pressão sistólica, verifica-se se os sons de Korotkoff são intermitentes com as fases da respiração, desaparecendo na inspiração e reaparecendo na expiração (*leitura 1*); continua-se a desinsuflar o manguito até o nível em que essa intermitência desaparece (*leitura 2*). A diferença entre as *leituras 1 e 2* reflete o grau de influência da inspiração sobre a pressão sistólica. Se o valor for maior que 10mmHg, configura-se o pulso paradoxal. Sua detecção sugere tamponamento cardíaco, quando o aumento da pressão diastólica final em câmaras direitas durante a inspiração desloca o septo interventricular na direção do ventrículo esquerdo, reduzindo o volume sistólico. O pulso paradoxal também pode estar presente em pericardite constritiva, miocardiopatia restritiva e outras situações não-cardiológicas, como asma, enfisema pulmonar (essas duas últimas devido a alterações marcantes da pressão intrapleural), choque hipovolêmico, embolia pulmonar, obstrução da veia cava superior, gravidez e em casos extremos de obesidade.

Pulso paradoxal reverso – caracteriza-se por aumento da pressão arterial durante a inspiração, o que acontece na miocardiopatia hipertrófica obstrutiva.

PRESSÃO ARTERIAL

Embora possa parecer um procedimento rotineiro e trivial, nem sempre a pressão arterial é aferida de maneira adequada na prática clínica. Faz-se necessário um preparo apropriado do paciente, usar de técnica padronizada e equipamento calibrado.

Segundo as *V Diretrizes Brasileiras de Hipertensão Arterial* de 2006[19], o preparo adequado do paciente deve satisfazer as seguintes condições:

1. Explicar o procedimento ao paciente.
2. Repouso de pelo menos 5 minutos em ambiente calmo.

3. Evitar bexiga cheia.
4. Não praticar exercícios físicos 60 a 90 minutos antes da aferição.
5. Não ingerir bebidas alcoólicas, café ou alimentos e não fumar 30 minutos antes.
6. Posição sentada, membros inferiores descruzados, pés apoiados no chão, dorso recostado na cadeira e relaxado.
7. Remover roupas do membro superior no qual será colocado o manguito.
8. Posicionar o membro superior na altura do coração (nível do ponto médio do esterno ou quarto espaço intercostal), apoiado, com a palma da mão voltada para cima e o cotovelo ligeiramente fletido.
9. Solicitar para que o paciente não fale durante a medida.

O procedimento correto de aferição da pressão arterial deve seguir os passos abaixo[19]:

1. Medir a circunferência do braço do paciente.
2. Selecionar o manguito de tamanho adequado ao braço. A largura da bolsa de borracha do manguito deve corresponder a 40% da circunferência do braço, e seu comprimento a pelo menos 80%.
3. Colocar o manguito sem deixar folgas, cerca de 2 a 3cm acima da fossa cubital.
4. Centralizar o meio da parte compressiva do manguito sobre a artéria braquial.
5. Estimar o nível da pressão sistólica: palpar o pulso radial e inflar o manguito até seu desaparecimento, desinflar rapidamente e aguardar 1 minuto antes da medida.
6. Palpar a artéria braquial na fossa cubital e colocar a campânula do estetoscópio sem compressão excessiva.
7. Inflar rapidamente até ultrapassar 20 a 30mmHg o nível estimado da pressão sistólica.
8. Proceder à deflação lentamente (velocidade de 2 a 4mmHg por segundo).
9. Determinar a pressão sistólica na ausculta do primeiro som (fase I de Korotkoff).
10. Determinar a pressão diastólica no desaparecimento do som (fase V de Korotkoff).
11. Auscultar cerca de 20 a 30mmHg abaixo do último som para confirmar seu desaparecimento e depois proceder à deflação rápida e completa.
12. Se os batimentos persistirem até o nível zero, determinar a pressão diastólica no abafamento dos sons (fase IV de Korotkoff) e anotar valores da sistólica/diastólica/zero.
13. Esperar 1 a 2 minutos antes de novas medidas.
14. Informar os valores de pressão arterial obtidos para o paciente.
15. Anotar os valores e o membro.

Recomenda-se que a pressão arterial seja medida pelo menos três vezes em cada consulta, com intervalo de pelo menos 1 minuto entre as aferições, considerando-se a pressão do paciente a média das duas últimas medidas. Caso haja diferença maior que 4mmHg entre as pressões sistólica ou diastólica, novas medidas devem ser realizadas até que se obtenham medidas com diferença menor ou igual a 4mmHg, utilizando-se a média das duas últimas medidas como a pressão arterial do indivíduo[19].

Além da medida na posição sentada, recomenda-se medir a pressão arterial na posição supina pelo menos na primeira avaliação em todos os indivíduos, e em todas as avaliações naqueles com maior probabilidade de hipotensão ortostática, ou seja, idosos, diabéticos, portadores de disautonomias, alcoólatras ou em uso de medicação anti-hipertensiva.

Na primeira avaliação, a pressão arterial deve ser obtida em ambos os membros superiores, utilizando-se o maior valor para medidas subseqüentes caso haja diferença. Se houver diferença da pressão sistólica maior que 20mmHg ou da diastólica maior que 10mmHg entre os membros superiores, deve-se investigar alguma doença arterial[19].

PRESSÃO VENOSA JUGULAR, REFLUXO ABDOMINOJUGULAR E PULSO VENOSO JUGULAR

A análise do pulso venoso da veia jugular interna pode trazer informações relevantes para a interpretação do estado hemodinâmico, principalmente relacionado às câmaras direitas. Por questões anatômicas, as alterações hemodinâmicas do átrio direito são mais bem transmitidas para a região cervical direita, onde o pulso venoso deve ser pesquisado. Devem ser observados o nível da pressão venosa e o padrão das ondas do pulso venoso. Para a estimativa da *pressão venosa jugular*, o paciente deve ser colocado na posição deitada com elevação do tronco de 45°, medindo-se a altura do topo da distensão da veia jugular interna. O limite considerado normal é de 4cm acima do ângulo esternal, o que corresponde a uma pressão venosa central em torno de 9cmH$_2$O, uma vez que o átrio direito está localizado cerca de 5cm abaixo do ângulo esternal[18]. Normalmente, durante a inspiração a pressão jugular diminui.

O *refluxo abdominojugular* é pesquisado observando-se as veias jugulares concomitantemente à compressão firme da região periumbilical por 10-30 segundos. Em indivíduos normais, a pressão venosa jugular aumenta menos de 3cmH$_2$O e reverte após a manobra. O teste é positivo quando a pressão venosa jugular permanece elevada, o que denota insuficiência ventricular direita, infarto de ventrículo direito, insuficiência tricúspide ou qualquer condição associada à pressão venosa central elevada[18].

O *pulso venoso jugular* reflete as alterações de pressão no átrio direito ao longo do ciclo cardíaco. O quadro 1.4 mostra as diferentes ondas e descensos, bem como as situações clínicas associadas com alterações do pulso venoso jugular.

Quadro 1.4 – Ondas e descensos do pulso venoso jugular.

Onda	Relação com o ciclo cardíaco	Alterações
A (+)	Sístole atrial	• Proeminente quando existe resistência à sístole atrial: sobrecarga de ventrículo direito, hipertensão pulmonar, estenose tricúspide • Ondas de canhão (grande amplitude): dissociação atrioventricular (contração atrial direita contra valva tricúspide fechada) • Ausente na fibrilação atrial
X (–)	Relaxamento atrial na sístole ventricular inicial	
C (+)	Protrusão da valva tricúspide em direção ao átrio direito durante contração isovolumétrica do ventrículo direito (início da sístole ventricular, simultânea ao pulso carotídeo)	Geralmente não identificada ao exame clínico
X' (–)	Relaxamento atrial	Pode estar aprofundado na pericardite constritiva e no tamponamento cardíaco
V (+)	Enchimento atrial direito com valva tricúspide fechada na sístole ventricular tardia	Proeminente na insuficiência tricúspide e comunicação interatrial
Y (–)	Rápido fluxo do átrio para o ventrículo direito após abertura de valva tricúspide	• Descenso lento em resistência ao esvaziamento do átrio direito: estenose tricúspide, sobrecarga de ventrículo direito • Descenso rápido e profundo (sem onda V proeminente): pericardite constritiva, miocardiopatia restritiva, insuficiência cardíaca direita importante (aumento de pressão venosa jugular média) • Descenso rápido e profundo (com onda V proeminente): insuficiência tricúspide (aumento de gradiente de pressão pela valva tricúspide na diástole ventricular inicial)
H (+)	Enchimento lento de ventrículo direito	Aumentado em pericardite constritiva, miocardiopatia restritiva, infarto do ventrículo direito

(+) onda positiva; (–) descenso.

EXAME CLÍNICO CARDIOLÓGICO

Inspeção e palpação

O exame clínico cardiológico inicia-se pela inspeção do precórdio, verificando-se o *ictus cordis* e os possíveis abaulamentos patológicos. O *ictus* ou ápice cardíaco localiza-se normalmente no quarto ou quinto espaço intercostal esquerdo, próximo à linha hemiclavicular. Caracteriza-se por uma curta pulsação sistólica inicial do ventrículo esquerdo que toca a parede torácica. Apresenta um diâmetro aproximado de 1 a 2cm à palpação, sendo de pequena amplitude, durando geralmente cerca de dois terços da sístole, não se estendendo até a segunda bulha (B2)[18].

O *ictus* pode não ser visível ou palpável, especialmente na presença de obesidade, enfisema ou hipertrofia muscular significativa da parede torácica. Algumas manobras, como colocar o paciente parcialmente em decúbito lateral esquerdo, ou solicitar-lhe para ficar em breve apnéia após expiração profunda, podem ajudar a localizar o *ictus*.

O *ictus* desviado para a esquerda geralmente se associa a cardiomegalia, mas outras causas, mais raras e não necessariamente patológicas, devem ser lembradas, como gravidez, elevação diafragmática esquerda, deformidades torácicas e desvio do mediastino. O aumento do diâmetro (maior que 2 × 2cm) e da duração do *ictus* (aproximando-se da B2) sugere a presença de hipertrofia ventricular esquerda.

Além do *ictus*, o examinador deve estar atento para possíveis abaulamentos na região do precórdio, que também podem indicar aumento de câmaras cardíacas. Da mesma forma, bulhas e possíveis frêmitos devem ser sentidos à palpação do precórdio, o que, associado aos dados da ausculta, pode conduzir ao diagnóstico.

Ausculta cardíaca – bulhas, sopros e atrito pericárdico

Parte vital do exame clínico cardiológico, a ausculta cardíaca bem realizada pode revelar elementos cruciais para o diagnóstico correto. O examinador deve prestar atenção a cada uma das fases do ciclo cardíaco e a cada um dos componentes da ausculta, ou seja, primeira bulha (B1), sístole ventricular, segunda bulha (B2) e diástole ventricular. Deve saber buscar ativamente possíveis alterações da ausculta, de acordo com suas suspeitas clínicas, também saber usar corretamente o estetoscópio e aplicar manobras que facilitem a identificação e a interpretação de anormalidades, como variações com a respiração ou mudanças posturais. Por exemplo, sopros mitrais são

SEMIOLOGIA CARDIOVASCULAR

acentuados se o paciente é colocado em decúbito lateral esquerdo, ao passo que sopros aórticos freqüentemente são ressaltados na posição sentada. Sopros tricúspides acentuam-se ao final da inspiração profunda (sinal de Rivero-Carvallo) que provoca aumenta do fluxo para o átrio direito. Sons agudos, de alta freqüência, são mais bem transmitidos pelo diafragma do estetoscópio, enquanto sons graves, de baixa freqüência, como ruflares, terceira e quarta bulhas (B3 e B4), são mais facilmente reconhecidos pela campânula.

O examinador deve, ainda, saber interpretar os achados de ausculta diante das características e condições do paciente. Deve-se ter cuidado, por exemplo, com pacientes obesos ou portadores de enfisema pulmonar, nos quais a ausculta freqüentemente é abafada, dificultando a identificação de sopros. Por outro lado, em diversas situações, como na anemia, gravidez, febre e outros estados hiperdinâmicos, é comum a ausculta de sopro sistólico leve sem que haja estenoses ou refluxos valvares.

Bulhas

Primeira bulha (B1) – ocorre logo antes da pulsação arterial, correspondendo ao fechamento das valvas mitral e tricúspide. Um desdobramento estreito de B1 é um achado normal, mais bem auscultado na borda esternal esquerda. A hiperfonese de B1 pode ser encontrada em estenose mitral, enquanto a hipofonese pode ser observada em insuficiência mitral.

Segunda bulha (B2) – ocorre imediatamente após o pico de pulso carotídeo, correspondendo ao fechamento das valvas aórtica e pulmonar. É audível mais facilmente no segundo e terceiro espaços intercostais ao longo das bordas esternais. A B2 é composta pelos ruídos de fechamento aórtico (A2) e pulmonar (P2), que ocorrem nessa seqüência. O desdobramento de B2 considerado normal é aquele que se amplifica durante a inspiração, quando a pressão intratorácica se torna mais negativa, havendo aumento do volume sangüíneo em câmaras direitas, prolongando a sístole ventricular direita e retardando o fechamento da válvula pulmonar. Por outro lado, como o retorno venoso para o lado esquerdo do coração diminui na inspiração, a sístole ventricular esquerda encurta-se ligeiramente e o fechamento da valva aórtica torna-se mais precoce. Condições patológicas associadas à maior duração da sístole ventricular direita, como por exemplo na comunicação interatrial, tendem a amplificar o desdobramento de B2. O desenvolvimento de hipertensão pulmonar aumenta a intensidade do componente P2, tornando a B2 hiperfonética.

Terceira bulha (B3) – é um som de baixa freqüência aparentemente gerado pela brusca desaceleração do sangue contra a parede ventricular no final da fase de enchimento rápido, ou seja, ocorrendo após a B2, na diástole inicial[18]. Observada em casos de disfunção ventricular sistólica, pode ser normal em jovens.

Quarta bulha (B4) – ocorre em decorrência da desaceleração do sangue impulsionado pelos átrios na fase de contração atrial contra a massa de sangue existente no interior do ventrículo esquerdo, ou seja, ocorrendo no final da diástole, antes da B1[18]. É observada principalmente em situações de grave isquemia miocárdica.

Sopros

O sopro cardíaco é gerado pelo fluxo turbulento através das câmaras cardíacas. O clínico deve saber caracterizar o sopro quanto a seu caráter, duração, localização e irradiação, bem como identificar a presença de cliques e modificações das bulhas. A seguir, descrevem-se os achados auscultatórios mais característicos das principais entidades que se manifestam com sopros cardíacos, didaticamente divididos em sopros sistólicos, diastólicos e contínuos.

Sopros sistólicos

Estenose valvar aórtica – a ausculta caracteriza-se por sopro mesossistólico, ejetivo, em crescendo-decrescendo, em foco aórtico irradiado para a fúrcula e região cervical. O sopro é tanto mais rude e longo quanto maior o grau de estenose. Um som de ejeção aórtico pode ser ouvido no início da sístole. Muitas vezes, *calcificação ou esclerose da valva aórtica*, sem estenose verdadeira, ocasiona sopro sistólico não muito intenso que mimetiza a estenose aórtica. Nesses casos, pulso carotídeo normal indica ausência de obstrução valvar importante. *Estados hiperdinâmicos*, como febre e gravidez, também podem gerar sopro sistólico de leve intensidade, o mesmo ocorrendo com os chamados *sopros inocentes*.

Insuficiência mitral de origem reumática ou por dilatação do anel mitral – caracteriza-se por sopro pansistólico regurgitativo, começando imediatamente após a B1, que tipicamente é hipofonética. O sopro é mais bem auscultado em foco mitral, intensificando-se em decúbito lateral esquerdo, irradiando para a axila devido à direção póstero-lateral do fluxo regurgitante. Porém, se o fluxo pela valva mitral tiver orientação ântero-medial, o sopro pode irradiar-se para a base do coração e raiz do pescoço.

Insuficiência mitral por prolapso da valva mitral – a B1 é normal, ausculta-se um clique mesossistólico, seguido por um sopro mesotelessistólico audível em foco mitral irradiado para axila, aumentando em decúbito lateral esquerdo. O prolapso e a regurgitação iniciam-se quando o ventrículo esquerdo atinge um volume crítico durante a sístole ventricular. Situações ou manobras que aumentam o volume do ventrículo esquerdo atrasam o sopro, ou seja, fazem com que ele se inicie mais perto da B2, podendo até mesmo haver desaparecimento do sopro. Quando, por outro lado, o volume do ventrículo esquerdo se reduz, o sopro é antecipado.

Insuficiência tricúspide – o sopro é sistólico regurgitativo, em foco tricúspide, acentuando-se com a inspiração profunda (sinal de Rivero-Carvallo).

29

Estenose pulmonar – o sopro é sistólico ejetivo, em crescendo-decrescendo, na borda esternal esquerda, irradiando para a face esquerda do pescoço. A duração do sopro é tanto maior quanto maior o grau da estenose. Um som de ejeção pulmonar de alta freqüência pode ser ouvido no começo da sístole. Quanto maior o grau da estenose, mais desdobrada é a B2, devido ao aumento do tempo de ejeção pela valva pulmonar.

Comunicação interatrial – caracteristicamente, a B2 apresenta um desdobramento fixo (sem modificação com a respiração) e amplo, e ausculta-se um sopro sistólico ejetivo discreto a moderado, em foco pulmonar, associado à dilatação do tronco pulmonar. Pode haver também vibrações diastólicas em foco tricúspide, correspondente a um aumento do fluxo pela valva.

Comunicação interventricular – se for pequena, com pouca ou nenhuma elevação de pressão no território pulmonar, as bulhas tendem a ser normais ou com discreta acentuação de P2, e ouve-se um sopro holossistólico devido ao fluxo do ventrículo esquerdo (maior pressão) para o direito (menor pressão). O sopro é mais bem audível no terceiro ou quarto espaço intercostal quando a comunicação interventricular se localiza abaixo da crista supraventricular. Se o defeito está acima da crista, o fluxo é direcionado para o tronco pulmonar e o sopro pode ser mais bem auscultado no segundo espaço intercostal esquerdo, devendo ser diferenciado do sopro de estenose pulmonar. Em comunicações interventriculares grandes, as pressões ventriculares tendem a se igualar e o sopro sistólico tende a desaparecer. Além disso, instala-se hipertensão pulmonar, o que aumenta o componente P2 e faz com que a B2 tenda a ser única. Ainda, o tronco pulmonar pode dilatar-se, gerando um sopro mesossistólico e/ou um sopro diastólico de insuficiência pulmonar.

Miocardiopatia hipertrófica, forma obstrutiva – pode ocorrer desdobramento paradoxal da B2 (A2-P2) na presença de obstrução acentuada da via de saída do ventrículo esquerdo. São comuns B3 e principalmente B4. O sopro característico é sistólico, rude, em crescendo-decrescendo, entre o foco mitral e a borda esternal esquerda baixa, sem irradiação para o pescoço. Pode haver um sopro holossistólico de regurgitação na região apical, irradiando para a axila.

Sopros diastólicos

Insuficiência aórtica – o sopro é diastólico aspirativo, em decrescendo, geralmente mais audível na borda esternal esquerda, irradiado para o ápice. Pode haver ruflar diastólico em foco mitral (sopro de Austin-Flint), atribuído a vários mecanismos, como por exemplo a não-abertura completa do folheto mitral anterior por interferência do fluxo aórtico regurgitante. Incompetências de leve intensidade associam-se geralmente a sopros de curta duração. No entanto, insuficiência aórtica importante aguda associa-se também a sopro de curta duração, uma vez que a

pressão diastólica do ventrículo esquerdo não adaptado aumenta rapidamente, equalizando com a pressão diastólica da aorta logo no início da diástole. A B2 na insuficiência aórtica tende a ser hipofonética, englobada pelo início da regurgitação. É freqüente auscultar-se um sopro sistólico ejetivo em foco aórtico, decorrente de hiperfluxo pela valva aórtica.

Estenose valvar mitral – no início da diástole, logo antes da fase de enchimento rápido do ventrículo esquerdo, após a B2, nota-se um estalido de abertura, mais bem auscultado entre o ápice e a borda esternal esquerda, correspondendo à abertura da valva mitral endurecida. O estalido ocorre mais tardiamente que o componente P2 da B2. Segue-se um ruflar diastólico, mais percebido em foco mitral, com freqüente reforço pré-sistólico, correspondente à contração atrial no final da diástole ventricular. O ruflar diastólico da estenose mitral passa freqüentemente despercebido, principalmente se o examinador não estiver atento para essa possibilidade diagnóstica. Na estenose mitral grave, o fluxo limitado pela valva freqüentemente torna o sopro curto, pouco audível ou mesmo ausente. A B1 é caracteristicamente hiperfonética, a não ser que haja insuficiência mitral concomitante. A B2 pode ser hiperfonética se houver hipertensão pulmonar.

Estenose valvar tricúspide – caracteriza-se por um ruflar mesodiastólico mais audível na borda esternal esquerda e apêndice xifóide, aumentando com a inspiração profunda (sinal de Rivero-Carvallo). Freqüentemente está associada à estenose mitral.

Insuficiência valvar pulmonar – a P2 é hipofonética na insuficiência valvar pulmonar congênita, enquanto é hiperfonética na insuficiência pulmonar secundária à hipertensão pulmonar. A B2 tende a ser amplamente desdobrada devido ao aumento do tempo de ejeção do ventrículo direito, por aumento do volume sistólico. O sopro é regurgitativo, mais bem audível nos terceiro e quarto espaços intercostais esquerdos, com o paciente sentado. É freqüente auscultar-se um sopro de ejeção mesossitólico em foco pulmonar, por hiperfluxo.

Sopro contínuo

Persistência de canal arterial – geralmente, sente-se um frêmito sistodiastólico na região infraclavicular esquerda, correspondente a um sopro contínuo característico. Com o desenvolvimento de hipertensão pulmonar, o que comumente ocorre em adultos, o fluxo pelo canal diminui na diástole, havendo redução ou mesmo desaparecimento do componente diastólico do sopro.

O quadro 1.5 mostra, de maneira esquemática, as alterações típicas de ausculta das condições mencionadas acima. Obviamente, em dado paciente, nem todas as alterações podem ser encontradas. Qualquer condição listada neste quadro, quando associada à dilatação e à disfunção sistólica significativa de cavidade ventricular, pode-se associar a B3.

SEMIOLOGIA CARDIOVASCULAR

Quadro 1.5 – Alterações típicas de ausculta cardíaca de entidades selecionadas.

Condição	B1	Sístole ventricular	B2	Diástole ventricular
EAo		Sopro ejetivo, mesossistólico, em crescendo-decrescendo, em FAo		
IAo		Sopro comum por hiperfluxo em FAo	Variável, pode estar abafada	Sopro aspirativo, em decrescendo, em BEE. Sopro de Austin-Flint em FM
EM	Hiperfonética		Hiperfonética se HP	Estalido de abertura, ruflar em FM, reforço pré-sistólico na ausência de fibrilação atrial
IM reumática ou por dilatação do anel mitral	Hipofonética	Sopro regurgitativo, pansistólico, em FM		
IM por PVM	Normal	Clique mesossistólico, sopro regurgitativo, mesotelessistólico em FM		
ET				Ruflar em FT, Rivero-Carvallo +
IT		Sopro regurgitativo em FT, Rivero-Carvallo +		
EP		Sopro ejetivo, em crescendo-decrescendo, em FP	Pode estar amplamente desdobrada, P2 pode estar diminuída	
IP		Sopro ejetivo mesossistólico, em FP	P2 hipofonética (congênita) ou hiperfonética (HP), B2 desdobrada amplamente	Sopro regurgitativo em 3º-4º EIC esquerdos
CIA		Sopro ejetivo em FP	Desdobramento fixo e amplo	Vibrações diastólicas em FT
CIV		Sopro geralmente no 3º-4º EIC	Aumento de P2 e B2 única se HP	Pode haver sopro de IP se dilatação de TP
PCA		Sopro contínuo infraclavicular esquerdo	Aumento de P2 se HP	Sopro contínuo infraclavicular esquerdo, mas pode haver redução ou desaparecimento do componente diastólico se HP
Miocardiopatia hipertrófica, forma obstrutiva		Sopro ejetivo, em crescendo-descrescendo, entre FM e BEE baixa. Sopro holossistólico regurgitativo em FM	Pode haver desdobramento paradoxal (A2-P2)	

BEE = borda esternal esquerda; CIA = comunicação interatrial; CIV = comunicação interventricular; EAo = estenose valvar aórtica; EIE = espaço intercostal; EM = estenose valvar mitral; EP = estenose pulmonar; ET = estenose valvar tricúspide; FAo = foco aórtico; FM = foco mitral; FP = foco pulmonar; FT = foco tricúspide; HP = hipertensão arterial; IAo = insuficiência valvar aórtica; IM = insuficiência mitral; IP = insuficiência valvar pulmonar; IT = insuficiência tricúspide; PCA = persistência de canal arterial.

Atrito pericárdico

O atrito pericárdico é um ruído gerado pelo atrito entre os folhetos pericárdicos visceral e parietal inflamados. Trata-se de um som característico, mais bem audível com o diafragma do estetoscópio, de intensidade variável, podendo modificar-se ou desaparecer com mudanças posturais, tipicamente aumentando quando o paciente se inclina para a frente e expira. Pode ser diferenciado do atrito pleural, solicitando-se ao paciente que faça breve apnéia, o que deve fazer desaparecer o atrito pleural. O atrito pericárdico não se limita a uma fase do ciclo, podendo ocorrer tanto na sístole como na diástole ventricular[18]. A detecção de atrito pericárdico indica pericardite, que tem diversas causas, como infecciosas, relacionadas a doenças auto-imunes, neoplásicas, insuficiência renal e pós-operatório de cirurgia cardíaca, por exemplo.

O desaparecimento do atrito nem sempre significa resolução do processo pericárdico. Ao contrário, a formação de derrame pericárdico, comumente abafando as bulhas cardíacas, pode reduzir o atrito entre o pericárdio visceral e parietal e contribuir para a redução de intensidade ou desaparecimento do atrito.

EXAME CLÍNICO NA INSUFICIÊNCIA CARDÍACA E DIAGNÓSTICO DIFERENCIAL DE SINAIS CONGESTIVOS

Na avaliação de pacientes com suspeita de insuficiência cardíaca, o clínico deve estar atento tanto para sinais de insuficiência cardíaca anterógrada (má perfusão periférica, palidez, sudorese fria, pulso fino, taquicardia, hipotensão e pressão arterial convergente) como retrógrada (congestão pulmonar e periférica). A congestão pulmonar

31

típica, conseqüência da insuficiência cardíaca esquerda, manifestada por fina estertoração principalmente nas bases pulmonares, deve ser diferenciada de doenças primariamente pulmonares. É importante salientar que congestão pulmonar freqüentemente cursa com ausculta de sibilos, e mesmo roncos e estertores grosseiros, principalmente em situações de edema agudo de pulmão, impondo novamente o diagnóstico diferencial com doenças pulmonares. O examinador deve buscar, no exame clínico, elementos que possam ajudá-lo a estabelecer o diagnóstico correto. Se o paciente apresentar murmúrios vesiculares globalmente diminuídos ou deformidade torácica em barril, por exemplo, reforça-se o diagnóstico de doença pulmonar obstrutiva crônica. Expiração prolongada, igualmente, é mais típica de asma e doença pulmonar obstrutiva crônica e não sugere congestão pulmonar. Na presença dos característicos "estertores em velcro", a investigação deve ser focada para doenças pulmonares intersticiais.

O clínico deve também averiguar se existe sinal de derrame pleural, principalmente à direita, freqüentemente observado em descompensações cardíacas.

Os sinais de congestão periférica, conseqüentes à insuficiência cardíaca direita, incluem estase jugular (refletindo elevação da pressão venosa jugular), hepatomegalia dolorosa, ascite e edema depressível (sinal de Godet) de membros inferiores. Edema não-depressível de membros inferiores pode dever-se a obstruções linfáticas (linfedema) ou hipotireoidismo (mixedema).

Na presença de sinais congestivos, os principais diagnósticos diferenciais são as insuficiências cardíaca, renal e hepática. Além dos dados da história clínica, o padrão de distribuição dos sinais de congestão, sobretudo a presença ou não de congestão pulmonar, bem como a análise da pressão venosa jugular e o exame clínico cardiológico ajudam no diagnóstico diferencial.

Assim, o edema generalizado (anasarca), sobretudo com edema palpebral significativo e congestão pulmonar, sugere insuficiência renal. Ascite protuberante e ausência de elevação da pressão venosa jugular devem direcionar o diagnóstico para doença primariamente hepática. Por outro lado, devem favorecer a hipótese de disfunção cardíaca: edema predominantemente de regiões dependentes, sinais de congestão pulmonar, taquicardia e outros sinais de baixo débito cardíaco, e alterações do exame clínico cardiológico, como *ictus cordis* desviado para a esquerda, bulhas abafadas, B3 e sopro de insuficiência mitral, devido à dilatação do ventrículo esquerdo. No entanto, freqüentemente existe uma dissociação entre o grau da regurgitação mitral e a intensidade do sopro, ou seja, muitas vezes regurgitações moderadas a importantes resultam em sopros de leve intensidade, devido ao fraco desempenho sistólico do ventrículo esquerdo.

A estenose mitral pura tem a particularidade de cursar com sinais de congestão pulmonar e periférica sem disfunção do ventrículo esquerdo. Nas situações de hipertensão pulmonar primária ou conseqüente a doença pulmonar obstrutiva crônica ou embolia de pulmão, a B2 é hiperfonética e sinais de disfunção ventricular direita podem estar presentes na ausência de congestão pulmonar. Na pericardite constritiva, predominam os sinais de insuficiência cardíaca direita, sobretudo estase jugular, sem alterações relevantes na ausculta cardíaca (ver adiante).

EXAME CLÍNICO NA DOENÇA ATEROSCLERÓTICA

O exame clínico cardiológico de pacientes com doença arterial coronariana é freqüentemente "silencioso". No entanto, na avaliação de pacientes com suspeita de doença aterosclerótica, ou na presença de múltiplos fatores de risco para aterosclerose, o clínico deve estar atento e procurar ativamente algumas alterações que possam ter importantes implicações, como xantomas, xantelasmas, aneurisma de aorta abdominal, sopros vasculares e diminuição de amplitude de pulsos periféricos.

Os xantomas são nódulos de colesterol localizados no subcutâneo ou sobre os tendões, estando muito associados a formas genéticas de dislipidemias. Os xantelasmas constituem depósitos intracelulares de lípides circunscritos, amarelados e discretamente elevados, observados ao redor das pálpebras ou sobre a bolsa da pálpebra inferior, sendo forte marcador de dislipidemia[18].

Dado o caráter universal da doença aterosclerótica, deve-se estar atento para o exame da aorta e seus ramos. A palpação cuidadosa do abdome pode dar indícios da presença de aneurisma de aorta abdominal, intimamente associado à aterosclerose. Sopros em região abdominal, em topografia de artéria renal e femoral, também podem atestar a presença de doença aterosclerótica. O sopro carotídeo invariavelmente indica obstrução das artérias carótidas, porém tem baixa sensibilidade, ou seja, a ausência de sopro carotídeo não exclui a presença de doença obstrutiva importante das carótidas. O sopro carotídeo pode também ser irradiação de sopro cardíaco aórtico ou de estenose da artéria subclávia. Assimetria dos pulsos nos membros superiores também sugere acometimento aterosclerótico dos vasos.

O clínico também deve habituar-se a incluir na rotina do exame a medida da *circunferência abdominal*, que é um critério necessário, de acordo com a *Federação Internacional de Diabetes*, para o diagnóstico de *síndrome metabólica*, estreitamente relacionada com doença aterosclerótica.

EXAME CLÍNICO NA SUSPEITA DE PERICARDIOPATIAS

Devido à gravidade do caso, todo clínico, intensivista e emergencista devem estar alertas para a possibilidade de tamponamento cardíaco em casos de choque, bem como saber o que avaliar no exame clínico para afastar ou considerar essa hipótese. Possíveis fatores precipitantes de tamponamento cardíaco incluem medicamentos (anticoagulantes, trombolíticos, ciclosporina), cirurgia cardíaca recente, traumatismo torácico, neoplasias malignas, doenças do tecido conjuntivo, insuficiência renal e sepse[20].

O paciente com tamponamento cardíaco tipicamente se apresenta hipotenso, taquicárdico e taquipnéico ou dispnéico, com ausculta pulmonar limpa. Elevação da pressão venosa jugular, verificada como estase jugular, também é a regra[20]. Na suspeita de tamponamento cardíaco, a presença de pulso paradoxal deve ser pesquisada e sua detecção indica uma situação de alto risco. No entanto, o pulso paradoxal não é observado em todos os casos de tamponamento cardíaco, bem como pode estar presente em outras situações clínicas. No exame clínico cardiológico, freqüentemente as bulhas estão abafadas, e o atrito pericárdico não é necessariamente encontrado.

A pericardite constritiva deve ser suspeitada nos casos de sinais de congestão sistêmica crônica associada a baixo débito cardíaco, incluindo estase jugular significativa, hepatomegalia, ascite, edema de membros inferiores, hipotensão com baixa pressão de pulso e caquexia[20]. Na análise do pulso venoso jugular, os descensos X e Y são mais proeminentes que as ondas positivas A e V. O *sinal de Kussmaul*, ou seja, o aumento paradoxal da pressão venosa jugular durante a inspiração pode estar presente, mas é inespecífico, podendo ocorrer em pacientes com insuficiência cardíaca, infarto de ventrículo direito e estenose tricúspide. O exame clínico cardiológico em pericardite constritiva denota um precórdio freqüentemente "silencioso", e o *ictus* pode ter amplitude diminuída ou mesmo não ser identificado.

EXAME CLÍNICO NA SUSPEITA DE DISSECÇÃO AGUDA DA AORTA

Dor torácica de início abrupto e de forte intensidade deve sempre levantar a suspeita de dissecção aguda da aorta. Tratando-se de enfermidade potencial e rapidamente fatal, é fundamental que o clínico pense na possibilidade e saiba como conduzir o exame clínico em casos suspeitos. O paciente com dissecção aguda da aorta apresenta-se habitualmente com má perfusão periférica, extremidades frias, taquicárdico, seja por instabilidade hemodinâmica, seja por dor. Pode estar hipertenso devido a comprometimento de barorreceptores e liberação de catecolaminas, ou hipotenso por tamponamento cardíaco, insuficiência aórtica aguda, infarto agudo do miocárdio ou ruptura da aorta para o hemitórax esquerdo[21]. Devem ser pesquisados sinais de derrame pleural esquerdo, que possam sugerir hemotórax.

Na ausculta cardíaca, deve ser dada atenção especial para a pesquisa de sopro diastólico de insuficiência aórtica, que pode ocorrer em 40 a 50% das dissecções proximais de aorta[21]. Tal sopro é freqüentemente curto, indicando rápido equilíbrio entre as pressões na aorta e no ventrículo esquerdo no decorrer da diástole. Sinais de tamponamento cardíaco, insuficiência cardíaca e infarto do miocárdio também devem ser bem avaliados.

O examinador deve verificar a perfusão e os pulsos (presença e simetria) nos quatro membros, notando-se que alterações de pulsos podem ser transitórias[21]. Diferencial de pressão arterial maior que 20mmHg entre os membros superiores sugere comprometimento arterial. Sinais de comprometimento da circulação cerebral e acidentes vasculares cerebrais também devem ser averiguados.

EXAME CLÍNICO NA SUSPEITA DE ENDOCARDITE INFECCIOSA

A endocardite infecciosa é um outro exemplo de condição freqüentemente grave para o qual o clínico deve estar alerta. Deve-se suspeitar dos casos de febre de origem indeterminada, particularmente se houver alteração valvar prévia, aparecimento de novos sopros ou mudança da característica de sopros preexistentes, procedimentos invasivos ou odontológicos recentes que possam ter provocado bacteriemia, e quando existe evidência do uso de drogas ilícitas intravenosas.

Sinais de embolias devem ser amplamente investigados, na pele (sobretudo em extremidades digitais), mucosas (como hemorragias conjuntivais) e no fundo de olho. Dentre as manifestações cutâneas, as mais comuns, porém inespecíficas, são as petéquias, podendo também ocorrer hemorragias. As *manchas de Janeway*, conseqüência de eventos embólicos sépticos, são máculas eritematosas ou hemorrágicas, indolores, localizadas nas palmas das mãos e solas dos pés. Os *nódulos de Osler*, que também podem corresponder a microêmbolos, são pequenos nódulos subcutâneos violáceos, dolorosos, aparecendo nas polpas digitais ou em regiões mais proximais dos dedos. As *máculas de Roth*, ao fundo de olho, são hemorragias retinianas superficiais com bordas avermelhadas e uma região central mais pálida. Em relação às petéquias, as manchas de Janeway, nódulos de Osler e máculas de Roth são sinais mais raros e mais específicos, porém não-patognomônicos[18].

Além dos sinais de embolias verificados na região cutaneomucosa, deve-se ter em mente que embolias sistêmicas para outros órgãos são bastante comuns, incluindo para sistema nervoso central, pulmões, baço, coronárias e intestino[22].

CONCLUSÕES

Ainda que exames subsidiários estejam cada vez mais disponíveis na prática clínica, a anamnese e o exame clínico ainda constituem a base para qualquer investigação, o ponto de partida para a formulação de hipóteses diagnósticas e tomada de condutas.

O médico clínico deve ter conhecimento suficiente para saber o que procurar e como iniciar uma investigação diante de queixas cardiológicas e/ou alterações do exame clínico. Deve ser capaz de reconhecer situações de alto risco que necessitem de medidas mais rápidas e emergenciais. Deve ter bom senso e saber identificar casos que possam se beneficiar de um encaminhamento para o especialista.

REFERÊNCIAS BIBLIOGRÁFICAS

1. Anderson JL et al. ACC/AHA 2007 guidelines for the management of patients with unstable angina/non-ST-Elevation myocardial infarction: a report of the American College of Cardiology/American Heart Association Task Force on Practice Guidelines (Writing Committee to Revise the 2002 Guidelines for the Management of Patients With Unstable Angina/Non-ST-Elevation Myocardial Infarction) developed in collaboration with the American College of Emergency Physicians, the Society for Cardiovascular Angiography and Interventions, and the Society of Thoracic Surgeons endorsed by the American Association of Cardiovascular and Pulmonary Rehabilitation and the Society for Academic Emergency Medicine. J Am Coll Cardiol 2007;50:e1. ▪ 2. Swap CJ, Nagurney JT. Value and limitations of chest pain history in the evaluation of patients with suspected acute coronary syndromes. JAMA 2005;294:2623. ▪ 3. Henrikson CA et al. Chest pain relief by nitroglycerin does not predict active coronary artery disease. Ann Intern Med 2003;139:979. ▪ 4. Davies HA et al. Angina-like esophageal pain: differentiation from cardiac pain by history. J Clin Gastroenterol 1985;7:477. ▪ 5. Voskuil JH et al. Prevalence of esophageal disorders in patients with chest pain newly referred to the cardiologist. Chest1996;109:1210. ▪ 6. Fleet RP et al. Panic disorder in emergency department chest pain patients: prevalence, comorbidity, suicidal ideation, and physician recognition. Am J Med 1996;101:371. ▪ 7. Braunwald E. 50th anniversary historical article. Myocardial oxygen consumption: the quest for its determinants and some clinical fallout. J Am Coll Cardiol 1999;34:1365. ▪ 8. Feliciano L, Henning RJ. Coronary artery blood flow: physiologic and pathophysiologic regulation. Clin Cardiol 1999;22:775. ▪ 9. Brown BG et al. Dynamic mechanisms in human coronary stenosis. Circulation 1984;70:917. ▪ 10. Dyspnea. Mechanisms, assessment, and management: a consensus statement. American Thoracic Society. Am J Respir Crit Care Med 1999;159:321. ▪ 11. West JB, Mathieu-Costello O. Structure, strength, failure, and remodeling of the pulmonary blood-gas barrier. Annu Rev Physiol 1999;61:543. ▪ 12. Minnear FL et al. Effects of transient pulmonary hypertension on pulmonary vascular permeability. J Appl Physiol 1983;55:983. ▪ 13. Gehlbach BK, Geppert E. The pulmonary manifestations of left heart failure. Chest 2004;125:669. ▪ 14. Zimetbaum P, Josephson ME. Evaluation of patients with palpitations. N Engl J Med 1998;338:1369. ▪ 15. Frost L et al. Hyperthyroidism and risk of atrial fibrillation or flutter: a population-based study. Arch Intern Med 2004;164:1675. ▪ 16. Sheldon R et al. Historical criteria that distinguish syncope from seizures. J Am Coll Cardiol 2002;40:142. ▪ 17. Strickberger SA et al. AHA/ACCF Scientific Statement on the evaluation of syncope: from the American Heart Association Councils on Clinical Cardiology, Cardiovascular Nursing, Cardiovascular Disease in the Young, and Stroke, and the Quality of Care and Outcomes Research Interdisciplinary Working Group; and the American College of Cardiology Foundation: in collaboration with the Heart Rhythm Society: endorsed by the American Autonomic Society. Circulation 2006;113:316. ▪ 18. Drager LF, Galvão TFG. Achados de exame clínico ao exame cardiovascular: Quando investigar? In: Benseñor IM et al. (orgs.). Medicina em Ambulatório. 1ª ed. São Paulo: Sarvier, 2006, p. 371-392. ▪ 19. V Diretrizes Brasileiras de Hipertensão Arterial. 2006. Sociedade Brasileira de Cardiologia, Sociedade Brasileira de Hipertensão, Sociedade Brasileira de Nefrologia; 2006. Disponível em: http://publicacoes.cardiol.br/consenso/2006/VDiretriz-HA.asp. ▪ 20. Maisch B et al. Guidelines on the diagnosis and management of pericardial diseases executive summary; The Task force on the diagnosis and management of pericardial diseases of the European society of cardiology. Eur Heart J 2004;25:587. ▪ 21. Nienaber CA, Eagle KA. Aortic dissection: new frontiers in diagnosis and management: Part I: from etiology to diagnostic strategies. Circulation 2003;108:628. ▪ 22. Baddour LM et al. Infective endocarditis: diagnosis, antimicrobial therapy, and management of complications: a statement for healthcare professionals from the Committee on Rheumatic Fever, Endocarditis, and Kawasaki Disease, Council on Cardiovascular Disease in the Young, and the Councils on Clinical Cardiology, Stroke, and Cardiovascular Surgery and Anesthesia, American Heart Association: endorsed by the Infectious Diseases Society of America. Circulation 2005;111:e394.

MÓDULO 2

MÉTODOS DIAGNÓSTICOS EM CARDIOLOGIA

- Eletrocardiografia
- Teste Ergométrico
- Ecocardiografia
- Cintilografia Miocárdica
- Ressonância Magnética e Tomografia Computadorizada Cardiovascular
- Cinecoronariografia

4. ELETROCARDIOGRAFIA

Carlos Alberto Pastore
Paulo César R. Sanches
Paulo Jorge Moffa
Horácio Gomes Pereira Filho
Cristina Milagres Quadros

O eletrocardiograma é a *representação gráfica das diferenças de potenciais elétricos gerados no campo elétrico produzido pelo coração*[1]. O eletrocardiograma revela a corrente elétrica gerada pelo movimento de íons através das membranas das células miocárdicas, registrando, basicamente, dois fenômenos: a despolarização, que é a transmissão do estímulo através do músculo cardíaco, e a repolarização, que é o retorno do músculo cardíaco estimulado ao estado de repouso.

Um sistema intrínseco de condução elétrica coordena a seqüência de contrações musculares durante o ciclo cardíaco[1]. Uma corrente elétrica ou impulso estimula cada contração miocárdica. Esse impulso origina-se no nó sinusal, localizado na parede do átrio direito e, em seguida, é transmitido para ambos os átrios, deflagrando a contração dessas câmaras, e para o nó atrioventricular, localizado no septo atrial. No nó atrioventricular, o impulso sofre um atraso, sendo, em seguida, transmitido pelo feixe de His e seus ramos até as fibras de Purkinje no miocárdio ventricular, do endocárdio para o epicárdio, deflagrando a contração ventricular (Fig. 2.1). No entanto, o eletrocardiograma registra apenas os potenciais elétricos gerados pelo miocárdio atrial e ventricular. Todos esses fenômenos elétricos são explorados por eletrodos metálicos aplicados nas extremidades e na parede do tórax e, posteriormente, amplificados e registrados pelo eletrocardiógrafo, que é um "galvanômetro sofisticado" (Fig. 2.1).

O eletrocardiograma é extremamente útil na prática clínica diária, propiciando o diagnóstico de arritmias cardíacas, atrasos da condução atrioventricular e intraventricular, isquemia e infarto do miocárdio, sobrecarga das diferentes câmaras cardíacas, processos inflamatórios (miocardite e pericardite), efeitos de medicamentos (especialmente digital e outros medicamentos antiarrítmicos), alterações metabólicas (por exemplo, hiperpotassemia), funcionamento de marca-passos e sinais de comprometi-

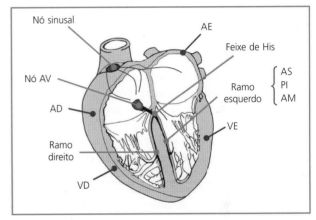

Figura 2.1 – Sistema de condução normal. O impulso elétrico inicia-se no nó sinusal e, em seguida, é transmitido para o nó atrioventricular (AV), feixe de His e seus ramos e rede de Purkinje. AD = átrio direito; VD = ventrículo direito; VE = ventrículo esquerdo; AE = átrio esquerdo; AS = ântero-superior; PI = póstero-inferior; AM = ântero-medial.

mento cardíaco por doenças sistêmicas. No entanto, é oportuno lembrar que um indivíduo com cardiopatia pode ter registro eletrocardiográfico muito próximo do normal e, em contrapartida, um indivíduo normal pode apresentar eletrocardiograma aparentemente anormal. Dessa forma, como qualquer outro exame subsidiário, o eletrocardiograma deve ser interpretado em conjunto com os dados da história clínica e exame clínico.

SISTEMAS DE DERIVAÇÕES

Para o registro do eletrocardiograma é necessário que se feche o circuito elétrico entre o coração e o eletrocardiógrafo[1-2]. Para esse fim, colocam-se eletrodos em diferentes pontos da superfície corporal, conectados ao aparelho de registro por fios condutores. Dessa maneira, as derivações do eletrocardiograma podem ser definidas

MÉTODOS DIAGNÓSTICOS EM CARDIOLOGIA

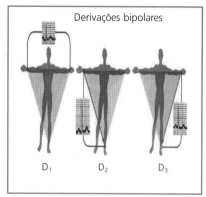 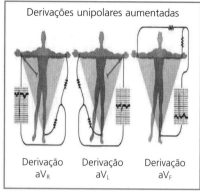

Figura 2.2 – Distribuição dos eletrodos no sistema de derivações uni e bipolares.

como pares de terminais de polaridade definida e conectadas aos eletrodos exploradores. Podem ser divididas em dois tipos principais: *bipolares* e *unipolares* (Fig 2.2).

Derivações *bipolares* registram as diferenças de potenciais elétricos entre dois eletrodos posicionados em locais diferentes, uma vez que o potencial real de cada eletrodo não é conhecido. As derivações bipolares D_1, D_2 e D_3, também denominadas derivações dos membros ou *standards*, registram as diferenças de potenciais elétricos no plano frontal. Os eletrodos são colocados nos braços e nas pernas, de maneira que D_1 registra as diferenças de potenciais elétricos entre o braço esquerdo (pólo positivo) e o braço direito (pólo negativo), D_2 entre a perna esquerda (pólo positivo) e o braço direito (pólo negativo) e D_3 entre a perna esquerda (pólo positivo) e o braço esquerdo (pólo negativo). O eletrodo da perna direita é considerado conexão-terra.

Essas derivações foram idealizadas por Einthoven, com base em conveniências de ordem teórica e prática, que as posicionou de maneira a formar os lados de um triângulo eqüilátero – triângulo de Einthoven. As conexões elétricas entre essas derivações fazem com que a diferença de potencial registrada por D_2 seja igual à soma das diferenças dos potenciais elétricos registrados por D_1 e D_3 ($D_2 = D_1 + D_3$), conhecida como lei de Einthoven[1-2].

Derivações *unipolares* registram as diferenças de potenciais elétricos de uma pequena área sob o eletrodo explorador e todos os fenômenos elétricos do ciclo cardíaco são analisados desse ponto. Para a compreensão do funcionamento das derivações unipolares, é necessária a definição do *terminal central de Wilson*. Esse terminal central é formado pelo somatório das voltagens dos eletrodos dos braços esquerdo e direito e da perna esquerda, utilizando-se resistências de 5.000Ω. Esse ponto comum (terminal central de Wilson) é ligado ao pólo negativo do aparelho de registro e o eletrodo explorador é conectado ao pólo positivo, de maneira que as variações dos potenciais elétricos são registradas apenas pelo eletrodo explorador, ou seja, uma derivação unipolar. Na realidade, o potencial do terminal central de Wilson é quase nulo (aproximadamente 0,3mV) porque representa a média dos potenciais das derivações dos membros, mas permanece relativamente constante durante todo o ciclo cardíaco. Dessa forma, a voltagem registrada pela derivação unipolar é determinada predominantemente pelas alterações de potencial elétrico no local explorado.

Nas derivações *unipolares amplificadas dos membros*, a diferença reside na modificação do eletrodo de referência, que é desconectado do eletrodo explorador. O potencial de referência é a média dos potenciais elétricos captados por apenas dois dos eletrodos das extremidades. Isso resulta em aumento de voltagem de cerca de 50% ("a" aumentada). Assim, na derivação aVR, o eletrodo explorador é o do braço direito; na derivação aVL, o do braço esquerdo; e na derivação aVF, o da perna direita.

Nas derivações *unipolares precordiais* (V_1 a V_6), o eletrodo explorador, conectado ao pólo positivo do aparelho de registro, é colocado nos seis pontos clássicos da face anterior do tórax (Fig. 2.3), utilizando o terminal central de Wilson como referencial ou "eletrodo indiferente".

O eletrocardiograma convencional de 12 derivações pode ser complementado por derivações adicionais, como, por exemplo, as derivações precordiais direitas, V_3R, V_4R, para o diagnóstico de isquemia ou sobrecarga do ventrículo direito, além das derivações V_7, V_8, V_9, para o diagnóstico de infarto do miocárdio da parede posterior do ventrículo esquerdo (Fig. 2.4).

Infarto agudo do miocárdio ínfero-laterodorsal e do ventrículo direito – eletrocardiograma de 12 derivações com derivações V_3R, V_4R, V_7 e V_8.

As derivações do eletrocardiograma registram deflexões positivas (para cima da linha de base) se a onda de despolarização for dirigida para o pólo positivo dessas e deflexões negativas (para baixo da linha de base) se a onda de despolarização for dirigida para o pólo negativo. Se a onda de despolarização tiver orientação média perpendicular a uma determinada derivação, registra-se a deflexão bifásica (igualmente positiva e negativa).

SISTEMAS DE EIXOS

A partir do triângulo de Einthoven, pode-se transportar as linhas das derivações bipolares para o centro do triân-

ELETROCARDIOGRAFIA

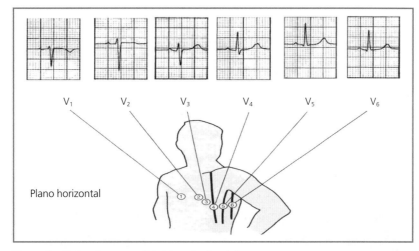

Figura 3 – Derivações precordiais (plano horizontal).

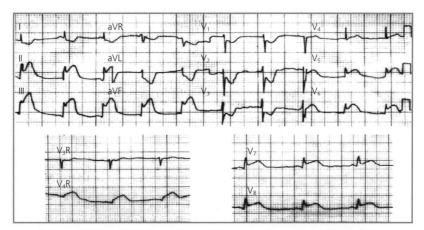

Figura 2.4 – Infarto agudo do miocárdio ínfero-laterodorsal com extensão para o ventrículo direito (eletrocardiograma de 12 derivações e outras especiais: V_3R, V_4R, V_7 e V_8).

gulo (deslocando-as paralelamente a sua direção primitiva), compondo-se, assim, um sistema triaxial, com ângulos de 60° entre seus componentes (triângulo eqüilátero)[1-2]. Superpondo-se esse sistema a outro, constituído pelas três linhas das derivações unipolares dos membros, obtém-se um sistema hexaxial, com ângulos de 30° entre seus componentes. Todas essas derivações pertencem ao plano frontal, funcionando como um sistema de eixos em que se projetam os vetores cardíacos. Todos esses eixos têm ângulos determinados e polaridades invariáveis, estabelecidos por convenção (Fig. 2.5).

A projeção de um vetor no *plano frontal* dá origem a outras seis projeções diferentes, uma sobre cada eixo de derivação. Portanto, quando registramos as seis derivações do plano frontal (D_1, D_2, D_3, aVR, aVL e aVF), apenas estudamos a projeção de um mesmo e único fenômeno elétrico. Isto possibilita a determinação da orientação de um vetor nesse plano. Para a localização de um vetor, utiliza-se a circunferência graduada, em que o diâmetro transversal separa dois campos: um de valores positivos, situado inferiormente (ângulos de 0 a +180°), e outro de negativos, situado superiormente (ângulos de 0 a –180°).

No *plano horizontal*, as derivações precordiais registram deflexões positivas quando o vetor cardíaco tem direção anterior e negativa quando em direção posterior. Da mesma forma que no plano frontal, a projeção de um vetor no plano horizontal dá origem a outras seis projeções diferentes, permitindo a determinação da orientação desse vetor para a frente ou para trás (Fig. 2.6).

EIXO ELÉTRICO

Habitualmente, determina-se o eixo elétrico médio de P, QRS e T no plano frontal e, com menor freqüência, no plano horizontal. No plano frontal, o eixo elétrico médio dessas deflexões tem orientação praticamente semelhante, variando de –30° a +90°. Considera-se desvio do eixo elétrico médio para a esquerda quando esse se encontra entre –30° e –90° e para a direita quando se encontra entre +90° e +180°. É oportuno lembrar que o desvio do eixo elétrico médio para a esquerda pode acompanhar o envelhecimento, na ausência de qualquer evidência de cardiopatia estrutural. No plano frontal, o eixo elétrico médio dessas deflexões reflete o predomínio das câmaras esquerdas, dirigindo-se para trás (Figs. 2.7 a 2.9).

MÉTODOS DIAGNÓSTICOS EM CARDIOLOGIA

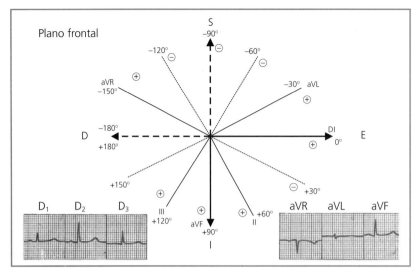

Figura 2.5 – Representação do plano frontal com as respectivas derivações (E = esquerdo; D = direito; S = superior; I = inferior).

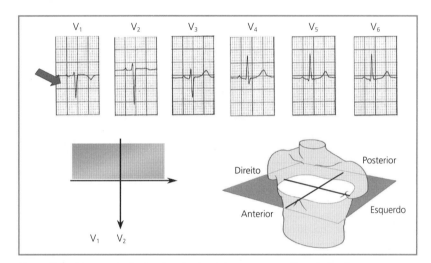

Figura 2.6 – Representação do plano horizontal com as respectivas derivações.

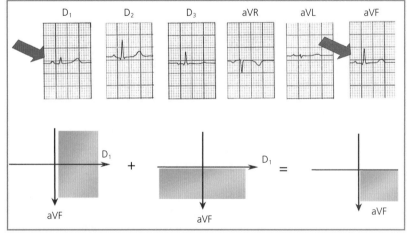

Figura 2.7 – Eixo elétrico do QRS entre 0 e +90°.

40

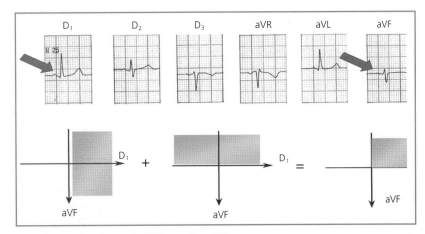

Figura 2.8 – Eixo elétrico do QRS entre 0 e –90°.

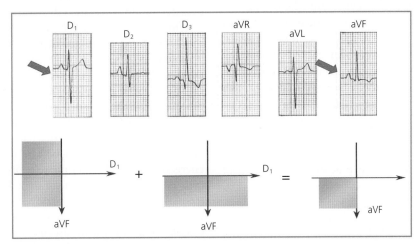

Figura 2.9 – Eixo elétrico do QRS entre +90 e +180°.

REGISTRO DO ELETROCARDIOGRAMA

O eletrocardiograma é registrado em papel quadriculado com linhas horizontais e verticais separadas por intervalos de 1mm e linhas mais espessas com intervalos de 5mm^3. As linhas mais finas formam quadrados com 1mm de cada lado e as linhas espessas formam quadrados com 5mm de cada lado ou cinco quadrados menores. O tempo é medido pelas linhas horizontais de forma que, na velocidade de registro habitual de 25mm/s, um quadrado pequeno equivale a 0,04s. A voltagem é medida pelas linhas verticais que na calibração padrão, 10mm equivalem a 1mV. O registro pode ser realizado nas clássicas tiras de papel ou em página (Fig. 2.10).

CONCEITOS BÁSICOS DE ELETROFISIOLOGIA DA CÉLULA CARDÍACA

As fibras miocárdicas em repouso apresentam diferença de potencial elétrico através da membrana. Se o microeletrodo de um galvanômetro for implantado no interior da célula miocárdica e o outro pólo no meio extracelular, evidencia-se uma diferença de voltagem, uma vez que o interior da célula é menos positivo que o exterior. Essa

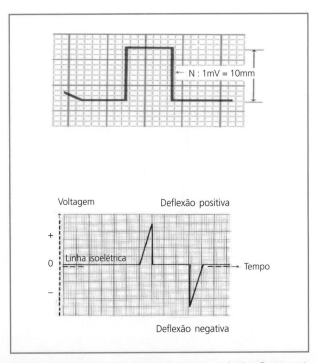

Figura 2.10 – A) Calibração padrão (10mm = 1mV). **B)** Reflexão positiva e negativa.

diferença entre os lados da membrana celular é denominada *potencial de repouso transmembrânico*, cujo valor é aproximadamente –90 milivolts (mV). É secundária às diferentes permeabilidades da membrana e concentrações iônicas. A concentração iônica do líquido extracelular é muito semelhante à do plasma sangüíneo, ou seja, as concentrações de cálcio (Ca^{2+}) e sódio (Na^+) são elevadas e a de potássio (K^+) é baixa. Inversamente, no meio extracelular, as concentrações de Ca^{2+} e Na^+ são relativamente mais baixas, enquanto a de K^+ é elevada[1].

Durante o repouso, todos os pontos do meio extracelular têm o mesmo potencial e entre esses não existe nenhuma corrente elétrica, acontecendo o mesmo entre os diferentes pontos do meio intracelular. Apesar da existência do potencial de repouso transmembrânico, não há nenhuma corrente entre esses em virtude das propriedades dielétricas da membrana. Contudo, se a membrana for estimulada, torna-se permeável aos ânions e cátions, sua resistência diminui aproximadamente 50 vezes e, em conseqüência, sua condutância aumenta 200 vezes o valor do repouso. As modificações da membrana permitem o fluxo de íons Na^+ e K^+, que se deslocam na direção da diminuição dos seus respectivos gradientes eletroquímicos. A célula perde sua condição de *polarizada*, tornando-se agora *despolarizada*. O registro elétrico da despolarização da membrana celular é denominado *potencial de ação transmembrânico*. Esse potencial de ação (Fig. 2.11) começa com a fase ascendente rápida, que corresponde à despolarização da célula, sendo denominada *fase 0*. Com a perda das propriedades dielétricas da membrana celular após sua estimulação, há uma modificação abrupta na permeabilidade da membrana ao Na^+, fazendo com que esses íons e, em menor grau, os íons Ca^{2+} entrem na célula pelos respectivos canais, acarretando a rápida ascensão do potencial intracelular para aproximadamente +20mV, ou seja, o meio intracelular torna-se eletricamente positivo e o meio extracelular negativo.

A fase 0 também é conhecida como tempo de ascensão da curva do potencial de ação transmembrânico e sua magnitude reflete a velocidade de condução do estímulo. Assim, um tempo de ascensão rápido significa rápida velocidade de condução do estímulo na estrutura estudada e, inversamente, um tempo de ascensão lento significa condução lenta. O potencial de ação de resposta rápida é observado nas células miocárdicas ordinárias e fibras de Purkinje. As células marca-passo dos nós sinusal e atrioventricular exibem potencial de ação de resposta lenta dependente dos canais de Ca^{2+}.

Após a despolarização celular, o potencial de ação retorna gradualmente ao valor do potencial de repouso, caracterizando o processo de repolarização. Esse processo tem quatro fases: *fase 1* – o potencial de ação diminui rapidamente para 0mV, principalmente em virtude do fechamento dos canais de Na^+, *fase 2* – platô resultante da entrada de Ca^{2+} para o interior da célula e saída de K^+, *fase 3* – retorno do potencial intracelular para o nível de repouso (–90mV), em decorrência da saída de K^+ para o meio extracelular e, finalmente, *fase 4* – fase de repouso ou diastólica, o perfil iônico é recuperado pela saída de Na^+ e entrada de K^+ pela bomba de Na^+/K^+ com gasto energético. Nessa fase, também ocorre saída de Ca^{2+}. Nas células que exibem potencial de ação de resposta lenta (células do nó sinusal e nó atrioventricular), as diferentes fases da repolarização não são muito nítidas. A fase 4 dessas células apresenta ascensão lenta do potencial de ação, chegando próximo a –40mV, ou seja, próximo ao *potencial limiar de excitação*. Esse fenômeno é denominado despolarização diastólica e caracteriza o automatismo celular. As células cardíacas miocárdicas dos átrios e ventrículos são excitadas quando um estímulo reduz o potencial transmembrânico para um valor próximo ao potencial limiar de excitação, que gira em torno de –60mV.

O somatório de todos os potenciais da fase 0 das células miocárdicas atriais resulta no registro da onda P no eletrocardiograma convencional. A fase 2 corresponde ao segmento PR, que sucede a onda P, e a fase 3 corresponde à onda Ta, ou seja, a repolarização atrial, que em condições normais não é registrada no eletrocardiograma convencional. Por outro lado, o somatório de todos os potenciais da fase 0 das células miocárdicas ventriculares resultam no registro do complexo QRS no eletrocardiograma convencional. A fase 2 corresponde ao segmento ST, e a fase 3, à onda T.

É oportuno lembrar que no potencial de ação transmembrânico existe um período em que nenhum estímulo de qualquer intensidade é capaz de obter resposta. É denominado *período refratário absoluto* e abrange do início da despolarização até um pouco antes da porção final da fase 3 de repolarização. Após esse período refratário absoluto e estendendo-se até o final da fase 3, segue-se o *período refratário relativo*, em que a célula responde de forma inadequada apenas a estímulos mais intensos. A seguir,

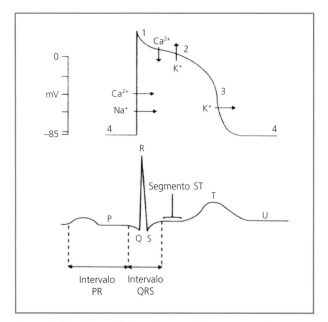

Figura 2.11 – Potencial de ação e suas fases, comparação com os fenômenos eletrocardiográficos.

durante um curto intervalo de tempo após o período refratário, a célula é capaz de responder a estímulos de pequena intensidade, denominado *período supranormal*.

ELETROCARDIOGRAMA NORMAL

No eletrocardiograma normal, o primeiro registro identificável é o da *onda P*, que representa a despolarização dos átrios[3]. Uma vez que o nó sinusal está localizado na junção da veia cava superior com o átrio direito, a ativação atrial inicia-se nessa câmara e progride simultaneamente para a esquerda em direção ao átrio esquerdo e para baixo em direção ao nó atrioventricular. Esse padrão de ativação é responsável pelo eixo elétrico da onda P no plano frontal de aproximadamente +60°. Assim, a onda P é positiva em D_1, D_2, aVL, aVF e de V_3 a V_6 e negativa em aVR e, dependendo do eixo elétrico (acima de +30°), em D_3. Habitualmente, tem duração de 0,06 a 0,09 segundo em crianças e de 0,08 a 0,11 segundo em adultos. A amplitude varia de 0,25 a 0,30mV (2,5-3mm) em D_2 e o eixo elétrico, no plano frontal, varia de −30° e +90° (Fig. 2.12).

O intervalo entre a onda P e o segundo registro identificável (complexo QRS) é denominado *intervalo PR*[3]. Esse intervalo mede o tempo necessário para condução intra-atrial, condução através do nó atrioventricular (com o atraso usual de 0,07s) e condução pelo feixe de His e seus ramos. A duração mínima para o intervalo PR em crianças é de 0,09 segundo e, para adultos, de 0,12 segundo. Varia com a freqüência cardíaca, com a idade e com o tônus autonômico. O valor máximo para adultos é 0,20 segundo. A porção isoelétrica do intervalo PR, ou seja, o *segmento PR*, corresponde ao tempo de condução através do nó atrioventricular e pelo feixe de His e seus ramos, após o término da ativação do átrio esquerdo. Durante esse período, também ocorre a repolarização atrial (Ta), mas normalmente tem amplitude muito baixa para acarretar qualquer registro no eletrocardiograma convencional, com exceção dos casos de pericardite aguda ou infarto atrial em que se torna aparente.

O segundo registro identificável no eletrocardiograma é o *complexo QRS*, que representa a despolarização ventricular[3]. Como a massa muscular dos ventrículos é maior que a dos átrios, normalmente o complexo QRS tem amplitude superior ao da onda P. Os padrões do complexo QRS são designados pela composição das diferentes ondas, ou seja, a primeira deflexão negativa é denominada *onda Q*; a primeira deflexão positiva, *onda R*; e a primeira deflexão negativa após uma positiva, *onda S*. Uma segunda deflexão positiva após uma onda S é denominada *onda R'* (por exemplo, padrão clássico do bloqueio de ramo direito – RSR'). As deflexões com amplitude superior a 5mm são designadas por letras maiúsculas e as com amplitude inferior a 5mm, por letras minúsculas (por exemplo, onda "q" do início do complexo QRS normal em V_6) (Fig. 2.13).

A despolarização ventricular inicia-se pela ativação do lado esquerdo do septo interventricular, provavelmente em virtude da curta extensão do ramo esquerdo e pela distribuição "em leque" das suas ramificações desse lado, ativando maior número de células miocárdicas ordinárias por unidade de tempo[3]. Dessa forma, a fase inicial da despolarização ventricular está dirigida da esquerda para a direita no plano frontal e para a frente no plano horizontal, responsabilizando-se pelo registro da onda "r" de V_1 e pela onda "q" de D_1, aVL, V_5 e V_6 (Fig. 2.14). A seguir, acontece a despolarização simultânea dos ventrículos direito e esquerdo, que é dominada pelo ventrículo esquerdo, pelo fato de a massa ventricular dessa câmara ser consideravelmente maior que a do ventrículo direito. Assim, o restante da despolarização dirige-se da direita para a esquerda no plano frontal e para trás no plano horizontal. Esse padrão de despolarização acarreta o registro de onda negativa (onda "S") profunda em V_1 e onda amplamente positiva (onda "R") em V_6 (Fig. 2.14). As derivações intermediárias, V_2-V_5, mostram aumento relativo de ondas R e diminuição de ondas S em torno da face anterior do tórax da direita para a esquerda. A derivação precordial que registra ondas R e S com amplitudes semelhantes é denominada *zona de transição* (V_3 ou V_4).

No plano frontal, a morfologia do complexo QRS é extremamente variável e depende da orientação do eixo elétrico[3]. Como já foi mencionado, normalmente, o eixo elétrico do complexo QRS varia de −30° a +100°. Quando o eixo elétrico do complexo QRS se encontra além de −30°, caracteriza-se o *desvio do eixo para a esquerda* e, em contrapartida, quando se encontra além de +100°,

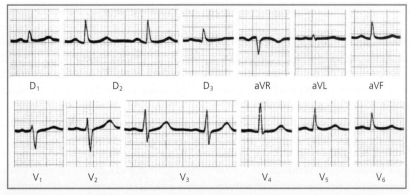

Figura 2.12 – Eletrocardiograma de paciente do gênero masculino, 42 anos de idade, normal.

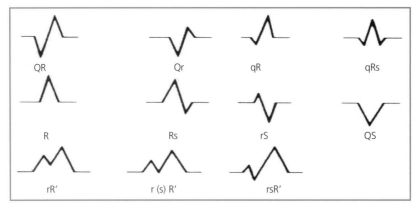

Figura 2.13 – Padrões dos complexos QRS.

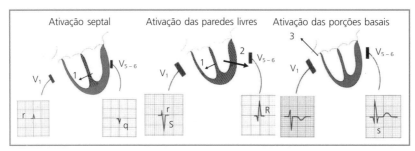

Figura 2.14 – Seqüência da ativação ventricular com os respectivos registros das derivações V$_1$, V$_5$ e V$_6$.

caracteriza-se o *desvio do eixo para a direita*. Denomina-se *eixo indeterminado* quando as seis derivações dos membros registram deflexões bifásicas (QR ou RS).

A duração do complexo QRS varia de 0,05 a 0,10 segundo em crianças e de 0,08 a 0,10 segundo em adultos. Da mesma maneira que para a onda P, a duração do complexo QRS tende a aumentar com a diminuição da freqüência cardíaca. Também aumenta com o envelhecimento, mesmo sem modificação da freqüência cardíaca, com o incremento da superfície corporal ou, mais diretamente, com o aumento de tamanho do coração e atrasos da condução intraventricular. Como já foi mencionado, a morfologia e a amplitude do complexo QRS são extremamente variáveis, sendo influenciadas por diferentes fatores cardíacos (doenças infiltrativas do miocárdio e derrame pericárdico) e extracardíacos (derrame pleural, pneumotórax, enfisema, hipotireoidismo e obesidade).

Após o complexo QRS registra-se nova linha isoelétrica, denominada *segmento ST*, uma vez que não ocorre nenhuma diferença de voltagem expressiva no coração[3]. O ponto de junção entre o final do complexo QRS e o início do segmento ST é denominado ponto J. Na maioria dos casos, não há um limite nítido entre o segmento ST e a onda T, ambos representando partes do processo de repolarização ventricular que se inicia no ponto J e termina na porção final da onda T.

A *onda T* representa a repolarização ventricular[3]. Como a repolarização de diferentes porções dos ventrículos direito e esquerdo acontece de maneira mais heterogênea que a despolarização, acarreta o registro de ondas T mais largas e de menor amplitude, ou seja, usualmente abaixo de 6mm. Tem morfologia arredondada e assimétrica, sendo a primeira porção mais longa que a segunda. Habitualmente, a deflexão da onda T tem a mesma direção que o complexo QRS, ou seja, em várias derivações os dois fenômenos registram deflexões positivas. Em indivíduos normais, porém vagotônicos e com bradicardia sinusal, é possível observar o registro de onda T ampla e pontiaguda nas derivações precordiais.

Mede-se o *intervalo QT* do início do complexo QRS à porção terminal da onda T[3]. Esse intervalo corresponde à duração total da sístole elétrica ventricular. Varia inversamente com a freqüência cardíaca, ou seja, o intervalo QT aumenta com a diminuição da freqüência cardíaca. Para os limites de 45 a 115 batimentos por minuto, os limites normais desse intervalo são de 0,46 a 0,30 segundo, respectivamente. Habitualmente, utiliza-se a derivação com a onda T de maior amplitude e limites nítidos (geralmente V$_2$ e V$_3$). Com o auxílio da fórmula de Bazett, calcula-se o intervalo QT corrigido (QTc = K $\sqrt{R-R}$).

Após a onda T, pode-se observar, principalmente nas derivações precordiais V$_3$ e V$_4$, uma deflexão pequena e arredondada, de baixa freqüência, denominada *onda U*. Tem direção semelhante à da onda T, sendo positiva nas derivações dos membros e precordiais e negativa em aVR. A amplitude é proporcional à da onda T (5 a 25% dessa). Sua gênese é controversa, mas pode estar relacionada a pós-potenciais do miocárdio ventricular ou repolarização das fibras de Purkinje.

VARIAÇÕES DO PADRÃO NORMAL

Na infância, é comum encontrar-se inversão da onda T nas derivações precordiais direitas (V_1 e V_2, podendo chegar até V_4). Esse padrão pode persistir até a idade adulta, caracterizando a *persistência do padrão juvenil* (Fig. 2.15). Às vezes, a inversão da onda T pode alcançar até 5mm, sem nenhum sinal de cardiopatia. É mais comum em mulheres do que em homens e em negros mais do que em outros grupos étnicos e sociais. Alguns indivíduos normais apresentam discreto grau de elevação do segmento ST, principalmente nas derivações precordiais. A elevação do segmento ST tem concavidade superior, geralmente se acompanha de entalhes na porção descendente da onda R, ondas Q profundas e estreitas nas derivações precordiais esquerdas, ondas T simétricas e amplas e, eventualmente, invertidas, além de baixa freqüência cardíaca. Recebe a denominação de *repolarização precoce* e sua importância reside no diagnóstico diferencial eletrocardiográfico de alterações relacionadas à isquemia (Fig. 2.16). O *padrão S_1, S_2, S_3* (Fig. 2.17) pode ser encontrado em

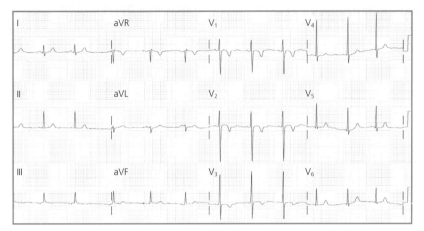

Figura 2.15 – Paciente do gênero feminino, 8 anos de idade. Padrão juvenil, ondas T invertidas e V_1 a V_3.

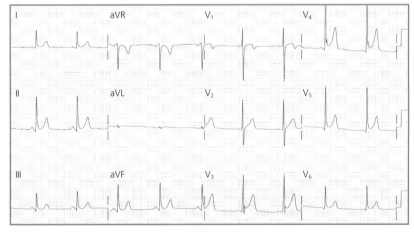

Figura 2.16 – Paciente do gênero masculino, 42 anos de idade. Supradesnivelamento do segmento ST característico da repolarização precoce.

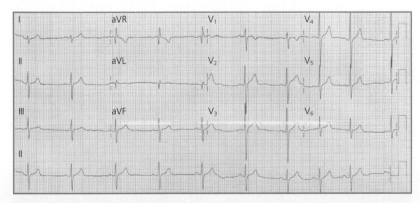

Figura 2.17 – Paciente do gênero masculino, 16 anos de idade. Padrões S1, S2 e S3.

adultos jovens e saudáveis e caracteriza-se pelo registro de onda S nas derivações inferiores (D_1, D_2 e D_3, mas a onda S em D_2 é maior que em D_3) e onda R terminal em aVR, secundário ao atraso da condução na divisão superior do ramo direito. Ainda, em indivíduos normais, também é possível identificar-se o *padrão rSr' em V_1*, em que o complexo QRS tem duração inferior a 0,10s, amplitude abaixo de 7mm e, caracteristicamente, a amplitude de r' é inferior à de r ou S.

PRINCIPAIS ALTERAÇÕES DO ELETROCARDIOGRAMA

SOBRECARGA DE CÂMARAS

É oportuno lembrar que o eletrocardiograma não é um método de imagem e, por isso, não é adequado usar termos como hipertrofia e/ou dilatação de câmaras cardíacas. Obviamente, um método de imagem como a ecocardiografia é mais adequado para identificar essas alterações, além de ter maior sensibilidade e especificidade.

Nas sobrecargas atriais, o substrato anatômico pode ser a dilatação, a hipertrofia, o aumento do estresse sob a parede dos átrios e/ou alterações da condução interatrial.

Sobrecarga atrial esquerda

Caracteriza-se pelo aumento da duração (> 0,11s em adultos e > 0,9s em crianças), avaliada preferencialmente em D_2. Pode-se identificar entalhe dessa onda em D_1 e D_2, tornando-a bífida. Em V_1, evidencia-se onda P bifásica, em que o componente negativo terminal é profundo (≥ 1mm), com aumento da duração (> 0,04s). Desvio do eixo elétrico da onda P para a esquerda no plano frontal (Fig. 2.18).

Sobrecarga atrial direita

Onda P pontiaguda, com aumento da amplitude (> 2,5mm) em D_2, D_3 e aVF e com duração próxima do normal (< 0,11s), denominada *P pulmonale* (Fig. 2.13). Em V_1, V_2 e V_4R, observa-se aumento da deflexão positiva inicial (> 1,5mm). Pode haver desvio do eixo elétrico da onda P para a direita no plano frontal (≥ +80°). Além disso, existem sinais indiretos da sobrecarga atrial direita, constituídas principalmente por alterações do complexo QRS: a) complexo qR na derivação V_1 e b) diminuição da amplitude do complexo QRS em V_1, com evidente aumento desse complexo em V_2 (sinal de Peñaloza e Tranchesi) (Fig. 2.19).

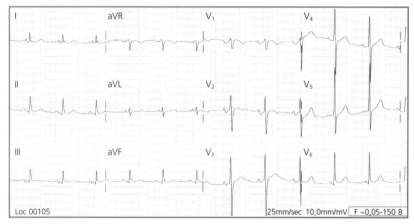

Figura 2.18 – Paciente de 44 anos de idade. Onda P bífida em D_2 com duração de 0,16s. Fase negativa da onda P em V_1 de 2mm (SAE).

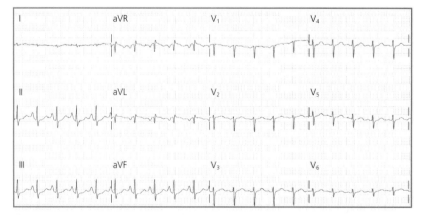

Figura 2.19 – Paciente de 52 anos de idade. Onda P pontiaguda com amplitude de 3mm em D_2, D_2 e aVF (SAD).

Sobrecarga biatrial

Onda P de grande amplitude (> 2,5mm), principalmente à custa da primeira porção, e com aumento da duração (> 0,12s). Às vezes, identificam-se sinais de sobrecarga atrial esquerda, com desvio do eixo elétrico para a direita (> +80°). Nas derivações precordiais, pode-se encontrar onda P ampla e pontiaguda em V_1 e V_2 (sobrecarga atrial direita), algumas vezes com pequena fase negativa e onda P entalhada e com duração aumentada em V_3, V_4 e V_5 (Fig. 2.20).

Sobrecargas ventriculares

Sobrecarga ventricular esquerda – 1. alterações do complexo QRS: a) aumento da voltagem do complexo QRS (critérios mais comuns: R em V_5 ou V_6 + S em V_1 = 35mm, S em V_1 > 20mm, R em V_6 > 20mm, R em V_6 > R em V_5, R em D_1 > 15mm, R em aVL > 15mm e R em D_1 + S em D_3 > 25mm), b) atenuação da onda "q" inicial das derivações precordiais esquerdas, c) aumento do tempo de ativação ventricular esquerda e d) desvio do eixo elétrico do complexo QRS para a esquerda em sentido anti-horário; 2. alterações do segmento ST e onda T; 3. inversão da onda U em derivações precordiais esquerdas; 4. sobrecarga atrial esquerda (Fig. 2.21).

Sobrecarga ventricular direita – 1. desvio do eixo elétrico do complexo QRS para a direita (> 90° em adultos e > 110° em crianças); 2. rotação do eixo elétrico do complexo QRS para a direita em sentido horário; 3. alterações do complexo QRS em V_1: a) onda R ampla (padrões qR, rR e rsR'), b) complexos RS (padrões Rs ou Rsr') e c) complexos rS (rS ou rsr'); 4. aumento da voltagem do complexo QRS (critérios mais comuns: onda R em V_1 ≥ 0,7mV, onda S em V_1 < 0,2mV), rsr' em V_1 > 1mV, onda R em V_1 + onda S em V_5 ou V_6 > 1,05mV, onda R em aVR > 0,5mV e onda R em V_5 e V_6 < 0,5mV); 5. complexos RS ou rS em derivações precordiais esquerdas; 6. síndrome S_1, S_2, S_3; 7. alterações da repolarização ventricular em derivações precordiais direitas (Fig. 2.22).

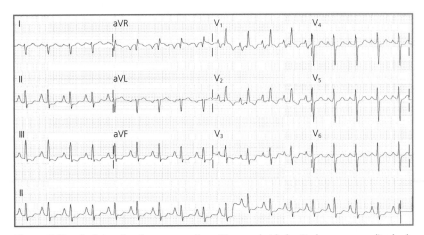

Figura 2.20 – Paciente do gênero masculino, 41 anos de idade. Onda p com amplitude de 3,5mm e duração 0,12s em D_2, D_3 e aVF, eixo do QRS para a direita e onda R ampla em V_1 e V_2 (SbiA).

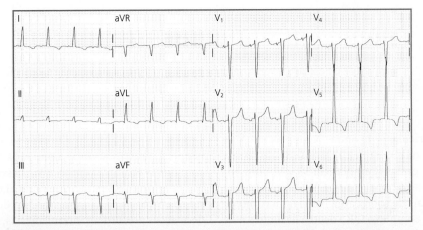

Figura 2.21 – Paciente do gênero masculino, 59 anos de idade. Ondas S em V_1 + onda R em V_5 = 60mm. Onda R pura em V_5 e V_6. Ondas T negativas e assimétricas em V_5, V_6, D_1 e aVL.

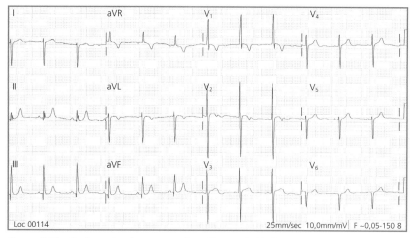

Figura 2.22 – Paciente do gênero masculino, 17 anos de idade. SâQRS para a direita. Ondas R amplas em V$_1$ e V$_2$ e ondas S proeminentes em V$_5$ e V$_6$.

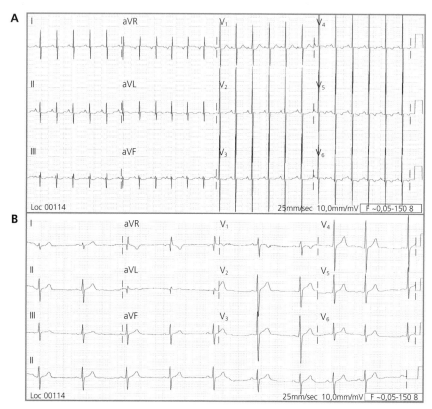

Figura 2.23 – A) Paciente do gênero masculino, 30 dias de vida. Ondas R amplas em V$_1$ e V$_2$, morfologia RS em todo o plano horizontal, com desvio do eixo para a esquerda (SbiV). **B**) Paciente do gênro masculino, 16 anos de idade. Morfologia RS em V$_1$, V$_2$, V$_5$ e V$_6$, desvio do eixo para a direita (SbiV).

Sobrecarga biventricular – 1. ondas R amplas em V$_5$ e V$_6$ com eixo elétrico do complexo QRS desviado para a direita ($\geq$ +90°); 2. ondas R amplas em V$_5$ e V$_6$ com ondas R amplas ou padrão rSr' em V$_1$ e V$_2$, especialmente se associadas a sinais de sobrecarga biatrial ou ritmo de fibrilação atrial; 3. complexo QRS dentro de limites normais associado a alterações da repolarização ventricular (depressão do segmento ST e onda T negativa), principalmente se o ritmo for fibrilação atrial; 4. onda S de pequena amplitude em V$_1$ com onda S profunda em V$_2$, com ondas R amplas em V$_5$ e V$_6$, desvio do eixo elétrico do complexo QRS para a direita no plano frontal ou morfologia S$_1$, S$_2$, S$_3$; 5. complexos QRS de alta voltagem em derivações precordiais intermediárias, acompanhados de ondas R amplas em derivações precordiais esquerdas (Fig. 2.23).

ATRASOS DA CONDUÇÃO INTRAVENTRICULAR ("BLOQUEIOS")

A denominação "bloqueio de ramo", apesar de amplamente utilizada na prática clínica, implica erro comum de interpretação, uma vez que encerra uma conotação definitiva da interrupção do estímulo, quando na realidade o que ocorre é um *atraso* na condução. Esse atraso na condução de graus diferentes acarreta também diferentes alterações na *morfologia e duração do complexo QRS*. De acordo com esse raciocínio, torna-se dispensável a caracterização como *completo* ou *incompleto*, convenientemente substituída por *grau leve, moderado ou avançado*.

BLOQUEIOS DE RAMO

Bloqueio do ramo esquerdo – grau avançado: 1. aumento da duração do complexo QRS (≥ 0,12s); 2. ondas R alargadas e monofásicas, geralmente apresentando entalhes e empastamentos em D_1, V_5 e V_6 (clássico aspecto em torre); 3. ausência de ondas Q em D_1, V_5 e V_6; 4. complexos QRS polifásicos e de pequena magnitude (compressos) em D_2, D_3 e aVF; 5. aumento do tempo de ativação ventricular com atraso da deflexão intrinsecóide de 0,10s em V_5 e V_6 e; 6. deslocamento do segmento ST e onda T na direção oposta à maior deflexão do QRS. Grau leve a moderado: 1. duração do complexo QRS entre 0,10 e 0,12s; 2. aumento da ativação ventricular com atraso do início da deflexão intrínseca de pelo menos 0,06s em derivações precordiais esquerdas; 3. ausência de onda Q em derivações precordiais esquerdas; e 4. entalhe da fase ascendente da onda R em derivações precordiais esquerdas (Fig. 2.24).

Bloqueio do ramo direito – grau avançado: 1. aumento da duração do complexo QRS igual ou superior a 0,12s; 2. as derivações precordiais direitas, principalmente V_1, mostram onda R' alargada e com freqüência entalhada, geralmente maior que a onda r inicial (rSR' ou rsR'); 3. complexos QRS polifásicos (bi ou trifásico), de pequena magnitude (compressos) em D_2, D_3, aVF e V_2; 4. aumento do tempo de ativação ventricular com atraso da deflexão intrinsecóide superior a 0,06 em derivações precordiais direitas; 5. onda S alargada nas derivações D_1, V_5 e V_6; 6. onda T com direção oposta à deflexão terminal do complexo QRS (Fig. 2.19). Grau leve a moderado: 1. duração do complexo QRS entre 0,08 e 0,12s; 2. diminuição progressiva da onda S em V_2 quando se compara diferentes traçados; 3. empastamento da onda S em V_2; 4. registro de padrões rsr' ou rsR' em V_2 e posteriormente em V_1; e 5. onda T com direção oposta à deflexão terminal do complexo QRS (Fig. 2.25).

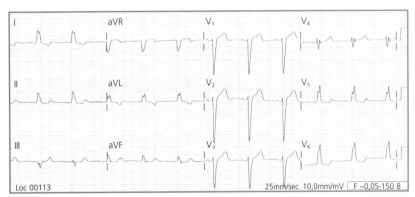

Figura 2.24 – Paciente do gênero feminino, 66 anos de idade. QRS com duração de 120ms, complexos rS em V_1 e V_2, ondas R alargadas em D_1, aVL, V_5 e V_6, com o aspecto "em torre" (BRE).

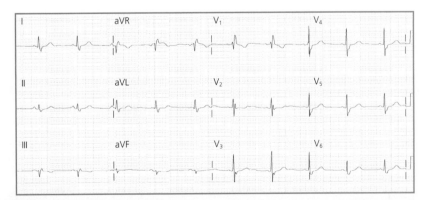

Figura 2.25 – Paciente do gênero feminino, 65 anos de idade. Complexos QRS de duração aumentada (120ms) com morfologia rsR' em V_1, ondas S empastadas em D_1, aVL, V_5 e V_6 (BRD).

MÉTODOS DIAGNÓSTICOS EM CARDIOLOGIA

BLOQUEIOS DIVISIONAIS DO RAMO ESQUERDO

O ramo esquerdo inicia-se próximo ao ponto no qual o feixe de His emerge do corpo central fibroso e, após curta extensão, abre-se em um *leque de fibras* na superfície septal ventricular esquerda, didaticamente subdividido em divisões anterior, média (septal) e posterior. Essas divisões apresentam grande variabilidade anatômica, o que provoca controvérsias quanto às expressões eletrocardiográficas do atraso de condução nessas estruturas.

Os critérios eletrocardiográficos dos bloqueios divisionais estão resumidos no quadro 2.1 e os respectivos traçados eletrocardiográficos nas figuras 2.26 a 2.28.

BLOQUEIOS DIVISIONAIS DO RAMO DIREITO

O ramo direito surge mais anteriormente no septo membranoso distal, como continuação direta da porção penetrante do feixe de His, posicionando-se ao longo da face direita do septo ventricular. Após alcançar o músculo papilar anterior na ponta do ventrículo direito, ramifica-se também em três divisões: anterior, média e inferior.

Quando determinada área do ventrículo direito despolariza-se mais tardiamente que o habitual, sem bloqueio do tronco do ramo direito, a parte final da despolarização ventricular orienta-se mais para a direita que o normal, pelo fato de não existir a oposição das forças do ven-

Quadro 2.1 – Critérios eletrocardiográficos dos bloqueios divisionais.

ECG	BDAS	BDPI	BDAM
Ângulo do QRS	–45° e –110°	+80° e +110°	Normal
Expressão do fenômeno elétrico	Plano frontal	Plano frontal	Plano horizontal
Morfologia clássica	rS $S_3 > S_2$ em D_2, D_3 e aVF	qR $R_3 > R_2$ em D_2, D_3 e aVF	qR $R_2 > R_3$ em V_2 e V_3
Amplitude	$S_3 \geq 15mm$	$R_3 \geq 15mm$	$R-V_2 \geq 15mm$

ECG = eletrocardiograma; BDAS = bloqueio divisional ântero-superior; BDPI = bloqueio divisional póstero-inferior; BDAM = bloqueio divisional ântero-medial.

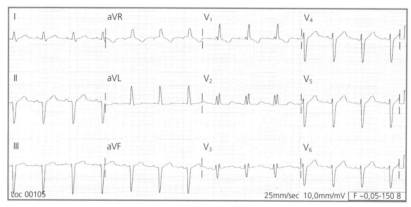

Figura 2.26 – Paciente do gênero feminino, 55 anos de idade. Bloqueio de ramo direito (BRD) + bloqueio da divisão ântero-superior (BDAS).

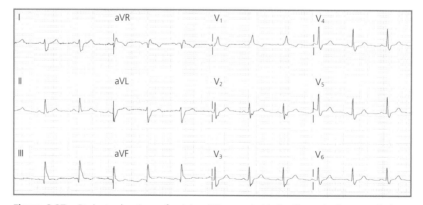

Figura 2.27 – Paciente do gênero feminino, 31 anos de idade. Bloqueio de ramo direito + bloqueio da divisão póstero-inferior do ramo esquerdo (BDPI).

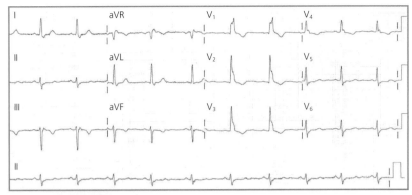

Figura 2.28 – Paciente de 98 anos de idade. Bloqueio de ramo direito + bloqueio da divisão ântero-medial do ramo esquerdo (BDAM).

trículo esquerdo. Dessa forma, pode-se inferir que o bloqueio da divisão superior do ramo direito dá origem a forças anômalas dirigidas para cima e para a direita (padrões S_1, S_2, e S_3) (Fig. 2.17), e o bloqueio da divisão inferior do ramo direito, dá origem a forças anômalas dirigidas para baixo e para direita, muito semelhante ao bloqueio da divisão póstero-inferior do ramo esquerdo. Portanto, no eletrocardiograma a onda R em D_2 tem maior voltagem que em D_3 e evidencia-se onda S empastada em D_1, aVL, V_5 e V_6.

ASSOCIAÇÃO DE BLOQUEIOS

Não é incomum o registro de padrões simultâneos de bloqueios intraventriculares. O mais comum na prática clínica, tendo em vista sua alta incidência na doença de Chagas e nas doenças degenerativas que comprometem o sistema de condução, é a associação de bloqueio de ramo direito com bloqueio divisional ântero-superior (Fig. 2.26).

ISQUEMIA E INFARTO DO MIOCÁRDIO

O eletrocardiograma é fundamental para o diagnóstico da cardiopatia isquêmica aguda e crônica[1-2]. As alterações do traçado eletrocardiográfico dependem dos seguintes fatores relacionados ao processo isquêmico: a) *natureza* (reversível ou irreversível, ou seja, isquemia ou infarto); b) *duração* (agudo ou crônico); c) *extensão* (transmural ou subendocárdico); d) *topografia* (inferior, posterior, anterior); e e) *existência de alterações pregressas do eletrocardiograma* (atrasos da condução, sobrecarga de câmaras, pré-excitação).

A isquemia e o infarto do miocárdio acompanham-se de alterações do segmento ST, da onda T e do complexo QRS. A isquemia miocárdica manifesta-se principalmente por alterações da repolarização ventricular, constituídas por *depressão horizontal ou descendente do segmento ST e inversão da onda T* (Fig. 2.29). Normalmente, o segmento ST é quase isoelétrico, uma vez que as células miocárdicas sadias atingem aproximadamente o mesmo potencial durante o início da repolarização, que corresponde à fase de platô do potencial de ação ventricular. A isquemia aguda e grave é capaz de diminuir o potencial transmembrana de repouso e de encurtar a duração do potencial de ação na área isquêmica. Isso acarreta um gradiente de voltagem entre as áreas isquêmica e normal, criando uma corrente entre as duas regiões. Essa corrente de lesão é registrada no eletrocardiograma convencional como desvio do segmento ST.

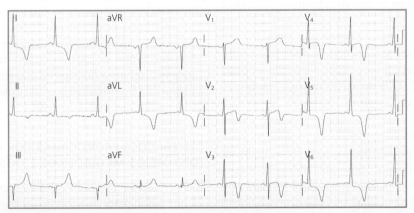

Figura 2.29 – Paciente do gênero masculino, 50 anos de idade. Isquemia subepicárdica, ondas T invertidas, simétricas, de grande amplitude em V_3-V_6, D_1 e aVL.

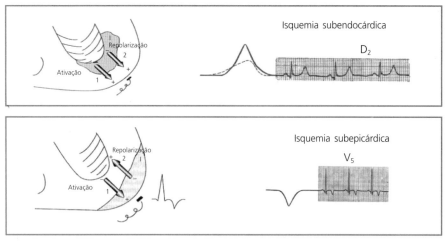

Figura 2.30 – Tipos de isquemia.

Quando a isquemia aguda for *transmural*, o vetor ST dirige-se para as áreas mais externas (epicárdio), acarretando elevações do segmento ST (Fig. 2.30). Nos estágios iniciais da isquemia, pode-se observar as denominadas alterações hiperagudas, constituídas por ondas T positivas e amplas sobre a área isquêmica. Quando a isquemia aguda for *subendocárdica*, o vetor ST dirige-se para o subendocárdio e cavidade ventricular (Fig. 2.30), de maneira que as derivações que exploram essa área revelam infradesnivelamento do segmento ST (Fig. 2.30). Essas alterações podem ser transitórias, como durante um episódio de angina ou durante o teste de esforço, ou mais duradouro, como na angina instável ou infarto do miocárdio em evolução. A inversão da onda T, sem a associação de alterações do segmento ST, constitui achado inespecífico e deve ser correlacionada com os dados clínicos.

As alterações do complexo QRS, freqüentemente acompanhadas por modificações da repolarização ventricular, envolvem a redução da amplitude da onda R e o desenvolvimento de ondas Q, em decorrência da perda de forças elétricas da área infartada. A onda Q patológica tem duração igual ou superior a 0,04s e sua profundidade é igual ou superior a um quarto da amplitude da onda R correspondente.

Do ponto de vista eletrocardiográfico, os pacientes com desconforto precordial isquêmico, ou melhor, com síndrome coronariana aguda, podem ou não desenvolver elevação do segmento ST. Grande parte dos pacientes que revelam elevação desse segmento acaba desenvolvendo *infarto do miocárdio com onda Q* e uma pequena minoria desenvolve *infarto do miocárdio sem onda Q*. Em contrapartida, aqueles que não desenvolvem elevação do segmento ST provavelmente sejam portadores de angina instável ou infarto do miocárdio sem elevação do segmento ST. A maior parte dos pacientes que desenvolvem *infarto do miocárdio sem onda Q* não revela onda Q no eletrocardiograma convencional.

Quadro 2.2 – Topografia eletrocardiográfica da área infartada.

Área infartada	Derivações
Inferior	D_2, D_3 e aVF
Septal	V_1 e V_2
Anterior	V_3 e V_4
Ântero-septal	V_1-V_4
Anterior extenso	D_1, aVL, V_1-V_6
Lateral	D_1, aVL, V_5 e V_6
Lateral alto	D_1 e aVL
Posterior (freqüentemente associado a infarto do miocárdio inferior ou lateral)	Onda R ampla em V_1
Ventrículo direito (freqüentemente associado a infarto do miocárdio inferior)	Supradesnivelamento do segmento ST em V_1 e também em V_4R

A topografia da área infartada pode ser estimada pelo conhecimento das áreas do miocárdio exploradas pelas diferentes derivações. Uma abordagem didática dessa correlação encontra-se no quadro 2.2.

Com a evolução da doença, as alterações hiperagudas da onda T e o supradesnivelamento do segmento ST (Fig. 2.31), após um período de várias horas ou dias, começam a regredir, sendo substituídos pela inversão da onda T e, em alguns casos, por ondas Q. Por sua vez, podem regredir após dias ou semanas ou persistir indefinidamente. Da mesma forma e com ampla variação, as alterações do complexo QRS podem regredir ou também persistir indefinidamente. A normalização completa do eletrocardiograma pode ocorrer após infartos de pequena extensão e com a melhora da fração de ejeção ventricular esquerda e da movimentação regional da parede.

ALTERAÇÕES PROVOCADAS POR MEDICAMENTOS, DISTÚRBIOS METABÓLICOS E DOS ELETRÓLITOS

Além das diferentes alterações do segmento ST e da onda T que fazem parte da variação do normal, vários medicamentos e alterações metabólicas e dos eletrólitos também podem ter o mesmo efeito (Quadro 2.3).

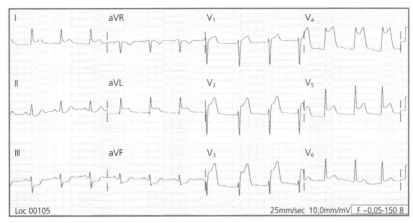

Figura 2.31 – Paciente do gênero masculino, 64 anos de idade. Supradesnivelamento do segmento ST (corrente de lesão subepicárdica). Infarto anterior extenso.

Quadro 2.3 – Alterações eletrocardiográficas induzidas por medicamentos, distúrbios metabólicos e eletrolíticos.

Hipercalemia (Figs. 2.32 e 2.33)	Leve a moderada (K^+ = 5-7mEq/l)
	Ondas T amplas, pontiagudas e de base estreita
	Grave (K^+ = 8-11mEq/l)
	Alargamento do QRS, prolongamento do segmento PR e desaparecimento da onda P
	Nos casos ainda mais graves, o traçado do eletrocardiograma assemelha-se a uma onda senoidal
Hipocalemia (Fig. 2.34)	Depressão do segmento ST, achatamento da onda T e onda U positiva e ampla
Hipercalcemia (Fig. 2.35)	Diminuição do intervalo QT em decorrência do encurtamento do segmento ST
Hipocalcemia (Fig. 2.36)	Aumento do intervalo QT devido ao prolongamento do segmento ST, com onda T de duração normal
Digital (Fig. 2.37)	Depressão do segmento ST, achatamento ou inversão da onda T, diminuição do intervalo QT e aumento da amplitude da onda U
Quinidina	Prolongamento do intervalo QT, devido principalmente ao aumento de duração da onda T, que se encontra achatada ou invertida
Antidepressivos tricíclicos	Aumento do intervalo QTc, alterações do segmento ST e onda T, aumento da duração do complexo QRS e taquicardias supra e ventriculares
Lesão do sistema nervoso central (hemorragia intracerebral, tumor) (Fig. 2.38)	Ondas T invertidas, profundas e alargadas e com aumento do intervalo QT

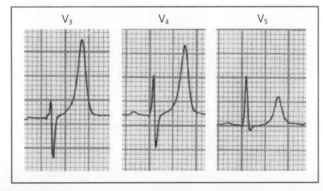

Figura 2.32 – Hipercalemia. Ondas T "em tenda" (K-6,3; gentilmente cedido pelo Prof. Dr. Americo Friedman).

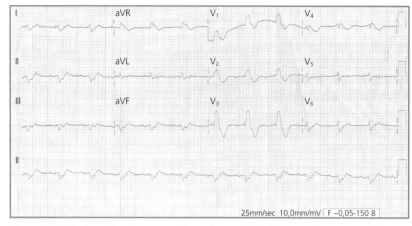

Figura 2.33 – Paciente do gênero masculino, 63 anos de idade. Hipercalemia em insuficiência renal aguda (K-7,2). Complexos QRS alargados com aumento do intervalo PR.

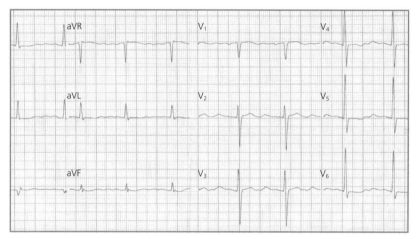

Figura 2.34 – Hipocalemia (K-2,3). Ondas T de baixa voltagem com proeminência das ondas U. Gentilmente cedido pelo Prof. Dr. Américo Friedmann.

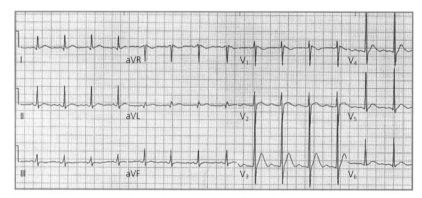

Figura 2.35 – Hipercalcemia. Diminuição do intervalo QT (Ca 14,6mg/dl em portadora de câncer de mama), eletrocardiograma gentilmente cedido pelo Dr. Américo Friedman.

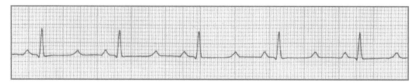

Figura 2.36 – Hipocalcemia. Aumento do intervalo QT (QTc = 0,520s). Gentilmente cedido pelo Prof. Dr. Americo Friedman.

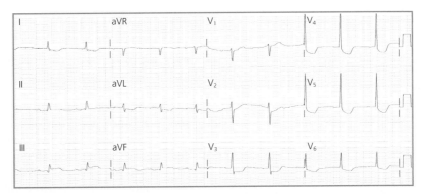

Figura 2.37 – Paciente do gênero masculino, 64 anos de idade, portador de miocardiopatia dilatada isquêmica em uso crônico de digital. Atentar ao infradesnivelamento do segmento St na clássica morfologia "colher de pedreiro".

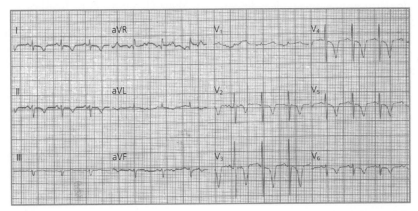

Figura 2.38 – Paciente do gênero masculino, 61 anos de idade, com quadro de hemorragia subaracnóidea. Notar ondas T invertidas, simétricas, de grande amplitude, sobretudo no plano horizontal.

MÉTODOS DERIVADOS DO ELETROCARDIOGRAMA

VETORCARDIOGRAMA

O vetorcardiograma espacial é a figura tridimensional correspondente aos efeitos elétricos das forças vetoriais que se desenvolvem durante a despolarização e a repolarização dos átrios e ventrículos (eletrocardiograma espacial). Inicia-se no ponto de origem E (centro elétrico do coração ou ponto de origem aparente das suas forças elétricas) e, em seguida, descreve uma curva no espaço, geralmente arredondada e sem variações bruscas da direção, voltando ao ponto de partida.

Na tela do vetorcardiógrafo, observam-se os movimentos que o feixe dos raios catódicos sofre sob a influência das variações de potencial das distintas partes da superfície corporal, durante a atividade elétrica cardíaca. As curvas que se inscrevem na tela podem ser registradas por processos habituais e representam as projeções nos planos ortogonais: frontal, horizontal e sagital, da figura tridimensional, que é o vetorcardiograma espacial. Nesses planos podemos observar três curvas ou alças distintas: uma menor, correspondente à despolarização atrial (alça de P); outra de maior magnitude, relacionada à despolarização ventricular (alça de QRS); e uma de tamanho intermediário, que corresponde à repolarização ventricular (alça de T).

ELETROCARDIOGRAMA DE ESFORÇO OU TESTE ERGOMÉTRICO

O eletrocardiograma de esforço pode ser realizado com esteira monitorizada ou bicicleta ergométrica. Existem vários protocolos de esforço para a realização desse teste, mas o mais comum é o protocolo de Bruce, que aumenta a velocidade e a elevação da esteira a cada 3 minutos até atingir a freqüência cardíaca submáxima (220 – a idade do paciente) ou desencadear sintomas ou alterações eletrocardiográficas de isquemia. Monitoriza-se pelo menos duas derivações do eletrocardiograma.

Constitui o exame não-invasivo mais utilizado para avaliar pacientes com desconforto precordial sugestivo de isquemia miocárdica. A base teórica para esse exame é que, durante o exercício, ocorre aumento da demanda de oxigênio para os músculos esqueléticos que estão em atividade e, diante desse aumento de demanda, desenvolve-se aumento da freqüência cardíaca e do débito cardíaco. Nos portadores de doença das artérias coronárias, o aumento da demanda de oxigênio para o miocárdio não pode ser alcançada pelo aumento do fluxo sangüíneo coronariano. Conseqüentemente, desenvolve-se isquemia miocárdica, que por sua vez pode provocar dor torácica e alterações características no eletrocardiograma.

Além da avaliação de pacientes com desconforto precordial para o estabelecimento do diagnóstico de doença das artérias coronárias, o teste de esforço também é utilizado para avaliar o prognóstico e a capacidade funcional de pacientes com angina crônica estável ou após infarto do miocárdio para a detecção de arritmias cardíacas induzidas pelo esforço e/ou isquemia após procedimentos de revascularização miocárdica.

Alterações prévias do eletrocardiograma podem dificultar a interpretação do teste de esforço, como, por exemplo, sobrecarga ventricular esquerda, bloqueio do ramo esquerdo, síndrome de Wolff-Parkinson-White, e a utilização crônica de alguns medicamentos.

MONITORIZAÇÃO AMBULATORIAL DO ELETROCARDIOGRAMA OU HOLTER

A monitorização ambulatorial do eletrocardiograma (Holter) é um método diagnóstico não-invasivo amplamente utilizado para detectar alterações elétricas episódicas e/ou transitórias (arritmias cardíacas, isquemia miocárdica e atrasos da condução atrioventricular) por um período de tempo prolongado. O eletrocardiograma é registrado de forma contínua por 24 a 48 horas por um gravador portátil, conectado a duas ou três derivações torácicas. O registro é ulteriormente revisto e impresso para análise detalhada das alterações.

REFERÊNCIAS BIBLIOGRÁFICAS

1. Moffa PJ, Sanches PCR. Tranchesi – Eletrocardiograma Normal e Patológico. São Paulo: Editora Roca; 2001. ▪ 2. Mirvis DM, Goldberger AL. Eletrocardiografia. In: Braunwald E et al. (ed). Tratado de Medicina Cardiovascular. 6ª ed. São Paulo: Editora Roca; 2003. p 87. ▪ 3. Diretrizes de interpretação do eletrocardeiograma de repouso. Arq Bras Cardiol 2003; 80(Suppl. II).

5. TESTE ERGOMÉTRICO

Andréa M. Falcão
Charles G. Oliveira
William A. Chalela

As primeiras observações do eletrocardiograma após o exercício físico (comportamento das ondas P, T e segmento ST) datam de 1908 e foram descritas por Einthoven, o criador do eletrocardiógrafo. Porém, só uma década após (1918) Bousfield descreveu as alterações da repolarização ventricular em pacientes com angina. As primeiras publicações da literatura sobre o teste ergométrico foram feitas por Master em 1929. Ele criou uma escada de dois degraus, o primeiro ergômetro conhecido, e avaliava a capacidade do coração por meio das medidas do pulso e pressão arterial após exercício. Esse foi o marco para o desenvolvimento de outros ergômetros, inicialmente a bicicleta e posteriormente a esteira rolante, mais utilizado nos dias de hoje. Porém, foi na década de 1950 que o teste ergométrico evoluiu na sua metodologia, com o surgimento dos ergômetros e protocolos específicos como o de Bruce (1956), o mais utilizado no mundo atualmente, como também na clínica diária, passando a ser utilizado para investigação de doença cardíaca. Em 1970, o teste ergométrico foi introduzido no Brasil inicialmente no Hospital das Clínicas – FMUSP. Na década de 1980, o teste ergométrico computadorizado associou outras medidas eletrocardiográficas como *slope*, índex e integral do segmento ST, passíveis de serem aferidas apenas por essa metodologia e que vieram somar à análise visual, melhorando a sensibilidade e a especificidade do método[1].

METODOLOGIA

O teste ergométrico é um dos métodos não-invasivos mais utilizados devido a seu baixo custo, baixo risco, fácil e rápida realização, além de ter sensibilidade e especificidade expressivas, com o uso abrangente na prática clínica da cardiologia. É um método de avaliação cardíaca funcional e consiste na aplicação de um esforço físico graduado e programado, em que se submete o coração a uma carga de trabalho progressiva e avaliam-se as respostas eletrocardiográficas, clínicas, hemodinâmicas e metabólicas.

O risco de complicações descritas na literatura e aceitas, relacionadas ao procedimento, é de 1:10.000 testes (infarto ou morte)[1], e dependem das características da população. Em pacientes de alto risco, o teste deve ser conduzido com bastante cautela. Em nosso serviço (Seção de Eletrocardiografia de Esforço do Instituto do Coração – HC-FMUSP), em experiência acumulada de aproximadamente 250.000 testes ergométricos, a taxa de morbimortalidade é muito baixa (cinco vezes menor). Como método funcional, o teste ergométrico tem como princípios: 1. avaliar a função cardíaca, por meio da resposta do paciente ao esforço padronizado; 2. o resultado do exame também não tem compromisso com o diagnóstico anatômico, pois não existe correlação linear obrigatória entre anatomia (avaliada pela cineangiocoronariografia na situação de repouso) e função cardíaca avaliada pelo teste. Assim, torna-se fácil entendermos que, mesmo em presença de lesão obstrutiva coronariana, o resultado do teste poderá ser normal, dependendo da importância e localização da lesão na árvore coronariana, como também da presença de circulação colateral (avaliação funcional). Por outro lado, uma lesão considerada não-crítica à coronariografia poderá resultar em teste anormal, pelas mesmas razões. O teste ergométrico visa o reconhecimento da isquemia miocárdica sem nenhum compromisso com o diagnóstico de sua etiologia; 3. o desempenho do indivíduo ao esforço depende de outras variáveis além da função cardíaca como gênero, idade e capacidade física.

ERGÔMETROS E PROTOCOLOS

O primeiro protocolo utilizado para realizar o teste ergométrico foi a escada de dois degraus desenvolvida por Master, conhecida por *two step test*. Essa escada tinha medidas padronizadas (46cm altura × 23cm profundidade) e duração do teste de 3 minutos. Durante o teste, o indivíduo subia e descia a escada e era avaliado apenas pelas medidas do pulso e pressão arterial. Posteriormente, na década de 1940, foi incorporado o registro do eletrocardiograma, começando, então, a se detectarem alterações do segmento ST. A partir daí, o método passou a ser usado para o diagnóstico. Porém, devido a sua baixa

Quadro 2.4 – Comparação entre ergômetros.

	Bicicleta ergométrica	Esteira rolante
Aspectos operacionais		
Custo	Muito menor	Muito maior
Dimensões	Menores	Maiores
Nível de ruído	Menor	Maior
Manutenção	Mais fácil	Mais difícil
Aspectos técnicos		
Ausculta cardiopulmonar	Possível	Mais difícil
Medida da pressão arterial	Mais fácil	Mais difícil
Qualidade do eletrocardiograma	Similar	Similar
Aspectos fisiológicos		
$\dot{V}O_2$ máximo	Menor	Maior
Freqüência cardíaca máxima	Menor	Maior
Pressão arterial sistêmica máxima	Maior	Menor
Duplo produto máximo	Similar	Similar
Limiar anaeróbio	Menor	Maior
Gasto energético	Mais precisa	Menos precisa
Aspectos do paciente		
Risco de acidentes	Menor	Maior
Insegurança/medo	Menor	Maior
Adaptação/facilidade	Menor	Maior

sensibilidade e, conseqüentemente, baixa carga de trabalho por ser um esforço muitas vezes ineficaz, foi deixando de ser usado. Concomitantemente, passaram a se desenvolver os ergômetros, inicialmente a bicicleta ergométrica e depois a esteira (década de 1970)[1].

A esteira e a bicicleta ergométrica têm capacidade diagnóstica semelhante, porém algumas diferenças devem ser ressaltadas para o uso diário (Quadro 2.4).

A grande limitação para o uso da bicicleta é a fadiga dos músculos quadríceps, por ser um esforço isométrico, antes de atingir a freqüência cardíaca ideal principalmente em indivíduos idosos e sedentários, e fez com que este ergômetro caísse em desuso. Assim, a esteira, por representar um esforço mais isotônico (contração rítmica e alternada de músculos flexores e extensores) e mais fisiológico, tornou-se mais utilizada, com níveis de freqüência cardíaca e $\dot{V}O_2$ máximos mais facilmente atingidos[1].

PROTOCOLOS PARA BICICLETA ERGOMÉTRICA

Os mais utilizados são o de Balke, com estágios de duração de 2 minutos e incremento de carga de trabalho de 25 watts por estágio. Em indivíduos jovens, pode-se começar o teste com 50 watts e nos limitados fisicamente iniciar com carga livre para permitir melhor adaptação. No protocolo de Ästrand, os estágios têm duração de 3 minutos, com incremento de cargas de 25 a 50 watts, também dependendo das condições físicas de cada paciente.

PROTOCOLOS PARA ESTEIRA

Na prática clínica, os mais utilizados são os de Ellestad e Bruce, tanto para diagnóstico como para avaliação de capacidade funcional. Ambos são protocolos que impõem grande sobrecarga de trabalho por estágio (3 MET/estágio), devendo ser aplicado em indivíduos com algum treinamento prévio. Deve-se usar com cautela em indivíduos limitados clinicamente[1] (Tabelas 2.1 e 2.2).

Para a medida da capacidade física estimada ao esforço, pode-se utilizar a seguinte fórmula que leva em consideração o gênero: masculino = $2,9 \times$ tempo (min) + 8,33ml/kg/min e feminino = $2,74 \times$ tempo (min) + 8,03ml/kg/min, e cada MET^2 corresponde a 3,5ml/kg/min de O_2.

Tabela 2.1 – Protocolo de Bruce.

Estágio	MPH	Inclinação (%)	Minutos	$\dot{V}O_2$	MET
1	1,7	10	3	17,5	5
2	2,5	12	3	24,5	7
3	3,4	14	3	35,0	10
4	4,2	16	3	45,5	13
5	5,0	18	3	56,0	16
6	5,5	20	3	66,5	19
7	6,0	22	3	77,0	22

MPH = milhas por hora; $\dot{V}O_2$ = consumo miocárdico de oxigênio; MET = equivalente metabólico.

Tabela 2.2 – Protocolo de Ellestad.

Estágio	MPH	Inclinação (%)	Minutos	$\dot{V}O_2$	MET
1	1,7	10	3	16,1	4,6
2	3,0	10	2	25,8	7,4
3	4,0	10	2	33,2	9,5
4	5,0	10	2	42,3	12,0
5	5,0	15	2	48,4	13,8
6	6,0	15	2	57,0	16,6
7	7,0	15	2	66,0	18,8

MPH = milhas por hora; $\dot{V}O_2$ = consumo miocárdico de oxigênio; MET = equivalente metabólico.

Protocolo de Naughton – deve ser utilizado em indivíduos com maior limitação física como nos idosos. É o protocolo de escolha para o teste em pacientes pós-infarto agudo do miocárdio em fase precoce para a estratificação de risco, na insuficiência cardíaca congestiva compensada e na angina instável estabilizada. Tem baixo incremento de carga de trabalho em cada estágio (duração 3 minutos – 1MET/estágio), sendo demasiadamente prolongado[1,2]. Por exemplo, o último estágio desse protocolo representa o $\dot{V}O_2$ (consumo de oxigênio) atingido no segundo estágio de Bruce ou Ellestad (7MET) – tabela 2.3.

Tabela 2.3 – Protocolo de Naughton.

Estágio	MPH	Inclinação (%)	Minutos	$\dot{V}O_2$	MET
1	2,0	3,5	3	5,4	3,5
2	2,0	7,0	3	7,0	4,4
3	2,0	10,5	3	10,5	5,4
4	2,0	14,0	3	14,0	6,4
5	2,0	17,5	3	17,5	7,3
6	3,0	12,5	3	21,0	8,4
7	3,0	15,0	3	24,5	9,5
8	3,0	17,5	3	28,0	10,5
9	3,0	20,0	3	40,2	11,5

MPH = milhas por hora; $\dot{V}O_2$ = consumo miocárdico de oxigênio; MET = equivalente metabólico.

Na análise comparativa entre os protocolos em esteira (Ellestad e Bruce) e bicicleta (Balke e Ästrand), apesar de diferenças na carga de trabalho impostas, não existem diferenças tanto na freqüência cardíaca como nos $\dot{V}O_2$ máximos alcançados, diferindo apenas no tempo de duração dos testes[1].

No InCor, desenvolvemos o protocolo denominado "individualizado" utilizado em esteira, preferentemente para idosos, tendo em vista o aumento dessa população nos dias atuais, como também da prevalência de doença coronariana. Iniciamos com velocidade variável de 1-1,4mph (milhas/hora) e inclinação entre 5 e 10%. A partir daí, a carga de trabalho vai aumentando de forma individualizada a cada 1 a 2 minutos, até que o teste seja eficaz. Permite melhor adaptação da marcha, evitando a limitação da classificação funcional pelo $\dot{V}O_2$, assim como resultados mais conclusivos. Em nossa experiência em pacientes com idade superior a 75 anos, 40% deles tiveram testes ineficazes quando se utilizou o protocolo de Ellestad. A escolha do melhor protocolo para o teste ergométrico deverá levar em consideração o objetivo do teste, como também a capacidade funcional do paciente que se apresenta no laboratório.

Protocolos de Rampa – permitem o aumento constante e contínuo da carga de trabalho (velocidade e inclinação), proporcionando, assim, melhor estimativa do $\dot{V}O_2$ comparado a outros protocolos. É muito utilizado associado à medida direta dos gases expirados (ergoespirometria). Pode ser usado tanto para bicicleta como para esteira e tem duração média de 10-12 minutos e máxima de 17 minutos[2]. Após o aquecimento (primeiro minuto), a inclinação e a velocidade da esteira aumentam gradativamente,

permitindo um aumento linear do consumo de oxigênio ($\dot{V}O_2$). O uso dessa metodologia está indicado para avaliação de condicionamento físico de atletas ou indivíduos bem condicionados, como também nos cardiopatas (insuficiência cardíaca congestiva), cujos níveis de $\dot{V}O_2$ constituem critério para a indicação de transplante cardíaco.

SISTEMA DE REGISTRO ELETROCARDIOGRÁFICO

Para a realização do teste, os eletrodos são posicionados no tórax de acordo com os três principais sistemas, que são padronizados e utilizados de acordo com a aparelhagem: o sistema de 12 derivações, o bipolar e o ortogonal de Frank. No sistema de 12 derivações, utiliza-se o eletrocardiograma modificado, segundo Mason e Likar, no qual o eletrodo do braço direito é colocado no segundo espaço intercostal direito próximo à raiz do ombro; o do braço esquerdo, no segundo espaço intercostal esquerdo próximo à raiz do ombro; o da perna direita, acima da crista ilíaca direita; o da perna esquerda, acima da crista ilíaca esquerda e precordiais (V_1 a V_6) em posição semelhante à do eletrocardiograma clássico.

No sistema de registro bipolar, são utilizadas menos derivações (em geral três): CM5, que é a derivação mais utilizada em ergometria, aVF (que representa a região inferior) e V_1 ou V_2 (região ântero-septal). Nesse sistema, o eletrodo negativo (braço direito) é colocado no manúbrio esternal, e o positivo (braço esquerdo), na posição de V_5 (CM5); a perna esquerda (positivo), na crista ilíaca esquerda; e a perna direita (negativo), na posição de V_5R (D_2 ou aVF modificado) e V_1 ou V_2 em posição convencional.

Atualmente, com os aparelhos computadorizados para teste ergométrico, pôde-se associar o registro das derivações X, Y e Z de Frank. Assim, além das 15 derivações simultâneas, obtêm-se o registro do vetorcardiograma que, avaliado em conjunto com o registro eletrocardiográfico, melhora a sensibilidade do teste.

O preparo para a realização do exame deve incluir a tricotomia quando necessária e a limpeza da pele com álcool ou água e sabão até produzir leve vermelhidão. Isso é necessário, uma vez que a secreção natural da pele aumenta a impedância eletrodo-pele, podendo gerar traçados eletrocardiográficos de qualidade inadequada.

INDICAÇÕES DO TESTE ERGOMÉTRICO

Os graus de recomendação e os níveis de evidência adotados são os da II Diretrizes da Sociedade Brasileira de Cardiologia sobre Teste Ergométrico (2002)[2]:

3 Graus

A) definitivamente recomendado;
B) recomendável: B1) evidência muito boa: ainda como método de escolha; B2) evidência razoável: uso opcional ou alternativo;
C) não recomendável (sem utilidade clínica), seu emprego pode ser prejudicial.

Níveis de evidência

1. dados provenientes de múltiplos estudos que incluíram grande número de pacientes;
2. dados provenientes de número limitado de estudos com pequeno número de pacientes;
3. dados de consenso de especialistas.

NA DOENÇA ARTERIAL CORONARIANA

É a mais importante indicação do teste para o diagnóstico de doença coronariana (confirmação), como também nos pacientes com sintomatologia de "angina" desencadeada com esforço. Empregado com objetivos diagnóstico, na definição de conduta clínica; avaliação evolutiva de doença coronariana; para orientar pacientes quanto à atividade socioprofissional e orientação para prática de exercícios físicos; como também prognóstica, para estratificação de risco; avaliação terapêutica de tratamento medicamentoso ou de intervenções invasivas, intervenção coronariana percutânea ou revascularização miocárdica.

Para avaliação diagnóstica, metanálises que incluíram pacientes com baixa e alta probabilidade de doença, alteração do eletrocardiograma e uso de digital mostraram que a sensibilidade do teste ergométrico variou de 50 a 72% (média 68%) e especificidade de 69 a 90% (média 77%)[3].

Nos testes com objetivo diagnóstico, é importante observar o tempo de suspensão de alguns medicamentos, para não interferir nas respostas fisiológicas do coração ao exercício e, conseqüentemente, no resultado do teste (Tabela 2.4)[2].

Tabela 2.4 – Tempo de suspensão de medicamentos para testes diagnósticos.

Medicação	Dias de suspensão prévia
AAS	1
Amiodarona	30
Betabloqueadores	de 4 a 8
Bloqueadores dos canais de cálcio	de 1 a 4
Dipiridamol	1
Digoxina	de 7 a 10
Inibidores da enzima conversora de angiotensina	1
Diuréticos	de 3 a 5
Antiarrítmicos	de 3 a 5
Nitrato	1
Metildopa e clonidina	1

Indicações

Grau A – Nível 1

Na avaliação de homens ou mulheres com dor típica, para confirmação do diagnóstico; avaliação pós-infarto agudo do miocárdio em evolução precoce e tardia, desde que não complicada; na doença arterial coronariana crônica com modificação no quadro clínico e/ou do eletrocardiograma, desde que estáveis.

Grau B1 – Nível 1

Pré-intervenção coronariana percutânea e pré-revascularização miocárdica.

Observação: o teste servirá para a comparação com o teste pós-procedimento, uma vez que poderá continuar positivo, não necessariamente relacionado à reestenose ou oclusão dos enxertos.

Grau B1 – Nível 2

Na estratificação de risco de dor torácica na sala de emergência; avaliação seriada de pacientes em programa de reabilitação cardiovascular; avaliação de indivíduos assintomáticos com mais de 2 fatores de risco e na avaliação de terapêutica medicamentosa (sem a suspensão dos medicamentos).

Grau B2 – Nível 2

- Avaliação pós-intervenção coronariana percutânea e pós-revascularização miocárdica; avaliação prognóstica e de evolução da doença arterial coronariana; na investigação de alterações da repolarização ventricular no eletrocardiograma de repouso; na avaliação de risco em cirurgias não-cardíacas em pacientes com fator de risco e como complementação de outros métodos que tenham evidenciado suspeita de doença arterial coronariana (eletrocardiograma, Holter, ecocardiograma).
  Em algumas situações, o emprego do teste ergométrico não está indicado para o diagnóstico de doença arterial coronariana. No entanto, poderá ser usado para avaliação de capacidade física ou pesquisa de arritmias e comportamento da pressão arterial ao esforço[2,3], por ser método não-invasivo e de baixo custo.
- Sobrecarga ventricular esquerda padrão *strain*.

Grau C – Nível 2

Bloqueio de ramo esquerdo, pré-excitação (síndrome de Wolff-Parkinson-White) e portadores de marca-passo artificial.

O teste em pacientes com doença arterial coronariana estável (grau A – nível 1) tem como objetivos a complementação diagnóstica e a avaliação da evolução da doença e dos resultados das intervenções terapêuticas. A escolha do protocolo deve levar em conta as condições do paciente, com teste máximo ou sintoma-limitado (se em vigência de medicação), não sendo objetivo alcançar a freqüência cardíaca máxima. Nos portadores de doença arterial coronariana, o risco de eventos cardíacos é dependente de fatores como função ventricular, gravidade da doença arterial coronariana, presença de arritmias ventriculares complexas e outros, como idade e associação de outras doenças. O teste ergométrico fornece informações com tal objetivo, por meio das variáveis **eletrocardiográficas**: desníveis do segmento ST (supra ou infradesnivelamento) – morfologia, tempo de aparecimento, duração, número de derivações, presença de arritmias; **hemodinâmicas**: freqüência cardíaca (incompetência cronotrópica, queda ao esforço), pressão arterial sistólica (déficit inotrópico, queda ao esforço), duplo produto baixo

TESTE ERGOMÉTRICO

(freqüência cardíaca máxima × pressão arterial sistólica máxima ≤ 25.000), baixa carga de trabalho; e **clínica**: angina, com baixa carga ou teste interrompido por sintoma[3].

Na angina instável (grau A – nível 1), o teste pode ser realizado a partir de 48 a 72 horas da estabilização do quadro clínico (paciente sem dor), e na angina de risco baixo/moderado, de acordo com a classificação de Braunwald[4]. A realização do teste na angina instável tem como objetivo a estratificação de risco não-invasiva antes da alta hospitalar. O paciente poderá ser estudado de forma invasiva eletivamente, quando o estudo hemodinâmico for contra-indicado ou por outras co-morbidades ou ainda nos centros que atendem pacientes nessa condição e não dispõem de laboratório de hemodinâmica. O teste deve ser sempre realizado em ambiente hospitalar, com cardiologista, em vigência plena de medicação, e utilizar um protocolo atenuado (Naughton, Bruce modificado ou rampa). Após 15 dias, considerar o paciente como portador de angina estável. De acordo com o resultado do teste, os pacientes são classificados como: **baixo risco** (sem resposta isquêmica com carga da trabalho > 6MET), mortalidade/ano ≤ 1% – considerar tratamento clínico; **alto risco** (resposta isquêmica com baixa carga < 5MET; B$_3$; congestão pulmonar) ≥ 4% de mortalidade/ano – avaliação invasiva na internação; e **risco intermediário** (resposta isquêmica com carga de trabalho > 7MET) 2 a 3% de mortalidade/ano – considerar método de imagem ou invasivo[3].

O uso do teste na sala de emergência (grau B1 – nível 2) tem-se tornado cada vez mais freqüente e é considerado método não-invasivo de primeira linha em pacientes com eletrocardiograma normal e de baixo risco (baixa probabilidade de síndrome coronariana aguda). Pode ser realizado após avaliação clínica, eletrocardiograma e de enzimas (quando necessário), desde imediato (< 1 hora) até após um período de 8-12 horas de observação. Usar protocolo de Bruce (utilizado no InCor) ou Naughton em idosos. O teste tem alto valor preditivo negativo (98%) para a presença de doença arterial coronariana e ocorrência de eventos, em curto prazo (30 dias) e até um ano[5]. Como essa é uma população de baixo risco, é observada maior freqüência de testes negativos (até 82% dos pacientes) nas séries avaliadas.

- Condições ideais: eletrocardiograma sem mudanças significativas (ST/T); sem anormalidades eletrocardiográficas que dificultem a avaliação da acurácia do teste (bloqueio de ramo esquerdo, sobrecarga ventricular esquerda, doença de Wolff-Parkinson-White); ausência de dor "isquêmica" no momento do exame.
- Contra-indicações: eletrocardiograma alterado ou com nova mudança; alteração enzimática; piora da dor ou dor persistente no momento do teste; incapacidade para realizar exercício; indicação para estudo invasivo (risco > 7% de acordo com os critérios de Goldman et al.)[5,6].

O teste após infarto agudo do miocárdio (grau A – nível 1) é utilizado para estratificação de risco e prognósti-

co antes da alta hospitalar, semelhante à angina instável. Permite ainda avaliar a capacidade funcional para a prescrição de atividade física após alta (doméstica ou laborativa), como também para avaliar a terapêutica medicamentosa e necessidade de outras intervenções de diagnóstico ou tratamento. Deve ser realizado sempre em ambiente hospitalar a partir do quarto dia pós-infarto agudo do miocárdio em pacientes que evoluíram clinicamente para o grupo I de Killip, estando assintomáticos no momento do teste e em vigência de medicação, o qual deverá ser submáximo, ou sintoma-limitante ou com nível de esforço prefixado (5-6MET); usar protocolo atenuado (Naughton ou o modificado). O método é seguro, com risco muito baixo de complicações: evento fatal (infarto agudo do miocárdio ou ruptura cardíaca) – 0,03%; não-fatal (infarto agudo do miocárdio ou parada cardiorrespiratória) – 0,09%; e arritmias complexas (taquicardia ventricular) – 1,4%. As principais variáveis prognósticas do teste são: infradesnível do ST, e/ou baixa capacidade funcional (< 5MET), e/ou angina intra-esforço e/ou queda da pressão arterial sistólica.

Após revascularização miocárdica (grau B2 – nível 2), o teste pode ser realizado a partir do 45º dia, quando o paciente já caminha normalmente (teste submáximo) e tardiamente quando houver mudança no quadro clínico. Em pacientes com sintomas, o teste pode ser usado para identificar a causa cardíaca de angina recorrente. No entanto, a acurácia limitada impede o uso do teste isoladamente como rotina nessa população, uma vez que, para o manuseio clínico do paciente pós-revascularização miocárdica, é importante determinar a presença e extensão da isquemia, podendo ser necessário associação de um método de imagem. Em pacientes assintomáticos pós-revascularização miocárdica completa com sucesso, o teste tem baixo valor preditivo para eventos após esse tratamento, podendo ser útil quando a probabilidade de progressão de doença arterial coronariana ou oclusão dos enxertos é maior, ou seja, mais de 5 anos pós-revascularização miocárdica, sintomas de isquemia miocárdica, diabéticos, pacientes em hemodiálise ou em uso de imunossupressores.

É importante ressaltar que a normalização do segmento ST ao teste pode não ocorrer: 9 a 30% persistem com teste positivo pós-procedimento, mesmo com revascularização completa e enxertos pérvios[1]. As variáveis que melhor refletem o sucesso do procedimento, quando comparadas ao teste prévio, são as mudanças: 1. hemodinâmicas – aumento da freqüência cardíaca e da pressão arterial sistólica máximas, aumento duplo do produto maior que 30.000, que tem boa correlação com enxertos pérvios mesmo em presença das alterações do segmento ST e quando menor que 25.000 relaciona-se com disfunção ventricular ou oclusão dos enxertos e pior prognóstico; 2. melhora da angina: em 90% dos pacientes; e 3. aumento do tempo de tolerância ao exercício[1].

O teste após intervenção coronariana percutânea (grau B2 – nível 2) visa avaliar o grau de revascularização, servindo como parâmetro para seguimento, além de ser útil para a prescrição de atividade física e estimular o retorno às atividades diárias. Sua principal indicação é identificar a reestenose mesmo com o uso de *stents* recobertos que mostram diminuição de sua incidência. Apesar de esse diagnóstico ser predominantemente clínico, 25% dos pacientes são assintomáticos (reestenose silenciosa). Pode ser realizado três a seis meses após intervenção coronariana percutânea, com protocolo que melhor se adeque ao paciente. O teste é fraco previsor de reestenose (sensibilidade de 40-55%) quando comparado aos métodos de imagem, principalmente quando há lesões em outras artérias e além de não localizar a área isquêmica[2,3].

Em populações selecionadas de alto risco, o teste pode ser empregado para avaliação de isquemia silenciosa e tem benefício prognóstico. Incluem-se pacientes com função ventricular diminuída, multiarteriais, lesão proximal de artéria coronária descendente anterior, diabéticos, recuperados de parada cardiorrespiratória, pacientes sob ocupações de risco e naqueles nos quais o resultado da intervenção coronariana percutânea é subótimo.

NA HIPERTENSÃO ARTERIAL SISTÊMICA

Indicações

Grau A – Nível 1
Diagnóstico de doença arterial coronariana em hipertensos com mais de um fator de risco – como a hipertensão arterial sistêmica é um fator de risco para doença arterial coronariana, a aplicação do teste é de grande importância.

Grau B1 – Nível 2
Avaliar a curva da pressão arterial ao esforço em indivíduos com antecedentes familiares de hipertensão arterial sistêmica ou suspeita de síndrome metabólica – indivíduos normotensos em repouso com comportamento hiperreativo da pressão arterial ao esforço, definido como pressão arterial sistólica $\geq$ 220mmHg e/ou incremento $\geq$ 15mmHg para a diastólica, têm alta probabilidade de ser hipertensos futuros. Para a hiper-reatividade da pressão arterial sistólica, estudos mostram que a prevalência de hipertensão arterial sistêmica futura é de 2 a 3,3 vezes (sensibilidade: 16-60%; e especificidade: 53-95%)[7], e para hiper-reatividade da pressão arterial diastólica, o estudo de Framingham mostrou risco 2 a 4 vezes de desenvolver hipertensão arterial sistêmica em oito anos[8], além de estar fortemente associada ao aumento do colesterol total e de resistência à insulina (síndrome metabólica)[9]. Essa é uma população que deve ter os fatores de risco rigorosamente controlados, como também estimulados para a prática de exercícios físicos.

Grau B2 – Nível 2
- Avaliar a curva da pressão arterial em pacientes com comportamento anômalo em repouso – hipertensos lábeis e que podem ser hiper-reativos ao esforço.
- Diagnóstico de doença arterial coronariana em hipertensos com sobrecarga ventricular esquerda ao eletrocardiograma – nos pacientes que apresentem infradesnível do segmento ST < 1mm em repouso, o teste pode ser usado como triagem inicial por ser um método de baixo custo, tendo em vista que a ausência de alterações de ST adicionais ao esforço não invalida a análise eletrocardiográfica, o inverso porém não poderá ser valorizado para o diagnóstico de doença arterial coronariana.
- Diagnóstico de doença arterial coronariana em hipertensos em uso de drogas – betabloqueadores, bloqueadores de cálcio e nitratos (drogas que interferem nas respostas fisiológicas ao exercício).

NAS VALVOPATIAS

O teste visa avaliar a capacidade funcional e a obtenção de subsídios para indicação cirúrgica na estenose mitral e aórtica, tendo em vista que muitos pacientes podem ser "assintomáticos" por serem autolimitados. O teste fornece informações mais objetivas, avaliação de arritmias ao esforço e também acompanhamento clínico pré e pós-operatórios.

Indicações

Grau A – Nível 2
Avaliação de classe funcional e de sintomas na insuficiência aórtica em pacientes com sintomatologia duvidosa.

Grau B1 – Nível 2
- Avaliação de classe funcional em pacientes com valvopatia leve a moderada.
- Determinação de classe funcional em pacientes com insuficiência aórtica ou avaliação de prognóstico antes da cirurgia em pacientes com insuficiência ventricular esquerda – é útil como parâmetro de comparação como teste pós-cirurgia.

Grau C
- Diagnóstico de doença arterial coronariana em pacientes com valvopatias – devido às alterações do eletrocardiograma tipo sobrecarga ventricular esquerda que invalidam a análise eletrocardiográfica para esse propósito.
- Estenose aórtica ou estenose mitral graves (contra-indicado) – o teste deve ser realizado em ambiente hospitalar e usando-se protocolo atenuado. Interromper em presença de queda da pressão arterial, da freqüência cardíaca ou de arritmias graves. O teste está contra-indicado na estenose mitral com área valvar < 1cm^2 ou pressão capilar pulmonar > 30mmHg e na estenose aórtica com gradiente ventrículo esquerdo/aorta > 50mmHg e sintomas de baixo débito cardíaco[2,3].

NA INSUFICIÊNCIA CARDÍACA CONGESTIVA

O teste na insuficiência cardíaca congestiva é utilizado com objetivos de diagnóstico (avaliação de classe funcional, reserva cardíaca ou isquemia), prognóstico e terapêutico (prescrição de atividade física, medicamentosa ou transplante cardíaco). Deve ser realizado em ambiente hospitalar, em pacientes estáveis e utilizando-se protocolo atenuado.

Indicações

Grau A – Nível 1

• Avaliação de isquemia (doença arterial coronariana) como causa de insuficiência cardíaca congestiva – que pode ser causa ou estar piorando o quadro primário.
• Seleção de pacientes para transplante cardíaco.

Grau A – Nível 2

Esclarecimento de sintomas – diferenciar dispnéia de origem cardíaca ou pulmonar.

Grau B2 – Nível 2

• Prescrição de exercício físico.
• Avaliação da gravidade e da resposta à terapêutica.

Grau C

• Miocardite e pericardite agudas.
• Nas miocardiopatias restritiva e hipertrófica com obstrução de via de saída de ventrículo esquerdo (contra-indicado).

Observação: na miocardiopatia hipertrófica sem obstrução de via de saída do ventrículo esquerdo, o teste pode ser realizado para avaliação de capacidade física e de arritmias ao esforço.

O teste na insuficiência cardíaca congestiva deverá sempre ser realizado associado à medida direta dos gases expirados (ergoespirometria), pois a medida indireta superestima sua medida. O prognóstico a médio e longo prazo é bom nos pacientes com $\dot{V}O_2 > 20$ml/kg/min e ruim quando < 10ml/kg/min (Tabela 2.5)[10].

Tabela 2.5 – Avaliação diagnóstica e prognóstica da insuficiência cardíaca congestiva pelo grau de incapacitação medido ao teste.

Grau de incapacitação	$\dot{V}O_2$ (ml/kg/min)	LA (ml/kg/min)
Pouco ou nenhum	> 20	> 14
Leve a moderado	16 a 20	11 a 14
Moderado a grave	10 a 16	8 a 11
Grave	< 10	< 8

$\dot{V}O_2$ = consumo miocárdico de oxigênio; LA = limiar anaeróbio.

Os valores de $\dot{V}O_2$ também constituem parâmetro para indicação de transplante cardíaco, sendo aceitável < 10ml/kg/min; provável < 14ml/kg/min e inadequada se > 15ml/kg/min[3].

NAS ARRITMIAS

O teste ergométrico em pacientes com arritmias deve ser sintoma-limitado e interrompido em presença de arritmias ventriculares complexas ou supraventriculares sustentadas. Deve-se estar atento à fase de recuperação, período de maior vulnerabilidade para o aparecimento ou intensificação de arritmias (altos níveis de catecolaminas circulantes com baixo trabalho cardíaco).

Indicações

Grau A – Nível 2

Pesquisa de doença arterial coronariana ou arritmias esforço-induzidas em pacientes recuperados de parada cardiorrespiratória – sempre em vigência terapêutica antiarrítmica adequada.

Grau B1 – Nível 2

• Avaliar reprodutibilidade e comportamento das arritmias ao esforço – a reprodutibilidade do teste é limitada para os fenômenos isolados: 30-40% em indivíduos normais e de 50-60% em presença de doença arterial coronariana; é melhor nas arritmias adrenérgicas (taquicardias ventriculares monomórfica e polomórfica do QT longo), situações que podem não ser detectadas ao Holter.
• Correlação entre sintomas e arritmias desencadeadas ao esforço – sintomas como palpitações, vertigem, síncope ou pré-síncope aos esforços, que podem estar associados a bloqueios atrioventriculares, disfunção do nó sinusal ou taquiarritmias.
• Avaliação de terapêutica específica em portadores de arritmias ao esforço – na avaliação de arritmias desencadeadas ou agravadas ao esforço. Na presença de taquicardia ventricular exercício-induzida em pacientes sob terapêutica antiarrítmica, considerar também efeito pró-arrítmico e risco de morte súbita.
• Estratificação de risco na síndrome de Wolff-Parkinson-White – a pré-excitação pode ser induzida, suprimida ou não ser afetada durante o teste. O objetivo é identificar arritmias atriais induzidas ao esforço que tenham alta resposta ventricular e risco de degenerar para arritmias fatais. Em geral, pacientes com síndrome de Wolff-Parkinson-White inibido ao esforço são considerados de baixo risco, pois implicam período refratário longo da via anômala suprimida pela condução atrioventricular normal e baixo de arritmias.

Grau B2 – Nível 2

• Avaliação de portadores de arritmia em programa de condicionamento físico – avaliar a capacidade física e a carga de trabalho em que as arritmias aparecem.
• Síndrome de QT longo com antecedentes ou história de morte súbita.
• Avaliação de portadores de marca-passo artificial – desempenho do aparelho (comando, sensibilidade) e sua adequação.

Na fibrilação ou *flutter* atriais o teste é pouco efetivo, pois 95% dos pacientes têm resposta cronotrópica exagerada precocemente ao esforço, sendo o teste interrompido por esse motivo. O teste tem valor limitado para dignóstico de doença arterial coronariana nessa população.

Os fenômenos que sugerem associação com doença arterial coronariana são: aparecimento em baixo nível de esforço, intensificação com esforço, morfologia complexa, reprodutibilidade, ausência de outras condições ou doenças reconhecidamente arritmogênicas (prolapso de valva mitral, aneurismas, miocardiopatias, uso de medicações).

NOS INDIVÍDUOS ASSINTOMÁTICOS OU ATLETAS

Nos indivíduos assintomáticos sem doença arterial coronariana conhecida, o teste não deve ser utilizado de rotina para o diagnóstico, pois tem baixo valor diagnóstico (aumenta a taxa de resultados falso-positivos) como também baixo valor preditivo para eventos futuros. Nessa população, o teste está indicado[2]:

Grau A – Nível 2

Indivíduos com antecedentes familiares de doença arterial coronariana precoce ou morte súbita.

Grau B1 – Nível 3

- Indivíduos em programas de exercícios físicos vigorosos: homens > 40 anos e mulheres > 50 anos.
- Indivíduos com ocupações especiais (pilotos, motoristas, condutores de trens, bombeiros) – todos os indivíduos cuja ocupação possa colocar em risco a vida de terceiros.
- Avaliação de risco de doença arterial coronariana secundária a outras doenças (insuficiência renal crônica).

NA AVALIAÇÃO PRÉ-OPERATÓRIA DE CIRURGIA NÃO-CARDÍACA

A importância do uso suplementar do teste ergométrico na avaliação perioperatória é fornecer uma medida objetiva da capacidade funcional, identificar a presença de isquemia grave e arritmias, além de estimar o risco cardíaco perioperatório e o prognóstico a longo prazo. A presença de capacidade funcional diminuída em pacientes com doença arterial coronariana crônica ou em pacientes após um evento cardíaco agudo associa-se com o aumento do risco subseqüente de morbidade e mortalidade cardiovasculares[11]. A capacidade funcional diminuída também pode ser causada por outros fatores como reserva cardíaca inadequada, idade avançada, disfunção miocárdica transitória devido à isquemia miocárdica, descondicionamento físico e reserva pulmonar deprimida.

O risco de eventos cardíacos perioperatórios e a longo prazo está significantemente aumentado em pacientes com teste ergométrico alterado em baixa carga[12-14]. Em contraste, o início da resposta isquêmica em um nível de trabalho maior está significativamente associado com menor risco.

Uma importante limitação do teste de ergométrico para avaliação perioperatória de cirurgia não-cardíaca é o fato de que 30 a 50% dos pacientes encaminhados ao cardiologista para avaliação pré-cirúrgica de grande porte ou de cirurgias vasculares não podem atingir carga suficiente durante o esforço para avaliar a reserva cardíaca[12-15].

Em uma série de estudos que analisaram o uso do teste na avaliação pré-operatória de cirurgia vascular periférica, correção de aneurisma de aorta abdominal ou cirurgias de grande porte não-cardíacas, observou-se valor preditivo positivo de um teste normal baixo, variando de 5 a 25% para prever morte ou infarto agudo do miocárdio durante hospitalização, enquanto o valor preditivo

negativo de um teste normal variou de 90 a 95%. Isso poderia ser explicado devido ao fato de que a maioria dos estudos foram realizados na década de 1980 e as técnicas cirúrgicas e anestésicas se aperfeiçoaram, outra justificativa é que, na maioria dos estudos, os pacientes de alto risco (com infarto agudo do miocárdio ou angina instável recentes, insuficiência cardíaca congestiva e arritmias ventriculares) foram excluídos[12-21].

Recente estudo prospectivo avaliou 204 pacientes com doença arterial coronariana ou com risco aumentado de desenvolvê-la que se submeteram a cirurgia não-cardíaca sob anestesia geral. Todos realizaram teste ergométrico pré-operatório com uso de medicação habitual. O infradesnivelamento do segmento ST $\geq$ 1mm foi preditor independente de eventos cardíacos pós-operatórios, sendo que o valor preditivo positivo do teste foi de 20%[19]. Portanto, podemos observar que o teste ergométrico apresenta baixo valor preditivo positivo para definir risco per e pós-operatórios em cirurgias de grande porte, principalmente em pacientes sem doença arterial coronariana conhecida.

NAS CARDIOPATIAS CONGÊNITAS

O teste ergométrico representa uma indicação especial e é útil em crianças com cardiopatias congênitas na avaliação de sintomas, curva pressórica, arritmias esforço-induzidas e capacidade de exercício[22].

A metodologia utilizada é semelhante à do adulto, com adaptações principalmente dos manguitos de aferição de pressão arterial. Utilizar protocolos com aumento progressivo de velocidade ou carga de trabalho (protocolo individualizado, principalmente em crianças menores), atingindo-se a freqüência cardíaca prevista em 9 a 12 minutos.

Indicações

Grau A – Nível 1

Crianças com cardiopatia congênita antes ou após tratamento cirúrgico, para avaliação da capacidade de exercício.

Observação: valorizar sintomas (dor precordial) e arritmias.

Grau B1 – Nível 2

Nas valvopatias congênitas ou adquiridas, para avaliação da gravidade da estenose, avaliação de arritmias esforço-induzidas, avaliação da resposta cronotrópica em crianças com bloqueio atrioventricular total, avaliação para indicação de transplante cardíaco na miocardiopatia dilatada, na pré-excitação (síndrome de Wolff-Parkinson-White) para avaliação de arritmias ao esforço, avaliação de síncope, portadores de marca-passo e na miocardiopatia hipertrófica.

Grau B2 – Nível 2

Avaliação de resposta hipertensiva ao esforço, de eficácia medicamentosa (betabloqueadores) e de gradiente residual (pós-operatório) na coartação da aorta; avaliação de evolução na doença de Kawasaki; avaliação de crianças pós-ablação.

Grau C

Síndrome de Marfan, hipertensão pulmonar grave, cardiopatias congênitas cianóticas antes do tratamento cirúrgico, síndrome do QT longo sem terapêutica específica.

INDICAÇÕES DO TESTE ERGOMÉTRICO EM CRIANÇAS SEM CARDIOPATIA

Indicações

Grau A

No diagnóstico de dor torácica.

Grau B1

Avaliação de palpitações e síncope ao esforço.

Grau B2

Avaliação de crianças com história familiar de morte súbita ao esforço.

Grau C

Teste prévio a programas de condicionamento físico.

OUTRAS INDICAÇÕES DO TESTE ERGOMÉTRICO

Teste em pacientes transplantados

Alguns pacientes podem apresentar dispnéia após o transplante (classe II – NYHA) e limitação ao esforço, secundária a fatores centrais (incompetência cronotrópica por desnervação cardíaca, disfunção diastólica, hipertensão pulmonar residual) ou periféricos (metabolismo anaeróbio precoce, diminuição da síntese de ATP, atrofia muscular, efeito de drogas imunossupressoras). Esses pacientes exibem baixos níveis de $\dot{V}O_2$ e freqüência cardíaca máxima. Devido à incompetência cronotrópica, deve-se preferir protocolos atenuados ou de rampa. O teste tem baixo valor para o diagnóstico de doença arterial coronariana no coração transplantado.

Teste em pacientes com cardiodesfibrilador implantável

O teste pode ser realizado com alguns cuidados: deve-se conhecer o limiar de choque antes do início do teste; fazer desaceleração gradual e evitar interrupção abrupta devido ao aumento do risco de arritmias ventriculares no início da recuperação. O cardiodesfibrilador implantável pode ser desativado durante o teste com o objetivo de se avaliar tolerância ao exercício e freqüência cardíaca máxima, como também arritmias ao esforço.

TESTE ERGOMÉTRICO ASSOCIADO COM OUTROS MÉTODOS

A utilização de métodos complementares associados ao teste ergométrico também fazem parte da avaliação das cardiopatias e superam algumas das limitações do teste, principalmente devido às características da população. Assim, a utilização dessa metodologia está indicada em[2,22]:

Testes anormais

Em pacientes com doença valvar; doença cardíaca congênita; miocardiopatias; hipertensão arterial sistêmica; hipertrofia ventricular esquerda (inclusive em atletas); bloqueio de ramo esquerdo; bloqueio de ramo direito esforço-induzido; síndrome de pré-excitação ventricular (Wolff-Parkinson-White) e suas variantes; prolapso de valva mitral; avaliação evolutiva de revascularização miocárdica; infarto do miocárdio com supradesnivelamento do segmento ST ao teste em área inativa; uso de medicações específicas (digitálicos, hormônios femininos). Quando for necessária a definição da área isquêmica: na presença de sintomas sugestivos de doença arterial coronariana, em pacientes submetidos a revascularização incompleta (revascularização miocárdica ou por intervenção coronariana percutânea).

Testes normais

Em pacientes com incompetência cronotrópica ao teste e/ou capacidade funcional < 5MET e/ou déficit inotrópico e/ou arritmias complexas induzidas ao esforço.

CINTILOGRAFIA DE PERFUSÃO MIOCÁRDICA

Para sua realização, os radiofármacos mais utilizados são o MIBI (2-metoxi-isobutil-isonitrila) e o tálio-201, ambos com capacidade diagnóstica semelhante para os defeitos de perfusão miocárdica. Na pesquisa de viabilidade miocárdica, o tálio-201 é o agente de escolha. A cintilografia miocárdica pode ser realizada tanto associada ao estresse físico (teste ergométrico) como farmacológico (dipiridamol, adenosina, dobutamina) – quando há limitações para a realização do exercício. No entanto, o teste ergométrico fornece informações clínicas, hemodinâmicas e metabólicas proporcionando diagnóstico e prognóstico mais acurados para doença arterial coronariana, sendo o mais utilizado. Para mais detalhes ver Capítulo 7.

Indicações

Grau A

Complementação de teste inconclusivo; situações em que fica prejudicada a identificação dos sinais de isquemia (síndrome de Wolff-Parkinson-White, bloqueio de ramo esquerdo, sobrecarga ventricular esquerda); identificação de isquemia na vigência de fármacos que interferem na análise do segmento ST; constatação da ausência de isquemia em testes falso-positivo e falso-negativo na presença de doença arterial coronariana.

Grau B1

Correlação anatomofuncional pós-cineangiocoronariografia.

Grau B2

Pós-infarto agudo do miocárdio, para verificar sua extensão, presença de viabilidade e comprometimento isquêmico de outras áreas (doença em outras artérias).

Grau C

Primeira escolha na estratificação de risco para doença arterial coronariana, na ausência de contra-indicação para o teste; controle evolutivo em pacientes com testes anormais em programa de exercícios.

ECOCARDIOGRAFIA DE ESTRESSE

O método possibilita a avaliação da função sistólica segmentar e global do ventrículo esquerdo, a pesquisa de isquemia miocárdica e a avaliação funcional das miocardiopatias e valvopatias. Também pode ser realizado com estresse físico ou com a utilização de drogas. Tem sensibilidade e especificidade similares à cintilografia miocárdica. Da mesma forma, também é possível avaliação conjunta da perfusão e contratilidade miocárdica com o uso de contrastes específicos.

Indicações

Grau A

Avaliação de viabilidade miocárdica; avaliação de áreas de risco pós-infarto agudo do miocárdio; pacientes com eletrocardiograma basal alterado (bloqueio de ramo esquerdo, sobrecarga ventricular esquerda); pacientes assintomáticos com alterações no teste ergométrico.

Grau B1

Avaliação de miocardiopatias e valvopatias e de testes normais em pacientes com sintomas de doença arterial coronariana.

Grau B2

Avaliação pré-operatória de grandes cirurgias em pacientes idosos e/ou incapazes de realizar exercício (eco de estresse com drogas).

ERGOESPIROMETRIA
(teste cardiopulmonar)

A grande vantagem do uso dessa metodologia é a avaliação das variáveis ventilatórias, em conjunto com aquelas fornecidas pelo teste convencional (eletrocardiográficas, clínicas e hemodinâmicas). A ergoespirometria avalia os parâmetros de ventilação pulmonar e das frações expiradas de O_2 e CO_2 durante o esforço, permitindo avaliação objetiva da capacidade pulmonar e do limiar anaeróbio. É essencial na avaliação de pacientes com insuficiência cardíaca congestiva, atletas ou mesmo indivíduos normais.

Indicações

Grau A

Na seleção de pacientes para transplante cardíaco; identificação de mecanismos fisiopatológicos no diagnóstico diferencial de dispnéia; avaliação de gravidade na insuficiência cardíaca congestiva; prescrição de exercícios em atletas de ponta, pacientes com insuficiência cardíaca congestiva, pneumopatias e obesos; estimativa de prognóstico em pacientes com insuficiência ventricular esquerda sintomáticos.

Grau B1

Avaliação de resposta a intervenções terapêuticas; quantificação precisa da potência aeróbica em indivíduos em programas de exercício.

Grau B2

Avaliação da resposta a programas de reabilitação.

CONTRA-INDICAÇÕES PARA O TESTE ERGOMÉTRICO[2,3]

ABSOLUTAS

1. Infarto agudo do miocárdio nos primeiros dois dias; 2. angina instável não estabilizada previamente (48 a 72 horas); 3. arritmias complexas não-controladas; 4. estenose aórtica grave sintomática; 5. insuficiência cardíaca congestiva descompensada; 6. embolia ou infarto pulmonar recentes; 7. miocardite ou pericardite agudas; 8. dissecção aórtica aguda.

CONDIÇÕES DE ALTO RISCO PARA REALIZAÇÃO DO TESTE ERGOMÉTRICO*

1. Lesão de tronco da coronária esquerda (desde que < 70%); 2. estenoses valvares moderadas ou insuficiências graves; 3. arritmias ventriculares complexas (em pacientes assintomáticos e sob terapêutica específica); 4. pacientes com desfibrilador implantável; 5. insuficiência cardíaca congestiva compensada avançada (III NYHA); 6. miocardiopatia hipertrófica (sem obstrução de via de saída); 7. bloqueios atrioventriculares de graus avançados; 8. hipertensão pulmonar.

INDICAÇÕES PARA TÉRMINO DO EXAME[2,3]

ABSOLUTAS

Queda da pressão arterial sistêmica $\geq$ 10mmHg em relação à pressão arterial de repouso, acompanhada de isquemia; angina com intensidade moderada a grave; taquicardia ventricular sustentada; supradesnivelamento do segmento ST $\geq$ 2mm em derivações sem ondas Q; infradesnivelamento do segmento ST $\geq$ 3mm na ausência de bloqueio de ramo esquerdo, síndrome de Wolff-Parkinson-White ou sobrecarga ventricular esquerda; pressão arterial diastólica $\geq$ 120mmHg em normotensos e 140mmHg em hipertensos ou elevação da pressão arterial sistólica $\geq$ 260mmHg; sinais de hipoperfusão periférica (palidez, cianose); sinais de hiperatividade simpática (ataxia, pré-síncope).

RELATIVAS

Queda na pressão arterial sistólica $\geq$ 10mmHg em relação ao repouso, sem outras evidências de isquemia; depressão do segmento ST > 2mm horizontal ou descendente; arritmias ventriculares: extra-sístoles ventriculares multifocais, *triplets*, taquicardias paroxísticas supraventriculares ou bradiarritmias; bloqueios de ramo ou distúrbios de condução não distinguíveis de taquicardia ventricular; resposta hipertensiva da pressão arterial ao esforço; aumento da dor torácica durante o teste; sintomas inespecíficos como fadiga, vertigem, câimbras ou claudicação.

IMPLICAÇÕES PREDITIVAS DO TESTE DE ESFORÇO

O teste ergométrico possui sensibilidade de aproximadamente 68% para o diagnóstico de doença arterial coronariana e especificidade de 77%[23]. Esses valores têm como referência a cinecoronariografia e variam de acordo com o número de vasos acometidos, bem como de qual artéria possui obstruções significativas. Em pacientes uniarteriais, a sensibilidade varia de 25 a 71%, enquanto na doença multiarterial a sensibilidade é de 81% e a especificidade de 66%[23]. As alterações do segmento ST induzidas por exercício são mais freqüentes em pacientes com obstruções da artéria coronária descendente anterior, seguidos por aqueles com acometimento da coronária direita e daqueles da artéria circunflexa esquerda. As derivações V_4 a V_6 são as que apresentam mais informações diagnósticas, em cerca de 75 a 80% dos testes anormais. A especificidade do teste é reduzida, se forem incluídos pacientes com resultados falso-positivos – aqueles com hipertrofia ventricular esquerda, doença valvar, infradesnivelamento significativo do ST em repouso ou em uso de digitálicos[24]. No quadro 2.5 estão listadas as principais causas não-coronarianas de infradesnivelamento do ST induzido por esforço.

Quadro 2.5 – Principais causas não-coronarianas de infradesnivelamento do ST induzido por esforço.

Hipertrofia ventricular esquerda
Estenose aórtica grave
Hipertensão grave
Distúrbio de condução intraventricular
Prolapso de valva mitral
Síndrome pré-excitação (Wolf-Parkinson-White e suas variáveis)
Uso de digitálico
Taquiarritmias supraventriculares
Alta ingestão de glicose
Miocardiopatia
Hiperventilação
Anemia
Hipocalemia
Hipóxia grave
Sobrecarga acentuada de volume (regurgitação mitral e aórtica)
Exercício excessivo súbito

Nos pacientes com aparente infradesnivelamento do ST durante o esforço e angiografia coronariana normal (síndrome X), a disfunção endotelial vasomotora observada pela resposta da coronária à acetilcolina parece ser a causa da resposta isquêmica do segmento ST[25]. Um resultado falso-positivo está mais associado a alterações nas derivações inferiores (DII, DIII, aVF) e em níveis altos de exercício.

Teoria de Bayes – a magnitude do infradesnivelamento do segmento ST induzido por exercício e a extensão da resposta isquêmica do miocárdio podem ser consideradas variáveis contínuas. No entanto, os critérios de positividade utilizados não são suficientes para discriminar todos os pacientes doentes dos saudáveis e aumentá-los mais elevará mais a especificidade, diminuindo, no entanto, a sensibilidade. Sensibilidade e especificidade são inversamente proporcionais e resultados falso-negativos e falso-positivos são esperados, quando comparamos o teste de esforço à angiografia[23,26-30].

A teoria de Bayes analisa o risco de doença antes do teste e a sensibilidade e especificidade do teste (razão de chances), e assim determina a probabilidade de doença arterial coronariana após o exame. Os resultados da avaliação clínica do paciente e do teste ergométrico são usados para a estimativa final do risco para doença arterial coronariana. Angina atípica ou provável angina em um paciente de 50 anos e do gênero masculino, ou de 60 anos e do gênero feminino, está associada a aproximadamente 50% de risco de doença arterial coronariana antes do teste ergométrico. O poder diagnóstico do teste de esforço é máximo quando a probabilidade da doença pré-teste é intermediária (30 a 70%).

Análise multivariada – análise multivariada do teste ergométrico para estimar o risco pós-teste também pode fornecer informações diagnósticas importantes. Análises multivariadas oferecem as vantagem de que não é necessário que os testes sejam independentes entre si ou que a sensibilidade e especificidade permaneçam constantes em uma larga variação de prevalência da doença. Entretanto, a análise multivariada depende criticamente de como os pacientes são selecionados para estabelecer os dados de referência. Ambas as abordagens bayesiana e multivariada são comumente usadas para obter estimativas diagnósticas e prognósticas dos pacientes com doença arterial coronariana.

Gravidade da resposta eletrocardiográfica isquêmica – o resultado do teste ergométrico tem maior probabilidade de estar alterado em pacientes com doença arterial coronariana obstrutiva mais grave, mais extensa e após vários níveis extenuantes de exercícios. Angina de início recente e queda da pressão arterial com baixas cargas de esforços são os parâmetros de exercícios mais importantes associados a prognóstico adverso e doença arterial coronariana de múltiplos vasos[31]. Outros marcadores adversos incluem infradesnivelamento do ST de grande magnitude, alterações isquêmicas em 5 ou mais derivações eletrocardiográficas e a persistência dessas alterações tardiamente na fase de recuperação.

ALTERAÇÕES DO ELETROCARDIOGRAMA DURANTE O EXERCÍCIO

É esperado que ocorra diminuição dos intervalos PR, QRS e QT durante o exercício, devido à estimulação simpática e ao aumento da freqüência cardíaca. Nas derivações relativas à parede inferior, a amplitude de P e o segmento PR são progressivamente rebaixados e ocorre um rebaixamento do ponto J. Em pacientes com isquemia miocárdica, o segmento ST torna-se mais achatado durante o esforço quando a resposta isquêmica piora. Com a progressão do exercício, o grau de infradesnivelamento do ST pode aumentar, envolvendo mais derivações no eletrocardiograma. Imediatamente na fase de recuperação, as alterações do segmento ST podem persistir, com infradesnível de ST e inversão de onda T, gradualmente retornando à linha de base após alguns minutos. As alterações isquêmicas do segmento ST podem ser observadas apenas durante o exercício. Em aproximadamente 10% dos pacientes, a resposta isquêmica aparecerá somente na fase de recuperação. Isso ocorre principalmente em populações assintomáticas, se comparada às populações com doença arterial coronariana sintomática[32]. É importante que as alterações do segmento ST tenham desaparecido antes da liberação do paciente.

Análise do segmento ST – a junção PQ é considerada o ponto isoelétrico, ou seja, seu parâmetro para interpretar as alterações do segmento ST (Fig. 2.39).

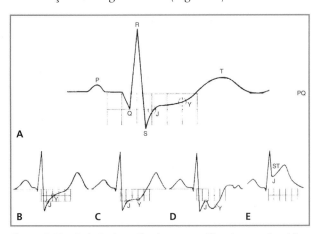

Figura 2.39 – Referências utilizadas para análise eletrocardiográfica. **A**) PQ = linha de base ou de referência (término do segmento PR e início do complexo QRS); J = final de inscrição do QRS e início do segmento ST; Y = dista 80ms do ponto J. **B**) Resposta normal do segmento ST, infradesnivelamento ascendente de ST; **C**) Infradesnivelamento horizontal com 2mm de ST. **D**) Infradesnivelamento descendente com 2mm de ST. **E**) Supradesnivelamento de ST.

De acordo com as diretrizes do ACC/AHA (*Guidelines update for exercise testing*), considera-se um teste positivo para isquemia miocárdica quando apresentar infradesnivelamento do segmento ST ≥ 1mm ou mais, com morfologias horizontal ou descendente, independentemente do gênero do paciente[27]. No infradesnivelamento com morfologia ascendente, utiliza-se 1,5mm como critério de positividade, fazendo-se a ressalva que quando esse critério é utilizado há ganho de sensibilidade, com perda de especificidade do teste.

Em nossa instituição, utilizamos diferenciação entre os gêneros para definir os critérios de positividade para isquemia miocárdica. Consideramos anormal para o gênero masculino um infradesnivelamento do segmento ST ≥ 1mm medido no ponto J, quando a morfologia é horizontal ou descendente. Quando a morfologia for ascendente lenta, utilizamos o infradesnivelamento de ≥ 2mm do ponto Y (80 milissegundos após o ponto J) para considerar o teste positivo para isquemia.

Visando diminuir o número de resultados falso-positivos em mulheres, o critério utilizado para as morfologias horizontal e descendente é o infradesnivelamento ≥ de 2mm medido no ponto J e de ≥ 3mm para a morfologia ascendente lenta no ponto Y. Em pacientes que já apresentam infradesnivelamento do segmento ST em repouso, preconizamos o acréscimo de 0,5mm nos critérios supracitados, como fator de correção.

A utilização desses critérios diferenciados entre os gêneros permite que apresentemos melhor especificidade quando comparados os nossos resultados às imagens da cintilografia de perfusão miocárdica[33]. Em um estudo que envolveu 38 mulheres assintomáticas com teste de esforço positivo prévio segundo os critérios das diretrizes do ACC/AHA (*Guidelines update for exercise testing*), ao utilizarmos nossos critérios apenas 12 delas mantiveram resultado positivo. No entanto, nenhuma delas apresentou isquemia à cintilografia miocárdica de perfusão, o que demonstrou menor número de resultados falso-positivos.

O infradesnivelamento do segmento ST (Fig. 2.39) não permite localizar a parede isquêmica, tampouco a artéria envolvida, ao contrário do seu supradesnivelamento, que tem boa correlação com a área isquêmica. Vale ressaltar ainda que pacientes com supradesnivelamento em repouso devido à repolarização precoce devem ter sua linha de base medida pela junção PQ, ignorando-se o supradesnivelamento preexistente. O aparecimento de supradesnivelamento (Fig. 2.39) do segmento ST ≥ 1mm ou mais induzido por esforço em indivíduos de meia-idade é altamente preditivo de doença arterial coronariana. Em jovens, sugere a presença de sobrecarga ventricular esquerda. O supradesnivelamento do segmento ST pode ocorrer em derivações com ondas Q presentes relativas a infarto prévio, o que pode significar discinesia, sem afastar, no entanto, a presença de isquemia periinfarto.

O aparecimento de infradesnivelamento do segmento ST na fase de recuperação têm valor preditivo positivo baixo (12 a 47%)[34] se a população estudada é assintomática. Em populações de alta prevalência de doença arterial coronariana, esse valor chega a 85%.

Análise da onda T – as alterações da onda T durante o esforço possuem baixa especificidade para a determinação de doença arterial coronariana. Isso ocorre porque sua morfologia é influenciada por vários fatores, dentre eles o uso de fármacos, hiperventilação e posição do paciente. A reversão ou pseudonormalização da onda T em paredes previamente infartadas podem significar isquemia periinfarto ou viabilidade miocárdica nessa parede[35].

Análise da onda Q – um aumento na amplitude da onda Q na derivação CM5 pode ocorrer como resposta normal e ajuda na diferenciação entre verdadeiros e falso-positivos. Quando esse aumento está presente, a probabilidade de um resultado falso-positivo é maior[35]. Quando essa alteração está presente em conjunto com o aparecimento de um infradesnivelamento do segmento ST com morfologia convexa e um tempo de tolerância ao exercício elevado, sugerem que estamos diante de um paciente sem lesões obstrutivas importantes nas artérias coronárias principais.

Análise de outras alterações eletrocardiográficas – a onda R durante o exercício tem sua amplitude reduzida, em indivíduos normais, devido à redução dos volumes sistólico e diastólico. Brody, em 1956, relacionou esse efeito à redução das forças dos ventrículos. Aumentos expressivos da onda R em indivíduos com infradesnivelamento do segmento ST estão geralmente associados à doença arterial coronariana com graus maiores de disfunção ventricular. Segundo Ellestad[1], quando a onda R em V_5 e V_6 tem amplitude inferior a 10mm, a sensibilidade do infradesnivelamento de 1mm do segmento ST é muito baixa. O autor preconiza uma correção do infradesnivelamento do segmento ST, por meio da divisão desse pela amplitude de R. Quando o valor encontrado é de 0,1, a sensibilidade aumenta de forma importante, principalmente quando a onda R tem menos de 10mm. Em ondas R altas, ocorre aumento da especificidade, porém com redução da sensibilidade.

Quando existe um padrão de sobrecarga ventricular esquerda, a análise do segmento ST mostra-se pouco específica para o diagnóstico de doença arterial coronariana. Pode-se, ocasionalmente, observar inversão de onda U em derivações precordiais. Apesar de esse achado ser relativamente específico para doença arterial coronariana, a sensibilidade é baixa.

Arritmias esforço-induzidas – as arritmias ventriculares são freqüentes ao teste, ocorrendo de 36-42% em testes máximos. Os fenômenos isolados em geral são benignos, no entanto, as arritmias polimórficas estão associadas a maior risco e pior prognóstico, especialmente quando ocorrem em cargas baixas em pacientes com disfunção ventricular. Quando associadas a alterações isquêmicas, o risco de eventos e morte é duas vezes maior[36]. As arritmias supraventriculares ocorrem em cerca de 4% em testes normais e até 40% em pacientes com doença arterial coronariana, embora seja baixa a incidência de arritmias sustentadas ($\leq$ 1% de taquicardia atrial paroxística, taquicardia juncional ou fibrilação atrial). O objetivo do teste é a avaliação de sintomas ao exercício, avaliação de suspeita de origem isquêmica, avaliação de terapêutica medicamentosa e avaliação de pacientes com pré-excitação.

Distúrbios da condução intra-esforço – o aparecimento de bloqueios de ramo esquerdo e direito durante o teste de esforço deve ser interpretado à luz da prevalência de doença arterial coronariana na população estudada. Em indivíduos com alta probabilidade de doença, os achados sugerem forte correlação com estenoses coronarianas significativas. Essa correlação não ocorre quando a população estudada tem baixa probabilidade pré-teste de doença arterial coronariana.

Os bloqueios divisionais ântero-superior e póstero-inferior têm forte correlação com lesão crítica da artéria descendente anterior. O mesmo pode-se inferir do bloqueio divisional ântero-medial, sendo que esse freqüentemente se associa ao bloqueio do ramo direito[37].

Parâmetros hemodinâmicos e clínicos – as alterações clínicas e hemodinâmicas possuem uma grande importância no teste ergométrico. Somando-se à analise eletrocardiográfica, permitem avaliação correta sobre o diagnóstico e prognóstico do paciente.

Pressão arterial – a pressão sistólica em testes normais apresenta elevação com o aumento progressivo do trabalho até atingir valores entre 160 e 200mmHg. Aceita-se como limite normal para a elevação da pressão arterial sistêmica o valor de 220mmHg, com tolerância especial para homens e indivíduos com idade superior a 50 anos, que podem ter elevações acima desse nível na ausência de doença. A dificuldade em aumentar a pressão sistólica acima de 120mmmHg ou diminuição prolongada > 10mmHg repetida em 15 segundos ou queda na pressão sistólica abaixo dos valores de repouso é resposta anormal e reflete elevação inadequada do débito cardíaco por disfunção ventricular esquerda, que pode estar associada a doença arterial coronariana mais extensa. A incidência de hipotensão ao esforço varia de 3 a 9% e é maior em pacientes com obstrução de três vasos ou tronco da coronária esquerda. Miocardiopatias, arritmias cardíacas, reações vasovagais, obstrução da via de saída do ventrículo esquerdo, uso de fármacos anti-hipertensivos e hipovolemia podem ainda ser causas de hipotensão intra-esforço[38]. Hipotensão pós-esforço é comum em pacientes assintomáticos, como resultado de esforço vigoroso[39]. Raramente, em pacientes mais jovens, a síncope vasovagal pode ocorrer na fase pós-esforço imediato, progredindo desde bradicardia sinusal até curto período de assistolia e hipotensão antes de reverter a ritmo sinusal.

Em pessoas normais, a pressão diastólica não se altera significativamente. Uma elevação da pressão arterial diastólica acima de 110mmHg, ou 15mmHg, acima dos valores normais de 90mmHg em repouso é considerada uma resposta "hiper-reativa". Pacientes com esse tipo de curva pressórica têm probabilidade quatro a cinco vezes maior de se tornarem hipertensos, comparados àqueles com a curva de pressão arterial diastólica normal[35].

Freqüência cardíaca – a freqüência cardíaca sinusal deve aumentar progressivamente com o exercício, em resposta ao aumento das catecolaminas circulantes e à inervação simpática e parassimpática do nó sinusal. Em pacientes ansiosos durante o teste, pode haver um exagero na freqüência cardíaca e na pressão arterial no início do exercício, com estabilização após 30 a 60 segundos. Um aumento inadequado da freqüência cardíaca com baixas cargas de exercício pode ocorrer em pacientes com fibrilação atrial, mau condicionamento físico, hipovolemia, anemia ou função ventricular esquerda-limite. Esse aumento pode persistir por vários minutos na fase de recuperação. O termo incompetência cronotrópica refere-se a um aumento na freqüência cardíaca durante o exercício menor que a normal ou um pico da freqüência abaixo do predito em carga máxima[30,40]. Esse achado pode estar presente na doença do nó sinusal, em pacientes com insuficiência cardíaca congestiva compensada, uso de betabloqueadores ou pode indicar uma resposta isquêmica do miocárdio. Mesmo na ausência de alterações do segmento ST, 15% dos pacientes com resposta cronotrópica deprimida apresentam algum evento coronariano por ano[41]. O risco relativo de morte em estudo de Nishime et al.[41] em pacientes com incompetência cronotrópica ao teste de esforço foi de 1,96 (1,52 a 2,78). Segundo Robins et al.[42], uma reserva cronotrópica anormalmente baixa ao esforço é comum em pacientes com insuficiência cardíaca grave. A recuperação da freqüência cardíaca na fase de recuperação está associada ao grau de treinamento do paciente, temperatura do corpo e do ambiente, nível de catecolaminas circulantes e acidose metabólica. O atraso na redução da freqüência cardíaca na fase de recuperação é definido como diminuição igual ou inferior a 12 batimentos por minuto da sua medida no primeiro minuto pós-teste e tem sido relacionado a uma maior mortalidade total.

Tempo de tolerância ao exercício – possui grande importância para o prognóstico do paciente no teste ergométrico[43-47]. Em indivíduos normais, essa capacidade de trabalho sofre influência do tipo de protocolo utilizado, idade, gênero, do nível de treinamento físico, familiaridade com o equipamento de exercício e condições do ambiente no momento do teste. Em pacientes com doença arterial coronariana suspeita ou conhecida, sua redução está associada a aumento de risco para eventos cardíacos e, em geral, maior limitação, maior extensão e pior prognóstico. Possui grande utilidade quando usado para comparar o mesmo paciente em momentos diferentes, como antes e após algum procedimento terapêutico. Reduções mais significativas da capacidade física geralmente indicam piora do estado cardiovascular, assim como incrementos significativos podem indicar boa eficácia na terapêutica utilizada.

Duplo produto – uma forma de medir indiretamente o consumo de oxigênio do miocárdio ($M\dot{V}O_2$) é o produto da freqüência cardíaca pela pressão sistólica. Deve aumentar progressivamente com o exercício, e o valor máximo pode ser usado para caracterizar o desempenho cardiovascular. A maioria dos indivíduos desenvolve no pico duplo produto de 20 a 35 mmHg × batimentos/minuto × 10^{-3}. Utilizado isoladamente, não é um bom parâmetro para o diagnóstico de doença arterial coronariana, mas torna-se útil para o acompanhamento de um mesmo paciente durante a evolução do tratamento. Um duplo produto menor que 25.000 sugere mau resultado de um procedimento de revascularização miocárdica ou função ventricular deprimida, enquanto maior que 30.000 sugere revascularização completa ou suficiente[48].

Dor torácica – o aparecimento de dor precordial considerada como angina típica esforço-induzida tem alto valor preditivo positivo para o diagnóstico de isquemia miocárdica. Geralmente é precedido de alterações isquêmicas do segmento ST, mas as alterações ao eletrocardiograma podem estar ausentes, o que indica a necessidade da realização de um método de imagem, se a dor não tiver características típicas de doença arterial coronariana. Caso contrário, a investigação invasiva se faz necessária. Pacientes com alterações do segmento ST que também apresentam angina esforço-induzida apresentam duas vezes mais eventos coronarianos do que aqueles com alterações ao eletrocardiograma sem dor[1]. Mesmo na ausência de infradesnivelamento do segmento ST, Weiner et al. demonstraram acurácia preditiva de 90% para os pacientes que apresentaram angina típica durante o teste[49] (Fig. 2.40).

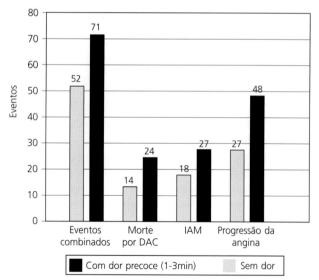

Figura 2.40 – Incidência de eventos coronarianos em pacientes com angina precoce (1-3 min) e infradesnivelamento do segmento ST comparados com pacientes com infradesnivelamento isolado. Quando a dor precoce no teste foi analisada, identificou-se uma maior incidência de eventos. DAC = doença arterial coronariana; IAM = infarto agudo do miocárdio.

REFERÊNCIAS BIBLIOGRÁFICAS

1. Ellestad MH. Stress testing: principles and practice. 5th ed. New York: Oxford University Press; 2003. ▪ 2. Diretrizes da Sociedade Brasileira de Cardiologia sobre Teste Ergométrico. 2ª ed. Arq Bras Cardiol 2002;78:1. ▪ 3. Gibbons RJ et al. American College

of Cardiology/American Heart Association Task Force on Practice Guidelines. Committee to Update the 1997 Exercise Testing Guidelines. ACC/AHA 2002 guideline update for exercise testing: summary article. A report of the American College of Cardiology/American Heart Association Task Force on Practice Guidelines (Committee to Update the 1997 Exercise Testing Guidelines). J Am Coll Cardiol 2002;16:1531. ▪ 4. Braunwald E et al. Guideline update for the management of patients with unstable angina and non-ST-segment elevation myocardial infarction – summary article: a report of the American College of Cardiology/American Heart Association task force on practice guidelines (Committee on the management of patients with unstable angina). J Am Coll Cardiol 2002;40:1366. ▪ 5. Stein RA et al. Safety and utility of exercise testing in emergency room chest pain centers: an advisory from the Committee on Exercise, Rehabilitation, and Prevention, Council on Clinical Cardiology, American Heart Association. Circulation 2000;102:1463. ▪ 6. Diretriz de Dor Torácica na Sala de Emergência da Sociedade Brasileira de Cardiologia. 1ª ed. Arq Bras Cardiol 2002;79:1. ▪ 7. Benbassat J, Froom P. Blood pressure response to exercise as a predictor of hypertension. Arch Intern Med 1986;146:2053. ▪ 8. Singh JP et al. Blood pressure response during treadmill test as a risk fctor for hypertension. The Framingham study. Circulation 1999;99:1831. ▪ 9. Brett SE et al. Diastolic blood pressure changes during exercise positively correlate with serum cholesterol and insulin resistence. Circulation 2000;101:611. ▪ 10. Weber KT et al. Determination of aerobic capacity and the severity of chronic cardiac and circulatory failure. Circulation 1987;76:VI-40. ▪ 11. Gianrossi R et al. Exercise-induced ST depression in the diagnosis of coronary artery disease: a meta analysis. Circulation 1989;80:87. ▪ 12. Cutler BS et al. Applicability and interpretation of electrocardiographic stress testing in patients with peripheral vascular disease. Am J Surg 1981;141:501. ▪ 13. Arous EJ et al. The ischemic exercise test in patients with peripheral vascular disease: Implications for management. Arch Surg 1984;199:780. ▪ 14. McPhail N et al. The use of preoperative exercise testing to predict cardiac complications after arterial reconstruction. J Vasc Surg 1988;7:60. ▪ 15. Von Knorring J, Lepantalo M. Prediction of perioperative cardiac complications by electrocardiographic monitoring during treadmill exercise testing before peripheral vascular surgery. Surgery 1986;99:610. ▪ 16. Carliner NH et al. Routine preoperative exercise testing in patients undergoing major noncardiac surgery. Am J Cardiol 1985;56:51. ▪ 17. Hanson P et al. Arm exercise testing for coronary artery disease in patients with peripherial vascular disease. Clin Cardiol 1988;11:70. ▪ 18. Gardine RL et al. The value of cardiac monitoring during peripheral arterial stress testing in the surgical management of peripheral vascular disease. J Cardiovasc Surg (Torino) 1985;26:258. ▪ 19. McCabe CJ et al. The value of electrocardiogram monitoring during treadmill testing for peripheral vascular disease. Surgery 1981;89:183. ▪ 20. Leppo J et al. Noninvasive evaluation of cardiac risk before elective vascular surgery. J Am Coll Cardiol 1987;9:269. ▪ 21. Urbinati S et al. Preoperative noninvasive coronary risk stratification in candidates for carotid endarterectomy. Stroke 1994;25:2022. ▪ 22. Chalela WA et al. Estresse Cardiovascular: Princípios e Aplicações Clínicas. São Paulo: Roca; 2004. 492 p. ▪ 23. Master AM, Oppenheimer ET. A simple exercise tolerance test for circulatory efficiency with standard tables for normal individuals. Am J Med Sci 1929;177:223. ▪ 24. Froelicher VF. Manual of Exercise Testing. 2nd ed. St. Louis: Mosby-Year Book; 1994. ▪ 25. Vanhees L et al. Prognostic significance of peak exercise capacity in pati-

ents with coronary artery disease. J Am Coll Cardiol 1994;23:358. ▪ 26. Feil H, Siegel ML. Electrocardiographic changes during attacks of angina pectoris. Am J Med 1928;175:255. ▪ 27. Guyton AC. Textbook of medical physiology. 9th ed. Philadelphia: W. B. Saunders Company; 1995. ▪ 28. Pina IL et al. Guidelines for clinical exercise testing laboratories. A statement for healthcare professionals from the Committee on Exercise Cardiac Rehabilitation, American Heart Association. Circulation 1995;91:912. ▪ 29. Froelicher VF et al. Exercise and the heart. 3rd ed. St. Louis: Mosby-Year Book; 1993. ▪ 30. Myers J et al. A nomogram to predict exercise capacity from a specific activity questionnaire and clinical data. Am J Cardiol 1994;73:591. ▪ 31. Morris CK et al. Nomogram based on metabolic equivalents and age for assessing aerobic exercise capacity in men. J Am Coll Cardiol 1993;22:175. ▪ 32. Lachterman B et al. "Recovery only" ST-segment depression and the predictive accuracy of the exercise test. Ann Intern Med 1990;112:11. ▪ 33. Chalela WA et al. Low probability of coronary artery disease in climacteric women with abnormal stress testing. what is the next step? Eur J Nucl Med Mol Imag 2031;30:S249. ▪ 34. Oliveira Filho JA, Salles AF. Infradesnivelamento de ST na fase de recuperação. Rev Soc Cardiol Estado de São Paulo 2001;11:550. ▪ 35. Godoy M, Moffa PJ. Teste de esforço. Estresse Cardiovascular Princípios e Aplicações Clínicas. 2004. p 56. ▪ 36. Ellestad MH. Stress testing: principles and practice. Philadelphia: F.A. Davis Company; 1996. 593p. ▪ 37. Falcão AM et al. Arritmias ventriculares e bloqueios de ramo ao teste ergométrico. Rev Soc Cardiol Estado de São Paulo 2001;11:576. ▪ 38. Pryor DB et al. Value of the history and physical in identifying patients at increased risk for coronary artery disease. Ann Intern Med 1993;118:81. ▪ 39. Detrano R et al. Bayesian analysis versus discriminant function analysis: their relative utility in the diagnosis of coronary disease. Circulation 1986;73:970. ▪ 40. White WB et al. Assessment of four ambulatory blood pressure monitors and measurements by clinicians versus intraarterial blood pressure at rest and during exercise. Am J Cardiol 1990;65:60. ▪ 41. Nishime EO et al. Heart rate recovery and treadmill exercise score as predictors of mortality in patients referred for exercise ECG. JAMA 2000;284:1392. ▪ 42. Robins M et al. Ventilatory and heart rate responses to exercise: better predictors of heart failure mortality than peak oxygen consuption. Circulation 2001;100:2411. ▪ 43. Chaitman BR. The changing role of the exercise electrocardiogram as a diagnostic and prognostic test for chronic ischemic heart disease. J Am Coll Cardiol 1986;8:1195. ▪ 44. Bruce RA et al. ST segment elevation with exercise: a marker for poor ventricular function and poor prognosis. Coronary Artery Surgery Study (CASS) confirmation of Seattle Heart Watch results. Circulation 1988;77:897. ▪ 45. Chikamori T et al. Exercise-induced prominent U waves as a marker of significant narrowing of the left circumflex or right coronary artery. Am J Cardiol 1994;74:495. ▪ 46. Kligfield P et al. Heart rate adjustment of ST segment depression for improved detection of coronary artery disease. Circulation 1989;79:245. ▪ 47. Kligfield P et al. Value and limitations of heart rate-adjusted ST segment depression criteria for the identification of anatomically severe coronary obstruction: Test performance in relation to method of rate correction, definition of extent of disease, and β-blockade. Am Heart J 1993;125:1262. ▪ 48. Chalela WA et al. Angioplastia transluminal coronária: avaliação através do teste de esforço associado à cintilografia com tálio-201. Arq Bras Cardiol 1987;1:37. ▪ 49. Weiner DA et al. The predictive value of anginal chest pain as na indicator of coronary disease during exercise testing. Am Heart J 1978;96:458.

6. ECOCARDIOGRAFIA

Marcelo Luiz Campos Vieira

CONCEITO, EVOLUÇÃO HISTÓRICA E TÉCNICAS

A ecocardiografia apresenta-se hoje como método fundamental de investigação diagnóstica, assim como de seguimento clínico para os portadores de cardiopatias e de várias doenças sistêmicas[1-5]. A ecocardiografia tem sido empregada na prática clínica há cerca de 50 anos, tendo passado por importante evolução técnica e metodológica neste período[1-6]. Caracteriza-se por ser um método de investigação cardíaca anatômica não-invasiva, não radiativa, apresentando alta reprodutibilidade, fácil acesso, baixo custo e grande correlação com métodos invasivos hemodinâmicos de aferição de pressões cardíacas. Emprega conceitos físicos e mecânicos aplicados à biologia, possibilitando o entendimento morfológico e funcional do coração e dos grandes vasos arteriais e venosos a ele associados[1-6]. O conceito físico fundamental da ecocardiografia baseia-se na emissão de feixe de som com freqüência de onda acima de 20.000 ciclos/segundo (20K Herz), conhecido como feixe de ultra-som. A formação do feixe ultra-sônico é realizada em materiais (como a cerâmica) capazes de sofrer deformações estruturais quando recebem sobre si corrente elétrica alternada com rápida variação fásica. Estas deformações estruturais irão gerar feixe de som de acordo com a propriedade conhecida como fenômeno piezoelétrico. A fonte de ultra-som emite feixe sonoro que incidirá sobre determinada estrutura anatômica, a qual irá absorver, refratar e refletir o som. O feixe sonoro refletido retorna para a fonte emissora inicial, gerando pulso elétrico que, por sua vez, formará a imagem da estrutura anatômica. Ocorre, portanto, a transformação ou transdução de uma fonte de energia em outra, de energia sonora em elétrica e vice-versa. Esta é a razão pela qual as sondas de ultra-som ou ecocardiografia são denominadas de transdutores.

A ecocardiografia ao longo de sua evolução histórica apresentou diferentes modalidades para a análise estrutural cardíaca. Dessa forma, dispomos hoje desde a técnica inicial conhecida como ecocardiografia em modo M, até a análise bidimensional, tridimensional, transesofágica biplanar e multiplanar, análise de fluxos cardíacos pelos métodos de Doppler pulsado, contínuo e em mapeamento de fluxos em cores, e a ecocardiografia de estresse[1-6].

A ecocardiografia transtorácica em modo M apresenta importância histórica, tendo sido empregada na década de 1960 como método de investigação anatômica não-invasiva[1-6] (Fig. 2.41). Permite a aferição dos diâmetros cavitários e das medidas do septo inteventricular e da parede posterior do ventrículo esquerdo para a mensuração da massa ventricular. Nas décadas de 70 e 80, houve o desenvolvimento da modalidade ecocardiográfica transtorácica bidimensional, o que trouxe grande avanço a possibilidade de evidenciação estrututural, caracterizando-se ainda hoje como a técnica ecocardiográfica mais empregada na investigação clínica diária[1-7] (Fig. 2.42). Para a análise hemodinâmica não-invasiva, foram desenvolvidos, nas décadas de 1970 e 1980, a Dopplerecocardiografia e o mapeamento de fluxos em cores, o que possibilitou obter informações a respeito do débito cardíaco, das áreas dos orifícios valvares, dos *shunts* intracardíacos, da quantificação dos refluxos valvares, assim como do cálculo dos gradientes de pressão intracavitários, proporciononando considerável avanço ao entendimento e avaliação das cardiopatias valvares e das cardiopatias congênitas[1-6] (Fig. 2.43).

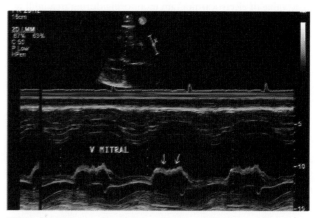

Figura 2.41 – Ecocardiograma transtorácico unidimensional (modo M) para demonstração de vibrações (setas) em folheto anterior da valva mitral em paciente portador de insuficiência valvar aórtica.

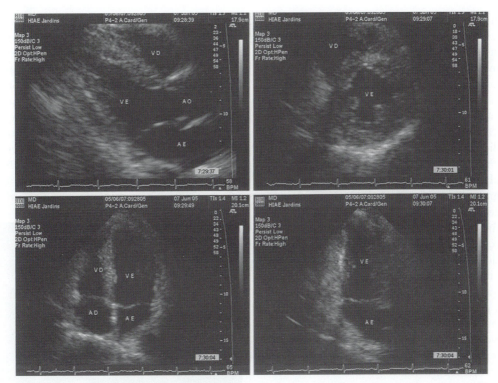

Figura 2.42 – Ecocardiograma transtorácico bidimensional normal (projeções longitudinal, transversal, apical 4 e 2 câmaras). VE = ventrículo esquerdo; VD = ventrículo ditreito; AE = átrio esquerdo; AD = átrio direito.

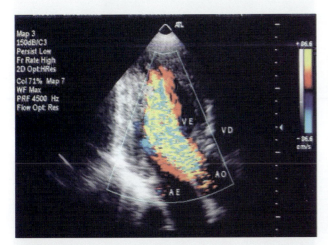

Figura 2.43 – Ecocardiograma transtorácico bidimensional com mapeamento de fluxo em cores (projeção apical 5 câmaras). Demonstração de insuficiência valvar aórtica de grau importante. VE = ventrículo esquerdo; VD = ventrículo ditreito; AE = átrio esquerdo; AO = aorta.

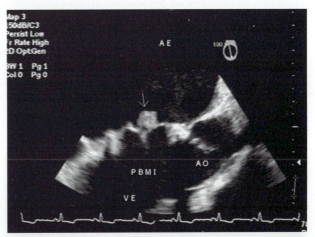

Figura 2.44 – Ecocardiograma transesofágico bidimensional multiplanar (angulação a 100°). Demonstração de imagem de vegetação (seta) em prótese biológica em posição mitral (PBMI). VE = ventrículo esquerdo; AE = átrio esquerdo; AO = aorta.

Em 1976 foi realizado o primeiro estudo ecocardiográfico transesofágico pela visualização de imagens obtidas a partir de transdutor localizado no esôfago e no terço proximal do estômago[6]. Essa técnica permite melhor detalhamento morfológico devido à maior proximidade das estruturas cardíacas e também pela ausência de interposição de tecidos como planos musculares e tecido subcutâneo entre a fonte do ultra-som e a estrutura a ser estudada (Fig. 2.44). A ecocardiografia transesofágica apresenta indicações na avaliação de portadores de próteses valvares cardíacas, na pesquisa de fonte cardioembólica, na estratificação de risco para cardioversão elétrica, na avaliação pré-valvoplastia mitral por cateter-balão, na investigação de dissecção de aorta, como monitorização intra-operatória da função ventricular esquerda, das plastias valvares e em cardiopatias congênitas. Também apresenta indicação na investigação de pacientes com suspeita de endocardite infecciosa, principalmente em situações de maior dificuldade diagnóstica, como em portadores de próteses valvares cardíacas, em período pós-operatório imediato, em portadores de marca-passo cardíaco artificial, pacientes com uso prévio de antimicrobianos e naqueles em que o agente etiológico foi indeterminado[1-6,8]. Apresenta ainda indicação quando a análise ecocardiográfica transtorácica é inadequada por deformidades torácicas do paciente, por obesidade e em pacientes apresentando doença pulmonar obstrutiva crônica com grande hiperinsuflação pulmonar[1-5].

A ecocardiografia tridimensional foi desenvolvida na década de 1970 como método de mensuração dos volumes ventriculares. Representa grande avanço em relação à ecocardiografia bidimensional porque não necessita de inferências geométricas assumidas para o cálculo dos volumes das câmaras cardíacas, da massa ventricular e da fração de ejeção do ventrículo esquerdo a partir da análise de limitado número de planos de observação[9-11]. Inadequações ainda maiores ocorrem quando as câmaras cardíacas se apresentam dilatadas, não se enquadrando em modelos geométricos específicos. A ecocardiografia tridimensional possibilita a observação morfológica a partir de novos e múltiplos planos de detalhamento anatômico, trazendo maior realidade à investigação não-invasiva das estruturas cardíacas (Figs. 2.45 a 2.47). A ecocardiografia tridimensional apresenta aplicações clínicas na análise de doenças congênitas e adquiridas, na mensuração dos volumes ventriculares e da massa do ventrículo esquerdo, na mensuração dos volumes atriais e do estudo do remodelamento atrial, na análise segmentar da contratilidade ventricular[9-11]. Outra aplicação de grande impacto clínico está relacionada à indicação e ao seguimento clínico dos portadores de insuficiência cardíaca classes funcionais (NYHA) III e IV que sejam submetidos a terapia de ressincronização cardíaca com marca-passo biventricular. Estudos na literatura demonstram que a ressincronização cardíaca permite a obtenção do incremento da fração de ejeção do ventrículo esquerdo, diminuição dos volumes sistólico e diastólico do ventrículo esquerdo (remodelamento negativo), diminuição do grau de insuficiência mitral, diminuição da duração do complexo QRS, assim como melhora da qualidade de vida, e redução do número de internações do paciente[12-14]. Porém, somente a evidência de dissincronia elétrica pelo eletrocardiograma não discrimina pacientes que irão responder satisfatoriamente a essa nova intervenção terapêutica. Nesse contexto, o emprego da ecocardiografia permite determinar a presença de dissincronia eletromecânica atrio, intra e in-

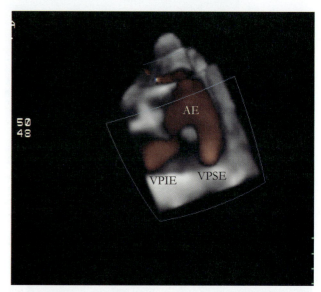

Figura 2.46 – Ecocardiograma transtorácico tridimensional em tempo real (imagem vista a partir da entrada das veias pulmonares em átrio esquerdo). VPIE = veia pulmonar inferior esquerda; VPSE = veia pulmonar superior esquerda; AE = átrio esquerdo.

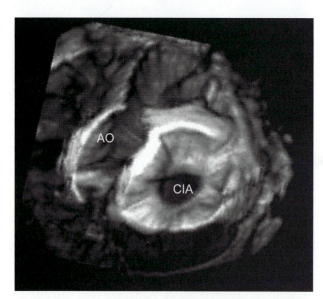

Figura 2.45 – Ecocardiograma transesofágico tridimensional (imagem vista a partir do átrio esquerdo). Demonstração de imagem de comunicação interatrial (CIA). AO = aorta ascendente.

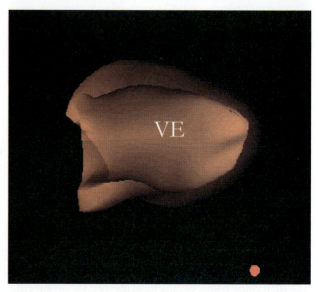

Figura 2.47 – Ecocardiograma transtorácico tridimensional do ventrículo esquerdo (projeção longitudinal). VE = ventrículo esquerdo.

terventricular. A dissincronia eletromecânica pode ser observada pelo emprego de técnicas ecocardiográficas convencionais (modo M e Doppler pulsátil), mas é mais bem determinada utilizando-se técnicas mais atuais, como o Doppler tecidual e a ecocardiografia tridimensional. A ecocardiografia tridimensional permite detalhar o percentual de dissincronia cardíaca por meio da mensuração do índice de dissincronia cardíaca. Nesse método, o ventrículo esquerdo é estudado em modelo de 16 segmentos cardíacos, sendo analisada a contração sistólica regional e global. O índice de dissincronia representa o desvio-padrão do tempo de contração sistólica final de cada um dos segmentos cardíacos, comparado com a contração sistólica final global (menor índice determina menor dissincronia). O índice de dissincronia cardíaca permite discriminar pacientes que irão responder à terapia de ressincronização, assim como indicar o melhor sítio para o implante do eletrodo biventricular (implantado no segmento de maior dissincronia).

A ecocardiografia de estresse pode ser realizada sob estresse físico (esteira ou bicicleta) ou ainda sob estímulo farmacológico (dobutamina, dipiridamol, adenosina). No ecocardiograma de estresse, objetiva-se estudar a reserva de fluxo coronariano por meio da comparação da contratilidade regional do ventrículo esquerdo em momentos de diferentes freqüências cardíacas (Fig. 2.48). Analisa-se a contratilidade do ventrículo esquerdo ao repouso, em momento de pequena elevação da freqüência cardíaca, em momento de elevação submáxima ou máxima da freqüência cardíaca (à semelhança do teste ergométrico) e em estágio de recuperação. Sua realização é incluída na pesquisa de isquemia miocárdica em pacientes sintomáticos em que o teste ergométrico não foi conclusivo, em pacientes com teste ergométrico positivo para a identificação de isquemia miocárdica (em casos de suspeita de exame falso-positivo), para o diagnóstico de isquemia miocárdica em pacientes impossibilitados de realizar teste ergométrico, na observação da implicação funcional de lesões coronarianas previamente conhecidas, na determinação de viabilidade miocárdica com intenção de realização de procedimento invasivo (revascularização miocárdica), no seguimento clínico após procedimento invasivo hemodinâmico (implante de *stent* ou angioplastia), na estratificação de risco após infarto do miocárdio não complicado, na estratificação de risco em pacientes que serão submetidos a cirurgia não-cardíaca[1,2]. Apresenta como contra-indicações pacientes que apresentem instabilidade hemodinâmica, angina instável, estejam em período após

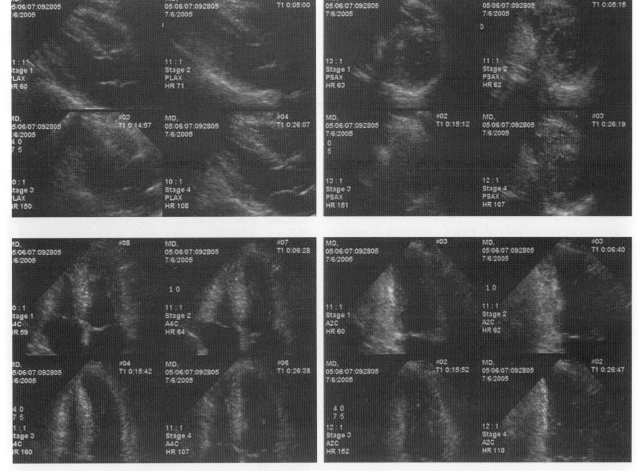

Figura 2.48 – Ecocardiograma de estresse farmacológico (Dobutamina) normal. Demonstração dos 4 estágios (repouso, baixa dose, pico, recuperação) de infusão do fármaco em 4 projeções do ventrículo esquerdo (longitudinal, transversal, apical 4 e 2 câmaras).

infarto do miocárdio complicado, suspeita ou diagnóstico de dissecção de aorta, estejam em período gravídico, portadores de estenose valvar aórtica com função ventricular esquerda normal ou que apresentem alergia aos fármacos empregados durante o teste. A escolha do fármaco a ser empregado no ecocardiograma de estresse farmacológico deve ser individualizada de acordo com cada paciente. Por exemplo, em portadores de hipertensão arterial significativa, a escolha deve ser em relação ao emprego do dipiridamol, evitando-se o emprego da dobutamina[1,2]. Em contrapartida, em pacientes que apresentem doença pulmonar obstrutiva crônica, a preferência deve ser em relação ao uso da dobutamina, evitando-se o emprego do dipiridamol. Durante o teste de estresse, emprega-se protocolo em que há a utilização de atropina para a elevação da freqüência cardíaca. Em pacientes com prostatismo ou glaucoma devemos evitar o uso da atropina. No estudo empregando dobutamina utilizamos doses crescentes de 5 até 40mcg/kg/min, enquanto no teste com dipiridamol podemos utilizar até 0,84mg/kg. O ecocardiograma de estresse, tanto físico quanto farmacológico, é um teste bastante seguro, com altas taxas de especificidade, sensibilidade e valor preditivo negativo para a detecção de isquemia miocárdica.

AVALIAÇÃO DA FUNÇÃO VENTRICULAR E DAS DIMENSÕES CARDÍACAS

SÍSTOLE

A avaliação da função sistólica ventricular e das dimensões cavitárias representa aspecto fundamental com relação a diagnóstico, prognóstico, evolução e conhecimento da história natural de número significatico de doenças cardiovasculares[1-4,15]. A função sistólica ventricular pode ser analisada tanto em modo M, quanto em modo bidimensional e tridimensional. De forma semelhante, as medidas cavitárias cardíacas podem ser aferidas nestas três modalidades ecocardiográficas. A função sistólica ventricular global pode ser determinada a partir de diferentes métodos de mensuração: 1. método do cubo; 2. método de Teichholz; 3. fração de encurtamento (delta D); 4. método de Simpson e suas variações (método de área-comprimento); 5. índice de performance miocárdica índice de Tei), em que são realizadas análises sistólica e diastólica ventriculares. Os métodos do cubo, de Teichholz e da fração de encurtamento são os mais antigos e ainda muito empregados na prática clínica diária. No método do cubo, assume-se que o ventrículo esquerdo apresente formato cúbico, sendo a fração de ejeção do ventrículo esquerdo calculada a partir da relação demonstrada a seguir.

$$FEVE = VsFVE/VdFVE, \text{ ou } FEVE = Dd^3 - Ds^3/Dd^3$$

onde, FEVE = fração de ejeção do ventrículo esquerdo; VsFVE = volume sistólico final; VdFVE = volume diastólico final; VsFVE = Ds^3; VdFVE = Dd^3; Dd = diâmetro diastólico; Ds = diâmetro sistólico.

O método do cubo pode ser empregado quando o paciente apresenta formato ventricular normal, sem alterações da contração segmentar ou da geometria ventricular (como em pacientes com insuficiência cardíaca ou miocardiopatia isquêmica), apresentando, portanto, limitada aplicação clínica, embora ainda seja bastante freqüente em nosso meio. O método de Teichholz assume que o ventrículo esquerdo apresenta formato elíptico, apresentando fator de correção em seu cálculo. Também é bastante utilizado na prática clínica, apresentando menor erro em relação à análise determinada pelo método do cubo, embora apresente limitações em portadores de insuficiência coronariana que freqüentemente apresentam alterações contráteis segmentares.

O cálculo da fração de encurtamento do ventrículo esquerdo, delta D (ΔD%), é realizada em modo M, fazendo-se a relação entre os diâmetros diastólico e sistólico ventriculares, a partir da equação:

$$\Delta D = \frac{DdVE - DsVE}{DdVE} \times 100\%$$

onde, ΔD (Delta D) = fração de encurtamento; DdVE = diâmetro diastólico do ventrículo esquerdo; DsVE = diâmetro sistólico do ventrículo esquerdo.

A fração de ejeção ventricular pode ser derivada a partir do cálculo do delta D a partir da seguinte equação:

$$FEVE (\%) = 1,3 \times delta\ D + 25$$

A fração de encutamento também é limitada em situações de disfunção contrátil segmentar.

No método de Simpson (regra de Simpson), a fração de ejeção do ventrículo esquerdo é calculada a partir das medidas da fração de ejeção de inúmeros pequenos cilindros de alturas semelhantes analisados nas projeções apicais 4 e 2 câmaras (projeções ortogonais). A fração de ejeção final do ventrículo esquerdo é determinada a partir da integral das inúmeras frações de ejeção dos pequenos cilindros[1,2] (Fig. 2.49). Esse é o método bidimensional que

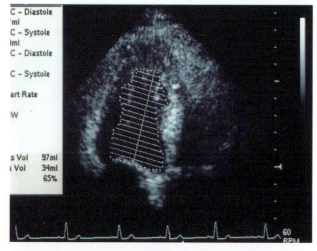

Figura 2.49 – Ecocardiograma transtorácico bidimensional normal (projeção apical 4 câmaras). Medida da fração de ejeção do ventrículo esquerdo pelo método de Simpson (65%).

melhor caracteriza a dinâmica contrátil do ventrículo esquerdo, devendo ser empregado sobretudo em pacientes com miocardiopatia isquêmica e com alterações morfológicas do ventrículo esquerdo.

Na tabela 2.6 são demonstradas as medidas normais para as estruturas cardíacas habitualmente analisadas na prática clínica[16].

Tabela 2.6 – Valores normais para parâmetros fornecidos em exames ecocardiográficos.

Mulheres	Normal	Homens	Normal
AE (mm)	23-38	AE (mm)	25-40
Ao (mm)	27-33	Ao (mm)	31-37
DdVE (mm)	39-53	DsVE (mm)	41-55
DsVE (mm)	22-37	DsVE (mm)	25-39
VsFVE (ml)	16-48	VsFVE (ml)	17-69
VdFVE (ml)	62-130	VdFVE (ml)	75-154
SIV (mm)	7-11	SIV (mm)	7-11
PPVE (mm)	7-11	PPVE (mm) 7-11	
Fração de ejeção (%)	≥ 55	Fração de ejeção (%)	≥ 55
Delta D (%)	≥ 30	Delta D (%)	≥ 30
Índice de massa do VE (g/m²)	48-96	Índice de massa do VE (g/m²)	55-116

AE = átrio esquerdo; Ao = aorta; DdVE = diâmetro diastólico do ventrículo esquerdo; DsVE = diâmetro sistólico do ventrículo esquerdo; VsFVE = volume sistólico final do ventrículo esquerdo; VdFVE = volume diastólico final do ventrículo esquerdo; SIV = septo interventricular; PPVE = parede posterior do ventrículo esquerdo; Delta D = fração de encurtamento do ventrículo esquerdo; VE = ventrículo esquerdo.

O índice de performance do miocárdio (índice de Tei) procura analisar dentro de mesma expressão todo o ciclo cardíaco. Dessa forma, leva em consideração a duração de intervalos tanto sistólico quanto diastólicos, podendo ser calculada a partir da seguinte equação:

$$\text{IPM (índice de Tei)} = \frac{\text{TCI} + \text{TRI}}{\text{TEJ}}$$

onde, IPM = índice de performance do miocárdio; TCI = tempo de contração isovolumétrico; TRI = tempo de relaxamento isovolumétrico; TEJ = tempo de ejeção ventricular.

O índice de Tei apresenta aplicação clínica na análise de portadores de doença arterial coronariana, em pacientes com insuficiência cardíaca, valvopatias, cardiopatias congênitas, doenças sistêmicas (como no hipotireoidismo), e na observação de rejeição após transplante cardíaco. Seu valor normal para pacientes adultos é de 0,39 ± 0,5 (Fig. 2.50). Em pacientes com disfunção ventricular, seu valor é maior do que o valor de referência, podendo ser analisados os componentes sistólico ou diastólicos responsáveis pela alteração.

DIÁSTOLE

O estudo da diástole tem ganho maior interesse dentro da cardiologia nas duas últimas décadas em virtude de sua importância prognóstica em várias cardiopatias e em função da crescente necessidade de seu maior entendimen-

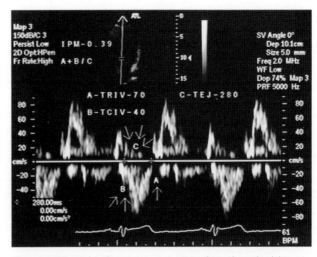

Figura 2.50 – Ecocardiograma transtorácico (Doppler pulsado) para a medida do índice de performance miocárdica (IPM) (0,39) em paciente normal. TRIV = tempo de relaxamento isovolumétrico (70ms) (**A**); TCIV = tempo de contração isovolumétrico (40ms) (**B**) TEJ = tempo de ejeção (280ms) (**C**).

to[1,3-5]. A diástole compreende complexo conjunto de mecanismos bioquímicos e mecânicos que deve ser compreendido a partir da integração biventricular. Do ponto de vista histórico, são observados os primeiros relatos por Galeno em 100 a.C. a respeito da importância do ventrículo direito em relação às doenças cardiovasculares. Em 1628, William Harvey faz a descrição do sistema cardiovascular, e em 1930 Katz descreve o mecanismo de sucção ventricular que posteriormente observou-se apresentar grande importância para o entendimento da diástole. A partir do final da década de 1960, com o advento do estudo invasivo hemodinâmico, houve a possibilidade do estudo do relaxamento ventricular, para o qual a ecocardiografia muito colaborou a partir da década de 1980. A diástole compreende as fases de relaxamento isovolumétrico, enchimento rápido, enchimento lento (diástase) e contração atrial. Estão envolvidas nessas fases da diástole condições das mais variadas, desde as propriedades viscoelásticas do sangue até as condições de enchimento ventricular (pré-carga), o turgor coronariano, o sistema de condução elétrica do coração e mesmo a restrição ao enchimento ventricular determinada pelo pericárdio[1,2,4,5]. A insuficiência cardíaca diastólica pode ser analisada do ponto de vista hemodinâmico ou clínico. Do ponto de vista hemodinâmico, pode ser definida como sendo a incapacidade de enchimento ventricular esquerdo até o volume diastólico final normal, ao repouso ou ao exercício, sem que ocorra elevação da pressão diastólica final do ventrículo esquerdo ou da pressão média do átrio esquerdo. Do ponto de vista clínico, observamos evidências de insuficiência cardíaca na presença de função sistólica preservada. A intolerância ao exercício pode ser uma evidência inicial da disfunção diastólica. Até 40% dos portadores de insuficiência cardíaca apresentam disfunção diastólica, sendo sua maior prevalência em mulheres, idosos, diabéticos, em pacientes da raça negra e naqueles com doença arterial coronariana[1,2,4,5].

Várias situações clínicas estão associadas à disfunção diastólica, desde causas que levam a modificações estruturais e geométricas do ventrículo esquerdo até causas extraventriculares. Como doenças que modificam diretamente o ventrículo esquerdo, observamos miocardiopatias restritivas como a amiloidose, a endomiocardiofibrose, a hemossiderose, a miocardiopatia hipertrófica assimétrica, assim como a miocardiopatia isquêmica (Fig. 2.51). Como causas extraventriculares, podemos observar disfunção diastólica nas pericardiopatias como na pericardite constritiva pós-tuberculose com acometimento pericárdico, na pericardite actínica, nos derrames pericárdicos, em algumas doenças pulmonares[1,2,4,5].

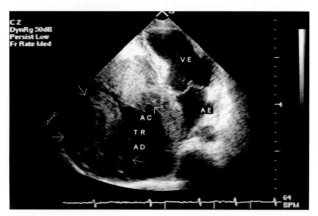

Figura 2.51 – Ecocardiograma transtorácico bidimensional (projeção apical) de portador de endomiocardiofibrose. VE = ventrículo esquerdo; AE = átrio esquerdo; AD = átrio direito; AC = autocontraste (fluxo de baixa velocidade) (seta); TR = imagem de trombo (setas).

A diástole, assim como a sístole, pode ser hoje analisada e caracterizada do ponto de vista qualitativo e quantitativo, apresentando padrões evolutivos e seqüenciais de disfunção. Inicialmente, a disfunção diastólica é caracterizada pela ocorrência de alteração do relaxamento ventricular, progredindo para fases mais avançadas, em que há diminuição da complacência ventricular desde o padrão conhecido como pseudonormal até as fases mais avançadas) quando é observado padrão diastólico do tipo restritivo (reversível e irreversível). O padrão pseudonormal é caracterizado por apresentar morfologia normal de enchimento ventricular (observado ao Doppler pulsado), mas que, após manobra provocativa de modificação pressórica (como a manobra de Valsalva) ou após análise do fluxo em veias pulmonares ou por técnicas mais modernas (Doppler tecidual), demonstra padrão anormal. O estudo da diástole pela ecocardiografia permite a qualificação e a quantificação da disfunção diastólica. O estudo da diástole pela ecocardiografia pode ser realizado por meio de diversas técnicas. Podemos estudar a diástole por intermédio da análise do: 1. fluxo através da valva mitral com o Doppler pulsado; 2. fluxo das veias pulmonares com o Doppler pulsado; 3. movimento do anel valvar mitral e tricuspídeo com o Doppler tecidual; 4. fluxo do enchimento ventricular com a técnica do *color M-mode*; 5. índice de desempenho miocárdico (índice de Tei); 6. cálculo da deformidade ventricular (*strain* e *strain-rate*). Interessante também observar que o aumento do átrio esquerdo pode ser freqüentemente observado como reflexo de disfunção ventricular diastólica. A demonstração do estudo da diástole ventricular esquerda é observada na figura 2.52.

O estudo da diástole pela análise do fluxo mitral com o Doppler pulsado é o mais freqüentemente realizado. É feita a observação dos seguintes parâmetros: 1. medida da velocidade do fluxo protodiastólico (onda E); 2. medida da velocidade do fluxo telediastólico (onda A); 3. relação E/A; 4. medida do tempo de relaxamento isovolumétrico (TRIV); 5. medida do tempo de desaceleração (TDE); 6. medida da duração da telediástole (duração da onda A). Essas medidas apresentam grande influência das variações do enchimento ventricular (pré-carga dependentes) e não possibilitam a análise da função diastólica regional. São medidas muito úteis na prática clínica, mas que devem ser complementadas com a análise por técnicas mais atuais.

O estudo das veias pulmonares com o emprego do Doppler pulsado complementa a análise do fluxo transvalvar mitral. Acrescenta informações a respeito do padrão de enchimento ventricular (permite a observação do fluxo pseudonormal), além de possibilitar a aferência da pressão média em átrio esquerdo e da pressão diastólica final do ventrículo esquerdo. Apresenta os componentes sistólico (onda S), diastólico (onda D) e o correspondente à contração atrial (onda A). A pressão média em átrio esquerdo e a pressão diastólica final do ventrículo esquerdo podem ser estimadas como a seguir.

1. S/S + D < 55% – PMAE ≥ 15mmHg.

2. Duração da onda A pulmonar > duração da onda A mitral – PdFVE > 15mmHg.

onde, S = componente sistólico (fluxo em veias pulmonares); D = componente diastólico (fluxo em veias pulmonares); onda A = fluxo telediastólico; PMAE = pressão média em átrio esquerdo; PdFVE = pressão diastólica final do ventrículo esquerdo.

Os valores para análise diastólica (Doppler pulsado) mitral e em veias pulmonares são apresentados na tabela 2.7.

O estudo da diástole com o emprego do Doppler tecidual analisa o movimento do anel valvar mitral e do anel valvar tricuspídeo em relação ao ápice cardíaco. Permite a análise do relaxamento regional e segmentar do coração, ampliando sobremaneira o entendimento da diástole. Analisa as velocidades do miocárdio e não mais as velocidades intracavitárias. Caracteriza-se por apresentar menor dependência da volemia (pré-carga), apresentar boa correlação inversa com a medida invasiva da diástole ventricular (*tau*), permitir a evidenciação do padrão pseudonormal, possibilitar a diferenciação de situações de peri-

ECOCARDIOGRAFIA

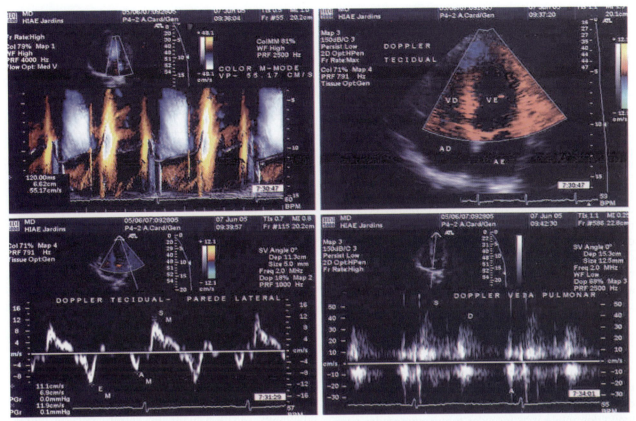

Figura 2.52 – Ecocardiograma transtorácico normal para estudo da diástole (*color m-Mode*, Doppler tecidual, Doppler pulsado com fluxo em veias pulmonares). VE = ventrículo esquerdo; VD = ventrículo direito; AE = átrio esquerdo; AD = átrio direito; Vp = velocidade de propagação (*color m-Mode*); EM = protodiástole (Doppler tecidual); AM = telediástole (Doppler tecidual); SM = sístole (Doppler tecidual); S = componente sistólico (fluxo em veias pulmonares); D = componente diastólico (fluxo em veias pulmonares); A = contração atrial (fluxo em veias pulmonares).

Tabela 2.7 – Valores para análise diastólica (Doppler pulsado) mitral e em veias pulmonares (adultos até 60 anos)*.

	Normal	Relaxamento anormal	Padrão pseudonormal	Padrão restritivo
Relação E/A	1-2	< 1	1-2 (reversão após manobra de Valsalva)	> 2
TRIV (ms)	70-90	> 90	70-90	< 70
TDE (ms)	160-240	> 240	160-200	< 160
Duração da onda A > onda A pulmonar	Onda A > onda A pulmonar	Onda A > onda A pulmonar	Onda A < onda A pulmonar	Onda A < onda A pulmonar

Relação E/A = relação entre as velocidades das ondas protodiastólica (E) e telediastólica (A) medidas pelo nível do anel valvar mitral; TRIV = tempo de relaxamento isovolumétrico; TDE = tempo de desaceleração; Onda A pulmonar = onda telediastólica medida em veia pulmonar. Após 60 anos de idade, é freqüente a presença de alteração do relaxamento ventricular.

cardite constritiva e de miocardiopatia restritiva, analisar déficits diastólicos regionais (como em doença arterial coronoariana, hipertensão arterial, miocardiopatia hipertrófica assimétrica), poder ser empregado como análise da suspeita de rejeição após transplante cardíaco e na análise dos intervalos eletromecânicos para a indicação de marca-passo biventricular em pacientes com insuficiência cardíaca avançada. A técnica do Doppler tecidual apresenta três componentes: 1. onda Em ou E' (representa a protodiástole); 2. onda Am ou A' (representa a telediástole); 3. onda Sm ou S' (representa a sístole). A associação das análises com o Doppler tecidual e com o Doppler pulsado da valva mitral permite estimar a pressão de enchimento ventricular, a partir da relação entre a onda Em e a onda E mitral, como a seguir:

1. E/Em > 15 = PD_2 VE > 15mmHg.
2. E/Em < 8 = PD_2 VE – normal.

O estudo da diástole pela técnica do *color M-mode* leva em consideração a distribuição temporal das velocidades sangüíneas ao longo de linha vertical do orifício valvar mitral até o ápice cardíaco, apresentando, dessa forma, distribuição temporal e espacial. Observa o gradiente de pressão intraventricular determinado por forças inerciais e convectivas e é inversamente relacionada à medida invasiva da diástole ventricular (*tau*). Apresenta menor dependência da pré-carga e permite o diagnóstico diferencial entre situações de pericardite constritiva e miocardiopatia restritiva, podendo também ser útil na doença arterial coronariana. O principal componente da técnica do *color M-mode* é a V_P (velocidade de propagação do fluxo sangüíneo através da valva mitral em direção ao ápice ventricular), com valores normais maiores do que 45cm/s. A associação da análise da diástole com o Doppler pulsado da valva mitral permite estimar a pressão média do átrio esquerdo, a partir da relação entre a onda E e a velocidade de propagação do fluxo sangüíneo, como a seguir:

$$PMAE = 5{,}27\ (E/Vp) + 4{,}6\ mmHg$$

onde, PMAE = pressão média em átrio esquerdo; E = velocidade de fluxo protodiastólico (Doppler pulsado); Vp = velocidade de propagação (*color M-mode*).

A análise da função diastólica pela técnica do *strain* e do *strain-rate* leva em consideração a variação de deformação do miocárdio, considerando-se diferentes velocidades da fibra miocárdica em vários locais, caracterizando-se por ser parâmetro adimensional, podendo ser útil nas doenças arteriais coronarianas e nas miocardiopatias. Ainda é objeto de pesquisa, não sendo habitual na prática clínica diária.

MASSA VENTRICULAR

A ecocardiografia proporciona o cálculo da massa ventricular esquerda e do índice de massa ventricular pela divisão da massa pela superfície corpórea do paciente. Ao longo dos anos várias fórmulas foram empregadas para o cálculo da massa ventricular[17], sendo atualmente a expressão mais empregada[1,2]:

$$\text{Massa VE} = 0{,}8 \times [1{,}04\ (DdVE + S + P)^3 - (DdVE)^3] - 0{,}6$$

onde, DdVE = diâmetro diastólico do ventrículo esquerdo; S = diâmetro diastólico septal; P = diâmetro diastólico da parede posterior do ventrículo esquerdo.

Além da quantificação da massa ventricular esquerda, a ecocardiografia permite também a qualificação da hipertrofia, caracterizando pacientes normais, portadores de remodelamento concêntrico do ventrículo esquerdo e pacientes com hipertrofia concêntrica ou hipertrofia excêntrica. A situação de remodelamento concêntrico do ventrículo esquerdo demonstra o momento intermediário entre o paciente normal e aqueles que está apresentando hipertrofia concêntrica. Para a caracterização dos pacientes são analisados o índice de massa ventricular e a espessura relativa do ventrículo esquerdo. A espessura relativa do ventrículo esquerdo segue relação entre o septo, a parede posterior do ventrículo esquerdo e seu diâmetro diastólico, conforme a seguinte relação:

$$ER = \frac{S + P}{DdVE},\ \text{valor normal} < 0{,}45$$

onde, ER = espessura relativa do ventrículo esquerdo; S = diâmetro diastólico do septo ventricular; P = diâmetro diastólico da parede posterior do ventrículo esquerdo; DdVE = diâmetro diastólico do ventrículo esquerdo.

A classificação da hipertrofia ventricular esquerda é demonstrada na tabela 2.8.

Tabela 2.8 – Classificação de hipertrofia ventricular esquerda.

Parâmetro	Normal	Remodelamento concêntrico	Hipertrofia concêntrica	Hipertrofia excêntrica
Índice de massa do VE	Normal	Normal	Aumentada	Aumentada
Espessura relativa do VE	< 0,45	> 0,45	> 0,45	< 0,45

VE = ventrículo esquerdo; valores de referência para índice de massa ventricular esquerda = 48-96g/m² (mulher) e 55-116g/m² (homem).

DOENÇAS VALVARES

ESTENOSE MITRAL

Como em todas as valvopatias, a ecocardiografia permite determinar nos portadores de estenose mitral a avaliação anatômica da lesão valvar mitral, o melhor conhecimento da fisiopatologia da doença, assim como contribuir para a indicação terapêutica, devendo ser empregada durante a monitorização intra-operatória e no seguimento clínico do paciente[18-20]. A etiologia da estenose valvar mitral pode ser sugerida a partir da observação de achados morfológicos à ecocardiografia. A estenose mitral pode ser decorrente da agressão valvar reumática e menos comumente devido a lúpus eritematoso sistêmico, artrite reumatóide, amiloidose, calcificação do anel valvar e estenose mitral congênita[1,2,4,5,18-20]. Na lesão reumática ocorre habitualmente lesão associada em outras valvas, como a valva aórtica ou a valva tricúspide. Também é mais freqüente a ocorrência de dupla lesão valvar mitral (estenose e insuficiência) do que a estenose isolada. Na agressão mitral pela doença reumática, pode ocorrer fusão comissural, espessamento e calcificação das cúspides e do aparato subvalvar, resultando em acentuado encurtamento da cordoalha. Observa-se redução da abertura valvar, com a característica abertura em "dome", apresentando a cúspide anterior o formato de "bastão de hóquei", e aumento do átrio esquerdo (Fig. 2.53).

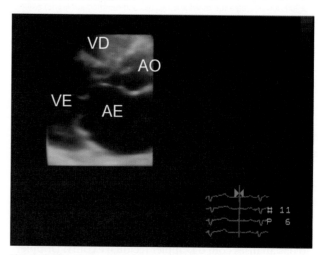

Figura 2.53 – Ecocardiograma transtorácico bidimensional (projeção longitudinal) em portador de estenose mitral. Demonstração de restrição à abertura da valva mitral. VE = ventrículo esquerdo; VD = ventrículo direito; AE = átrio esquerdo; AO = aorta.

A área valvar mitral varia de 4 a 6cm², podendo ser determinada pela ecocardiografia através da planimetria do orifício valvar, pela determinação do tempo de decaimento de meia pressão ou PHT (*pressure half-time*), pelo método da equação de continuidade ou ainda pelo método do cálculo das isovelocidades ou "PISA" (*proximal isovelocity surface area*)[18-20]. O método de planimetria do orifício valvar apresenta limitações quando a imagem ecocardiográfica não possibilita o delineamento adequado das bordas internas das cúspides valvares (como em situações em que há calcificação acentuada das cúspides e das comissuras valvares), e também após comissurotomia mitral (na qual pode ocorrer abertura comissural com conseqüente superestimação da área valvar). O método do PHT utiliza a técnica do Doppler contínuo para a aferição da área valvar mitral. É o método mais habitualmente empregado na prática clínica diária. Permite também a aferição dos gradientes transvalvares mitrais (médio e máximo). Habitualmente, observamos estenose valvar mitral de grau importante quando o gradiente transvalvar médio é > 10mmHg. Em portadores de fibrilação atrial, há necessidade de realizar 10 medidas consecutivas da área valvar para que possa ser utilizada a média dessas medidas. Em pacientes apresentando freqüência cardíaca baixa ou em situações de baixo débito cardíaco, pode ocorrer a subestimação da avaliação dos gradientes transvalvares, mesmo na ocorrência de estenose valvar acentuada. Em pacientes apresentando insuficiência aórtica acentuada ou diminuição do relaxamento ventricular esquerdo, também pode ocorrer subestimação do cálculo da área valvar mitral. Em contrapartida, em pacientes apresentando situações de alto débito cardíaco ou freqüência cardíaca elevada, pode ocorrer superestimação dos gradientes valvares e da área valvar mitral. Dessa forma, é capital a informação clínica relacionada ao momento da aferição da área valvar mitral.

No cálculo da área valvar empregando-se o método da equação de continuidade, é considerado o conceito da conservação da massa e conseqüentemente do fluxo sangüíneo. É medido o fluxo sangüíneo que passa por duas valvas cardíacas (por exemplo mitral e aórtica), que deve apresentar valores iguais. Como o fluxo sangüíneo que passa por determinada valva é calculado a partir da multiplicação da velocidade do fluxo pela área valvar, determina-se o fluxo que passa pela valva aórtica e sua velocidade que passa pela valva mitral, calculando-se, dessa forma, a área valvar mitral, como a seguir:

$$\text{Área valvar mitral} = \frac{\text{A VSVE (cm}^2) \times \text{VTI VSVE (cm)}}{\text{VTI Mi (cm)}}$$

onde, A VSVE = área da via de saída do ventrículo esquerdo; VTI VSVE = integral da velocidade e tempo da via de saída do ventrículo esquerdo (fluxo que passa pela valva aórtica); VTI VMI = integral da velocidade e tempo do fluxo através da valva mitral.

Essa forma de aferição da àrea valvar mitral demanda mais tempo para sua realização, sendo realizada quando

há dúvidas com relação à área mensurada pelos métodos de planimetria ou do PHT. O método da medida das isovelocidades (PISA) para o cálculo da área valvar mitral não é realizado rotineiramente na prática clínica, sendo também reservado para situações em que há dúvida diagnóstica. Na tabela 2.9 observamos a categorização empregada para a quantificação da gravidade da estenose valvar mitral[1,2].

Tabela 2.9 – Categorização da gravidade da estenose valvar mitral.

Estenose valvar mitral	Área (cm²)
Discreta	1,6-2,0
Moderada	1,1-1,5
Importante	≤ 1,0

Outros aspectos importantes relacionados à ecocardiografia são a possibilidade de aferição da pressão sistólica da artéria pulmonar a partir do cálculo do gradiente máximo de velocidade do jato de regurgitação tricúspide (situação em que ocorra insuficiência valvar tricúspide secundária à estenose valvar mitral) e também a observação da presença de trombos intracavitários (principalmente localizados em apêndice atrial esquerdo ou em átrio esquerdo esquerdo) (Figs. 2.54 e 2.55). A pressão sistólica em artéria pulmonar é estimada pelo emprego da equação simplificada de Bernoulli:

$$P = 4 \, V^2$$

onde, P = pressão estimada; V = velocidade do fluxo.

Para a PSAP:

$$\text{PSAP (mmHg)} = 4 \, V^2 + \text{PAD}$$

onde, PSAP = pressão sistólica em artéria pulmonar; V = velocidade máxima do jato de regurgitação da valva tricúspide; PAD = pressão em átrio direito (varia de 5 a 20mmHg, de acordo com a dilatação da veia cava inferior e de sua variação de diâmetro durante o ciclo respiratório).

A ecocardiografia permite ainda informar a respeito da possibilidade de realização de valvoplastia por cateter-balão pela descrição do escore ecocardiográfico anatômico da valva mitral (escore de Wilkins-Block). Nesse escore, são somados pontos de 1 a 4 para quatro parâmetros analisados (este escore varia, dessa forma, de 4 a 16)[21]. Os parâmetros descritos são: 1. grau de calcificação da valva mitral; 2. grau de espessamento valvar; 3. grau de mobilidade valvar; 4. grau de fusão do aparato subvalvar mitral. Os melhores resultados são obtidos quando o escore atinge valores de até 8 pontos, e quando há pequeno comprometimento do aparato subvalvar mitral e pequeno grau de calcificação valvar.

Em pacientes oligossintomáticos ao repouso e que apresentem estenose mitral significativa, podemos estudar o comportamento da pressão arterial pulmonar e dos gra-

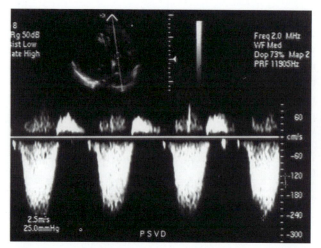

Figura 2.54 – Ecocardiograma transtorácico (Doppler pulsado) para a medida da PSVD (pressão sistólica em artéria pulmonar): 25mmHg + PAD (pressão em átrio direito).

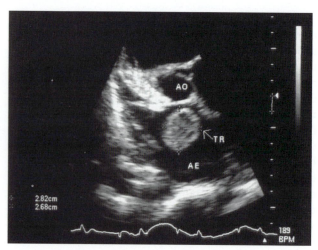

Figura 2.55 – Ecocardiograma transtorácico bidimensional (projeção transversal). Demonstração de imagem de trombo (TR) em átrio esquerdo (AE). AO = aorta.

dientes transvalvares por meio do estudo com a ecocardiografia de esforço. Dessa forma, podemos ter uma avaliação mais detalhada da hemodinâmica do paciente visando determinar o momento mais adequado para a indicação da correção cirúrgica da doença.

INSUFICIÊNCIA VALVAR MITRAL

De forma semelhante à estenose valvar, a ecocardiografia permite demonstrar o mecanismo envolvido na gênese da insuficiência mitral e determinar sua implicação hemodinâmica[18,19]. Como mecanismos envolvidos na insuficiência mitral, podemos observar a dilatação do anel valvar (como nas miocardiopatias dilatadas) (Fig. 2.56), assim como alterações estruturais ou funcionais do aparato subvalvar mitral (como na degeneração mixomatosa por prolapso valvar, na ruptura de cordoalha após infarto do miocárdio ou retração do aparato subvalvar na doença reumática, após endocardite infecciosa ou secundária a doenças do colágeno) (Figs. 2.57 e 2.58).

A insuficiência valvar mitral pode ser analisada pelo emprego de várias técnicas ecocardiográficas, seja por métodos qualitativos seja quantitativos[1-5,18,19] (Fig. 2.59). Pode ser determinada pela análise da extensão do jato

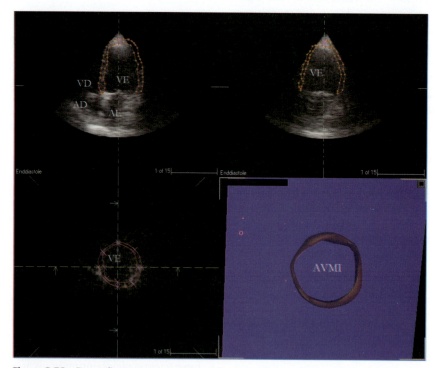

Figura 2.56 – Ecocardiograma transtorácico tridimensional para a demonstração do anel valvar mitral (AVMI). VE = ventrículo esquerdo; VD = ventrículo direito; AE = átrio esquerdo; AD = átrio direito.

ECOCARDIOGRAFIA

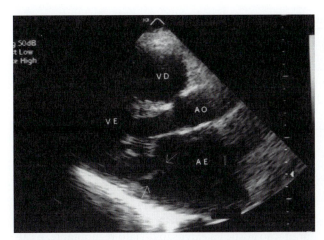

Figura 2.57 – Ecocardiograma transtorácico bidimensional (projeção longitudinal) em paciente apresentando ruptura de corda relacionada ao folheto posterior da valva mitral (setas). VE = ventrículo esquerdo; VD = ventrículo direito; AE = átrio esquerdo; AO = aorta.

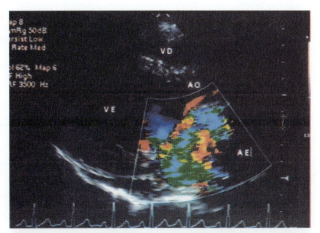

Figura 2.58 – Ecocardiograma transtorácico bidimensional com mapeamento de fluxo em cores para a demonstração de insuficiência valvar mitral em paciente apresentando ruptura de corda relacionada ao folheto posterior da valva mitral. VE = ventrículo esquerdo; VD = ventrículo direito; AE = átrio esquerdo; AO = aorta.

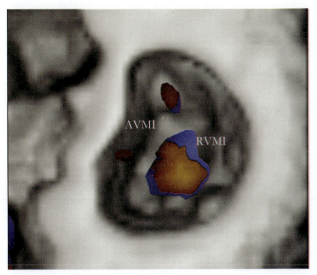

Figura 2.59 – Ecocardiograma transesofágico tridimensional (imagem vista a partir do átrio esquerdo). Demonstração de regurgitação valvar mitral (RVIM). AVIM = anel valvar mitral.

regurgitante em relação ao átrio esquerdo, pela planimetria do jato regurgitante no interior do átrio esquerdo, pela relação entre a área do jato regurgitante e a área do átrio esquerdo, pelo método das isovelocidades (PISA), pelo cálculo do volume e da fração regurgitantes, pela análise da *vena contracta* (local de convergência do fluxo regurgitante), pelo cálculo da conservação do *momentum* do fluxo sangüíneo (referência a teoria da conservação da massa e por conseqüência do fluxo sangüíneo em diferentes câmaras cardíacas). Quando há ausência de coaptação dos folhetos valvares, a insuficiência caracteriza-se por ser de grau importante. Na prática clínica diária, os métodos mais empregados para a categorização do grau de insuficiência mitral são a extensão do jato regurgitante observada pelo mapeamento de fluxo em cores, o cálculo da área do jato regurgitante e a análise da relação entre a área do jato regurgitante e a área do átrio esquerdo. Para a extensão do jato, considera-se insuficiência mitral importante quando o jato atinge o teto do átrio esquerdo ou quando ocupa o terceiro terço do átrio esquerdo quando esse é dividido em três grandes segmentos. Na ocorrência da observação da extensão do jato regurgitante até as veias pulmonares, em geral, a insuficiência também se caracteriza por ser significativa. O método das isovelocidades (PISA) permite calcular a área do orifício e do volume regurgitantes. Apresenta, porém, limitações quando o jato da insuficiência mitral é excêntrico (efeito coanda) ou compostos por dois ou mais jatos. A caracterização da gravidade da insuficiência valvar mitral é demonstrada na tabela 2.10[1,2].

INSUFICIÊNCIA AÓRTICA

A ecocardiografia possibilita analisar a anatomia valvar aórtica, a etiologia da regurgitação, a gravidade da regurgitação com as conseqüentes modificações do ventrículo esquerdo relacionadas ao remodelamento ventricular e também determinar outras valvopatias associadas[1,2,4,5,18,19]. A regurgitação aórtica pode ser decorrente de cardiopatias congênitas (como na valva aórtica bicúspide) (Fig. 2.60), secundária a valvopatia reumática, após envolvimento valvar decorrente da endocardite infecciosa, secundária a doenças sistêmicas (sífilis) e do colágeno (artrite reumatóide), por anomalias da raiz da aorta (dilatação anuloaórtica como na síndrome de Marfan, dissecção da aorta, por doença hipertensiva) e mesmo após traumatismo (insuficiência aórtica aguda). A ecocardiografia permite também determinar a cronicidade da regurgitação aórtica. Em situações de insuficiência aórtica aguda, o ventrículo esquerdo mostra-se com dimensões normais, podendo ser observado o fechamento precoce da valva mitral (secundária a grande sobrecarga pressórica no ventrículo esquer-

MÉTODOS DIAGNÓSTICOS EM CARDIOLOGIA

Tabela 2.10 – Categorização da gravidade da insuficiência valvar mitral.

Regurgitação mitral	Área do jato regurgitante (AJR) (cm²)	Relação área do jato/área do átrio esquerdo	Vena contracta (VC) (mm)	Volume regurgitante (VR) (ml)	Área do orifício regurgitante (cm²)
Discreta	> 4	> 20%	< 2	< 30	0,1-0,25
Moderada	4 > AJR > 8	20-40%	2 > VC < 5mm	30 > VR < 60	0,26-0,35
Importante	≥ 8	≥ 40%	≥ 5mm	≥ 60	≥ 0,35

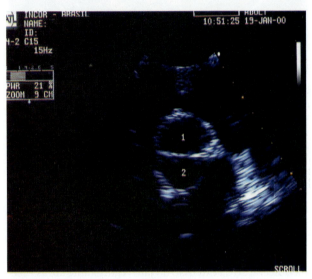

Figura 2.60 – Ecocardiograma transtorácico bidimensional (projeção transversal). Demonstração de imagem valvar aórtica bicúspide (1,2).

do fluxo regurgitante, medida do orifício regurgitante efetivo pelo PISA, medida da *vena contracta* e do *momentum* do fluxo regurgitante). Na prática clínica diária, são muito empregados na caracterização da gravidade da regurgitação aórtica a extensão do jato regurgitante, o cálculo do tempo de decaimento de meia pressão do fluxo regurgitante, da *vena contracta* e da velocidade final da curva do jato regurgitante, a relação entre a largura do jato regurgitante e a largura da via de saída do ventrículo esquerdo. Em situações de dúvida, pode ser calculado o volume regurgitante (insuficiência grave quando esse volume é > 60ml) ou a fração de regurgitação aórtica (insuficiência grave quando > 50%). A categorização da gravidade da insuficiência valvar aórtica é demonstrada na tabela 2.11[1,2].

ESTENOSE AÓRTICA

Como na regurgitação aórtica, a ecocardiografia possibilita a análise etiológica (com conseqüente exclusão de outras situações envolvidas na obstrução da via de saída do ventrículo esquerdo), assim como a determinação da gravidade da estenose e da repercussão hemodinâmica da obstrução valvar[1,2,18-20]. As principais causas de estenose valvar aórtica são as cardiopatias congênitas (valva bicúspide), e a cardiopatia reumática como conseqüência de processo degenerativo. Mais raramente, pode ser decorrente da endocardite infecciosa, de doenças do colágeno ou em virtude de pequenos tumores cardíacos (fibroelastoma papilar). Na quantificação da estenose valvar aórtica, devemos analisar os gradientes do fluxo através da valva aórtica (gradientes médio e máximo), as velocidades dos jatos pré (V_1) e pós-valvar (V_2) e a área valvar aórtica (pelo método da equação de continuidade). Devem ser considerados ainda dentro do contexto da análise a função contrátil do ventrículo esquerdo, o grau de

do). Em situações de insuficiência aórtica crônica, o ventrículo esquerdo encontra-se dilatado, podendo exibir hipertrofia ventricular do tipo excêntrico. A observação da ausência de coaptação das cúspides caracteriza regurgitação de grau importante. Quando os diâmetros diastólico e sistólico do ventrículo são maiores que 7cm e 4,5cm, respectivamente, a regurgitação também é considerada importante. Vários são os métodos empregados para a caracterização da gravidade da regurgitação valvar aórtica, incluindo técnicas semiquantitativas (mapeamento de fluxo em cores, intensidade do sinal do fluxo regurgitante pelo Doppler contínuo, análise do fluxo reverso em segmentos da aorta torácica e na aorta abdominal), e também técnicas quantitativas (medida do fluxo regurgitante, medida da integral de velocidade e tempo do fluxo regurgitante na aorta descendente, medida do PHT

Tabela 2.11 – Categorização da gravidade da insuficiência valvar aórtica.

Insuficiência valvar aórtica	Extensão do jato	PHT (ms)	Vena contracta (mm)	Velocidade final da curva do jato regurgitante (m/s²)	Relação largura do jato regurgitante/largura da VSVE (%)
Discreta	Até 2cm do plano valvar (projeção apical)	> 450	< 4	< 2	< 25
Moderada	Fluxo retrógrado em aorta descendente	250-450	4 > VC < 6	2-4	25-59
Importante	Fluxo retrógrado em aorta abdominal	≤ 250	≥ 6mm	≥ 4	≥ 60

PHT = tempo de decaimento de meia pressão do fluxo regurgitante; VC = *vena contracta*; VSVE = via de saída do ventrículo esquerdo.

ECOCARDIOGRAFIA

Tabela 2.12 – Categorização da gravidade da estenose valvar aórtica.

Estenose valvar aórtica	Área (cm²)	Gradiente transvalvar médio (mmHg)	Gradiente transvalvar máximo (mmHg)	Relação entre a velocidade pré-valvar (V_1) e pós-valvar
Discreta	> 1	< 20	< 50	> 0,4
Moderada	0,75-1	20-50	50-80	0,25-0,4
Importante	< 0,75	≥ 50	≥ 81	< 0,25

hipertrofia ventricular, o relaxamento ventricular esquerdo pela análise da função diastólica e o grau de insuficiência valvar aórtica. A caracterização da gravidade da estenose valvar aórtica é demonstrada na tabela 2.12[1,2].

Quando há dificuldade para a determinação da área valvar aórtica pela equação de continuidade ou quando há dúvidas com relação à morfologia valvar, podemos realizar a investigação ecocardiográfica transesofágica. A ecocardiografia transesofágica possibilita o detalhamento morfológico mais adequado da valva, possibilitando sua planimetria e mensuração da área valvar.

Nas situações em que o paciente apresente disfunção ventricular esquerda significativa e baixos gradientes através da valva aórtica, podemos realizar o ecocardiograma de estresse farmacológico (em geral com o emprego de dobutamina em doses baixas, até 20mcg/kg/min) para a discriminação de pacientes com estenose valvar grave daqueles com baixos gradientes decorrentes de disfunção ventricular acentuada e ausência de reserva contrátil. Comparamos a área valvar e o gradiente (máximo) ao repouso e após o estresse. Nos pacientes em que ocorre baixo gradiente por disfunção ventricular acentuada e presença de reserva contrátil, observamos aumento tanto do gradiente quanto da área valvar. Em pacientes em que realmente existe estenose valvar aórtica acentuada, observamos aumento do gradiente, porém não há observação do aumento da área valvar. E também podemos observar a ausência da elevação do gradiente transvalvar, demonstrando tratar-se de paciente com disfunção ventricular esquerda acentuada, não apresentando reserva contrátil.

DOENÇA VALVAR TRICÚSPIDE

A ecocardiografia permite realizar a análise etiológica e determinar as implicações hemodinâmicas tanto da estenose quanto da insuficiência tricúspide. A etiologia mais freqüente da estenose tricúspide é a doença reumática. As alterações morfológicas são semelhantes à agressão reumática evidenciada na valva mitral, como fusão comissural, espessamentos valvar e subvalvar, calcificação e retração do aparato subvalvar. Freqüentemente está associada a insuficiência tricúspide e valvopatia mitro-aórtica. A insuficiência tricúspide apresenta como causas a doença reumática, a anomalia de Ebstein e várias cardiopatias congênitas, síndrome carcinóide, hipertensão pulmonar, secundária a doenças em que haja dilatação do anel valvar tricúspide, ou secundária a ruptura de cordoalha (situação podendo ocorrer após biópsia cardíaca).

Para a caracterização da gravidade da estenose valvar tricúspide, observa-se a medida do gradiente diastólico médio através da valva tricúspide, sendo considerada estenose valvar grave quando o gradiente é ≥ 7mmHg[1,2]. Pode também ser aferida a área valvar tricúspide pelo método do PHT, havendo, porém, grande variação nessa medida. Para a caracterização da gravidade da regurgitação tricúspide, podemos utilizar o método da extensão do jato regurgitante (de forma semelhante à regurgitação mitral) em relação ao átrio direito e o mapeamento do fluxo regurgitante pelo Doppler colorido. Podemos encontrar fluxo reverso em veias hepáticas na vigência de regurgitação tricúspide de grau importante. As câmaras cardíacas podem estar aumentadas na insuficiência tricúspide grave, assim como o átrio direito na estenose tricúspide importante. A pressão sistólica em artéria pulmonar é calculada como demonstrado na descrição da gravidade da estenose valvar mitral.

MIOCARDIOPATIAS

A utilização da ecocardiografia propicia identificar características morfológicas particulares e próprias das diferentes miocardiopatias, assim como demonstrar a fisiopatologia e o momento clínico dentro da história natural da doença e as complicações relacionadas a ela[1-5]. As miocardiopatias podem ser decorrentes de doença arterial coronariana, devido à doença de Chagas, por evolução da miocardiopatia hipertrófica ou da doença hipertensiva, por doenças infiltrativas ou restritivas, por agentes químicos (miocardiopatia tóxica), em conseqüência das valvopatias ou de doenças sistêmicas ou secundárias a agentes não identificados (miocardiopatia idiopática).

Na miocardiopatia isquêmica podemos identificar, pela ecocardiografia, inúmeros aspectos relevantes, desde a presença de déficits contráteis regionais, até a determinação do grau de disfunção ventricular e a repercussão sobre a geometria ventricular esquerda (remodelamento ventricular) e mesmo complicações relacionadas ao infarto do miocárdio (comunicação interventricular, ruptura de músculo papilar ou de cordas, aneurisma e pseudo-aneurisma ventricular, trombo em área acinética) (Fig. 2.61). O acompanhamento ecocardiográfico é fundamental na análise da resposta terapêutica durante a evolução clínica (durante o tratamento farmacológico, após revascularização miocárdica ou após procedimento hemodinâmico por implante de *stent* ou após angioplastia), na indicação de novos procedimentos (pesquisa não-invasiva de isquemia e viabilidade miocárdicas pela ecocardio-

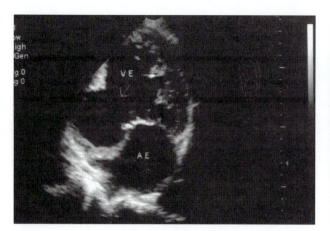

Figura 2.61 – Ecocardiograma transtorácico bidimensional (projeção apical 2 câmaras) em paciente apresentando aneurisma (seta) da parede inferior do ventrículo esquerdo (VE). AE = átrio esquerdo.

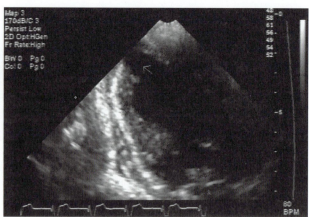

Figura 2.62 – Ecocardiograma transtorácico bidimensional (projeção apical) em paciente apresentando aneurisma apical (seta) decorrente de miocardiopatia chagásica.

grafia de estresse) e, mais recentemente, na indicação de pacientes para tratamento com células-tronco. Atualmente, faz-se mister a presença da investigação ecocardiográfica em unidades de dor torácica para o diagnóstico diferencial.

Na miocardiopatia chagásica, a ecocardiografia permite identificar pequenos aneurismas apicais (Fig. 2.62) e déficits contráteis mais evidentes nas paredes inferior e posterior, situações que podem ocorrer nessa doença. Permitem ainda definir o grau de disfunção ventricular e o de regurgitação valvar.

Na miocardiopatia hipertrófica, a ecocardiografia está envolvida em todos os momentos de identificação da doença, desde o diagnóstico, até o seguimento clínico na terapêutica cirúrgica (em período pré, intra e pós-operatório), na possibilidade de alcoolização septal (no acompanhamento do procedimento na sala de hemodinâmica) e também no seguimento clínico após implante de marcapasso (na observação da diminuição do gradiente intraventricular decorrente da dissincronia cardíaca marca-passo mediada). Na miocardiopatia hipertrófica podemos observar hipertrofia ventricular assimétrica, com a presença de espessura parietal de pelo menos 15mm, sem que ocorra doença cardíaca ou sistêmica que possa ser responsável por esse espessamento (Fig. 2.63). A hipertrofia assimétrica acomete preferencialmente o septo ventricular, podendo, todavia, acometer qualquer segmento do ventrículo esquerdo. Podemos observar ainda a presença de movimento sistólico anterior da valva mitral, fechamento mesossistólico da valva aórtica e gradiente intraventricular (Fig. 2.64).

As miocardiopatias decorrentes de síndromes infiltrativas ou restritivas podem apresentar como etiologia grande número de entidades. Podem ser decorrentes das doenças infiltrativas ou de depósito (amiloidose, hemocromatose, sarcoidose, doença de Gaucher), de doenças não-infiltrativas (esclerodermia, pseudoxantoma *elasticum*), da endomiocardiofibrose após radiação e da síndrome carcinóide[4,5]. Os achados ecocardiográficos são múltiplos, como aumento da espessura das paredes cardíacas, dila-

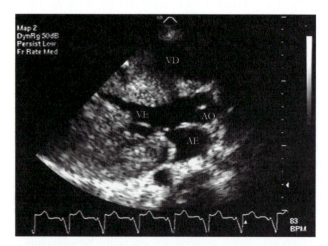

Figura 2.63 – Ecocardiograma transtorácico bidimensional (projeção longitudinal) em paciente apresentando miocardiopatia hipertrófica. VE = ventrículo esquerdo; VD = ventrículo direito; AE = átrio esquerdo; AO = aorta.

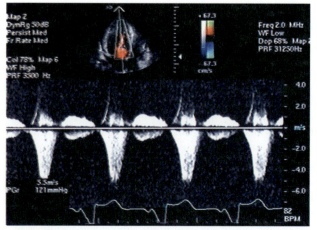

Figura 2.64 – Ecocardiograma transtorácico (Doppler contínuo) para a medida do gradiente intraventricular esquerdo (121mmHg) em paciente apresentando miocardiopatia hipertrófica.

tação importante dos átrios, espessamento do septo interatrial (na amiloidose), derrame pericárdico, insuficiência das valvas atrioventriculares, disfunção diastólica e disfunção sistólica em momento mais avançado da doença.

DOENÇAS DO PERICÁDIO E MASSAS CARDÍACAS

O emprego da ecocardiografia acrescenta informação diagnóstica na investigação das doenças do pericárdio (Fig. 2.65). A utilização da ecocardiografia possibilita não somente o diagnóstico, mas também a observação da implicação hemodinâmica e o seguimento clínico dos pacientes que apresentam derrame pericárdico[1-5]. A ecocardiografia pode ainda auxiliar no direcionamento da pericardiocentese à beira do leito.

As pericardiopatias podem ser decorrentes de agentes infecciosos (vírus, bactérias, fungos e por agentes parasitários), secundárias a doenças sistêmicas (doenças do colágeno, febre reumática, doenças metabólicas, endocrinopatias), durante a gestação, na evolução do infarto do miocárdio, após miocardite e aneurisma da aorta, por lesão traumática, e mesmo secundárias a tumores primários cardíacos e metástase tumoral (principalmente em linfomas e leucemias, tumores do pulmão, melanoma, mama, gástrico, do cólon e em sarcomas)[1,2,4,5].

Os derrames pericárdicos podem ser considerados volumosos pela análise ecocardiográfica quando apresentam diâmetro em seu maior eixo > 20mm durante a diástole[2]. Interessante observar que nem sempre derrames pericárdicos volumosos determinarão grande implicação hemodinâmica, enquanto em certas situações derrames pericárdicos de menor volume podem determinar grande modificação na mecânica cardíaca e mesmo tamponamento cardíaco (Fig. 2.66). Nesse sentido, a velocidade de instalação do derrame apresenta grande importância. Em período pós-operatório de cirurgias cardíacas, pequenos derrames que estejam muito localizados em pequenos segmentos podem também ter grande repercussão hemodinâmica. Durante a evolução da restrição pericárdica decorrente da presença de derrame pericárdico, podemos observar pela ecocardiografia: 1. colapso diástolico do átrio direito; 2. colapso diastólico do ventrículo direito; 3. exacerbação da diminuição inspiratória das velocidades de fluxos através das valvas mitral e aórtica; 4. exacerbação do aumento inspiratório das velocidades de fluxos através das valvas tricúspide e pulmonar; 5. dilatação e ausência de variação fásica respiratória no diâmetro da veia cava inferior. Nas situações em que há pericardite constritiva, a ecocardiografia pode demonstrar imagens de espessamento ou calcificação do pericárdio, acompanhadas de grande variação fásica respiratória das velocidades de fluxos através das valvas cardíacas, acompanhada de grande dilatação e ausência de variação respiratória da veia cava inferior. O emprego do Doppler tecidual pode auxiliar no diagnóstico diferencial de situações em que há pericardite constritiva daquelas em que há miocardiopatia restritiva.

A avaliação ecocardiográfica de massas intracardíacas apresenta ampla possibilidade de diagnósticos. As massas cardíacas podem ser decorrentes de endocardite infecciosa (vegetações), tumores primários ou secundários, trombos, pequenas estruturas ocasionalmente encontradas em valvas nativas (*strands*, nódulos de Arantius, excrescências de Lambl), dispositivos artificiais (cateteres, marca-passo, dispositivos para tratamento de doenças congênitas).

As vegetações são observadas como estruturas apresentando morfologia irregular, com mobilidade aleatória em relação à estrutura sobre a qual se assentam, podendo apresentar ecotextura semelhante ou diferente da estrutura de assentamento[1,2]. As vegetações são observadas aderidas a estruturas móveis como folhetos e cúspides

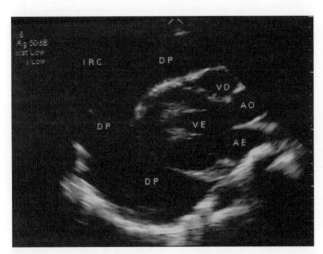

Figura 2.65 – Ecocardiograma transtorácico bidimensional (projeção longitudinal) em paciente com insuficiência renal crônica (IRC) apresentando derrame pericárdico (DP). VE = ventrículo esquerdo; VD = ventrículo direito; AE = átrio esquerdo; AO = aorta.

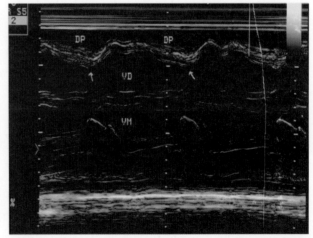

Figura 2.66 – Ecocardiograma transtorácico modo M de paciente com insuficiência renal crônica apresentando derrame pericárdico (DP) e colabamento diastólico (setas) do ventrículo direito (VD). VM = valva mitral.

MÉTODOS DIAGNÓSTICOS EM CARDIOLOGIA

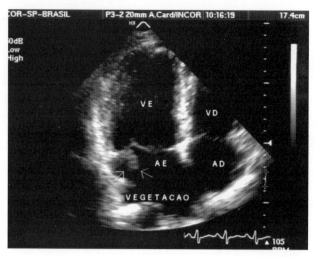

Figura 2.67 – Ecocardiograma transtorácico bidimensional (projeção apical 4 câmaras) em paciente apresentando endocardite infecciosa e imagem de vegetação aderida à face atrial do folheto posterior da valva mitral (setas).

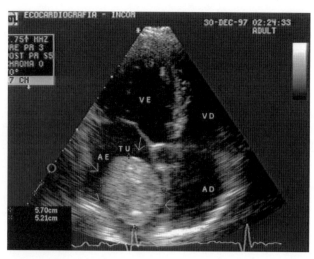

Figura 2.68 – Ecocardiograma transtorácico bidimensional (projeção apical 4 câmaras) em paciente apresentando tumor (TU) (setas) em átrio esquerdo. O estudo anatomopatológico demonstrou tratar-se de mixoma atrial. VE = ventrículo esquerdo; VD = ventrículo direito; AE = átrio esquerdo; AO = aorta.

valvares, em folhetos da próteses valvares cardíacas ou em regiões em que ocorra lesão endocárdica decorrente de jatos sangüíneos. Sua primeira descrição ecocardiográfica foi realizada por Dillon em 1973 (descrita como estrutura de aspecto algodonoso)[22], tendo sido a observação da sua imagem ecocardiográfica incorporada aos critérios diagnósticos para endocardite infecciosa em 1994 (critérios da Universidade de Duke)[23] (Fig. 2.67). Na descrição ecocardiográfica da imagem de vegetação, alguns aspectos morfológicos e de cinética devem ser detalhados porque apresentam implicação prognóstica na evolução do processo de endocardite[1,2,24,25]. Dessa forma, deve ser detalhado: 1. local de implante da vegetação; 2. dimensão; 3. mobilidade; 4. refringência da imagem de vegetação. Alguns estudos mostraram que vegetações localizadas em valva mitral apresentam mais ocorrência de eventos embólicos; na vigência de vegetações > 10mm, há maior ocorrência de acidente vascular cerebral e de abscessos valvares cardíacos; vegetações com grande mobilidade propiciam maior ocorrência de eventos embólicos; e a refringência da vegetação pode estar relacionada à cronicidade da infecção (maior refringência relacionada ao início mais longo do processo infeccioso)[1,2,24,25]. Quando existe suspeita clínica de endocardite infecciosa e o primeiro exame não trouxe informações diagnósticas. Considerar a repetição dos exames ecocardiográficos, transtorácicos ou transesofágicos de acordo com a probabilidade clínica pré-teste do exame. Em geral, quando o primeiro exame ecocardiográfico não traz informações diagnósticas, o segundo deve ser realizado de 7 a 10 dias após o primeiro teste[25,26], até número máximo de três exames[26].

Os tumores cardíacos apresentam pequena incidência dentre as cardiopatias. Podem ser divididos em benignos (mixomas, lipomas, fibroelastoma, fibromas, mesoteliomas) ou malignos (sarcomas, mesoteliomas), primários e secundários[4]. O tumor cardíaco mais comum é o mixoma atrial esquerdo[4]. Apresenta-se à ecocardiografia, em geral, como massa globosa, pediculada, com fixação ao septo interatrial, apresentando movimentação direcionada para a valva mitral[1,2] (Fig. 2.68). Alguns tumores podem ter formas de apresentação mais comuns (intramurais como os fibromas, tamanho pequeno e distribuição em valvas cardíacas como o fibroelastoma papilífero, lesões múltiplas e associação com a esclerose tuberosa como os rabdomiomas), mas é natural que a definição etiológica da massa necessita da confirmação histológica.

CONCLUSÃO

A ecocardiografia representa avanço inconteste à possibilidade de análise não-invasiva de grande número de cardiopatias, possibilitando o diagnóstico, o melhor conhecimento da fisiopatologia e do momento dentro da história natural da doença e também auxiliando a indicação da terapêutica (farmacológica, por procedimento hemodinâmico invasivo ou cirúrgico). Dessa forma, é fundamental e necessária a associação entre as equipes clínica, de ecocardiografia, hemodinâmica e cirurgia, visando ao atendimento integral ao paciente.

REFERÊNCIAS BIBLIOGRÁFICAS

1. Feigenbaum H. Echocardiography. 6th ed. Lippincott Williams & Wilkins; 2005. ▪ 2. Otto C. Textbook of clinical echocardiography. 2nd ed. Philadelphia: W.B. Saunders Company; 2000. ▪ 3. Oh J et al. The Echo Manual. 2nd ed. Lippincott Williams & Wilkins; 1999. ▪ 4. Weyman AE. Principles and practice of Echocardiography. 2nd ed. Philadelphia: Lea & Febiger; 1994. ▪ 5. Braunwald E. Heart disease – A textbook of cardiovascular medicine. 5th ed. Philadelphia: W.B. Saunders Company; 1992. ▪ 6. Feigenbaum H. Evolution of echocardiography. Circulation 1996;93:1321. ▪ 7. Henry WL et al. Report of the American Society of Echocardiography Committee on Nomenclature and Stan-

dards in Two-Dimensional Echocardiography. Circulation 1980;62:212. ▪ 8. Seward JB et al. Transesophageal echocardiography: technique, anatomic correlations, implementation, and clinical applications. Mayo Clin Proc 1988;63:649. ▪ 9. Roelandt et al. Three-dimensional echocardiography. Curr Opin Cardiol 1998;13:386. ▪ 10. De Simone et al. Three-dimensional Doppler: techniques and clinical applications. Eur Heart J 1999;20:619. ▪ 11. Kisslo J et al. Real-time volumetric echocardiography: the technology and the possibilities. Echocardiography 2000;17:773. ▪ 12. Cazeau S et al. Effects of multisite biventricular pacing in patients with heart failure and intraventricular conduction delay. N Engl J Med 2001;344:873. ▪ 13. Abraham WT et al. Cardiac resynchronization in chronic heart failure. N Engl J Med 2002;346:1845. ▪ 14. Gregorates G et al. ACC-AHA-NASPE 2002 guideline update for implantation of cardiac pacemakers and antiarrhythmia devices. J Am Coll Cardiol 2002;40:1703. ▪ 15. Schiller N et al. American Society of Echocardiography Committee on Standards. Recommendations for quantification of the left ventricle by two-dimensional echocardiography. J Am Soc Echocardiogr 1989;2:358. ▪ 16. Hercil A et al. Reference values for echocardiographic measurements in urban and rural populations of different ethnicity: the strong heart study. J Am Society Echocardiogr 2001;14:601. ▪ 17. Devereux RB et al. Echocardiographic assessment of left ventricular hypertrophy: comparison to necropsy findings. Am J Cardiol 1986;57:450. ▪ 18. Bonow RO et al. ACC/AHA guidelines for the management of patients with valvular heart disease: a report of the American College of Cardiology/American Heart Association Task Force of Practice Guidelines. JACC 1998;32:1486. ▪ 19. Quinõnes MA et al. Recommendations for quantitation of Doppler echocardiography: a report from the Doppler quantitation task force of the nomenclature and standards committee of the American Society of Echocardiography. J Am Soc Echocardiogr 2002;15:167. ▪ 20. Popovic AD, Stewart WJ. Echocardiographic evaluation of valvular stenosis. Echocardiography 2001;18:59. ▪ 21. Wilkins GT et al. Percutaneous mitral valvotomy: an analysis of echocardiographic variables related to outcome and the mechanism of dilatation. Br Heart J 1988;60:299. ▪ 22. Dillon JC et al. Echocardiographic manifestations of valvular vegetations. Am Heart J 1973;86:698. ▪ 23. Durack DT et al. New criteria for diagnosis of infective endocarditis: utilization of specific echocardiographic findings. Am J Med 1994;96:200. ▪ 24. Vieira MLC et al. Achados ecocardiográficos em pacientes com suspeita diagnóstica de endocardite infecciosa. Arq Bras Cardiol 2004;83:191. ▪ 25. Bayer AS et al. Diagnosis and management of infective endocarditis and its complications. Circulation 1998;98:2936. ▪ 26. Vieira MLC et al. Repeated echocardiographic examinations of patients with suspected infective endocarditis. Heart 2004;90:1020.

7. CINTILOGRAFIA MIOCÁRDICA

Maria Clementina P. Giorgi

A doença aterosclerótica coronariana é uma causa importante de doença cardiovascular. O enfoque moderno da cardiologia tem-se voltado para a prevenção primária e para a avaliação não-invasiva dos pacientes, considerando não só a presença de lesão coronariana anatômica, mas também de isquemia e fibrose miocárdicas e o valor prognóstico desses achados como indicadores da qualidade e da quantidade de vida.

Na presença de estenose coronariana significativa, ocorre uma seqüência de eventos: a chamada cascata isquêmica (Fig. 2.69). Primeiro ocorrem as alterações perfusionais, em seguida as anormalidades de motilidade, sendo que as alterações eletrocardiográficas e a angina surgem na fase mais tardia. A imagem não-invasiva para avaliar a doença arterial coronariana pode ser dividida em imagem funcional, como a cintilografia de perfusão miocárdica, a tomografia por emissão de pósitrons e a ecocardiografia que avaliam motilidade e perfusão. Para a avaliação anatômica não-invasiva, a ressonância magnética, a tomografia *multislice* e a elétron *beam* tomografia são usadas, porém elas não evidenciam ainda, de forma padronizada, as conseqüências hemodinâmicas das lesões. Nos últimos anos, as técnicas radioisotópicas, principalmente a cintilografia de perfusão miocárdica, têm contribuído muito na avaliação da expressão funcional da insuficiência coronariana aguda ou crônica, sendo esta o único método largamente validado para essa finalidade.

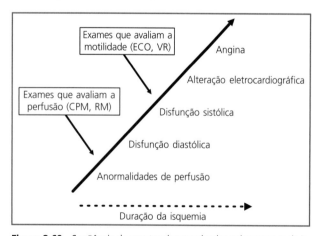

Figura 2.69 – Seqüência de eventos desencadeados pela presença de isquemia. ECO = ecocardiografia; VR = ventriculografia radioisotópica; CPM = cintilografia de perfusão miocárdica; RM = ressonância magnética.

BASES

A distribuição do fluxo sangüíneo no ventrículo esquerdo pode ser avaliada por meio da captação miocárdica de algumas substâncias radiativas. A presença de um mecanismo ativo de transporte de cátions monovalentes no miocárdio normal levou à utilização dos radioisótopos do potássio iônico e do rubídio a partir de 1950 para a obtenção de imagem miocárdica. Vários estudos foram realizados até que, a partir de 1975, o tálio-201 começou a ser utilizado na avaliação da perfusão miocárdica por apresentar características mais favoráveis (meia-vida mais curta e energia mais baixa que os outros elementos testados)[1,2]. A cintilografia de perfusão miocárdica vem sendo usada cada vez mais freqüentemente em cardiologia desde os anos 1980, quando surgiram os traçadores marcados com tecnécio radiativo.

A diferença de perfusão entre o estresse e o repouso representa a reserva de fluxo coronariano, o que fornece uma avaliação funcional da gravidade da estenose. O exame consiste basicamente em injeção por via intravenosa de pequenas quantidades de traçadores radiativos em repouso e após alguma forma de estresse cardiovascular.

RADIOFÁRMACOS

Em relação aos traçadores ou radiofármacos para perfusão miocárdica, é necessário considerar alguns fatores relevantes na obtenção e interpretação da imagem. A fração de extração do traçador na primeira passagem geralmente está relacionada com sua capacidade de ser extraído pelos miócitos proporcionalmente ao fluxo que passa pelas artérias coronárias, permitindo distinguir áreas hipoperfundidas de áreas perfundidas normalmente. Outros fatores importantes são o *clearance* e a retenção miocárdica do traçador. Para que ocorra captação do radiofármaco, é necessário que este chegue ao músculo (presença de fluxo sangüíneo) e que haja integridade da célula. Quando o fluxo aumenta muito (acima de 3-4 vezes o fluxo basal), a capacidade de extração miocárdica é ultrapassada e ocorre o *roll off*, isto é, o traçador passa pelas artérias sem entrar para os miócitos proporcionalmente ao fluxo.

Os traçadores disponíveis atualmente no mercado são o tálio (na forma de cloreto taloso-Tl201) e dois compostos marcados com tecnécio-99, o 2-metoxi-2-isobutil-isonitrila-Tc^{99m} (MIBI) e o 1,2-bi[bi(2-etoxietil fosfino)etano] (tetrofosmin).

O tálio[3] é um elemento metálico, da mesma família que o potássio na tabela periódica (III-A), tem propriedades físico-químicas semelhantes e é transportado por meio da membrana celular utilizando a bomba de sódio e potássio com gasto energético (uma pequena parte entra passivamente na célula). Cerca de 80 a 90% do tálio que passa pelo miocárdio é retirado pelos miócitos. Durante o estresse ocorre aumento do fluxo coronariano com maior captação de tálio pelo miocárdio. Esse tálio é devolvido para o *pool* sangüíneo quando o fluxo coronariano retorna aos níveis basais: esse é o processo chamado de redistribuição. Apesar de suas excelentes características fisiológicas, o tálio apresenta meia-vida física relativamente longa (73 horas) e energia baixa para a detecção com os equipamentos atualmente disponíveis. Isso levou à busca de substâncias marcadas com tecnécio-99 metaestável (Tc^{99m}) para avaliar a perfusão miocárdica.

O MIBI[4] é marcado com tecnécio-99, tem características lipofílicas, entra por difusão passiva nas células e fica retido na membrana mitocondrial. A extração do MIBI em primeira passagem é de aproximadamente 55 a 68%. O MIBI circulante é metabolizado no fígado levando à queda dos níveis sangüíneos entre 15 e 30 minutos após a administração da dose. Ele não apresenta redistribuição significativa durante o período de exame. Quando se utiliza esse traçador, é necessário fazer duas administrações do radiofármaco, uma em repouso (para o estudo basal) e outra durante o estresse.

O tetrofosmin (também marcado com tecnécio-99) é captado em uma porcentagem semelhante ao MIBI por meio de um processo com consumo de energia[5]. Apresenta redistribuição não-significativa durante o período de exame, sendo necessário realizar uma administração para o repouso e outra para o estresse.

Cada um dos traçadores apresenta vantagens e desvantagens devido a suas características únicas e isso deve ser considerado quando de sua aplicação clínica. Entretanto, vários estudos já foram realizados comparando a acurácia diagnóstica desses traçadores, demonstrando que eles apresentam desempenho semelhante do ponto de vista clínico[6,7].

As imagens são adquiridas em um equipamento chamado "câmara de cintilação" que registra a radiatividade que foi injetada no paciente. Após a aquisição, as imagens são reconstruídas e reorientadas a fim de obter cortes do coração nos eixos curto, longo horizontal e longo vertical.

É possível adquirir as imagens de perfusão miocárdica sincronizadas ao eletrocardiograma. Essas imagens permitem avaliar o espessamento e a motilidade global e regional das paredes miocárdicas, bem como o cálculo da fração de ejeção do ventrículo esquerdo.

MÉTODOS DE ESTRESSE ASSOCIADOS À CINTILOGRAFIA DE PERFUSÃO MIOCÁRDICA

O exercício isotônico realizado em esteira é a forma de estresse mais freqüentemente utilizada. Mesmo com a presença de estenose moderada (de até 70 a 80% da luz) em uma artéria coronária epicárdica, o fluxo sangüíneo miocárdico de repouso pode ser normal devido à vasodilatação arteriolar compensatória. Assim, na maioria dos pacientes com doença arterial coronariana, o fluxo miocárdico em repouso é homogêneo. Durante o exercício, o aumento da demanda de oxigênio decorrente da elevação da freqüência cardíaca, da contratilidade miocárdica e da pressão arterial sistêmica provoca elevação do fluxo coronariano em três a cinco vezes através da vasodilatação das coronárias epicárdicas normais, porém não das artérias que possuem estenose. O fluxo sangüíneo miocárdico torna-se heterogêneo. A cintilografia de perfusão miocárdica acompanha as alterações do fluxo sangüíneo, sendo homogênea quando o fluxo é homogêneo e heterogênea quando ocorrem discrepâncias no fluxo. Quanto mais intenso for o exercício, maior será a freqüência cardíaca atingida e, portanto, maior será a hiperemia miocárdica conseguida nas regiões irrigadas por coronárias normais, acentuando o contraste dessas com as regiões irrigadas por coronárias estenóticas. O radiofármaco é injetado 1 minuto antes de iniciar a fase de recuperação e a realização da imagem nessa fase é um espelho da distribuição de fluxo sangüíneo no estresse.

O protocolo de exercício mais freqüentemente utilizado é o de Bruce[8], para atingir freqüências cardíacas máximas (estresses máximos). Protocolos submáximos, como o de Naughton, podem ser usados nas síndromes coronarianas agudas. Os pacientes incapazes de se exercitar ou que não atingem níveis adequados de freqüência cardíaca podem realizar a cintilografia de perfusão miocárdica associada à infusão de adenosina, dipiridamol ou dobutamina.

O dipiridamol e a adenosina são os agentes mais freqüentemente usados para o estresse farmacológico. A adenosina é uma substância que ocorre naturalmente no organismo, parece ativar os receptores A_2 na parede arterial coronariana causando vasodilatação diretamente. A adenosina provoca aumento nos níveis de adenosina-ciclase e 3,5-adenosina-monofosfato cíclica, diminuição da captação de cálcio transmembrana e vasodilatação. A adenosina reentra na célula e é desativada pela xantina oxidase e adenosina deaminase em AMP ou ácido úrico, perdendo sua ação[9].

A adenosina é infundida na dose de 140mcg/kg/min por 6 minutos. O radiofármaco é injetado no terceiro minuto. Os efeitos colaterais mais comuns são rubor, dispnéia, dor torácica, desconforto gastrintestinal, cefaléia e tonturas[10]. Após o término da infusão de adenosina, os efeitos colaterais revertem rapidamente sem tratamento.

O dipiridamol exerce seu efeito por meio do aumento dos níveis de adenosina endógena, pela inibição do transporte através da membrana e da recaptação celular[11]. A vasodilatação ocorre de forma diferenciada nas coronárias normais e nas portadoras de estenose, gerando uma desproporção de fluxo e, conseqüentemente, uma imagem de perfusão miocárdica heterogênea, semelhante à que se verifica com o exercício isotônico. As xantinas, presentes em alguns alimentos e medicamentos (por exemplo, o café e a aminofilina), bloqueiam a ação do dipiridamol e da adenosina, devendo ser evitadas por pelo menos 24 horas antes da realização do exame. As contra-indicações para o exame incluem angina instável, fase aguda do infarto, asma, estenose aórtica grave, hipotensão (pressão sistólica menor que 90mmHg), bloqueio atrioventricular de segundo e terceiro graus, uso de dipiridamol há menos de 24 horas. As contra-indicações relativas são doença do nó sinusal e bradicardia sinusal grave. O dipiridamol é infundido na dose de 0,56mg/kg em 4 minutos. Três minutos após a infusão é injetado o radiofármaco, no período de hiperemia máxima. Os efeitos colaterais mais comuns com a infusão de dipiridamol são calor, rubor facial, náuseas, cefaléia, dores abdominais e angina. Geralmente, não ocorre isquemia miocárdica, mas, nos casos de obstrução grave, pode haver roubo de fluxo coronariano associado a isquemia e mesmo infarto. A aminofilina (teofilina) pode ser usada para reverter os efeitos colaterais do dipiridamol[12]. O estresse com dipiridamol pode ser associado a exercício leve, o que diminui os efeitos colaterais e melhora a qualidade da imagem[13].

A dobutamina é uma catecolamina sintética com predominância da atividade beta-1 e pouca atividade beta-2 e alfa-1. Sua ação é mais inotrópica do que cronotrópica, o que resulta em aumento do débito cardíaco. Ela provoca aumento na demanda de oxigênio e no fluxo sangüíneo, levando à distribuição desproporcional da perfusão entre as coronárias normais e as estenóticas[14]. Os protocolos de estresse com dobutamina são variáveis, mas há tendência a iniciar com a dose de 5mcg/kg/min, aumentando 5 a 10mcg/kg/min a cada 3-5 minutos, chegando a doses máximas de 40-50mcg/kg/min. A adição de atropina aumenta a freqüência cardíaca auxiliando a atingir a máxima preconizada. O traçador é injetado no último minuto de estresse. Os efeitos colaterais mais comuns durante a infusão de dobutamina são dor torácica, extra-sístoles ventriculares, dispnéia, náuseas, batimentos prematuros atriais, ansiedade, cefaléia e hipertensão ou hipotensão[15,16]. As contra-indicações para o uso de dobutamina como agente estressor são angina instável, obstrução significativa da via de saída do ventrículo esquerdo, estenose aórtica crítica, arritmias supraventriculares com resposta ventricular variável, taquicardia ventricular, hipertensão, dissecção de aorta ou grandes aneurismas de aorta.

PROTOCOLOS DE IMAGEM

Quando se emprega o tálio, o protocolo mais utilizado é realizar o estresse, injetar o tálio no estresse máximo 1 minuto antes de iniciar a recuperação (dose de 4mCi) e adquirir as imagens referentes ao estresse até no máximo

10 minutos após a administração da dose. Após 4 horas da injeção, realiza-se nova série de imagens que, devido ao fenômeno da redistribuição, representam a perfusão de repouso em 80% dos pacientes. Nos demais, a redistribuição é incompleta, sendo necessário reinjetar o tálio e realizar imagens mais tardias.

As imagens realizadas com MIBI ou tetrofosmin são iniciadas cerca de 60 minutos após o estresse e cerca de 60 a 90 minutos após a injeção em repouso. Para esses traçadores que não se redistribuem em quantidade significativa, podem ser utilizados dois protocolos diferentes de aquisição de imagens: o protocolo de um dia e o de dois dias. O protocolo de um dia prevê a administração de uma dose pequena de traçador em repouso (cerca de 10mCi) para a aquisição das imagens basais e, em seguida, uma dose duas a três vezes maior (25 a 30mCi) para realizar as imagens de estresse. No protocolo de dois dias, preferido quando o paciente é muito obeso (em geral acima de 100 kg), usam-se doses maiores do radiofármaco, pois o paciente realiza as etapas de estresse e repouso em dias separados (25mCi para cada etapa). A mesma seqüência de procedimentos deve ser realizada quando se utiliza o estresse farmacológico.

INTERPRETAÇÃO

As imagens obtidas no estresse e em repouso (ou redistribuição) são pareadas para fins comparativos. A distribuição homogênea do traçador cm rcpouso e durante o estresse nas paredes miocárdicas indica perfusão e miocárdio normais e, portanto, ausência de infarto ou estenose coronariana clinicamente significativos.

A presença de um defeito de captação nas imagens de estresse que não é observado nas imagens de repouso (defeito transitório ou reversível de perfusão) indica hipoperfusão induzida pelo estresse (Fig. 2.70) por diminuição da reserva coronariana e geralmente se correlaciona à estenose coronariana significativa (isquemia estresse-induzida). Um defeito nas imagens de estresse e repouso (defeito persistente ou fixo) indica área de perda de miocárdio ou fibrose, como no infarto do miocárdio. A localização, a extensão e a intensidade dessas alterações estão associadas com a gravidade da doença coronariana e, portanto, com o prognóstico do paciente.

Existem ainda outras características da imagem de perfusão que fornecem dados de prognóstico. A dilatação da cavidade após o estresse geralmente está associada à isquemia grave decorrente de lesão obstrutiva na artéria descendente anterior, no tronco da coronária esquerda ou em lesões multiarteriais[17,18].

O aumento da quantidade de traçador presente em pulmões também se correlaciona com mau prognóstico. A captação pulmonar aumentada de tálio ou de MIBI tem valor prognóstico tanto nos pacientes coronarianos sabidamente multiarteriais quanto nos que têm suspeita de doença arterial coronariana, tanto nos exames realizados com estresse físico quanto nos que utilizam estresse farmacológico.

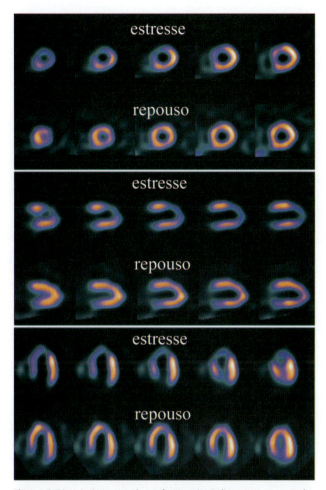

Figura 2.70 – As imagens de perfusão miocárdica são apresentadas nos eixos menor (ou curto), longo vertical e longo horizontal do coração. Os cortes estão pareados observando-se acima as imagens de estresse e abaixo as imagens de repouso. Observa-se hipocaptação do traçador nas paredes septal e anterior (porções apical e média) do ventrículo esquerdo nas imagens referentes ao estresse. As imagens de repouso apresentam distribuição normal do traçador, representando uma isquemia induzida pelo estresse.

APLICAÇÕES CLÍNICAS

DOENÇA CORONARIANA CRÔNICA

Diagnóstico – o padrão-ouro no diagnóstico de estenose coronariana é a angiografia contrastada. A cintilografia de perfusão miocárdica detecta a presença de estenose significativa ao cateterismo com sensibilidade e especificidade não demonstradas por nenhum outro método não-invasivo utilizado rotineiramente até o momento. A cintilografia de perfusão miocárdica não exclui lesão anatômica, mas representa sua expressão fisiológica e o prognóstico. Sua informação está relacionada ainda a função endotelial, microcirculação e circulação colateral.

Em relação à sensibilidade e especificidade do método, é necessário considerar o viés de referência. Se os pacientes que apresentam cintilografia de perfusão miocárdica alterada são mais freqüentemente referidos para o cateterismo, então a especificidade da cintilografia parecerá falsamente baixa. Em um caso extremo, se só os pacientes com cintilografia de perfusão miocárdica alterada forem encaminhados à angiografia, a sensibilidade será de 100% e a especificidade tenderá a zero. A porcentagem de normalidade (*normalcy*, em inglês), definida como a porcentagem de estudos normais em uma população com baixa probabilidade de doença coronariana, é tida como um parâmetro que define melhor o desempenho de um exame e no caso da cintilografia de perfusão miocárdica é de 89%.

A intensidade do estresse também influencia a detecção da doença coronariana, pois baixos níveis de exercício diminuem o desbalanço oferta-consumo e a sensibilidade do exame torna-se menor. O mesmo é verificado com o uso de medicações antianginosas, embora esse fenômeno seja menos evidente com a cintilografia de perfusão miocárdica associada ao estresse com vasodilatadores. A presença de atividade extracardíaca bem como alguns artefatos de atenuação (a mama na mulher e o diafragma no homem), imagens com baixa estatística, artefatos de movimento ou de reconstrução da imagem ocasionam dificuldades na interpretação dos exames e diminuição da sensibilidade e especificidade. A experiência do médico na avaliação das imagens e a correlação com os dados clínicos são elementos importantes para um melhor desempenho diagnóstico. A introdução dos exames sincronizados ao eletrocardiograma (*gated-SPECT*) também contribui para discriminar melhor alguns desses possíveis artefatos e oferece dados adicionais de prognóstico por meio da fração de ejeção do ventrículo esquerdo.

Vários estudos têm mostrado que, apesar das diferenças entre os radiofármacos utilizados (tálio, MIBI ou tetrofosmin), os dados de acurácia são semelhantes (estudo ROBUST[19]). Em resumo, apesar de todos esses fatores de interferência, a cintilografia de perfusão miocárdica mostra sensibilidade para doença arterial coronariana significativa acima de 80% e especificidade que varia de 64 a 90%, dependendo da população estudada.

As sociedades de cardiologia e medicina nuclear americanas e européias recomendam a realização de cintilografia de perfusão miocárdica em pacientes que tenham probabilidade pré-teste intermediária[20]. A cintilografia de perfusão miocárdica pode ser usada mesmo em portadores de bloqueio de ramo esquerdo e marca-passo[21], alterações eletrocardiográficas sugestivas de pré-excitação, pacientes que tomam digoxina, portadores de sobrecarga ventricular utilizando estresse farmacológico.

Os portadores de bloqueio de ramo esquerdo representam uma situação particular. Embora eles tenham maior prevalência de doença arterial coronariana, o bloqueio de ramo esquerdo também ocorre com freqüência nas miocardiopatias não-isquêmicas. Além de as alterações de ST ao teste ergométrico não serem diagnósticas, as da motilidade associadas com a alteração de condução reduzem a acurácia diagnóstica à ventriculografia radioisotópica e ao ecocardiograma. O mecanismo pelo qual os portadores de bloqueio de ramo esquerdo apresentam defeitos septais fixos ou reversíveis na cintilografia de perfusão miocárdica, especialmente no exame combinado com teste ergométrico ou dobutamina, ainda não foi esclarecido. É possível que o retardo na ativação septal provoque redução no fluxo sangüíneo septal; o aumento da freqüência cardíaca diminui a duração da diástole e pode reduzir ainda mais o fluxo septal. Quando o estresse é realizado com dipiridamol ou adenosina, a freqüência cardíaca e a motilidade se alteram menos, tornando menos evidentes os defeitos. Os portadores de marca-passo apresentam as mesmas alterações[22].

Os quadros 2.6 a 2.8 apresentam as principais indicações da cintilografia de perfusão miocárdica no diagnóstico de doença coronariana clinicamente significativa.

Quadro 2.6 – Indicações da cintilografia de perfusão miocárdica na detecção de doença coronariana em pacientes sintomáticos.

Dor torácica estável

   Probabilidade intermediária de doença arterial coronariana independente de os pacientes apresentarem ou não eletrocardiograma interpretável e aptidão a realizar exercício físico

   Alta probabilidade de doença arterial coronariana independente de os pacientes apresentarem ou não eletrocardiograma interpretável e aptidão a realizar exercício físico

Dor torácica aguda (considerar imagem apenas em repouso)

   Probabilidade intermediária de doença arterial coronariana

   Ausência de elevação de ST e enzimas iniciais negativas

Diagnóstico de insuficiência cardíaca recente associado a dor torácica

   Pacientes com probabilidade intermediária de doença arterial coronariana

Quadro 2.7 – Indicação da cintilografia de perfusão miocárdica em pacientes assintomáticos.

Aparecimento ou diagnóstico recente de insuficiência cardíaca ou de disfunção sistólica do ventrículo esquerdo sem dor torácica

   Insuficiência cardíaca de risco moderado (Framingham)

   Ausência de história prévia de doença arterial coronariana e sem previsão de cateterismo cardíaco

Aparecimento de fibrilação atrial

   Insuficiência cardíaca de alto risco (Framingham)

   Como parte da avaliação

Taquicardia ventricular

   Insuficiência cardíaca de risco moderado ou alto (Framingham)

Quadro 2.8 – Avaliação seqüencial em pacientes com algum exame prévio.

Assintomáticos ou sintomáticos com doença estável e exame de cintilografia de perfusão miocárdica prévia normal

   Insuficiência cardíaca congestiva de alto risco (Framingham)

   Exame cintilográfico prévio realizado há dois anos ou mais

Piora dos sintomas, cateterismo ou cintilografia de perfusão miocárdica prévios alterados

   Doença arterial coronariana conhecida ao cateterismo ou à cintilografia de perfusão miocárdica

Assintomáticos com escore de cálcio de Agatston conhecido

   Escore de Agatston maior ou igual a 400

Angina instável, infarto do miocárdio sem supradesnivelamento de ST, ou dor torácica com cateterismo prévio

   Estenose de significado obscuro

Escore de Duke ao teste ergométrico

   Escore intermediário com ou sem sinais de insuficiência cardíaca

Prognóstico – a avaliação de risco tem-se tornado importante nesta era da medicina baseada em evidências, na qual tecnologias já existentes e novas necessitam de estudos bem estruturados que mostrem o benefício que sua utilização proporciona para justificar seu emprego. Na detecção de doença coronariana, a utilização de recursos vinha baseando-se nos dados de sensibilidade e especificidade. A mudança de foco na avaliação de risco do paciente é mais integrativa, levando em consideração a extensão e a intensidade da isquemia induzida pelo estresse no planejamento terapêutico. Essa mudança de foco aumentou a importância do papel da cardiologia nuclear na conduta terapêutica.

O poder da cintilografia de perfusão miocárdica em prever a probabilidade de eventos futuros coronarianos foi demonstrado em vários estudos, envolvendo milhares de pacientes[22-24]. As variáveis mais importantes em termos prognósticos são a extensão e a intensidade da isquemia induzida[25], mas outros preditores são a captação pulmonar[26], a dilatação da cavidade ventricular esquerda durante o estresse[27] e a fração de ejeção do ventrículo esquerdo[28,29].

Tem-se verificado uma associação entre a isquemia induzida pelo estresse e a freqüência de eventos cardíacos e entre os indicadores de disfunção ventricular e a mortalidade[30,31].

O valor prognóstico incremental da cintilografia de perfusão miocárdica tem sido mostrado mesmo após a realização da cinecoronarioangiografia[32,33]. A presença de uma alteração cintilográfica indica probabilidade de evento cardíaco importante (morte ou infarto do miocárdio) de 6,7%, enquanto a cintilografia de perfusão miocárdica normal se relaciona a um excelente prognóstico. Em vários estudos realizados entre 1994 e 2001, incluindo mais de 20.000 pacientes com cintilografia de perfusão miocárdica normal e um período médio de seguimento de 28 meses, a taxa de eventos cardíacos ou morte foi de 0,7% por ano, semelhante à da população geral[34,35]. Portanto, havendo ou não a presença de doença coronariana de menor gravidade nessa população, a investigação subseqüente pode ser evitada.

A cintilografia de perfusão miocárdica tem sido utilizada para selecionar os pacientes que necessitam de angiografia coronariana. Em um estudo de Bateman et al.[36], verificou-se que apenas 3,5% dos portadores de cintilografia de perfusão miocárdica normal eram submetidos à angiografia, enquanto 9% dos que tinham alterações discretas a moderadas e 60% dos que apresentavam alterações acentuadas eram submetidos ao cateterismo. Essa seleção prévia permite que os pacientes que têm evolução igual ou melhor com tratamento não-invasivo sejam poupados de uma investigação mais invasiva e também a melhor distribuição de recursos na avaliação da coronariopatia.

AVALIAÇÃO PRÉ-OPERATÓRIA NA CIRURGIA DE REVASCULARIZAÇÃO MIOCÁRDICA

A cintilografia de perfusão miocárdica pode ser utilizada antes da cirurgia de revascularização miocárdica para

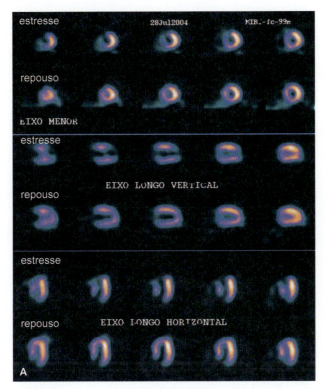 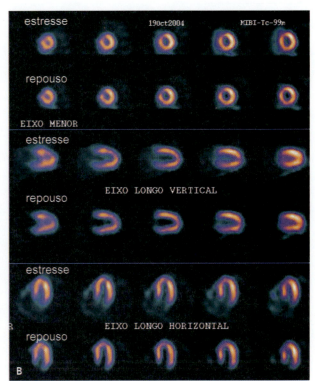

Figura 2.71 – As imagens de perfusão (**A**) mostram hipocaptação transitória nas paredes anterior (porção apical e septal) caracterizando uma isquemia em território da artéria coronária descendente anterior em paciente com dor precordial atípica. Após a revascularização, o paciente foi submetido a novo exame (**B**), no qual se verifica distribuição normal da perfusão miocárdica tanto nas imagens após estresse quanto nas imagens de repouso.

prever sua real necessidade e a provável evolução pós-cirúrgica[37]. A figura 2.71 apresenta um exemplo de imagem de paciente submetido a exame antes e após a revascularização miocárdica.

Nos pacientes com disfunção ventricular secundária a doença coronariana, a cintilografia de perfusão miocárdica avalia a presença e extensão da isquemia e de miocárdio viável, e permite prever a melhora funcional após a intervenção[38,39]. Os pacientes que não podem ser submetidos a nenhum tipo de estresse podem realizar a cintilografia de perfusão em repouso para verificar a presença de miocárdio viável e a fração de ejeção por meio do Gated-SPECT[40-42].

Após a revascularização miocárdica, a cintilografia de perfusão miocárdica é mais sensível que o teste ergométrico na detecção de isquemia estresse-induzida, avaliando o sucesso do procedimento com sensibilidade e especificidade de aproximadamente 80%[43,44]. A dor torácica geralmente não ajuda a identificar os pacientes em risco após a revascularização cirúrgica, pois cerca de metade dos pacientes que apresentam reestenose referem dor e apenas metade dos que referem dor têm reestenose.

As indicações de cintilografia de perfusão miocárdica mais freqüentes antes da revascularização são a detecção, a localização e a quantificação da isquemia como causa de sintomas clínicos, detecção de isquemia silenciosa, estratificação de risco e avaliação do prognóstico. Após a revascularização, as causas mais comuns de indicação da cintilografia de perfusão miocárdica são avaliação do resultado em revascularização não totalmente efetiva, recorrência dos sintomas ou suspeita de reestenose, doença multivascular com revascularização incompleta, complicações durante o procedimento, avaliação dos efeitos do procedimento por razões profissionais, vasos distais ruins.

CINTILOGRAFIA DE PERFUSÃO MIOCÁRDICA APÓS ANGIOPLASTIA CORONARIANA

Após a angioplastia coronariana percutânea, a cintilografia de perfusão normal praticamente exclui reestenose e indica bom prognóstico[45]. Porém, anormalidades de perfusão induzidas pelo estresse podem ser vistas até seis semanas após o procedimento sem serem indicativas de reestenose[46]. É possível que alterações de microcirculação não detectadas previamente ou uma resposta endotelial anormal justifiquem a ocorrência desses defeitos. Após esse período, o achado de alterações perfusionais correlaciona-se com reestenose e mau prognóstico[47].

SÍNDROMES CORONARIANAS AGUDAS

Quando o paciente se apresenta com dor torácica aguda ele pode ser caracterizado como de alto risco se apresentar elevação de troponina, alterações eletrocardiográficas ao repouso ou durante o teste ergométrico; a indicação de angiografia existe quando há intenção de revascularização para prever a melhora da evolução clínica.

Nos pacientes que apresentam quadro clínico sugestivo de baixo risco de eventos cardíacos, a cintilografia de perfusão miocárdica pode ser utilizada para avaliação do prognóstico e estratificação de risco não-invasiva[48]. A indicação de avaliação com cintilografia de perfusão miocárdica da etiologia da dor torácica aguda aplica-se aos pacientes que apresentam eletrocardiograma não-diagnóstico, infarto agudo do miocárdio sem supra de ST, angina instável e mesmo infarto agudo do miocárdio com supra-desnivelamento de ST quando o paciente não tem acesso rápido à revascularização.

A administração do traçador de perfusão durante a dor aguda permite estabelecer o diagnóstico correto de estenose coronariana em 96% dos pacientes[49]. Por outro lado, uma cintilografia de perfusão miocárdica negativa exclui infarto em 99% dos pacientes[50,51]. A identificação correta dos pacientes com infarto tem importantes implicações na evolução clínica e planejamento terapêutico. A cintilografia de perfusão miocárdica pode diagnosticar as síndromes coronarianas agudas antes dos marcadores enzimáticos com sensibilidade de 92%[52].

Em um estudo randomizado (*ERASE chest pain*[53]), verificou-se que pacientes avaliados com cintilografia de perfusão miocárdica no departamento de emergência apresentaram menor número de internações, cuidados intensivos e cateterismos cardíacos quando comparados com a estratégia convencional sem apresentarem maior número de eventos cardíacos[54].

Após a estabilização da angina, a cintilografia de perfusão miocárdica também pode ser utilizada dentro de uma estratégia não-invasiva para a estratificação de risco e orientar a conduta. Os pacientes que sobrevivem a um primeiro episódio de infarto agudo do miocárdio geralmente têm evolução estável e as normas de procedimentos atuais recomendam avaliação de risco não-invasiva previamente à alta hospitalar[55,56]. Nesses casos, a cintilografia de perfusão miocárdica associada ao estresse farmacológico pode ser realizada três dias após o infarto, antes da ocorrência da maioria dos eventos cardíacos, para orientar a alta[57,58].

A fração de ejeção calculada pelo *gated-SPECT* também pode adicionar informações sobre o prognóstico desses pacientes. Por outro lado, nessa situação clínica, o cateterismo não contribui com informação prognóstica adicional em avaliação que inclui dados clínicos, fração de ejeção do ventrículo esquerdo e dados de perfusão miocárdica[59,60]. Nesses pacientes, a ausência de isquemia detectável mesmo na presença de estenose residual identifica uma população de pacientes que não se beneficia com a angioplastia[61]. No quadro 2.9 encontram-se as principais indicações da cintilografia de perfusão miocárdica na síndrome coronariana aguda.

CINTILOGRAFIA DE PERFUSÃO MIOCÁRDICA EM MULHERES

As mulheres representam um grupo especial de pacientes pelas dificuldades que apresentam em relação ao diagnóstico não-invasivo. Em decorrência das alterações hormo-

Quadro 2.9 – Avaliação de risco após síndrome coronariana aguda.

Infarto do miocárdio com elevação de ST – hemodinamicamente estável
Após administração de terapia trombolítica
Sem planejamento de realização de cateterismo
Infarto do miocárdio sem elevação de ST ou angina instável sem isquemia recorrente ou sinais de insuficiência cardíaca
Sem planejamento de realização de cateterismo

nais, existem diferenças estruturais na composição da placa em mulheres, como a presença de mais tecido celular fibroso e maior incidência de aterosclerose subclínica. A apresentação da doença nas mulheres ocorre em uma idade mais avançada, quando elas possuem capacidade menor de se exercitar e atingir uma freqüência cardíaca adequada durante o teste ergométrico. O uso de estresse farmacológico permite a aquisição de um exame mais adequado nas pacientes incapazes de se exercitar e pode melhorar sua sensibilidade. Os estudos têm mostrado que a cintilografia de perfusão miocárdica tem sensibilidade e especificidade médias de 78 e 86%, respectivamente, para o diagnóstico de doença coronariana em mulheres, valores maiores que os mostrados pelo teste ergométrico[62]. Devido à atenuação causada pela mama, é recomendado que se adquiram as imagens sincronizadas ao eletrocardiograma para avaliar a motilidade da parede anterior e excluir a ocorrência de artefatos nessa região. As evidências atuais indicam o uso de cintilografia de perfusão miocárdica associada ao *gated-SPECT* em pacientes com moderada probabilidade de doença arterial coronariana. O uso do exame nas mulheres diabéticas também é recomendado.

Em relação ao prognóstico, os dados atuais mostram que a cintilografia de perfusão miocárdica tem poder prognóstico semelhante em mulheres e homens[63]. Em um estudo realizado em 1.394 mulheres, ela foi capaz de predizer o prognóstico independentemente da probabilidade de doença arterial coronariana pré-teste. Em outro estudo, demonstrou-se que a sobrevida em três anos cai de 99% para 85% quando o número de territórios vasculares com anormalidades de perfusão aumenta[64].

As mulheres com infarto agudo do miocárdio têm maior probabilidade de sobreviver até chegar ao atendimento de emergência, porém, apresentam maior taxa de mortalidade em 30 dias que os pacientes do gênero masculino. A cintilografia de perfusão miocárdica é útil na triagem de pacientes que apresentam dor torácica aguda, mas no grupo específico de mulheres ainda há poucos estudos[65].

CINTILOGRAFIA DE PERFUSÃO MIOCÁRDICA EM PACIENTES IDOSOS

A cintilografia de perfusão miocárdica tem grande aplicabilidade na população de idosos, pois a capacidade para se exercitar é menor nesses pacientes. Associada a estresse farmacológico, é efetiva e mantém seu poder diagnóstico e prognóstico[66] em pacientes idosos.

ETNIAS

Em um estudo envolvendo 1.993 afro-americanos, 464 hispânicos e 5.258 caucasianos não-hispânicos que foram submetidos à cintilografia de perfusão miocárdica, Shaw et al.[67] encontraram o mesmo valor prognóstico nos diferentes grupos. Verificou-se ainda que os afro-americanos e hispânicos têm mais freqüentemente história de acidente vascular cerebral, doença arterial periférica, angina, insuficiência cardíaca e diabetes que a população caucasiana não-hispânica. O maior número de co-morbidades e doença vascular nesta população específica determinam o aparecimento de maior número de eventos que na população caucasiana não-hispânica. Do mesmo modo, estudos comparando os indivíduos provenientes do sul da Ásia residentes no Reino Unido e os afro-caribenhos mostram maior incidência de eventos cardiovasculares nesses grupos do que na população geral[68]. Embora a razão disso ainda não esteja esclarecida, é possível que a diferença no perfil da doença arterial coronariana possa ser uma explicação (gravidade, incidência e controle de fatores de risco, acesso a unidades de saúde e fatores socioeconômicos). Os valores diagnóstico e prognóstico da cintilografia de perfusão miocárdica estão mantidos nesses grupos. Não existem dados sobre a diferença de detecção e prognóstico de doença arterial coronariana avaliada com a cintilografia de perfusão miocárdica na população brasileira.

DIABETES

O *diabetes mellitus* tem grande impacto em termos de morbidade e mortalidade. A doença cardiovascular é a causa mais comum de causa de morte relacionada ao diabetes. Pacientes diabéticos apresentam prevalência de doença arterial coronariana muito mais alta que a da população geral e a resposta a intervenções é menos favorável. Outro fator agravante é que a doença nessa população tende a ser menos sintomática. Todos esses fatores tornam importante identificar a presença de doença subclínica.

Vários estudos já demonstraram o poder prognóstico da cintilografia de perfusão miocárdica nos pacientes diabéticos[60-71]. Um estudo de perfusão miocárdica normal está associado com incidência de eventos cardiovasculares de 1 a 2% ao ano, enquanto a incidência anual de eventos em pacientes com estudos com alterações importantes é de aproximadamente 7%. A cintilografia de perfusão miocárdica fornece dados de perfusão e função que têm valor prognóstico incremental no manejo clínico desses pacientes, mesmo os sintomáticos. Análise multivariada mostrou que alterações na cintilografia de perfusão miocárdica, retinopatia e duração do diabetes são fatores independentes de predição de eventos cardíacos[72].

MEDICINA NUCLEAR E VIABILIDADE MIOCÁRDICA

Com a utilização da cintilografia de perfusão miocárdica com tálio para avaliar a isquemia miocárdica, verificou-se que nos estudos pós-operatórios alguns pacientes apresentavam captação do traçador[73] em regiões que antes tinham sido consideradas fibróticas (aproximadamente 45% das áreas). Assim, áreas que apresentavam defeitos transitórios indicavam miocárdio isquêmico, porém viável. O inverso não era verdadeiro: nem todas as áreas de defeitos fixos representavam cicatriz miocárdica. No decorrer do tempo, apareceu o conceito de miocárdio viável. Qualquer miocárdio vivo em princípio é viável, porém tem-se restringido o conceito àquele miocárdio que apresenta função alterada e que mostra melhora funcional após a revascularização, ou seja, o miocárdio hibernante (cronicamente hipoperfundido) e o atordoado (que apresenta um episódio isquêmico com atraso na recuperação da função após o retorno do fluxo aos níveis basais). Nessas situações, os miócitos apresentam metabolismo preferencial de glicose em relação a outros substratos devido à hipóxia. É necessário uma quantidade mínima de miócitos viáveis para que a função ventricular apresente melhora significativa.

Foram, então, introduzidas modificações nos vários protocolos de imagem na tentativa de detectar áreas hipoperfundidas e disfuncionantes potencialmente recuperáveis, ou seja, miocárdio viável.

Redistribuição tardia – as áreas irrigadas por coronárias com estenoses acentuadas retiram uma quantidade de tálio muito pequena da circulação e demoram mais para extrair o tálio que recircula após o estresse. Aumentando o tempo de redistribuição, muitas dessas áreas podem ser diferenciadas de áreas fibróticas. Geralmente, adquire-se a imagem de redistribuição tardia de 6 a 72 horas após a injeção do tálio.

Reinjeção de tálio – com o passar do tempo, os níveis de tálio circulante caem, diminuindo a oferta para as regiões de hipocaptação irrigadas por vasos com estenoses graves. O aumento da oferta por meio da administração de uma nova dose de tálio aumenta a probabilidade de detectar miocárdio viável nessas áreas. Reinjeta-se, então, cerca de 1mCi de tálio após a imagem de estresse ou depois da redistribuição (imagem de 4 horas) e faz-se uma nova imagem até 24 horas após.

Traçadores marcados com tecnécio – não existe um consenso sobre a sua real utilidade na detecção de miocárdio viável. A utilização de nitrato na imagem de repouso parece melhorar a detecção de miocárdio viável[74].

PET – a presença de metabolismo glicolítico é indicativa de miócitos viáveis. O músculo cardíaco em condições aeróbias utiliza preferencialmente ácidos graxos. Sob o efeito da isquemia, o metabolismo de ácidos graxos é inibido e ocorre um aumento do consumo de glicose. O miocárdio hibernante ou atordoado também demonstra um aumento no consumo de glicose. A imagem de PET com fluoro-desoxiglicose marcada com flúor-18 (FDG) é utilizada para detectar a presença de áreas metabolicamente ativas em pacientes com regiões de fibrose importante. O valor preditivo positivo da imagem com FDG é 85% e o negativo é 92%[75].

O grau de melhora do estado funcional tem mostrado correlação com a quantidade de miocárdio viável detectado, seja com PET[76], seja com SPECT[77], podendo-se optar por qualquer uma das técnicas. O ecocardiograma também tem boa sensibilidade e especificidade para detectar uma quantidade clinicamente significativa de miocárdio viável.

Nos pacientes que apresentam miocardiopatia isquêmica grave, a pesquisa de viabilidade tem grande valor devido ao grande risco perioperatório nesse grupo. Em estudo de metanálise, verificou-se que os pacientes com viabilidade miocárdica apresentavam alto risco de eventos cardíacos e mortalidade anual de 16% se mantidos em tratamento clínico, o que diminuía para 3,2% com a revascularização[78].

CINTILOGRAFIA DE PERFUSÃO MIOCÁRDICA NA INSUFICIÊNCIA CARDÍACA CONGESTIVA

A incidência da insuficiência cardíaca vem aumentando e é responsável por um grande número de hospitalizações. Uma causa freqüente de insuficiência cardíaca é a doença coronariana. Um dos empregos da cintilografia de perfusão miocárdica na avaliação da insuficiência cardíaca é no diagnóstico de uma possível etiologia isquêmica. Nos casos mais graves, a pesquisa de viabilidade é uma opção relevante.

O tratamento dessa doença tem evoluído muito, com a inclusão de novos medicamentos: terapia de ressincronização, procedimentos cirúrgicos e administração de células-tronco (experimentais) e transplante cardíaco. O tratamento de escolha é, geralmente, o medicamentoso. Na insuficiência cardíaca grave, entretanto, a mortalidade é alta, ao redor de 38% ao ano. O transplante seria a segunda opção, tem um prognóstico razoável a longo prazo, mas o número limitado de doadores e as co-morbidades que excluem alguns dos pacientes do procedimento limitam sua aplicabilidade.

A freqüência com que a miocardiopatia isquêmica ocorre nesses pacientes coloca a revascularização como uma importante possibilidade terapêutica. O risco cirúrgico nos pacientes com disfunção cardíaca grave é alto. A pesquisa de viabilidade miocárdica nos pacientes com insuficiência cardíaca congestiva secundária a miocardiopatia isquêmica e a fração de ejeção menor que 35% devem ser realizadas para guiar o tratamento e melhorar o prognóstico dessa população. A revascularização dos segmentos viáveis pode melhorar a função, os sintomas clínicos e a sobrevida desses pacientes, embora esses eventos possam não ocorrer em conjunto. Por outro lado, a terapia medicamentosa vem melhorando de qualidade e pode influenciar a relação custo-benefício da revascularização na prática clínica. Além disso, novos procedimentos, como a terapia com células-tronco, podem modificar totalmente o manuseio desses pacientes em futuro próximo. Mesmo nesse cenário, é de se esperar que a detecção de viabilidade miocárdica utilizando as imagens cintilográficas continue contribuindo na avaliação desses pacientes.

AVALIAÇÃO DE RISCO PRÉ-OPERATÓRIO EM CIRURGIAS NÃO-CARDÍACAS

A cintilografia de perfusão miocárdica oferece informações úteis sobre o risco cardíaco em pacientes que vão ser submetidos a cirurgia não-cardíaca, bem como tem implicações prognósticas em relação a eventos cardíacos futuros[24,79].

Os pacientes que vão ser submetidos a estratificação de risco pré-operatório devem ser, de início, avaliados clinicamente. Os pacientes com preditores clínicos menores (idosos, eletrocardiograma de repouso alterado, hipertensão não-controlada, acidente vascular cerebral prévio) que vão ser submetidos a cirurgia de pequeno ou médio porte são de baixo risco e não necessitam de investigação subseqüente. Pacientes com risco clínico moderado (angina leve, infarto prévio, insuficiência cardíaca ou *diabetes mellitus*) ou com preditores menores e tolerância ao exercício reduzida precisam de avaliação de risco antes de uma cirurgia de médio ou grande porte. Pacientes com alto risco necessitam de avaliação antes de qualquer cirurgia. A avaliação pode ser realizada por meio de teste ergométrico ou cintilografia de perfusão miocárdica naqueles que não conseguem fazer o teste ergométrico. Os pacientes reclassificados como de alto risco seriam então submetidos a cateterismo cardíaco, revascularização, tratamento clínico intensivo, atraso ou mesmo cancelamento de uma cirurgia não-cardíaca eletiva. O quadro 2.10 apresenta um resumo das indicações da cintilografia de perfusão miocárdica na avaliação de risco pré-operatório em cirurgias não-cardíacas.

Quadro 2.10 – Avaliação de risco pré-operatório para cirurgia não-cardíaca.

Cirurgia de risco intermediário
    Presença de preditor de risco intermediário
    Tolerância baixa ao exercício (menos de 4METS)
Cirurgia de alto risco
    Presença de preditor de risco menor
    Tolerância baixa ao exercício (menos de 4METS)

REFERÊNCIAS BIBLIOGRÁFICAS

1. Lebowitz E et al. Thallium-201 for medical use I. J Nucl Med 1975;16:151. ▪ 2. Pohost GM et al. Differentiation of transiently ischemic from infarcted myocardium by serial imaging after a single dose of thallium-201. Circulation 1977;55:294. ▪ 3. Poe ND. Rationale and radiopharmaceuticals for myocardial imaging. Semin Nucl Med 1977;7:7. ▪ 4. Mousa SA et al. Characterization of in vivo chemistry of cations in the heart. J Nucl Med 1987;28:1351. ▪ 5. Kelly JD et al. Technetium-99m tetrofosmin as a new radiopharmaceutical for myocardial perfusion imaging. J Nucl Med 1993;34:222. ▪ 6. Marwick T et al. Selection of the optimal nonexercise stress for the evaluation of ischaemic regional myocardial dysfunction and malperfusion. Circulation 1993;87:345. ▪ 7. Ogilby JD et al. Correlation between haemodynamic changes and tomographic sestamibi imaging during dipyridamole-induced coronary hyperaemia. J Am Coll Cardiol 1998;31:75. ▪ 8. Bruce RA. Exercise testing methods and interpretation. Adv Cardiol 1978;24:6. ▪ 9. Verani MS. Adenosine

thallium 201 myocardial perfusion scintigraphy. Am Heart J 1991;122:269. ▪ 10. Cerqueira MD et al. Safety profile of adenosine stress perfusion imaging: results from the Adenoscan Multicenter Trial Registry. J Am Coll Cardiol 1994;23:384. ▪ 11. Leppo JA. Dipyridamole-thallium imaging: the lazy man's stress test. J Nucl Med 1989;30:281. ▪ 12. Gould KL et al. Physiologic basis for assessing critical coronary stenosis: instantaneous flow response and regional distribution during coronary hyperemia as a measure of coronary flow reserve. Am J Cardiol 1974;33:87. ▪ 13. Thomas G et al. Treadmill exercise during the adenosine infusion is safe, results in fewer adverse reactions and improves myocardial perfusion image quality. J Nucl Cardiol 2000;7:439. ▪ 14. Leier CV, Unverferth DV. Drugs five years later. Dobutamine. Ann Intern Med 1983;99:490. ▪ 15. Kates RE, Leier CV. Dobutamine pharmacokinetics in severe heart failure. Clin Pharmacol Ther 1978;24:537. ▪ 16. Hays JT et al. Dobutamine thallium-201 tomography for evaluating patients with suspected coronary artery disease unable to undergo exercise or vasodilator pharmacologic stress testing. J Am Coll Cardiol 1993;21:1583. ▪ 17. McClellan JR et al. Prognostic importance of scintigraphic left ventricular cavity dilation during intravenous dipyridamole technetium-99m sestamibi myocardial tomographic imaging in predicting coronary events. Am J Cardiol 1997;79:600. ▪ 18. Abidov A et al. Transient ischemic dilation ratio of the left ventricle is a significant predictor of future cardiac events in patients with otherwise normal myocardial perfusion SPECT. J Am Coll Cardiol 2003;42:1818. ▪ 19. Kapur A et al. A comparison of three radionuclide myocardial perfusion tracers in clinical practice: the ROBUST study. Eur J Nucl Med Mol Imaging 2002;29:1608. ▪ 20. Department of Health. National Service Framework for Coronary Heart Disease. Leeds: Department of Health 2000. Site http://ww.doh.gov.uk/nsf/coronary.htm. ▪ 21. Lakkis NM et al. Diagnosis of coronary artery disease by xercise thallium-201 tomography in patients with a right ventricular acemaker. J Am Coll Cardiol 1997;29:1221. ▪ 22. Brown KA. Prognostic value of thallium-201 myocardial perfusion imaging. A diagnostic tool comes of age. Circulation 1991;83:363. ▪ 23. Brown KA. Prognostic value of cardiac imaging in patients with known or suspected coronary artery disease: comparison of myocardial perfusion imaging, stress echocardiography, and positron emission tomography. Am J Cardiol 1995;75:D35. ▪ 24. Brown KA. Prognostic value of myocardial perfusion imaging: state of the art and new developments. J Nucl Cardiol 1996;3:516. ▪ 25. Ladenheim ML et al. Extent and severity of myocardial hypoperfusion as predictors of prognosis in patients with suspected coronary artery disease. J Am Coll Cardiol 1986;7:464. ▪ 26. Gill JB et al. Prognostic importance of thallium uptake by the lungs during exercise in coronary artery disease. N Engl J Med 1987;317:1486. ▪ 27. Weiss AT et al. Transient ischemic dilation of the left ventricle on stress thallium-201 scintigraphy: a marker of severe and extensive coronary artery disease. J Am Coll Cardiol 1987;9:752. ▪ 28. Gioia G et al. Prognostic value of tomographic rest-redistribution thallium 201 imaging in medically treated patients with coronary artery disease and left ventricular dysfunction. J Nucl Cardiol 1996;3:150. ▪ 29. Johnson LL et al. Postischemic stunning can affect left ventricular ejection fraction and regional wall motion on post-stress gated sestamibi tomograms. J Am Coll Cardiol 1997;30:1641. ▪ 30. Hachamovitch R et al. Incremental prognostic value of myocardial perfusion single photon emission computed tomography for the prediction of cardiac death: differential stratification for risk of cardiac death and myocardial infarction. Circulation 1998;97:535. ▪ 31. Sharir T et al. Prediction of myocardial infarction versus cardiac death by gated myocardial perfusion SPECT: risk stratification by the amount of stress-induced ischemia and the poststress ejection fraction. J Nucl Med 2001;42:831. ▪ 32. Sharir T et al. Incremental prognostic value of post-stress left ventricular ejection

fraction and volume by gated myocardial perfusion single photon emission computed tomography. Circulation 1999;100:1035. ▪ 33. Iskandrian AS et al. Independent and incremental prognostic value of exercise single-photon emission computed tomographic (SPECT) thallium imaging in coronary artery disease. J Am Coll Cardiol 1993;22:665. ▪ 34. Shaw LJ et al. Prognostic value of normal exercise and adenosine 99mTc-tetrofosmin SPECT imaging: results from the multicenter registry of 4,728 patients. Nucl Med 2003;44:134. ▪ 35. Galassi AR et al. Incremental prognostic value of technetium-99m-tetrofosmin exercise myocardial perfusion imaging for predicting outcomes in patients with suspected or known coronary artery disease. Am Cardiol 2001;88:101. ▪ 36. Bateman TM et al. Coronary angiography rates following stress SPECT scintigraphy. J Nucl Cardiol 1995;2:217. ▪ 37. Berman DS et al. Serial changes on quantitative myocardial perfusion SPECT in patients undergoing revascularization or conservative therapy. J Nucl Cardiol 2001;8:428. ▪ 38. Desideri A et al. Exercise technetium 99m sestamibi single-photon emission computed tomography late after coronary artery bypass surgery: longterm follow-up. Clin Cardiol 1997;20:779. ▪ 39. Morse RW et al. Rest-redistribution 201Tl SPECT imaging for determination of myocardial viability: relationship among viability, mode of therapy, and long-term prognosis. Chest 1999;115:1621. ▪ 40. Perrone-Filardi P et al. The assessment of myocardial viability and hibernation using resting thallium imaging. Clin Cardiol 2000;23:719. ▪ 41. Oudiz RJ et al. Nitrate-enhanced 201Tl SPECT imaging in hibernating myocardium. Am Heart J 1999;138:369. ▪ 42. Gunning MG et al. Simultaneous assessment of myocardial viability and function for the detection of hibernating myocardium using ECG-gated 99Tc(m)-tetrofosmin emission tomography: a comparison with 201Tl emission tomography combined with cine MR imaging. Nucl Med Commun 1999;20:209. ▪ 43. Hardoff R et al. Predicting late restenosis after coronary angioplasty by very early (12 to 24 h) thallium-201 scintigraphy: implications with regards to mechanism of late restenosis. J Am Coll Cardiol 1990;15:1486. ▪ 44. Elhendy A et al. Dobutamine-atropine stress myocardial perfusion SPECT imaging in the diagnosis of graft stenosis after coronary artery bypass grafting. Nucl Cardiol 1998;5:533. ▪ 45. Kaminek M et al. Prognostic value of myocardial perfusion tomographic imaging in patients after percutaneous transluminal coronary angioplasty. Clin Nucl Med 2000;25:775. ▪ 46. Manyari DE et al. Sequential thallium-201 myocardial perfusion studies after successful percutaneous transluminal coronary artery angioplasty: delayed resolution of exercise-induced scintigraphic abnormalities. Circulation 1988;77:86. ▪ 47. Hecht HS et al. Silent ischaemia after coronary angioplasty: evaluation of restenosis and extent of ischaemia in asymptomatic patients by tomographic thallium-201 exercise imaging and comparison with symptomatic patients. J Am Coll Cardiol 1991;17:670. ▪ 48. Stratman HG et al. Prognostic value of predischarge dipyridamole technetium sestamini myocardial tomography in medically treated patient with unstable angina. Am Heart J 1995;130:734. ▪ 49. Bilodeau L et al. Technetium-99m sestamibi tomography in patients with spontaneous chest pain: correlations with clinical electrocardiographic and angiographic findings. J Am Coll Cardiol 1991;18:1684. ▪ 50. Hilton TC et al. Technetium-99m sestamibi myocardial perfusion imaging in the emergency room evaluation of chest pain. J Am Coll Cardiol 1994;23:1016. ▪ 51. Varetio T al. Emergency room technetium-99m sestamibi imaging to rule out acute myocardial ischaemic events in patients with non diagnostic elctrocardiography. J Am Coll Cardiol 1993;22:1804. ▪ 52. Tatum JL et al. Comprehensive strategy for the evaluation and triage of the chest pain patient. Ann Emerg Med 1997;29:116. ▪ 53. Kapetanopoulos A et al. Acute resting myocardial perfusion imaging in patients with diabetes mellitus: results from the Emergency Room Assessment of Sestamibi for Evaluation of Chest Pain

(ERASE Chest Pain) trial. J Nucl Cardiol 2004;11:570. ▪ 54. Udelson JE. The Emergency Room Assessment of Sestamibi for the Evaluation of Chest Pain Trial. Proceedings of the 72nd meeting of the American Heart Association. Atlanta, USA, november 1999. ▪ 55. van der Werf F et al. Management of acute myocardial infarction in patients presenting with Stsegment elevation. Eur Heart J 2003;24:28. ▪ 56. Ryan TJ et al. ACC/AHA Guidelines for the management of patients with acute myocardial infarction: executive summary and recommendations. Circulation 1999;100:1016. ▪ 57. Brown KA et al. Early dipyridamole Tc-99m sestamibi single photon emission computed tomographic imaging 2 to 4 days after acute myocardial infarction predicts in-hospital and post-discharge cardiac events: comparison with submaximal exercise imaging. Circulation 1999;100:2060. ▪ 58. Mahmarian JJ et al. Role of adenosine thallium-201 tomography for defining long-term risk in patients after acute myocardial infarction. J Am Coll Cardiol 1995;25:1333. ▪ 59. Dakik HA et al. Prognostic value of exercise 201Tl tomography in patients treated with thrombolytic therapy during acute myocardial infarction. Circulation 1996;94:2735. ▪ 60. Travin MI et al. Use of exercise technetium-99m sestamibi SPECT imaging to detect residual ischaemia and for risk stratification after acute myocardial infarction. Am J Cardiol 1995;75:665. ▪ 61. Ellis SG et al. Randomised trial of late elective angioplasty versus conservative management for patients with residual stenosos after thrombolytic treatment for myocardial infarction (TOPS Trial). Circulation 1992;86:1400. ▪ 62. Cerqueira MD. Diagnostic testing strategies for coronary artery disease: specific issues related to gender. Am J Cardiol 1995;75:52. ▪ 63. Hachamovitch R et al. Effective risk stratification using exercise myocardial perfusion SPECT in women: gender-related differences in prognostic nuclear testing. J Am Coll Cardiol 1996;28:34. ▪ 64. Shaw LJ et al. Current evidence on diagnostic testing in women with suspected coronary artery disease: choosing the appropriate test. Cardiol Rev 2000;8:65. ▪ 65. Mobasseri S, Hendel RC. Cardiac imaging in women: use of radionuclide myocardial perfusion imaging and echocardiography for acute chest pain. Cardiol Rev 2002;10:149. ▪ 66. Kwok JM et al. Prognostic value of the Duke treadmill score in the elderly. J Am Coll Cardiol 2002;39:1475. ▪ 67. Shaw LJ et al. Ethnic differences in the prognostic value of stress technetium-99m tetrofosmin gated single-photon emission computed tomography myocardial perfusion imaging. J Am Coll Cardiol 2005;45:1494. ▪ 68. Khattar RS et al. Racial variations in cardiovascular morbidity and mortality in essential hypertension. Heart 2000;83:267. ▪ 69. Giri S et al. Impact of diabetes on risk stratification using stress single photon emission computed tomography myocardial perfusion imaging in patients with symptoms suggestive of coronary artery disease. Circulation 2002;105:32. ▪ 70. Schinkel AF et al. Prognostic value of dobutamine-atropine stress myocardial perfusion imaging in patients with diabetes. Diabetes Care 2002;25:1637. ▪ 71. Inoguchi T et al. High incidence of silent myocardial ischaemia in elderly patients with non insulindependent diabetes mellitus. Diabetes Res Clin Pract 2000;47:37. ▪ 72. Kang X et al. Incremental prognostic value of myocardial perfusion single photon emission computed tomography in patients with diabetes mellitus. Am Heart J 1999;138:1025. ▪ 73. Akins CW et al. Selection of angina-free patients with severe left ventricular dysfunction for myocardial revascularization. Am J Cardiol 1980;46:695. ▪ 74. Udelson JE. Assessment of myocardial viability with technetium-99m-labeled agents. In: Zaret BL, Beller GA, eds. Nuclear cardiology: state of the art and future directions. St Louis: Mosby; 1999. p. 513. ▪ 75. Tillisch J et al. Reversibility of cardiac wall-motion abnormalities predicted by positron tomography. N Engl J Med 1986;314:884. ▪ 76. Marwick TH et al. Functional status and quality of life in patients with heart failure undergoing coronary bypass surgery after assessment of myocardial viability. J Am Coll Cardiol 1999;33:750. ▪ 77. Senior R et al. Impact of revascularization and myocardial viability determined by nitrate-enhanced Tc-99m sestamibi and Tl-201 imaging on mortality and functional outcome in ischemic cardiomyopathy. J Nucl Cardiol 2002;9:454. ▪ 78. Allman KC et al. Myocardial viability testing and impact of revascularization on prognosis in patients with coronary artery disease and left ventricular dysfunction: a meta-analysis. J Am Coll Cardiol 2002;39:1151. ▪ 79. Yao SS, Rozanski A. Principal uses of myocardial perfusion scintigraphy in the management of patients with known or suspected coronary artery disease. Prog Cardiovasc Dis 2001;43:281.

8. RESSONÂNCIA MAGNÉTICA E TOMOGRAFIA COMPUTADORIZADA CARDIOVASCULAR

Guilherme Urpia Monte
Carlos Eduardo Rochitte

A ressonância magnética e a tomografia computadorizada vêm-se firmando, nos últimos anos, como importantes exames complementares não-invasivos em cardiologia. Recentes avanços tecnológicos têm conferido a essas técnicas a capacidade de aquisição de imagens com alta resolução espacial e temporal, superando as dificuldades impostas pelo coração em movimento. Adiciona-se a isso sua crescente disponibilidade, o que tem tornado esses recursos mais acessíveis ao clínico.

Neste capítulo, abordaremos, de forma sumária, os princípios básicos de ambos os métodos, suas principais indicações clínicas e limitações atuais.

RESSONÂNCIA MAGNÉTICA CARDIOVASCULAR

PRINCÍPIOS BÁSICOS

O método baseia-se na propriedade física dos núcleos de determinados elementos que, quando submetidos a um campo magnético e excitados por ondas específicas de radiofreqüência, emitem sinal, que pode ser captado por uma antena e transformado em imagem. As imagens de ressonância magnética cardiovascular utilizadas na prática clínica são do elemento hidrogênio, o átomo mais abundante nos tecidos orgânicos. Outros elementos (sódio, potássio, carbono, fósforo, flúor) têm sido utilizados de forma experimental[1]. É importante ressaltar que a ressonância magnética cardiovascular não envolve nenhum tipo de material radiativo. De forma simplificada, um equipamento de ressonância magnética contém os seguintes componentes: *campo magnético*, gerado por materiais supercondutores nos sistemas mais modernos, cuja intensidade é medida em unidades Tesla (T), habitualmente de 1,5T para o uso clínico; *sistema de excitação*, representado pelos amplificadores de gradientes e de radiofreqüência; *sistema de recepção*, que compreende as antenas ou bobinas; *mesa*, na qual fica deitado o paciente, no centro do campo magnético; e *computador*, responsável pelo controle do aparelho e transformação dos sinais captados em imagem.

Dentre suas principais vantagens, destacam-se a excelente definição anatômica entre os tecidos, a possibilidade de aquisição e reconstrução tridimensionais, a ausência de radiação ionizante e o uso de contraste não-iodado.

TÉCNICAS UTILIZADAS

Diversas técnicas de ressonância magnética cardiovascular podem ser utilizadas para a avaliação cardiovascular. A seguir serão especificadas as características de cada uma delas.

Spin-eco rápido

As seqüências de *spin-eco* rápido permitem a aquisição de imagens anatômicas estáticas, em que o sangue fica escuro e as demais estruturas aparecem em tons variados de cinza a branco (Fig. 2.72). A principal utilidade das seqüências de *spin-eco* está na caracterização da anato-

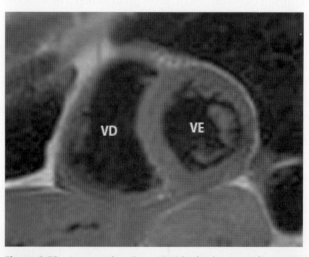

Figura 2.72 – Imagem de *spin-eco* rápido de eixo curto do coração evidenciando os ventrículos esquerdo (VE) e direito (VD).

mia cardíaca e vascular e de suas relações espaciais, além da mensuração de seus diâmetros, informações relevantes para a abordagem de várias doenças cardiovasculares. Atualmente, seqüências denominadas *black blood* associam pulsos de inversão-recuperação ao *spin-eco* para obter uma melhor saturação do sangue. Elas são classicamente conhecidas como duplo e triplo IR, esta última proporcionando, ainda, a saturação de gordura.

Angiorressonância

Esta é a seqüência usada para a avaliação vascular, arterial ou venosa. Na maioria das vezes, é realizada uma aquisição tridimensional após a administração por via intravenosa de contraste à base de gadolínio. No entanto, em algumas situações, também é possível a aquisição sem contraste. A angiorressonância permite a delimitação precisa do lúmen vascular, caracterizando as mais diversas lesões, como estenoses, aneurismas, úlceras e perfurações (Fig. 2.73).

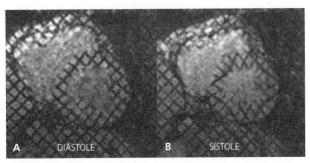

Figura 2.73 – Cinerressonância, com técnica de *tagging*, de eixo curto do ventrículo esquerdo, em diástole e sístole, demonstrando a deformação das linhas de magnetização invertida durante a contração ventricular.

Cinerressonância

A cinerressonância é a uma das técnicas mais utilizadas para a avaliação cardíaca. Essa seqüência fundamenta-se na aquisição segmentada de imagens dinâmicas ao longo de alguns ciclos cardíacos, permitindo avaliar a movimentação das estruturas em qualquer plano anatômico. Ao contrário das imagens de *spin-eco*, na cinerressonância (*gradiente-eco*), o sangue aparece branco (*bright blood*) (Fig. 2.74). A cinerressonância propicia excelente contraste entre o sangue e o miocárdio[2], proporcionando a medida acurada e precisa dos diâmetros e volumes das câmaras cardíacas, massa e função ventricular global e regional.

Myocardial tagging (marcação miocárdica)

A seqüência chamada de *tagging* corresponde à superposição de linhas escuras, em formato de grade ou linhas paralelas (que representam magnetização invertida daquele tecido que compõe as linhas), e à imagem cardíaca. Essas linhas (tecido miocárdico marcado pela magnetização invertida) são deformadas, de acordo com a contração do miocárdio e, utilizando programas específicos de análise, é possível quantificar o grau de deformidade das linhas

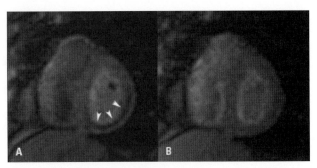

Figura 2.74 – Seqüência de perfusão miocárdica em portador de angina estável. Observa-se grande déficit perfusional em parede inferior medial (segmentos ínfero-septal, inferior e ínfero-lateral) do ventrículo esquerdo durante estímulo farmacológico com dipiridamol (área escura indicada pelas pontas de seta em **A**), revertido na condição de repouso (**B**).

durante a sístole e a diástole (Fig. 2.75). É uma técnica extremamente acurada para a avaliação da contratilidade miocárdica[3]. No entanto, como sua análise é, muitas vezes, dispendiosa, costuma ser reservada para protocolos de pesquisa em que seja necessária a quantificação muito precisa da contração segmentar.

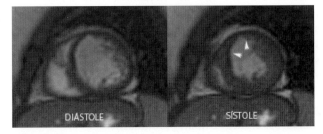

Figura 2.75 – Cinerressonância de portador de doença arterial coronariana, com história prévia de infarto do miocárdio. Nota-se área de disfunção contrátil em segmentos anterior e ântero-septal mediais do ventrículo esquerdo (indicadas pelas pontas de seta na imagem sistólica).

Perfusão miocárdica

Para a avaliação da perfusão miocárdica pela ressonância magnética cardiovascular, é necessária a injeção por via intravenosa de contraste (à base de gadolínio) em bolo rápido. Empregando-se uma seqüência de aquisição ultra-rápida (seqüência híbrida de gradiente-eco/eco-planar é a mais comumente utilizada), é possível visualizar a chegada do contraste ao miocárdio. Durante a primeira passagem do contraste pelo miocárdio, ocorre a mudança de sinal das paredes ventriculares, que passam de baixo sinal (escuro) para alto sinal (branco) nas áreas de perfusão preservada. Nas regiões de déficit perfusional, essa mudança de sinal é mais lenta, permanecendo escuras durante a primeira passagem do contraste (Fig. 2.76).

Mapeamento de fluxo por contraste de fase

Essa técnica, também conhecida como codificação de velocidade, é uma extensão da cinerressonância e permite determinar a velocidade do fluxo sangüíneo através de um vaso ou valva cardíaca. Baseia-se nas mudanças de fase

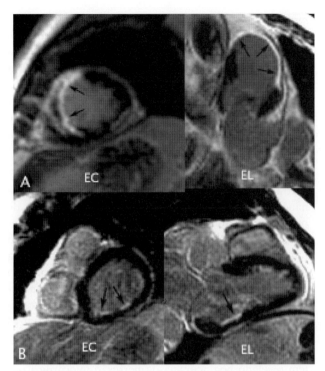

Figura 2.76 – Técnica de realce tardio miocárdico em dois pacientes que sofreram infarto do miocárdio. No primeiro caso (**A**), observa-se extensa área transmural de realce tardio acometendo as regiões média e apical das paredes anterior e septal e o ápice do ventrículo esquerdo (setas). No outro caso (**B**), é possível observar pequenas áreas subendocárdicas de realce tardio em segmentos inferior e ínfero-lateral basais do ventrículo esquerdo (setas). EC = eixo curto; EL = eixo longo.

gerando uma diferença de concentração em relação às áreas normais. Desenvolvida há 11 anos e publicada há aproximadamente sete anos, a técnica de realce tardio consiste na aquisição das imagens cerca de 10 a 20 minutos após a injeção por via intravenosa de contraste (por isso, o termo *tardio*), precedida de um pulso de inversão-recuperação[5]. Dessa forma, é possível visualizar, com alta resolução, mínimas áreas de necrose/fibrose no miocárdio, com excelente correlação com a anatomia patológica[6]. Com o ajuste apropriado do tempo de inversão, parâmetro crítico nessa seqüência, as regiões infartadas aparecem brancas, enquanto o miocárdio preservado mostra-se escuro e a cavidade sangüínea acinzentada (Fig. 2.77). Embora tenha sido primariamente delineada para melhorar a detecção de áreas de infarto do miocárdio, essa técnica tem sido empregada para a avaliação de diversas cardiopatias[7-9].

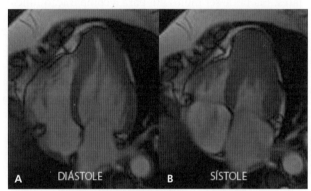

Figura 2.77 – Cinerressonância de paciente com miocardiopatia hipertrófica variante apical. Há aumento da espessura parietal na região apical do ventrículo esquerdo, visível na diástole, e completa obliteração da cavidade ventricular, na região apical, durante a sístole.

que sofrem os núcleos, quando se movimentam em relação a gradientes magnéticos aplicados. Equivale ao Doppler da ecocardiografia, mas com as vantagens de poder acessar fluxos em qualquer orientação e sem limitação de janela acústica[4]. Por meio da equação de Bernoulli modificada, também é possível a determinação do gradiente pressórico transvalvar ou por meio de uma lesão vascular estenótica.

Essa técnica é muito útil para quantificar os distúrbios valvares (estenose ou insuficiência). No entanto, apesar de sua acurácia, ampla disponibilidade e rápida aquisição, exige experiência do operador na seleção dos parâmetros técnicos e do plano de corte anatômico mais apropriados para cada situação clínica.

Realce tardio miocárdico

Tendo como base a descrição detalhada da cinética do contraste de gadolínio no miocárdio normal, infartado e com obstrução microvascular, foi desenvolvida uma técnica de ressonância magnética cardiovascular que pode destacar, de forma clara, as diferenças de concentração de contraste nessas situações. O gadolínio é um agente extracelular e, em condições normais do músculo cardíaco, rapidamente é "lavado" do miocárdio pela corrente sangüínea. No entanto, quando existe necrose ou fibrose miocárdica, ocorre aumento do espaço extracelular, suficiente para que o gadolínio fique retido por mais tempo,

Espectroscopia

Embora não seja uma técnica propriamente de imagem, a espectroscopia de ressonância magnética constitui método não-invasivo de análise qualitativa e quantitativa de núcleos de vários elementos químicos e seus compostos, alguns deles envolvidos em reações energéticas fundamentais, possibilitando a obtenção de informações sobre o metabolismo miocárdico. Por meio da espectroscopia do fósforo-31, por exemplo, é possível mensurar a concentração dos fosfatos de alta energia (trifosfato de adenosina – ATP, fosfocreatina) e suas relações, que podem estar alteradas em várias cardiopatias. Apesar de ainda eminentemente experimental, esse método tem potencial de aplicação na prática clínica.

INDICAÇÕES CLÍNICAS

Doença arterial coronariana

Diversos aspectos da doença arterial coronariana podem ser avaliados pela ressonância magnética cardiovascular. Atualmente, essa é a condição patológica na qual os esforços de desenvolvimento da ressonância magnética cardiovascular mais têm se concentrado.

Função ventricular

Como referido anteriormente, a cinerressonância permite a determinação precisa da função ventricular. A fração de ejeção ventricular é calculada a partir dos volumes sistólico e diastólico de múltiplos cortes transversais ao eixo principal do coração, cobrindo toda a extensão dos ventrículos, segundo o método de Simpson[2]. Como vantagem em relação à ecocardiografia bidimensional, não são feitas suposições geométricas do ventrículo para esse cálculo. Além disso, essa técnica não é limitada pela conformação torácica do paciente, tem baixa variabilidade intra e interobservador e também permite a análise do ventrículo direito, usualmente de difícil acesso ao ecocardiograma. Por todas essas qualidades, a ressonância magnética cardiovascular presta-se como um excelente exame para a determinação e seguimento da função e massa ventriculares. Ela pode ser muito útil para a comparação funcional após alguma intervenção cirúrgica ou percutânea (quantificação da variação na fração de ejeção ventricular após revascularização miocárdica, por exemplo), aspecto de alta relevância nos pacientes com doença arterial coronariana (Fig. 2.78). Também já se demonstrou a vantagem dessa técnica em protocolos de pesquisa, uma vez que sua menor variabilidade permite a inclusão de menor número de casos e redução de custos[10].

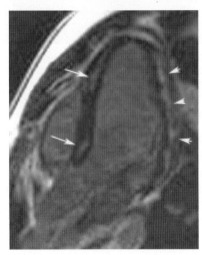

Figura 2.78 – Técnica de realce tardio miocárdico em paciente com miocardite, revelando áreas de realce pelo contraste no septo interventricular, com distribuição mesocárdica (setas) e na parede lateral do ventrículo esquerdo, com distribuição subepicárdica (pontas de setas).

Detecção de isquemia miocárdica

Cinerressonância com estresse

A análise da função ventricular pela cinerressonância também pode ser feita durante estresse físico ou farmacológico, a fim de se detectar a indução de novos déficits contráteis por isquemia miocárdica. Embora factível, o estresse físico (com *handgrip* ou cicloergômetro) é pouco empregado, devido a limitações logísticas. Habitualmente, a cinerressonância com estresse é realizada sob estímulo farmacológico com dobutamina. O protocolo de exame é muito semelhante ao do ecocardiograma com dobutamina. Estudos comparativos entre esses dois métodos demonstram maior acurácia da cinerressonância para a detecção de isquemia miocárdica, quando comparados à cineangiocoronariografia como método de referência[11]. Essa diferença deve-se, principalmente, aos casos que apresentam limitações de janela acústica ao ecocardiograma, com perda da qualidade de imagem[12].

Perfusão miocárdica

Outra forma de avaliar isquemia miocárdica pela ressonância magnética cardiovascular utiliza a seqüência de perfusão miocárdica, descrita anteriormente. Normalmente, essa aquisição é realizada sob estímulo farmacológico (adenosina ou dipiridamol) e em repouso. A partir da comparação da distribuição do contraste no miocárdio durante essas duas fases (hipoperfusão observada durante estresse farmacológico com distribuição homogênea do contraste na fase de repouso), é possível caracterizar as áreas de heterogeneidade de fluxo, correspondendo a áreas suscetíveis a isquemia (Fig. 2.76). Estudos comparativos têm revelado boa acurácia da perfusão miocárdica por ressonância magnética cardiovascular na detecção de isquemia miocárdica em relação à medicina nuclear e na detecção de estenose coronariana pela cineangiocoronariografia[13]. Ademais, em função da maior resolução espacial, essa técnica oferece a vantagem de permitir a diferenciação de defeitos de perfusão que não acometem toda a espessura da parede ventricular, como ocorre na isquemia subendocárdica[14].

Espectroscopia

Embora ainda de caráter fundamentalmente experimental, com a espectroscopia de ressonância magnética do fósforo-31, é possível determinar as concentrações de fosfatos de alta energia no miocárdio. Alguns autores conseguiram mostrar a redução da relação ATP (adenosina trifosfato)/Pi (fosfato inorgânico) em portadores de coronariopatia e isquemia miocárdica e a posterior normalização dessa relação após revascularização miocárdica[15]. Graças à sua propriedade única de caracterizar, de forma não-invasiva, o metabolismo energético do miocárdio, essa técnica poderá, no futuro, assumir um papel importante no diagnóstico e tratamento da doença arterial coronariana.

Detecção de infarto e viabilidade miocárdica

Essa é, sem dúvida, a principal aplicação atual da ressonância magnética cardiovascular na avaliação da doença arterial coronariana. Utilizando a técnica de realce tardio miocárdico, é possível a visualização precisa de áreas de infarto recentes ou antigas, com ou sem onda Q ao eletrocardiograma[16] e, até mesmo, microinfartos sem alteração eletrocardiográfica ou contrátil[17]. Alguns estudos demonstraram a alta acurácia dessa técnica para a detecção de infarto, quando comparada à anatomia patológica, sendo superior a outros métodos de imagem, como a

SPECT (*single photon emission computed tomography* – tomografia computadorizada por emissão de fóton único), especialmente nos casos de infartos pequenos e subendocárdicos[6]. Outra vantagem dessa técnica, assim como na seqüência de perfusão, é a caracterização da transmuralidade das lesões miocárdicas, sendo possível classificá-las de acordo com o percentual de envolvimento da parede ventricular ou conforme o padrão predominante de distribuição (subendocárdico ou transmural) (Fig. 2.79). Classicamente, foi demonstrado por Kim et al.[18] que a extensão transmural do infarto se correlaciona inversamente com a capacidade de recuperação contrátil após revascularização miocárdica. Também já se demonstrou a boa correlação entre a extensão da área de realce tardio e os níveis de liberação de marcadores bioquímicos de lesão miocárdica (CKMB e troponina). O realce tardio funciona como um registro permanente de lesões miocárdicas e, por isso, pode ser muito útil nos casos duvidosos de infarto.

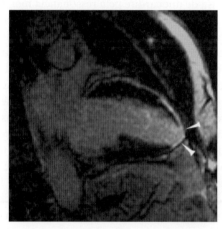

Figura 2.79 – Aneurisma apical chagásico típico demonstrado pela técnica de realce tardio miocárdico (pontas de setas).

Ainda em relação à detecção de viabilidade miocárdica contrátil, isto é, o potencial de recuperação contrátil do miocárdio, a ressonância magnética cardiovascular também oferece informações importantes por meio de outra técnica, a cinerressonância com dobutamina em baixa dose. Muito semelhante ao protocolo de ecocardiografia, essa modalidade utiliza doses de até 10mcg/kg/min e baseia-se na observação da melhora da contratilidade, sob o estímulo do medicamento, dos segmentos miocárdicos acinéticos ou hipocinéticos em repouso. Esse método apresenta boa correlação com a PET (*positron emission tomography* – tomografia por emissão de pósitrons)[19]. Essas informações são especialmente úteis para o planejamento dos procedimentos de revascularização miocárdica.

Contudo, a técnica mais utilizada para a análise da viabilidade miocárdica pela ressonância magnética cardiovascular é a de realce tardio miocárdico. Em um estudo pioneiro, Kim et al. demonstraram o potencial desse método para predizer a recuperação contrátil do miocárdio após a revascularização. Nos pacientes sem realce tardio miocárdio ou com realce envolvendo menos de 50% da extensão transmural dos segmentos com disfunção contrátil, observou-se alto índice de recuperação contrátil após o procedimento de revascularização, enquanto nos casos com extensão transmural maior que 50% esse índice foi muito baixo[18]. Estudos comparativos revelaram resultados dessa técnica semelhantes à PET[20] e superiores à SPECT com tálio-201[21]. Outras vantagens dessa metodologia são a ausência de radiação ionizante e de estresse físico ou farmacológico – as imagens são adquiridas em repouso, rapidez de aquisição, maior resolução espacial e menor custo, quando comparada à PET.

Angiografia e fluxo coronariano

Embora seja um excelente exame para a análise dos vasos sistêmicos, a visualização das artérias coronarianas pela ressonância magnética cardiovascular é dificultada por vários fatores: movimentação cardíaca e respiratória, fino calibre e complexidade anatômica. Diversas técnicas têm sido desenvolvidas para superar essas dificuldades, incluindo as mais recentes de aquisição tridimensional, com ou sem administração de contraste[22,23]. Apesar dos avanços tecnológicos, a angiografia por ressonância magnética cardiovascular ainda carece de resoluções espacial e temporal suficientes para a avaliação adequada da doença arterial coronariana, especialmente das porções mais distais da árvore coronariana. Uma compilação recente dos principais estudos de angiografia coronariana por ressonância magnética cardiovascular, empregando as técnicas mais modernas de aquisição, revelou valores moderados de sensibilidade (77%) e especificidade (71%) para a detecção de estenoses coronarianas, quando comparadas à cineangiocoronariografia[24].

Por outro lado, existe evidência científica suficiente para o emprego da angiorressonância na visualização de anomalias coronarianas[25], assim como de enxertos coronarianos[26]. A menor resolução espacial necessária para observar a emergência e trajeto inicial dos troncos coronarianos permite à ressonância magnética cardiovascular ter boa acurácia para a detecção de anomalias. No caso dos enxertos, seu maior calibre e pouca movimentação também conferem ao método resultados satisfatórios em relação à cineangiocoronariografia invasiva. Essa aplicação pode ser útil nos casos de dor torácica pós-cirurgia de revascularização miocárdica, a fim de se determinar a perviedade dos enxertos.

Embora ainda em fase experimental, outra possível aplicação da ressonância magnética cardiovascular é a determinação não-invasiva do fluxo e da reserva coronariana. Utilizando a técnica de mapeamento de fluxo por contraste de fase, é possível medir o fluxo pelas artérias coronárias em repouso e durante estresse farmacológico, permitindo a avaliação funcional de artérias nativas[27], pós-implante de *stent*[28] ou de enxertos[29].

Miocardiopatias

Utilizando as diversas seqüências previamente descritas, a ressonância magnética cardiovascular também pode ser muito útil para o diagnóstico e acompanhamento das miocardiopatias. A seguir, são discutidas suas principais aplicações nessas entidades clínicas.

Miocardiopatia hipertrófica

Em função de sua excelente definição anatômica, a ressonância magnética cardiovascular proporciona a mensuração precisa e acurada da espessura das paredes ventriculares e diâmetros cavitários, assim como da massa e função ventriculares, parâmetros fundamentais para a caracterização desse tipo de cardiopatia. Ela pode ser especialmente útil no diagnóstico de sua forma apical, situação em que os achados ecocardiográficos podem ser duvidosos ou equívocos[30] (Fig. 2.80). Com a técnica de mapeamento de fluxo por contraste de fase, é possível medir o gradiente pressórico na via de saída ventricular nas formas obstrutivas.

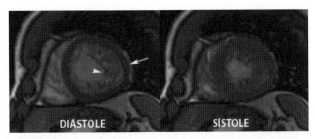

Figura 2.80 – Cinerressonância de paciente com miocárdio não-compactado do ventrículo esquerdo. Observa-se aumento das trabéculas, principalmente na parede lateral, conferindo aspecto de dupla camada do miocárdio: camada *não-compactada*, de aspecto reticulado, "esponjoso" (ponta de seta); e camada *compactada*, de aspecto normal (seta).

Mais recentemente, foi revelado o papel da seqüência de realce tardio miocárdico na avaliação da miocardiopatia hipertrófica. Estudando 21 pacientes com esse diagnóstico, Choudhury et al. detectaram realce tardio miocárdico em 81% dos casos, sugerindo a existência de áreas de fibrose, especialmente nas zonas de maior hipertrofia[7]. A fibrose está provavelmente associada a acentuado desequilíbrio da relação oferta/demanda de oxigênio na microcirculação miocárdica, nesses pacientes, levando a lesões isquêmicas. Além do valor diagnóstico, essa técnica também parece deter importância prognóstica. Moon et al. observaram que a freqüência e a extensão do realce tardio miocárdico eram maiores nos pacientes hipertróficos com pelo menos dois fatores de risco para morte súbita e/ou deterioração da função ventricular do que naqueles sem essas características[31]. Estudos prospectivos controlados ainda são necessários para determinar o valor prognóstico independente do achado de realce tardio miocárdico nos pacientes com miocardiopatia hipertrófica.

Miocardiopatia dilatada

Com a ressonância magnética cardiovascular, é possível medir, de maneira precisa e acurada, as dimensões cardíacas e a função ventricular, informações fundamentais para o diagnóstico e seguimento dessa cardiopatia. O ventrículo direito, habitualmente de difícil acesso pela ecocardiografia, pode ser analisado pela ressonância magnética cardiovascular e, como também é, usualmente, acometido na miocardiopatia dilatada, tem importância diagnóstica e prognóstica. Além disso, a visualização de trombos cavitários, não raros nessa condição clínica, pode ser facilitada pela ressonância magnética cardiovascular em relação ao ecocardiograma[32], especialmente com a administração de contraste. O realce tardio miocárdico, se presente, também pode apresentar padrão típico da miocardiopatia dilatada idiopática, aspecto linear mesocárdico no septo interventricular. Esse aspecto pode ser semelhante ao da miocardite, reforçando a atual corrente de investigação, que atribui a miocardiopatia dilatada idiopática a um episódio prévio de miocardite viral subclínica.

Miocardite

A pesquisa de miocardite pela ressonância magnética baseia-se em dois achados principais. Utilizando técnicas ponderadas em T2 e em T1, logo após a administração de contraste, é possível visualizar áreas de inflamação no miocárdio, caracterizadas por aumento de sinal[33]. Novamente empregando a técnica de realce tardio miocárdico, podem-se identificar áreas de necrose ou fibrose geradas pelo processo inflamatório. Em geral, essas áreas têm distribuição heterogênea, focal ou linear, mesocárdica e/ou epicárdica e não restritas a um determinado território coronariano[8] (Fig. 2.79). Esse padrão diverge daquele decorrente do infarto do miocárdio, usualmente homogêneo, localizado em território coronariano específico e de distribuição predominantemente subendocárdica ou transmural. Dessa forma, a ressonância magnética cardiovascular pode ser uma valiosa ferramenta no diagnóstico diferencial de pacientes jovens com dor torácica suspeita de miocardite.

Displasia/miocardiopatia arritmogênica do ventrículo direito

A ressonância magnética cardiovascular fornece excelente visualização do ventrículo direito, sem limitações de janela acústica. Dessa maneira, permite avaliação detalhada de sua anatomia e funções global e regional. As alterações contráteis globais e regionais do ventrículo direito constituem critérios diagnósticos dessa doença e podem ser muito bem caracterizadas pela ressonância magnética cardiovascular[34]. É possível, também, detectar, empregando seqüências de *spin-eco* com pulso de supressão de gordura, infiltração gordurosa na parede do ventrículo. Esse achado, porém, é mais raro e exige experiência do examinador para a interpretação apropriada. Recentemente, foi demonstrada a utilidade da técnica de realce tardio miocárdico nessa situação, que foi capaz de evidenciar regiões de fibrose parietal do ventrículo direito em 8 (67%) de 12 pacientes que preenchiam os critérios para a doença. Houve boa correlação dessa observação com a histopatologia e a indução de taquicardia ventricular durante estudo eletrofisiológico[35].

Doença de Chagas

Estudos de necropsia revelam áreas de fibrose miocárdica em portadores de cardiopatia chagásica. Essas regiões estão implicadas na origem de arritmias comuns nesse grupo de pacientes. Trabalho recentemente desenvolvido pelo nosso grupo avaliou o papel da seqüência de realce tardio miocárdico na caracterização dessas áreas (Fig. 2.80). Os resultados apontaram para o acometimento preferencial de alguns segmentos miocárdicos e houve correlação da extensão da fibrose com a redução da fração de ejeção do ventrículo esquerdo e gravidade da doença, sugerindo que essa quantificação poderia ajudar na estratificação de risco desses pacientes e no planejamento de procedimentos de ablação de arritmias[36].

Sarcoidose

O acometimento cardíaco pela sarcoidose caracteriza-se pela substituição focal do tecido miocárdico por áreas de fibrose, determinando, com freqüência, a formação de aneurismas parietais. A cinerressonância permite a detecção detalhada desses aneurismas, assim como de outras alterações da função ventricular, enquanto a seqüência de realce tardio miocárdico revela as regiões de substituição fibrótica[9].

Amiloidose

Recentemente, foi publicado um estudo com 22 pacientes, indicando o potencial da ressonância magnética cardiovascular para o diagnóstico de amiloidose cardíaca. Os autores observaram uma alteração na cinética do contraste de gadolínio no miocárdio, assim como a presença de áreas de realce tardio de padrão difuso ou subendocárdico. Essas alterações, possivelmente, estão relacionadas à infiltração amilóide. A partir desses achados, foi possível diferenciar, com grande acurácia, os casos de amiloidose dos controles normais[37].

Miocardiopatia siderótica

A miocardiopatia siderótica é decorrente da sobrecarga de ferro no tecido miocárdico, secundária às hemotransfusões repetidas em portadores de anemia crônica (talassemias, por exemplo) ou por doença genética, a hemocromatose. Usualmente, seu diagnóstico é baseado nos níveis de ferritina sérica e na biópsia miocárdica. Essa última, entretanto, pode levar a diagnósticos falsamente negativos, quando o depósito férrico é de distribuição focal. A ressonância magnética cardiovascular oferece a possibilidade de revelar alterações teciduais precoces no miocárdio, conseqüentes à sobrecarga férrica. Para isso, é empregada uma seqüência específica de aquisição, ponderada em $T2^*$ (parâmetro que indica a relaxação magnética de um tecido após a cessação de um pulso de radiofreqüência). A redução do $T2^*$ indica sobrecarga de ferro e está relacionada à disfunção, assim como aumento dos volumes e massa ventriculares[38]. Também existe evidência de que o tratamento de quelação com desferroxamina determina aumento do $T2^{*[39]}$, tornando esse parâmetro um potencial marcador de controle terapêutico nesses pacientes.

Miocárdio não-compactado

Algumas publicações têm demonstrado a utilidade da ressonância magnética cardiovascular no diagnóstico dessa rara doença, de herança autossômica dominante, caracterizada por um defeito no desenvolvimento embrionário do miocárdio[40,41]. Novamente, em função de sua alta definição anatômica e contraste entre miocárdio e cavidade sangüínea, a ressonância magnética cardiovascular confere excelente delineamento da trabeculação miocárdica na região não-compactada, diferenciando-a, claramente, da região compactada da parede ventricular (Fig. 2.81). Recentemente, Petersen et al. observaram que uma relação entre a espessura diastólica do miocárdio não-compactado e do miocárdio compactado acima de 2,3 permitiu a identificação da miocardiopatia com grande acurácia[41].

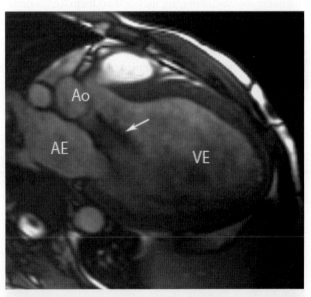

Figura 2.81 – Jato de turbulência de fluxo diastólico, através da valva aórtica, determinando perda de sinal na cinerressonância (área escura indicada pela seta), em paciente com insuficiência aórtica de grau acentuado.

Doenças valvares

Para a avaliação das valvopatias, as indicações da ressonância magnética cardiovascular ainda são relativamente restritas. Essa restrição deve-se, em parte, à grande resolutividade diagnóstica do ecocardiograma, exame simples, de baixo custo, e capaz de fornecer as principais informações necessárias para o manejo das valvopatias. Como conseqüência, atualmente, a ressonância magnética cardiovascular tem sido empregada, nesse contexto, em substituição ou complementação à ecocardiografia, quando há dificuldade técnica (janela acústica inadequada, por exemplo) e em casos de divergência com outros exames, como o cateterismo cardíaco. No entanto, a ressonância magnética cardiovascular detém o potencial, principalmente com o advento das novas técnicas de aquisição de imagem, de obter informações adicionais, especialmente no que tange à medida precisa das dimensões das câmaras cardíacas, função e massa ventriculares, volumes de regurgitação valvar e caracterização da fibrose miocárdica associada às valvopatias.

A cinerressonância é a técnica mais utilizada para a avaliação das valvas cardíacas, constituindo-se em um excelente exame para seguimento da função e massa ventriculares de pacientes valvopatas, bem como para a comparação funcional após alguma intervenção cirúrgica[42]. Devido a sua característica dinâmica, a cinerressonância também proporciona a visualização direta das valvas cardíacas e de jatos de estenose ou insuficiência, quando presentes. A turbulência de fluxo gerada por esses jatos causa uma perda de sinal, que aparece como uma área escura adjacente à valva cardíaca (Fig. 2.82). Embora a área e a extensão do jato de turbulência auxiliem a determinar a intensidade do distúrbio valvar, outros fatores podem influenciar sua conformação, incluindo o formato do orifício valvar, o gradiente pressórico e os parâmetros técnicos da seqüência de pulso. Portanto, o jato observado à cinerressonância localiza o distúrbio valvar e fornece apenas uma estimativa da sua intensidade[43]. Também é possível a visualização direta dos folhetos valvares e aparelho subvalvar. Na pesquisa de vegetações ou massas pequenas e com mobilidade não-sincrônica com o batimento cardíaco, o ecocardiograma ainda é superior à ressonância magnética cardiovascular.

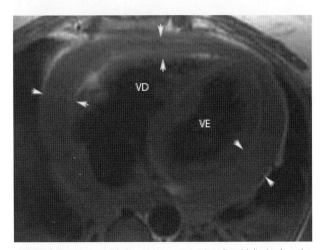

Figura 2.82 – Acentuado espessamento pericárdico (delimitado pelas pontas de setas) em paciente com pericardite constritiva, visualizado em seqüência de *spin-eco* rápido com duplo IR. VE = ventrículo esquerdo; VD = ventrículo direito.

Avaliação de estenoses valvares

Utilizando um plano de corte perpendicular ao plano valvar, é possível a observação de valvas espessadas, fusionadas e/ou de menor mobilidade, especialmente da valva aórtica. A cinerressonância permite a visualização do jato de turbulência sistólica gerado pela estenose valvar e a mensuração das dimensões, espessura e função das câmaras cardíacas. Nas estenoses aórtica e pulmonar, comumente, podem ser observados: hipertrofia ventricular pela sobrecarga de pressão, dilatação arterial pós-estenótica e jato de turbulência sistólica na via de saída ventricular. Já nas estenoses das valvas atrioventriculares, os principais achados são: aumento atrial, jato de turbulência diastólica na via de entrada ventricular, fusão comissural e diminuição de mobilidade dos folhetos valvares. Com a cinerressonância, é possível determinar a *área valvar* por planimetria direta[44]. À semelhança do Doppler, a área valvar também pode ser calculada, de forma indireta, a partir da velocidade de fluxo obtida pela técnica de contraste de fase, utilizando-se a equação de continuidade. O mapeamento de fluxo por contraste de fase também permite o cálculo do *gradiente de pressão transvalvar* por meio da equação de Bernoulli modificada[42].

As medidas de velocidade de fluxo, área valvar e gradiente pressórico transvalvar pela ressonância magnética cardiovascular, com a técnica de contraste de fase, demonstram estreita correlação com o Doppler e o cateterismo em pacientes com estenose mitral e aórtica[45,46].

Avaliação de insuficiências valvares

Assim como na estenose, o fluxo turbulento causado pela insuficiência valvar gera um jato visível à cinerressonância como uma área escura de perda de sinal (Fig. 2.82). Nas insuficiências aórtica e pulmonar, é comum a dilatação do anel valvar, além do jato retrógrado de turbulência diastólica para o ventrículo. Nas insuficiências das valvas atrioventriculares, costumam-se observar dilatação atrial e o jato retrógrado de turbulência sistólica para o átrio.

A área e a extensão do jato de turbulência ajudam na estimativa do grau de insuficiência, mas a magnitude do jato também depende de parâmetros da seqüência de pulso empregada. Um dos pontos fortes da ressonância magnética cardiovascular na avaliação das valvopatias é sua capacidade de mensurar, de forma precisa, *o volume e a fração regurgitantes*. Há várias formas de se fazer esse cálculo pela ressonância magnética cardiovascular. Na insuficiência isolada de qualquer valva cardíaca, o volume regurgitante pode ser calculado pela comparação dos volumes sistólicos dos ventrículos esquerdo e direito medidos na cinerressonância magnética cardiovascular. O ventrículo com a valva insuficiente terá um volume sistólico aumentado em função do volume regurgitante. A fração regurgitante pode ser calculada determinando-se o percentual da diferença de volume sistólico entre os ventrículos em relação ao maior volume sistólico encontrado[47]. Outra opção é o cálculo a partir da curva de fluxo transvalvar pela técnica de mapeamento de fluxo por contraste de fase. Para isso, basta medir a área sob a curva e calcular o percentual do volume de fluxo retrógrado em relação ao anterógrado. Uma terceira abordagem consiste na combinação das duas técnicas, subtraindo-se o volume sistólico ventricular medido na cinerressonância magnética cardiovascular do volume de fluxo anterógrado pelas valvas aórtica ou pulmonar. A fração regurgitante será o percentual dessa diferença em relação ao volume sistólico ventricular. Esta última técnica combinada é a mais utilizada em função de sua praticidade e reprodutibilidade.

Avaliação de próteses valvares

Uma das principais preocupações do clínico e do cardiologista é em relação à segurança da ressonância magnética cardiovascular em portadores de prótese valvar mecânica. Atualmente, já está bem estabelecido que é seguro expor um portador desse tipo de prótese aos campos magnéticos habitualmente utilizados em ressonância magnética cardiovascular (1,5T)[48]. A força magnética sobre o material é muito pequena diante daquela exercida pela fixação cirúrgica da prótese[42]. Por outro lado, essas próteses produzem um artefato de perda de sinal (área escura na imagem), em função da distorção do campo magnético pelo conteúdo metálico. Em geral, esse artefato estende-se para as estruturas adjacentes, prejudicando a avaliação de jatos de turbulência de fluxo valvar, principalmente os de pequena magnitude. Com as próteses biológicas, esse efeito costuma ficar restrito ao anel valvar e não chega a interferir, de forma significativa, na interpretação do exame.

Os múltiplos orifícios das próteses valvares podem gerar fluxos complexos, muitas vezes excêntricos, o que traz dificuldades ao Doppler. O mapeamento de fluxo por contraste de fase pela ressonância magnética cardiovascular pode ser vantajoso nessa situação. O desenvolvimento de seqüências de mapeamento de fluxo com correção para o movimento cardíaco tem permitido a mensuração de fluxo bem próximo ao plano valvar[49]. Também é possível a avaliação da função ventricular e do volume regurgitante da mesma forma como nas valvas nativas. No entanto, é necessário experiência do operador para prescrever o plano de corte adequado, evitando a área de distorção causada pelo anel metálico.

Realce tardio miocárdico nas valvopatias

Recentemente, nossos grupos do Laboratório de ressonância magnética cardiovascular e da Unidade de Valvopatias do Instituto do Coração (InCor) do Hospital das Clínicas da Faculdade de Medicina da Universidade de São Paulo apresentaram os resultados de um estudo pioneiro de pacientes com valvopatia aórtica (estenose ou insuficiência) acentuada e artérias coronárias normais, com a técnica de realce tardio miocárdico pela ressonância magnética cardiovascular. Os pacientes foram avaliados com ressonância magnética cardiovascular antes e depois da cirurgia valvar, sendo observadas áreas de fibrose miocárdica em 60% dos casos. A presença de fibrose miocárdica à ressonância magnética cardiovascular teve correlação com o grau de disfunção ventricular esquerda e boa acurácia, comparada à biópsia miocárdica realizada durante a cirurgia. É possível que essa técnica sirva como um marcador de gravidade e prognóstico em portadores de valvopatia[50-52].

Pericárdio

Assim como nas valvopatias, o ecocardiograma fornece, na maioria das vezes, as informações necessárias para a avaliação adequada das doenças do pericárdio. No entanto, em uma parcela dos casos, essa avaliação pode ser duvidosa. Em função de seu excelente contraste tecidual, amplo campo de visão e independência de janela acústica, a ressonância magnética cardiovascular pode ser útil na complementação diagnóstica das pericardiopatias.

O derrame pericárdico é acessado com facilidade pela ressonância magnética cardiovascular. Especialmente nos derrames loculados e posteriores (de difícil acesso ecocardiográfico), a ressonância magnética cardiovascular agrega valor diagnóstico. Sua principal aplicação, entretanto, está na medida do espessamento pericárdico. Realizada de forma mais acurada e com menor variabilidade intra e interobservador do que pela ecocardiografia, essa mensuração é valiosa nos casos suspeitos de pericardite constritiva. Para esse diagnóstico, a medida do espessamento pericárdico alcança valores de sensibilidade, especificidade e acurácia de 88%, 100% e 93%, respectivamente[53]. Porém, vale ressaltar que é possível haver constrição sem espessamento pericárdico e a presença de espessamento não indica, necessariamente, constrição pericárdica. Por isso, também é importante a avaliação hemodinâmica, quando há a suspeita de constrição. Nesse aspecto, o ecocardiograma apresenta vantagens em relação à ressonância. No entanto, alguns estudos recentes têm demonstrado o potencial da ressonância magnética cardiovascular para a avaliação funcional nessa situação clínica: Giorgi et al. analisaram o achatamento septal diastólico em pacientes com síndrome restritiva e encontraram valores de sensibilidade de 81% e especificidade de 100% no reconhecimento dos casos de pericardite constritiva[54] (Fig. 2.83); Francone et al. empregaram uma seqüência de aquisição em tempo real para avaliar a influência respiratória sobre o movimento septal em pacientes com pericardite constritiva, mostrando que essa técnica parece promisso-

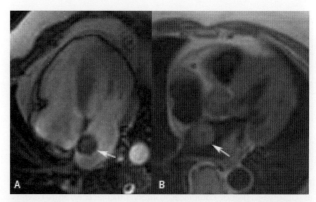

Figura 2.83 – Paciente com mixoma atrial esquerdo (setas) evidenciado pelas técnicas de cinerressonância (**A**) e *spin-eco* rápido com duplo IR (**B**).

ra na diferenciação das síndromes restritivas[55]. Ainda, a técnica de *myocardial tagging* pode demonstrar, de forma dinâmica, a aderência entre o miocárdio e o pericárdio, às vezes de espessura normal, causando constrição significativa[56]. Outras doenças pericárdicas mais raras também podem ser bem definidas pela ressonância magnética cardiovascular, como os cistos pericárdicos, com característico hipersinal nas seqüências ponderadas em T2, e a agenesia pericárdica.

Massas e tumores

A identificação anatômica adequada e a definição de sua relação com as estruturas torácicas são fundamentais na avaliação das massas e tumores cardíacos. Graças a sua capacidade de corte em qualquer plano anatômico, a ressonância magnética cardiovascular pode fornecer esses dados com precisão, além de outras características, tais como regularidade das bordas, extensão e infiltração de tecidos adjacentes. A cinerressonância permite a observação dinâmica das massas durante o ciclo cardíaco e de sua repercussão funcional, como no mixoma de átrio esquerdo, levando à limitação do influxo mitral.

Utilizando recursos de aquisição, a ressonância magnética cardiovascular também pode auxiliar no diagnóstico diferencial dos tumores[57]. Um dos exemplos mais ilustrativos dessa potencialidade é o lipoma cardíaco, facilmente identificável pela supressão de sinal após um pulso específico de saturação de gordura[1]. A intensidade de sinal nas imagens com diferentes ponderações (T1 ou T2) é fundamental para a caracterização tecidual da massa (Fig. 2.84). O padrão de realce após a administração de contraste também é um parâmetro importante. Um dos dilemas clínicos é a diferenciação entre tumores e trombos intracavitários. Como captam pouco ou nenhum contraste, os trombos apresentam-se como massas escuras em meio ao sangue contrastado. Já os tumores, sendo mais ricamente vascularizados, costumam apresentar realce logo após a injeção de contraste (técnica de perfusão de primeira passagem, especialmente os de natureza maligna[57]). Eventualmente, essa diferenciação pode ser mais difícil em tumores pouco vascularizados, com baixa captação de contraste. Nesses casos, a aquisição tardia das imagens (realce tardio) pode evidenciar áreas de necrose intratumoral[1].

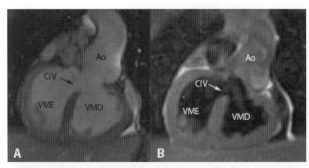

Figura 2.84 – Paciente com transposição corrigida das grandes artérias. Observa-se grande comunicação interventricular (CIV) entre os ventrículos morfologicamente esquerdo (VME) e direito (VMD), claramente visível nas seqüências de cinerressonância (**A**) e *spin-eco* rápido com duplo IR (**B**). Ao = aorta.

Cardiopatias congênitas

Embora o ecocardiograma seja diagnóstico na maioria das situações, vários estudos já demonstraram a utilidade da ressonância magnética cardiovascular nas cardiopatias congênitas. Mais uma vez, as características de amplo campo de visão, potencial de aquisição e reconstrução tridimensionais, grande contraste natural entre os tecidos e ausência de limitações de janela acústica fazem da ressonância magnética cardiovascular um método extremamente vantajoso na avaliação desse tipo de cardiopatia, principalmente nos casos em que os achados ecocardiográficos são duvidosos. Além disso, como não há radiação ionizante, a ressonância magnética cardiovascular presta-se como um exame apropriado para seguimento de crianças com cardiopatia. Por outro lado, em crianças menores, sua realização demanda sedação, o que envolve riscos, sobretudo nos casos de cardiopatias mais graves. No entanto, nos casos de doença congênita no adulto, quando não é necessária a sedação, em especial nas cardiopatias complexas ou que requeiram seguimento, a longo prazo, de parâmetros como função e volumes ventriculares, a ressonância magnética cardiovascular é considerada exame de primeira linha. Atualmente, as aplicações do exame de ressonância magnética cardiovascular, nessa situação clínica, vêm-se expandindo, podendo ser destacadas, de forma geral, as seguintes: 1. complementação ao ecocardiograma em casos duvidosos ou com limitação técnica; 2. cardiopatias complexas, em que a visualização anatômica ampla e tridimensional é desejável; 3. definição anatômica para planejamento de procedimentos percutâneos ou cirúrgicos; 4. avaliação pós-operatória, em que, muitas vezes, a visualização ecocardiográfica é difícil; 5. avaliação da cardiopatia congênita no adulto. A seguir, serão discutidas as indicações específicas em cardiopatias congênitas.

Anomalias de *situs*

Graças à ampla visualização anatômica, a ressonância magnética cardiovascular permite a determinação, com facilidade, do *situs* cardíaco. Sua sensibilidade para o diagnóstico de anomalias de posição cardíaca é próxima de 100%[58]. A maior utilidade da ressonância magnética cardiovascular, entretanto, está nas situações de maior complexidade, com vários defeitos associados, em que outros métodos diagnósticos, como a ecocardiografia, podem ter limitações.

Avaliação/quantificação de *shunt*

Para esse propósito, a ressonância magnética cardiovascular é reconhecida como uma excelente ferramenta. Empregando a técnica de mapeamento de fluxo por contraste de fase, é possível determinar os fluxos pulmonar e aórtico, assim como sua relação (Qp/Qs)[59]. Como essa mensuração independe de limitações anatômicas torácicas, pode ser vantajosa nos casos de difícil acesso ecocardiográfico.

Anomalias atriais e do retorno venoso

A ressonância magnética cardiovascular pode ser utilizada para a pesquisa de comunicação interatrial, mas o ecocardiograma transesofágico oferece melhor visualização do septo interatrial e é o exame de escolha nessa situação. Portanto, esse método não deve ser considerado de primeira linha para a avaliação de comunicação interatrial, exceto quando associada a outras anomalias, como a drenagem anômala parcial ou total de veias pulmonares. Já em relação às veias pulmonares, a ressonância magnética cardiovascular, ao lado da angiotomografia, é o exame mais adequado para sua visualização[60].

Anomalias ventriculares

A ressonância magnética cardiovascular é um bom método para a avaliação da comunicação interventricular[61] (Fig. 2.85). Contudo, o ecocardiograma fornece, na grande maioria das vezes, as informações necessárias para esse diagnóstico. Portanto, a ressonância magnética cardiovascular oferece limitada informação adicional ao ecocardiograma na comunicação intraventricular isolada. Seu maior benefício está nos casos mais complexos, quando a comunicação intraventricular está associada a outros defeitos, como na tetralogia de Fallot e no ventrículo único. Além disso, é o exame mais acurado para a mensuração da função ventricular esquerda e direita, dado importante para o tratamento e seguimento desses pacientes.

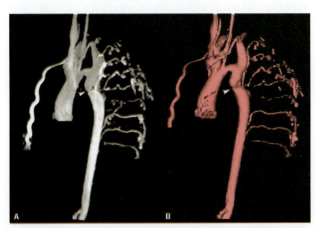

Figura 2.85 – Angiorressonância magnética de aorta torácica em criança com coartação de aorta, ilustrada em reconstruções tridimensionais, com projeção de intensidade máxima – MIP (**A**) e renderização de volume – VR (**B**). Nota-se estreitamento focal na região do istmo (ponta de seta), associado a evidente dilatação da artéria torácica interna (mamária) direita e ramos intercostais (circulação colateral).

Valvopatias congênitas

Assim como nas valvopatias adquiridas, a ecocardiografia é o exame de escolha para a análise das anomalias valvares congênitas. Apesar disso, em algumas condições, a ressonância magnética cardiovascular pode trazer informações relevantes, como, por exemplo, na quantificação das insuficiências valvares, especialmente da valva pulmonar, usualmente de difícil acesso ecocardiográfico. Outras anormalidades raras também podem ser delineadas, com clareza, pela ressonância magnética cardiovascular, como a anomalia de Ebstein e a atresia tricúspide[57].

Anomalias dos grandes vasos

A ressonância magnética cardiovascular é um ótimo exame para a avaliação de anomalias dos grandes vasos torácicos. Permite a visualização da aorta em todas suas porções, sendo considerada, atualmente, a modalidade de exame de imagem mais apropriada para o delineamento de coartação de aorta e anomalias do arco aórtico[57] (Fig. 2.86). Com a seqüência de mapeamento de fluxo por contraste de fase, é possível mensurar o gradiente pela coartação, tanto antes quanto após procedimentos de correção. Adicionalmente, a ressonância magnética cardiovascular também é muito útil para o estudo de outras doenças congênitas da aorta, como os aneurismas dos seios de Valsalva, fístulas aortocavitárias e para o seguimento quantitativo de dilatações crônicas.

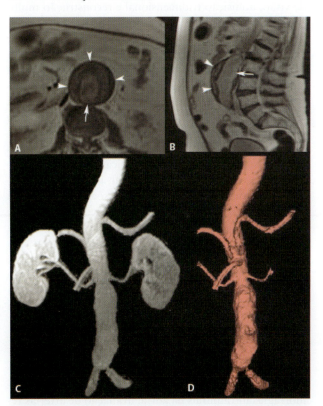

Figura 2.86 – Aneurisma de aorta abdominal infra-renal visualizado à ressonância magnética. Técnica de *spin-eco* rápido com duplo IR caracterizando grande trombo mural (área escura indicada pelas pontas de seta), envolvendo a luz vascular dilatada (área mais clara indicada pelas setas), em planos axial (**A**) e sagital oblíquo (**B**). Seqüência de angiorressonância, com reconstruções 3D tipo MIP (**C**) e VR (**D**), demonstrando dilatação aneurismática da aorta abdominal, iniciada logo abaixo da emergência das artérias renais e estendendo-se até a bifurcação.

Além da aorta, a ressonância magnética cardiovascular pode ser útil para a análise das anomalias da artéria pulmonar e seus ramos proximais[57]. Essa informação é imprescindível para o planejamento cirúrgico em pacientes com circulação pulmonar reduzida e nem sempre é possível de ser acessada pela ecocardiografia. Nas estenoses de artéria pulmonar, a ressonância magnética cardiovascular pode fornecer uma estimativa do grau de obstrução pela mensuração do fluxo por contraste de fase. Outra aplicação de grande valor da ressonância magnética cardiovascular é a avaliação pós-operatória de condutos e *shunts* artificiais[62]. Assim como nos vasos nativos, é possível localizar estenoses e quantificá-las, empregando a técnica de mapeamento de fluxo.

Finalmente, como já discutido previamente, existe evidência para a utilização da ressonância magnética cardiovascular (assim como a tomografia *multislice*) na visualização de anomalias de origem e trajeto das artérias coronárias, evitando, nesses casos, os riscos do cateterismo.

Doenças vasculares

A ressonância magnética cardiovascular, assim como a tomografia computadorizada, é um exame de excelência para a visualização dos vasos sistêmicos. Amplo campo de visão, aquisição tridimensional e reconstrução multiplanar são algumas das características que a tornam muito apropriada para a avaliação vascular. Além disso, esse exame não emprega radiação ionizante e o contraste utilizado (à base de gadolínio) não é nefrotóxico nas doses habituais. Vários aspectos relacionados à anatomia vascular podem ser acessados pela ressonância magnética cardiovascular: as seqüências de *spin-eco* rápido fornecem detalhes da parede vascular, identificando placas ateroscleróticas, espessamento parietal, trombos, dentre outras alterações; as seqüências angiográficas permitem o delineamento preciso do lúmen vascular, ilustrando estenoses, aneurismas, dissecções e outras lesões; por sua vez, a seqüência de mapeamento de fluxo por contraste de fase permite a mensuração do fluxo intravascular, dimensionando a repercussão funcional de lesões estenóticas.

Em cardiologia, as principais aplicações vasculares da ressonância magnética cardiovascular estão na avaliação das doenças da aorta e seus principais ramos (vasos da base, artérias carótidas, viscerais, renais e ilíacas). Em diversas situações clínicas envolvendo esses vasos, a ressonância magnética cardiovascular é considerada exame de primeira linha por consensos internacionais, como, por exemplo, no diagnóstico e seguimento dos aneurismas e dissecção crônica da aorta, diagnóstico de úlceras e hemorragias intramurais da aorta, avaliação de artérias renais em pacientes com suspeita de hipertensão arterial renovascular, dentre outras[57] (ver Fig. 2.73). A ressonância magnética cardiovascular também pode auxiliar no diagnóstico de alterações das artérias e veias pulmonares. Como citado anteriormente, no tópico de cardiopatias congênitas, a ressonância magnética cardiovascular pode visualizar, de forma acurada, a artéria pulmonar e seus ramos proximais, detectando estenoses, aneurismas e outras anormalidades. A visualização de suas porções distais é mais difícil. Embora alguns estudos tenham investigado o potencial do método para o diagnóstico de embolia pulmonar, os resultados ainda são limitados e outros exames devem ser preferidos nessa situação, como

a tomografia computadorizada. Recentemente, também foi demonstrada a aplicação da angiorressonância para a avaliação das veias pulmonares, particularmente antes e após o procedimento de ablação para o tratamento de fibrilação atrial, que pode ter, como complicação, a estenose de uma ou mais veias[63].

LIMITAÇÕES

A ressonância magnética cardiovascular apresenta limitações que devem ser consideradas ao indicá-la. Praticamente todas as seqüências de pulso cardíacas, atualmente disponíveis, são obtidas com sincronização eletrocardiográfica. Em portadores de arritmias (fibrilação atrial, extra-sístoles freqüentes), essa sincronização é prejudicada, o que pode comprometer a qualidade do exame. Além disso, a aquisição das imagens quase sempre é realizada em pausa respiratória de alguns segundos. Pacientes dispnéicos, com insuficiência cardíaca descompensada ou pneumopatia avançada, não costumam tolerá-la, o que também reduz a qualidade das imagens. Cerca de 2% dos pacientes não conseguem suportar o exame por claustrofobia. Já os implantes metálicos cerebrais constituem contra-indicação formal à ressonância magnética cardiovascular, exceto que, comprovadamente, não apresentem propriedades ferromagnéticas. A presença de marca-passo ou cardioversor-desfibrilador implantável também é considerada contra-indicação ao exame, embora alguns estudos tenham demonstrado a segurança dos aparelhos mais novos nos equipamentos de ressonância de 1,5T[64]. Finalmente, é necessário cautela em relação à administração de contraste em alguns pacientes. Embora considerados, até recentemente, seguros em nefropatas, os meios de contraste utilizados em ressonância magnética (à base de gadolínio) têm sido correlacionados ao surgimento de uma nova entidade patológica – fibrose sistêmica nefrogênica – em portadores de insuficiência renal grave (taxa de filtração glomerular < 30ml/min/1,73m^2) ou síndrome hepatorrenal. Nesses casos, a recomendação atual é de se evitar sua administração e, quando imprescindível, empregar a menor dose possível[65].

TOMOGRAFIA COMPUTADORIZADA

Até recentemente, a tomografia computadorizada tinha pouca aplicação em cardiologia. A resolução temporal limitada dos tomógrafos convencionais era insuficiente para avaliar, de forma satisfatória, o coração em movimento. Os avanços tecnológicos nos últimos anos, no entanto, permitiram ao método alcançar maiores velocidades de aquisição e cortes mais finos, tornando factível a visualização cardíaca e dos vasos, de maneira tridimensional, como discutido a seguir.

PRINCÍPIOS BÁSICOS

A tomografia computadorizada é uma técnica baseada na emissão de raios X. De forma simplificada, o tomógrafo é um aparelho que consiste nos seguintes elementos: uma *fonte giratória*, que emite um feixe de raios X em forma de leque, delimitado pelos colimadores; um *sistema de detectores*, em posição oposta à fonte, capaz de captar as atenuações dos raios X, depois de atravessarem o corpo do paciente; a *mesa*, onde fica deitado o paciente, entre a fonte e os detectores; e o *computador*, necessário para controlar todo o equipamento e transformar as diferenças de atenuação, captadas pelos detectores, em imagem. Cada *pixel* gerado pela reconstrução das imagens possui um valor de atenuação específico, mensurado em unidades Hounsfield (UH). Nos tomógrafos iniciais, a fonte ou tubo de raios X apresentava baixa velocidade de rotação, havia uma única fileira de detectores e a aquisição dos cortes era seqüencial no plano axial, com a mudança de posição da mesa apenas após um giro completo do tubo. Como referido anteriormente, estas características limitavam a aplicabilidade do método ao coração. Uma grande inovação foi o surgimento do tomógrafo helicoidal, no qual a aquisição das imagens ocorre à medida que a mesa vai mudando de posição, produzindo um trajeto helicoidal do feixe de raios X. Há alguns anos, houve o advento dos tomógrafos com múltiplas fileiras de detectores (também conhecidos como tomógrafos de múltiplos detectores ou *multislice*), diminuindo significativamente o tempo de aquisição das imagens. Além do aumento do número de detectores, houve redução da sua espessura, possibilitando a realização de cortes mais finos. Atualmente, os aparelhos mais modernos de tomografia computadorizada dispõem de até 64 colunas de detectores, alta resolução espacial (da ordem de 0,35mm) e resolução temporal satisfatória (na faixa de 165-250ms). Mais recentemente, foi lançado no mercado equipamento com duas fontes simultâneas de raios X, com 64 canais de detectores para cada fonte, permitindo uma resolução temporal de aproximadamente 83ms. Todos esses avanços colocaram a tomografia computadorizada em posição de destaque entre os exames complementares não-invasivos em cardiologia, especialmente para a visualização das artérias coronárias. A seguir, serão discutidas as principais indicações da tomografia computadorizada cardiovascular.

ESCORE DE CÁLCIO CORONARIANO

A quantificação da calcificação parietal coronariana foi, primeiramente, descrita com a tomografia computadorizada por emissão de feixe de elétrons (*electron beam computed tomography* – EBCT). Atualmente, no entanto, devido a sua maior disponibilidade, a tomografia computadorizada *multislice* tem sido mais empregada para esse fim. A partir de estudos histopatológicos, observou-se que os segmentos com valores de atenuação acima de 130UH a tomografia computadorizada tinham estreita correlação com as áreas de calcificação coronariana[66]. Agatston sugeriu um escore para quantificar os depósitos de cálcio na parede arterial coronariana. Esse escore leva em consideração um limite mínimo de área ($\geq 1mm^2$) e densidade radiológica (> 130UH) para identificar uma lesão calcificada e é calculado multiplicando-se a área pelo pico de densidade da placa calcificada[67]. Para a determinação do escore de cálcio coronariano, é feita a aquisição de imagens do coração, prospectivamente sincronizadas ao eletrocardiograma, sem a administração de contraste. Com o auxílio de um *software* específico, os depósitos de cálcio são marcados em cada ramo coronariano (Fig. 2.87).

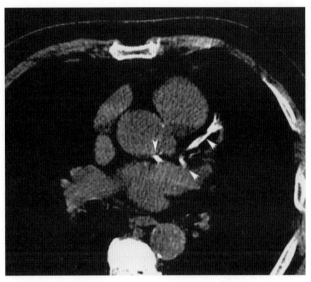

Figura 2.87 – Tomografia computadorizada de artérias coronárias para avaliação de calcificações parietais (escore de cálcio). As áreas brancas, com alto valor de atenuação (acima de 130 unidades Hounsfield), representam calcificações parietais das artérias coronárias (pontas de seta) e podem ser quantificadas com o auxílio de um *software* específico.

Diversos estudos apontam o valor prognóstico desse escore na estimação do risco de eventos coronarianos e morte em indivíduos assintomáticos, sendo esse risco proporcional ao grau de calcificação[68,69]. A calcificação parietal coronariana é, portanto, um marcador de risco cardiovascular. Porém, a presença de calcificação não indica, necessariamente, a existência de obstruções coronarianas significativas; sua ausência, por outro lado, também não afasta a ocorrência de lesões ateroscleróticas e placas instáveis. Até recentemente, havia grande controvérsia quanto ao valor prognóstico independente do escore de cálcio coronariano em indivíduos assintomáticos, ou seja, se teria algum valor adicional aos escores clínicos de estimação de risco cardiovascular tradicionais, como o de Framingham. Estudos publicados nos últimos anos demonstram que, de fato, o escore de cálcio coronariano acrescenta informação prognóstica à avaliação clínica e pode determinar mudança na conduta terapêutica[70,71]. Até o momento, no entanto, as evidências científicas disponíveis indicam que essa observação é válida para os pacientes com risco intermediário de doença arterial coronariana (risco de eventos de 10 a 20% em 10 anos). Um escore de cálcio coronariano elevado (≥ 400), neste grupo de pacientes, implicaria a mudança de classificação para uma situação de mais alto risco. Diretrizes nacionais e internacionais recentemente divulgadas sugerem a utilização do escore de cálcio coronariano para a estimação do risco cardiovascular em pacientes com essas características[72,73]. Por outro lado, não haveria valor incremental significativo desse método sobre os critérios clínicos em indivíduos com baixo ou alto risco de eventos cardiovasculares.

ANGIOTOMOGRAFIA CORONARIANA

Esse tem sido o grande desafio da tomografia cardiovascular nos últimos anos: a avaliação não-invasiva das artérias coronárias. Como discutido anteriormente, os grandes avanços tecnológicos dos equipamentos têm proporcionado aumento da resolução espacial e temporal, superando, em grande parte, o obstáculo representado pela rápida movimentação cardíaca. Atualmente, a angiotomografia oferece uma visualização bastante satisfatória da árvore coronariana, especialmente de seus ramos mais calibrosos, tornando-se um dos exames mais promissores na cardiologia.

Preparo do paciente

A fim de se minimizar os artefatos decorrentes da movimentação cardíaca, é fundamental que a freqüência cardíaca do paciente esteja controlada, de preferência, próxima de 60 batimentos/minuto (bpm). Para isso, quase sempre é necessária a utilização de betabloqueador ou antagonista dos canais de cálcio, por via oral ou intravenosa, antes do exame.

Outro ponto importante é a capacidade respiratória do paciente, uma vez que as imagens devem ser adquiridas em pausa respiratória para evitar os artefatos de movimentação diafragmática. Nos aparelhos com 16 fileiras de detectores, essa pausa costuma durar cerca de 20 a 25 segundos, na maioria dos casos. Os aparelhos com 64 fileiras de detectores levam vantagem nesse ponto, visto que permitem a mesma aquisição em menos da metade do tempo, em média, 8 a 10 segundos. Em pacientes com limitada capacidade pulmonar, a administração de oxigênio logo antes e durante o exame pode ajudar a aumentar o tempo de pausa respiratória.

Finalmente, a angiotomografia é realizada com a administração por via intravenosa de contraste iodado. Portanto, são necessários os cuidados relacionados à prevenção de nefropatia por contraste, especialmente nos pacientes idosos, diabéticos e/ou com disfunção renal, além da contra-indicação em pacientes com história de alergia grave a agentes iodados.

Comparação com a cineangiocoronariografia invasiva

Diversos estudos já foram realizados comparando a tomografia *multislice* com a cineangiocoronariografia invasiva (CATE), em relação à detecção de estenoses coronarianas hemodinamicamente significativas (Fig. 2.88). Os primeiros estudos utilizaram os tomógrafos com quatro fileiras de detectores, obtendo valores moderados de sensibilidade e especificidade[74-78]. Posteriormente, o advento dos tomógrafos com 16 fileiras de detectores permitiu alcançar níveis satisfatórios de acurácia, acima de 90%[79-82]. Já os primeiros estudos publicados com os aparelhos de 64 fileiras de detectores indicam resultados ainda melhores[83-86] (Tabela 2.13). O ponto forte da tomografia *multislice* na avaliação da doença arterial coronariana é seu alto valor preditivo negativo, muito embora os estudos publicados tenham avaliado populações com baixa prevalência da doença. A ausência de obstruções coronarianas à angiotomografia, nesses estudos, praticamente excluiu a existência de estenoses hemodinamicamente significativas ao CATE. Essa característica poderia ser muito útil na avaliação de pacientes de baixo a moderado risco de doença arterial coronariana com sintomas atípicos. Provavelmente, o valor preditivo negativo do exame deverá permanecer elevado na população com maior prevalência da doença, mas essa hipótese ainda está para ser confirmada em estudos internacionais e multicêntricos.

Indicações clínicas

Recentemente foram publicadas as primeiras diretrizes para a aplicação clínica da angiotomografia coronariana[72,87]. Suas principais indicações são:

Avaliação de anomalias das artérias coronárias

Essa é uma indicação precisa da tomografia computadorizada coronariana. Variações de origem e/ou de trajeto

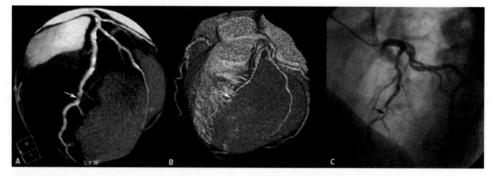

Figura 2.88 – Angiotomografia de artérias coronárias revelando estenose de grau acentuado no segmento médio da artéria descendente anterior (setas em **A** e **B**), em paciente com dor precordial aos esforços, confirmada na cineangiocoronariografia (seta em **C**).

Tabela 2.13 – Estudos comparativos entre tomografia computadorizada coronariana e cineangiocoronariografia para a detecção de estenoses em artérias nativas.

	Fileiras de detectores	Números	Exclusão (%)	Sensibilidade (%)	Especificidade (%)	VPP (%)	VPN (%)
Nieman et al.[79]	16	58	0	95	86	80	97
Ropers et al.[80]	16	77	12	92	93	79	97
Mollet et al.[81]	16	128	0	92	95	79	98
Martuscelli[82]	16	64	16	89	98	90	98
Leschka et al.[83]	64	67	0	94	97	87	99
Mollet et al.[84]	64	52	0	99	95	76	99
Raff et al.[85]	64	70	12	95	90	93	93
Ropers et al.[86]	64	84	4	96	91	76	100

VPP = valor preditivo positivo; VPN = valor preditivo negativo.

das artérias coronárias, aneurismas, fístulas, pontes miocárdicas e outras anormalidades congênitas ou adquiridas podem ser visualizadas apropriadamente pelo método, oferecendo, como vantagem sobre a cineangiocoronariografia, a visão tridimensional das relações com as demais estruturas cardíacas e grandes vasos[88] (Fig. 2.89). Na doença de Kawasaki, por exemplo, a tomografia computadorizada coronariana pode ser empregada para o seguimento anatômico dos aneurismas coronarianos[89].

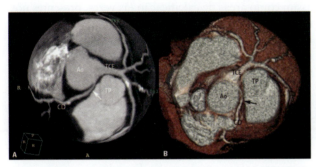

Figura 2.89 – Anomalia de origem (próxima ao seio de Valsalva esquerdo) e de trajeto (entre a aorta e o tronco pulmonar) da artéria coronária direita (CD) em paciente adulto (setas em **A** e **B**), diagnóstico feito a partir da angiotomografia coronariana. Ao = aorta; TP = tronco pulmonar; TCE = tronco da coronária esquerda.

Investigação diagnóstica em pacientes com baixa a moderada probabilidade de doença arterial coronariana

De acordo com os trabalhos publicados até o momento, o maior valor diagnóstico do método recai sobre os pacientes com moderada probabilidade de doença arterial coronariana e provas de isquemia duvidosas ou divergentes. Acredita-se que também seria útil nos casos com baixa probabilidade de doença arterial coronariana e provas de isquemia positivas. A dúvida, nesses casos, habitualmente era dirimida com a realização do CATE, muitas vezes normal. A angiotomografia pode ser empregada como um passo intermediário e, uma vez negativa para lesões obstrutivas, em virtude de seu alto valor preditivo negativo, afastaria doença arterial coronariana significativa, dispensando o procedimento invasivo.

Avaliação de enxertos coronarianos

A tomografia computadorizada também pode ser empregada para avaliar enxertos coronarianos, tendo boa acurácia para a determinação de sua patência (Fig. 2.90), especialmente dos enxertos venosos[90]. Alguns cuidados são necessários durante a aquisição da imagem, principalmente quando há enxerto de artéria torácica interna (mamária), devendo o bloco de imagem ser prescrito de forma a cobrir todo seu trajeto desde sua origem. Esse exame pode ser útil na investigação de pacientes com dor torácica atípica após cirurgia de revascularização miocárdica.

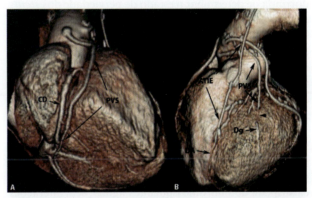

Figura 2.90 – Angiotomografia para a avaliação de enxertos coronarianos. **A)** Observa-se enxerto aortocoronariano (PVS – ponte de veia safena) direcionado para o ramo ventricular posterior da artéria coronária direita (CD), pévio e sem evidências de lesão. **B)** Outro paciente submetido à cirurgia de revascularização miocárdica, evoluindo com sintomas anginosos aos esforços. Nota-se enxerto patente da artéria torácica interna (mamária) esquerda (ATIE) para a artéria descendente anterior (DA) e estenose de grau acentuado (ponta de seta) do enxerto (PVS) para o ramo diagonal (Dg).

Diagnóstico diferencial de miocardiopatias

Freqüentemente, é necessário recorrer ao CATE para diferenciar a miocardiopatia dilatada idiopática da isquêmica e, na maioria das vezes, esse exame não revela obstruções coronarianas significativas. Essa diferenciação pode ser conseguida com a angiotomografia, que permite a visualização adequada dos principais ramos coronarianos, acometidos na miocardiopatia isquêmica[91]. Em vir-

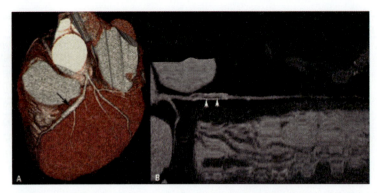

Figura 2.91 – Angiotomografia para avaliação de *stent* coronariano em segmentos proximal/médio da artéria descendente anterior (seta em **A**, reconstrução tridimensional com renderização de volume), com sinais de hiperplasia neointimal (áreas escuras, lineares, na borda da prótese, indicadas pelas pontas de seta em **B**, reconstrução multiplanar curvilínea).

tude de seu alto valor preditivo negativo, a tomografia computadorizada também pode ajudar na avaliação anatômica coronariana pré-operatória em pacientes submetidos a cirurgia cardíaca por outras cardiopatias, afastando a existência de obstruções das coronárias associadas e evitando os riscos do CATE[92].

Avaliação de *stents* coronarianos

Já se demonstrou a capacidade da tomografia computadorizada de determinar o estado de perviedade dos *stents* coronarianos pós-angioplastia[93] (Fig. 2.91). Por outro lado, a análise do lúmen vascular na região do *stent* é mais difícil, especialmente nas próteses de menor calibre (inferior a 3mm), em função dos artefatos gerados pela estrutura metálica. Nos *stents* mais calibrosos, na maioria dos casos, é possível detectar a presença de reestenose por proliferação neointimal com boa acurácia[94].

Avaliação de dor torácica aguda

Essa é mais uma indicação potencial da tomografia computadorizada coronariana, em pacientes com dor torácica suspeita de síndrome isquêmica aguda, sem alterações eletrocardiográficas significativas ou de marcadores bioquímicos de lesão miocárdica. Ghersin et al. demonstraram acurácia de 87% para a detecção de lesões obstrutivas em pacientes com essas características, realizando tomografia computadorizada coronariana com equipamento de 16 canais de detectores (11% dos casos foram excluídos por problemas técnicos)[95]. Uma vantagem do método é sua capacidade de, potencialmente, no mesmo exame avaliar outras causas relevantes de dor torácica, especialmente dissecção de aorta e embolia pulmonar[96].

OUTRAS APLICAÇÕES DA TOMOGRAFIA COMPUTADORIZADA CARDIOVASCULAR

As potencialidades da tomografia computadorizada para a avaliação cardíaca não se restringem às artérias coronárias. Algumas dessas aplicações já são reconhecidas há anos. Outras, ainda em fase de investigação clínica, têm acompanhado o progresso tecnológico dos tomógrafos.

A capacidade da tomografia computadorizada para a avaliação pericárdica é semelhante à da ressonância magnética cardiovascular. O método permite uma visualização apropriada de derrames pericárdicos, podendo ser útil nos casos de coleções posteriores, loculadas ou pós-operatórias, quando há limitação de acesso ecocardiográfico. O espessamento pericárdico pode ser bem delineado, assim como áreas de calcificação (às vezes, presentes nos casos de pericardite constritiva). Finalmente, massas pericárdicas, como cistos ou neoplasias primárias ou secundárias, podem ser analisadas adequadamente pela tomografia computadorizada.

Assim como a ressonância magnética cardiovascular, a tomografia computadorizada pode gerar informações valiosas acerca de massas e tumores cardíacos, detalhando sua localização, extensão e envolvimento de estruturas adjacentes, características nem sempre obtidas integralmente pela ecocardiografia. Em relação à ressonância magnética cardiovascular, a tomografia computadorizada fornece dados mais limitados quanto à caracterização tecidual das massas. No entanto, o valor de atenuação dos raios X, a intensidade de realce após a administração de contraste e a análise de calcificações pela tomografia computadorizada podem auxiliar na determinação da natureza de uma massa ou tumor cardíaco.

Atualmente, a tomografia computadorizada *multislice* permite a avaliação da função ventricular, global e regional, com pequena diferença em relação à ressonância magnética cardiovascular[97,98]. Essa potencialidade do método pode ser muito útil em situações de limitado acesso ecocardiográfico e contra-indicação à ressonância magnética cardiovascular (portador de marca-passo, por exemplo).

Recentes estudos têm demonstrado o potencial papel da tomografia computadorizada *multislice* na análise da perfusão miocárdica, sob estresse farmacológico[99], detecção de infarto do miocárdio[100] e avaliação de valvopatias[101]. Essas aplicações, porém, ainda estão em fase investigacional, sendo necessários novos estudos para sua consolidação.

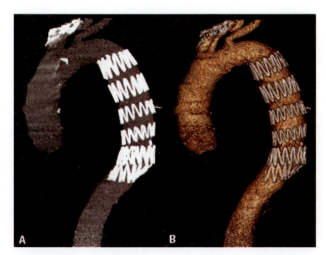

Figura 2.92 – Angiotomografia de aorta torácica em paciente submetido a implante de endoprótese (*stent*) para correção de aneurisma de aorta descendente. **A)** Reconstruções tridimensionais, com projeção de intensidade máxima (MIP). **B)** Reiderização de volume (VR).

Doenças vasculares

Ao lado da ressonância magnética cardiovascular, a tomografia computadorizada vem-se destacando como um dos principais exames para a avaliação vascular, sobretudo com o advento dos aparelhos *multislice*. As mesmas características de amplo campo de visão e reconstrução tridimensional conferem ao método grandes potencialidades nessa área. Apesar de empregar radiação ionizante e contraste nefrotóxico e não permitir a mensuração do fluxo sangüíneo, a tomografia computadorizada leva algumas vantagens sobre a ressonância magnética cardiovascular no estudo vascular: permite a análise de próteses metálicas endovasculares (*stents*, por exemplo), detém maior resolução espacial e maior velocidade de aquisição, o que é de grande importância nos pacientes clinicamente instáveis. Além da visualização da luz, a tomografia computadorizada também permite o detalhamento da parede vascular, identificando, por exemplo, calcificações, placas ateroscleróticas e hematomas intramurais.

O estudo da aorta e de seus principais ramos tem sido indicação freqüente da tomografia computadorizada. Com os equipamentos mais modernos, é possível acessar toda a extensão da aorta (torácica e abdominal) em menos de 20 segundos. Por isso, é especialmente útil no manejo de pacientes com suspeita de síndromes aórticas agudas, como no caso da dissecção. A técnica também é valiosa no planejamento cirúrgico e pré-implante de *stents* aórticos, assim como no seguimento pós-operatório (Fig. 2.92). Quanto aos ramos aórticos, a tomografia computadorizada tem grande utilidade no diagnóstico de estenoses carotídeas extracranianas, de artérias renais e viscerais (tronco celíaco e artérias mesentéricas).

A tomografia computadorizada também é muito útil na análise de alterações das artérias e veias pulmonares. Já está bem estabelecido o valor diagnóstico da tomografia computadorizada no tromboembolismo pulmonar, demonstrando altos valores de sensibilidade e especificidade, quando comparada à angiografia invasiva. Como vantagem, é possível avaliar, no mesmo exame, doenças pulmonares, assim como outras causas cardiovasculares de dor torácica, como citado anteriormente. Assim como a ressonância magnética cardiovascular, recentemente a tomografia computadorizada tem sido empregada para a caracterização anatômica das veias pulmonares antes do procedimento de ablação para o tratamento de fibrilação atrial[102].

LIMITAÇÕES

A tomografia computadorizada cardiovascular também apresenta algumas limitações. Como exposto previamente, para se obter uma qualidade de imagem satisfatória das artérias coronárias, a freqüência cardíaca do paciente deve estar controlada. Naqueles indivíduos taquicárdicos e com baixa resposta a betabloqueadores e antagonistas dos canais de cálcio, pode não ser possível a realização adequada do exame. De forma semelhante à ressonância magnética cardiovascular, os portadores de arritmia cardíaca (fibrilação atrial, extra-sistolia freqüente) também oferecem grande dificuldade ao método, comprometendo a qualidade das imagens. Apesar da redução significativa do tempo necessário de pausa respiratória com os equipamentos de 64 fileiras de detectores, essa tarefa pode ainda ser difícil para os pacientes com doenças pulmonares agudas ou crônicas. Como citado anteriormente, a angiotomografia é realizada com a administração de contraste iodado e esse continua sendo um grande problema para os portadores de disfunção renal mais avançada e naqueles com alergia a iodo.

Duas outras limitações inerentes ao método precisam ser mencionadas: a carga de radiação por exame, ainda elevada (em média, o dobro à de uma cineangiocoronariografia convencional), o que pode ser reduzido com o uso de estratégias de modulação de radiação, disponíveis nos equipamentos mais modernos; e a calcificação coronariana, que, quando extensa, produz artefatos, dificultando, significativamente, a interpretação das imagens e tendendo a produzir resultados falso-positivos. Novas técnicas de pós-processamento podem reduzir essa limitação, mas sua aplicação clínica ainda requer validação.

REFERÊNCIAS BIBLIOGRÁFICAS

1. Pennell DJ. Cardiovascular magnetic resonance. In: Zipes DP et al., eds. Braunwald's Heart Disease: A Textbook of Cardiovascular Medicine. Philadelphia: Elsevier Saunders; 2005. p. 335. ▪ 2. Rehr RB et al. Left ventricular volumes measured by MR imaging. Radiology 1985;156:717. ▪ 3. Zerhouni EA et al. Human heart: tagging with MR imaging-a method for noninvasive assessment of myocardial motion. Radiology 1988;169:59. ▪ 4. Mohiaddin RH, Longmore DB. Functional aspects of cardiovascular nuclear magnetic resonance imaging. Techniques and application. Circulation 1993;88:264. ▪ 5. Simonetti OP et al. An improved MR imaging technique for the visualization of myocardial infarction. Radiology 2001;218:215. ▪ 6. Wagner A et al. Contrast-enhanced MRI and routine single photon emission computed tomography (SPECT) perfusion imaging for detection of subendocardial myocardial infarcts: an imaging study. Lancet

2003;361:374. ▪ 7. Choudhury L et al. Myocardial scarring in asymptomatic or mildly symptomatic patients with hypertrophic cardiomyopathy. J Am Coll Cardiol 2002;40:2156. ▪ 8. Mahrholdt H et al. Cardiovascular magnetic resonance assessment of human myocarditis: a comparison to histology and molecular pathology. Circulation 2004;109:1250. ▪ 9. Serra JJ et al. Images in cardiovascular medicine. Cardiac sarcoidosis evaluated by delayed-enhanced magnetic resonance imaging. Circulation 2003;107: e188. ▪ 10. Bellenger NG et al. Reduction in sample size for studies of remodeling in heart failure by the use of cardiovascular magnetic resonance. J Cardiovasc Magn Reson 2000;2:271. ▪ 11. Nagel E et al. Noninvasive diagnosis of ischemia-induced wall motion abnormalities with the use of high-dose dobutamine stress MRI: comparison with dobutamine stress echocardiography. Circulation 1999;99:763. ▪ 12. Nagel E et al. [Influence of image quality on the diagnostic accuracy of dobutamine stress magnetic resonance imaging in comparison with dobutamine stress echocardiography for the noninvasive detection of myocardial ischemia]. Z Kardiol 1999;88:622. ▪ 13. Schwitter J et al. Assessment of myocardial perfusion in coronary artery disease by magnetic resonance: a comparison with positron emission tomography and coronary angiography. Circulation 2001;103:2230. ▪ 14. Panting JR et al. Abnormal subendocardial perfusion in cardiac syndrome X detected by cardiovascular magnetic resonance imaging. N Engl J Med 2002;346:1948. ▪ 15. Weiss RG et al. Regional myocardial metabolism of high-energy phosphates during isometric exercise in patients with coronary artery disease. N Engl J Med 1990;323:1593. ▪ 16. Wu E et al. Visualisation of presence, location, and transmural extent of healed Q-wave and non-Q-wave myocardial infarction. Lancet 2001;357:21. ▪ 17. Ricciardi MJ et al. Visualization of discrete microinfarction after percutaneous coronary intervention associated with mild creatine kinase-MB elevation. Circulation 2001;103:2780. ▪ 18. Kim RJ et al. The use of contrast-enhanced magnetic resonance imaging to identify reversible myocardial dysfunction. N Engl J Med 2000;343:1445. ▪ 19. Baer FM et al. Comparison of low-dose dobutamine-gradient-echo magnetic resonance imaging and positron emission tomography with [18F]fluorodeoxyglucose in patients with chronic coronary artery disease. A functional and morphological approach to the detection of residual myocardial viability. Circulation 1995;91:1006. ▪ 20. Klein C et al. Assessment of myocardial viability with contrast-enhanced magnetic resonance imaging: comparison with positron emission tomography. Circulation 2002;105:162. ▪ 21. Kitagawa K et al. Acute myocardial infarction: myocardial viability assessment in patients early thereafter comparison of contrast-enhanced MR imaging with resting (201)Tl SPECT. Single photon emission computed tomography. Radiology 2003;226:138. ▪ 22. Kim WY et al. Coronary magnetic resonance angiography for the detection of coronary stenoses. N Engl J Med 2001;345:1863. ▪ 23. Li D et al. Three-dimensional MRI of coronary arteries using an intravascular contrast agent. Magn Reson Med 1998;39:1014. ▪ 24. Budoff MJ et al. Clinical utility of computed tomography and magnetic resonance techniques for noninvasive coronary angiography. J Am Coll Cardiol 2003;42:1867. ▪ 25. Post JC et al. Magnetic resonance angiography of anomalous coronary arteries. A new gold standard for delineating the proximal course? Circulation 1995;92:3163. ▪ 26. Gomes AS et al. Coronary artery bypass grafts: visualization with MR imaging. Radiology 1987;162:175. ▪ 27. Clarke GD et al. Measurement of absolute epicardial coronary artery flow and flow reserve with breath-hold cine phase-contrast magnetic resonance imaging. Circulation 1995;91:2627. ▪ 28. Nagel E et al. Noninvasive determination of coronary blood flow velocity with cardiovascular magnetic resonance in patients after stent deployment. Circulation 2003;107:1738. ▪ 29. Hoogendoorn LI et al. Noninvasive evaluation of aortocoronary bypass grafts with magnetic resonance flow mapping. Am J Cardiol 1995;75:845. ▪ 30. Moon JC et al. Detection of apical hyper-

trophic cardiomyopathy by cardiovascular magnetic resonance in patients with non-diagnostic echocardiography. Heart 2004;90:645. ▪ 31. Moon JC et al. Toward clinical risk assessment in hypertrophic cardiomyopathy with gadolinium cardiovascular magnetic resonance. J Am Coll Cardiol 2003;41:1561. ▪ 32. Mollet NR et al. Visualization of ventricular thrombi with contrast-enhanced magnetic resonance imaging in patients with ischemic heart disease. Circulation 2002;106:2873. ▪ 33. Laissy JP et al. MRI of acute myocarditis: a comprehensive approach based on various imaging sequences. Chest 2002;122:1638. ▪ 34. Blake LM et al. MR features of arrhythmogenic right ventricular dysplasia. AJR Am J Roentgenol 1994;162:809. ▪ 35. Tandri H et al. Noninvasive detection of myocardial fibrosis in arrhythmogenic right ventricular cardiomyopathy using delayed-enhancement magnetic resonance imaging. J Am Coll Cardiol 2005;45:98. ▪ 36. Rochitte CE et al. Myocardial delayed enhancement by magnetic resonance imaging in patients with Chagas' disease: a marker of disease severity. J Am Coll Cardiol 2005;46:1553. ▪ 37. Maceira AM et al. Cardiovascular magnetic resonance in cardiac amyloidosis. Circulation 2005;111:186. ▪ 38. Anderson LJ et al. Cardiovascular T2-star (T2*) magnetic resonance for the early diagnosis of myocardial iron overload. Eur Heart J 2001;22:2171. ▪ 39. Anderson LJ et al. Myocardial iron clearance during reversal of siderotic cardiomyopathy with intravenous desferrioxamine: a prospective study using T2* cardiovascular magnetic resonance. Br J Haematol 2004;127:348. ▪ 40. Varghese A et al. Late recognition of left ventricular non-compaction by cardiovascular magnetic resonance. Heart 2005;91:282. ▪ 41. Petersen SE et al. Left ventricular non-compaction: insights from cardiovascular magnetic resonance imaging. J Am Coll Cardiol 2005;46:101. ▪ 42. Mohiaddin RH, Kilner PJ. Valvular heart disease. In: Manning WJ, Pennell DJ, eds. Cardiovascular Magnetic Resonance. Philadelphia, PA: Churchill Livingstone; 2002. p. 387. ▪ 43. Wagner S et al. Diagnostic accuracy and estimation of the severity of valvular regurgitation from the signal void on cine magnetic resonance images. Am Heart J 1989;118:760. ▪ 44. John AS et al. Magnetic resonance to assess the aortic valve area in aortic stenosis: how does it compare to current diagnostic standards? J Am Coll Cardiol 2003;42:519. ▪ 45. Kilner PJ et al. Magnetic resonance jet velocity mapping in mitral and aortic valve stenosis. Circulation 1993;87:1239. ▪ 46. Caruthers SD et al. Practical value of cardiac magnetic resonance imaging for clinical quantification of aortic valve stenosis: comparison with echocardiography. Circulation 2003;108:2236. ▪ 47. Sechtem U et al. Mitral or aortic regurgitation: quantification of regurgitant volumes with cine MR imaging. Radiology 1988;167:425. ▪ 48. Edwards MB et al. Prosthetic heart valves: evaluation of magnetic field interactions, heating, and artifacts at 1.5 T. J Magn Reson Imaging 2000;12:363. ▪ 49. Kozerke S et al. Heart motion-adapted MR velocity mapping of blood velocity distribution downstream of aortic valve prostheses: initial experience. Radiology 2001;218:548. ▪ 50. Nigri M. Fibrose miocárdica em valvopatia aórtica: estudo comparativo entre a ressonância magnética e biópsia intra-operatória miocárdica – Tese apresentada ao Departamento de Cardiopneumologia da FMUSP para obtenção do título de Doutor em 16/12/2004. 2004. ▪ 51. Nigri M et al. Myocardial fibrosis detected by MRI and biopsy is associated with worse left ventricular function in patients with severe chronic aortic valve disease. Circulation 2003;108:567. ▪ 52. Nigri M et al. Relationship of myocardial fibrosis by delayed enhancement MRI with biopsy-quantified collagen content in patients with severe chronic aortic valve disease. Circulation 2004;110:572. ▪ 53. Masui T et al. Constrictive pericarditis and restrictive cardiomyopathy: evaluation with MR imaging. Radiology 1992;182:369. ▪ 54. Giorgi B et al. Clinically suspected constrictive pericarditis: MR imaging assessment of ventricular septal motion and configuration in patients and healthy subjects. Radiology 2003;228:417. ▪ 55. Francone M et al. Real-time cine MRI of ventricular septal motion: a novel approach to assess ventricular coupling. J Magn Reson Imaging 2005;21:305. ▪ 56. Kojima S et al. Diagnosis of constrictive pericarditis by tagged cine magnetic resonance imaging. N Engl J Med 1999;341:373. ▪ 57. Pennell DJ et al. Clinical indications for cardiovascular magnetic resonance (CMR): Consensus Panel report. Eur Heart J 2004;25:1940. ▪ 58. Kersting-Sommerhoff BA et al. Evaluation of complex congenital ventricular anomalies with magnetic resonance imaging. Am Heart J 1990;120:133. ▪ 59. Hundley WG et al. Assessment of left-to-right intracardiac shunting by velocity-encoded, phase-difference magnetic resonance imaging. A comparison with oximetric and indicator dilution techniques. Circulation 1995;91:2955. ▪ 60. Greil GF et al. Gadolinium-enhanced three-dimensional magnetic resonance angiography of pulmonary and systemic venous anomalies. J Am Coll Cardiol 2002;39:335. ▪ 61. Didier D, Higgins CB. Identification and localization of ventricular septal defect by gated magnetic resonance imaging. Am J Cardiol 1986;57:1363. ▪ 62. Jacobstein MD et al. Magnetic resonance imaging: evaluation of palliative systemic-pulmonary artery shunts. Circulation 1984;70:650. ▪ 63. Yang M et al. Identification of pulmonary vein stenosis after radiofrequency ablation for atrial fibrillation using MRI. J Comput Assist Tomogr 2001;25:34. ▪ 64. Martin ET et al. Magnetic resonance imaging and cardiac pacemaker safety at 1.5-Tesla. J Am Coll Cardiol 2004;43:1315. ▪ 65. FDA. Alert: Gadolinium-based contrast agents for magnetic resonance imaging. www.fda.gov. 23-5-2007. ▪ 66. Rumberger JA et al. Coronary artery calcium area by electron-beam computed tomography and coronary atherosclerotic plaque area. A histopathologic correlative study. Circulation 1995;92:2157. ▪ 67. Agatston AS et al. Quantification of coronary artery calcium using ultrafast computed tomography. J Am Coll Cardiol 1990;15:827. ▪ 68. Arad Y et al. Prediction of coronary events with electron beam computed tomography. J Am Coll Cardiol 2000;36:1253. ▪ 69. Kondos GT et al. Electron-beam tomography coronary artery calcium and cardiac events: a 37-month follow-up of 5635 initially asymptomatic low- to intermediate-risk adults. Circulation 2003;107:2571. ▪ 70. Greenland P et al. Coronary artery calcium score combined with Framingham score for risk prediction in asymptomatic individuals. JAMA 2004;291:210. ▪ 71. Pletcher MJ et al. What does my patient's coronary artery calcium score mean? Combining information from the coronary artery calcium score with information from conventional risk factors to estimate coronary heart disease risk. BMC Med 2004;2:31. ▪ 72. Rochitte CE et al. [I Line of direction of Resonance and Cardiovascular Cat scan of the Brazilian Society of Cardiologia – Summary Executive]. Arq Bras Cardiol 2006;87:e48. ▪ 73. Greenland P et al. ACCF/AHA 2007 clinical expert consensus document on coronary artery calcium scoring by computed tomography in global cardiovascular risk assessment and in evaluation of patients with chest pain: a report of the American College of Cardiology Foundation Clinical Expert Consensus Task Force (ACCF/AHA Writing Committee to Update the 2000 Expert Consensus Document on Electron Beam Computed Tomography) developed in collaboration with the Society of Atherosclerosis Imaging and Prevention and the Society of Cardiovascular Computed Tomography. J Am Coll Cardiol 2007;49:378. ▪ 74. Nieman K et al. Coronary angiography with multi-slice computed tomography. Lancet 2001;357:599. ▪ 75. Achenbach S et al. Detection of coronary artery stenoses by contrast-enhanced, retrospectively electrocardiographically-gated, multislice spiral computed tomography. Circulation 2001;103:2535. ▪ 76. Knez A et al. Usefulness of multislice spiral computed tomography angiography for determination of coronary artery stenoses. Am J Cardiol 2001;88:1191. ▪ 77. Vogl TJ et al. Techniques for the detection of coronary atherosclerosis: multi-detector row CT coronary angiography. Radiology 2002;223:212. ▪ 78. Kopp AF et al. Non-invasive coronary angiography with high resolution multidetector-row computed tomography. Results in 102 patients.

Eur Heart J 2002;23:1714. ▪ 79. Nieman K et al. Reliable noninvasive coronary angiography with fast submillimeter multislice spiral computed tomography. Circulation 2002;106:2051. ▪ 80. Ropers D et al. Detection of coronary artery stenoses with thin-slice multi-detector row spiral computed tomography and multiplanar reconstruction. Circulation 2003;107:664. ▪ 81. Mollet NR et al. Multislice spiral computed tomography coronary angiography in patients with stable angina pectoris. J Am Coll Cardiol 2004;43:2265. ▪ 82. Martuscelli E et al. Accuracy of thin-slice computed tomography in the detection of coronary stenoses. Eur Heart J 2004;25:1043. ▪ 83. Leschka S et al. Accuracy of MSCT coronary angiography with 64-slice technology: first experience. Eur Heart J 2005;26:1482. ▪ 84. Mollet NR et al. High-resolution spiral computed tomography coronary angiography in patients referred for diagnostic conventional coronary angiography. Circulation 2005;112:2318. ▪ 85. Raff GL et al. Diagnostic accuracy of noninvasive coronary angiography using 64-slice spiral computed tomography. J Am Coll Cardiol 2005;46:552. ▪ 86. Ropers D et al. Usefulness of multidetector row spiral computed tomography with 64- x 0.6-mm collimation and 330-ms rotation for the noninvasive detection of significant coronary artery stenoses. Am J Cardiol 2006;97:343. ▪ 87. Budoff MJ et al. Assessment of coronary artery disease by cardiac computed tomography: a scientific statement from the American Heart Association Committee on Cardiovascular Imaging and Intervention, Council on Cardiovascular Radiology and Intervention, and Committee on Cardiac Imaging, Council on Clinical Cardiology. Circulation 2006;114:1761. ▪ 88. Datta J et al. Anomalous coronary arteries in adults: depiction at multi-detector row CT angiography. Radiology 2005;235:812. ▪ 89. Kanamaru H et al. Assessment of coronary artery abnormalities by multislice spiral computed tomography in adolescents and young adults with Kawasaki disease. Am J Cardiol 2005;95:522. ▪ 90. Nieman K et al. Evaluation of patients after coronary artery bypass surgery: CT angiographic assessment of grafts and coronary arteries. Radiology 2003;229:749. ▪ 91. Cornily JC et al. Accuracy of 16-detector multislice spiral computed tomography in the initial evaluation of dilated cardiomyopathy. Eur J Radiol 2007;61:84. ▪ 92. Gilard M et al. Accuracy of multislice computed tomography in the preoperative assessment of coronary disease in patients with aortic valve stenosis. J Am Coll Cardiol 2006;47:2020. ▪ 93. Schuijf JD et al. Feasibility of assessment of coronary stent patency using 16-slice computed tomography. Am J Cardiol 2004;94:427. ▪ 94. Gilard M et al. Assessment of coronary artery stents by 16 slice computed tomography. Heart 2006;92:58. ▪ 95. Ghersin E et al. 16-MDCT coronary angiography versus invasive coronary angiography in acute chest pain syndrome: a blinded prospective study. Am J Roentgenol 2006;186:177. ▪ 96. Savino G et al. 64 slice cardiovascular CT in the emergency department: concepts and first experiences. Radiol Med (Torino) 2006;111:481. ▪ 97. van der Vleuten PA et al. Quantification of global left ventricular function: comparison of multidetector computed tomography and magnetic resonance imaging. A meta-analysis and review of the current literature. Acta Radiol 2006;47:1049. ▪ 98. Fischbach R et al. Assessment of regional left ventricular function with multidetector-row computed tomography versus magnetic resonance imaging. Eur Radiol 2007;17:1009. ▪ 99. George RT et al. Multidetector computed tomography myocardial perfusion imaging during adenosine stress. J Am Coll Cardiol 2006;48:153. ▪ 100. Lardo AC et al. Contrast-enhanced multidetector computed tomography viability imaging after myocardial infarction: characterization of myocyte death, microvascular obstruction, and chronic scar. Circulation 2006;113:394. ▪ 101. Gilkeson RC et al. MDCT evaluation of aortic valvular disease. Am J Roentgenol 2006;186:350. ▪ 102. Jongbloed MR et al. Atrial fibrillation: multi-detector row CT of pulmonary vein anatomy prior to radiofrequency catheter ablation-initial experience. Radiology 2005;234:702.

9. CINECORONARIOGRAFIA

Carlos A. Campos
Pedro A. Lemos

A angiografia coronariana seletiva foi realizada pela primeira em 1958 por Mason Sones, utilizando um cateter especialmente desenvolvido para esse fim. Desde então, essa técnica tem sido considerada o padrão de referência para o diagnóstico da doença coronariana. A angiografia coronariana é hoje amplamente aplicada na prática clínica, sendo o principal método diagnóstico utilizado para o planejamento terapêutico de pacientes com doença coronariana diagnosticada ou suspeita. Este capítulo objetiva descrever as bases da cinecoronariografia.

TÉCNICA ANGIOGRÁFICA

A angiografia coronariana é definida como o registro radiológico da luz coronariana através da injeção de contraste radiopaco. O acesso vascular é realizado por dissecção (geralmente da artéria braquial) ou por punção percutânea (comumente utilizando a artéria femoral, radial ou braquial). A angiografia é realizada utilizando-se cateteres intravasculares especiais, os quais são introduzidos retrogradamente até a raiz da aorta, sendo aí manipulados para a cateterização seletiva dos óstios coronarianos. Após a locação do cateter, o contraste radiológico é injetado na luz coronariana. As imagens angiográficas resultantes são obtidas a uma taxa de aquisição de 7,5 a 60 quadros por segundo, as quais podem ser posteriormente reproduzidas em seqüência dinâmica, registrando o fluxo coronariano durante o tempo de filmagem. Em decorrência dessa característica que possibilita o registro dinâmico ao longo ciclo cardíaco, o método é comumente também denominado cinecoronariografia.

EQUIPAMENTO CINEANGIOGRÁFICO

Consiste basicamente de:

Gerador de raios X – produz a energia que acelera elétrons no interior do tubo de raios X.

Tubo de raios X – converte a energia elétrica em radiação X.

Intensificador/detector de imagens – converte uma imagem de raios X em imagem de luz visível.

Sistema de vídeo – faz o armazenamento digital das imagens, bem como a visualização em tempo real, no monitor, das imagens de cinecoronariografia.

PROJEÇÕES ANGIOGRÁFICAS

A exploração ótima da circulação coronariana deve ser realizada em múltiplos ângulos para uma visualização clara sem que haja reduções ou sobreposições. O nome dado a cada incidência, durante a cinecoronariografia, é dado por dois termos, de acordo com a posição do intensificador de imagens. O primeiro termo denota rotação e as projeções são denominadas oblíqua anterior direita (se o intensificador de imagens está à direita do paciente) e oblíqua anterior esquerda (se o intensificador se encontra à esquerda do paciente). O segundo termo diz respeito ao plano sagital, e as projeções podem ser denominadas cranial ou caudal se o intensificador de imagens está em direção ao crânio ou membros inferiores, respectivamente. É importante ressaltar que na cinecoronariografia as melhores angulações para identificar cada segmento das artérias estão sujeitas, em grande parte, ao biótipo, variação da anatomia coronariana e localização das lesões.

INDICAÇÕES E CONTRA-INDICAÇÕES

O propósito da angiografia coronariana é a definição da anatomia coronariana e o grau de acometimento da luz coronariana. De modo geral, a angiografia coronariana pode ser realizada tanto para indivíduos estáveis quanto para aqueles em situações críticas. O quadro 2.11 apresenta alguns exemplos de situações com indicação de certeza para a angiografia coronariana[1].

Não há contra-indicações absolutas à realização da angiografia coronariana. No entanto, algumas condições clínicas podem predispor a maior risco de complicações durante ou após o procedimento. O quadro 2.12 lista algumas dessas contra-indicações relativas à angiografia coronariana[1].

CINECORONARIOGRAFIA

Quadro 2.11 – Exemplos de Indicações absolutas para a angiografia coronariana.

Angina pectoris estável limitante em vigência de tratamento medicamentoso otimizado	Infarto do miocárdio com complicação mecânica e programação de correção cirúrgica
Achados de alto risco em testes de isquemia miocárdica não-invasivos	Antes de cirurgia cardíaca valvar ou valvoplastia percutânea em adultos com dor torácica e/ou evidência de isquemia em testes não-invasivos
Após ressuscitação de morte súbita	
Pacientes com episódio de taquicardia monomórfica sustentada ou taquicardia polimórfica não-sustentada	Antes de cirurgia cardíaca valvar ou valvoplastia percutânea em adultos com múltiplos fatores de risco para doença coronariana
Angina instável de alto risco, especialmente se refratária ao tratamento medicamentoso ou com sintomas recorrentes	Endocardite infecciosa com evidência de embolia coronariana
Suspeita de angina variante de Prinzmetal	Antes de cirurgia para a correção de cardiopatia congênita em pacientes com dor torácica e/ou evidência de isquemia em testes não-invasivos
Suspeita de oclusão aguda ou subaguda após implante de *stent*	
Angina recorrente nos primeiros nove meses após intervenção percutânea coronariana	Formas de cardiopatia congênita freqüentemente associadas a anomalias coronarianas que podem alterar o plano cirúrgico
Pacientes nas primeiras horas de episódio de infarto agudo do miocárdio, com indicação de recanalização mecânica da artéria culpada	Insuficiência cardíaca por disfunção sistólica com evidência de isquemia miocárdica ou com aneurisma pós-infarto
	Antes de transplante cardíaco
Infarto do miocárdio recente e sintomas ou isquemia persistente, recorrente ou a mínimas cargas	Doenças aórticas em que o conhecimento da extensão do acometimento coronariano é necessário para o planejamento terapêutico
Infarto do miocárdio recente e choque circulatório ou congestão pulmonar grave	

Quadro 2.12 – Contra-indicações relativas à angiografia coronariana.

Insuficiência renal aguda
Diáteses hemorrágicas ou sangramentos ativos
Febre não explicada, possivelmente infecciosa
Infecção ativa não tratada
Anemia grave
Distúrbio hidroeletrolítico grave não compensado
Distúrbio psiquiátrico grave não compensado
Intoxicação digitálica grave
Endocardite aórtica
Taquiarritmia não controlada
Insuficiência cardíaca descompensada

ANATOMIA CORONARIANA ANGIOGRÁFICA

ARTÉRIA CORONÁRIA DIREITA

A artéria coronária direita origina-se do seio de Valsalva, logo acima do plano valvar aórtico, pouco abaixo do plano de origem da artéria coronária esquerda. Percorre o sulco atrioventricular até o *crux cordis* (ponto da face inferior do coração, no qual os sulcos atrioventricular e interventricular se encontram) fornecendo vários ramos em seu trajeto epicárdico. Habitualmente, a artéria do cone é o primeiro ramo da artéria coronária direita e nutre a via de saída do ventrículo direito (Fig. 2.93). No entanto, em aproximadamente 40-60% dos pacientes o ramo do cone origina-se como uma artéria separada diretamente da aorta (Fig. 2.93).

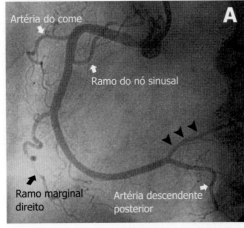
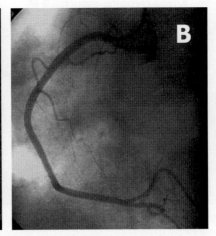
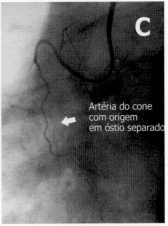

Figura 2.93 – Angiografia da artéria coronária direita na projeção oblíqua anterior esquerda. **A)** Coronária direita dominante estende seu curso além do *crux cordis* em direção à parede posterior do ventrículo esquerdo (setas). As artérias do cone e do nó sinusal que se orginam da artéria coronária direita estão demonstradas. Também ilustramos as artérias marginais agudas e a artéria descendente posterior. **B** e **C)** Artéria coronária direita sem ramo do cone (**B**), a qual origina-se em óstio separado da aorta (**C**).

O segundo ramo da artéria coronária direita é, habitualmente, a artéria do nó sinusal (Fig. 2.93). Esta se origina, em 59% das vezes, da coronária direita; outros 38% dos pacientes têm a origem da artéria do nó sinusal na artéria circunflexa esquerda e com origem em ambos os vasos em 3% dos casos. Após a artéria do nó sinusal, a coronária direita emite pequenos ramos para o átrio direito e ramos marginais para a parede livre do ventrículo direito (Fig. 2.93).

Em indivíduos com circulação coronariana de dominância direita, que correspondem a 85% da população, a artéria coronária direita atinge o *crux cordis* na parede diafragmática do coração, dando origem à artéria descendente posterior, artéria do nó atrioventricular e um ou mais ramos póstero-laterais (Figs. 2.93 e 2.94). A artéria descendente posterior passa pela junção interventricular inferior até o ápice, fornecendo pequenos ramos septais que irrigam a porção inferior do septo interventricular. Após a origem da artéria descendente posterior, a coronária direita dominante tem seu trajeto pela junção atrioventricular com extensão variável, com a emissão de um ou mais ramos ventriculares posteriores (ou póstero-laterais) para suprir a região posterior e póstero-lateral do ventrículo esquerdo (Fig. 2.93 e 2.94). Em cerca de 25% dos indivíduos com circulação coronariana com dominância direita pode haver variações anatômicas na origem da artéria descendente posterior. Nesses casos, poderá haver duas artérias descendentes posteriores com uma origem precoce ou com um ramo marginal agudo direito suprindo parcialmente também o território da artéria descendente posterior.

Em pacientes com padrão coronariano de dominância esquerda (aproximadamente 7 a 8% da população), as artérias descendente posterior, do nó atrioventricular e póstero-laterais originam-se da artéria circunflexa esquerda (Fig. 2.95). Nesses pacientes, a artéria coronária direita é pequena, não alcança o *crux cordis* e somente irriga o ventrículo esquerdo. Nos 7 a 8% dos indivíduos res-

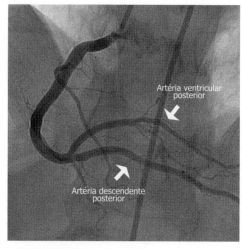

Figura 2.94 – Angiografia da artéria coronária direita na projeção oblíqua anterior esquerda craniana. A coronária direita é dominante e estende seu curso além do *crux cordis* em direção à parede posterior do ventrículo esquerdo dando origem a um ramo ventricular posterior.

tantes a circulação coronariana é classificada, quanto ao padrão de dominância, como balanceada. Nesses casos, existe um sistema de co-dominância, no qual a coronária direita atinge o *crux cordis*, emite a artéria descendente posterior e termina. A artéria circunflexa esquerda emite os ramos póstero-laterais e dá origem a uma artéria descendente posterior paralela.

ARTÉRIA CORONÁRIA ESQUERDA

O tronco da coronária esquerda origina-se do seio de Valsalva esquerdo e tem um trajeto curto de aproximadamente 0 a 10mm e então se bifurca na artéria descendente anterior esquerda e artéria circunflexa esquerda (Fig. 2.96). Em aproximadamente 20 a 40% dos indivíduos o tronco da coronária esquerda dá origem a três ramos,

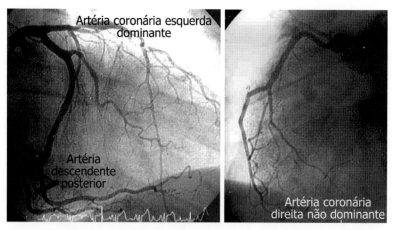

Figura 2.95 – Angiografia da artéria coronária esquerda na projeção oblíqua anterior direita caudal de um paciente com circulação coronariana de dominância esquerda. O painel esquerdo mostra a artéria circunflexa esquerda com seu trajeto pela junção atrioventrivular. Ela dá origem a um ramo marginal obtuso, um ramo póstero-lateral e à artéria descendente posterior (de proximal para distal). O painel direito mostra a pequena coronária direita não-dominante que irriga somente o ventrículo direito.

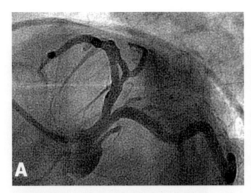
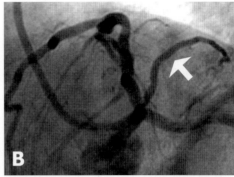

Figura 2.96 – Angiografia da artéria coronária esquerda na projeção oblíqua anterior esquerda caudal (projeção *spider*). **A)** O tronco da coronária esquerda tem um trajeto curto e bifurca-se em artéria descendente anterior esquerda e artéria circunflexa esquerda. **B)** Em 20 a 40% dos casos, o tronco da coronária esquerda pode trifurcar dando origem ao *ramus intermedius* (ou artéria diagonal) com origem entre a artéria descendente anterior e a circunflexa esquerda (seta).

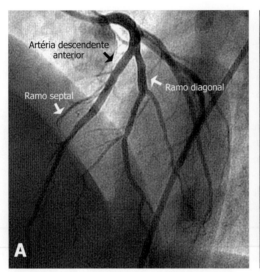
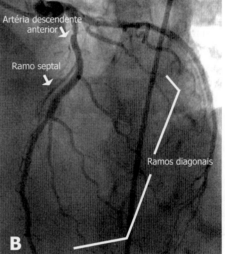

Figura 2.97 – Angiografia da artéria coronária esquerda na projeção oblíqua anterior esquerda craniana. A artéria descendente anterior esquerda cursa em direção ao ápice e dá origem aos ramos septais e diagonais. A descendente anterior pode dar origem a um grande ramo diagonal único (em **A** observa-se ramo diagonal único com sub-ramos), ou a vários ramos diagonais menores (**B**).

sendo o *ramus intermedius* (ou artéria diagonal), o que origina-se entre as artérias descendente anterior e circunflexa esquerdas (Fig. 2.96).

A artéria descendente anterior tem trajeto sobre o sulco interventricular anterior, em direção ao ápice (Fig. 2.97). Na maioria dos pacientes (aproximadamente 80%), a artéria descendente anterior estende-se além do ápice terminando na porção inferior da junção interventricular. Nos outros casos, a artéria descendente anterior termina antes ou no ápice, com a artéria descendente posterior sendo mais longa e alcançando o ápice.

A artéria descendente anterior dá origem aos ramos septais que nutrem a porção anterior do septo interventricular (Fig. 2.97). Os ramos septais têm uma origem de 90° da artéria descendente anterior, deixando a superfície epicárdica do coração e passando para o septo interventricular (Fig. 2.97). Os ramos septais podem variam em número, tamanho e distribuição anatômica. Em alguns pacientes, um grande ramo septal origina-se da artéria descendente anterior esquerda, penetra no septo interventricular e então assume um trajeto paralelo ao trajeto epicárdico da artéria descendente anterior esquerda, dando origem a pequenos ramos septais subsidiários.

Os ramos diagonais originam-se da artéria descendente anterior e irrigam a parede ântero-lateral do ventrículo esquerdo. Podem variar consideravelmente em número e tamanho, desde um único grande ramo diagonal até múltiplos pequenos ramos (Fig. 2.97). A maioria dos pacientes, no entanto, têm de um a três ramos diagonais e a ausência completa de ramos diagonais é extremamente rara.

A artéria circunflexa esquerda origina-se do tronco da coronária esquerda e cursa através da junção atrioventricular em direção ao *crux cordis*. Como explicado anteriormente, em pacientes com padrão coronariano de dominância esquerda ou balanceada a artéria circunflexa esquerda alcança o *crux cordis* e a junção interventricular posterior dando origem à artéria descendente posterior (Fig. 2.95). Nos outros casos, a extensão da artéria circunflexa é variável, que é inversamente proporcional ao tamanho da artéria coronária direita e ao número de ramos póstero-laterais direitos. A artéria circunflexa esquerda dá origem a um ou mais ramos marginais obtusos, que irrigam as paredes lateral e posterior do ventrículo esquerdo (Fig. 2.98).

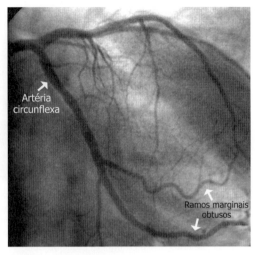

Figura 2.98 – Angiografia da artéria coronária esquerda na projeção oblíqua anterior direita caudal. Neste caso a parede póstero-lateral do ventrículo esquerdo é irrigada por dois ramos marginais obtusos.

DETECÇÃO ANGIOGRÁFICA DA DOENÇA ATEROSCLERÓTICA CORONARIANA

A doença aterosclerótica coronariana manifesta-se à angiografia fundamentalmente pela redução da luz arterial nos locais de placa de ateroma. O grau de obstrução é comumente expresso em percentual de estenose do diâmetro, que é a relação do diâmetro do segmento mais estenótico com o do segmento "normal" adjacente proximal e/ou distal. Habitualmente, obstruções menores que 50% de diâmetro não são associadas à redução significativa do fluxo coronariano (Fig. 2.99). No entanto, a partir desse limite, a estenose coronariana passa a ter importância funcional, limitando progressivamente a reserva de fluxo coronariano (Fig. 2.100). No grau máximo de obstrução, ou seja, em artérias com oclusão total de sua luz, é possível identificar e classificar de maneira semiquantitativa a presença de circulação colateral por meio da angiografia, bem como estabelecer sua origem dentro do leito coronariano (Fig. 2.101).

Além da detecção e quantificação da presença de estenose luminal coronariana, a angiografia permite também avaliar a morfologia das lesões coronarianas. A análise do aspecto angiográfico da lesão coronariana, que inclui entre outras características a descrição das bordas luminais, a presença de trombo intraluminal e o fluxo anterógrado, possibilita identificar a "lesão culpada" em pacientes com síndromes coronarianas agudas, passo fundamental para o planejamento terapêutico (Fig. 2.101).

Além da determinação do grau de estenose, as lesões coronarianas são também descritas conforme seu número e localização. Pacientes com múltiplas lesões coronarianas, especialmente se localizadas nas porções proximais da árvore arterial, apresentam mau prognóstico a longo prazo[2]. O número, a localização e as características angiográficas das lesões coronarianas são alguns dos principais parâmetros utilizados no processo de decisão terapêutica. Lesões coronarianas únicas em pacientes sintomáticos ou com isquemia miocárdica documentada são habitualmente tratadas com angioplastia coronariana (Fig. 2.102)[3,4],

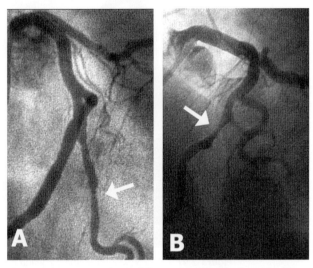

Figura 2.99 – Estenose luminal discreta (< 50% de redução do diâmetro) em ramo marginal obtuso (**A**) e no terço médio de artéria descendente anterior (**B**).

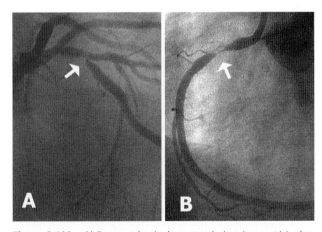

Figura 2.100 – **A**) Estenose luminal acentuada (seta) em artéria descendente anterior, imediatamente após a origem de ramo diagonal. **B**) Estenose luminal acentuada (seta) no terço proximal de artéria coronária direita.

CINECORONARIOGRAFIA

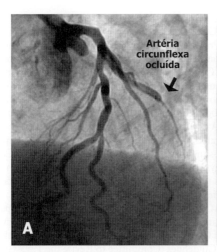
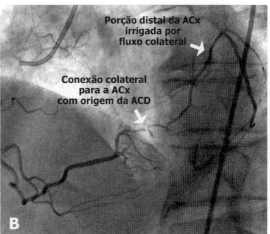

Figura 2.101 – Artéria circunflexa (ACx) ocluída em seu terço médio (**A**). Através da injeção de contraste na coronária direita (ACD) observa-se a presença de circulação colateral com bom enchimento da parte distal da artéria circunflexa (**B**).

especialmente em pacientes com síndromes coronarianas agudas[5,6]. Exceção a essa regra são as lesões localizadas no tronco da coronária esquerda, tratadas, com freqüência, com cirurgia de revascularização miocárdica[3,4,7]. Pacientes com múltiplas lesões podem ser tratados tanto com angioplastia como com cirurgia cardíaca. A escolha de um ou outro método é fortemente baseada no aspecto angiográfico das lesões, em conjunto com as características clínicas do paciente.

COMPLICAÇÕES

Complicações maiores após a cinecoronariografia não são usuais. Dados da literatura mostram que a morte ocorre em 1 em cada 1.000 casos; infarto agudo do miocárdio, em 1 a cada 2.000 casos; e acidente vascular cerebral, em 1 para cada 1.000 casos. Portanto, complicação maior (morte, infarto, acidente vascular cerebral) ocorre em cerca de 1 de 500 casos, levando-se em conta suas várias indicações e condições instáveis que, por vezes, este procedimento é realizado (ver Quadro 2.11). A tabela 2.14 lista a freqüência em que as complicações são esperadas.

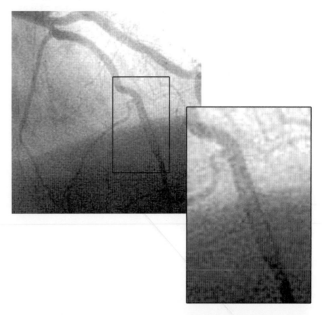

Figura 2.102 – Angiografia da artéria descendente anterior com imagem sugestiva de trombo intraluminal. Observe no detalhe a imagem negativa no interior da luz arterial.

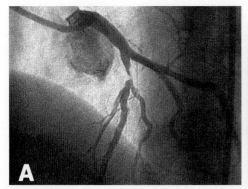
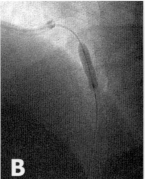
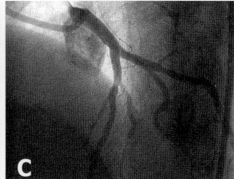

Figura 2.103 – Angioplastia com implante de *stent* da artéria descendente anterior (ADA). Observe em **A** a estenose luminal acentuada no terço proximal da ADA, tratada com implante de *stent* coronariano (**B**), resultando em desobstrução completa do segmento inicialmente lesado (**C**).

125

Tabela 2.14 – Ocorrência de complicações em cinecoronariografia.

Complicações	%
Óbito	0,11
Infarto do miocárdio	0,05
Acidente vascular cerebral	0,07
Arritmia	0,38
Complicações vasculares	0,43
Reação ao contraste	0,37
Complicações hemodinâmicas	0,26
Outras complicações	0,28

REFERÊNCIAS BIBLIOGRÁFICAS

1. Scanlon PJ et al. ACC/AHA guidelines for coronary angiography. A report of the American College of Cardiology/American Heart Association Task Force on practice guidelines (Committee on Coronary Angiography). Developed in collaboration with the Society for Cardiac Angiography and Interventions. J Am Coll Cardiol 1999;33:1756. ▪ 2. Ringqvist I et al. Prognostic value of angiographic indices of coronary artery disease from the Coronary Artery Surgery Study (CASS). J Clin Invest 1983;71:1854. ▪ 3. Smith Jr SC et al. ACC/AHA/SCAI 2005 guideline update for percutaneous coronary intervention: a report of the American College of Cardiology/American Heart Association Task Force on Practice Guidelines (ACC/AHA/SCAI Writing Committee to Update 2001 Guidelines for Percutaneous Coronary Intervention). Circulation 2006;113:e166. ▪ 4. Silber S et al. Guidelines for percutaneous coronary interventions. The Task Force for Percutaneous Coronary Interventions of the European Society of Cardiology. Eur Heart J 2005;26:804. ▪ 5. Braunwald E et al. ACC/AHA 2002 guideline update for the management of patients with unstable angina and non-ST-segment elevation myocardial infarction-summary article: a report of the American College of Cardiology/American Heart Association task force on practice guidelines (Committee on the Management of Patients With Unstable Angina). J Am Coll Cardiol 2002;40:1366. ▪ 6. Antman EM et al. ACC/AHA guidelines for the management of patients with ST-elevation myocardial infarction: a report of the American College of Cardiology/American Heart Association Task Force on Practice Guidelines (Committee to Revise the 1999 Guidelines for the Management of Patients with Acute Myocardial Infarction). Circulation 2004;110:e82. ▪ 7. Eagle KA et al. ACC/AHA 2004 guideline update for coronary artery bypass graft surgery: a report of the American College of Cardiology/American Heart Association Task Force on Practice Guidelines (Committee to Update the 1999 Guidelines for Coronary Artery Bypass Graft Surgery). Circulation 2004;110:e340.

MÓDULO 3

MANEJO AMBULATORIAL

- Hipertensão Arterial Sistêmica
- Dislipidemia
- Síndrome Metabólica
- Aterosclerose
- Angina Estável
- Insuficiência Cardíaca
- Doenças do Pericárdio
- Valvopatias
- Doenças da Aorta
- Síncopes
- Avaliação Perioperatória em Cirurgia Não-Cardíaca
- Doença Cardiovascular na Mulher
- Tópicos em Cardiogeriatria
- *Sites* Interessantes em Cardiologia

10. HIPERTENSÃO ARTERIAL SISTÊMICA

Luciano F. Drager
Luiz Aparecido Bortolotto

CONCEITO E EPIDEMIOLOGIA

A hipertensão arterial sistêmica pode ser conceituada como uma doença crônico-degenerativa de natureza multifatorial, assintomática, na grande maioria dos casos, que compromete fundamentalmente o equilíbrio dos sistemas vasodilatadores e vasoconstritores que mantêm o tônus vasomotor, levando a uma redução da luz dos vasos e danos aos órgãos por eles irrigados. Na prática, a hipertensão arterial sistêmica é caracterizada pelo aumento dos níveis pressóricos acima do que é recomendado para uma determinada faixa etária até os 18 anos de idade, e acima dos valores relacionados a maior risco cardiovascular e recomendados atualmente pelas Diretrizes Internacionais e Brasileiras. Assim, atualmente, para o indivíduo adulto, consideramos hipertensão arterial sistêmica quando detectamos valores da pressão arterial sistólica $\geq$ 140mmHg e/ou pressão arterial diastólica $\geq$ 90mmHg em duas ou mais medidas da pressão arterial com intervalo de 1 a 2 minutos entre elas, preferencialmente em mais de uma ocasião, utilizando-se de técnica apropriada, aparelho calibrado e com o indivíduo em posição sentada.

A hipertensão arterial sistêmica é um dos problemas de saúde pública mais importantes no mundo, já que é um dos principais fatores de risco para a ocorrência do acidente vascular cerebral, e o infarto agudo do miocárdio. Além de apresentar alta prevalência (no Brasil de 22 a 44%), ainda existe uma grande porcentagem de indivíduos que desconhecem ser portadores de hipertensão arterial sistêmica. Dos pacientes que sabem o diagnóstico, cerca de 40% ainda não estão em tratamento. Além disso, é notório que apenas uma pequena parcela dos pacientes está com os níveis de pressão arterial devidamente controlados (nos EUA, em torno de 34%, e no Brasil, cerca de 9%).

A prevalência da hipertensão arterial sistêmica aumenta com a idade (cerca de 60 a 70% da população acima de 70 anos é hipertensa). Em mulheres, a prevalência da hipertensão arterial sistêmica aumenta significativamente após os 50 anos, sendo esse aumento relacionado com alterações hormonais presentes na menopausa. Com relação à raça, além de ser mais comum, a hipertensão arterial sistêmica é mais grave e apresenta maior taxa de mortalidade em indivíduos afrodescendentes (especialmente em mulheres). Outros fatores que contribuem são o excessivo consumo de sal e álcool, a obesidade e o sedentarismo.

Anualmente, há um gasto médio de hospitalizações por hipertensão e suas complicações no Brasil na ordem de 400 milhões de dólares. Dessa forma, o diagnóstico e o tratamento adequados da doença hipertensiva têm um grande impacto na morbidade e mortalidade cardiovasculares e, conseqüentemente, na redução de custos hospitalares relacionados à hipertensão arterial sistêmica.

DIAGNÓSTICO E CLASSIFICAÇÃO

A medida da pressão arterial é comprovadamente o elemento-chave para o diagnóstico da hipertensão arterial sistêmica. De acordo com as V Diretrizes Brasileiras de Hipertensão Arterial, classificamos os indivíduos pelos níveis de pressão arterial conforme a tabela 3.1.

Tabela 3.1 – Classificação da pressão arterial conforme os valores da pressão arterial sistólica e da pressão diastólica, de acordo com as V Diretrizes Brasileiras de Hipertensão Arterial, 2006.

Classificação da pressão arterial	Pressão arterial sistólica (mmHg)		Pressão arterial diastólica (mmHg)
Ótima	< 120	e	< 80
Normal	< 130	e	< 85
Limítrofe	130-139	ou	85-89
Estágio 1	140-159	ou	90-99
Estágio 2	160-179	ou	100-109
Estágio 3	$\geq$ 180	ou	$\geq$ 110
Hipertensão sistólica isolada	> 140	e	< 90

A publicação do VII JNC (*Joint National Committee*) em 2003 estabeleceu uma classificação diferente para a hipertensão arterial, introduzindo o conceito de pré-hipertensão (pressão arterial sistêmica entre 120 e 139mmHg ou diastólica entre 80 e 89mmHg). Esse termo não significa uma condição de doença e foi introduzido como forma de alertar o médico para a promoção de modificações no estilo de vida para esses indivíduos, já que eles apresentam risco maior de tornarem-se hipertensos em relação às pessoas com níveis abaixo dos mencionados. A denominação pré-hipertensão não é utilizada por todas as diretrizes internacionais, de tal forma que as recentes diretrizes européias de hipertensão mantiveram a classificação com as denominações normal e limítrofe, como a utilizada nas diretrizes brasileiras.

MONITORIZAÇÃO AMBULATORIAL DA PRESSÃO ARTERIAL

A monitorização ambulatorial da pressão arterial (MAPA) é o método que permite avaliar o comportamento fisiológico da pressão arterial nas 24 horas. Entender esse comportamento é importante em determinadas circunstâncias para a adoção de estratégias terapêuticas e prognósticas. Em condições normais, ocorre queda de cerca de 10% da pressão arterial durante o sono (presença do descenso noturno – padrão *dipper*). Quando a queda é inferior a 10%, consideramos aquele indivíduo como *non-dipper*. Apesar de muito questionado, esse padrão tem sido correlacionado com pior prognóstico cardiovascular em relação aos indivíduos que apresentam o descenso noturno. As principais indicações da monitorização ambulatorial da pressão arterial são:

- Hipertensão de consultório ou do avental branco; "hipertensão mascarada".
- Avaliação da hipertensão arterial resistente.
- Suspeita de episódios de hipotensão arterial sintomática.
- Avaliação da eficácia da terapêutica anti-hipertensiva.

MONITORIZAÇÃO RESIDENCIAL DA PRESSÃO ARTERIAL

A monitorização residencial da pressão arterial (MRPA) é o registro da pressão arterial por método indireto, com três medidas pela manhã e três à noite durante a vigília, por cinco dias. Essas medidas devem ser refeitas com equipamento validado e podem ser realizadas pelo próprio paciente ou outra pessoa, desde que previamente treinados. Portanto, não confundir MRPA com medidas casuais da pressão arterial.

A tabela 3.2 mostra os critérios de diagnóstico das condições clínicas mais comuns associadas com a aferição da pressão arterial realizada no consultório, pela MAPA e pela MRPA.

Tabela 3.2 – Valores de pressão arterial no consultório, MAPA e MRPA que caracterizam o efeito jaleco branco.

	Consultório	MAPA	MRPA
Normotensão	< 140/90	< 130/80 média 24h	$\leq$ 135/85
Hipertensão	$\geq$ 140/90	> 130/80 média 24h	> 135/85
Hipertensão do avental branco	$\geq$ 140/90	$\leq$ 135/85 média vigília	$\leq$ 135/85
Hipertensão mascarada	< 140/90	> 135/85 média vigília	> 135/85
Efeito do avental branco	Diferença entre a medida da pressão arterial no consultório e da MAPA na vigília ou MRPA, sem haver mudança no diagnóstico de normotensão ou hipertensão		

ETIOLOGIA E FISIOPATOLOGIA

ETIOLOGIA

Cerca de 90 a 95% dos pacientes hipertensos são considerados portadores de hipertensão primária, ou seja, não se consegue estabelecer a causa exata da hipertensão. A hipertensão arterial é uma doença complexa, com determinação poligênica na maioria dos casos, apresentando interação direta com os fatores ambientais. Estudos genéticos de associação têm identificado polimorfismos em diversos genes candidatos para a hipertensão, mas ainda não se pode quantificar com exatidão a importância relativa de cada um desses polimorfismos na etiopatogênese da hipertensão. Casos de hipertensão monogênica são raros e freqüentemente subdiagnosticados. Em 5 a 10% dos casos, a hipertensão é secundária, ou seja, são identificadas doenças responsáveis pela gênese da hipertensão (Quadro 3.1).

FISIOPATOLOGIA DA HIPERTENSÃO ARTERIAL (Fig. 3.1)

Por se tratar de uma doença complexa, que envolve vários sistemas, nenhum mecanismo isolado é responsável pelo surgimento da hipertensão arterial sistêmica na maioria dos indivíduos. Vale destacar que, apesar de os mecanismos serem múltiplos, eles não são "estanques" e freqüentemente se correlacionam.

Sistema nervoso simpático

O sistema nervoso simpático é um mediador fundamental no controle da pressão arterial e da freqüência cardíaca e, assim, alterações do seu funcionamento podem contribuir para o início e a manutenção da hipertensão arterial sistêmica. Os mecanismos envolvidos no aumento da atividade simpática na hipertensão arterial sistêmica são complexos e ainda não totalmente esclarecidos, mas há reconhecido papel de alterações no barorreflexo e no quimiorreflexo central e periférico. Na fase aguda, as mudanças na pressão arterial são determinadas pela ação do simpático mediando os aumentos da constrição arterial e venosa, bem como o débito cardíaco. A longo prazo, a ativação simpática causa vasoconstrição renal, con-

Quadro 3.1 – Formas secundárias de hipertensão.

Causa	Quando suspeitar?	Como investigar?
Síndrome da apnéia obstrutiva do sono	Roncos freqüentes, sonolência diurna, pausas respiratórias durante a noite	Polissonografia noturna
Doença renal crônica	Fácies típico, elevação dos níveis de creatinina	*Clearance* de creatinina, proteinúria, US de rins e vias urinárias; pesquisa de glomerulonefrites
Hipertensão renovascular (Fig. 3.1)	Hipertensão refratária, presença de sopros abdominais, piora da função renal com o uso de IECA, edema agudo hipertensivo, presença de aterosclerose em outras regiões	Cintilografia renal com DTPA; Doppler de artérias renais; angioRM ou angioTC de artérias renais; arteriografia renal
Aldosteronismo primário	Hipertensão refratária, hipocalemia espontânea	Dosagem de aldosterona sérica e atividade plasmática da renina, TC de supra-renais
Coartação da aorta	Diferenças na palpação de pulsos e nos valores pressóricos entre MMSS e MMII	Ecocardiograma, angioTC, RM da aorta
Síndrome de Cushing	Fácies típico, obesidade, estrias violáceas	Dosagem de cortisol sérico e salivar noturno, cortisol urinário livre em amostras de urina de 24 horas, teste de supressão da dexametasona
Hipertensão induzida por medicamentos	Hipertensão temporalmente associada com a introdução de medicamentos	História clínica, pesquisa toxicológica
Uropatia obstrutiva	História de nefrolitíase, tumores etc.	US de rins e vias urinárias, urografia excretora
Feocromocitoma	Crises de hipertensão acompanhadas de cefaléia, palpitações, sudorese etc.	Dosagem de ácido vanilmandélico e metanefrinas urinárias; cintilografia com I[123] MIBG; TC ou RM de abdome
Doenças da tireóide ou paratireóide	Papitações, arritmias, emagrecimento, sintomas de hipercalcemia	TSH, PTH sérico

US = ultra-sonografia; DTPA = ácido dietilenotriamina pentacético; IECA = inibidores da enzima conversora de angiotensina; TC = tomografia computadorizada; RM = ressonância magnética; MMSS = membros superiores; MMII = membros inferiores; I[123] MIBG = metiliodobenzilguanidina marcada com iodo-123; TSH = hormônio tireoestimulante; PTH = paratormônio.

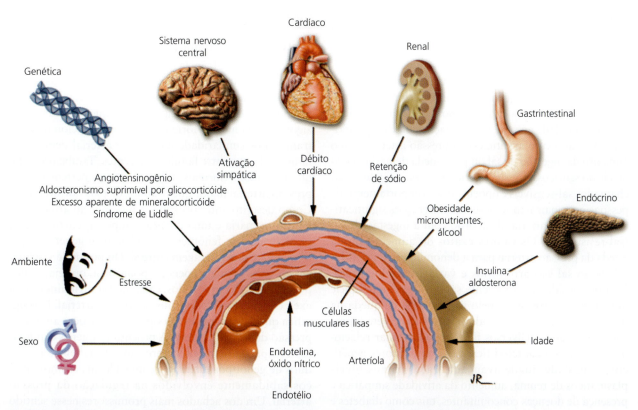

Figura 3.1 – Modificado de Oparil et al. Pathogenesis of hypertension. Ann Intern Med 2003;139(9):761-76.

tribuindo para o aumento da retenção de sódio, espessamento da parede dos vasos sangüíneos, aumento da resistência vascular, hipertrofia ventricular esquerda por estimulação direta e indireta da norepinefrina e inibição da bomba de Na+-K+, com conseqüente diminuição do efluxo celular de sódio.

Sistema renina-angiotensina-aldosterona

A renina é uma enzima secretada pelas células justaglomerulares do rim cujo principal determinante para sua liberação é o volume intracelular, particularmente relacionado com mudanças na ingestão de sal. O produto da ação da renina sobre seu substrato (angiotensinogênio) é a angiotensina I, que se converte no peptídeo ativo angiotensina II pela ação da enzima conversora de angiotensina. A angiotensina II exerce uma série de efeitos biológicos por meio da ligação sobre os receptores AT_1. No sistema cardiovascular, a angiotensina II promove vasoconstrição, hipertrofia e hiperplasia vascular, disfunção endotelial e aumento da contração ventricular com hipertrofia; no sistema nervoso central e periférico, ocorre ativação dos centros vasopressores, alteração no barorreflexo, liberação de hormônio antidiurético, aumento da liberação de catecolaminas, sede e liberação de prostaglandinas. A atuação da angiotensina II sobre os rins leva à retenção tubular de sódio, bem como vasoconstrição da arteríola eferente, um potente estímulo para a liberação de mais renina. Além disso, o sistema renina-angiotensina-aldosterona é o estímulo primário para a secreção de aldosterona na região glomerular da glândula adrenal, promovendo maior reabsorção de sódio e água pelos túbulos distais do néfron.

Sensibilidade ao sal

A relação entre sal e hipertensão provém de dados epidemiológicos que mostraram menor incidência de hipertensão arterial e de conseqüências cardiovasculares em populações que ingerem pouco sal (menos que 100mmol/dia).

A sensibilidade ao sal é uma situação clínica caracterizada pelo aumento acentuado da pressão arterial com o aumento da ingestão de sal ou pela queda demasiada dos níveis pressóricos com sua restrição. Esses indivíduos são chamados sal-sensíveis e opõem-se ao comportamento de pessoas nas quais não se observam alterações significativas da pressão arterial de acordo com a ingestão de sal (sal-resistentes). Os valores exatos do aumento ou da queda da pressão arterial para a denominação da sensibilidade ao sal são arbitrários e variáveis na literatura. Muitos consideram o paciente sal-sensível como aquele indivíduo que apresenta pelo menos 10% de queda na pressão arterial média quando se adota uma dieta hipossódica (< 4g/dia). Diversos fatores podem estar relacionados com esta característica, tais como fatores genéticos, obesidade, idade avançada, raça, baixos níveis plasmáticos de renina, aumento da atividade simpática e presença de doenças concomitantes, tais como diabetes e insuficiência renal.

Disfunção endotelial

O endotélio é um órgão que modula a atividade da célula muscular lisa vascular, sendo um dos principais reguladores do controle da resistência periférica. Diversas substâncias vasoativas são produzidas pelo endotélio, destacadamente o óxido nítrico (potente vasodilatador com propriedades de inibição da adesão e agregação plaquetárias, bem como supressor da migração e proliferação das células musculares lisas) e prostaciclinas, além de agentes vasoconstritores, como endotelina, prostaglandinas, tromboxano e radicais superóxido, substâncias que permanecem em equilíbrio em condições normais. A disfunção do endotélio é precursora da aterosclerose, sendo um achado freqüente nos pacientes hipertensos, que apresentam redução na resposta vasodilatadora para vários estímulos de liberação do óxido nítrico. Isso promove remodelamento vascular anormal com conseqüente papel na perpetuação da doença hipertensiva.

Resistência à insulina

A resistência à insulina pode ser definida como a inabilidade de alcançar uma taxa normal de captação da glicose em resposta à insulina, com conseqüente hiperinsulinemia. Da mesma forma que a observada na obesidade, a hiperinsulinemia ocorre como conseqüência da resistência aos efeitos da insulina na utilização periférica da glicose. Apesar de a insulina ser um potente vasodilatador, o excesso desse hormônio promove a ativação do sistema nervoso simpático, ação trófica sobre a musculatura do vaso e aumento da reabsorção de sódio no túbulo renal, contribuindo assim para o surgimento da hipertensão arterial sistêmica.

Susceptibilidade genética

A evidência da influência genética na hipertensão arterial sistêmica resulta de várias observações científicas. Estudos com irmãos mostram maior concordância da pressão arterial em gêmeos monozigóticos do que em gêmeos dizigóticos. Da mesma forma, estudos populacionais mostram maior similaridade da pressão arterial dentro das famílias do que entre famílias diferentes. Também se sabe que indivíduos normais, filhos de pais hipertensos, têm pressão arterial maior que os filhos de pais normotensos. Como descrito anteriormente, a hipertensão arterial sistêmica primária é uma doença complexa, envolvendo a participação de fenômenos ambientais e genéticos que freqüentemente interagem entre si. Do ponto de vista genético, sabe-se que a doença é poligênica, ou seja, múltiplos genes estão envolvidos, cada qual contribuindo para exercer pequenos efeitos sobre a pressão arterial. Isso significa que, isoladamente, as variantes genéticas alteram a pressão de forma discreta. A procura por genes candidatos comparou os níveis de pressão arterial entre indivíduos de genótipos diferentes com os locais cromossômicos sabidamente envolvidos na regulação da pressão arterial. Um dos achados mais promissores nesse sentido está relacionado aos genes do sistema renina-angiotensina-aldosterona, tais como a variante M235T do gene do angiotensinogênio, que está associada com o aumento nos níveis circulantes de angiotensinogênio e variantes do gene da enzima conversora de angiotensina.

ACHADOS CLÍNICOS

A hipertensão arterial sistêmica é uma doença assintomática na imensa maioria dos casos. Os sintomas e os sinais tradicionalmente atribuídos à hipertensão arterial sistêmica – principalmente cefaléia, tonturas e mesmo epistaxe – não apresentam uma relação causal justificável com a elevação da pressão arterial e por isso não são considerados consensualmente como sintomas característicos de hipertensão arterial. Particularmente em relação à cefaléia, estudos recentes com melhor delineamento científico têm mostrado que não há associação entre elevação da pressão arterial com a ocorrência de cefaléia. Em determinadas circunstâncias, certos sinais e sintomas podem significar uma complicação potencialmente grave da hipertensão arterial sistêmica, tais como dor precordial, dispnéia, alteração no nível de consciência, déficits motores e sensitivos, entre outros, devendo ser investigados e tratados conforme cada caso.

Diante desse conceito, a avaliação do hipertenso deve ser baseada na busca ativa de complicações que podem estar relacionadas com a presença da hipertensão, e sobretudo das lesões de órgãos-alvo. A importância dessa designação reflete a gravidade da doença e alerta o médico para a necessidade de um tratamento intensivo, visando ao controle pressórico mais adequado. Dentre as várias lesões de órgãos-alvo da hipertensão arterial, podemos destacar:

HIPERTROFIA DO VENTRÍCULO ESQUERDO

A hipertrofia ventricular esquerda é um complexo fenômeno de adaptação do miocárdio ao aumento crônico da pressão arterial sistêmica. Outros fatores são responsáveis pelo desencadeamento da hipertrofia, tal como ocorre em condições de sobrecarga de volume. Os mecanismos precisos pelos quais a hipertrofia ocorre ainda não são totalmente conhecidos, mas sabe-se que inúmeros fatores humorais como catecolaminas, angiotensina II, endotelina e aldosterona estão envolvidos.

A importância da hipertrofia ventricular esquerda justifica-se por ser um fator de risco independente para morbimortalidade cardiovascular, com comprometimento da hemodinâmica cardíaca, aumento da vulnerabilidade do miocárdio para o surgimento de arritmias, morte súbita, predisposição para a disfunção ventricular sistólica e diastólica e aceleração da aterosclerose coronariana. A hipertrofia ventricular está associada com aumento da tensão da parede ventricular e conseqüente aumento do consumo de oxigênio pelo miocárdio, disfunção endotelial, redução da reserva de fluxo coronariano e quadros de *angina pectoris*, que podem ocorrer independente da presença de doença aterosclerótica coronariana.

A reversão da hipertrofia e conseqüentemente das repercussões cardiovasculares associadas são dependentes do controle da pressão arterial. Diversas classes de medicamentos anti-hipertensivos podem ser utilizadas em pacientes com hipertrofia ventricular e tem, em linhas gerais, efeitos semelhantes, uma vez que o controle pressórico seja obtido. Entretanto, a hidralazina, um vasodilatador direto, não apresenta reversão da hipertrofia ventricular, mesmo com redução da pressão arterial, provavelmente devido à taquicardia reflexa associada a seu uso.

NEFROPATIA HIPERTENSIVA

O efeito da hipertensão arterial sistêmica sobre o rim é tão marcante que aproximadamente 10% das mortes causadas pela hipertensão arterial resultam diretamente da insuficiência renal. Ao mesmo tempo, a hipertensão arterial sistêmica constitui a principal causa de doença renal terminal, especialmente em afrodescendentes.

As alterações vasculares renais que ocorrem na hipertensão arterial sistêmica são decorrentes basicamente da perda do papel protetor de vasoconstrição da arteríola aferente diante das elevações da pressão arterial, gerando uma elevação da pressão capilar e isquemia glomerular.

Macroscopicamente, o rim é reduzido de tamanho, com aspecto fibrótico e de contorno granular. Microscopicamente, a hipertensão arterial sistêmica promove o surgimento de lesões ateroscleróticas nos capilares glomerulares (glomerulosclerose focal), que conseqüentemente geram diminuição do ritmo de filtração glomerular e disfunção tubular. Essas alterações são indistinguíveis daquelas observadas em outras formas de glomerulosclerose. Eventualmente, a glomerulosclerose pode tornar-se mais generalizada, com envolvimento dos túbulos que se tornam atróficos ou fibróticos. Essas lesões acarretam proteinúria e hematúria microscópica. A proteinúria persistente pode piorar a lesão glomerular e tubular, acelerando, conseqüentemente, o processo de glomerulosclerose, como um verdadeiro ciclo vicioso. Daí os esforços dos grandes estudos para a adoção de estratégias terapêuticas que visem à redução da proteinúria. Por outro lado, a microalbuminúria em hipertensos tem sido correlacionada com resistência à insulina e disfunção endotelial, dois importantes marcadores de risco cardiovascular.

O diagnóstico clínico da nefropatia hipertensiva é freqüentemente difícil de ser realizado, já que um único achado, como a detecção de microalbuminúria, não confirma o diagnóstico. Muitas vezes, apenas fazemos um diagnóstico presuntivo, desde que outras causas de insuficiência renal crônica estejam excluídas. Entretanto, alguns achados são úteis ao suspeitarmos de nefropatia hipertensiva:

- Pacientes da raça negra.
- História familiar de hipertensão arterial sistêmica.
- Início da hipertensão arterial sistêmica entre 25 e 45 anos de idade.

- Hipertensão arterial sistêmica grave ou de longa data.
- Evidência de outras lesões de órgãos-alvo, tais como a retinopatia hipertensiva e a hipertrofia ventricular esquerda.
- Início da hipertensão antes do desenvolvimento de proteinúria.
- Ausência de uma causa secundária para a hipertensão arterial sistêmica.
- Achados à biópsia renal de isquemia glomerular e fibrose, compatíveis com lesões de arteríolas e capilares glomerulares (nefrosclerose hipertensiva).

RETINOPATIA HIPERTENSIVA

É uma condição caracterizada por um espectro de sinais vasculares retinianos em resposta à presença da elevação dos níveis pressóricos.

A classificação de Keith e Wagener é muito utilizada para a definição da gravidade das lesões encontradas no fundo de olho de pacientes com hipertensão arterial. Ela apresenta quatro graus, descritos a seguir:

Grau I – sinais retinianos mínimos, consistindo em discreto estreitamento ou esclerose dos vasos retinianos.

Grau II – sinais acentuados de esclerose, aumento do reflexo dorsal, compressão das veias nos cruzamentos arteriais (cruzamentos atrioventriculares patológicos) e estreitamento arteriolar focal e generalizado. A pressão arterial é geralmente mais alta que nos pacientes do grau I e seu prognóstico é pior.

Grau III – edema de retina, exsudatos algodonosos e hemorragias, com arteríolas focal ou difusamente estreitadas.

Grau IV – estão presentes os achados encontrados no grau III, mais edema de papila.

Os graus III e IV correspondem ao diagnóstico clínico de hipertensão acelerada maligna, freqüentemente encontrada com níveis de pressão arterial diastólica acima de 130mmHg.

ACIDENTE VASCULAR CEREBRAL

A hipertensão arterial sistêmica é o fator de risco mais importante para a ocorrência da doença cerebrovascular, contribuindo diretamente para o acidente vascular cerebral por pelo menos três vias: lesão focal das artérias intracerebrais (lipo-hialinólise) que gera, em última análise, a oclusão arterial; necrose isquêmica com conseqüente surgimento de pequenas cavitações cerebrais (infartos lacunares); ruptura das pequenas artérias intracerebrais, causando hemorragias cerebrais. A hipertensão arterial sistêmica também promove hipertrofia e espessamento da camada média das pequenas artérias intracerebrais, o que favorece uma hipoperfusão difusa e rarefação isquêmica da substância branca. Essas alterações estão presentes na maioria dos indivíduos hipertensos de longa data e sua progressão pode determinar o aparecimento de uma síndrome demencial, chamada de doença de Binswanger.

ENCEFALOPATIA HIPERTENSIVA

É uma complicação grave de hipertensão arterial sistêmica, caracterizada por disfunção cerebral e dano neurológico agudo, considerada uma emergência hipertensiva. O principal diagnóstico diferencial, pela similaridade clínica, é o acidente vascular cerebral. A rápida reversão do quadro neurológico com a redução da pressão arterial indica o diagnóstico de encefalopatia hipertensiva, apesar de que em pequena parcela dos casos a melhora dos sintomas neurológicos pode ocorrer dias após o controle pressórico.

Do ponto de vista fisiopatológico, a encefalopatia hipertensiva ocorre por perda da auto-regulação cerebral diante dos aumentos da pressão arterial, gerando vasodilatação das artérias e arteríolas, comprometimento da barreira hematoencefálica e aumento da permeabilidade, especialmente nas vênulas pós-capilares. Outros mecanismos envolvidos incluem a desregulação neurovascular e o transporte anormal de íons, especialmente dos canais de potássio cálcio-dependente. O aumento do fluxo cerebral durante um aumento agudo da pressão arterial associado ao rompimento da barreira hematoencefálica provoca edema cerebral focal. O edema e as alterações iônicas descritas contribuem para o surgimento da encefalopatia.

Clinicamente, a encefalopatia hipertensiva é caracterizada por elevação significativa da pressão arterial (freqüentemente acima de 180mmHg de pressão arterial média), associada a sintomas de cefaléia, náuseas, tontura grave, confusão, convulsão, embaçamento visual e até mesmo cegueira. A encefalopatia hipertensiva está freqüentemente associada com a hipertensão maligna (ver adiante). Em decorrência disso, papiledema, usualmente com hemorragia retiniana e exsudatos podem ser observados, apesar de não ser uma condição *sine qua non* da encefalopatia hipertensiva.

Os exames de imagem (por exemplo, a tomografia computadorizada) mostram sinais de compressão dos ventrículos laterais, edema cerebral e particularmente cerebelar, bem como áreas hipodensas na substância branca que são secundárias ao edema. A presença de cegueira cortical que ocorre por edema nos lobos occipitais é uma forma particular de encefalopatia hipertensiva, conhecida como síndrome da leucoencefalopatia posterior.

EXAMES COMPLEMENTARES

AVALIAÇÃO INICIAL DE ROTINA PARA TODOS OS PACIENTES HIPERTENSOS

Todos os pacientes hipertensos devem realizar a seguinte avaliação laboratorial:

- Urina tipo I.
- Dosagem de potássio e creatinina.
- Glicemia de jejum.
- Colesterol total, LDL-colesterol, HDL-colesterol, triglicérides.
- Ácido úrico.
- Eletrocardiograma convencional.

Exames complementares poderão ser solicitados quando houver indicação clínica adicional ou necessidade de investigação de causas secundárias. Assim sendo, em pacientes hipertensos com diabetes, hipertensos com síndrome metabólica e hipertensos com três ou mais fatores de risco, recomenda-se a pesquisa de microalbuminúria. Para pacientes com glicemia de jejum entre 100 e 125mg/dl recomenda-se determinar a glicemia 2 horas após sobrecarga por via oral de glicose. Em hipertensos estágios 1 ou 2 sem hipertrofia ventricular esquerda ao eletrocardiograma, mas com três ou mais fatores de risco, considerar (portanto, não obrigatório) a indicação do ecocardiograma para a detecção da hipertrofia ventricular esquerda. Para pacientes hipertensos com suspeita clínica de insuficiência cardíaca, realizar o ecocardiograma para avaliação da função sistólica e diastólica.

DIAGNÓSTICO DIFERENCIAL

QUANDO INVESTIGAR HIPERTENSÃO SECUNDÁRIA?

Durante a avaliação de um paciente hipertenso, alguns achados da anamnese e do exame clínico servem como indício de que causas secundárias podem estar presentes. Nesses casos, uma abordagem direcionada e criteriosa permite um diagnóstico correto, evitando exames muitas vezes desnecessários e caros na investigação de hipertensão secundária.

INDÍCIOS DE HIPERTENSÃO SECUNDÁRIA

– Início de hipertensão antes dos 30 anos ou após os 50 anos de idade.
– Hipertensão arterial refratária à terapia.
– Tríade de feocromocitoma: palpitações, sudorese e cefaléia de aparecimento concomitante e em crises.
– Uso de fármacos e drogas que podem elevar a pressão arterial (Quadro 3.2).
– Fácies ou biótipo de doença que cursa com hipertensão: doença renal, hipertireoidismo, acromegalia, síndrome de Cushing.
– Presença de sopros abdominais.
– Assimetria de pulsos femorais.
– Aumento de creatinina sérica.
– Hipopotassemia espontânea (< 3mEq/l) ou associada ao uso de diuréticos (< 3,5mEq/l).
– Exame de urina anormal (proteinúria ou hematúria).

TRATAMENTO

O objetivo primordial do tratamento da hipertensão arterial é a redução da morbidade e da mortalidade cardiovasculares. Para a decisão terapêutica na avaliação inicial do paciente hipertenso, devem ser considerados não só os níveis de pressão arterial, mas também, todos os fatores de risco associados que possam aumentar o risco cardiovascular global do paciente. Em linhas gerais, os valores de pressão arterial a serem atingidos com o tratamento são: pressão arterial < 140/90mmHg na população geral e pressão arterial < 130/80mmHg para pacientes hipertensos diabéticos ou portadores de nefropatia. Para atingir essa, devem ser consideradas medidas não-farmacológicas e farmacológicas.

TRATAMENTO NÃO-FARMACOLÓGICO DA HIPERTENSÃO

Medidas não-farmacológicas ou mudanças de estilo de vida, tais como redução do peso, consumo de dieta rica

Quadro 3.2 – Fármacos e drogas que podem induzir hipertensão.

Classes	Efeito pressor	Ação sugerida
Imunossupressores		
Ciclosporina*, tacrolimus*	Intenso	Inibidor da enzima conversora de angiotensina e antagonista do canal de cálcio
Glicocorticóide		
Antiinflamatórios não-hormonais		
Inibidores da cicloxigenase 1 e 2	Eventual, muito relevante com o uso contínuo	Observar função renal e informar efeitos adversos
Anorexígenos/sacietógenos		
Anfepramona	Intenso	Suspensão/redução da dose
Sibutramina	Moderado	Avaliar redução da pressão arterial com perda de peso
Vasoconstritores	Variável, mas transitório	Usar por tempo determinado
Hormônios		
Eritropoetina	Variável	Avaliar hematócrito e dose
Anticoncepcionais orais		Avaliar a substituição do método
Terapia de reposição estrogênica		Avaliar riscos e custo/benefício
Hormônio de crescimento		Suspensão
Antidepressivos		
Inibidores da monoaminoxidase	Intenso	Abordar como crise adrenérgica
Tricíclicos	Variável	
Drogas ilícitas e álcool		
Anfetaminas, cocaína e derivados	Efeito agudo intenso	Abordar como crise adrenérgica
Álcool	Variável	Tratamento não-farmacológico

* Avaliar nível sérico.

em frutas e vegetais, redução no consumo de bebidas alcoólicas, interrupção do tabagismo, redução no consumo de sal e realização de exercícios físicos regularmente resultam em queda comprovada e significativa da pressão arterial. A combinação dessas medidas pode resultar em efeitos aditivos bastante favoráveis para o controle pressórico. Quantitativamente, os estudos mostram que, dentre as medidas não-farmacológicas, a redução média na pressão arterial sistólica é: perda de peso – de 5 a 20mmHg para cada 10kg de perda de peso; consumo de dieta rica em frutas e verduras (dieta DASH – *dietary approaches to stop hypertension*) – de 8 a 14mmHg; redução do consumo de bebidas alcoólicas – 2 a 4mmHg; uso de dieta hipossódica – de 2 a 8mmHg; realização de exercício físico com regularidade – 4 a 9mmHg (para atividade aeróbica regular). Portanto, essas medidas devem ser recomendadas para todo paciente com hipertensão arterial sistêmica. Outra medida recomendável que, além de auxiliar no controle pressórico, contribui para diminuir o risco cardiovascular em hipertensos é o abandono do tabagismo. Vale mencionar também o papel da equipe multiprofissional para uma abordagem integral, possibilitando maior compreensão da doença pelo paciente, bem como facilitando a adequação e o envolvimento no tratamento.

TRATAMENTO FARMACOLÓGICO DA HIPERTENSÃO

Diferentes estudos demonstraram que a redução da pressão arterial *per se* por meio de diferentes agentes anti-hipertensivos resulta na redução da morbimortalidade cardiovascular. Estes benefícios têm sido evidenciados desde o primeiro grande ensaio terapêutico em hipertensão arterial, o *Veterans Study*, que demonstrou redução de mortalidade com o tratamento de pacientes com hipertensão grave baseado no uso de diuréticos, hidralazina e reserpina. Mais recentemente, as informações do estudo multicêntrico ALLHAT, um dos maiores ensaios clínicos terapêuticos em número de participantes, mostraram que o uso de diuréticos, inibidores da enzima conversora ou antagonistas de cálcio controlam adequadamente a pressão arterial e diminuem similarmente o risco cardiovascular de pacientes hipertensos. Outros grandes ensaios terapêuticos também demonstram benefícios obtidos com o controle da pressão independente da classe terapêutica utilizada. Entretanto, existem condições clínicas que, pela

sua particularidade, impõem um tratamento diferenciado das orientações gerais de pacientes com hipertensão arterial sistêmica (ver adiante, subgrupos específicos).

Para o início da terapia medicamentosa, é importante não só o valor da pressão arterial mas também o risco cardiovascular do paciente (Quadro 3.3). O quadro 3.4 define a estratificação de risco individual do hipertenso. A tabela 3.3 mostra as metas de valores da pressão arterial a serem obtidas com o tratamento.

Quadro 3.3 – Decisão terapêutica da hipertensão segundo o risco cardiovascular.

Categoria de risco	Estratégia
Sem risco adicional	Tratamento não-medicamentoso isolado
Risco adicional baixo	Tratamento não-medicamentoso isolado por até 6 meses. Se não atingir a meta, associar tratamento medicamentoso
Risco adicional médio	Tratamento não-medicamentoso + tratamento medicamentoso
Risco adicional alto	Tratamento não-medicamentoso + tratamento medicamentoso
Risco adicional muito alto	Tratamento não-medicamentoso + tratamento medicamentoso

Fonte: V Diretrizes Brasileiras de Hipertensão, 2006.

Tabela 3.3 – Metas de valores de pressão arterial com o tratamento.

Categoria	Metas (no mínimo)
Hipertensos estágios 1 e 2 com risco cardiovascular baixo e médio	< 140 × 90mmHg
Hipertensos e limítrofes com risco cardiovascular alto	< 130 × 85mmHg
Hipertensos e limítrofes com risco cardiovascular muito alto	< 130 × 80mmHg
Hipertensos nefropatas com proteinúria > 1g/l	< 120 × 75mmHg

Fonte: V Diretrizes Brasileiras de Hipertensão, 2006.

Diuréticos

Os diuréticos foram um dos primeiros anti-hipertensivos utilizados no tratamento da hipertensão arterial sistêmica a demonstrar benefícios na redução de mortalidade cardiovascular. Esse grupo de fármacos é efetivo e bem tolerado e atualmente são considerados medicamentos de primeira linha no tratamento da hipertensão arterial sistêmica por algumas diretrizes internacionais. Os vários estudos na literatura foram importantes para definir a dose ideal para atingir o controle pressórico com menos efeitos colaterais, atualmente entre 12,5mg e 25mg de diuréticos tiazídicos, tais como clortalidona e hidroclorotiazi-

Quadro 3.4 – Estratificação do risco individual do paciente hipertenso.

Fatores de risco	Pressão arterial				
	Normal	Limítrofe	Hipertensão estágio 1	Hipertensão estágio 2	Hipertensão estágio 3
Sem fatores de risco	Sem risco adicional		Risco baixo	Risco médio	Risco alto
Um a dois fatores de risco	Risco baixo	Risco baixo	Risco médio	Risco médio	Risco muito alto
Três ou mais fatores de risco ou lesão	Risco médio	Risco alto	Risco alto	Risco alto	Risco muito alto
Doença cardiovascular	Risco alto	Risco muito alto	Risco muito alto	Risco muito alto	Risco muito alto

Fonte: V Diretrizes Brasileiras de Hipertensão, 2006.

da. Para pacientes com insuficiência renal mais avançada (RFG < 30ml/min), o diurético indicado é o de alça, como a furosemida.

Bloqueadores dos canais de cálcio

Os bloqueadores dos canais de cálcio foram introduzidos no mercado como agentes anti-hipertensivos na década de 1980 e tornaram-se a classe de anti-hipertensivos mais prescrita para pacientes com hipertensão arterial nos Estados Unidos na década de 1990. Dispomos de três grupos de bloqueadores de canais de cálcio: fenilalquilaminas, benzotiazepinas e diidropiridinas, sendo as diidropiridinas as mais prescritas no tratamento da hipertensão arterial, cujos representantes principais são a nifedipina (20 a 60mg/dia) e o anlodipino (5 a 10mg/dia).

Inibidores da enzima conversora de angiotensina

Os inibidores da enzima conversora de angiotensina agem inibindo a conversão do decapeptídeo angiotensina I, que é inativo, em angiotensina II, que é um potente vasoconstritor, promovendo assim vasodilatação indireta. Esse grupo de medicações tem sido largamente usado no tratamento da hipertensão arterial sistêmica, e os principais fármacos utilizados são o captopril (50 a 150mg/dia), o enalapril (5 a 40mg/dia), o lisinopril (10 a 20mg/dia) e o ramipril (5 a 10mg/dia).

Bloqueadores do receptor da angiotensina II

Esse grupo de fármacos também reduz a atividade do sistema renina-angiotensina, mas por meio do bloqueio competitivo dos receptores AT_1 da angiotensina II. Os diferentes fármacos pertencentes a essa classe terapêutica têm sido amplamente testados e têm-se mostrado efetivos e bem tolerados em monoterapia, sobretudo para hipertensos estágio 1. São opções eficazes para pacientes em uso de inibidores da enzima conversora de angiotensina mas que apresentam efeito colateral à medicação, principalmente tosse seca persistente. Para o tratamento da hipertensão arterial, destacam-se losartano (50 a 100mg/dia), valsartano (80 a 160mg/dia), candersartana (8 a 16mg/dia), telmisartana (40 a 80mg/dia) e olmesartana (20 a 40mg/dia).

Bloqueadores dos receptores beta-adrenérgicos

As medicações desse grupo têm sido largamente usadas no tratamento da hipertensão arterial há vários anos. Além do efeito anti-hipertensivo, os betabloqueadores têm outras propriedades benéficas, como ação antianginosa e cardioproteção após infarto agudo do miocárdio. O propranolol (80 a 320mg/dia), o atenolol (50 a 100mg/dia) e o metoprolol (50 a 100mg/dia) são os fármacos mais utilizados.

Inibidores adrenérgicos centrais e periféricos

Os inibidores adrenérgicos agem no nível central (agonistas dos receptores α2) e periférico (bloqueio dos receptores α1) e são considerados medicações coadjuvantes no tratamento da hipertensão arterial sistêmica, principalmente nos pacientes que apresentam um componente adrenérgico importante para o desenvolvimento da hipertensão arterial. Os principais representantes são a clonidina (0,1 a 0,6mg/dia) e a alfa-metildopa (500 a 1.000mg/dia), que agem no sistema nervoso central, e a prazosina (2 a 10mg/dia) e a doxazosina (1 a 4mg/dia), que agem na periferia.

Vasodilatadores diretos

São medicações que agem diretamente na musculatura lisa do vaso promovendo vasodilatação direta. Portanto, eles diferem de outras classes de medicações que também provocam vasodilatação por mecanismos de ação diferentes, tais como os inibidores da enzima conversora de angiotensina, os antagonistas do cálcio e os alfa-bloqueadores. Seu uso é reservado atualmente para hipertensos resistentes que não responderam adequadamente aos demais vasodilatadores, principalmente porque não é indicado como monoterapia devido à taquicardia reflexa e à retenção de líquidos, sendo necessário o uso combinado de diuréticos e betabloqueadores. O exemplo dessa classe, que é mais utilizado na hipertensão arterial, é a hidralazina na dose de 50 a 200mg/dia. O minoxidil, outro vasodilatador de ação direta, é utilizado nos casos de hipertensão grave refratária, na dose de 5 a 20mg/dia.

Associações

Existem algumas associações fixas de anti-hipertensivos que apresentam grande atrativo para facilitar a adesão do paciente ao diminuir o número de comprimidos ingeridos durante o dia. Contudo, essas associações dificultam a titulação de doses de cada um dos fármacos presentes e, assim, servem de opção após a estabilização da pressão arterial com a titulação individual de cada fármaco.

AVALIAÇÃO PARA PACIENTES DE SUBGRUPOS ESPECÍFICOS

Negros – a prevalência e a gravidade da hipertensão são maiores, o que pode estar associado a fatores étnicos e socioeconômicos. Eles apresentam maior acometimento renal, mesmo com o tratamento efetivo da pressão arterial. O mecanismo predominante da hipertensão parece ser o do excesso de volume e maior retenção de sódio, com alta prevalência de pacientes com níveis baixos de renina e excelente resposta aos diuréticos. Entretanto, não há evidências claras de ação diferenciada das medicações anti-hipertensivas nessa população.

Idosos – estima-se que 65% dos idosos brasileiros sejam hipertensos. A maioria apresenta pressão arterial sistólica isolada com conseqüente aumento da pressão de pulso. Para o tratamento desse grupo, além da estratificação de risco, é fundamental a avaliação de co-morbidades e do uso de outros medicamentos. As recomendações de tratamento para os idosos, incluindo aqueles com hipertensão sistólica isolada, seguem os mesmos princípios gerais, ou seja, obtendo a redução gradual da pressão arterial para valores abaixo de 140/90mmHg. Em pacientes com valores muito elevados de pressão sistólica, podem ser mantidos inicialmente níveis de até 160mmHg. Nos idosos, dois achados refletem as mudanças do sistema cardiovascular induzidas pela idade: 1. atentar para a chamada pseudo-hipertensão, em que a rigidez arterial proporcionada pela aterosclerose impede o colapso da artéria quando realizamos a insuflação do manguito, resultando na necessidade de pressões maiores para sua oclusão, superiores ao que realmente se esperaria dentro dos vasos. Nesses casos, uma terapia agressiva poderia levar à hipotensão iatrogênica. Em casos de suspeita de pseudo-hipertensão, pode-se confirmar o diagnóstico pela comparação da medida obtida pelo manguito com a medida intra-arterial; 2. hipotensão postural ou pós-prandial, observada em 20 a 30% dos idosos, usualmente reflete a perda progressiva do barorreflexo com a idade.

Obesidade e síndrome metabólica – a obesidade (índice de massa corpórea $\geq$ 30kg/m^2) é um conhecido e prevalente fator de risco para o surgimento da hipertensão e da doença cardiovascular. O *National Cholesterol Evaluation Program/Adult Panel Treatment III* (NCEP/ATP III) considera como portador de síndrome metabólica o paciente que apresenta três ou mais dos seguintes critérios: obesidade central (circunferência abdominal > 102cm nos homens e > 88cm nas mulheres), glicemia de jejum alterada ($\geq$ 110mg/dl), pressão arterial $\geq$ 130/85mmHg, triglicérides elevados ($\geq$ 150mg/dl) ou HDL-colesterol baixo (< 40mg/dl nos homens e < 50mg/dl nas mulheres). Deve-se dar ênfase na redução do excesso de peso, na prática de atividade física regular e na restrição de sal, para se obter o controle pressórico, além de atuarem favoravelmente sobre a tolerância à glicose e o perfil lipídico nos pacientes com síndrome metabólica. Os inibidores da enzima conversora de angiotensina podem ser mais benéficos para o obeso, pois aumentam a sensibilidade à insulina. Os bloqueadores dos canais de cálcio demonstram neutralidade sobre os metabolismos lipídico e glicídico. Na síndrome metabólica, a terapêutica medicamentosa apropriada deve ser instituída para cada componente da síndrome.

Gravidez – duas formas de hipertensão podem complicar a gravidez: a chamada hipertensão preexistente (crônica) e a hipertensão induzida pela gravidez (pré-eclâmpsia/eclâmpsia). Elas podem ocorrer de forma isolada ou associada. A primeira está presente antes da gravidez ou diagnosticada antes da 20ª semana de gestação. A alfametildopa é a droga preferida, por ser a mais bem estudada e não haver evidência de efeitos deletérios para o feto. Opções alternativas incluem os betabloqueadores de atividade simpatomimética intrínseca como o pindolol, já que os demais betabloqueadores podem estar associados à restrição do crescimento fetal. Outros bloqueadores adrenérgicos, bloqueadores dos canais de cálcio e diuréticos também são opções a ser consideradas. Não usar inibidores da enzima conversora e os antagonistas do receptor AT$_1$ da angiotensina II. Na pré-eclâmpsia ocorre o desenvolvimento gradual de hipertensão e proteinúria a partir do terceiro trimestre da gestação, acompanhado de edema importante, ganho de peso e hiperuricemia. A eclâmpsia é a forma mais grave da doença hipertensiva específica da gravidez, em que ocorre convulsão, sendo considerada uma emergência hipertensiva, com indicação de interrupção imediata da gestação após o uso de sulfato de magnésio e o controle adequado da pressão arterial com hidralazina por via intravenosa ou intramuscular. A interrupção da gestação também é indicada como tratamento definitivo da pré-eclâmpsia e deve ser considerada em todos os casos após maturidade pulmonar fetal assegurada. Até se atingir a maturidade, o controle da pressão arterial é feito por repouso absoluto, restrição de sal e uso de anti-hipertensivos como a alfametildopa, o pindolol e a hidralazina por via oral.

Diabetes mellitus – a prevalência de hipertensão em diabéticos é pelo menos duas vezes maior do que na população em geral. No diabetes tipo 1, a hipertensão associa-se a nefropatia diabética, sendo que o controle da pressão arterial é crucial para retardar a perda da função renal. No diabetes tipo 2, a hipertensão associa-se à resistência à insulina e ao alto risco cardiovascular. O controle do nível glicêmico contribui para a redução do nível de pressão.

Recomenda-se que a pressão arterial seja reduzida a valores inferiores a 130/85mmHg nos diabéticos em geral e a 125/75mmHg se houver proteinúria > 1g/24h. Cabe ressaltar que todos os anti-hipertensivos podem ser usados no paciente diabético. Destacadamente, os inibidores da enzima conversora de angiotensina não interferem no metabolismo glicêmico, reduzem a resistência à insulina e o risco de eventos cardiovasculares em pacientes hipertensos ou de alto risco cardiovascular, além de exercerem proteção renal em diabéticos tipo 1 com nefropatia diabética. Os antagonistas do receptor AT$_1$ da angiotensina II também mostraram nefroproteção em diabéticos tipo 2.

Acidente vascular cerebral – a redução da pressão arterial deve ser gradual e cuidadosa nos idosos com acidente vascular cerebral ou ataque isquêmico transitório pelo risco de redução da perfusão cerebral. Nesse sentido, o tratamento da fase aguda do acidente vascular cerebral é diferente da abordagem para o paciente com hipertensão e acidente vascular cerebral no passado. As recomendações dos Consensos Americanos mostram que a pressão arterial não deve ser tratada com anti-hipertensivos se a pressão arterial sistólica for $\leq$ 220mmHg e a pressão arterial diastólica $\leq$ 120mmHg. Nesses casos, o tratamento deve visar ao alívio dos sintomas como dor, cefaléia, náuseas, hipóxia etc. Posteriormente, devemos seguir as mesmas recomendações já mencionadas para o controle da hipertensão. Alguns estudos mostram que o uso de diuréticos no tratamento da hipertensão está associado à menor incidência de acidente vascular cerebral na evolução.

Doença renal crônica – nos pacientes com insuficiência renal crônica, os objetivos terapêuticos são o de diminuir a deterioração da função renal e prevenir o surgimento de doenças cardiovasculares. Nesse sentido, os pacientes devem receber tratamento agressivo em casos de hipertensão, sendo freqüente a associação de medicações visando manter os valores de pressão arterial menores de 130/80mmHg. Os inibidores da enzima conversora de angiotensina e os antagonistas do receptor AT_1 da angiotensina II têm demonstrado efeitos benéficos na progressão da lesão renal em pacientes diabéticos e não-diabéticos. Um aumento de até cerca de 30% da creatinina basal em pacientes que estão em uso desses medicamentos é aceitável, não havendo necessidade de suspensão. Quando o *clearance* de creatinina é menor que 30ml/min, é necessária a utilização de diuréticos de alça, muitas vezes associada a outros medicamentos. O nível sérico de potássio deve ser monitorizado regularmente (mensalmente) em pacientes com insuficiência renal crônica e em uso de antagonistas do receptor AT_1 da angiotensina II ou inibidores da enzima conversora de angiotensina, e se os níveis forem maiores do que 6mEq/l a medicação deve ser suspensa.

Insuficiência cardíaca – a hipertensão arterial pode promover alterações estruturais no ventrículo esquerdo, contribuindo para o desenvolvimento e a progressão da insuficiência cardíaca. É recomendado o tratamento considerado padrão para a insuficiência cardíaca, baseado no uso de inibidores da enzima conversora de angiotensina ou bloqueadores do receptor de angiotensina, diuréticos (incluindo a espironolactona), betabloqueadores (principalmente carvedilol, metoprolol e bisoprolol).

Anticoncepcionais orais e reposição hormonal – a hipertensão é duas a três vezes mais comum em usuárias de anticoncepcionais orais, especialmente entre as mais idosas e obesas. O aparecimento de hipertensão arterial associada ao uso de contraceptivos orais impõe a interrupção da medicação após mudança do método contraceptivo. A reposição estrogênica após a menopausa pode ser usada por mulheres hipertensas, pois apresenta pouca interferência sobre a pressão arterial. Casos selecionados de elevação da pressão arterial devem ser monitorizados de forma periódica após o início da reposição.

CRISE HIPERTENSIVA

A crise hipertensiva pode aparecer em qualquer idade e representa a manifestação de elevação súbita da pressão arterial por diferentes causas e, na maioria das vezes, essa situação reflete um controle inadequado da hipertensão primária preexistente. Tradicionalmente, dividimos a crise hipertensiva em duas situações clínicas:

URGÊNCIAS HIPERTENSIVAS

Situações em que ocorrem aumentos importantes nos níveis pressóricos, sem que representem risco imediato à vida ou de dano imediato a órgãos-alvo. Nesses casos, o controle da pressão arterial deve ser feito em até 24 horas, com monitorização inicial por 30 minutos. Podem-se utilizar medicamentos por via oral como o diurético de alça, betabloqueador, inibidor da enzima conversora de angiotensina e clonidina. NÃO utilizar a nifedipina por via sublingual para esse fim, já que pode causar hipotensão acentuada e por vezes refratária, com conseqüentes complicações mais graves, como acidente vascular cerebral, já descritas com seu uso.

EMERGÊNCIA HIPERTENSIVA

São situações clínicas que demandam redução mais rápida e imediata das cifras pressóricas, em período inferior a 1 hora. A principal emergência é a encefalopatia hipertensiva, que resulta de uma elevação abrupta da pressão arterial com quebra do mecanismo auto-regulação do fluxo cerebral. As outras emergências envolvem evidências de lesões vasculares e de órgãos-alvo da hipertensão (infarto do miocárdio, angina instável, edema pulmonar, eclâmpsia, acidente vascular cerebral hemorrágico, sangramentos arteriais importantes e dissecção de aorta). Todas as emergências hipertensivas requerem hospitalização e tratamento anti-hipertensivo parenteral. A hipertensão acelerada/maligna é caracterizada por pressão arterial muito elevada (usualmente a pressão aterial diastólica > 140mmHg) e a presença de hemorragias, exsudatos e/ou papiledema no fundo de olho. Ela pode ser considerada tanto uma urgência quanto uma emergência, dependendo da gravidade de envolvimento dos órgãos-alvo (Tabela 3.4).

Tabela 3.4 – Tratamento das emergências hipertensivas.

Complicação	Medicamentos preferenciais	Considerações terapeuticas
Indicação clínica	Droga de escolha (IV)	Dose
Redução de hipertensão aguda grave	Nitroprussiato de sódio	0,3-10mcg/kg/min
Hipertensão e isquemia miocárdica	Nitroglicerina	0,25-5mcg/kg/min
Hipertensão, isquemia miocárdica e taquicardia	Metoprolol	5-15mg IV lento
Hipertensão e ICC	Enalaprilato	0,5-5mg em bolus
Hipertensão sem complicações cardíacas	Hidralazina	5-10mg em bolus
Hipertensão maligna complicada	Nitroprussiato de sódio	0,3-2mcg/kg/min
Hipertensão e feocromocitoma	Iniciar com fentolamina	1-4mg em bolus
	A seguir: metoprolol	5-15mg IV lento
	ou	
	nitroprussiato de sódio	0,3-2mcg/kg/min

REFERÊNCIAS BIBLIOGRÁFICAS

1. Adams H et al. Stroke Council of the American Heart Association, American Stroke Association. Guidelines for the early management of patients with ischemic stroke: 2005 guidelines update a scientific statement from the Stroke Council of the American Heart Association/American Stroke Association. Stroke 2005;36:916. ▪ 2. Alessi A et al. Sociedade Brasileira de Cardiologia, Sociedade Brasileira de Hipertensao, Sociedade Brasileira de Nefrologia. IV Guideline for ambulatory blood pressure monitoring. II Guideline for home blood pressure monitoring. IV ABPM/II HBPM. Arq Bras Cardiol 2005;85(Suppl 2):1. ▪ 3. ALLHAT Officers and Coordinators for the ALLHAT Collaborative Research Group. The Antihypertensive and Lipid-Lowering Treatment to Prevent Heart Attack Trial. Major outcomes in high-risk hypertensive patients randomized to angiotensin-converting enzyme inhibitor or calcium channel blocker vs diuretic: The Antihypertensive and Lipid-Lowering Treatment to Prevent Heart Attack Trial (ALLHAT). JAMA 2002;288:2981. ▪ 4. Authors/Task Force Members, Mancia G et al. Guidelines for the management of arterial hypertension: The Task Force for the Management of Arterial Hypertension of the European Society of Hypertension (ESH) and of the European Society of Cardiology (ESC). Eur Heart J 2007;28:1462. ▪ 5. Becker HF et al. Effect of nasal continuous positive airway pressure treatment on blood pressure in patients with obstructive sleep apnea. Circulation 2003;107:68. ▪ 6. Beeks E et al. Genetic predisposition to salt-sensitivity: a systematic review. J Hypertens 2004;22:1243. ▪ 7. Brenner BM et al. Effects of losartan on renal and cardiovascular outcomes in patients with type 2 diabetes and nephropathy. N Engl J Med 2001;345:861. ▪ 8. Chobanian AV et al. The seventh report of the Joint National Committee on prevention, detection, evaluation, and treatment of high blood pressure. JAMA 2003;289:2560. ▪ 9. Cohen M et al. Coarctation of the aorta. Long-term follow-up and predictor of outcome after surgical correction. Circulation 1989;80:840. ▪ 10. Drager LF et al. Obstructive sleep apnea syndrome and its relation with systemic arterial hypertension. Arq Bras Cardiol 2002;78:531. ▪ 11. McAlister FA, Straus SE. Measurement of blood pressure: an evidence based review. BMJ 2001;322:908. ▪ 12. Mosso L et al. Primary aldosteronism and hypertensive disease. Hypertension 2003;42:161. ▪ 13. Oparil S et al. Pathogenesis of hypertension. Ann Intern Med 2003;139:761. ▪ 14. V Diretrizes Brasileiras de Hipertensão Arterial, 2006. ▪ 15. Wong TY, Mitchell P. Hypertensive retinopathy. N Engl J Med 2004;351:2310.

11. DISLIPIDEMIA

Marcio Hiroshi Miname
Raul Dias dos Santos Filho

A doença cardiovascular é a principal causa de morte no mundo entre homens e mulheres[1,2]. Em 1996, 29% da mortalidade mundial foi atribuída à doença cardiovascular, sendo que a doença arterial coronariana responde por quase metade dessas mortes[3]. Atualmente, mais de 4,5 milhões das mortes nos países em desenvolvimento são causadas por doença arterial coronariana[4]. Estima-se que será a principal causa de morte nos países em desenvolvimento até 2020[5]. Sua fisiopatologia envolve a aterosclerose. A aterosclerose é um processo dinâmico e evolutivo, tratando-se de uma doença da parede da artéria, caracterizada pelo crescimento de uma lesão que apresenta um componente lipídico e um componente de proliferação celular e fibrose. A doença aterosclerótica inicia-se na infância e geralmente se manifesta após os 55 anos de idade nos homens e 65 anos nas mulheres. Já está bem estabelecido que a dislipidemia, principalmente representada por níveis elevados de LDL-colesterol, apresenta um papel central na fisiopatologia da aterosclerose.

O manejo e abordagem da dislipidemia evoluiu muito na última década. Cada vez mais surgem evidências de que quanto maior a redução do LDL-colesterol com o uso das estatinas, principalmente em indivíduos de alto risco de eventos cardiovasculares, maior é o benefício obtido. Dessa forma, novas metas do que seria o controle lipídico ideal vêm sendo colocadas em discussão[6].

METABOLISMO DE LÍPIDES

A palavra "lipídio" vem do grego *lipos*, a qual significa gordura. Existem três classes principais de lípides:

1. Ácidos graxos – são ácidos carboxílicos, geralmente monocarboxílicos, que podem ser representados pela forma RCO_2H[7]. Podem ser esterificados para formar lípides complexos; podem ser transportados como lipoproteínas. Função: fonte de energia gerada através de sua oxidação, participa da síntese de prostaglandinas, fornece acetil-CoA para a síntese de outros lípides.

2. Colesterol – é um lípide esteróide. Pode encontrar-se na forma livre (componente estrutural das membranas celulares e na superfície das lipoproteínas) ou esterificada (armazenado no interior das células ou no interior das lipoproteínas). São precursores de ácidos biliares; no sangue, cerca de dois terços do colesterol são esterificados[8]. Função: síntese de membrana celular, hormônios esteróides, vitamina D e ácidos biliares. O colesterol pode ser obtido por meio dos alimentos (30%) ou por síntese endógena (70%). O principal órgão responsável pela síntese de colesterol é o fígado. A acetil-CoA é a molécula precursora da síntese endógena de colesterol. A união de três moléculas de acetil-CoA dá origem a 3-hidroxi-3metilglutaril-CoA (HMG-CoA). A HMG-CoA é a seguir reduzida a mevalonato, em uma reação catalisada pela HMG-CoA redutase. Vale aqui salientar que a estatina atua neste ponto da síntese de colesterol, por meio da inibição da ação desta enzima. Uma parte do colesterol é eliminada como colesterol livre na bile ou convertida em ácido biliar e secretada no intestino. Cerca de 50% do colesterol livre é reabsorvido e o restante eliminado nas fezes (Fig. 3.2).

3. Lípides complexos:

Triglicérides – obtidos pela dieta ou produzidos pelo organismo a partir da esterificação do glicerol com três moléculas de ácidos graxos. São transportados como lipoproteínas. Sua hidrólise gera ácidos graxos[8]. Apresentam função energética, para uso imediato ou posterior armazenamento.

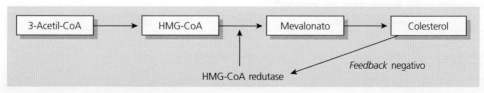

Figura 3.2 – Síntese endógena de colesterol.

Fosfolípides – apresentam dois dos grupos hidroxilas esterificados a ácidos graxos; o terceiro grupo está esterificado a fosfato. Faz parte da superfície das lipoproteínas. São formados por regiões hidrofílicas e hidrofóbicas[8].

O metabolismo plasmático dos lípides tem como objetivos levar ácido graxo e colesterol para os tecidos do organismo, além de "retirar" o excedente de colesterol dos tecidos periféricos. Como os lípides são insolúveis em água e o meio (plasma) onde se encontram é aquoso, existem transportadores com composição e estrutura peculiar que permitem o transporte dessas biomoléculas através do plasma, trata-se das lipoproteínas.

As lipoproteínas são macromoléculas constituídas de uma superfície hidrofílica (constituída pelas apolipoproteínas, fosfolípides e colesterol livre) e um núcleo hidrofóbico (constituído por triglicérides e ésteres de colesterol). Apolipoproteínas são proteínas com funções distintas e que participam ativamente do metabolismo das lipoproteínas (Quadro 3.5).

Quadro 3.5 – Apolipoproteínas das lipoproteínas[9].

Apolipoproteína	Lipoproteína	Função
ApoA-I	HDL	Ativa LCAT
ApoA-II	HDL	
ApoB-48	Quilomícrons (QM)	
ApoB-100	VLDL, LDL	Liga-se ao receptor de LDL
ApoC-I	VLDL, HDL	
ApoC-II	QM, VLDL, HDL	Ativa lipase lipoprotéica
ApoC-III	QM, VLDL, HDL	Inibe lipase lipoprotéica
ApoD	HDL	
ApoE	QM, VLDL, HDL	Retirada remanescentes de QM e VLDL

Existem vários tipos de lipoproteínas, diferentes não só por sua composição, tamanho e densidade, mas também na etapa que irão atuar no metabolismo lipídico e também pelo tipo de apolipoproteína que a compõe:

Quilomícron – é a maior lipoproteína; formada após ingestão de gordura da dieta e, portanto, o triglicéride que a compõe é exógeno.

VLDL (*very low density lipoprotein*) – produzida no fígado; o triglicéride que a compõe é endógeno.

IDL (*intermediate density lipoprotein*) – apresenta densidade e peso molecular intermediário entre a VLDL e a LDL-colesterol.

LDL (*low density lipoprotein*) – é a lipoproteína carreadora final de colesterol aos tecidos periféricos; existem diferentes qualidades de partículas de LDL-colesterol, sendo que as partículas pequenas e densas apresentam maior poder aterogênico.

HDL (*high density lipoprotein*) – é a lipoproteína de maior densidade; participa do transporte reverso do colesterol (como veremos adiante).

Lp(a) (lipoproteína (a) pequena) – composição similiar à LDL-colesterol, diferindo dela pois apresenta a apolipoproteína (a) ligada à apoB através de pontes de dissulfeto; existem evidências apontando níveis elevados de Lp(a) com doença arterial coronariana (Quadro 3.6)[11].

O metabolismo de lípides pode ser didaticamente dividido em três etapas: ciclo exógeno, ciclo endógeno e transporte reverso.

CICLO EXÓGENO

Após a ingestão de uma refeição gordurosa, ocorre liberação de sais biliares pela vesícula biliar. A junção desses sais biliares com a gordura ingerida forma micelas, as quais sofrem ação de lipases intestinais, convertendo os triglicérides em monoglicérides, diglicérides, ácidos graxos livres e glicerol. Posteriormente, esses produtos são absorvidos pela mucosa intestinal juntamente com o colesterol livre da dieta (gerado pela hidrólise do éster de colesterol). No interior da célula da mucosa intestinal, esses componentes serão reconvertidos em triglicérides e o colesterol livre em éster de colesterol, os quais irão se juntar a proteínas sintetizadas por estas células, dando origem ao quilomícron. O quilomícron é liberado para o sistema linfático e, através do ducto torácico, alcança a corrente sangüínea. Ele começa a interagir com a partícula de HDL-colesterol, captando da mesma apoC-II, C-III e E e colesterol. Após adquirir a apoC-II, o quilomícron começa a sofrer ação da lipase lipoprotéica (LLP), enzima presente no endotélio dos tecidos periféricos. Esta enzima promove a hidrólise dos triglicérides dos quilomícrons, gerando ácidos graxos, os quais penetram nas células do tecido periférico e podem ser oxidados para fornecerem energia ou serem reesterificados para armazenamento. O quilomícron resultante apresenta dimensão menor e passa a ser denominado remanescente de quilomícron. Esta partícula é captada pelo fígado através de um receptor específico, denominado LRP (*LDL receptor-related protein*), o qual faz parte da família do receptor de LDL-colesterol. No interior do hepatócito, o remanescente de quilomícron é fragmentado, sendo que seus componentes poderão servir para a síntese de um outro tipo de lipoproteína, como veremos a seguir.

Quadro 3.6 – Características das lipoproteínas plasmáticas[10].

Variável	Quilomícron	VLDL	IDL	LDL	HDL	Lp(a)
Densidade (g/ml)	< 0,95	0,95-1,006	1,006-1,019	1,019-1,063	1,063-1,21	1,040-1,13
Mobilidade eletroforética	Origem	Pré-beta	Entre beta e pré-beta	Beta	Alfa	Pré-beta
Diâmetro (nm)	> 70	25-70	22-24	19-23	4-10	25-30
Principais lípides	Triglicérides (TG) exógeno	TG endógeno	TG endógeno, éster de colesterol	Éster de colesterol	Fosfolípides	Éster de colesterol, fosfolípides

CICLO ENDÓGENO

O ciclo endógeno de colesterol pode ser entendido de forma simplista como um mecanismo de o organismo transportar colesterol e ácidos graxos para as células periféricas. Didaticamente, podemos dizer que o ciclo endógeno se inicia no fígado, com a produção hepática de VLDL-colesterol. A produção do VLDL-colesterol apresenta quatro estágios[12]: 1. acúmulo de ácidos graxos, seja por síntese *de novo*, seja por absorção da corrente sangüínea; 2. dessaturação e elongação dos ácidos graxos; 3. biossíntese de triglicérides, fosfolípides e colesterol éster; 4. montagem da partícula de VLDL-colesterol e sua secreção. Uma vez na circulação, a VLDL-colesterol sofre ação da enzima LLP, lembrando que sua ação é estimulada pela apoCII e inibida pela apoCIII. Por ação dessa enzima, a VLDL-colesterol torna-se progressivamente depletada de triglicérides, dando origem a seus remanescentes, os quais são removidos pelo fígado por receptores específicos. Entretanto, uma parte da VLDL-colesterol pode dar origem às partículas de IDL-colesterol. Estas partículas sofrem ação da lipase hepática, a qual também hidrolisa triglicérides, liberando ácidos graxos das partículas de IDL-colesterol, dando origem a partícula de LDL-colesterol. Em 1992, foi descoberto um receptor, denominado receptor de VLDL-colesterol, o qual liga-se apenas à apoE (e não à apoB), participando também do metabolismo de quilomícron, do VLDL-colesterol e da IDL-colesterol, estando presente em órgãos com grande metabolismo de ácidos graxos (coração, músculo e tecido adiposo) e também em macrófagos[13]. A presença desse receptor em macrófagos fez surgir evidências de sua participação no processo de aterogênese.

A partícula de LDL-colesterol pode ser considerada a grande transportadora final de colesterol para os tecidos periféricos. O receptor de LDL-colesterol encontra-se presente em todas as células do corpo, mediando sua captura do sangue. Algumas proteínas da superfície de certas lipoproteínas (apoB100 e apoE) interagem com o receptor de LDL-colesterol e facilitam a internalização de lipoproteínas. Vale lembrar que a partícula de LDL-colesterol contém apenas apoB. O número de receptores na superfície é regulado de acordo com a quantidade de colesterol que a célula necessita. Este mecanismo mantém a concentração de colesterol relativamente constante.

A lipoproteína que entra na célula é degradada por lisossomos, gerando colesterol livre. Este colesterol livre é esterificado, isto é, recebe transferência de um ácido graxo de cadeia longa, por uma enzima chamada ACAT (acilcoenzima A: colesterol aciltransferase) e depois armazenado em vesículas. A hidrólise do éster de colesterol por uma hidroxilase gera colesterol livre novamente, permitindo seu efluxo da célula (processo dinâmico).

No intestino, a ACAT pode promover maior absorção de colesterol livre, por meio da esterificação de colesterol livre na célula, gerando um gradiente transmembrana de colesterol livre. Os agentes que inibem a ação da ACAT intestinal promovem a redução da absorção de colesterol pelo intestino.

TRANSPORTE REVERSO

O transporte reverso pode ser entendido de forma simplista como uma forma de o organismo retirar o excedente de colesterol dos tecidos periféricos. Nessa etapa do metabolismo lipídico, a partícula de HDL-colesterol tem papel central.

Didaticamente podemos dividir o transporte reverso nas seguintes etapas[14]:

1. Produção de apoA-I pelo intestino e fígado.
2. Incorporação de fosfolípides pela apoA-I, formando a pré-β-1 HDL-colesterol.
3. A pré-β-1 HDL-colesterol recebe colesterol livre e fosfolípides de células periféricas através de um transportador denominado ABCA1 (*ATP biding cassette protein A1*), dando origem a uma partícula de HDL-colesterol pequena.
4. Essa partícula de HDL-colesterol sofre ação de uma enzima denominada LCAT (*lecithin: cholesterol acyl transferase*), a qual esterifica o colesterol livre da superfície da partícula de HDL-colesterol, gerando éster de colesterol, que se move para o núcleo da partícula. Nessa etapa, a partícula de HDL-colesterol vai aumentando de diâmetro. Essa partícula também recebe colesterol das células por intermédio de um outro transportador, denominado ABCG1, e pelo receptor Scavenger SR-B1.
5. A HDL-colesterol "madura" realiza a troca de componentes com LDL-colesterol e com lipoproteínas ricas em triglicérides, em que, via ação da CETP (*cholesteryl éster tranfer protein*), ocorre transferência de triglicérides destas últimas para HDL-colesterol e éster de colesterol do HDL-colesterol para elas.
6. Ocorre transporte bidirecional de éster de colesterol entre partículas de HDL-colesterol e o fígado via SR-B1, a partir de então o colesterol é excretado para bile.
7. A partícula de HDL-colesterol pode sofrer *clearance* renal via cubilina.

CLASSIFICAÇÃO

As dislipidemias são classificadas em[15]:

1. Hipercolesterolemia isolada: quando há aumento do colesterol (geralmente ocorre acúmulo de LDL-colesterol).
2. Hipertrilgiceridemias: quando ocorre acúmulo de VLDL-colesterol e/ou quilomícrons.
3. Dislipidemias mistas: quando há acúmulo de colesterol e triglicérides (aumento de VLDL-colesterol e LDL-colesterol ou só aumento de VLDL-colesterol).
4. HDL-colesterol baixo: a diminuição das concentrações das HDL-colesterol caracteriza os estados de HDL-colesterol baixo. O HDL-colesterol baixo geralmente está associado a hipertrigliceridemia, tabagismo, obesidade, entretanto pode ocorrer de forma isolada.

A seguinte classificação é a mais prática e deve ser a base para o diagnóstico e tratamento das dislipidemias.

- *Hipercolesterolemia*
  Colesterol total > 240mg/dl com LDL-colesterol > 160mg/dl.
- *Hipertrigliceridemia*
  Triglicérides > 150mg/dl.
- *Dislipidemia mista*
  Colesterol total > 240mg/dl com LDL-colesterol > 160mg/dl e triglicérides > 200mg/dl ou colesterol total > 240mg/dl e triglicérides > 200mg/dl.
- *HDL-colesterol baixo*
  HDL-colesterol < 40mg/dl.

Por fim, existe a classificação etiológica, a qual divide as dislipidemias em:

Primárias – de base genética, algumas só se manifestam por influência ambiental.

Secundárias – podem ser causadas por alguma doença, medicamento ou hábito de vida inadequado (Quadros 3.7 a 3.9).

A etiologia da dislipidemia deve sempre ser pesquisada, uma vez que acarreta implicações terapêuticas e prognósticas.

QUADRO CLÍNICO

Na grande maioria dos casos, a dislipidemia não gera sinais ou sintomas que possam servir de alerta para sua presença. No entanto, seu diagnóstico deve ser feito por se tratar de um dos principais fatores de risco para a doença cardiovascular[16]. O tratamento correto traz importantes implicações prognósticas.

Contudo, existem exceções, representadas em geral pelas dislipidemias genéticas, as quais podem provocar sinais e sintomas característicos. Como exemplo, podemos citar a pancreatite provocada por níveis elevados de triglicérides e as alterações de exame clínico encontradas em determinados tipos de dislipidemias genéticas (xantomas tendíneos, arco corneano, xantelasma, entre outros) (Figs. 3.3 e 3.4).

Quadro 3.7 – Dislipidemias secundárias a doenças.

Causas	Colesterol total	Triglicérides	HDL-colesterol
Diabetes	–	Aumento leve	Redução leve
Hipotireoidismo	Aumento moderado	Aumento leve	Redução ou aumento
Síndrome nefrótica	Aumento leve	Aumento leve	–
Insuficiência renal crônica	Aumento leve	Aumento leve	–
Hepatopatias colestáticas crônicas	Aumento leve a importante	Normal ou aumento leve	Redução ou aumento
Obesidade	Aumento leve	Aumento moderado	Redução leve
Anorexia nervosa	Aumento leve	–	–
Bulimia	Aumento leve	Aumento leve	–

Quadro 3.8 – Dislipidemias secundárias a drogas.

Medicamento	Colesterol total	Triglicérides	HDL-colesterol
Diuréticos	–	Aumento leve	Redução leve
Betabloquedores	–	Aumento leve	Redução leve
Anticoncepcionais	Aumento leve	Aumento leve	–
Corticosteróides	Aumento leve	Aumento leve	–
Anabolizantes	Aumento leve	–	Redução leve
Estrógenos	*	Aumenta ou não altera	Aumenta ou não altera
Progestágenos	*	Aumenta ou não altera	Aumenta ou não altera
Isotretinoína	Aumento leve	Aumento leve	Aumento leve
Ciclosporinas	Aumento leve	Aumento moderado	Aumento leve
Inibidores de protease	Aumento leve	Aumento moderado a importante	–

* Efeitos dependem do tipo de estrógeno e progestágeno e da via de administração: o estradiol por via oral, apesar de poder causar hipertriglicridemia, produz redução do LDL-colesterol e aumento do HDL-colesterol; a via transdérmica não eleva os triglicérides.

Quadro 3.9 – Dislipidemias secundárias a hábitos de vida inadequados.

Hábito de vida	Colesterol total	Triglicérides	HDL-colesterol
Tabagismo	–	–	Redução leve
Etilismo	–	Aumento leve	Aumento leve

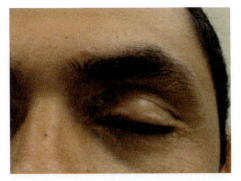

Figura 3.3 – Xantelasma em paciente portador de uma mutação no gene da apoA-I.

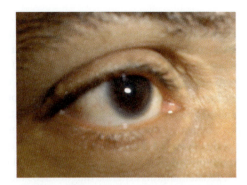

Figura 3.4 – Arco corneano no mesmo paciente da figura 3.3.

DIAGNÓSTICO

O diagnóstico da dislipidemia é baseado na dosagem do perfil lipídico após jejum de 12 horas. O perfil lipídico é composto do colesterol total e suas frações: HDL-colesterol, VLDL-colesterol, LDL-colesterol e os triglicérides. Normalmente, dosa-se o colesterol total, HDL-colesterol e os triglicérides. O LDL-colesterol é calculado pela fórmula de Friedewald: LDL-colesterol = colesterol total – HDL-colesterol – triglicérides/5, válida se os níveis de triglicérides estiverem < 400mg/dl. Caso o paciente apresente triglicérides acima de 400mg/dl, pode ser feita dosagem direta do LDL-colesterol por meio de metodologia específica (método homogêneo) (Quadro 3.10).

É importante enfatizar que o perfil lipídico deverá ser realizado em indivíduos com um estado metabólico estável. Dieta habitual e peso devem ser mantidos por pelo menos duas semanas antes da realização do exame. Devem ser considerados também que após processos infecciosos, inflamatórios, após 24 horas do infarto do miocárdio, ou cirurgia em geral, o perfil lipídico do paciente poderá estar temporariamente comprometido (colesterol diminuído e triglicérides elevados). Recomenda-se, portanto, aguardar pelo menos oito semanas para a determinação dos lípides sangüíneos. Nenhuma atividade física vigorosa deve ser realizada nas 24 horas que antecedem o exame. Devem-se realizar dosagens seriadas sempre que possível no mesmo laboratório para tentar minimizar o efeito da variabilidade analítica. A ingestão de álcool deverá ser evitada nas 72 horas que antecederem a coleta do sangue, pois podem elevar os níveis dos triglicérides.

Uma vez estabelecido o diagnóstico da dislipidemia, deve-se proceder seu diagnóstico etiológico. Nessa etapa, a anamnese detalhada, além de um exame clínico cuidadoso, são os principais elementos diagnósticos e que irão guiar para a necessidade de exames subsidiários, sejam laboratorias, sejam de imagem (Fig. 3.5).

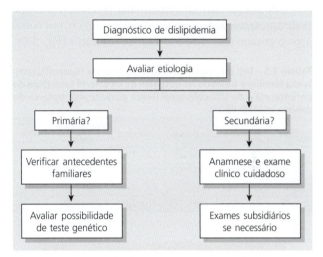

Figura 3.5 – Investigação das dislipidemias.

Neste ponto, cabe ressaltar a importância do diagnóstico das dislipidemias genéticas, uma vez que tem implicações de rastreamento familiar ativo sobre outros possíveis membros afetados. Para todos os indivíduos com história familiar de doença arterial coronariana precoce e/ou dislipidemia, deve ser feita a hipótese de possível portador de uma dislipidemia genética. A seguir teceremos breves comentários sobre as principais dislipidemias genéticas encontradas na prática clínica:

Hipercolesterolemia familiar – é uma doença de herança autossômica dominante, caracterizada por elevação do colesterol total e do LDL-colesterol, causada por mutações no gene que codifica o receptor de LDL-colesterol. Foram identificadas mais de 700 mutações neste gene[17]. Estima-se que a freqüência de heterozigotos seja de 1:500 na maioria dos países e de que existam 10.000.000 de pessoas portadoras de hipercolesterolemia familiar no

Quadro 3.10 – Comparação de metodologias para dosagem do LDL-colesterol.

Critério	LDL-colesterol homogêneo	LDL-colesterol de Friedwald
Imprecisão	< 3,1%	4-12%
Interferência do triglicérides	Se triglicéride > 1.000mg/dl	Se triglicéride > 400mg/dl
Interferência do período pós-prandial	Menor influência	Maior influência
Custo	Elevado	Baixo

mundo[18]. A associação entre hipercolesterolemia familiar e doença arterial coronariana está bem estabelecida[17,19,20]. Existe um risco cumulativo de doença coronariana fatal e não-fatal, na proporção de 50% em homens de 50 anos e de 30% em mulheres de 60 anos de idade[21,22]. No estudo do *Simon Broome Register Group*, realizado no período de 1980 até 1995, houve aumento do risco relativo de morte por doença coronariana de 50 vezes para homens (intervalo de confiança 95% – IC95: 17-105) e de 125 vezes para mulheres (IC95: 15-140) na faixa etária de 20-39 anos[20]. Existem alguns critérios diagnósticos baseados em dados clínicos e laboratoriais (Tabela 3.5), porém o diagnóstico de certeza é feito com a identificação da mutação. Clinicamente, além da história familiar de dislipidemia e de doença arterial coronariana precoce, o paciente pode apresentar alguns sinais ao exame clínico, tais como arco corneano (Fig. 3.4) e xantomas tendíneos (Fig. 3.6).

Tabela 3.5 – Um dos algoritmos disgnósticos da hipercolesterolemia familiar é baseado na dosagem de colesterol total (fora do parênteses) e de LDL-colesterol (entre parênteses), trata-se do critério USMED-PED[23]

Idade	Primeiro	Segundo	Terceiro	População geral	100%
< 20	220 (155)	230 (165)	240 (170)	270 (200)	240
20-29	240 (170)	250 (180)	260 (185)	290 (220)	260
30-39	270 (190)	280 (200)	290 (210)	340 (240)	280
≥ 40	290 (205)	300 (215)	310 (225)	360 (260)	300

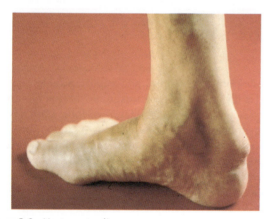

Figura 3.6 – Xantoma tendíneo.

Hipercolesterolemia familiar combinada – é uma dislipidemia genética que pode expressar-se com diferentes fenótipos, incluindo aumento do colesterol total, aumento de triglicérides, HDL-colesterol baixo, presença de LDL-colesterol pequena e densa, além de aumento da apolipoproteína B[24]. Associa-se à resistência insulínica e a maior risco de diabetes tipo 2. Também se caracteriza por risco aumentado de doença arterial coronariana. Não existe teste genético para seu diagnóstico, o qual se baseia em antecedentes familiares e perfil lipídico.

Hipertrigliceridemia familiar – o diagnóstico muitas vezes se confunde com a da hipercolesterolemia familiar combinada, pois ambas podem apresentar o mesmo fenótipo no perfil lipídico: hipertrigliceridemia. Um exame útil para seu diferencial é a dosagem da apolipoproteína B, pois esta vem aumentada na hipercolesterolemia familiar combinada, o que não ocorre na hipertrigliceridemia familiar.

TRATAMENTO

As metas e o arsenal terapêutico para o tratamento das dislipidemias vêm alterando-se com o surgimento de novos ensaios clínicos, os quais trazem cada vez mais evidências de que o tratamento agressivo de pacientes com maior risco de eventos cardiovasculares é benéfico. As metas de tratamento e a forma de estratificação expostas a seguir resumem a melhor conduta clínica a ser adotada à luz dos conhecimentos atuais.

ESTRATIFICAÇÃO DE RISCO

O primeiro passo antes de iniciar o tratamento do paciente deve enquadrá-lo em uma das seguintes categorias de risco:

1. Baixo risco: escore de Framingham < 10%.
2. Risco intermediário: escore de Framingham 10-20%.
3. Risco alto: escore de Framingham > 20%, ou diabéticos, e/ou doença aterosclerótica manifesta.

Dessa forma, inicialmente deve-se identificar se o paciente apresenta alguma doença aterosclerótica manifesta, são elas: doença arterial coronariana manifesta atual ou prévia (angina estável, isquemia silenciosa, síndrome coronariana aguda ou miocardiopatia isquêmica); doença arterial cerebrovascular (acidente vascular cerebral isquêmico ou ataque isquêmico transitório); doença aneurismática ou estenótica de aorta abdominal ou seus ramos; doença arterial periférica; doença arterial carotídea (estenose maior ou igual a 50%). Caso não apresente nenhuma doença aterosclerótica manifesta, deve-se calcular seu risco de infarto do miocárdio ou morte por doença coronariana nos próximos 10 anos pelo escore de risco de Framingham (Tabela 3.6).

O escore de Framingham permite dividir os pacientes em três categorias de risco, como citado previamente: baixo, intermediário e alto. Apesar de ser amplamente utilizada, a avaliação clínica do risco de eventos coronarianos baseada no escore de Framingham apresenta problemas de detecção. Existem evidências de que mais da metade das mortes coronarianas ocorre nas categorias de risco médio e baixo[25], lembrando que 35% dos adultos são classificados como de baixo risco e 40% estão como risco intermediário, e que a avaliação dos fatores de risco tradicionais para doença arterial coronariana falhem em identificar o aparecimento de eventos coronarianos entre 25 e 50% dos casos[26]. Os pacientes classificados como risco intermediário muitas vezes são os que mais trazem dificuldades em relação a como conduzir seu tratamento

DISLIPIDEMIA

Tabela 3.6 – Escores de risco de Framingham para cálculo do risco absoluto de infarto e morte em 10 anos para homens e mulheres.

Homens		Mulheres	
Idade	Pontos	Idade	Pontos
20-34	−9	20-34	−7
35-39	−4	35-39	−3
40-44	0	40-44	0
45-49	3	45-49	3
50-54	6	50-54	6
55-59	8	55-59	8
60-64	10	60-64	10
65-69	11	65-69	12
70-74	12	70-74	14
75-79	13	75-79	16

Colesterol total, mg/dl	Idade 20-39	Idade 40-49	Idade 50-59	Idade 60-69	Idade (anos) 70-79	Colesterol total, mg/dl	Idade 20-39	Idade 40-49	Idade 50-59	Idade 60-69	Idade (anos) 70-79
< 160	0	0	0	0	0	< 160	0	0	0	0	0
160-199	4	3	2	1	0	160-199	4	3	2	1	1
200-239	7	5	3	1	0	200-239	8	6	4	2	1
240-279	9	6	4	2	1	240-279	11	8	5	3	2
≥ 280	11	8	5	3	1	≥ 280	13	10	7	4	2

Fumo	Idade 20-39	Idade 40-49	Idade 50-59	Idade 60-69	Idade (anos) 70-79	Fumo	Idade 20-39	Idade 40-49	Idade 50-59	Idade 60-69	Idade (anos) 70-79
Não	0	0	0	0	0	Não	0	0	0	0	0
Sim	8	5	3	1	1	Sim	9	7	4	2	1

HDL-colesterol (mg/dl)	Pontos	HDL-colesterol (mg/dl)	Pontos
≥ 60	−1	≥ 60	−1
50-59	0	50-59	0
40-49	1	40-49	1
< 40	2	< 40	2

Pressão arterial (sistólica, mmHg)	Não-tratada	Tratada	Pressão arterial (sistólica, mmHg)	Não-tratada	Tratada
< 120	0	0	< 120	0	0
120-129	0	1	120-129	1	3
130-139	1	2	130-139	2	4
140-159	1	2	140-159	3	5
≥ 160	2	3	≥ 160	4	6

Total de pontos	Risco absoluto em 10 anos (%)	Total de pontos	Risco absoluto em 10 anos (%)
< 0	< 1	< 9	< 1
0	1	9	1
1	1	10	1
2	1	11	1
3	1	12	1
4	1	13	2
5	2	14	2
6	2	15	3
7	3	16	4
8	4	17	5
9	5	18	6
10	6	19	8
11	8	20	11
12	10	21	14
13	12	22	17
14	16	23	22
15	20	24	27
16	25	≥ 25	≥ 30
≥ 17	≥ 30		

147

em relação à prevenção de evento cardiovascular ("ser mais ou menos agressivo?")[27]. Visando melhorar a estratificação de risco em uma população heterogênea, como os pacientes classificados de risco intermediário, foi proposta a identificação de outros fatores considerados como de risco para eventos cardiovasculares, não contemplados pelo escore de Framingham, que são os chamados fatores agravantes de risco:

– História familiar de doença coronariana precoce (parente de primeiro grau masculino < 55 anos ou feminino < 65 anos).
– Síndrome metabólica.
– Micro ou macroalbuminúria (> 30mcg/min)
– Hipertrofia ventricular esquerda.
– Insuficiência renal crônica (creatinina > 1,5mg/dl ou *clearance* de creatinina calculado < 60ml/min).
– Proteína C-reativa de alta sensibilidade > 3mg/l (na ausência de etiologia não-aterosclerótica).
– Exame complementar com evidência de doença aterosclerótica subclínica: escore de cálcio coronariano determinado pela tomografia computadorizada > 100 ou > percentil 75 para a idade ou sexo; espessamento de carótida máximo > 1mm; índice tornozelo-braquial < 0,9.

A presença de qualquer desses agravantes de risco confere maior risco de evento cardiovascular ao indivíduo. Um dos fatores citados acima merece ser discutido em particular, em vista de sua prevalência crescente na população brasileira: a síndrome metabólica.

Em 2001, o NCEP-ATPIII[28] propôs os critérios diagnósticos para a síndrome metabólica, baseado em cinco parâmetros: circunferência abdominal, triglicérides, HDL-colesterol, pressão arterial e glicemia de jejum (Tabela 3.7). A presença de três dos cinco critérios permite o diagnóstico da síndrome metabólica. Recentemente, a *International Diabetes Federation* (IDF) propôs algumas mudanças nos critérios diagnósticos propostos pelo ATPIII. Houve redução nos valores de corte para cintura abdominal, de acordo com a etnia do paciente (Tabela 3.8)[29], além da diminuição dos níveis de glicemia de jejum para ≥ 100mg/dl.

A síndrome metabólica está associada a um aumento tanto no risco de desenvolvimento de diabetes como no aumento do risco de doença cardiovascular[30-32]. Em relação à dislipidemia presente na síndrome metabólica, a resistência à insulina apresenta papel de sensível importância. A resistência à insulina bloqueia o efeito inibitório da insulina sobre a lipólise dos adipócitos, dessa forma, aumenta a liberação de ácidos graxos pelos adipócitos. O fígado promove reesterificação desses ácidos graxos, formando triglicérides, os quais são liberados na circulação na forma de VLDL-colesterol. O triglicéride do VLDL-colesterol é trocado por éster de colesterol de partículas de HDL e LDL-colesterol, por meio da ação de uma proteína denominada *cholesteryl éster transfer protein* (CETP). Posteriormente, as partículas de VLDL-colesterol remanescentes, após seu triglicéride sofrer hidrólise pela lipase lipoproteíca, transportam esse éster de colesterol para o fígado. Trata-se do transporte reverso de colesterol, um efeito benéfico da CETP. Porém, uma parte do éster de colesterol dessas partículas remanescentes pode penetrar na parede da artéria, apresentando um efeito pró-aterogênico. As partículas de HDL-colesterol ricas em triglicérides, após ação da CETP, sofrem hidrólise pela lipase hepática, tornando-se menores e passando a sofrer *clearance* mais rápido da circulação, conseqüentemente, ocorre redução dos níveis de HDL-colesterol e da apolipoproteína A-I. As partículas de LDL-colesterol ricas em triglicérides também sofrem lipólise pela lipase hepática, tornando-se pequenas e densas. Existem evidências de que as partículas de LDL-colesterol pequenas e densas são mais aterogênicas, provavelmente por penetrarem mais facilmente na íntima da artéria, sofrerem mais oxidação e por outros motivos[33]. Dessa forma, a síndrome metabólica deve ser identificada e tratada de forma pertinente.

METAS DE TRATAMENTO

Após estratificar o risco do paciente, devem-se estabelecer metas de tratamento. Sempre lembrando que, após a identificação de um paciente dislipidêmico, todos devem ser orientados a respeito de modificações de estilo de vida. Em relação ao perfil lipídico, a primeira meta de tratamento a ser atingida deverá ser a de LDL-colesterol. Uma vez atingida essa meta, devem-se focar nos níveis de triglicérides e de HDL-colesterol. Existem exceções, tal como níveis muito elevados de triglicérides (> 500mg/dl), os quais, pelo risco de pancreatite, devem ser reduzidos de forma prioritária.

Tabela 3.7 – Critérios da NCEP-ATPIII para síndrome metabólica.

Fatores de risco	Valores de corte
Obesidade abdominal	Circunferência abdominal (cm)
Homens	> 102
Mulheres	> 88
Triglicérides (mg/dl)	150
HDL-colesterol (mg/dl)	
Homens	< 40
Mulheres	< 50
Pressão arterial (mmHg)	130/85
Glicemia de jejum (mg/dl)	110

Tabela 3.8 – Critérios da IDF para síndrome metabólica.

Grupo étnico	Circunferência abdominal (cm)	
Europeus	Homem ≥ 94	Mulher ≥ 80
Sul asiático	Homem ≥ 90	Mulher ≥ 80
Chinês	Homem ≥ 90	Mulher ≥ 80
Japonês	Homem ≥ 85	Mulher ≥ 90
América do Sul e Central	Utilizar recomendação para Sul asiático	
África subsaariana	Utilizar recomendação para europeu	
Populações do Leste Mediterrâneo e Meio Leste	Utilizar recomendação para europeu	

Quanto maior o risco do paciente, maior será seu benefício em relação à redução de seu LDL-colesterol. Dessa forma, quanto maior o risco de evento cardiovascular do paciente, menor será sua meta de LDL-colesterol a ser atingida. O tratamento farmacológico deve ser iniciado nos indivíduos de baixo risco (seis meses após) ou risco intermediário (três meses após) que não atingirem as metas após medidas não-farmacológicas. Nos indivíduos de alto risco ou com aterosclerose manifesta, o tratamento farmacológico deve ser instituído concomitantemente ao tratamento não-farmacológico (Quadro 3.11).

As metas terapêuticas a serem atingidas para cada grupo de risco pode ser sumarizada conforme a tabela 3.9.

Quadro 3.11 – Medidas terapêuticas iniciais e período de reavaliação.

Estrato	Medida terapêutica inicial	Reavaliação das metas
Baixo risco	MEV	6 meses
Risco intermediário	MEV	3 meses
Alto risco	MEV + tratamento farmacológico	3 meses
Aterosclerose manifesta	MEV + tratamento farmacológico	Individualizada

Tabela 3.9 – Metas terapêuticas.

	Risco em 10 anos	Meta terapêutica (mg/dl)	
		LDL-colesterol	Não-HDL-colesterol
Baixo risco	< 10%	< 160	< 190
Risco intermediário	10 a 20%	< 130	< 160
Alto risco ou diabéticos	> 20%	< 100	< 130
Aterosclerose manifesta	> 20%	< 70	< 100
		HDL-colesterol	Triglicérides
Homens		≥ 40	< 150
Mulheres		≥ 50	< 150
Diabéticos		≥ 45	< 150

MEV = modificações no estilo de vida.

MEDIDAS NÃO-FARMACOLÓGICAS

O tratamento dietético das dislipidemias é de certa forma restritivo[34], entretanto, se não houver excesso de peso, não é necessário diminuição do consumo calórico. Na realidade, deve ser feita troca de nutrientes sem necessariamente haver diminuição de calorias (substituição isocalórica). Deve ser estimulado o consumo de alimentos que diminuam o colesterol sem, contudo, deixarem de ser fontes nutricionais e calóricas adequadas. Recomenda-se então o consumo de gorduras poli e monoinsaturadas (peixes, carnes magras e de aves, óleos vegetais – soja, milho, canola e oliva –, legumes, grãos e nozes), consumo de produtos derivados do leite pobres em gordura saturada (leite desnatado, queijo branco, ricota, requeijão). Deve-se dar preferência aos carboidratos complexos (pães, massas, cereais batatas) em vez de açúcar, além do consumo

de frutas, grãos e vegetais, de preferência de cor verde-escura e amarela. Devem ser utilizadas margarinas cremosas no lugar das em tabletes. A ingestão de sal (NaCl) não deve ser superior a 6g/dia. Deve ser feita restrição do consumo de doces e refrigerantes e para os que bebem álcool a ingestão de álcool não deve ser superior a 30g para os homens (350ml de cerveja, 30ml de bebidas destiladas e 100ml de vinho) e 15g para mulheres. Nos portadores de hipertrigliceridemia, a ingestão de álcool é proibida. Quando há excesso de peso, a ingestão calórica deve ser direcionada à perda de peso. A síndrome metabólica e a lipodistrofia estão associadas ao acúmulo de gordura central no organismo. Perdas de 5 a 10% do excesso de peso levam à melhora do perfil lipídico e da resistência à insulina nos portadores da síndrome metabólica. O exercício físico por si só previne a aterosclerose, além disso, está associado a perda e/ou manutenção do peso, melhora dos triglicérides e HDL-colesterol (quando os triglicérides estão elevados). O exercício é especialmente benéfico para controlar as alterações dos portadores de síndrome metabólica[35].

MEDIDAS FARMACOLÓGICAS

Estatinas

Os fármacos de primeira escolha para o tratamento da hipercolesterolemia são os inibidores da HMGCo-A redutase ou estatinas. As estatinas reduzem o risco de infarto do miocárdio, morte, necessidade de revascularização do miocárdio e acidente vascular cerebral isquêmico em média de 30% (estudos 4S, CARE, LIPID, WOSCOPS, AFCAPS/TEXCAPS, HPS, ASCOT e LIPS)[15,36-38]. É importante enfatizar que, salvo na presença de efeitos colaterais, o uso das estatinas deverá ser contínuo e que quanto maior o período de uso maior será o benefício. Além disso, quanto maior o risco do paciente, maior o benefício. Já existe evidência do estudo HPS[37] que indivíduos com colesterol total acima de 135mg/dl, ou seja, que apresentem LDL-colesterol < 100mg/dl e que sejam de alto risco para a doença arterial coronariana beneficiam-se do uso de estatinas. As estatinas diminuem o colesterol e os triglicérides por meio de dois mecanismos: aumento da expressão dos receptores da LDL-colesterol no fígado levando à sua maior remoção e das suas precursoras remanescentes de VLDL e IDL-colesterol e diminuição da produção hepática de VLDL-colesterol. As estatinas diminuem o LDL-colesterol de 20 a 55%[15,18,39]. Quando se dobra a dose de uma estatina em média se ganha 6% de redução do LDL-colesterol. Em indivíduos não-hipertrigliceridêmicos, as reduções dos triglicérides do plasma estão na faixa de 5 a 10%. Entretanto, em indivíduos com triglicérides > 250mg/dl, podem-se atingir reduções de 20 a 45%. Apesar disso, as estatinas não são a primeira escolha para indivíduos com triglicérides > 400mg/dl. As estatinas aumentam o HDL-colesterol de 5 a 10% em média. A potência em reduzir o LDL-colesterol das estatinas nas doses iniciais dos medicamentos é a seguinte[18]: rosuvastatina > atorvastatina > sinvastatina > pravastatina = lovastatina > fluvastatina. Além dos efeitos hipolipemiantes, esses medicamentos apresentam outros possíveis efeitos antiaterogênicos: diminuição da oxidação da LDL-colesterol, efeito antiformação de trombos plaquetários e efeitos antiinflamatórios[39]. Por serem potencialmente teratogênicas, as estatinas são contra-indicadas na gestação. As dosagens das estatinas encontram-se na tabela 3.10.

Tabela 3.10 – Doses recomendadas das estatinas disponíveis.

	Dosagem (mg/dia)	Redução (%) média do LDL-colesterol com a dose inicial	Redução (%) média do LDL-colesterol na dose máxima
Lovastatina	20-80	27	42
Pravastatina	20-80	27	34
Fluvastatina	40-80	22	38
Sinvastatina	10-80	27	48
Atorvastatina	10-80	36	52
Rosuvastatina	10-40	42	55

Os efeitos colaterais mais freqüentes do uso das estatinas são os do trato digestório, porém os mais preocupantes são elevação das aminotransferases (ALT, AST > 3 vezes o limite superior do normal) e da creatinocinase (CPK > 10 vezes o limite superior do normal), o que ocorre em cerca de 0,1% dos pacientes[15]. Se esses limites forem superados ou se houver dor muscular, mesmo com CPK normal, esses fármacos deverão ser suspensos. Com exceção da atorvastatina e rosuvastatina, todas as estatinas devem ser ingeridas à noite. A atorvastatina, a sinvastatina e a lovastatina são metabolizadas principalmente pelo citocromo P-450 3A4, comum a inibidores de protease, imidazólicos, antibióticos macrolídeos e ciclosporina. Esses medicamentos podem elevar os níveis séricos das estatinas e causar maior toxicidade muscular (toxicidade farmacocinética). A fluvastatina é metabolizada principalmente pelo citocromo P-450 2C9. A pravastatina e a rosuvastatina praticamente não são metabolizadas pelo citocromo P-450. Pravastatina e atorvastatina (por sua potência, porém com um pouco mais de cuidado) são as estatinas de escolha em indivíduos em uso de inibidores de protease para controle do HIV[40]. O uso de sinvastatina está formalmente contra-indicado nesses pacientes devido aos elevados níveis séricos dessa droga em sua associação com inibidores de protease e ao conseqüente risco de rabdomiólise. As doses das estatinas devem ser tituladas para se atingir as metas de prevenção da aterosclerose. Comumente, recomendava-se que as aminotransferases e a CPK deveriam ser monitorizadas 30 dias após o início do tratamento, aos 3, 6, 9 e 12 meses, e sempre quando for aumentada a dose. Atualmente sabemos que a segurança das estatinas já foi demonstrada em vários estudos, inclusive com altas doses[41]. Em vista disso, uma força-tarefa de especialistas publicou em 2006 um documento que considera desnecessária a dosagem periódica de CPK em indivíduos assintomáticos, recomendando sua dosagem apenas em pacientes que apresentem sintomas

muscularos[42]. Devemos lembrar que fármacos como antifúngicos imidazólicos e macrolídeos também podem interagir com as estatinas, o que pode aumentar o risco de rabdomiólise[15].

Resinas de troca

As resinas de troca são fármacos utilizados para se reduzir o LDL-colesterol[15]. Elas diminuem a absorção do colesterol, pois se ligam aos sais biliares no intestino. Em doses-padrão, 8 a 20g/dia, tanto a colestiramina como o colestipol reduzem o LDL-colesterol em 10 a 20%. Paradoxalmente, as resinas podem aumentar a síntese de VLDL-colesterol e elevar os níveis de triglicérides em 15 a 30%. O grande fator limitante do uso das resinas é a alta incidência de efeitos colaterais no trato digestório, o que leva à baixa aderência ao tratamento. Atualmente, as resinas são utilizadas como adjuvantes às estatinas, sendo drogas de escolha em crianças com idade inferior a 10 anos, mulheres grávidas e um alternativa às estatinas em mulheres no período reprodutivo. As resinas devem ser administradas nas refeições e 1 hora antes ou 3 horas após a ingestão de outros medicamentos, pois podem reduzir sua absorção, exemplo clássico dos anticoagulantes orais e digoxina.

Ezetimiba

Este é um medicamento que inibe a absorção do colesterol por efeito direto no intestino[43]. A dose de 10mg reduz o LDL-colesterol em cerca de 20%. Sua grande vantagem está em potencializar os efeitos das estatinas de forma importante. Os efeitos da dose de 10mg de ezetimiba associada a 10mg de atorvastatina ou sinvastatina são equivalentes às doses de 80mg desses fármacos. A ezetimba é absorvida, porém efeitos colaterais não são diferentes aos do placebo, sendo muito mais tolerado que as resinas. A ezetimba não é metabolizada pelo citocromo P-450 3A4. Porém, é necessária a monitorização da ALT e AST quando do associado às estatinas.

TRATAMENTO DA HIPERTRIGLICERIDEMIA

Fibratos

São os medicamentos de escolha para o tratamento da hipertrigliceridemia e têm papel importante para a terapia das dislipidemias mistas[15]. São indicados se triglicérides > 500mg/dl e principalmente se > 1.000mg/dl. Os fibratos reduzem o risco de pancreatite e de doença coronariana em portadores de hipercolesterolemia e em indivíduos que já sofreram infarto do miocárdio (estudos de Helsinki e VA-HIT com genfibrosila, respectivamente)[18,44]. Agem por estimular os receptores nucleares PPAR/alfa (peroxisome proliferator activator receptors – receptores ativadores da proliferação de peroxissomos)[45]. Em média, os fibratos reduzem os triglicérides em 30%, entretanto, a redução pode chegar a 60% nos hipertrigliceridêmicos graves. Os fibratos aumentam em média o HDL-colesterol em 10%. Embora não sejam fármacos de escolha para

150

o tratamento da hipercolesterolemia, os fibratos podem reduzir o LDL-colesterol nos pacientes com dislipidemia mista. A intensidade de redução do LDL-colesterol depende do fibrato usado. Em doses usuais, os medicamentos de nova geração como o fenofibrato micronizado e o ciprofibrato reduzem o LDL-colesterol de 24 a 31% contra 10 a 15% dos medicamentos mais antigos, como o genfibrosila e o bezafibrato[15]. O fenofibrato é uricosúrico, sendo útil para pacientes com hiperuricemia. Os fibratos diminuem a proporção de LDL-colesterol pequena e densa (padrão tipo B do LDL-colesterol encontrado quando os níveis de triglicérides do plasma estão acima de 150mg/dl). As doses dos fibratos disponíveis encontram-se na tabela 3.11.

Tabela 3.11 – Doses dos fibratos disponíveis no Brasil.

Fármaco	Dosagem (mg/dia)
Bezafibrato	400-600
Bezafibrato retard	400
Genfibrosila	900-1.200
Genfibrosila retard	900
Etofibrato	500
Fenofibrato	250
Fenofibrato micronizado	200
Ciprofibrato	100

Os efeitos colaterais mais preocupantes com o uso dos fibratos são elevação das aminotransferases (ALT, AST) e da creatinocinase (CPK) em cerca de 0,1% dos pacientes. Da mesma forma que as estatinas para a ALT e AST, são tolerados valores de até três vezes o normal, e para CPK, 10 vezes o valor normal. Os fibratos não são metabolisados pelo citocromo P-450 3A4, porém sua associação com estatinas deve ser feita com cuidado, pois pode levar à rabdomiólise (toxicidade farmacodinâmica). Os principais indivíduos sob risco de desenvolvimento de toxicidade muscular são os idosos e os portadores de insuficiência renal.

Ômega-3

Os ácidos graxos ômega-3[15], principalmente os encontrados no óleos de peixe (EPA e DHA), reduzem a produção de VLDL-colesterol e conseqüentemente os triglicérides do plasma. São recomendadas doses maiores ou iguais a 4g/dia. Os ácidos graxos ômega-3 são adjuvantes aos fibratos no tratamento das hipertrigliceridemias graves. Apresentam também efeito antiagregante plaquetário.

Niacina

A niacina ou ácido nicotínico diminui o LDL-colesterol de 5 a 25%, aumenta o HDL-colesterol de 15 a 35% e diminui os triglicérides de 20 a 50%[15]. A niacina bloqueia a síntese hepática de VLDL e LDL-colesterol no fígado. Na forma tradicional, utiliza-se a dose de 2 a 6g/dia, ajustada conforme o efeito ou a tolerância. Na forma de liberação intermediária (*extended release*), utiliza-se de 1-3g/dia. A limitação ao uso do ácido nicotínico são os freqüen-

tes efeitos colaterais, como rubor facial, hiperuricemia e alterações do trânsito intestinal. A niacina cristalina deve ser utilizada com cuidado em diabéticos, pois pode piorar o controle glicêmico. É importante lembrar que a formulação de niacina de liberação intermediária (Niaspan®, no Brasil Acinic® e Metri®) apresenta tolerância bem superior às formulações de ação rápida, sem, contudo, elevar o risco de insuficiência hepática, como ocorre com as formulações de liberação lenta ou de descompensações graves da glicemia como na forma cristalina[46].

NOVOS MARCADORES DE RISCO

Vários marcadores inflamatórios, como fibrinogênio, ferritina, proteína C-reativa de alta sensibilidade, foram associados à doença arterial coronariana em muitos estudos, contudo, com exceção da proteína C-reativa, os dados em relação à predição de risco cardiovascular não se mostrou consistente em confirmá-los como marcadores independentes de risco.

A homocisteína, um aminoácido sulfidrílico formado durante o metabolismo da metionina, tem sido relacionada à aterosclerose por mecanismo citotóxico direto sobre o endotélio, diminuindo a função de dilatação da microcirculação, alterando a ativação plaquetária, a síntese de colágeno e também aumentando a produção de interleucina-6 e monócitos. Assim vários estudos *in vitro*[47,48] mostraram que a homocisteína é um potente indutor de inflamação. Entretanto, os dados derivados de vários estudos em relação à homocisteína como fator de risco cardiovascular não são consistentes, e aparentemente seu papel sobre o processo de aterosclerose parece ser modesto quando se compara com os outros fatores de risco.

A proteína C-reativa é uma proteína de resposta imune inativa da família da pentraxina, produzida no fígado. Dados recentes mostram que pode também ser produzida em células musculares lisas, expressas principalmente em vasos com doença aterosclerótica. Existem evidências de que, além de marcador inflamatório, a proteína C-reativa teria ações pró-aterogênicas, aumentando as expressões locais das moléculas de adesão na superfície do endotélio, proteína quimioatrativa de monócitos, endotelina 1, PAI-1 e a captação de LDL-colesterol pelos macrófagos. Na literatura, há um grande número de trabalhos que demonstram que a proteína C-reativa é um fator independente de risco cardiovascular, assim como tem poder aditivo de prognóstico aos escores de risco de Framingham[49] e em pacientes com síndrome metabólica.

A introdução de novas técnicas de imagem tem oferecido a oportunidade de detecção de aterosclerose subclínica, permitindo adoção de medidas de prevenção primária mais intensivas. Sabe-se que mais da metade dos eventos cardiovasculares ocorre em indivíduos de baixo e médio risco. Assim, a identificação de pacientes assintomárticos que possam estar em risco mais elevado do que aquele do escore de risco de Framingham é muito interessante.

A avaliação do escore de cálcio, realizada por meio da tomografia por emissão de elétrons (EBCT) e mais atualmente pela tomografia computadorizada de múltiplos detectores (MSCT), é uma forma de detecção de aterosclerose subclínica. O depósito de cálcio na artéria coronária está intimamente associado com o desenvolvimento e a progressão de placas ateroscleróticas. Vários estudos correlacionam a extensão da calcificação medida pela tomografia computadorizada com a carga de placas ateroscleróticas avaliada pela necropsia. Cada vez mais surgem evidências de que quanto maior o grau de calcificação, maior o risco de eventos cardiovasculares. Arad et al.[50] seguiram 1.173 indivíduos assintomáticos por uma média de 19 meses após a realização de EBCT. O risco de acidente vascular cerebral, infarto do miocárdio, morte ou revascularização foi 22 vezes maior nos pacientes com escore > 160, em comparação com os pacientes sem evidências de cálcio. Kondos et al.[51] realizaram o seguimento de 4.151 homens e 1.484 mulheres submetidos a pesquisa do escore de cálcio, durante 37 ± 13 meses. Os homens no quartil mais alto de escore de cálcio apresentavam risco oito vezes maior de sofrer um evento cardiovascular "duro", comparados com homens do quartil mais baixo. As mulheres apresentaram diferença significativa somente em relação a eventos combinados ("duros" e leves): aquelas no quartil mais alto do escore de cálcio apresentavam um risco relativo de eventos quase 10 vezes mais alto do que as mulheres no quartil mais baixo. Outro estudo de relevância demonstrando o valor do escore de cálcio na estratificação de risco foi o *The St. Francis Heart Study*[52]. Neste estudo prospectivo, foram seguidos 4.613 indivíduos assintomáticos entre 50 e 70 anos de idade, durante um período médio de 4,3 anos, os quais foram submetidos a avaliação do escore de cálcio pela EBCT. Ocorreram eventos cardiovasculares ateroscleróticos em 119 indivíduos (2,6%). O escore de cálcio foi preditor de doença arterial coronariana de forma independente dos fatores de risco tradicionais (p = 0,01) e também da combinação desses fatores de risco com a proteína C-reativa. Além disso, o escore de cálcio foi preditor de doença arterial coronariana de forma mais acurada que o escore de Framingham. Dessa forma, o escore de cálcio melhorou a estratificação de risco baseada no escore de Framingham. O ATPIII[36] coloca a avaliação do escore de cálcio como método opcional auxiliar na estratificação de pacientes com múltiplos fatores de risco, sendo que o achado de um escore acima do percentil 75 nestes pacientes poderia justificar maior agressividade na terapêutica hipolipemiante.

A medida da espessura da íntima média (IMT) pela ultra-sonografia da carótida tem sido utilizada para identificar e monitorizar alterações pré-clínicas da aterosclerose[53]. O IMT carotídeo atualmente é recomendado pela *American Heart Association* na avaliação do risco cardiovascular[54]. Vários estudos epidemiológicos prospectivos comprovaram que aumentos do IMT carotídeo estão associados com risco aumentado de infarto do miocárdio em adultos sem história de doença cardiovascular. Foi demonstrado que o IMT carotídeo é um preditor independente da doença coronariana, após ajuste para fatores de risco tradicionais[55].

Outro método a ser utilizado na pesquisa de aterosclerose subclínica é a medida do índice tornozelo-braço, que consiste na relação da pressão arterial sistólica do tornozelo pela braquial, sendo que índices abaixo de 0,9 têm-se correlacionado com aumento da mortalidade global, mortalidade e morbidade cardiovasculares e acidente vascular cerebral. O índice tornozelo-braço vem-se tornando um método muito útil pela facilidade de execução e pelo baixo custo. Vários estudos na literatura têm demonstrado ser um marcador independente de eventos cardiovasculares futuros, inclusive em revisões sistemáticas[56].

Dessa forma, dispomos no momento de um arsenal diagnóstico muito valioso, já que a doença aterosclerótica é uma entidade grave, que determina grandes prejuizos à sociedade. Pelo seu caráter evolutivo insidioso e muitas vezes silencioso, o diagnóstico precoce e o tratamento intensivo são imperiosos.

REFERÊNCIAS BIBLIOGRÁFICAS

1. World Health Organization. The World Health Report 2001. Available at: http://www.who.int/whr. ▪ 2. American Heart Association. Heart Disease and Stroke Statistics – 2004 Update. Dallas, Tex: American Heart Association; 2003. ▪ 3. Beaglehole R. International trends in coronary heart disease mortality and incidence rates. J Cardiovasc Risk 1999;6:63. ▪ 4. World Health Organization. The World Health Report 1997. Genova: WHO; 1997. ▪ 5. Murray CJL, Lopez AD. The global burden of disease. In: Murray CJL, Lopez AD, eds. The global burden of disease: a comprehensive assessment of mortality and disability from disease, injuries and risk factors in 1990 and projected to 2020. Boston (Mass): Harvard School of Health; 1996. ▪ 6. Grundy SM et al. Implications of recent clinical trials for the National Cholesterol Education Program Adult Treatment Panel III guidelines. Circulation, 2004;110:227. ▪ 7. Curi R et al. Entendendo as Gorduras: Os Ácidos Graxos. 1ª ed. São Paulo: Manole, 2002, p. 7. ▪ 8. Larsen PR et al. Williams Textbook of Endocrinology. 10th ed. Philadelphia: Saunders; 2003. ▪ 9. Nelson DL, Cox MM. Lehninger Princípios de Bioquímica. 2ª ed. São Paulo: Sarvier; 2000. p. 503. ▪ 10. Rifai N et al. Tietz Textbook of Clinical Chemistry. 3rd Philadelphia: Saunders; 1999. p. 809. ▪ 11. Lawn RM. Lipoprotein (a) in heart disease. Scientific Am 1992;246:26. ▪ 12. Shorten PR, Upreti GC. A mathematical model of fatty acid metabolism and VLDL assembly in human liver. Bioch Biophysica Acta 2005;1736:94. ▪ 13. Takashi S et al. The very low density lipoprotein (VLDL) receptor – a peripheral lipoprotein receptor for remnant lipoproteins into fatty acid active tissues. Mol Cell Biochem 2003;248:121. ▪ 14. Schaefer EJ, Asztalos BF. Cholesteryl ester transfer protein inhibition, high-density lipoprotein metabolism and heart disease risk reduction. Curr Opin Lipidol 2006;17:394. ▪ 15. Santos RD et al. III Diretrizes brasileiras sobre dislipidemias e diretriz de prevenção da aterosclerose do Departamento de Aterosclerose da Sociedade Brasileira de Cardiologia. Arqu Bras Cardiol 2001;77(Supl III):1. ▪ 16. Yusuf S et al. INTERHEART Study Investigators. Effect of potentially modifiable risk factors associated with myocardial infarction in 52 countries (the INTERHEART study): case-control study. Lancet 2004;364:937. ▪ 17. Austin MA et al. Familial hypercholesterolemia and coronary heart disease: a HuGE association review. Am J Epidemiol 2004;160:421. ▪ 18. Civeira F. Guidelines for the

diagnosis and management of heterozygous familial hypercholesterolemia. Atherosclerosis 2004;173:55. ▪ 19. Marks D et al. A review on the diagnosis, natural history, and treatment of familial hypercholesterolemia. Atherosclerosis 2003;168:1. ▪ 20. Scientific Steering Committee on behalf of the Simon Broome Register Group. Mortality in treated heterozygous familial hypercholesterolemia: implications for clinical management. Atherosclerosis 1999;142:105. ▪ 21. Slack J. Risks of ischaemic heart-disease in familial hyperlipoproteinaemic states. Lancet 1969;2:1380. ▪ 22. Stone NJ et al. Coronary artery disease in 116 kindred with familial type II hyperproteinemia. Circulation 1974;49:476. ▪ 23. Williams RR et al. Diagnosing heterozygous familial hypercholesterolemia using new practical criteria validated by molecular genetics. Am J Cardiol 1993;72:171. ▪ 24. Hopkins PN et al. Coronary artery disease risk in familial combined hyperlipidemia and familial hypertrigliceridemia. Circulation 2003;108:519. ▪ 25. Pitt B, Rubenfire M. Stratification for the detection of preclinical coronary artery disease. Circulation 1999;99:2610. ▪ 26. Naghavi M et al. From vulnerable plaque to vulnerable patient. A call for new definitions and risk assessment strategies: part II. Circulation 2003;108:1664. ▪ 27. Wilson PWF et al. Task force 4-How do we select patients for atherosclerosis imaging? J Am Coll Cardiol 2003;41:1898. ▪ 28. Executive Summary of The Third Report of the National Cholesterol Education Program (NCEP) Expert Panel on Detection, Evaluation, and Treatment of High Blood Cholesterol in Adults (Adult Treatment Panel III). JAMA 2001;285:2486. ▪ 29. The IDF consensus worldwide definition of the metabolic syndrome. Available at: http://www.idf.org. ▪ 30. Grundy SM et al. Clinical management of metabolic syndrome: report of the American Heart Association/National Heart, Lung and Blood Institute/American Diabetes Association conference on scientific issues related to management. Circulation 2004;109:551. ▪ 31. Isomaa B et al. Cardiovascular morbidity and mortality associated with the metabolic syndrome. Diabetes Care 2001;24:683. ▪ 32. Lakka HM et al. The metabolic syndrome and total and cardiovascular disease mortality in middle-aged men. JAMA 2002;288:2709. ▪ 33. Miranda PJ et al. Metabolic syndrome: definition, pathophysiology, and mechanisms. Am Heart J 2005;149:33. ▪ 34. Krauss RM et al. AHA Dietary Guidelines: revision 2000: a statement for healthcare professionals from the Nutrition Committee of the American Heart Association. Circulation 2000;102:2284. ▪ 35. Grundy SM et al. and for Conference Participants. Clinical Management of Metabolic Syndrome: Report of the American Heart Association/National Heart, Lung, and Blood Institute/American Diabetes Association Conference on Scientific Issues Related to Management. Circulation 2004;109:551. ▪ 36. Third Report of the National Cholesterol Education Program (NCEP) Expert Panel on Detection, Evaluation, and Treatment of High Blood Cholesterol in Adults (Adult Treatment Panel III) final report. Circulation 2002;106:3143. ▪ 37. Heart Protection Study Collaborative Group. MRC/BHF Heart Protection Study of cho-

lesterol lowering with simvastatin in 20,536 high-risk individuals: a randomized placebo controlled trial. Lancet 2002;360:7. ▪ 38. Sever PS et al. Prevention of coronary and stroke events with atorvastatin in hypertensive patients who have average or lower-than-average cholesterol concentrations, in the Anglo-Scandinavian Cardiac Outcomes Trial-Lipid Lowering Arm (ASCOT-LLA): a multicentre randomised controlled trial. Lancet 2003;361:1149. ▪ 39. Laufs U, Liao JK. Isoprenoid metabolism and the pleiotropic effects of statins. Curr Atheroscler Rep 2003;5:372. ▪ 40. Calza L et al. Statins and fibrates for the treatment of hyperlipidaemia in HIV-infected patients receiving HAART. AIDS 2003;17:851. ▪ 41. Thompson PD et al. An assessment of statin safety by muscle esperts. Am J Cardiol 2006;97(Suppl 8A):69C. ▪ 42. McKenney JM et al. Final conclusions and recommendations of the national lipid association statin assessment task force. Am J Cardiol 2006;97(Suppl):89C. ▪ 43. Knopp RH et al. Effects of ezetimibe, a new cholesterol absorption inhibitor, on plasma lipids in patients with primary hypercholesterolemia. Eur Heart J 2003;24:729. ▪ 44. Rubins HB, Robins SJ. Conclusions from the VA-HIT study. Am J Cardiol 2000;86:543. ▪ 45. Berger J, Moller DE. The mechanisms of action of PPARs. Annu Rev Med 2002;53:409. ▪ 46. Goldberg A et al. Multiple-dose efficacy and safety of an extended-release form of niacin in the management of hyperlipidemia. Am J Cardiol 2000;85:1100. ▪ 47. Shai I et al. Homocisyteine as a risk factor for coronary heart diseases and its association with inflammatory biomarkers, lipids and dietary factors. Atherosclerosis 2004;177:375. ▪ 48. Hankey GJ et al. Clinical usefulness of plasma homocysteine in vascular disease. Med J Aust 2004;181:314. ▪ 49. Koening W et al. C-reactive protein modulates risk prediction based on the Framingham score. Implications for future risk assessment: results from a large cohort study in southern germany. Circulation 2004;109:1349. ▪ 50. Arad Y et al. Prediction of coronary events with electron beam computed tomography. J Am Coll Cardiol 2000;36:1253. ▪ 51. Kondos GT et al. Electron-beam tomography coronary artery calcium and cardiac events: a 37-month follow-up of 5635 initially asymptomatic low- to intermediate-risk adults. Circulation 2003;107:2571. ▪ 52. Arad Y et al. Coronary calcification, coronary disease risk factors, C-reactive protein, and atherosclerotic cardiovascular disease events. J Am Coll Cardiol 2005;46:158. ▪ 53. Hodis HN et al. The role of carotid arterial intima-media thickness in predicting clinical coronary events. Ann Intern Med 1998;128:262. ▪ 54. Smith Jr SC et al. Prevention conference V: beyond secondary prevention: identifying the high-risk patient for primary prevention. Circulation 2000;101:111. ▪ 55. Kieltyka L et al. Framingham risk score is related to carotid artery intima-media thickness in both white and black young adults: the Bogalusa Heart Study. Atherosclerosis 2003;170:125. ▪ 56. Heald CL et al. Risk of mortality and cardiovascular disease associated with the ankle-brachial index: Systematic reviewPublic Health Sciences, University of Edinburgh, Medical School, Teviot Place, Edinburgh EH8 9AG, United Kingdom, Atherosclerosis; 2006;189:61.

12. SÍNDROME METABÓLICA

Heno Ferreira Lopes

A identificação dos fatores de risco cardiovascular é importante para ter melhor controle e proteger o paciente em relação às doenças cardiovasculares, principalmente a doença arterial coronariana. Dentre os fatores de risco cardiovascular passíveis de modificação podem-se destacar o diabetes, a hipertensão arterial, dislipidemia, obesidade, sedentarismo. Do ponto de vista epidemiológico, a importância desses fatores de forma isolada na doença cardiovascular está bem estabelecida. A partir da década de 1980, a associação de alguns fatores de risco cardiovascular em um indivíduo tem sido caracterizada como síndrome metabólica. Essa associação de fatores de risco, denominada síndrome metabólica, merece atenção especial pelo importante impacto na morbidade e mortalidade cardiovascular[1]. Embora maior atenção tenha sido voltada para a síndrome metabólica a partir da década de 1980, as primeiras observações a seu respeito foram na década de 1920[2]. Apesar de as observações clínicas iniciais relativas à síndrome serem antigas, a melhor caracterização clínica ganhou maior evidência a partir dos trabalhos do Dr. Reaven[3]. Daquela época para cá, o volume de informações a respeito da definição, epidemiologia, fisiopatologia e tratamento da síndrome metabólica tem aumentado bastante. Apesar desse grande volume de informações, existem fatores limitantes para melhor caracterizar a prevalência da síndrome metabólica em diferentes partes do mundo, incluindo o Brasil. A síndrome metabólica pode ser definida como um agrupamento de fatores de risco cardiovascular em um indivíduo. Dentre esses, podem-se destacar a pressão arterial elevada, a resistência à insulina, intolerância à glicose, glicemia de jejum alterada, diabetes tipo 2, obesidade central, aumento da fração LDL-colesterol pequena e densa nos diabéticos, aumento dos triglicérides e HDL-colesterol baixo. Além dos fatores de risco acima citados, os distúrbios da coagulação sangüínea (aumento da adesividade plaquetária e do inibidor do ativador do plasminogênio – PAI-1) e a microalbuminúria também são mencionados como componentes da síndrome. Obesidade central, pressão arterial alta, aumento de triglicérides, glicemia de jejum alterada e HDL-colesterol baixo são os principais componentes para definir a síndrome metabólica[4]. A prevalência da sín-

drome metabólica é alta em alguns países, e essa prevalência cresce de acordo com o aumento da idade[5]. Essa prevalência também aumenta significativamente quando se avaliam grupos de pacientes com determinada doença como diabetes, hipertensão e obesidade. Um outro dado interessante é que um grande número de estudos na literatura sugere a história familiar de hipertensão arterial como um importante fator predisponente para o desenvolvimento da síndrome metabólica. Neste capítulo serão discutidos vários aspectos relacionados à síndrome metabólica, tais como definição, epidemiologia, fisiopatologia e tratamento.

DEFINIÇÃO

Como mencionado acima, existem várias definições da síndrome metabólica no momento. A primeira definição foi criada pela Organização Mundial da Saúde (OMS) e a Associação Americana de Diabetes (ADA). Essa definição leva em conta que o paciente deve ter alguma alteração do metabolismo da glicose (glicemia de jejum alterada ou intolerância à glicose ou tolerância à glicose normal com resistência à insulina) e mais dois dos seguintes fatores: uso de anti-hipertensivos e/ou pressão arterial $\geq$ 140/90mmHg, obesidade (índice de massa corpórea > 30kg/m^2), obesidade abdominal (relação cintura quadril > 0,90 no homem e > que 0,80 na mulher), triglicérides aumentados ($\geq$ 150mg/dl), HDL-colesterol baixo (< 35mg/dl no homem e < 39mg/dl na mulher) e microalbuminúria (excreção urinária de albumina $\geq$ 20mcg/min)[6]. A definição do NCEP/ATP III (*National Cholesterol Evaluation Program – Adult Treatment Panel III*)[4] veio depois da definição da OMS/ADA e tem sido usada largamente pela fácil aplicação na clínica. De acordo com essa classificação, a glicemia de jejum alterada é um dos critérios para definir o paciente com a síndrome metabólica, de modo que a resistência à insulina não é considerada. Conforme essa classificação, considera-se portador de síndrome metabólica o paciente que tem três ou mais dos seguintes fatores: obesidade central (circunferência abdominal > 88cm para as mulheres e > que 102cm para os homens), pressão arterial $\geq$ 130/85mmHg, glicemia de jejum $\geq$ 110mg/dl, triglicérides $\geq$ 150mg/dl, HDL-colesterol baixo (< 40mg/dl nos homens e < 50mg/dl nas mulheres). A I Diretriz Brasileira no Diagnóstico e Tratamento da Síndrome Metabólica, por vários motivos, adotou a definição do NCEP/ATP III para o diagnóstico e tratamento da síndrome metabólica[7]. Além da definição da OMS/ADA, NCEP/ATP III, da Diretriz Brasileira no Diagnóstico e Tratamento da Síndrome Metabólica existem outras. Entre elas merece destaque a definição da *American Association of Clinical Endocrinologists* (AACE), que é mais ampla, porém mais difícil de aplicar na clínica. A definição de síndrome metabólica mais recente resultou de um consenso do *International Diabetes Federation* (IDF)[8]. De acordo com esse consenso, para ser considerado portador da síndrome metabólica o indivíduo deve ter obesidade central (circunferência abdominal ≥ 94cm para os homens e ≥ 80cm para as mulheres da Europa; esse valor varia de acordo com diferentes grupos étnicos, para os sul-americanos os valores são ≥ 90cm para os homens e ≥ 80cm para as mulheres, Tabela 3.12) juntamente com dois ou mais dos seguintes fatores: pressão arterial ≥ 130/85mmHg, glicemia de jejum ≥ 100mg/dl, triglicérides ≥ 150mg/dl, HDL-colesterol < 40mg/dl nos homens e < 50mg/dl nas mulheres. A falta de uma única definição dificulta a caracterização da real prevalência da síndrome, porém, como as mesmas variáveis (obesidade central, triglicérides, HDL-colesterol, glicemia e pressão arterial) são usadas nas diferentes definições, isso não interfere na definição dos mecanismos fisiopatológicos. Mesmo assim, tratando-se dos mecanismos fisiopatológicos da síndrome metabólica, pode-se dizer que várias peças de um quebra-cabeça faltam ser encaixadas. Nesse contexto, pode-se dizer que a obesidade central tem importante associação com a síndrome metabólica e outros fatores associados como a resistência à insulina, o aumento da atividade simpática, da atividade do sistema renina-angiotensina e a ativação do eixo hipotálamo-hipófise-adrenal têm papel importante na sua fisiopatogênese. A hipertensão arterial, incluindo a história familiar para hipertensão, também tem importante associação com a síndrome metabólica. Esses diferentes aspectos serão discutidos a seguir.

FISIOPATOLOGIA

ATIVAÇÃO DO EIXO HIPOTÁLAMO-HIPÓFISE-ADRENAL

A obesidade central, independente da definição usada, é um componente importante da síndrome metabólica. Tudo indica que ela resulta da interação entre fatores genéticos e ambientais. Dentre os fatores ambientais, merece destaque o estresse psicossocial e o consumo de dieta hipercalórica, que resultam na ativação do eixo hipotálamo-hipófise-adrenal em indivíduos geneticamente predispostos. A ativação desse eixo resulta na maior produção de cortisol. Existem evidências de que o cortisol tem relação direta com a obesidade central naqueles pacientes que apresentam hiperexpressão na produção da enzima 11-beta-hidroxiesteróide desidrogenase 1[9]. A ativação do eixo hipotálamo-hipófise-adrenal tem relação direta com a produção de cortisol, e a resposta do organismo ao hipercortisolismo é caracterizada pelo aumento da pressão arterial, tolerância à glicose alterada e obesidade[10], de modo que o hipercortisolismo resulta em alterações orgânicas sugestivas da síndrome metabólica. Porém, nem todo paciente com cortisol aumentado tem manifestações clínicas da síndrome. A respeito desse assunto, pode-se concluir que a ativação do eixo hipotálamo-hipófise-adrenal provavelmente pode explicar várias alterações clínicas e laboratoriais encontradas no paciente com a síndrome metabólica, porém há muito a ser esclarecido nesse sentido.

IMPORTÂNCIA DA OBESIDADE CENTRAL

A obesidade central (visceral) é um componente importante da síndrome metabólica e tem relação direta com os mecanismos fisiopatogênicos da síndrome. Tudo indica que a obesidade central do paciente com a síndrome metabólica é conseqüência de alterações genéticas e ambientais. Um mecanismo muito provável para a obesidade central no paciente com predisposição genética é o desequilíbrio hormonal decorrente da ativação do eixo hipotálamo-hipófise-adrenal associado à dieta hipercaló-

Tabela 3.12 – Valores da circunferência abdominal para diferentes grupos étnicos de acordo com o consenso do IDF (2005).

País/grupo étnico		Circunferência abdominal* (cm)
Europeus	Homem	≥ 94
Nos EUA os valores do ATP III (102 homens e 88 para mulheres) devem continuar a ser usados na clínica	Mulher	≥ 80
Asiáticos do Sul	Homem	≥ 90
Baseado na população de chineses, malaios e indianos asiáticos	Mulher	≥ 80
Chineses	Homem	≥ 90
	Mulher	≥ 80
Japoneses	Homem	≥ 85
	Mulher	≥ 90
Grupos étnicos das Américas Central e do Sul	Usar recomendações para asiáticos do sul até que dados específicos estejam disponíveis	
Africanos do Subsaara	Usar dados europeus até que dados específicos estejam disponíveis	
Populações do Leste do Mediterrâneo e Oriente Médio (Árabes)	Usar dados europeus até que dados específicos estejam disponíveis	

*Nos estudos epidemiológicos futuros envolvendo população de origem européia, a prevalência deve ser estimada baseada em números de corte europeu e americano para permitir melhores comparações.

rica. Esse desequilíbrio hormonal tem relação com o estresse psicossocial, principalmente na vigência de sobrecarga de glicose[11].

O tecido adiposo não é simplesmente um reservatório de gordura como fonte de energia acumulada, mas um órgão muito ativo do ponto de vista metabólico e secretório, liberando para a circulação sistêmica, além dos ácidos graxos livres, um grande número de peptídeos ativos, fatores do complemento e citocinas[12]. A adiposidade de distribuição central ou intra-abdominal, e não a periférica, é que tem relação direta com as alterações metabólicas e citocinas encontradas nos pacientes com a síndrome metabólica. Essa gordura intra-abdominal é, na verdade, um depósito de triglicérides, sendo que os ácidos graxos livres, que compõem a cadeia lateral dos triglicérides, estão entre os principais fatores liberados para a circulação pelo tecido adiposo. Eles têm grande importância nos mecanismos da síndrome e encontram-se elevados em indivíduos com obesidade intra-abdominal. Quando os ácidos graxos livres permanecem elevados por um tempo prolongado, eles têm ação direta sobre a sinalização da insulina no músculo e fígado, reduzindo as respostas normais à insulina, isto é, diminuindo a incorporação de glicose pelo músculo esquelético e aumentando a neoglicogênese e o fornecimento de glicose do fígado para a circulação. O excesso de ácidos graxos livres no músculo e no fígado resulta no acúmulo de Acil-coenzima A, pois, enquanto a glicose fornece 3 Acil-coenzima A, eles fornecem em média 8, o que estimula enzimas com atividade serina-quinase, cuja atividade fosforilativa se contrapõe à ação mediada pelo receptor de insulina, que possui atividade tirosina cinase[13]. A gordura intra-abdominal (visceral) representa um depósito ectópico de triglicérides, e esse excesso de gordura passa a ser lesivo ao organismo. Dentre as substâncias produzidas pelo tecido adiposo visceral podem-se destacar além dos ácidos graxos livres, a leptina, a resistina, o TNFα, os receptores de TNFα, a interleucina-6, a proteína C-reativa, a adiponectina, o C3aDesArg e vários outros. As evidências na literatura médica nos levam a crer que os produtos do adipócito (adipocitocinas) contribuem de alguma forma com alterações encontradas nos pacientes com síndrome metabólica, como resistência à insulina, hipertensão, hipertrigliceridemia, HDL-colesterol baixo.

RESISTÊNCIA À INSULINA E SÍNDROME METABÓLICA

A resistência à insulina é caracterizada por uma resposta inadequada, principalmente nos tecidos periféricos (músculos esqueléticos), à ação da insulina. Inicialmente, pensou-se que a resistência à insulina fosse um componente primário da síndrome metabólica, tanto é que ela era definida com síndrome da resistência à insulina. Não há dúvida de que a resistência à insulina tem papel importante nos mecanismos da síndrome, porém não parece ser uma alteração primária e sim um fenótipo intermediário

resultante da interação genética e fatores ambientais. A resistência à insulina tem relação direta com a adiposidade, e a obesidade central é o achado de maior prevalência na síndrome metabólica. A relação entre excesso de peso e resistência à insulina é conhecida há muito tempo, contudo não é muito claro se essa é um fator promotor ou simplesmente uma conseqüência do ganho de tecido adiposo. Uma das hipóteses vigentes para explicar a resistência à insulina é de que ocorre o desenvolvimento de um sistema de retroalimentação negativo entre ganho de peso e sensibilidade à insulina, de tal modo que o aumento de peso promoveria uma resistência progressiva à ação da insulina para evitar um ganho de tecido adiposo ainda maior[14]. A hiperinsulinemia nos indivíduos com resistência à insulina é conseqüência direta do aumento de secreção de insulina, que, por sua vez, é secundária a um deslocamento para a esquerda da curva de resposta de glicose estimulada por insulina associada à diminuição do *clearance* de insulina[15]. Como mencionado, uma hipótese para explicar a resistência à insulina é de que ela seria conseqüência da obesidade e que funcionaria como um sistema adaptativo que se oporia ao ganho de peso excessivo. O aumento de peso (> 10%) em indivíduos adultos jovens resulta em elevação significativa na incidência de resistência à insulina, hipertensão arterial e dislipidemia, componentes da síndrome metabólica. Nessa população, a hiperinsulinemia inicial tem valor preditivo para o desenvolvimento de dislipidemia e hipertensão arterial[16]. Esses dados sugerem que o ganho de peso precede o desenvolvimento da síndrome de resistência à insulina. Nesse sentido, foi demonstrado que crianças normais com maior percentual de gordura corporal têm maior pressão arterial, freqüência cardíaca e maior nível de insulina plasmática[17].

A fisiopatogênese da síndrome metabólica é complexa e tudo indica que existe grande interação entre os fatores de risco presentes na síndrome. A hiperinsulinemia e a resistência à insulina, presentes nos pacientes com a síndrome metabólica, parecem ter uma participação importante na fisiopatogênese da hipertensão arterial desses pacientes. Nesse sentido, foi demonstrado que crianças normais filhas de pais hipertensos apresentam nível de insulina plasmática maior do que os filhos de pais normotensos[18]. Tudo indica que a resistência à insulina, ao lado da atividade simpática aumentada, contribui para o desenvolvimento da hipertensão, principalmente naqueles indivíduos com antecedente familiar de hipertensão.

IMPORTÂNCIA DO SISTEMA NERVOSO SIMPÁTICO

O sistema nervoso simpático tem diferentes papéis no organismo humano. Ele exerce suas funções no organismo por meio das catecolaminas. As principais catecolaminas envolvidas nas atividades do sistema nervoso simpático são: a noradrenalina, a adrenalina e a dopamina. Enquanto a noradrenalina está envolvida no controle simpático periférico, principalmente no controle da pressão arterial e do fluxo sangüíneo, a adrenalina está relacionada com processos metabólicos tais como *turnover* de ácidos graxos e glicose. A dopamina não tem ação periférica, mas sim central[19].

O aumento da atividade do sistema nervoso simpático resulta na hipertrofia muscular e na rarefação vascular. Esse aumento da atividade do sistema nervoso simpático pode resultar em alterações estruturais que resultarão na redução do fluxo sangüíneo nos tecidos periféricos e, conseqüentemente, pode resultar em alterações metabólicas, como a resistência à insulina, principalmente em indivíduos geneticamente predispostos a ter leito capilar reduzido[20]. Essa é mais uma teoria em relação aos mecanismos da resistência à insulina e outras alterações metabólicas encontradas na síndrome metabólica. O aumento da atividade simpática tem relação com o fluxo sangüíneo nos tecidos periféricos, com alterações metabólicas, e está associado com o aumento no hematócrito e da atividade plaquetária[21], o que resulta em um perfil protrombótico, freqüentemente presente na síndrome metabólica.

A obesidade tem relação direta com a atividade simpática. Indivíduos obesos em geral apresentam atividade simpática elevada, são resistentes à insulina e têm mais hipertensão, de modo que existe importante interligação entre obesidade, aumento da atividade simpática, resistência à insulina e hipertensão arterial. A relação entre a ativação do sistema nervoso simpático, hipertensão e resistência à insulina está na dependência da integração de diferentes vias. Do ponto de vista experimental, sabe-se que os ratos da espécie SHROB são geneticamente obesos, têm hipertrigliceridemia, hiperinsulinemia e hipertensão. No entanto, a cepa de ratos espontaneamente hipertensos tem mais hipertensão e não apresenta as alterações metabólicas encontradas na cepa SHROB. A ativação do simpático tem papel importante na hipertensão de ambas as cepas. Na cepa de ratos SHROB, a inibição do simpático resulta em melhora da hipertensão, da tolerância à glicose e na redução da insulina plasmática[22]. Em estudo envolvendo homens com pressão arterial elevada, foi demonstrado que o estresse mental, avaliado por meio de teste aritmético, provoca aumento na glicose plasmática, piora na sensibilidade à insulina e essas alterações foram mediadas pela noradrenalina[23]. A atividade simpática, avaliada por meio da microneurografia, é significativamente maior em indivíduos com síndrome metabólica e hipertensão arterial, se comparados com os portadores da síndrome metabólica sem hipertensão e com indivíduos normais[24], de modo que não há dúvida em relação à associação do aumento da atividade simpática com insulinemia, hipertensão, gordura visceral e com a síndrome metabólica.

IMPORTÂNCIA DO SISTEMA RENINA-ANGIOTENSINA

O adipócito tem o receptor AT_1 da angiotensina, e o tecido adiposo, o sistema renina-angiotensina local que interage de alguma forma com o sistêmico. A ação da angiotensina no receptor AT_1 resulta em várias alterações biológicas, tais como proliferação vascular e a vasoconstrição. A insulina, freqüentemente elevada em pacientes com síndrome metabólica, provoca o aumento da expressão do receptor AT_1 na musculatura do vaso e conseqüentemente aumenta os efeitos biológicos da angiotensina[25]. A atividade do sistema renina-angiotensina parece ser regulada pela ingestão de alimentos, o que sugere a relação da participação do sistema renina-angiotensina na hipertensão relacionada com a obesidade. Em estudo envolvendo adipócitos retirados do organismo (subcutâneo, omento) e mantido em meio de cultura (mamário), foi demonstrada a expressão de genes do angiotensinogênio, enzima conversora e do receptor da angiotensina no tecido adiposo humano e nos adipócitos em meio cultura[26], reforçando assim a importância do sistema renina-angiotensina local do tecido adiposo e seu possível envolvimento nas alterações metabólicas encontradas na síndrome metabólica. Em estudo envolvendo pacientes obesos, foi demonstrada maior expressão do gene do angiotensinogênio no tecido adiposo visceral, comparado com o tecido adiposo do subcutâneo, e também foi observada correlação positiva entre o gene do angiotensinogênio do tecido adiposo visceral e o índice de massa corpórea[27], sugerindo a participação do angiotensinogênio como determinante na distribuição da gordura e seu envolvimento na obesidade central da síndrome metabólica. Uma contraprova da importância do sistema renina-angiotensina na obesidade central e nas alterações encontradas na síndrome metabólica foi demonstrada em estudo envolvendo modelos de camundongos geneticamente predispostos a desenvolver obesidade, hipertensão e hiperinsulinemia. Nesse estudo, o uso prolongado de inibidores da enzima conversora e bloqueadores do receptor da angiotensina II resultou em melhora da obesidade e da hiperinsulinemia nos animais com síndrome metabólica[28]. Recentemente foi demonstrada associação do polimorfismo do gene do receptor da angiotensina (AT_1) com níveis de glicose e insulina em indivíduos com síndrome metabólica. Nesse mesmo estudo também foi observada associação do polimorfismo do gene do receptor AT_1 com níveis de glicose após 30 e 120 minutos da sobrecarga de glicose[29]. Em relação à participação do sistema renina-angiotensina com alterações metabólicas, vale a pena salientar que vários estudos mostraram que os inibidores da enzima conversora e os bloqueadores do receptor AT_1 melhoram a sensibilidade à insulina e diminuem o risco de diabetes tipo 2[30]. Essa é uma contraprova de que há importante participação do sistema renina-angiotensina nos mecanismos da resistência à insulina e do diabetes, freqüentemente encontrados no paciente com síndrome metabólica.

HIPERTENSÃO ARTERIAL E SÍNDROME METABÓLICA

A partir dos dados da literatura, pode-se afirmar que a síndrome metabólica resulta da interação de fatores relacionados ao indivíduo (predisposição genética e vida sedentária) e ao meio ambiente (estresse psicossocial, dieta hipercalórica e sal). Essa interação do indivíduo geneticamente predisposto com o meio ambiente vai resultar em alterações no organismo caracterizadas pelo aumento da atividade simpática, do sistema renina-angiotensina, aumento da atividade do eixo hipotálamo-hipófise-adrenal e resistência à insulina. Essas alterações fazem parte do fenótipo intermediário do indivíduo e vão resultar em alterações orgânicas observadas no paciente com síndrome metabólica. Dentre as alterações orgânicas observadas, podem-se destacar: aumento da pressão arterial, obesidade central, glicemia de jejum alterada ou intolerância à glicose ou diabetes, aumento de triglicérides, HDL-colesterol baixo, aumento de ácidos graxos livres, hiperuricemia, estado pró-trombótico, pró-inflamatório e de pró-coagulabilidade, disfunção endotelial, microalbuminúria e outras alterações (Tabela 3.12). A associação de pressão arterial elevada com aumento de insulina, triglicérides, colesterol, maior peso e HDL-colesterol baixo foi muito bem caracterizada no estudo de Tecumseh[31]. Não só o aumento da pressão arterial está associado com alterações do metabolismo lipídico e glicídico, mas também a história familiar de hipertensão. Em estudo realizado por Grunfeld et al.[18], ficou evidente que crianças normais filhas de pais hipertensos apresentam nível de insulinemia de jejum maior que os filhos de pais normotensos. Em estudo realizado por Misra et al.[32], os indivíduos normais filhos de pais hipertensos quando comparados com os filhos de pais normotensos apresentavam maior nível de pressão arterial, de triglicérides, de insulina, menor nível de HDL-colesterol. Outro estudo interessante nesse sentido foi realizado por Ferrari et al.[33], que demonstraram maior pressão arterial, nível de triglicérides, insulina, colesterol total, LDL-colesterol, maior relação colesterol total/HDL-colesterol em indivíduos normais com história familiar positiva para hipertensão arterial, comparado com filhos de pais normotensos. Em estudo realizado com indivíduos jovens, normais, filhos de pais hipertensos e normotensos, pareados para idade e índice de massa corpórea, mostramos que filhos de pais hipertensos tinham maiores valores de pressão arterial, freqüência cardíaca, triglicérides, relação colesterol total/HDL-colesterol, comparados com os filhos de pais normotensos[34]. Em outro estudo envolvendo indivíduos normais filhos de pais com hipertensão maligna e filhos de pais normotensos mostramos que os filhos de pais com hipertensão maligna têm maiores valores para pressão arterial, triglicérides, insulina, menor valor para HDL-colesterol, maior índice de massa corpórea e maior relação insulina/glicose[35]. O achado de maior relação insulina/glicose sugere a presença de resistência à insulina nos filhos de pais hipertensos. Os dados da literatura sugerem importante relação da história familiar para hipertensão com a síndrome metabólica. Provavelmente, os indivíduos com predisposição genética para hipertensão também apresentam polimorfismos genéticos para obesidade central e alterações metabólicas. Parte dessas alterações metabólicas é conseqüência da atividade aumentada do tecido adiposo. Do ponto de vista genético propriamente dito, um dos estudos mais interessantes até o momento é o de Iwai et al.[36], envolvendo 4.000 indivíduos, que mostrou a associação do gene SAH, considerado candidato para a hipertensão arterial, com obesidade e hipertrigliceridemia.

Como já foi mencionado, a gordura intra-abdominal é composta fundamentalmente por triglicérides. Os triglicérides são formados de três ácidos graxos e um glicerol. Os ácidos graxos livres têm importante participação nos mecanismos da síndrome metabólica, tendo valor preditivo em relação ao desenvolvimento futuro de hipertensão[37]. Estão relacionados com a sensibilidade à insulina e encontram-se elevados nos pacientes obesos. Em um estudo envolvendo indivíduos normais filhos de pais hipertensos, demonstramos que os filhos de pais hipertensos submetidos a uma sobrecarga de ácidos graxos (infusão de intralípide) apresentam maior elevação da pressão arterial em relação aos filhos de pais normotensos[38]. Embora esse tenha sido um estudo em que foi testada a resposta aguda da pressão arterial a uma sobrecarga de ácidos graxos, essa resposta reforça a hipótese de que os ácidos graxos livres têm participação na fisiopatogênese da hipertensão arterial presente na síndrome metabólica, principalmente nos indivíduos com antecedente familiar de hipertensão arterial.

DIAGNÓSTICO

O diagnóstico da síndrome metabólica baseia-se nos critérios vigentes para definir a síndrome. Os critérios do NCEP/ATP III[4], pela maior facilidade de aplicação na clínica, têm sido utilizados no mundo inteiro e inclusive foram adotados na I Diretriz Brasileira no Diagnóstico e Tratamento da Síndrome Metabólica[39]. Para fazer o diagnóstico de síndrome metabólica, de acordo com os critérios do NCEP/ATP III[4], é preciso ter a aferição da pressão, medida da circunferência abdominal, glicemia de jejum, os valores de HDL-colesterol e de triglicérides. Além desses componentes fundamentais para o diagnóstico da síndrome, é importante identificar nos pacientes outros fatores de risco para abordar o risco cardiovascular como um todo. Para tal, é fundamental uma história clínica bem feita, dados de exame clínico e de exames laboratoriais. A história clínica deve conter, além de dados pessoais, informações sobre tabagismo, antecedente pessoal ou familiar de hipertensão, doença arterial coronariana, diabetes, acidente vascular cerebral, síndrome de ovários policísticos, hiperuricemia e doença hepática não-gordurosa. A circunferência abdominal é um componente importante na síndrome e sua medida é muito simples. Porém, deve ser feita de forma padronizada para que não ocorra distorção entre um observador e outro. Recomenda-se que essa medida seja feita colocando-se a fita métrica na metade entre o rebordo costal inferior e a crista ilíaca. A pressão arterial deve ser aferida pelo menos duas vezes com o indivíduo em posição sentada e após pelo menos 5 minutos de repouso, como se recomenda para fazer o diagnóstico de hipertensão. O paciente deve ser visto como um todo, ou seja, deve submeter-se a exame clínico geral e específico para detectar possíveis alterações cardiovasculares nesses pacientes. Os exames laboratoriais considerados fundamentais para o diagnóstico da síndrome são: glicemia de jejum, triglicérides e HDL-colesterol. Além desses exames considerados indispensáveis, o paciente deverá realizar outros exames necessários para avaliar o risco cardiovascular, de acordo com as diretrizes vigentes[4,39].

TRATAMENTO

O tratamento da síndrome metabólica deve ser voltado para os principais fatores relacionados com a fisiopatogênese da síndrome. Ou seja, deve-se combater o sedentarismo e corrigir a dieta hipercalórica, usualmente não-balanceada, consumida por esses pacientes. Para atingir esse objetivo, o paciente precisa seguir orientações que consistem nas mudanças do estilo de vida (tratamento não-farmacológico) e na maioria das vezes tomar medicamentos específicos para controlar fatores de risco tais como dislipidemia, diabetes e hipertensão, que são componentes da síndrome metabólica. Como a obesidade (central) é um importante componente da síndrome e o excesso de peso tem relação com outros fatores de risco encontrados, como, por exemplo, hipertensão, intolerância à glicose ou diabetes, hipertrigliceridemia e HDL-colesterol baixo, deve ser enfatizada a importância da redução do peso dos portadores dessa doença. A redução do peso preconizada para melhorar outros fatores de risco é de pelo menos 5 a 10%. Essa redução deve ser gradativa e bem programada. O indivíduo deve perder de 0,5 a 1kg de peso por semana. Para atingir esse fim, é preciso seguir um plano alimentar baseado em dieta balanceada e prática de exercícios regularmente. Antes de iniciar um novo plano alimentar, o indivíduo deve passar por avaliação antropométrica (peso, altura, índice de massa corpórea, circunferência abdominal), nutricional (avaliação qualitativa, quantitativa e freqüência com que os alimentos são ingeridos) e laboratorial (glicemia e perfil lipídico) para definir as metas a serem atingidas. Uma vez que o paciente passou por avaliação inicial deve-se estabelecer um plano alimentar que deve fornecer valor calórico total suficiente para atingir e manter o peso corpóreo ideal.

Para os obesos portadores de síndrome metabólica, a dieta deve ser hipocalórica, para a redução no ganho energético total. O ganho energético total pode ser calculado na prática e deve ser em torno de 20 a 25kcal/kg do peso atual/dia. Um indivíduo que ingere 35kcal/kg do peso atual/dia, cujo peso atual é de 80kg, deve reduzir pelo menos 800kcal da dieta para ficar com o ganho energético total dentro da faixa da normalidade, o que seria no máximo de 2.000kcal/dia. A redução no ganho energético total para os obesos deve ser entre 500 e 1.000kcal/dia. A dieta recomendada para o paciente com síndrome metabólica e para pacientes com risco cardiovascular aumentado de modo geral é aquela rica em legumes, verduras, grãos integrais, frutas e com teor reduzido de gordura saturada, semelhante ao recomendado na DASH – *dietary approaches to stop hypertension*[40], pois ela tem impacto positivo na pressão arterial e melhora a sensibilidade à insulina. A dieta DASH também é rica em fibras, por ser rica em frutas, verduras, legumes e grãos integrais e, desse modo, pode atingir a recomendação diária, que é de 20 a 30g/dia. Além disso, recomenda-se o uso de menos alimentos contendo gordura *trans*, pois esse tipo de ácidos graxos aumenta o LDL-colesterol e reduz o HDL-colesterol, sendo o último componente da síndrome metabólica[41]. O consumo de proteínas recomendado para o paciente com síndrome metabólica é de 0,5 a 1g/kg de peso atual/dia. A dieta a ser seguida pelos pacientes deve ser fracionada em cinco a seis refeições por dia, as quais são distribuídas na forma de café da manhã, lanche antes do almoço, almoço, lanche da tarde, jantar e lanche à noite antes de dormir.

A realização de exercícios, principalmente os do tipo aeróbicos (caminhada, ciclismo, corrida, natação, dança e outros), associada a uma alimentação saudável, é muito importante no controle dos fatores de risco cardiovascular encontrados no paciente com síndrome metabólica. Como regra geral, recomenda-se que o paciente ande de 30 a 60 minutos três a cinco vezes na semana. Além disso, recomenda-se que pratique atividade física no seu cotidiano, aproveitando sempre as oportunidades para exercitar-se, como, por exemplo, subir escada em vez de ir de elevador, andar de bicicleta sempre que possível, fazer caminhada em *shoppings*, não usar o carro para distâncias curtas como ir até a padaria, passear com o cachorro, e assim por diante. Para pacientes com idade acima de 35 anos ou que têm algum problema de saúde, recomenda-se que ele passe por um médico para avaliar sua condição cardiovascular antes de iniciar a prática de exercícios. Recomenda-se para o paciente que não está habituado a fazer exercícios comece com carga baixa e aumente progressivamente até atingir uma carga moderada. Uma forma simples e prática para controlar a intensidade do exercício pode ser por meio da freqüência cardíaca. A freqüência cardíaca máxima a ser atingida durante o exercício pode ser calculada a partir da fórmula: 220 menos a idade. A freqüência cardíaca submáxima corresponde a 85% da freqüência máxima. Os exercícios com peso podem ser feitos, porém o paciente não deve passar de 50% da sua força máxima. Além de fazer exercícios e seguir um plano alimentar adequado, deve evitar o tabagismo, ingerir bebida alcoólica com moderação, ou seja, no máximo 30g de álcool/dia, e tentar eliminar ou pelo menos atenuar situações estressantes no cotidiano. A atuação de equipes multidisciplinares (médico, psicólogo, nutricionista, enfermeiro, educador físico) resulta em melhores resultados com pacientes de alto risco, conseguindo atenuá-lo. A perda de peso é, sem dúvida, uma das principais metas nos pacientes obesos com associação de outros fatores de risco, incluindo aqueles com síndrome metabólica.

O tratamento não-farmacológico da síndrome metabólica deve ser tentado sempre, porém o profissional deve seguir diretrizes específicas para cada fator de risco encontrado e procurar sempre atingir as metas para cada variável. Ou seja, uma vez que o paciente com síndrome metabólica pode ter hipertensão, diabetes, dislipidemia e obesidade, nesse caso, a meta para a glicose, o nível de pressão arterial, para HDL-colesterol e triglicérides é aquela estabelecida por diretrizes específicas para cada variável. Uma vez que as metas não são atingidas por meio do tratamento não-farmacológico em determinado tempo, preestabelecido em diretrizes, torna-se necessário o tratamento farmacológico. Neste capítulo o tratamento farmacológico da síndrome metabólica será abordado de forma geral, uma vez que existem diretrizes específicas para cada componente da síndrome[4,42,43]. Em relação à obesidade, uma vez que o profissional não conseguiu atingir a meta de reduzir pelo menos 5 a 10% do peso do paciente por meio de medidas não-farmacológicas, e ele tem risco cardiovascular moderado ou alto, nesse caso, dispõe de medicamentos específicos para a redução de peso. Dentre os medicamentos utilizados para a redução de peso podem-se destacar dois grupos: os supressores do apetite ou anorexígenos e os que diminuem a absorção de alimentos[44,45]. Os anorexígenos atuam aumentando a biodisponibilidade de aminas simpaticomiméticas como serotonina, noradrenalina e dopamina. O cloridrato de anfepramona é um exemplo de medicamento que aumenta a biodisponibilidade de noradrenalina. A fluoxetina e a sertralina são medicamentos usados no tratamento da depressão, cujo mecanismo de ação é inibir a recaptação de serotonina, resultando no aumento da sua biodisponibilidade. Esses medicamentos têm sido usados no controle da obesidade com sucesso a curto prazo. A sibutramina é um medicamento também usado no tratamento da obesidade que atua inibindo a recaptação de noradrenalina, serotonina e dopamina. Tem sido usado no tratamento da obesidade com resultados a curto e longo prazo, porém os efeitos colaterais, principalmente os decorrentes do aumento da atividade simpática, são freqüentes, o que dificulta o seu uso a longo prazo.

O orlistat, um inibidor da lipase gástrica e intestinal, faz parte do grupo dos fármacos que diminuem a absorção de alimentos. Ele evita a transformação dos triglicérides da dieta em ácidos graxos livres e glicerol, evitando assim a absorção de gordura. O uso do orlistat resulta na perda de 5 a 10% do peso corpóreo.

Da mesma forma que foi discutido em relação à obesidade, quando não se atinge as metas para os níveis de triglicérides e HDL-colesterol com o tratamento não-medicamentoso, o tratamento farmacológico deve ser considerado. Nesse sentido, deve-se considerar a possível presença de LDL-colesterol aumentado. Embora não faça parte dos critérios para o diagnóstico da síndrome metabólica, essa alteração metabólica pode estar presente no paciente com a síndrome. Nesse caso, as metas em relação ao LDL-colesterol, triglicérides e HDL-colesterol a serem atingidas são as descritas no NCEP/ATP III (Tabela 3.13)[4]. Como os pacientes com a síndrome metabólica têm a associação de diferentes alterações lipídicas, a escolha do medicamento nesse caso deve basear-se na alteração lipídica que predomina. Não é incomum a necessidade de usar mais de um fármaco para o controle do perfil lipídico no paciente com a síndrome metabólica. Em relação ao diabetes, sabe-se que portadores de síndrome metabólica são mais suscetíveis a desenvolver *diabetes mellitus*, o que reforça a importância de medidas preventivas nessa população. Entende-se como medidas preventivas a mudança do estilo de vida, que consiste principalmente em fazer exercícios físicos regularmente e seguir um plano alimentar saudável. O uso de medicamentos hipoglicemiantes orais nos pacientes com obesidade e glicemia de jejum alterada, alguns com a síndrome metabólica, tem sido relativamente freqüente, porém essa prática não tem suporte em nenhuma diretriz até o momento. O controle dos níveis de glicose no paciente com a síndrome metabólica e diabetes também deve seguir as recomendações das diretrizes vigentes, como as recomendações da ADA (Tabela 3.14)[46].

Tabela 3.13 – Metas para LDL-colesterol (mg/dl), HDL-colesterol (mg/dl) e triglicérides (mg/dl), conforme o risco cardiovascular (escore de Framingham), de acordo com o NCEP/ATP III.

Nível de risco	Metas lipídicas		
	LDL-colesterol	HDL-colesterol	Triglicérides
Alto risco Pacientes com DAC*, DVP* ou aterosclerose carotídea	< 100	> 40	< 150
Pacientes com diabetes	< 100	> 40	< 150
Risco de DAC* em 10 anos ≥ 20%	< 100	> 40	< 150
Médio risco Risco de DAC* em 10 anos entre 10 e 20%	< 130	> 40	< 150
Baixo risco Risco de DAC* em 10 anos ≥ 10%	< 130**	> 40	< 150

* DAC = doença arterial coronariana; DVP = doença vascular periférica.
** A meta de LDL-colesterol em pacientes de baixo risco é < 130mg/dl, entretanto, tolera-se LDL-colesterol < 160mg/dl.

Tabela 3.14 – Recomendações da *American Diabetes Association* (ADA) para o controle do paciente adulto com diabetes.

Controle glicêmico	Valores recomendados
Hemoglobina A_{1c}	< 7,0%*
Glicose pré-prandial	90-130mg/dl
Glicose pós-prandial	< 180mg/dl
Pressão arterial	< 130/80mmHg
Lípides LDL-colesterol	< 100mg/dl
Triglicérides	< 150mg/dl
HDL-colesterol	> 40mg/dl

* Valor de referência para paciente não-diabético de 4-6%.

O controle da hipertensão no paciente com a síndrome metabólica também deve ser baseado em diretrizes internacionais e nacionais[39,43]. De acordo com essas diretrizes, a meta para a pressão arterial é < 140/90mmHg nos pacientes hipertensos em geral, e para os pacientes com diabetes ou insuficiência renal < 130/80mmHg. Alguns grupos de medicamentos anti-hipertensivos apresentam vantagens em relação à proteção renal, principalmente nos pacientes com diabetes e com insuficiência renal. Esses aspectos específicos no tratamento da hipertensão arterial serão discutidos em outro capítulo específico deste livro.

No tratamento da síndrome metabólica, deve ser considerado o risco cardiovascular global e, tratando-se da prevenção nos pacientes com risco cardiovascular global aumentado, deve ser considerado o uso de antiagregantes plaquetários. A síndrome metabólica é considerada um estado pró-trombótico e pró-inflamatório. O estado pró-trombótico é caracterizado pelo aumento do fibrinogênio, do PAI-1 e de outros fatores da coagulação. Partindo desse princípio, o uso de antiagregante plaquetário como o ácido acetilsalicílico (AAS) deve ser considerado. Porém, de acordo com recomendações do NCEP/ATP III[4], deve fazer uso profilático do AAS os pacientes que tiverem risco cardiovascular ≥ 10% em 10 anos, conforme escore de Framingham. Em relação ao estado pró-inflamatório, já foi caracterizado que em portadores da síndrome metabólica os níveis de proteína C-reativa (método ultra-sensível) aumentam paralelamente com a elevação dos seus componentes[47]. Do ponto de vista prático, deve-se dosar a proteína C-reativa naqueles com risco cardiovascular intermediário, de acordo com o escore de Framingham (risco de doença cardiovascular de 10 a 20% em 10 anos). Considera-se paciente de alto risco cardiovascular (risco ≥ 20% em 10 anos) aquele com níveis de proteína C-reativa > 3mg/dl. Nesse grupo de pacientes, as medidas terapêuticas devem ser intensificadas, ou seja, intensificar o tratamento não-farmacológico, perseguir metas rígidas para os lípides e glicose, prescrever AAS. O tratamento cirúrgico, cirurgia bariátrica, tem sido recomendado para portadores de obesidade mórbida (índice de massa corpórea > 40kg/m²) e para aqueles com índice de massa corpórea > 35kg/m² com um ou mais dos componentes da síndrome metabólica após a tentativa de tratamento clínico. A indicação dessa cirurgia deve ser baseada em critérios clínicos rigorosos e a observação a longo prazo é necessária para chegar a um consenso em relação ao uso dessa prática cirúrgica nos pacientes com síndrome metabólica, principalmente aqueles em que o risco cardiovascular é alto e as terapêuticas não-farmacológica e farmacológica não foram suficientes para o controle dos fatores de risco.

REFERÊNCIAS BIBLIOGRÁFICAS

1. Isomaa B et al. Cardiovascular morbidity and mortality associated with the metabolic syndrome. Diabetes Care 2001;24:683. ▪ 2. Nilsson S. [Research contributions of Eskil Kylin]. Sven Med Tidskr 2001;5:15. ▪ 3. Reaven GM. Banting lecture 1988. Role of insulin resistance in human disease. Diabetes 1988;37:1595. ▪ 4. Executive Summary of The Third Report of The National Cholesterol Education Program (NCEP) Expert Panel on Detection, Evaluation, And Treatment of High Blood Cholesterol In Adults (Adult Treatment Panel III). JAMA 2001;285:2486. ▪ 5. Ford ES et al. Prevalence of the metabolic syndrome among US adults: findings from the third National Health and Nutrition Examination Survey. JAMA 2002;287:356. ▪ 6. Alberti KG, Zimmet PZ. Definition, diagnosis and classification of diabetes mellitus and its complications. Part 1: Diagnosis and classification of diabetes mellitus provisional report of a WHO consultation. Diabet Med 1998;15:539. ▪ 7. I Diretriz Brasileira de Diagnóstico e Tratamento da Síndrome Metabólica. Hipertensão 2004;7:126. ▪ 8. International Diabetes Federation. Prevalence of the metabolic syndrome defined. Diabetes Care 2005;28:2745. ▪ 9. Lindsay RS et al. Subcutaneous adipose 11 beta-hydroxysteroid dehydrogenase type 1 activity and messenger ribonucleic acid levels are associated with adiposity and insulinemia in Pima Indians and Caucasians. J Clin Endocrinol Metab 2003;88:2738. ▪ 10. Tauchmanova L et al. Patients with subclinical Cushing's syndrome due to adrenal adenoma have increased cardiovascular risk. J Clin Endocrinol Metab 2002;87:4872. ▪ 11. Gonzalez-Bono E et al. Glucose but not protein or fat load amplifies the cortisol response to psychosocial stress. Horm Behav 2002;41:328. ▪ 12. Ahima RS, Flier JS. Adipose tissue as an endocrine organ. Trends Endocrinol Metab 2000;11:327. ▪ 13. Zick Y. Insulin resistance: a phosphorylation-based uncoupling of insulin signaling. Trends Cell Biol 2001;11:437. ▪ 14. Haffner SM et al. Insulin-resistant prediabetic subjects have more atherogenic risk factors than insulin-sensitive prediabetic subjects: implications for preventing coronary heart disease during the prediabetic state. Circulation 2000;101:975. ▪ 15. Alberti KG, Zimmet PZ. New diagnostic criteria and classification of diabetes-again? Diabet Med 1998;15:535. ▪ 16. Everson SA et al. Weight gain and the risk of developing insulin resistance syndrome. Diabetes Care 1998;21:1637. ▪ 17. Costa GB et al. Low HDL-cholesterol is not a classical feature of metabolic syndrome in children and adolescents. Circulation 2003;108: IV-744 (abstract). ▪ 18. Grunfeld B et al. Hyperinsulinemia in normotensive offspring of hypertensive parents. Hypertension 1994;23:I12. ▪ 19. Laverty R. Catecholamines: role in health and disease. Drugs 1978;16:418. ▪ 20. Lind L, Lithell H. Decreased peripheral blood flow in the pathogenesis of the metabolic syndrome comprising hypertension, hyperlipidemia, and hyperinsulinemia. Am Heart J 1993;125:1494. ▪ 21. Julius S. Effect of sympathetic overactivity on cardiovascular prognosis in hypertension. Eur Heart J 1998;19(Suppl F):F14. ▪ 22. Ernsberger P et al. Molecular pathology in the obese spontaneous hypertensive koletsky rat: a model of syndrome X. Ann N Y Acad Sci 1999;892:272. ▪ 23. Fossum E et al. High screening blood pressure is related to sympathetic nervous system activity and insulin resistance in healthy young men. Blood Press 2004;13:89. ▪ 24. Huggett RJ et

al. Sympathetic neural activation in nondiabetic metabolic syndrome and its further augmentation by hypertension. Hypertension 2004;44:847. ▪ 25. Nickenig G, Bohm M. Interaction between insulin and AT1 receptor. Relevance for hypertension and arteriosclerosis. Basic Res Cardiol 1998;93(Suppl 2):135. ▪ 26. Engeli S et al. Co-expression of renin-angiotensin system genes in human adipose tissue. J Hypertens 1999;17:555. ▪ 27. Giacchetti G et al. Gene expression of angiotensinogen in adipose tissue of obese patients. Int J Obes Relat Metab Disord 2000;24(Suppl 2):S142. ▪ 28. Ortlepp JR et al. Inhibition of the renin-angiotensin system ameliorates genetically determined hyperinsulinemia. Eur J Pharmacol 2002;436:145. ▪ 29. Abdollahi MR et al. Angiotensin II type I receptor gene polymorphism: anthropometric and metabolic syndrome traits. J Med Genet 2005;42:396. ▪ 30. Dahlof B et al. Cardiovascular morbidity and mortality in the Losartan Intervention For Endpoint reduction in hypertension study (LIFE): a randomised trial against atenolol. Lancet 2002;359:995. ▪ 31. Julius S et al. The association of borderline hypertension with target organ changes and higher coronary risk. Tecumseh Blood Pressure study. JAMA 1990;264:354. ▪ 32. Misra A et al. Hyperinsulinemia and dyslipidemia in non-obese, normotensive offspring of hypertensive parents in northern India. Blood Press 1998;7:286. ▪ 33. Ferrari P et al. Altered insulin sensitivity, hyperinsulinemia, and dyslipidemia in individuals with a hypertensive parent. Am J Med 1991;91:589. ▪ 34. Lopes HF et al. Lipid metabolism alterations in normotensive subjects with positive family history of hypertension. Hypertension 1997;30:629. ▪ 35. Lopes HF et al. Hemodynamic and metabolic profile in offspring of malignant hypertensive parents. Hypertension 2001;38:616. ▪ 36. Iwai N et al. Association between SAH, an acyl-CoA synthetase gene, and hypertriglyceridemia, obesity, and hypertension. Circulation 2002;105:41. ▪ 37. Fagot-Campagna A et al. High free fatty acid concentration: an independent risk factor for hypertension in the Paris Prospective Study. Int J Epidemiol 1998;27:808. ▪ 38. Lopes HF et al. The pressor response to acute hyperlipidemia is enhanced in lean normotensive offspring of hypertensive parents. Am J Hypertens 2001;14:1032. ▪ 39. [IV Brazilian guidelines in arterial hypertension]. Arq Bras Cardiol 2004;82(Suppl 4):7. ▪ 40. Sacks FM et al. A dietary approach to prevent hypertension: a review of the Dietary Approaches to Stop Hypertension (DASH) Study. Clin Cardiol 1999;22:III6. ▪ 41. Mensink RP et al. Dietary saturated and trans fatty acids and lipoprotein metabolism. Ann Med 1994;26:461. ▪ 42. Clinical Guidelines on the Identification, Evaluation, and Treatment of Overwight and Obesity in Adults. Washington: NIH, NHLBI; 1998. p. 226. ▪ 43. Chobanian AV et al. The Seventh Report of the Joint National Committee on Prevention, Detection, Evaluation, and Treatment of High Blood Pressure: the JNC 7 report. JAMA 2003;289:2560. ▪ 44. Yanovski SZ, Yanovski JA. Obesity. N Engl J Med 2002;346:591. ▪ 45. Wilson PW, Grundy SM. The metabolic syndrome: practical guide to origins and treatment: Part I. Circulation 2003;108:1422. ▪ 46. Standards of medical care in diabetes. Diabetes Care 2004;27(Suppl 1):S15. ▪ 47. Ridker PM et al. C-reactive protein, the metabolic syndrome, and risk of incident cardiovascular events: an 8-year follow-up of 14 719 initially healthy American women. Circulation 2003;107:391.

13. ATEROSCLEROSE

Tatiana F. G. Galvão
Antônio Carlos Palandri Chagas

Oclusão coronariana aguda é a principal causa de morbidade e mortalidade do mundo ocidental[1] e, de acordo com a Organização Mundial da Saúde, será a principal causa de morte no mundo em 2020[2]. Já está bem estabelecido que a aterosclerose, doença progressiva caracterizada pelo acúmulo de lípides e componentes fibrosos em grandes artérias, é causa primária de doença arterial coronariana e acidente vascular cerebral[3]. Por esse motivo, há grande interesse na elucidação da etiopatogenia da aterosclerose.

Uma grande evolução no conhecimento sobre a fisiopatologia da aterosclerose ocorreu somente no século XX, apesar de a doença ter sido observada já em múmias egípcias[4]. Atualmente, a hipótese mais aceita da aterogênese é a elaborada por Ross[5], que integrou duas antigas hipóteses e postulou um complexo mecanismo de resposta à lesão vascular como fator inicial para o desenvolvimento da placa aterosclerótica.

A aterosclerose, atualmente, é considerada uma doença inflamatória, e não simplesmente o resultado do acúmulo passivo de lípides na parede arterial[6,7]. Os avanços recentes no estudo da aterosclerose permitem que a conceituemos como doença multifatorial e progressiva, que envolve inflamação crônica em todos seus estágios, desde o início até sua progressão, que, eventualmente, culmina com ruptura da placa[8].

Os avanços no conhecimento da fisiopatologia da aterosclerose ocorreram por meio da realização de análises de lesões humanas, da realização de estudos clínicos com pacientes com doença arterial coronariana aguda, de estudos epidemiológicos a respeito dessa doença, de culturas de células e de experimentos com a utilização de modelos animais[7].

Considera-se atualmente que o processo de aterosclerose se inicia com a agressão do endotélio por fatores diversos, como estresse mecânico e lipoproteína de baixa densidade (LDL-colesterol) oxidada. O endotélio lesado, mas sem alteração morfológica, passa a apresentar disfunção que pode manifestar-se de maneiras diferentes[9]. Essa disfunção endotelial causaria inicialmente maior aprisionamento de LDL-colesterol no espaço subendotelial[10] e o surgimento de moléculas de adesão leucocitária na superfície endotelial. Essas moléculas são responsáveis pela atração de monócitos e linfócitos para a parede arterial.

Sabe-se que o recrutamento de leucócitos mononucleares para a camada íntima dos vasos é um evento celular precoce que ocorre no ateroma em formação. Trabalhos realizados nos últimos anos demonstraram expressão de várias moléculas de adesão na superfície de células endoteliais, sendo que essas moléculas medeiam a interação do endotélio vascular com os leucócitos[11]. Os leucócitos penetram no miocárdio por meio de ligação e passagem através da camada de células endoteliais. Múltiplos receptores leucocitários interagem de maneira seqüencial com moléculas de adesão vascular, durante o processo de migração[12,13]. No endotélio, moléculas de adesão da família das selectinas (E-selectina e P-selectina) podem ligar-se a leucócitos na presença de fluxo e mediar eventos iniciais de rolamento. Após a ativação leucocitária, outras moléculas endoteliais, tais como as de adesão intercelular-1 (ICAM-1 e ICAM-2) e a de adesão da célula vascular (VCAM-1), também começam a participar do processo de ativação inflamatória. Essas moléculas permitem adesão estável dos leucócitos e subseqüente passagem entre as células endoteliais. Há ainda outras moléculas de adesão endotelial, tais como a proteína de adesão vascular-1 (VAP-1)[14] e o CD-73[15], que estão também envolvidas na interação entre os leucócitos e a célula endotelial.

Dessas moléculas de adesão, a VCAM-1 é de particular importância nos estágios iniciais da aterosclerose. A VCAM-1 liga-se ao antígeno tardio-4 (VLA-4), expresso seletivamente por vários tipos de leucócitos recrutados durante a formação das estrias gordurosas, as quais são as lesões precursoras do ateroma[16,17]. Monócitos e leucócitos circulantes (os quais se acumulam precocemente em modelos de aterosclerose experimental) expressam VLA-4. Coelhos alimentados com dieta rica em colesterol e camundongos deficientes em apolipoproteína E (sendo ambos então suscetíveis ao desenvolvimento de hiperlipidemia e ateroma) expressam VCAM-1 precocemente, nos sítios de formação da lesão[18]. Em coelhos que consomem dieta rica em colesterol e gordura saturada, expressão focal de VCAM-1 pelas células endoteliais aórticas precede a adesão de monócitos[19]. Já são conhecidos fatores que sinalizam um aumento focal na expressão de VCAM-1 nos sítios de formação da lesão[10,15,19,20]. Lipoproteínas modificadas, por exemplo, contêm moléculas de lisofosfatidilcolina, que podem aumentar a transcrição do gene da VCAM-1[20]. Citocinas geradas localmente em resposta a estímulos lesivos, tais como lipoproteínas modificadas, também podem induzir expressão de moléculas de adesão, incluindo a VCAM-1[11,16,21]. Por outro lado, a regulação da expressão de moléculas de adesão também pode sofrer um controle negativo. Por exemplo, demonstrou-se que o óxido nítrico pode reduzir a adesão leucocitária às artérias[22-25]. Estudos posteriores confirmaram que o óxido nítrico pode reduzir a adesão de leucócitos mononucleares às células endoteliais humanas[26,27].

Após adentrar o ateroma nascente (por meio de adesão às células endoteliais e penetração na camada íntima através de diapedese entre as junções intercelulares)[28], os leucócitos mononucleares transformam-se em células espumosas, pelo acúmulo de lípides[29]. Recentemente, considerável esclarecimento a respeito da base molecular do acúmulo lipídico pelos macrófagos vem sendo obtido. Várias moléculas da superfície celular, que se ligam seletivamente a formas modificadas de lipoproteínas (seja por peroxidação, seja por lipólise ou proteólise), foram identificadas. Elas incluem os receptores *scavenger* de macrófagos[30], o CD36[31] e o CD68[32].

O acúmulo de células espumosas, característico das estrias gordurosas, pode ser reversível e não causar conseqüências clínicas[29]. Entretanto, o acúmulo de macrófagos dentro da camada íntima significa um primeiro estágio, que predispõe à progressão do ateroma e à evolução para uma placa mais fibrosa e eventualmente mais complicada, que pode ocasionar conseqüências clínicas. O acúmulo de células musculares lisas, as quais irão produzir macromoléculas da matriz extracelular, pode contribuir de forma importante para a formação de lesões fibrosas durante essa fase de progressão do ateroma.

No quadro 3.12 encontramos de maneira resumida os passos para a formação da estria gordurosa.

Alguns anos atrás, um desnudamento do endotélio era considerado o responsável por ocasionar a adesão plaquetária, desgranulação e liberação de mediadores fibrinogênicos, tal como o fator de crescimento derivado de plaquetas (PDGF)[33]. Atualmente, sabe-se que a formação do ateroma pode ocorrer sem descamação endotelial[34,35], mas sim na presença de uma disfunção do endotélio.

Quadro 3.12 – Desenvolvimento da estria gordurosa.

Transporte da lipoproteína	Migração de monócitos
Retenção da lipoproteína	Diferenciação dos monócitos
Modificação da lipoproteína	Formação das células espumosas
Aderência de monócitos	

Até há algum tempo, o endotélio era considerado simplesmente uma barreira não-trombogênica, que permitia a difusão de substâncias, separando o sangue do músculo liso vascular; e o controle vascular era atribuído primordialmente ao sistema nervoso simpático e aos hormônios vasoativos circulantes[36]. A descoberta de que o endotélio sintetiza importantes vasodilatadores, tais como o fator relaxante derivado do endotélio[36] e a prostaciclina[37], despertou enorme interesse na função endotelial e no seu papel sobre o controle vascular, tanto em situações fisiológicas quanto em processos patológicos, como as síndromes coronarianas agudas, por exemplo. Atualmente, sabe-se que o endotélio influencia não somente o tônus vascular, mas também o remodelamento vascular, por meio da produção de substâncias promotoras e inibidoras do seu crescimento, e os processos de hemostasia e trombose, por meio de efeitos antiplaquetários, anticoagulantes e fibrinolíticos[36].

Entre as alterações causadas pela presença de LDL-oxidada está também a produção de interleucina-1 que estimula a migração e proliferação das células musculares lisas da camada média arterial. Essas, ao migrarem para a íntima, passam a produzir não só citocinas e fatores de crescimento, como também a matriz extracelular que formará parte da capa fibrosa da placa aterosclerótica madura[5]. A disfunção endotelial induzida pela LDL-oxidada pode causar também a formação de microtrombos de plaquetas, que também produzirão fatores de crescimento, como o PDGF, por exemplo[38].

Estudos também demonstraram que células do sistema imune, incluindo linfócitos T, células dendríticas apresentadoras de antígenos, monócitos, macrófagos e mastócitos circulam por vários tecidos, incluindo artérias com aterosclerose, à procura de antígenos[39,40]. Já foi também demonstrado que um infiltrado de células T está sempre presente nas lesões ateroscleróticas, com predomínio dos linfócitos CD4+[7]. Uma subpopulação menor de células T, os linfócitos T *natural killer*, é prevalente nas lesões ateroscleróticas iniciais[7]. Quando o receptor de antígeno da célula T se liga ao antígeno, uma ativação em cascata resulta na expressão de uma série de enzimas, citocinas e moléculas de superfície celular, o que, por sua vez, perpetua o processo aterosclerótico[7].

ANATOMIA DA PLACA ATEROSCLERÓTICA

A evolução da lesão aterosclerótica de estria gordurosa até placa fibrosa é bastante lenta. Estudos patológicos demonstraram em homens e animais que o crescimento da placa aterosclerótica ocorre inicialmente em direção à porção externa do vaso[41]. Glagov et al.[42] demonstraram remodelamento da parede arterial em placas ateroscleróticas, com expansão da parede no sentido externo e preservação da luz no início do processo. Logo, a placa pode passar anos nesse processo contínuo de remodelamento até apresentar estenose luminal.

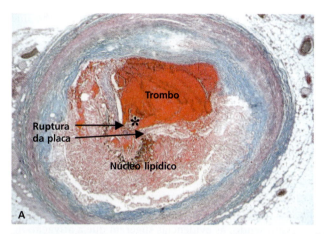 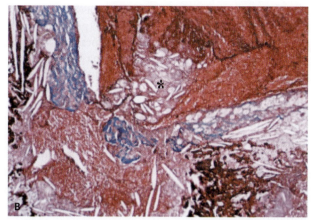

Figura 3.7 – A) Secção transversal de artéria coronária de um paciente falecido por infarto agudo do miocárdio. Nota-se um trombo superimposto à placa aterosclerótica rica em lípides. A capa fibrosa revestindo o núcleo lipídico sofreu ruptura (área entre as setas), expondo o núcleo trombogênico. Fixado com tricrômio de Masson. **B**) Detalhe em maior aumento de **A**, indicada pelo asterisco. Evidenciado conteúdo da placa aterosclerótica avançando em direção ao lúmen do vaso, através do local de ruptura da capa, sugerindo que a ruptura da placa precede a trombose (o asterisco indica os cristais de colesterol). Fonte: Hansson et al., 2005[7] (modificado).

A placa aterosclerótica madura apresenta, além de células, dois componentes estruturais diferentes: um núcleo lipídico, pouco denso, e a capa fibrosa, que é seu componente fibrótico. Esse componente fibroso representa cerca de 70% do tamanho total da placa[43-45], e quanto maior, menos propensa ao rompimento é a placa aterosclerótica (Fig. 3.7).

A capa fibrosa é formada basicamente por células musculares lisas, matriz extracelular e células inflamatórias. A matriz consiste de colágeno, elastina, proteoglicanos e microfibrilas protéicas. Citocinas e fatores de crescimento regulam a síntese dos componentes da matriz. O colágeno, principal componente da matriz, tem sua síntese estimulada pelo fator de crescimento transformador-β (TGF-β) e inibida por interferon-γ.

O núcleo lipídico é hipocelular e rico em lípides extracelulares, principalmente cristais e ésteres de colesterol. Sua patogênese é controversa, pois pode derivar tanto dos lípides aprisionados no extracelular como da necrose ou apoptose das células espumosas[46]. O conteúdo desse núcleo lipídico é altamente trombogênico. Quando em contato com a corrente sangüínea, por ruptura da capa fibrosa ou erosão endotelial, ocorrem os fenômenos de adesão e agregação plaquetárias, gerações de trombina e fibrina, com formação de trombo sobrejacente, que representa o ponto inicial comum das síndromes isquêmicas coronarianas agudas.

De fato, a placa aterosclerótica pode permanecer clinicamente silente por décadas. Repentinamente, a lesão clinicamente silente pode desencadear uma manifestação aguda de aterosclerose, tal como infarto agudo do miocárdio, angina ou acidente vascular cerebral. Trabalhos recentes buscaram esclarecer os mecanismos moleculares que ocasionariam a transição de uma placa crônica para sua agudização[29]. As evidências encontradas sugerem a ocorrência de trombose como causa da maioria das manifestações agudas da aterosclerose. Antigamente, acreditava-se que artérias com estenoses de alto grau provocariam trombose que, por sua vez, causaria as manifestações agudas da aterosclerose. Atualmente, assume-se que o grau de obstrução luminal ocasionada pelo ateroma exibe pouca correlação com sua propensão em ocasionar trombose[47,48]. Conforme demonstrado angiograficamente, muitos infartos agudos do miocárdio originam-se de lesões arteriais que produzem pouco ou nenhum estreitamento do diâmetro arterial.

A formação do trombo parece estar relacionada com a ruptura do ateroma, ocasionada principalmente por estresse físico. Além disso, o estresse mecânico imposto ao ateroma parece ser maior no caso de lesões menores do que no de lesões maiores. A alteração da placa ocasionando trombose pode ser também uma erosão superficial, expondo colágeno (o qual é trombogênico) da membrana basal da camada íntima. Adicionalmente, a ruptura da placa fibrosa pode permitir contato do sangue com material trombogênico, como o fator tecidual, por exemplo, o qual é elaborado por macrófagos dentro do núcleo lipídico da placa[49,50]. Na maioria dos infartos agudos do miocárdio, uma placa com a capa fibrosa rompida ou erodida aparece na base do trombo oclusivo[51,52].

A quantidade de colágeno na capa fibrosa, determinante da força tênsil da placa, também depende de processos de degradação. Várias enzimas especializadas podem degradar colágeno, elastina e outros constituintes da matriz extracelular arterial. Leucócitos e células musculares lisas dentro do ateroma podem produzir algumas das enzimas que degradam a matriz extracelular. Estudos in vitro evidenciaram que mediadores inflamatórios, tais como as citocinas, podem regular a expressão de genes que codificam metaloproteinases da matriz[53,54]. Recentemente, foi demonstrada a presença de potentes elastases e catepsinas em macrófagos e células musculares lisas em placas ateroscleróticas humanas avançadas. Macrófagos são importante fonte de metaloproteinases, as quais podem degradar os componentes da matriz extracelular e, conseqüentemente, destruir a capa fibrosa da placa[55,56]. Adicionalmente, patologistas categorizam as placas como aquelas exibindo sinais de estabilidade (principalmente uma capa fibrosa espessa) e aquelas vulneráveis à ruptura (aquelas que exibem capa fibrosa fina e escasso "esqueleto de colágeno" ao exame patológico).

Dessa forma, passamos a entender a aterosclerose não apenas como conseqüência de distúrbios no metabolismo lipídico, mas sim como um processo complexo, que envolve a participação do sistema inflamatório e a ocorrência de disfunção endotelial. Esse recente aprendizado a respeito da fisiopatologia da aterosclerose possibilita que se realizem estudos a respeito de novos tratamentos e medidas preventivas no campo da doença arterial coronariana.

FATORES ANTIINFLAMATÓRIOS E ATIVIDADE DA DOENÇA

A atividade inflamatória e imunológica não atua apenas de forma deletéria, durante o processo aterosclerótico[55]. Por exemplo, estudos demonstraram que as citocinas antiinflamatórias interleucina-10 e o fator de crescimento de transformação-β (TGF-β) inibem a progressão da aterosclerose[57-60]. Linfócitos B esplênicos também são inibidores eficazes da aterosclerose[61], provavelmente porque alguns anticorpos produzidos por essas células reconhecem uma molécula presente na LDL-oxidada, nas membranas de células apoptóticas e na parede celular do *Streptococcus pneumoniae*[62]. Assim sendo, esses anticorpos podem contribuir para a eliminação de LDL-oxidada e de células apoptóticas, bem como para a defesa contra infecções pneumocócicas. De forma interessante, demonstrou-se que pacientes submetidos à esplenectomia têm maior suscetibilidade não somente para infecções pneumocócicas, mas também para doenças arteriais coronarianas[63].

INFECÇÃO E ATEROSCLEROSE

Vários estudos têm correlacionado a presença de infecções com a aterosclerose e as doenças arteriais coronarianas[7]. Por exemplo, observaram-se títulos elevados de anticorpos contra *Chlamydia pneumoniae* em pacientes com doença arterial coronariana[64]. Entretanto, vários estudos recentes de prevenção secundária não demonstraram redução da ocorrência de síndromes coronarianas agudas com a administração de antibioticoterapia contra *Chlamydia*, sugerindo que a infecção por esse agente não deve ser causa importante dessas síndromes[65-68].

MARCADORES SISTÊMICOS DE INFLAMAÇÃO

O processo inflamatório na placa aterosclerótica pode ocasionar aumento de níveis séricos de citocinas inflamatórias e outras proteínas de fase aguda, como a proteína C-reativa, interleucina-6, fator de necrose tumoral, interleucina-1, interferon-γ (IFN-γ). Níveis de proteína C-reativa e interleucina-6 estão elevados em pacientes com an-

gina instável e infarto agudo do miocárdio, sendo que níveis mais elevados indicam pior prognóstico[69-71]. Um estudo[72] também evidenciou que os níveis de proteína C-reativa estão elevados em pacientes com angina instável decorrente de trombose coronariana em artérias com placas ateroscleróticas, mas não estão elevados em pacientes com angina variante ocasionada por vasoespasmo, demonstrando que provavelmente a elevação sérica de proteína C-reativa que ocorre nas síndromes coronarianas agudas não é induzida pela isquemia, mas sim por ativação inflamatória. Subgrupos de linfócitos T ativados também se encontram presentes em número elevado no plasma de pacientes com síndrome coronariana aguda[73,74].

Assim sendo, as evidências sugerem que a ativação inflamatória nas artérias coronárias desencadeia síndromes coronarianas agudas, com níveis circulantes de marcadores inflamatórios refletindo o curso clínico desse processo. Entretanto, a recomendação da dosagem sérica de marcadores inflamatórios como preditor de risco cardiovascular ainda necessita da confirmação de estudos randomizados multicêntricos, antes de ser recomendada para toda a população[75]. Por enquanto, tal dosagem é recomendada para a realização de pesquisa clínica ou experimental e em casos específicos[75].

IMPLICAÇÕES TERAPÊUTICAS E PERSPECTIVAS

O entendimento da aterosclerose como doença inflamatória oferece novas oportunidades para a prevenção e o tratamento da doença arterial coronariana[7].

Por exemplo, sabe-se atualmente que os efeitos cardioprotetores das estatinas devem-se não somente a sua ação na redução dos níveis de colesterol, mas também a suas propriedades antiinflamatórias[76-78]. Estudos recentes demonstraram, por exemplo, que a atividade antiinflamatória da terapia com estatinas (observada por meio da redução dos níveis de proteína C-reativa) ocasionou melhora da evolução clínica dos pacientes, de forma independente da redução dos níveis séricos de colesterol[79,80].

Outra possível via de se alterar a progressão da aterosclerose é a inibição do sistema renina-angiotensina. Em modelos animais de aterosclerose, o uso de inibidores da enzima conversora de angiotensina ocasionou efeitos benéficos na progressão da placa[81]. Um possível mecanismo identificado foi a redução da expressão de proteína quimioatrativa de monócitos (MCP-1), com conseqüente diminuição do infiltrado de macrófagos na placa. Níveis reduzidos de MCP-1 também foram mensurados em pacientes com infarto agudo do miocárdio tratados com inibidores da enzima conversora de angiotensina. Entretanto, no estudo *Part-2*[82], não houve diferença, em seguimento de quatro anos, na espessura íntima-média da artéria carótida, ou na formação da placa, entre os grupos tratados com ramipril ou placebo.

Medicamentos imunossupressores, como a ciclosporina e o sirolimus, por exemplo, bloqueiam a ativação dos linfócitos T e a proliferação de células musculares lisas[83]. Lembrar que os *stents* recobertos com sirolimus são utilizados para prevenir a ocorrência de reestenose pós-angioplastia[84].

Medicamentos antiinflamatórios incluem os inibidores da cicloxigenase (COX) e outros inibidores da síntese de eicosanóides. A cicloxigenase existe em duas isoformas, COX-1 e COX-2[55]. O ácido acetilsalicílico (AAS) inibe ambas as isoformas de cicloxigenase. O efeito antitrombótico direto do AAS é mediado pela inibição da COX-1 nas plaquetas, resultando em diminuição da produção de tromboxane A_2. Apesar de a maioria dos benefícios do AAS na prevenção de eventos cardiovasculares ter sido atribuída a esse mecanismo, esse medicamento provavelmente exerce efeitos adicionais por meio da inibição da COX-2 e da redução da aderência de linfócitos T e monócitos à célula endotelial[55]. A COX-2 é expressa em sítios de inflamação, incluindo placas escleróticas. Os recentes achados de aumento da incidência de eventos cardiovasculares em pacientes tratados com alguns inibidores da COX-2[85] demonstram a complexidade da via dos eicosanóides e indicam a necessidade de uso cauteloso dessa classe de antiinflamatórios em pacientes com doença cardiovascular.

Outras possíveis maneiras de se evitar a progressão da aterosclerose são a supressão de citocinas e a inibição de metaloproteinases. Estudos experimentais a respeito dessas estratégias estão sendo realizados, mas ainda não há previsão da sua utilização na prática clínica[55].

Além disso, o envolvimento de mecanismos imunológicos na aterosclerose abre a possibilidade do desenvolvimento de vacinas, que induziriam uma proteção imunológica contra a aterosclerose[7]. Em experimentos animais, a aterosclerose foi reduzida pela vacinação com LDL-oxidada, fosfolípides bacterianos modificados ou *heat shock proteins*[62,86-90]. Esse fato pode ser devido à indução de anticorpos ou à ativação de linfócitos protetores. Todavia, devem ser utilizadas melhores preparações de antígenos, e deve-se conhecer melhor o mecanismo de ação dessa proteção, antes de essa forma de prevenção da aterosclerose poder ser testada em humanos[7].

Assim sendo, concluimos que o entendimento da aterosclerose como doença inflamatória vem proporcionando melhor compreensão da sua fisiopatologia, o que permite novas oportunidades de diagnóstico, avaliação de prognóstico, prevenção e tratamento.

REFERÊNCIAS BIBLIOGRÁFICAS

1. Yellon DM, Downey JM. Preconditioning the myocardium: from cellular physiology to clinical Cardiology. Physiol Rev 2003;83:1113. ▪ 2. Murray CJ, Lopez AD. Alternate projections of mortality and disability by cause 1990-2220: global burden of disease study. Lancet 1997;349:1498. ▪ 3. Roberts WC. Preventing and arresting coronary atherosclerosis. Am Heart J 1995;130:580. ▪ 4. Leibowitz J. The History of Coronary Heart Disease. Berkeley: University of California Press; 1970. ▪ 5. Ross R. The pathogenesis of atherosclerosis – an update. N Engl J Med 1986;314:488. ▪ 6. Paoletti R et al. Inflammation in atherosclerosis and implications for therapy. Circulation 2004;109(Suppl III):III-20. ▪ 7. Hansson GK. Inflammation, atherosclerosis and coronary artery disease. N Engl J Med 2005;352:1685. ▪ 8. Libby P et al. Inflammation and atherosclerosis. Circulation 2002; 105:1135. ▪ 9. Glasser SP et al. Atherosclerosis: risk factors and the vascular endothelium. Am Heart J 1996;131:379. ▪ 10. Mora R et al. Prelesional events in atherogenesis. Localization of apolipoprotein B, unesterified cholesterol and extracellular phospholipid liposomes in the aorta of hyperlipidemic rabbit. Atherosclerosis 1987;63:143. ▪ 11. Bevilacqua MP. Endothelial-leukocyte adhesion molecules. Ann Rev Immunol 1993;11:767. ▪ 12. Springer TA. Traffic signals for lymphocyte recirculation and leukocyte emigration: the multistepparadigm. Cell 1994;76:301. ▪ 13. Butcher EC, Picker LJ. Lymphocyte homing and homeostasis. Science 1996;272:60. ▪ 14. Salmi M, Jalkanen S. A 90-kilodalton endotelial cell molecule mediating lymphocyte binding in humans. Science 1992;257:1407. ▪ 15. Airas L et al. CD 73 is involved in lymphocyte binding to the endothelium: characterization of lymphocyte-vascular adhesion protein 2 identifies it as CD 73. J Exp Med 1995;182:1603. ▪ 16. Osborn L et al. Direct expression cloning of vascular cell adhesion molecule 1, a cytokine-induced endothelial protein that binds to lymphocytes. Cell 1989;59:1203. ▪ 17. Elices MJ et al. VCAM-1 on activated endothelium interacts with the leukocyte integrin VLA-4 at a site distinct from the VLA-4/fibronectin binding site. Cell 1990;60:577. ▪ 18. Cybulsky MI, Gimbrone Jr MA. Endothelial expression of a mononuclear leukocyte adhesion molecule during atherogenesis. Science 1991;251:788. ▪ 19. Li H et al. An atherogenic diet rapidly induces VCAM-1, a cytokine regulatable mononuclear leukocyte adhesion molecule, in rabbit endothelium. Arterioscler Thromb 1993;13:197. ▪ 20. Kume N et al. Lysophosphatidylcholine, a component of atherogenic lipoproteins, induces mononuclear leukocyte adhesion molecules in cultured human and rabbit arterial endothelial cells. J Clin Invest 1992;90:1138. ▪ 21. Pober JS et al. Overlapping patterns of activation of human endothelial cells by interleukin 1, tumor necrosis factor, and immune interferon. J Immunol 1986;137:1893. ▪ 22. Kubes P et al. Nitric oxide: an endogenous modulator of leukocyte adhesion. Proc Natl Acad Sci USA 1991;88:4651. ▪ 23. Bath PM et al. Nitric oxide and prostacyclin. Divergence of inhibitory effects on monocyte chemotaxis and adhesion to endothelium in vitro. Arterioscler Thromb 1991;11:254. ▪ 24. Lefer AM, Ma XL. Decreased basal nitric oxide release in hypercholesterolemia increases neutrophil adherence to rabbit coronary artery endothelium. Arterioscler Thromb 1993;13:771. ▪ 25. Tsao PS et al. Enhanced endothelial adhesiveness in hypercholesterolemia is attenuated by L-arginine. Circulation 1994;89:2176. ▪ 26. Decaterina R et al. Nitric oxide decreases cytokine-induced endothelial activation. Nitric oxide selectively reduces endothelial expression of adhesion molecules and proinflamatory cytokines. J Clin Invest 1995;96:60. ▪ 27. Khan BV et al. Nitric oxide regulates vascular cell adhesion molecule 1 gene expression and redox-sensitive transcriptinal events in human vascular endothelial cells. Proc Natl Acad Sci USA 1996; 93:9114. ▪ 28. Libby P. Inflammation in atherosclerosis. Nature 2002;420:868. ▪ 29. Libby P et al. Molecular biology of atherosclerosis. Int J Cardiol 1997;62(Suppl 2):S23. ▪ 30. Kodama T et al. Type I macrophage scavenger receptor contains alpha-helical and collagen-like coiled coils. Nature 1990;343:531. ▪ 31. Endemann G et al. CD36 is a receptor for oxidized low density lipoprotein. J Biol Chem 1993;268:11811. ▪ 32. Ramprasad MP et al. The 94- to 97-KDa mouse macrophage membrane protein that recognizes oxidized low density lipoprotein and phosphatidylserine-rich liposomes is identical to macrosialin, the mouse homo-

logue of human CD68. Proc Natl Acad Sci USA 1995;92:9580. ▪ 33. Ross R, Glomset JA. The pathogesis of atherosclerosis I. N Engl J Med 1976;295:369. ▪ 34. Joris T et al. Studies on the pathogenesis of atherosclerosis. I. Adhesion and emigration of mononuclear cells in the aorta of hypercholesterolemic rats. Am J Pathol 1983;113:341. ▪ 35. Faggioto A et al. Studies of hypercholesterolemia in the nonhuman primate. Changes that lead to fatty streak formation. Arteriosclerosis 1984;4:323. ▪ 36. Bhagat K. Endothelial function and myocardial infarction. Cardiovasc Res 1998;39:312. ▪ 37. Furchgott RF, Zawadzki JV. The obligatory role of the endothelial cells in the relaxation of arterial smooth muscle by acetylcholine. Nature 1980;288:373. ▪ 38. Parthasarathy S. Modified lipoproteins in the pathogenesis of atherosclerosis. Austin: R.G. Landes, 1994:91-119/Parthasarathy S. Mechanism(s) of cell-mediated oxidation of low density lipoprotein. In: Nohl H et al. eds. Free Radicals in The Environment, Medicine and Toxicology. London: Richelieu Press; 1994. p. 163. ▪ 39. Bobryshev YV, Lord RSA. Ultrastructural recognition of cells with dendritic cell morphology in human aortic intima: contacting interactions of vascular dendritic cells in athero-resistant and athero-prone areas of the normal aorta. Arch Histol Cytol 1995;58:307. ▪ 40. Hansson GK. Immune mechanisms in atherosclerosis. Arterioscler Thromb Vasc Biol 2001;21:1876. ▪ 41. Clarkson TB et al. Remodeling of coronary arteries in human and no human primates. JAMA 1994;271:289. ▪ 42. Glagov S et al. Compensatory enlargement of human aterosclerotic coronary arteries. N Engl J Med 1987;316:371. ▪ 43. Kragel AH et al. Morphometric analysis of the composition of the atherosclerotic plaques in the four major epicardial coronary arteries in acute myocardial infarction and in sudden coronary death. Circulation 1989;80:1747. ▪ 44. Kragel AH et al. Morphometric analysis of the composition of coronary arterial plaques in isolated unstable angina pectoris with pain at rest. Am J Cardiol 1990;66:562. ▪ 45. Rosenschein U et al. Histopathologic correlates of coronary lesion angiographic morphology: lessons from a directional atherectomy experience. Coron Artery Dis 1992;3:953. ▪ 46. Witztum JL. The oxidation hypothesis of atherosclerosis. Lancet 1994;344: 793. ▪ 47. Fuster V et al. Atherosclerotic plaque rupture and thrombosis: evolving concepts. Circulation 1990;82(Suppl II):II47. ▪ 48. Falk E et al. Coronary plaque disruption. Circulation 1995; 92:657. ▪ 49. Wilcox JN et al. Localization of tissue factor in the normal vessel wall and in the atherosclerotic plaque. Proc Natl Acad Sci USA 1989;86:2839. ▪ 50. Drake TA et al. Selective cellular expression of tissue factor in human tissues. Implications for disorders of hemostasis and thrombosis. Am J Pathol 1989;134: 1087. ▪ 51. Davies MJ, Thomas AC. Plaque fissuring-the cause of acute myocardial infarction, sudden ischemic death, and crescendo angina. Br Heart J 1985;53:363. ▪ 52. Falk E. Plaque rupture with severe pre-existing stenosis precipitating coronary thrombosis characteristics of coronary atherosclerotic plaques underlying fatal occlusive thrombi. Br Heart J 1983;50:127. ▪ 53. Galis Z et al. Cytokine-stimulated human vascular smooth muscle cells synthesize a complement of enzymes required for extracellular matrix digestion. Circ Res 1994;75:181. ▪ 54. Saren P et al. TNF-alpha and IL-1 beta selectively induce expression of 92-kDa gelatinase by human macrophages. J Immunol 1996;157: 4159. ▪ 55. Stoll G, Bendszus M. Inflammation and atherosclerosis: novel insights into plaque formation and destabilization. Stroke 2006;37:1923. ▪ 56. Loftus IM et al. Matrix metalloproteinases and atherosclerotic plaque instability. Br J Surg 2002;89: 680. ▪ 57. Mallat Z et al. Protective role of interleukin-10 in atherosclerosis. Circ Res 1999;85:e17. ▪ 58. Pinderski LJ et al. Overexpression of interleukin-10 by activated T lymphocytes inhibits atherosclerosis in LDL receptor-deficient mice by altering lymphocyte and macrophage phenotypes. Circ Res 2002;90:1064. ▪

59. Caligiuri G et al. Interleukin-10 deficiency increases atherosclerosis, thrombosis, and low-density lipoproteins in apolipoprotein E knockout mice. Mol Med 2003;9:10. ▪ 60. Robertson AKL et al. Disruption of TGF-beta signaling in T cells accelerates atherosclerosis. J Clin Invest 2003;112:1342. ▪ 61. Caligiuri G et al. Protective immunity against atherosclerosis carried by B cells of hypercholesterolemic mice. J Clin Invest 2002;109:745. ▪ 62. Binder CJ et al. Pneumococcal vaccination decreases atherosclerotic lesion formation: molecular mimicry between Streptococcus pneumoniae and oxidized LDL. Nat Med 2003;9:736. ▪ 63. Witztum JL. Splenic immunity and atherosclerosis: a glimpse into a novel paradigm? J Clin Invest 2002;109:721. ▪ 64. Saikku P et al. Serological evidence of an association of a novel Chlamydia, TWAR, with chronic coronary heart disease and acute myocardial infarction. Lancet 1988;2:983. ▪ 65. O'Connor CM et al. Azithromycin for the secondary prevention of coronary heart disease events: the WIZARD study: a randomized controlled trial. JAMA 2003;290:1459. ▪ 66. Cercek B et al. Effect of short-term treatment with azithromycin on recurrent ischaemic events in patients with acute coronary syndrome in the Azithromycin in Acute Coronary Syndrome (AZACS) trial: a randomised controlled trial. Lancet 2003;361:809. ▪ 67. Grayston JT et al. Azithromycin for secondary prevention of coronary events. N Engl J Med 2005;352:1637. ▪ 68. Cannon CP et al. Antibiotic treatment of Chlamydia pneumoniae after acute coronary syndrome. N Engl J Med 2005;352:1646. ▪ 69. Liuzzo G et al. The prognostic value of C-reactive protein and serum amyloid A protein in severe unstable angina. N Engl J Med 1994;331:417. ▪ 70. Biasucci LM et al. Elevated levels of interleukin-6 in unstable angina. Circulation 1996;94:874. ▪ 71. Lindahl B et al. Markers of myocardial damage and inflammation in relation to long-term mortality in unstable coronary artery disease. N Engl J Med 2000;343:1139. ▪ 72. Liuzzo G et al. Plasma protein acute-phase response in unstable angina is not induced by ischemic injury. Circulation 1996; 94:2373. ▪ 73. Caligiuri G et al. Evidence for antigen-driven T-cell response in unstable angina. Circulation 2000;102:1114. ▪ 74. Liuzzo G et al. Monoclonal T-cell proliferation and plaque instability in acute coronary syndromes. Circulation 2000;101: 2883. ▪ 75. Pearson TA et al. Markers of inflammation and cardiovascular disease. Application to clinical and public health practice. A statement for healthcare professionals from the centers for disease control and prevention and the American Heart association. Circulation 2003;107:499. ▪ 76. Takemoto M, Liao JK. Pleiotropic effects of 3-hydroxy-3-methylglutaryl coenzyme A reductase inhibitors. Arterioscler Thromb Vasc Biol 2001;21:1712. ▪ 77. Crisby M et al. Pravastatin treatment increases collagen content and decreases lipid content, inflammation, metalloproteinases, and cell death in human carotid plaques: implications for plaque stabilization. Circulation 2001;103:926. ▪ 78. Sposito AC, Chapman MJ. Statin therapy in acute coronary syndromes: mechanistic insight into clinical benefit. Arterioscler Thromb Vasc Biol 2002;22:1524. ▪ 79. Ridker PM et al. C-reactive protein levels and outcomes after statin therapy. N Engl J Med 2005; 352:20. ▪ 80. Nissen SE et al. Statin therapy, LDL cholesterol, C-reactive protein, and coronary artery disease. N Engl J Med 2005; 352:29. ▪ 81. Halkin A, Keren G. Potential indications for angiotensin-converting enzyme inhibitors in atherosclerotic vascular disease. Am J Med 2002;112:126. ▪ 82. Macmahon S et al. Randomized, placebo-controlled trial of the angiotensin-converting enzyme inhibitor, ramipril, in patients with coronary or other occlusive arterial disease. Part-2 Collaborative Research Group. Prevention of Atherosclerosis with Ramipril. J Am Coll Cardiol 2000;36:438. ▪ 83. Bendszus M, Stoll G. Caught in the act: in vivo mapping of macrophage infiltration in nerve injury by magnetic resonance imaging. J Neurosci 2003;23:10892. ▪ 84. Stoll

G et al. In vivo monitoring of macrophage infiltration in experimental autoimmune neuritis by magnetic resonance imaging. J Neuroimmunol 2004;149:142. ▪ 85. Bresalier RS et al. Cardiovascular events associated with rofecoxib in a colorectal adenoma chemoprevention trial. N Engl J Med 2005;352:1092. ▪ 86. Palinski W et al. Immunization of low density lipoprotein (LDL) receptor-deficient rabbits with homologous malondialdehyde-modified LDL reduces atherogenesis. Proc Natl Acad Sci USA 1995;92:821. ▪ 87. Zhou X et al. LDL immunization induces T-cell-dependent antibody formation and protection against atherosclerosis. Arterioscler Thromb Vasc Biol 2001;21:108. ▪ 88. Fredrikson GN et al. Inhibition of atherosclerosis in apoE-null mice by immunization with apoB-100 peptide sequences. Arterioscler Thromb Vasc Biol 2003;23:879. ▪ 89. Harats D et al. Oral tolerance with heat shock protein 65 attenuates Mycobacterium tuberculosis-induced and high-fat-diet-driven atherosclerotic lesions. J Am Coll Cardiol 2002;40:1333. ▪ 90. Maron R et al. Mucosal administration of heat shock protein-65 decreases atherosclerosis and inflammation in aortic arch of low-density lipoprotein receptor-deficient mice. Circulation 2002;106:1708.

14. ANGINA ESTÁVEL

Tatiana F. G. Galvão
Antônio Carlos Palandri Chagas

A doença arterial coronariana é um importante problema de saúde pública, não somente devido a sua prevalência, mas também à alta mortalidade e morbidade associadas a ela. Dessa forma, é fundamental seu diagnóstico correto e tratamento. Neste capítulo, abordaremos especificamente o manejo ambulatorial da angina estável, que é a manifestação inicial da doença arterial coronariana em aproximadamente metade dos pacientes[1,2].

AVALIAÇÃO INICIAL

A abordagem ambulatorial da angina estável sempre deve iniciar-se com anamnese e exame clínico detalhados[3-5]. Clinicamente, angina é definida como uma síndrome caracterizada por desconforto em tórax, mandíbula, dorso, ombros ou membros superiores, sendo tipicamente agravada por estresse físico ou emocional e aliviada com nitroglicerina ou repouso. Para a caracterização da dor, cinco componentes devem ser considerados[6]: tipo de dor, localização, duração, fatores desencadeantes e fatores de melhora. Vários adjetivos são utilizados pelos pacientes para descrever o tipo de dor anginosa. Dor "em aperto", "em opressão", "sufocante" ou em "peso" são os mais comumente descritos. Freqüentemente, pacientes relatam seu sintoma como desconforto, e não como dor. A dor anginosa quase nunca é súbita e aguda, e geralmente não se altera com a movimentação ou a respiração. O episódio anginoso tipicamente possui duração de minutos. Dor com duração de segundos ou então persistindo por horas raramente é anginosa. A localização da dor é usualmente retroesternal ou precordial, sendo a irradiação para pescoço, mandíbula, epigástrio ou membros superiores bastante freqüente.

Sabe-se que a ocorrência de dor atípica é mais comum em mulheres, provavelmente devido à maior prevalência de vasoespasmo, prolapso da valva mitral e síndromes de dor torácica não-coronarianas no gênero feminino[7].

A fim de se planejar o manejo da angina, ela deve ser primeiramente classificada em instável ou estável, visto que a presença de angina instável implica maior risco de ocorrência de eventos coronarianos agudos a curto prazo.

Angina instável é definida como aquela que se apresenta como uma de três formas: angina de repouso (dor ao repouso e usualmente com duração maior de 20 minutos, ocorrendo na primeira semana de apresentação dos sintomas), angina de recente começo (dor aos pequenos esforços ou ao repouso, com início dentro de dois meses da apresentação inicial) ou angina progressiva (angina previamente diagnosticada, que passa a ocorrer com maior freqüência, ter maior duração ou ser desencadeada por menores limiares de esforço). O manejo da angina instável não será abordado neste capítulo.

Após detalhada história das características da dor, a presença de fatores de risco para doença arterial coronariana[8] deve ser determinada. Tabagismo, dislipidemia, *diabetes mellitus*, hipertensão e história familiar de doença arterial coronariana prematura (história de doença arterial coronariana em familiares de primeiro grau do gênero masculino < 45 anos ou feminino < 55 anos) devem ser questionados. História prévia de acidente vascular cerebral ou doença arterial periférica também devem ser indagadas, devido à maior prevalência de doença arterial coronariana nesses pacientes.

O exame clínico é freqüentemente normal em pacientes com angina estável[9]. Entretanto, o exame realizado durante um episódio de dor pode evidenciar a presença de terceira ou quarta bulhas, ritmo de galope, sopro de insuficiência mitral, desdobramento paradoxal da segunda bulha ou estertores crepitantes em bases pulmonares, que desaparecem quando a dor cessa. A presença de qualquer um desses componentes é preditiva de doença arterial coronariana[10]. Apesar do exame clínico geralmente não auxiliar na confirmação da doença arterial coronariana, sua realização é importante para o diagnóstico de causas não-coronarianas de angina, tais como valvopatias, miocardiopatia hipertrófica ou pericardite. Evidências de doença aterosclerótica não-coronariana, tais como sopro carotídeo, aneurisma de aorta abdominal ou diminuição de pulsos periféricos aumentam a probabilidade de doença arterial coronariana. Hipertensão arterial sistêmica, xantomas e exsudatos retinianos apontam para a presença de fatores de risco para doença arterial coronariana.

Após a realização de história e exame clínico, o médico deve estimar a probabilidade de o quadro apresentado pelo paciente tratar-se realmente de dor anginosa. Para isso, deve ser realizada uma classificação clínica da dor torácica (Quadro 3.13).

Quadro 3.13 – Classificação clínica da dor torácica.

Características da angina típica: a) Desconforto torácico retroesternal com duração e tipo de dor característicos. b) Dor provocada por esforço físico ou estresse emocional. c) Dor aliviada por repouso ou nitrato
Angina típica: apresenta as três características acima
Angina atípica: preenche duas das características acima
Dor torácica não-anginosa: possui uma ou nenhuma das características acima

Fonte: *ACC/AHA 2002 Guideline Update for the Management of Patients with Chronic Stable Angina* (adaptado).

Após a classificação clínica da dor torácica, o médico deve estabelecer a probabilidade pré-teste de doença arterial coronariana para cada paciente. A importância dessa prática deve-se ao fato de essa estimativa afetar a sensibilidade e a especificidade dos testes não-invasivos utilizados na avaliação dessa doença. Essa probabilidade deve levar em conta não só as características da dor, mas também a idade e o gênero, os achados eletrocardiográficos e a presença de fatores de risco para doença arterial coronariana. Essa estratificação do risco cardiovascular do paciente, de fato, irá nortear o raciocínio do médico em relação ao melhor método diagnóstico e tratamento a serem empregados[4].

EXAMES COMPLEMENTARES

ELETROCARDIOGRAMA DE REPOUSO

Um eletrocardiograma de 12 derivações deve ser realizado em todos os pacientes com sintomas sugestivos de angina, apesar de ser normal em pelo menos 50% dos pacientes com angina estável[11]. Portanto, o eletrocardiograma normal não exclui doença arterial coronariana. Evidências de sobrecarga de ventrículo esquerdo ou de alterações do segmento ST ou da onda T compatíveis com isquemia miocárdica favorecem o diagnóstico de angina[12]. Existência de onda Q, indicando infarto agudo do miocárdio prévio, torna o diagnóstico de doença arterial coronaria-

na muito provável. A presença de arritmias, tais como fibrilação atrial ou arritmias ventriculares, ao eletrocardiograma de pacientes com dor torácica, também aumenta a probabilidade de doença arterial coronariana. Entretanto, essas arritmias também podem ser causadas por outros tipos de doença cardíaca. O mesmo pode ocorrer com bloqueios de ramo ou bloqueios atrioventriculares.

Um eletrocardiograma obtido durante a ocorrência de dor torácica é alterado em aproximadamente 50% dos pacientes com angina que possuem um de repouso normal. Taquicardia sinusal ocorre comumente, sendo a bradicardia menos comum. A presença de elevação ou depressão do segmento ST durante a dor estabelece alta probabilidade de angina e indica pior prognóstico. Já em pacientes que apresentam depressão do segmento ST ou inversão de onda T ao eletrocardiograma de repouso, uma "pseudonormalização" dessas alterações durante a dor é outro indicador de doença arterial coronariana[13].

RADIOGRAFIA DE TÓRAX

A radiografia de tórax é freqüentemente normal em pacientes com angina estável. Sua utilidade como exame de rotina não está bem estabelecida. Uma anormalidade nesse exame é mais provável em pacientes com infarto agudo do miocárdio prévio, causas não-coronarianas de angina ou com causas não-cardíacas de desconforto torácico.

EXAMES LABORATORIAIS

Em todos os pacientes, particularmente naqueles com angina típica, condições associadas que podem precipitar angina "funcional" (isto é, isquemia miocárdica na ausência de obstrução coronariana significativa) devem ser consideradas e, se presentes, tratadas. Geralmente, essas co-morbidades causam isquemia miocárdica pelo aumento da demanda miocárdica de oxigênio ou de redução da sua oferta (Quadro 3.14). Além disso, como o tratamento da angina estável envolve o controle adequado dos fatores de risco para doenças cardiovasculares, é necessária a realização de exames que avaliem a presença desses fatores.

Dessa forma, a fim de se avaliar a existência de algumas dessas condições e de fatores de risco para doença arterial coronariana, os exames laboratoriais iniciais que

Quadro 3.14 – Condições que podem desencadear ou exacerbar isquemia miocárdica.

Aumento da demanda miocárdica de oxigênio		Redução da oferta de oxigênio	
Causas não-cardíacas	Causas cardíacas	Causas não-cardíacas	Causas cardíacas
Hipertermia	Miocardiopatia hipertrófica	Anemia	Estenose aórtica
Hipertireoidismo	Estenose aórtica	Hipoxemia (por asma, pneumonia, doença pulmonar obstrutiva crônica, hipertensão pulmonar ou apnéia do sono)	Miocardiopatia hipertrófica
Uso de cocaína	Miocardiopatia dilatada		
Hipertensão	Taquicardia ventricular ou supra-ventricular		
Ansiedade		Anemia falciforme	
Fístula arteriovenosa		Uso de cocaína	
		Hiperviscosidade (por leucemia, trombocitose ou hipergamaglobulinemia)	

Fonte: *ACC/AHA 2002 Guideline Update for the Management of Patients with Chronic Stable Angina* (adaptado).

devem ser realizados em todos os pacientes com angina estável são: hematócrito/hemoglobina, glicemia de jejum, colesterol total e frações, triglicérides, dosagem de hormônios tireoidianos, uréia e creatinina.

A procura por fatores de risco "não-tradicionais" para doença arterial coronariana, como homocisteína, apoproteínas A e B e lipoproteína (a) (Lp a), também pode ser justificada para pacientes com doença coronariana que não apresentem os "fatores de risco tradicionais" para doença arterial coronariana[4]. Além disso, a dosagem de marcadores inflamatórios, como a proteína C-reativa, vem sendo considerada, como forma de se predizer mais corretamente o prognóstico dos pacientes com doença arterial coronariana[4]. Entretanto, como a dosagem desses marcadores pode ser inespecífica e variar ao longo do tempo, sua utilização para pacientes com angina estável, atualmente, só se justifica em protocolos de pesquisa e para casos específicos[4].

ELETROCARDIOGRAMA DE ESFORÇO

O eletrocardiograma de esforço deve ser indicado de forma rotineira para todos os pacientes com angina estável, exceto para aqueles com contra-indicações: síndrome de pré-excitação (Wolff-Parkinson-White), ritmo de marcapasso, depressão do segmento ST maior de 1mm ao repouso, bloqueio de ramo esquerdo e incapacidade física para a realização de teste de esforço.

A interpretação do teste ergométrico deve incluir: sintomas referidos, capacidade de realizar o exercício, respostas hemodinâmica e eletrocardiográfica. A ocorrência de dor torácica compatível com angina é importante, particularmente se ela gera a interrupção do exame. Os achados eletrocardiográficos mais importantes são o infra e o supradesnivelamento do segmento ST. A definição mais comumente utilizada para um teste positivo é um infradesnivelamento do segmento ST, horizontal ou descendente, maior ou igual a 1mm; ou então um supradesnivelamento ocorrendo de 60 a 80ms após o final do complexo QRS, durante ou após o exercício[14]. São considerados pacientes de alto risco aqueles que apresentam: alterações eletrocardiográficas que ocorrem com baixas cargas de esforço (menos de 4METS), resposta pressórica anormal (por exemplo, queda da pressão sistólica durante o esforço), incidência elevada de arritmias ventriculares, infradesnível do segmento ST maior que 1mm no primeiro estágio e que 2mm nos estágios seguintes e manutenção das alterações do segmento ST após 5 minutos de recuperação.

Uma metanálise de 147 trabalhos publicados, envolvendo 24.074 pacientes submetidos a teste ergométrico e cinecoronarioangiografia (CATE), encontrou ampla variação na sensibilidade e especificidade do exame[14]. A sensibilidade média foi de 68% (com desvio-padrão de 16%) e a especificidade média foi de 77% (com desvio-padrão de 17%). Em um estudo mais recente incluindo 814 homens,

no qual se tomou o cuidado de que todos os pacientes incluídos concordassem em ser submetidos tanto ao teste ergométrico quanto ao CATE, a sensibilidade foi de 45% e a especificidade de 85%[15]. Dessa forma, podemos notar que o valor diagnóstico do teste de esforço fundamenta-se em alta especificidade, que lhe confere um valor preditivo positivo de 90% na detecção de doença arterial coronariana em pacientes com angina estável e desnível do segmento ST igual ou maior que 1mm, do tipo horizontal ou descendente. Nos pacientes assintomáticos, com as mesmas alterações eletrocardiográficas, o valor preditivo do teste ergométrico no diagnóstico da doença arterial coronariana é de 70%, aumentando para 90% se o desnível for igual ou maior que 2mm.

Apesar de a sensibilidade e especificidade de um teste diagnóstico serem características inerentes ao exame e, por isso, não passíveis de interferências de acordo com as características do paciente, esse fato nem sempre ocorre. Sabe-se, por exemplo, que o teste de esforço tem maior sensibilidade nos idosos e nos pacientes com doença triarterial do que nos pacientes jovens e naqueles com doença uniarterial. O exame apresenta menor especificidade em pacientes com valvopatia, hipertrofia de ventrículo esquerdo, depressão do segmento ST ao eletrocardiograma de repouso e em uso de digoxina[14].

O teste ergométrico também apresenta maior taxa de resultados falso-positivos em mulheres (38 a 67%) do que em homens (7 a 44%)[16], principalmente devido à menor probabilidade pré-teste da doença[17]. Esse exame possui baixa taxa de resultados falso-negativos, o que indica que um teste negativo exclui de forma confiável a presença de coronariopatia. Apesar das limitações do teste ergométrico no gênero feminino, apenas 30% das mulheres submetidas a esse exame necessitam de um outro teste diagnóstico para confirmar ou afastar doença coronariana[18].

ECOCARDIOGRAFIA

O exame ecocardiográfico em repouso, na ausência de isquemia, é útil para avaliar a função cardíaca global, além de permitir o diagnóstico da hipertrofia ventricular esquerda, importante fator de risco para a doença arterial coronariana. Entretanto, a maioria dos pacientes submetidos à avaliação diagnóstica por angina não necessita de ecocardiografia. Porém, em paciente com angina estável e infarto prévio documentado, ou presença de ondas Q ao eletrocardiograma de repouso, a mensuração da função global do ventrículo esquerdo (ou seja, a fração de ejeção) pode ser importante na escolha apropriada de terapêutica clínica ou cirúrgica, bem como nas recomendações sobre o nível de atividade física e processo de reabilitação[19,20]. A ecocardiografia também deve ser realizada em pacientes que apresentem: sinais ou sintomas de insuficiência cardíaca, sopro sistólico sugestivo de estenose aórtica, miocardiopatia hipertrófica ou insuficiência mitral e arritmias ventriculares complexas.

ECOCARDIOGRAFIA COM ESTRESSE FÍSICO OU FARMACOLÓGICO E CINTILOGRAFIA DE PERFUSÃO MIOCÁRDICA (ESTUDOS DE IMAGEM SOB ESTRESSE FÍSICO OU FARMACOLÓGICO)

A sensibilidade da cintilografia de perfusão miocárdica é semelhante à da ecocardiografia com estresse e superior à do teste ergométrico na identificação e na localização das lesões, no diagnóstico da doença multiarterial e na detecção do miocárdio viável em pacientes com ou sem onda Q.

As recomendações para a realização de exames de imagem sob estresse físico ou farmacológico como teste inicial para o diagnóstico de pacientes com angina estável são: pacientes com angina estável e contra-indicação para a realização de teste ergométrico e pacientes com revascularização prévia (via cirúrgica ou angioplastia). Para pacientes incapazes de fazer uma atividade física, recomenda-se um teste de imagem sob estresse farmacológico como exame inicial.

Trabalhos demonstram que, quando comparada ao CATE, a cintilografia de perfusão miocárdica tem sensibilidade de 82% e especificidade de 88% na identificação da doença arterial coronariana.

Como já citado, a ecocardiografia de estresse tem sensibilidade e especificidade semelhantes aos exames de medicina nuclear na detecção da coronariopatia. Em uma revisão de 36 estudos, envolvendo 3.210 pacientes, a média de sensibilidade foi de 85% para a ecocardiografia sob estresse físico e de 82% para o exame de estresse com dobutamina[19]. Demonstrou-se também maior sensibilidade desse exame para doença multiarterial do que para coronariopatia uniarterial (90% *versus* 79%)[19].

CINECORONARIOANGIOGRAFIA

A cinecoronarioangiografia deve ser realizada como exame inicial em pacientes com angina conhecida ou suspeita de angina, os quais sobreviveram a uma parada cardíaca.

Após investigação inicial e início de tratamento do paciente, o CATE deve ser reservado para os pacientes considerados de alto risco para a ocorrência de um evento cardiovascular (ver item Tratamento).

TRATAMENTO

A angina estável é uma condição clínica cujo prognóstico exibe um perfil bastante variável entre os pacientes. Esse prognóstico varia de acordo com a idade do paciente, fatores de risco, padrão observado aos exames complementares e presença ou não de fatores desencadeantes. Portanto, o tratamento da angina estável deve ter os seguintes objetivos: aliviar os sintomas, reduzir a taxa de eventos cardiovasculares (morte ou infarto não-fatal), tratar fatores que desencadeiem ou exacerbem a angina e modificar os fatores de risco presentes.

Como a taxa de mortalidade anual da angina estável é estimada em 1,6 a 4% e os sintomas geralmente são bem controlados com o uso de medicação, a terapêutica medicamentosa é a primeira opção de tratamento, reservando-se o CATE e os procedimentos invasivos (revascularização miocárdica via cirúrgica ou angioplastia) para os pacientes considerados de alto risco.

São considerados de alto risco os pacientes com as seguintes características: presença de isquemia em múltiplas derivações ao eletrocardiograma de repouso, alterações em teste não-invasivo para isquemia sugestiva de mau prognóstico (alteração do segmento ST com baixa carga de esforço, queda da pressão sistólica durante o exercício, extensas áreas de isquemia à cintilografia ou à ecocardiografia), função ventricular esquerda deprimida (fração de ejeção do ventrículo esquerdo < 50%), angina refratária ao tratamento medicamentoso, presença de angina e sintomas de insuficiência cardíaca.

TRATAMENTO DOS FATORES QUE DESENCADEIAM OU EXACERBAM A ANGINA

Primeiramente, os fatores que desencadeiam ou exacerbam a isquemia miocárdica (Quadro 3.14) devem ser diagnosticados e imediatamente tratados.

TRATAMENTO MEDICAMENTOSO

Agentes antiplaquetários

Ácido acetilsalicílico (AAS) – exerce seu efeito antitrombótico por meio da inibição da enzima cicloxigenase e da síntese de tromboxano A_2 plaquetário. O AAS (em doses de 75 a 325mg/dia) deve ser utilizado rotineiramente em todos os pacientes com angina estável, na ausência de contra-indicações (alergia ou sangramento gastrintestinal). O uso de AAS em mais de 3.000 pacientes com angina estável foi associado com uma redução média de 33% no risco de eventos cardiovasculares adversos[21,22]. Em outro estudo, a adição de 75mg de AAS ao sotalol, em pacientes com angina estável, resultou em diminuição de 34% na ocorrência de morte súbita e infarto agudo do miocárdio e de 32% para eventos vasculares secundários[23].

Ticlopidina – é um derivado das tienopiridinas que inibe a agregação plaquetária induzida por difosfato de adenosina e reduz as concentrações de trombina, colágeno, tromboxano A_2 e fator ativador de plaquetas[24,25]. Ela também diminui a viscosidade sangüínea, devido à redução do fibrinogênio plasmático e ao aumento na deformabilidade da hemácia[26]. Esse medicamento, ao contrário do AAS, não tem seus efeitos comprovados para pacientes com angina estável. Além disso, como pode induzir neutropenia (e, raramente, púrpura trombocitopênica trombótica), ele deve ser utilizado apenas quando há contra-indicação ao uso de AAS.

Clopidogrel – é também um derivado das tienopiridinas e, apesar de atuar de forma similar à ticlopidina, parece ter um melhor efeito antitrombótico[27]. Em um estudo randomizado[28] que comparou clopidogrel com AAS em pacientes com história de infarto do miocárdio, acidente vascular cerebral ou doença vascular periférica, o clopidogrel demonstrou-se um pouco mais efetivo que o AAS na redução do risco combinado de morte por causa vascular, infarto agudo do miocárdio e acidente vascular cerebral isquêmico. A taxa de eventos anuais foi de 5,32% para clopidogrel contra 5,83% para o AAS, com redução relativa do risco de 8,7% dentre 19.185 pacientes acompanhados por pelo menos três anos. O maior benefício foi relativo à prevenção do infarto do miocárdio. Entretanto, como ainda não foram realizados outros estudos para confirmar a eficácia do clopidogrel em pacientes com angina estável, o medicamento de primeira escolha no tratamento da angina estável continua a ser o AAS, devido a sua melhor relação custo-benefício.

Agentes antitrombóticos

A eficácia de novos agentes antiplaquetários e antitrombóticos, tais como os inibidores da glicoproteína IIb/IIa e a hirudina recombinante no manejo de pacientes com angina estável, ainda não está bem estabelecida[29]. Apesar de pequenos estudos demonstrarem benefícios no uso de doses diárias de heparina de baixo peso molecular por via subcutânea[30] e de pequenas doses de warfarina (a fim de se atingir um INR de 1,47), associadas a doses menores AAS[31], ainda não há experiência clínica suficiente que justifique o uso rotineiro dessas medicações para pacientes com angina estável.

Terapia antianginosa e antiisquêmica

Betabloqueadores – atuam bloqueando os receptores beta-adrenérgicos. Sabe-se que há dois tipos de receptores beta-adrenérgicos: os $\beta1$ (presentes no coração) e os $\beta2$ (presentes na vasculatura periférica e musculatura brônquica). A inibição desses receptores é associada com diminuição da freqüência cardíaca, do inotropismo miocárdico e da pressão arterial, o que, por sua vez, gera menor consumo de oxigênio pelo miocárdio. Alguns betabloqueadores possuem atividade agonista parcial, também chamada de atividade simpaticomimética intrínseca, e então podem não ocasionar redução da pressão arterial e da freqüência cardíaca ao repouso. Vários tipos de betabloque-

adores estão disponíveis para o tratamento da angina. Os efeitos sobre os receptores beta-adrenérgicos e as doses usuais no tratamento da angina estão resumidos no quadro 3.15. Todos os betabloqueadores parecem ser igualmente efetivos para o tratamento da angina. Nos pacientes com angina estável aos esforços, os betabloqueadores reduzem o duplo-produto (pressão arterial multiplicada pela freqüência cardíaca) durante o exercício, bem como retardam ou impedem o início da dor, aumentando o limiar isquêmico[32,33]. No tratamento da angina estável, é convencional o ajuste da dose de betabloqueador até que se alcance uma freqüência cardíaca ao repouso de 55 a 60 batimentos por minuto.

Os betabloqueadores são claramente efetivos no controle da angina desencadeada por esforços[34,35]. Estudos controlados comparando essa medicação com antagonistas do cálcio evidenciaram igual eficácia no controle da angina estável[36-39]. Também são freqüentemente combinados com nitratos no tratamento da angina estável. Esta terapia combinada parece ser mais efetiva do que a terapia isolada com um dos dois agentes[40,41]. Os betabloqueadores também podem ser associados a um antagonista do canal de cálcio. Para essa combinação, diidropiridinas de nova geração, com liberação lenta e longo período de ação, são os antagonistas do cálcio de escolha[42-46]. A combinação de betabloqueadores com verapamil ou diltiazem deve ser feita com cautela, devido ao risco de ocorrência de bradicardia grave ou de bloqueio atrioventricular.

Em pacientes com angina vasoespástica (angina de Prinzmetal) sem lesões obstrutivas fixas, os betabloqueadores são inefetivos e podem aumentar a tendência ao vasoespasmo coronariano, devido à atividade dos receptores alfa-adrenérgicos[47]. Portanto, nessa situação, essa classe de medicamentos não deve ser empregada.

As contra-indicações absolutas para o uso de betabloqueadores são: bradicardia importante, bloqueio atrioventricular de alto grau preexistente, doença do nó sinusal e disfunção ventricular esquerda grave e descompensada. Asma, doença pulmonar obstrutiva crônica com componente de broncoespasmo, depressão grave e doença vascular periférica são contra-indicações relativas. A maioria dos pacientes diabéticos tolera bem os betabloqueadores,

Quadro 3.15 – Propriedades dos betabloqueadores utilizados na prática clínica.

Medicamentos	Seletividade	Atividade agonista parcial	Dose usual para angina
Propranolol	Não	Não	20-80mg, 2 vezes/dia
Metoprolol	$\beta1$	Não	50-200mg, 2 vezes/dia
Atenolol	$\beta1$	Não	50-200mg/dia
Nadolol	Não	Não	40-80mg/dia
Timolol	Não	Não	10mg, 2 vezes/dia
Acebutolol	$\beta1$	Sim	200-600mg, 2 vezes/dia
Bisoprolol	$\beta1$	Não	10mg/dia
Esmolol (intravenoso)	$\beta1$	Não	50-300mcg/kg/min
Labetalol*	Não	Sim	200-600mg, 2 vezes/dia
Pindolol	Não	Sim	2,5-7,5mg, 3 vezes/dia

* Labetalol é um alfa e betabloqueador.
Fonte: *ACC/AHA 2002 Guideline Update for the Management of Patients with Chronic Stable Angina* (adaptado).

mas esse medicamento deve ser usado com cautela em pacientes em uso de insulina ou hipoglicemiantes orais, devido ao risco de mascaramento dos sintomas de hipoglicemia.

Em vários estudos randomizados, os betabloqueadores demonstraram melhora da taxa de sobrevida em pacientes com infarto do miocárdio recente. Alguns estudos randomizados e controlados[48-52] avaliaram seu efeito em pacientes sem infarto ou hipertensão prévios. Também foi comprovado em ensaios clínicos randomizados que essa classe de medicamentos melhora a taxa de sobrevida e previne acidente vascular cerebral e insuficiência cardíaca congestiva em pacientes hipertensos[48].

Um benefício em relação à mortalidade, com o uso de betabloqueadores, ainda não foi evidenciado em pacientes com angina estável sem infarto do miocárdio prévio, apesar de a melhora sintomática ter sido bem documentada[49-53].

Antagonistas dos canais de cálcio – ao contrário dos betabloqueadores, os antagonistas dos canais de cálcio constituem-se em um grupo heterogêneo de substâncias químicas. Esses medicamentos atuam reduzindo o fluxo de cálcio transmembrana e podem ser divididos em três classes: diidropiridínicos (nifedipino), benzodiazepinas (diltiazem) e fenilalquilaminas (verapamil). Todos os antagonistas do cálcio exibem um efeito inotrópico negativo, o que diminui o consumo de oxigênio miocárdico. Esses medicamentos ocasionam também aumento da oferta de oxigênio miocárdico, através da vasodilatação coronariana. As classes das benzodiazepinas e das fenilalquilaminas possuem também um efeito cronotrópico negativo. O efeito vasodilatador é maior com os diidropiridínicos, e a

diminuição da contratilidade, com o verapamil. As características dos diferentes tipos de antagonistas dos canais de cálcio estão expostas no quadro 3.16.

Os antagonistas dos canais de cálcio são a primeira escolha no tratamento da angina variante de Prinzmetal, sendo bastante efetivos no controle dos sintomas e dos episódios isquêmicos.

Vários estudos[54-57] demonstraram que o uso de antagonistas de cálcio da classe dos diidropiridínicos de curta ação aumentam a incidência de eventos cardiovasculares adversos e, portanto, deveriam ser evitados. Em contraste, antagonistas de cálcio de longa ação, incluindo os diidropiridínicos de liberação lenta e longa ação (como o anlodipino, por exemplo), são efetivos para o alívio dos sintomas em pacientes com angina estável. Eles devem ser utilizados combinados com betabloqueadores quando o tratamento inicial com essa classe de medicamentos for ineficaz, ou como substitutos aos betabloqueadores, quando o paciente possuir contra-indicação ao seu uso.

Em geral, insuficiência cardíaca descompensada é contra-indicação ao uso de antagonistas de cálcio. Entretanto, diidropiridinas vasosseletivas de nova geração (por exemplo, anlodipino e felodipino) são toleradas por pacientes com fração de ejeção do ventrículo esquerdo reduzida. Bradicardia, disfunção do nó sinusal e bloqueio do nó atrioventricular são contra-indicações ao uso de antagonistas do cálcio com ação cronotrópica negativa (por exemplo, diltiazem e verapamil). Um intervalo QT longo é contra-indicação ao uso de bepridil.

Nitratos – são vasodilatadores independentes do endotélio que produzem efeitos benéficos tanto pela redução do consumo de oxigênio miocárdico quanto da melhora da

Quadro 3.16 – Propriedades dos antagonistas dos canais de cálcio utilizados na prática clínica.

Medicamentos	Dose habitual	Duração da ação	Efeitos colaterais
Diidropiridinas Nifedipino	Liberação imediata: 30-90mg/dia	Curta	Hipotensão, tontura, náuseas, *flushing*, constipação intestinal, edema
	Liberação lenta: 30-180mg/dia		
Anlodipino	5-10mg/dia	Longa	Cefaléia, edema
Felodipino	5-10mg/dia	Longa	Cefaléia, edema
Isradipino	2,5-10mg, 2 vezes/dia	Média	Cefaléia, fadiga
Nicardipina	20-40mg, 3 vezes/dia	Curta	Cefaléia, edema, tontura, *flushing*
Nisoldipina	20-40mg/dia	Curta	Similares aos do nifedipino
Nitrendipino	20mg/dia ou 2 vezes/dia	Média	Similares aos do nifedipino
Miscelânea Bepridil	200-400mg/dia	Longa	Arritmias, tontura, náuseas
Diltiazem	Liberação imediata: 30-80mg, 4 vezes/dia	Curta	Hipotensão, tontura, *flushing*, bradicardia, edema
	Liberação lenta: 120-320mg/dia	Longa	
Verapamil	Liberação imediata: 80-160mg, 3 vezes/dia	Curta	Hipotensão, insuficiência cardíaca, depressão miocárdica, edema, bradicardia
	Liberação lenta: 120-480mg/dia	Longa	

Fonte: *ACC/AHA 2002 Guideline Update for the Management of Patients with Chronic Stable Angina* (adaptado).

perfusão miocárdica[58-59]. Os nitratos podem ser absorvidos por via sublingual, através da mucosa nasal (sob a forma de *spray*), por via oral, intravenosa ou transdérmica. Após absorção ocorre metabolização hepática do medicamento. Seus metabolitos aumentam a atividade do GMP (guanosilmonofosfato) cíclico das células musculares lisas, com conseqüente produção de óxido nítrico, levando ao efeito vasodilatador independente da função endotelial. A redução do consumo é conseqüente à venodilatação sistêmica, com diminuição da pré-carga, levando à queda da pressão diastólica e da tensão da parede do ventrículo esquerdo. Os nitratos ocasionam também diminuição do trabalho cardíaco por queda da pós-carga (devido à vasodilatação arterial sistêmica). O aumento do fluxo sangüíneo ocorre por vasodilatação coronariana e por melhora do fluxo através da circulação colateral presente. Os nitratos também exercem efeitos antitrombóticos e antiplaquetários em pacientes com angina estável[60]. As características dos nitratos disponíveis na prática clínica estão resumidas no quadro 3.17.

Em pacientes com angina aos esforços, os nitratos melhoram a tolerância aos exercícios, o tempo para o início da angina e a depressão do segmento ST durante o teste de esforço. Combinados com betabloqueadores ou antagonistas do cálcio, os nitratos produzem melhores efeitos antianginosos e antiisquêmicos em pacientes com angina estável[61-68]. Tabletes de nitroglicerina por via sublingual e *sprays* de nitroglicerina são recomendados para o alívio imediato de angina de esforço ou de repouso e também podem ser usados como profilaxia para evitar episódios isquêmicos quando administrados alguns minutos antes do exercício. Para o tratamento de prevenção de recorrência da angina, é recomendável o uso de nitratos de longa ação, tais como dinitrato de isossorbida, mononitratos e *patches* de nitroglicerina transdérmicos.

Os principais efeitos colaterais dos nitratos são: cefaléia, náuseas, hipotensão e, raramente, meta-hemoglobinemia. O principal problema acarretado pelo uso de nitrato é o desenvolvimento de tolerância[69]. O mecanismo de desenvolvimento de tolerância ao nitrato permanece incerto. A administração menos freqüente de nitratos, com um intervalo livre do medicamento adequado (8 a 12 horas), parece ser o método mais efetivo para se prevenir esse problema[43].

Medicamentos com ação sobre o metabolismo cardíaco – recentemente, novos agentes têm despertado interesse no tratamento da doença coronariana e da insuficiência cardíaca. Esses agentes foram definidos como "moduladores metabólicos", visto que otimizam o metabolismo energético durante isquemia, ocasionando alteração do substrato energético, preferencialmente para glicose, em vez da oxidação de ácidos graxos, que é a forma de obtenção de energia preponderante durante o processo de isquemia miocárdica[4]. Essas medicações, por não ocasionarem alterações hemodinâmicas (na freqüência cardíaca e na pressão arterial), podem ser associadas a outros agentes antiisquêmicos, como os betabloqueadores e os bloqueadores dos canais de cálcio. Dentre essa classe de agentes, a medicação mais utilizada na prática clínica, para os casos de angina refratária ao uso de betabloqueadores e bloqueadores dos canais de cálcio, é a trimetazidina. Ainda não está definido se os "moduladores metabólicos" alteram o prognóstico de pacientes com doença coronariana[4].

Outras medicações

Estatinas – estudos clínicos randomizados, realizados nos últimos anos, tanto com prevenção primária quanto com prevenção secundária, demonstraram que as estatinas reduzem a incidência de eventos isquêmicos coronarianos, necessidade de revascularização miocárdica, mortalidade cardíaca e total e acidente vascular cerebral[70-77]. Demonstrou-se também que o maior benefício em termos de risco absoluto foi observado em pacientes com maior risco para a ocorrência de doença arterial coronariana.

Quadro 3.17 – Características dos nitratos utilizados na prática clínica.

Composto	Via de administração	Dose	Duração do efeito
Nitroglicerina	Tabletes sublinguais	0,3-0,6mg até 1,5mg	1,5-7 minutos
	Spray		1,5-7 minutos
	Transdérmica	0,4mg conforme necessário	8-12 horas durante terapia intermitente
	Oral de liberação prolongada	0,2-0,8mg/h, a cada 12 horas	4-8 horas
	Intravenosa	2,5-13mg	Tolerância em 7 a 8 horas
Dinitrato de isossorbida	Sublingual	5-200mcg/min	60 minutos
	Oral	2,5-15mg	8 horas
	Spray	5-80mg, 2-3 vezes/dia	2-3 minutos
	Mastigável	1,25mg/dia	2-2,5 horas
	Oral de liberação lenta	5mg	8 horas
	Intravenosa	40mg, 1-2 vezes/dia	Tolerância em 7-8 horas
Mononitrato de isossorbida	Oral	1,25-5mg/h 20mg, 2 vezes/dia 60-240mg, 1 vez/dia	12-24 horas

Fonte: *ACC/AHA 2002 Guideline Update for the Management of Patients with Chronic Stable Angina* (adaptado).

A fim de auxiliar os clínicos a identificarem os pacientes que deveriam receber terapia redutora de lípides, vários comitês e organizações formularam diretrizes específicas. A mais utilizada delas é a elaborada pelo *National Cholesterol Education Program* (NCEP) *Adult Treatment Panel* (ATP), que já está em sua terceira versão (NCEP ATP III)[12]. O NCEP ATP III difere do NCEP ATP II[28] no que se refere à categorização dos pacientes dentro dos grupos de risco e às metas de LDL-colesterol para os pacientes de alto risco. De acordo com as diretrizes do NCEP ATP III, a terapia medicamentosa deveria ser iniciada para todos os pacientes de alto risco com nível de LDL-colesterol maior ou igual a 130mg/dl[12]. Entretanto, diretrizes mais recentes propõem que as estatinas sejam iniciadas para todos os pacientes com doença coronariana (diretrizes européias[4]), ou para pacientes com níveis de LDL-colesterol acima de 100mg/dl, ou em determinados casos, até para pacientes com níveis de LDL-colesterol entre 70 e 100mg/dl (diretrizes americanas[3]). As estatinas atuam inibindo a HMG-CoA redutase, que é a enzima-chave na síntese do colesterol. Essa inibição ocasiona menor síntese hepática de colesterol e aumento compensatório da expressão dos receptores de LDL-colesterol na superfície do fígado[74]. Isso gera um aumento na captação e remoção de LDL-colesterol (*low-density lipoprotein cholesterol*), ocasionando redução nos seus níveis séricos. As estatinas atualmente utilizadas na prática clínica também elevam o HDL-colesterol (*high-density lipoprotein cholesterol*) em 5 a 15% e reduzem os triglicérides em 7 a 30%, podendo ser então também úteis nas hipertrigliceridemias leves a moderadas. Além disso, sabe-se atualmente que a ação das estatinas na redução do risco cardiovascular não se deve apenas à redução nos níveis de colesterol, mas também a seus efeitos antiinflamatórios e antitrombóticos[4].

Dessa forma, as estatinas (ou vastatinas, ou inibidores da HMG-CoA redutase), devido a sua eficácia e boa tolerância, são os medicamentos de escolha para se reduzir o nível de LDL-colesterol em adultos (18 a 55% em média)[78]. De acordo com os estudos clínicos supracitados[70-77], os pacientes com doença arterial coronariana estabelecida, incluindo os com angina estável, deveriam receber terapia redutora de lípides, mesmo na presença de elevações discretas a moderadas nos níveis de LDL-colesterol.

Inibidores da enzima conversora de angiotensina – os efeitos cardioprotetores dos inibidores da enzima conversora de angiotensina já foram demonstrados em alguns trabalhos[79,80]. Os resultados do estudo HOPE[81] confirmam que o uso de inibidores da enzima conversora de angiotensina (no caso ramipril, 10mg ao dia) reduziu as taxas combinadas de mortalidade cardiovascular, infarto agudo do miocárdio e acidente vascular cerebral em pacientes com alto risco para doença vascular, ou com doença vascular presente, na ausência de insuficiência cardíaca.

Previamente ao HOPE, vários estudos[82-87] já demonstraram que o tratamento com inibidores da enzima conversora de angiotensina pode retardar ou prevenir a ocorrência de eventos cardiovasculares em pacientes diabéticos após infarto do miocárdio, ou com hipertensão associada, ou com disfunção ventricular.

Dessa forma, os inibidores da enzima conversora de angiotensina devem ser utilizados para pacientes com doença arterial coronariana conhecida, particularmente para pacientes diabéticos sem lesão renal grave.

Controle dos fatores de risco/prevenção secundária

Educação, aconselhamento e intervenções comportamentais são elementos importantes para o manejo dos fatores de risco para doença arterial coronariana: tabagismo, obesidade, hipertensão, dislipidemia, *diabetes mellitus* e sedentarismo. A presença de qualquer um desses fatores deve ser diagnosticada e corretamente eliminada (ou, pelo menos, controlada).

Não há, até o momento, estudos que comprovem que o tratamento de novos fatores de risco para doença arterial coronariana, tais como a hiper-homocisteinemia e a elevação dos níveis de lipoproteína (a), sejam benéficos para a redução da ocorrência de eventos cardiovasculares.

Revascularização miocárdica (via cirúrgica ou angioplastia)

Como já citado anteriormente, a estratificação de risco é fundamental para a decisão terapêutica, ficando o tratamento de revascularização miocárdica (via cirúrgica ou angioplastia) reservada para os pacientes de alto risco.

A revascularização miocárdica por via cirúrgica é indicação precisa para pacientes com obstrução coronariana triarterial (> 70%) com disfunção ventricular, ou obstrução significativa (> 50%) de tronco de coronária esquerda[88-90].

A indicação de angioplastia em doença uniarterial pode justificar-se para angina refratária ao tratamento clínico, visto que estudos[91] demonstram que esse procedimento, nesse grupo de pacientes, ocasiona melhora sintomática e da tolerância ao esforço, sem redução das taxas de mortalidade ou de infarto. Entretanto, a angiografia coronariana vem ganhando atualmente maior espaço nas coronariopatias, graças à melhora técnica e à redução da reestenose ocasionada pelo uso de *stents*, principalmente daqueles recobertos com medicação (por exemplo, a rapamicina). Os demais casos (por exemplo, os biarteriais) devem ser particularizados, sendo que da decisão sobre qual estratégia de tratamento seguir devem participar o cardiologista, o paciente e seus familiares.

REFERÊNCIAS BIBLIOGRÁFICAS

1. Elveback LR et al. Coronary heart disease in residents of Rochester, Minnesota 7. Incidence, 1950 through 1982. Mayo Clin Proc 1986;61:896. ▪ 2. Kannel WB, Feinleib M. Natural history of angina pectoris in the Framingham study. Prognosis and survival. Am J Cardiol 1972;29:154. ▪ 3. Fraker Jr TD et al. Chronic Angina Focused Update of the ACC/AHA 2002 Guidelines for the Management of Patients With Chronic Stable Angina. A Report of the American College of Cardiology/American Heart Associa-

tion Task Force on Practice Guidelines Writing Group to Develop the Focused Update of the 2002 Guidelines for the Management of Patients With Chronic Stable Angina. Circulation 2007; 116:2762. ▪ 4. Fox K et al. Guidelines on the management of stable angina pectoris: executive summary: the Task Force on the Management of Stable Angina Pectoris of the European Society of Cardiology. Eur Heart J 2006;27:1341. ▪ 5. Snow V et al. Primary care management of chronic stable angina and asymptomatic suspected or known coronary artery disease: a clinical practice guideline from the American College of Physicians. Ann Intern Med 2004;141:562. ▪ 6. Rutherford JD, Braunwauld E. Chronic ischemic heart disease. In: Braunwald E, ed. Heart Disease. A Textbook of Cardiovascular Medicines. 4th ed. Philadhelphia: WB Saunders; 1992. p. 1293. ▪ 7. Douglas PS, Ginsburg GS. The evaluation of chest pain in women. N Engl J Med 1996;334:1311. ▪ 8. 27th Bethesda Conference. Matching the intensity of risk factor management with the hazard for coronary disease events. September 14-15, 1995. J Am Coll Cardiol 1996;27:957. ▪ 9. Chatterjee K. Recognition and management of patients with stable angina pectoris. In: Goldman l, Braunwald E, eds. Primary Cardiology. Philadelphia: WB Saunders; 1998. p. 234. ▪ 10. Levine HJ. Difficult problems in the diagnosis of chest pain. Am Heart J 1980;100:108. ▪ 11. Connoly DC et al. Coronary heart disease in residents of Rochester, Minnesota, IV. Prognostic value of the resting electrocardiogram at the time of initial diagnosis of angina pectoris. Mayo Clin Proc 1984;59:247. ▪ 12. Levy D et al. Prognostic implications of baseline eletrocardiographic features and their serial changes in subjects with left ventricular hypertrophy. Circulation 1994;90:1786. ▪ 13. Fisch C. Electrocardiography and vactorcardiography. In: Braunwald E, ed. Heart Disease. A Textbook of Cardiovascular Medicine. 4th ed. Philadelphia: WB Saunders; 1992. p. 145. ▪ 14. Gibbons RJ et al. ACC/AHA 2002 guideline update for exercise testing: a report of the American College of Cardiology/American Heart Association Task Force on Practice Guidelines (Committee on Exercise Testing). 2002. American College of Cardiology Website. Available at: http://www.acc.org/clinical/guidelines/exercise/exercise_clean.pdf. ▪ 15. Froelicher VF et al. The electrocardiographic exercise test in a population with reduced workup bias: diagnostic performance, computerized interpretation, and multi-variable prediction. Veterans Affairs Cooperative Study in Health Services #016 (QUEXTA) Study Group. Quantitative Exercise Testing and Angiography. Ann Intern Med 1998;128:965. ▪ 16. Gibbons RJ. Exercise ECG testing with and without radionuclide studies. In: Wenger NK et al., eds. Cardiovascular Health and Disease in Women. Greenwich, CT: Le Jacq Communications; 1993. p. 73. ▪ 17. DeSanctis RW. Clinical manifestations of coronary artery disease: chest pain in women. In: Wenger NK et al., eds. Cardiovascular Health and Disease in Women. Greenwich, CT: Le Jacq Communications; 1993. p. 67. ▪ 18. Melin JA et al. Alternative diagnostic strategies for coronary artery disease in women: demonstration of the usefulness and efficiency of probability analysis. Circulation 1985;71:535. ▪ 19. Cheitlin MD et al. ACC/AHA Guidelinnes for the Clinical Application of Echocardiography. A report of the American College of Cardiology/American Heart Association Task Force on Practice Guidelines (Committee on Clinical Application of Echocardiography). Developed in collaboration with the American Society of Echocardiography. Circulation 1997;95:1686. ▪ 20. Henry WL et al. Echocardiographic measurements in normal subjects. Growth-related changes that occur between infancy and early adulthood. Circulation 1978;57:278. ▪ 21. Lewis HD et al. Protective effects of aspirin against acute myocardial infarction and death in men with unstable angina: results of a Veterans Administration Cooperative Study. N Engl J Med 1983;309:396. ▪ 22. Cairns JA et al. Aspirin, sulfinpyrazone, or both in unstable angina. Results of a Canadian multicenter trial. N Engl J Med 1989;321:129. ▪ 23. Jull-Moller S et al. Double-blind trial of aspirin in primary prevention of myocardial infarction in patients with stable chronic angina pectoris. The Swedish Angina Pectoris Aspirin Trial (SAPAT) Group. Lancet 1992;340:1421. ▪ 24. Mc Tavish D et al. Ticlopidine. An updated review of its pharmacology and therapeutic use in platelet-dependent disorders. Drugs 1990;40:238. ▪ 25. Ticlopidine [editorial]. Lancet 1991;337:459. ▪ 26. de Maat MP et al. Modulation of plasma fibrinogen levels by ticlipidine in healthy volunteers and patients with stable angina pectoris. Thromb Haemost 1996;76:166. ▪ 27. Savi P et al. Binding of [3H]-2-methylthio ADP to rat platelets-effect of clopidogrel and ticlopidine. J Pharmacol Exp Ther 1994;269:772. ▪ 28. CAPRIE Steering Committee. A randomised, blinded, trial of clopidogrel versus aspirin in patients at risk of ischaemic events (CAPRIE). Lancet 1996;348:1329. ▪ 29. van den Bos AA et al. Safety and efficacy of recombinant hirudin (CGP 39 393) versus heparin in patients with steble angina undergoing coronary angioplasty. Circulation 1993;88:2058. ▪ 30. Melandri G et al. Benefit of adding low molecular weight heparin to the conventional treatment of stable angina pectoris. A double-blind, randomized, placebo-controlled trial. Circulation 1993;88:2517. ▪ 31. Thrombosis prevention trial: randomised trial of low-intensity oral anticoagulation with warfarin and low-dose aspirin in the primary prevention of ischaemic heart disease in men at increased risk. The Medical Research Council's General Practice Research Framework. Lancet 1998;351:233. ▪ 32. Frishman WH et al. Comparison of celiprolol and propranolol in stable angina pectoris. Celiprolol International Angina Study Group. Am J Cardiol 1991;67:665. ▪ 33. Narahara KA. Double-blind comparison of once daily betaxolol versus propranolol four times daily in stable angina pectoris. Betaxolol Investigators Group. Am J Cardiol 1990;65:577. ▪ 34. Ryden L. Efficacy of epanolol versus metoprolol in angina pectoris: report from a Swedish multicentre study of exercise tolerance. J Intern Med 1992;231:7. ▪ 35. Boberg J et al. The effects of beta blockade with (epanolol) and without (atenolol) intrinsic sympathomimetic activity in stable angina pectoris. The Visacor Study Group. Clin Cardiol 1992;15:591. ▪ 36. Wallace WA et al. Comparison of nifedipine gastrointestinal therapeutic system and atenolol on antianginal efficacies and exercise hemodynamic responses in stable angina pectoris. Am J Cardiol 1994;73:23. ▪ 37. de Vries RJ et al. Nifedipine gastrointestinal therapeutic system versus atenolol in stable angina pectoris. The Netherlands Working Group on Cardiovascular Research (WCN). Int J Cardiol 1996;57:143. ▪ 38. Fox KM et al. The Total Ischaemic Burden European Trial (TIBET). Effects of atenolol, nifedipine SR and their combination on the exercise test and the total ischaemic burden in 608 patients with stable angina. The TIBET Study Group. Eur Heart J 1996;17:96. ▪ 39. van de Ven LL et al. Which drug to choose for stable angina pectoris: a comparative study between bisoprolol and nitrates. Int J Cardiol 1995;47:217. ▪ 40. Waysbort J et al. Isosorbide-5-mononitrate and atenolol in the treatment of stable axertional angina. Cardiology 1991;79(Suppl 2):19. ▪ 41. Krepp HP. Evaluation of the antianginal and anti-ischemic efficacy of slow release isosorbide-5-mononitrate capsules, bupranolol and their combination, in patients with chronic stable angina pectoris. Cardiology 1991;79(Suppl 2):14. ▪ 42. Kawanishi DT et al. Response of angina and ischemia to long-term treatment in patients with chronic stable angina: a double-blind randomized individualized dosing trial of nifedipine, propranolol and their combination. J Am Coll Cardiol 1992;19:409. ▪ 43. Meyer TE et al. Comparison of the efficacy of atenolol and its combination with slow-release nifedipine in chronic stable angina. Cardiovasc Drugs Ther 1993; 7:909. ▪ 44. Steffensen R et al. Effects of atenolol and diltiazem on exercise tolerance and ambulatory ischaemia. Int J Cardiol 1993;40:143. ▪ 45. Parameshwar J et al. Atenolol or nicardipine alone is an efficacious in stable angina as their combination: a double blind randomised trial. Int J Cardiol 1993;40:135. ▪ 46.

Foale RA. Atenolol versus the fixed combination of atenolol and nifedipine in stable angina pectoris. Eur Heart J 1993;14:1369. • 47. Tilmant PY et al. Detrimental effect of propranolol in patients with coronary arterial spasm countered by combination with diltiazem. Am J Cardiol 1983;52:230. • 48. Psaty BM et al. Health outcomes associated with antihypertensive therapies used as first-line agents: a systematic review and meta-analysis. JAMA 1997;277:739. • 49. Pepine CJ et al. Effects of treatment on outcome in midly symptomatic patients with ischemia during daily life. The Atenolol Silent Ischemia Study (ASIST). Circulation 1994;90:762. • 50. Dargie HJ et al. Total Ischaemic Burden European Trial (TIBET). Effects of ischaemia and treatment with atenolol, nifedipine SR and their combination on outcome in patients with chronic stable angina. The TIBET Study Group. Eur Heart J 1996;17:104. • 51. Rehnqvist N et al. Treatment of stable angina pectoris with calcium antagonists and beta-blockers. The APSIS study. Angina Prognosis Study in Stockolm. Cardiologia 1995;40(Suppl 1):301. • 52. Von Arnim T. Medical treatment to reduce tital ischemic burden: total Ischemic Burden Bisoprolol Study (TIBBS), a multicenter trial comparing bisoprolol and nifedipine. The TIBBS Investigators. J Am Coll Cardiol 1995;25:231. • 53. Savonitto S et al. Combination therapy with metoprolol and nifedipine versus monotherapy in patients with stable angina pectoris. Results of the International Multicenter Angina Exercise (IMAGE) Study. J Am Coll Cardiol 1996;27:311. • 54. Psaty BM et al. The risk of myocardial infarction associated with antihypertensive drug therapies. JAMA 1995;274:620. • 55. Furberg CD et al. Nifedipine: dose-related increase in mortality in patients with coronary heart disease. Circulation 1995:92:1326. • 56. Estacio RO et al. The effect of nisoldipine as compared with enalapril on cardiovascular outcomes in patients with non-insulin-dependent diabetes and hypertension. N Engl J Med 1998;338:645. • 57. Thadani U et al. Double-blind, dose-response, placebo-controlled multicenter study of nisoldipine: a new second-generation calcium channel blocker in angina pectoris. Circulation 1991;84:2398. • 58. Abrams J. Nitroglycerin and long-acting nitrates in clinical practice. Am J Med 1983;74:85. • 59. Kaski JC et al. Improved coronary supply: prevailing mechanism of action of nitrates in chronic stable angina. Am Heart J 1985;110: 238. • 60. Lacoste LL et al. Effects of calcium antagonists on the risks of coronary heart disease, cancer and bleeding. Ad Hoc Subcommittee of the Liaison Antithrombotic properties of trensdermal nitroglycerin in stable angina pectoris. Am J Cardiol 1994; 73:1058. • 61. Bassan MM et al. Comparison of the antianginal effectiveness of nifedipine, verapamil, and isosorbide dinitrate in patients receiving propranolol: a double-blind study. Circulation 1983;68:568. • 62. Bassan MM, Weiler-Ravell D. The additive antianginal action of oral isosorbide dinitrate in patients receiving propranolol. Magnitude and duration of effect. Chest 1983; 83:233. • 63. Tirlapur VG, Mir MA. Cardiorespiratory effects of isosorbide dinitrate and nifedipine in combination with nadolol: a double-blind comparative study of beneficial and adverse antianginal drug interactions. Am J Cardiol 1984;53:487. • 64. Schneider W et al. Comparison of the antianginal efficacy of isosorbide dinitrate (ISDN) 40 mg and verapamil 120 mg three times daily in the acute trial and following two-week treatment. Eur Heart J 1988;9:149. • 65. Ankier SI et al. A multicentre open comparison of isosorbide-5-mononitrate and nifedipine given prophylactically to general practice patients with chronic stable angina pectoris. J Int Med Res 1989;17:172. • 66. Emanuelsson H et al. Effects of diltiazem and isosorbide-5-mononitrate, alone and in combination, on patients with stable angina pectoris. Eur J Clin Pharmacol 1989;36:561. • 67. Akhras F et al. A randomised double-blind crossover study of isosorbide mononitrate and nifedipine retard in chronic stable angina. Int J Cardiol 1989;24:191. • 68. Akhras F, Jackson G. Efficacy of nifedipine and isosorbide mononitrate in combination with atenolol in stable angina. Lancet 1991;338:1036. • 69. Fung HL, Bauer JA. Mechanisms of nitrate tolerance. Cardiovasc Drugs Ther 1994;8:489. • 70. Sheperd J et al. Prevention of coronary heart disease with prevastatin in men with hypercholaesterolemia. N Engl J Med 1995;333:1 301. • 71. Downs JR et al. Primary prevention of acute coronary event with lovastatin in men and women with average cholesterol levels. Results of AFCAPS/TEXCAPS. JAMA 1998;279:1615. • 72. Scandinavian Sinvastatin Survival Study Group. Randomized Trial of cholesterol lowering in 4444 patients with coronary heart disease: The Scandinavian Sinvastatin Survival Study (4S). Lancet 1994;344:1383. • 73. Packard CJ. Influence of pravastatin and plasma lipids on clinical events in The West Scotland Coronary Prevention Study (WOSCOPS). Circulation 1998;97: 1440. • 74. Sacks FM et al. The effect of pravastatin on coronary events after myocardial infarction in patients with average cholesterol level. N Engl J Med 1996;335:1001. • 75. The Long-term Intervention with Pravastatin in Ischaemic Disease (LIPID) Study Group. N Engl J Med 1998;339:1349. • 76. Gould AL et al. Cholesterol Reduction Yields Clinical Benefit: Impact of Statin Trials. Circulation 1998;97:946. • 77. Vaughan CJ et al. Statins do more than just lower cholesterol. Lancet 1996;348:1079. • 78. Executive summary of the Third Report of the National Cholesterol Education Program (NCEP) Expert Panel on Detection, Evaluation, and Treatment of High Blood Cholesterol in Adults (Adults Treatment Panel III). JAMA 2001:285:2486. • 79. Lonn EM et al. Emerging role of angiotensin-converting enzyme inhibitors in cardiac and vascular protection. Circulation 1994;90: 2056. • 80. Alderman MH et al. Association of the renin-sodium profile with the risk of myocardial infarction in patients with hypertension. N Engl J Med 1991;324;1098. • 81. Yusuf S et al. Effects of the angiotensin-converting-enzyme inhibitor, ramipril, on cardiovascular events in high-risk patients. The Heart Outcomes Prevention Evaluation Study Investigators. N Engl J Med 2000;342:145. • 82. Estacio RO et al. The effect of nisoldipine as compared with enalapril cardiovascular outcomes in patients with non-insulin-dependent diabetes and hypertension. N Engl J Med 1998;338:645. • 83. Tatti P et al. Outcome results of the Fosinopril Versus Amlodipine Cardiovascular Events Randomized Trial (FACET) in patients with hypertension and NIDDM. Diabetes Care 1998;21:597. • 84. Zuanetti G et al. Effect of the ACE inhibitor lisinopril on mortality in diabetic patients with acute myocardial infarction: data from the GISSI-3 study. Circulation 1997;96:4239. • 85. Shindler DM et al. Diabetes mellitus, a predictor of morbidity and mortality in the Studies of Left Ventricular Dysfunction (SOLVD) Trials and Registry. Am J Cardiol 1996; 77:1017. • 86. Hansson L et al. Effect of angiotensin-converting-enzyme inhibition compared with conventional therapy on cardiovascular morbidity and mortality in hypertension: The Captopril Prevention Project (CAPPP) randomised trial. Lancet 1999; 353:611. • 87. UK Prospective Diabetes Study Group. Tight blood pressure control and risk of macrovascular and microvascular complications in type 2 diabetes: UKPDS 38. BMJ 1998;317:703. • 88. Alderman EL et al. Ten-year follow-up of survival and myocardial infarction in the randomized coronary artery surgery study. Circulation 1990;82:1629. • 89. Eleven-year survival in the Veterans Administration Randomized Trial of Coronary Bypass Surgery for Stable Angina. The Veterans Administration Coronary Artery Bypass Surgery Cooperative Study Group. N Engl J Med 1984;311:1333. • 90. Varmauskas E. Twelve-year follow-up of survival in the Randomized European Coronary Artery Surgery Study. N Engl J Med 1988;319:332. • 91. Solomon AJ, Gersh BJ. Management of chronic stable angina: medical therapy, percutaneous transluminal coronary angioplasty, and coronary artery bypass graft surgery, lessons from randomized trials. Ann Intern Med 1998;128:216.

15. INSUFICIÊNCIA CARDÍACA

Sandrigo Mangini
Victor Sarli Issa

A insuficiência cardíaca é uma síndrome em que o coração se torna incapaz de ofertar oxigênio aos tecidos em taxa adequada às suas demandas, ou o faz à custa de elevação da pré-carga. A insuficiência cardíaca pode ocorrer por redução da capacidade cardíaca de perfundir os diferentes órgãos, ou por modificação das necessidades metabólicas dos tecidos. Portanto, existem condições tanto cardíacas como extracardíacas capazes de ser causa de insuficiência cardíaca. São causas extracardíacas beribéri, anemia, hipertireoidismo, sepse. No coração, diferentes estruturas podem ser acometidas, desde doenças do pericárdio até afecções endocárdicas. Trataremos neste capítulo das miocardiopatias.

Nos EUA, aproximadamente 5 milhões de pacientes apresentam insuficiência cardíaca, sendo diagnosticados mais de 550 mil novos casos por ano. A incidência e a prevalência dessa doença aumenta com o crescimento da população acima dos 65 anos de idade[1]. No Brasil, aproximadamente 350 mil internações ocorrem devido à insuficiência cardíaca, consumindo quase 250 milhões de reais por ano, sendo a primeira causa de internação pelo SUS nos pacientes acima de 60 anos de idade[2]. A etiologia isquêmica é responsável por aproximadamente dois terços dos casos[1]. Estudo em nosso meio com 1.220 pacientes com insuficiência cardíaca teve como principais etiologias miocardiopatia dilatada idiopática (37%), cardiopatia da doença de Chagas (20%), miocardiopatia isquêmica (17%) e miocardiopatia hipertensiva (14%)[3]. Outras etiologias são descritas nos quadros 3.18 e 3.19. A insuficiência cardíaca diastólica é responsável por aproximadamente 50% dos casos (de acordo com a população estudada) e acomete preferencialmente mulheres, faixas etárias mais elevadas e hipertensos[4].

CLASSIFICAÇÃO

Classificações para pacientes com insuficiência cardíaca baseiam-se em sua maior parte em variáveis clínicas. Estas categorizações têm valor fisiopatológico, diagnóstico, prognóstico e terapêutico e podem tomar como referência: a) duração da doença – aguda quando inferior a seis meses, e crônica quando superior a seis meses; b) débito

cardíaco – alto ou baixo débito; c) fase do ciclo cardíaco predominantemente acometida – diastólica ou sistólica; d) câmara cardíaca predominantemente acometida – ventrículo direito ou ventrículo esquerdo. Tais categorizações têm limites imprecisos, encontrando-se comumente formas associadas.

Correntemente utilizada na prática clínica, a classificação proposta pela *New York Heart Association (NYHA)* avalia a presença e intensidade da dispnéia em pacientes com insuficiência cardíaca. Tal classificação é útil na prática diária por ser de fácil aplicação e apresentar valor prognóstico (Tabela 3.15).

Mais recentemente foi proposto novo sistema de estadiamento baseado na evolução e progressão da insuficiência cardíaca. Esta forma de categorização reflete modelo fisiopatológico da insuficiência cardíaca que considera esta síndrome como a via final comum a diferentes doenças cardíacas em indivíduos com fatores de risco. Esta representação da insuficiência cardíaca com caráter contínuo possui implicações preventivas, prognósticas e também terapêuticas[5] (Tabela 3.15).

Por fim, para pacientes com quadro de descompensação de insuficiência cardíaca foi proposta classificação que prevê quatro situações clínicas distintas, que refletem diferentes padrões hemodinâmicos. Tal categorização tem implicação terapêutica e prognóstica em pacientes com insuficiência cardíaca descompensada (Tabela 3.15)[6].

QUADRO CLÍNICO

Em pacientes com insuficiência cardíaca, os achados de história e exame clínico são de grande valor por fornecerem, além do diagnóstico da síndrome, informações sobre etiologia, prognóstico e causas de descompensação (Quadros 3.20 e 3.21).

O sintoma mais comum e característico da insuficiência cardíaca é a dispnéia de esforço; tal achado, entretanto, é pouco específico, podendo ser encontrado em outras condições clínicas, como outras formas de cardiopatias (valvopatias, isquemia miocárdica, pericardiopatias), pneumopatias, obesidade, inaptidão física, depressão. O mesmo vale para a presença de tosse noturna e edema

INSUFICIÊNCIA CARDÍACA

Quadro 3.18 – Etiologia da miocardiopatia segundo a Organização Mundial da Saúde.

Miocardiopatia dilatada (idiopática)

Miocardiopatia hipertrófica

Miocardiopatia restritiva (endomiocardiofibrose, pericardite constritiva)

Miocardiopatia arritmogênica do ventrículo direito

Miocardiopatias não classificadas

    Fibroelastose

    Disfunção sistólica sem dilatação

    Miocardiopatia mitocondrial

Miocardiopatias específicas

    Isquêmica

    Valvar

    Hipertensiva

    Inflamatória (linfocítica, eosinofílica, miocardite de célula gigante)

    Infecciosa (Chagas, HIV, enterovírus, adenovírus, citomegalovírus, bacteriana ou fúngica)

    Metabólica

    Endócrina (tireoidopatias, insuficiência adrenal, feocromocitoma, acromegalia, diabetes)

    Doença de depósito familiar (hemocromatose, depósito de glicogênio, síndrome de Hurler,

    doença de Fabry-Anderson)

    Síndromes de deficiência eletrolítica (hipocalemia, hipomagnesemia)

    Distúrbios nutricionais (kwashiorkor, anemia, beribéri, selênio)

    Amiloidose

    Febre familiar do Mediterrâneo

Doenças associadas a outros sistemas e situações

    Doenças do tecido conjuntivo (lúpus eritematoso sistêmico, poliarterite nodosa, artrite reumatóide, esclerodermia,

    dermatomiosite, polimiosite, sarcoidose)

    Distrofias musculares (Duchenne, Becker, miotônica)

    Neuromuscular (ataxia de Friedreich, doença de Noonan)

    Toxinas (álcool, catecolaminas, cocaína, antraciclinas, outros quimioterápicos, irradiação)

    Miocardiopatia periparto

Quadro 3.19 – Classificação das miocardiopatias[99].

Miocardiopatias primárias

Genéticas – miocardiopatia hipertrófica, displasia arritmogênica de ventrículo direito, miocárdio não-compactado, miopatias mitocondriais, doenças do sistema de condução (doença de Lenegre, doença do nó sinusal), doenças de canais iônicos (QT longo, QT curto, Brugada, taquicardia ventricular polimórfica catecolaminérgica, fibrilação ventricular idiopática)

Mistas – miocardiopatia dilatada (familiar, infecciosa, alcoólica, quimioterapia, metais, auto-imunes, feocromocitoma, doenças neuromusculares, metabólicas, endócrinas, nutricionais), restritiva idiopática não-hipertrófica

Adquiridas

    – Miocardiopatia inflamatória (miocardite): toxinas, medicamentos, hipersensibilidade, células gigantes, fibroelastose, infecções (virais, bacterianas, ricketsioses, fúngicas, parasitárias, Whipple)

    – Estresse (Tako-Tsubo)

    – Outras (periparto, taquimiocardiopatia)

Miocardiopatias secundárias

Infiltrativas – amiloidose, doença de Gaucher, doença de Hurler, doença de Hunter

Depósito – hemocromatose, doença de Fabry, doença de depósito de glicogênio (tipo II), doença de Niemann-Pick

Toxicidade – medicamentos, metais pesados, agentes químicos

Endomiocárdica – endomiocardiofibrose, síndrome hipereosinofílica (Loeffler)

Inflamatória (granulomatosa) – sarcoidose

Endócrina – *diabetes mellitus*, hipertireoidismo, hipotireoidismo, hiperparatireoidismo, feocromocitoma, acromegalia

Cardiofacial – síndrome de Noonan, lentiginose

Neuromuscular/neurológica – ataxia de Friedreich, distrofia muscular de Duchenne, Becker, Emery-Dreyfuss, distrofia miotônica, neurofibromatose, esclerose tuberosa

Deficiência nutricional – beribéri (tiamina), pelagra, selênio, carnitina, kwashiorkor

Auto-imune/colágeno – lúpus eritematoso sistêmico, dermatomiosite, artrite reumatóide, escleroderma, poliarterite nodosa

Distúrbio eletrolítico

Terapia de câncer – antraciclinas, ciclofosfamida, radiação

Tabela 3.15 – Categorizações para pacientes com insuficiência cardíaca.

Classe	Descrição	Mortalidade (%)
NYHA		
I	Paciente com doença cardíaca, porém sem limitação para atividades físicas habituais	5
II	Paciente com leve limitação para atividades físicas habituais; assintomáticos em repouso	10
III	Paciente com limitação proeminente para atividades físicas habituais; assintomáticos em repouso	30
IV	Paciente sintomático, inclusive ao repouso	50-60
Hemodinâmico		
A	Congestão pulmonar ausente e boa perfusão periférica (seco e quente)	39
B	Congestão pulmonar presente e boa perfusão periférica (úmido e quente)	52
C	Congestão pulmonar presente e má perfusão periférica (seco e frio)	66
L	Congestão pulmonar ausente e má perfusão periférica (úmido e frio)	56
Estágio		**Exemplo**
A Alto risco	Paciente com riso para ter insuficiência cardíaca, sem lesão miocárdica estrutural ou funcional	Hipertensão arterial, coronariopatia, etilismo
B Disfunção Assintomático	Pacientes com agressão miocárdica estabelecida, sem sintomas atuais ou pregressos de insuficiência cardíaca	Infarto agudo do miocárdio, hipertrofia ventricular
C Disfunção Sintomático	Pacientes com agressão miocárdica estabelecida, com sintomas atuais ou pregressos de insuficiência cardíaca	Insuficiência cardíaca
D Refratário	Pacientes com sintomas intensos apesar de terapia clínica máxima, requerem intervenções	Classe funcional IV, choque cardiogênico

Quadro 3.20 – Fatores de mau prognóstico em pacientes com insuficiência cardíaca.

Idade superior a 65 anos	Hiponatremia
Classes funcionais III e IV	Alto nível de BNP
Cardiomegalia acentuada	Elevação de interleucina-6 e TNF-α
Fração de ejeção inferior a 30%	Baixo débito cardíaco
Dilatação ventricular progressiva	Hipertensão pulmonar
Diabetes mellitus	Caquexia
Doença pulmonar associada	Nível elevado de noradrenalina
Anemia	Múltiplas internações
Insuficiência renal	Má aderência ao tratamento
Fibrilação atrial	Síncope
Taquicardia ventricular não-sustentada	Choque cardiogênico
Taquicardia ventricular sustentada	$\dot{V}O_2$ < 14ml/kg/min
Etiologia isquêmica e Chagas	Apnéia central

BNP = peptídeo natriurético tipo B.

Quadro 3.21 – Causas de descompensação de pacientes com insuficiência cardíaca.

Ingestão de sal e água	Intoxicação digitálica
Má aderência	Medicamentos inotrópicos negativos
Dose baixa de medicação	Antiinflamatórios
Arritmias	Depressão
Hipertensão arterial	Insuficiência renal
Embolia pulmonar	Gravidez
Isquemia miocárdica	Consumo de álcool
Infecções	Anemia

vespertino dos membros inferiores. Por outro lado, a presença de ortopnéia e dispnéia paroxística noturna, apesar de não serem patognomônicas, são sintomas mais específicos de insuficiência cardíaca. Dor torácica e palpitação são também queixas comuns. A dor torácica pode ser de característica anginosa ou ventilatório-dependente; são importantes diagnósticos diferenciais a isquemia miocárdica e a embolia pulmonar. Os antecedentes pessoais e familiares, bem como o interrogatório sobre os demais aparelhos, podem acrescentar dados fundamentais para a inferência sobre a etiologia e a existência de co-morbidades.

Ao exame clínico os achados de insuficiência cardíaca podem incluir desvio do *ictus cordis* para baixo e para a esquerda, elevação de pressão venosa jugular (especialmente se for superior a 4cm do ângulo esternal), edema de membros inferiores, hepatomegalia dolorosa, refluxo hepatojugular, estertores pulmonares, derrame pleural, ascite, taquicardia, galope de terceira ou quarta bulhas, pulso alternante, tempo de enchimento capilar lentificado, taquipnéia e cianose. A persistência de terceira bulha e de pressão venosa central elevadas em pacientes tratados com insuficiência cardíaca confere pior prognóstico[7].

Os critérios de Framingham são atualmente usados para o diagnóstico de insuficiência cardíaca. A existência de dois critérios maiores (dispnéia paroxística noturna, estase jugular, estertores pulmonares, cardiomegalia à radiografia, edema agudo de pulmão, galope de terceira bulha, pressão venosa central > 16cmH₂O, refluxo hepatojugular, edema pulmonar, congestão visceral ou cardio-

megalia à necropsia, perda de peso superior a 4,5kg em cinco dias em resposta a tratamento) ou presença de um critério maior e dois menores (edema bilateral de membros inferiores, tosse noturna, dispnéia aos esforços habituais, hepatomegalia, derrame pleural, taquicardia) confirmam o diagnóstico[8].

FISIOPATOLOGIA

O primeiro modelo a descrever os fenômenos existentes na insuficiência cardíaca tomava como base a existência de retenção hidrossalina secundária a hipoperfusão renal (*modelo cardiorrenal*), sendo a terapêutica baseada na administração de diuréticos e restrição hídrica. Em um segundo momento, observou-se que havia, associada à diminuição do débito cardíaco, elevação da pré e pós-carga (refletidos pelo aumento do retorno venoso e da resistência vascular periférica, respectivamente), o que motivou a utilização de vasodilatadores e inotrópicos (*modelo hemodinâmico*). Entretanto, ambas as estratégias pouco acrescentaram para evitar a progressão da insuficiência cardíaca. Nas últimas décadas, houve uma revolução no entendimento da síndrome, sendo observado papel fundamental da ativação neuro-hormonal na sua progressão, permitindo o desenvolvimento de terapêutica medicamentosa mais eficiente com efeitos sobre a mortalidade (modelo neuro-hormonal)[9].

Na presença de um distúrbio primário da contratilidade miocárdica ou de sobrecarga hemodinâmica, o coração depende de mecanismos adaptativos para a manutenção de sua função como bomba, que incluem: a) mecanismo de Frank-Starling; b) ativação de sistemas neuro-hormonais; c) remodelamento miocárdico. Os dois primeiros mecanismos ocorrem rapidamente após o evento agressor, já o remodelamento ocorre lentamente. A capacidade de cada mecanismo de manter o desempenho cardíaco diante da sobrecarga hemodinâmica e neuro-hormonal, entretanto, é finita e quando mantida cronicamente torna-se desadaptada.

Mecanismo de Frank-Starling – prevê que quanto maior o estiramento das fibras miocárdicas no final da diástole (reflexo da pré-carga), maior a contratilidade miocárdica, ocorrendo elevação progressiva do desempenho cardíaco até que se atinja um platô de adaptação a partir do qual não ocorre mais intensificação da resposta miocárdica.

Sistemas neuro-hormonais – sua atuação ocorre secundariamente à redução do débito cardíaco e elevação das pressões de enchimento das câmaras cardíacas. Incluem ativação do sistema adrenérgico[10], sistema renina-angiotensina-aldosterona[11], aumento da liberação de vasopressina, endotelina, citocinas inflamatórias e peptídeos natriuréticos (ANP e BNP)[10]. Em conjunto, os sistemas adrenérgico e renina-angiotensina-aldosterona são responsáveis pela preservação da volemia e manutenção da perfusão de órgãos centrais (rim, coração e cérebro) em estados de hipovolemia. Promovem aumento da contratilidade miocárdica, taquicardia, retenção de sódio e água e vasoconstrição sistêmica. Cronicamente, entretanto, as catecolaminas, assim como a angiotensina II e a aldosterona, promovem aumentos do gasto energético miocárdico, da pós-carga, da apoptose de cardiomiócitos e do depósito de colágeno no miocárdio e induzem arritmias. A vasopressina e a endotelina são potentes vasoconstritores associados à ativação do sistema adrenérgico e renina-angiotensina-aldosterona. O componente inflamatório da insuficiência cardíaca também tem importância na sua fisiopatologia por meio da produção de fator de necrose tumoral, interleucinas-1 e 6, interferon gama, promovendo catabolismo protéico e sendo relacionado ao surgimento de caquexia cardíaca[12]. Os peptídeos natriuréticos (tipos A e B, secretados pelos átrios e ventrículos, respectivamente, mediante sobrecarga pressórica ou volumétrica) promovem a vasodilatação periférica e a natriurese, buscando contrabalançar os efeitos do sistema renina-angiotensina-aldosterona e adrenérgico, entretanto são invariavelmente insuficientes[13].

Remodelamento cardíaco – é a via final das agressões hemodinâmicas (sobrecarga pressórica e/ou volumétrica), neuro-hormonais (catecolaminas, angiotensina II, aldosterona, endotelina) e inflamatórias (liberação de citocinas). Do ponto de vista macroscópico, o remodelamento significa a dilatação e a perda da conformação cardíaca. O ventrículo esquerdo perde a forma elíptica e adquire forma esferóide, dilata-se e tem suas paredes adelgaçadas. Do ponto de vista microscópico, ocorre no miocárdio morte de cardiomiócitos por necrose e apoptose, com depósito de colágeno e fibroblastos; há hipertrofia dos cardiomiócitos remanescentes[14,15].

Outra questão aventada recentemente na patogenia da insuficiência cardíaca é o desbalanço entre morte celular e regeneração tecidual, uma vez que foi demonstrada a capacidade de regeneração do músculo cardíaco[16]. A partir dessa observação, abriu-se uma nova perspectiva de pesquisa para o tratamento da insuficiência cardíaca, que é a utilização de células pluripotentes. Apesar de promissora, a terapia celular ainda encontra-se em fase investigacional, sendo necessários mais dados para determinar seu real benefício[17].

EXAMES COMPLEMENTARES

Apesar de o diagnóstico de insuficiência cardíaca poder ser realizado, na maioria dos pacientes, com base em dados de anamnese e exame clínico, exames complementares são importantes, pois, além de confirmarem o diagnóstico, fornecem dados sobre o grau de remodelamento cardíaco, prognóstico, pesquisar etiologia, existência de co-morbidades, presença de disfunção sistólica e diastólica. A indicação para a realização de exames complementares em pacientes com insuficiência cardíaca foi revista por diferentes sociedades médicas. Dentre os exames complementares existentes, são de especial valor:

Eletrocardiograma – não revela alterações específicas que sejam indicativas da existência de disfunção ventricular; entretanto, um eletrocardiograma normal torna pouco provável o diagnóstico de insuficiência cardíaca. Alguns achados podem sugerir etiologias específicas: presença de ondas Q, ausência de progressão de R nas derivações precordiais e alterações de repolarização, especialmente do segmento ST, sugerem isquemia; a associação de bloqueio de ramo direito e bloqueio divisional ântero-superior esquerdo sugere doença de Chagas; baixa voltagem no plano frontal sugere doença de depósito e derrame pericárdio. A presença de bloqueio de ramo esquerdo, além de apresentar valor prognóstico, é fator de risco para dissincronia interventricular. As bradiarritmias e as taquiarritmias podem ser causas da insuficiência cardíaca, contribuir para seu agravamento e ter implicações prognósticas.

Radiografia do tórax – permite definir a forma do coração, bem como sugerir as câmaras envolvidas e mais acometidas; além disso, fornece informações sobre o parênquima e vasculatura pulmonar (presença de doença pulmonar primária, grau de congestão); a presença de índice cardiotorácico > 0,50 define cardiomegalia e favorece o diagnóstico de disfunção sistólica. O achado de área cardíaca normal sugere insuficiência cardíaca com função sistólica preservada (insuficiência cardíaca diastólica).

Eletrocardiografia de 24 horas (método de Holter) – método importante para a investigação de pacientes com queixa de palpitações ou história de síncope. Permite diagnosticar arritmias intermitentes (atriais ou ventriculares), apresentando implicação terapêutica e prognóstica. O achado de extra-sístoles ventriculares, especialmente acima de 10/hora, aumenta o risco de morte súbita, assim como presença de taquicardia ventricular não-sustentada ou sustentada. Permite avaliar a variabilidade da freqüência cardíaca (marcador de equilíbrio autonômico, que se encontra reduzido na insuficiência cardíaca) que apresenta valor prognóstico principalmente nos isquêmicos (risco de arritmias ventriculares)[18,19]. Seu uso rotineiro na insuficiência cardíaca não está recomendado.

Ecocardiograma – método de eleição para a documentação da disfunção cardíaca, uma vez que fornece informações anatômicas e funcionais, além de ser de fácil acesso, rápido e seguro. Permite definir o tamanho das câmaras (na sístole e diástole), espessura das paredes, massa ventricular, contração segmentar, presença de trombos, pericárdio, definição das disfunções valvares de maneira anatômica e funcional, medida indireta da pressão sistólica do ventrículo direito, avaliação da fração de ejeção. Por meio do Doppler pulsátil com a medida do fluxo de enchimento do ventrículo esquerdo define-se a disfunção diastólica que, associada aos sintomas de insuficiência cardíaca e função sistólica normal, proporciona o diagnóstico de insuficiência cardíaca diastólica. De acordo com o padrão de fluxo pela valva mitral durante diástole ventricular, a disfunção diastólica pode ser graduada em leve (onda E < A), moderada (padrão pseudonormal) e acentuada (padrão restritivo)[20]. O ecocardiograma pode apresentar limitações técnicas relacionadas à janela acústica inadequada, principalmente em pacientes com alterações de conformação torácica, obesos e com hiperinsuflação pulmonar. O método transesofágico pode ser utilizado nos pacientes com limitação técnica ao ecocardiograma convencional e em especial naqueles com cardiopatias congênitas e valvares complicadas (prótese, endocardite) e também para avaliar a presença de trombos atriais. Mais recentemente, o ecocardiograma com Doppler tecidual tem sido utilizado para definição de dissincronia intra e interventricular, informação que pode ser utilizada para a indicação de terapia de ressincronização ventricular[21]. Para a avaliação de coronariopatia, incluindo extensão de isquemia e viabilidade miocárdica, existe a opção do estresse com dobutamina. O ecocardiograma é recomendado para o seguimento dos pacientes com insuficiência cardíaca apenas quando existe alteração significativa do quadro clínico, sugerindo melhora pronunciada ou piora da função cardíaca[19].

Medicina nuclear – a ventriculografia radioisotópica (*gated blood-pool*) permite estimar de maneira altamente reprodutível as funções ventriculares esquerda e direita, bem como a motilidade regional (pode ser um método alternativo ao ecocardiograma para a definição de função ventricular nos pacientes com janela acústica inadequada). A cintilografia de perfusão miocárdica (tálio ou Sestamibi-Tc) com estresse físico ou farmacológico (adenosina, dipiridamol ou dobutamina) permite avaliar a presença de coronariopatia. Além disso, tálio e PET (tomografia de emissão de prótons) podem ser utilizados também para a pesquisa de viabilidade miocárdica. A cintilografia com gálio permite avaliar a presença de inflamação, sendo indicada para a pesquisa de miocardite[22].

Ressonância magnética – método de grande acurácia e reprodutibilidade para a avaliação da anatomia cardíaca, incluindo função biventricular, contratilidade segmentar (áreas de discinesia, acinesia ou hipocinesia), espessura miocárdica, dissincronia intra e interventricular, cavidades e pericárdio. Pode ser utilizada para a pesquisa de isquemia e viabilidade[23].

Ergoespirometria – método de avaliação da capacidade funcional por meio da análise de gases respiratórios. Define os limiares ventilatórios, a resposta ventilatória e o pico de consumo de oxigênio ($\dot{V}O_2$). Tem valor prognóstico, sendo que pacientes com $\dot{V}O_2$ abaixo de 10ml/kg/min têm alta mortalidade[24,25]. Além disso, permite diferenciar a causa da dispnéia (cardíaca ou pulmonar), avaliar a resposta a intervenções terapêuticas e auxiliar na prescrição de exercício. Outro parâmetro que parece demonstrar valor prognóstico é a inclinação da curva (*slope*) da relação ventilação-minuto e consumo máximo de CO_2 (VM/VCO_2)[26].

Avaliação hemodinâmica e coronariografia – permite a análise direta das pressões intracardíacas e intravasculares, oximetria, ventriculografia e cineangiocoronariografia. Dessa forma, fornece dados importantes para a definição etiológica e também orientação da terapêutica. Suas indicações específicas incluem: definição da anatomia coronariana, na suspeita de etiologia isquêmica, avaliação de presença de doença arterial coronariana obstrutiva quando os métodos não-invasivos não permitiram o diagnóstico; avaliação de pacientes candidatos a transplante cardíaco; discriminação da disfunção diastólica (especialmente nas doenças pericárdicas e de depósito). A avaliação hemodinâmica pode também ser realizada à beira do leito com o cateter de artéria pulmonar e ser utilizada para manuseio de pacientes com choque cardiogênico e avaliação da resistência vascular pulmonar para indicação de transplante cardíaco. Não se recomenda avaliação hemodinâmica rotineira para seguimento, bem como para tratamento da insuficiência cardíaca descompensada[24,27].

Biópsia endomiocárdica – pode ser útil em casos de insuficiência cardíaca de etiologia indefinida, particularmente doenças de depósito e inflamatórias (amiloidose, hemocromatose, sarcoidose, miocardite). Não está indicado seu uso rotineiro em pacientes com insuficiência cardíaca. Utilizada para o diagnóstico e controle de rejeição em pacientes transplantados[24].

Peptídeo natriurético tipo B (BNP) – produzido pelos ventrículos e liberado mediante a expansão do volume ventricular e sobrecarga de pressão. Está elevado na insuficiência sistólica e diastólica, hipertrofia ventricular esquerda, valvopatias, isquemia aguda ou crônica, hipertensão e embolia pulmonar[24,28-30]; relaciona-se diretamente ao prognóstico e gravidade da doença e pode ser utilizado para monitorizar a resposta ao tratamento[1,31]. Uma concentração de BNP normal ou baixa torna pouco provável o diagnóstico de insuficiência cardíaca, sendo método interessante para o diagnóstico diferencial de dispnéia na sala de emergência. Seu uso rotineiro para o seguimento de pacientes com insuficiência cardíaca parece promissor, porém não está definitivamente recomendado.

Outros exames laboratoriais – a avaliação laboratorial inicial dos pacientes com insuficiência cardíaca tem por objetivo identificar a gravidade e a presença de condições clínicas associadas (anemia, policitemia, dislipidemia, sobrecarga de ferro, insuficiência renal, diabetes, tireoidopatias). Rotineiramente, recomenda-se a coleta de hemograma, eletrólitos, função renal, glicemia, função hepática, uroanálise e perfil lipídico e perfil tireoidiano (especialmente em idosos e na presença de fibrilação atrial). A sorologia para doença de Chagas deve ser realizada em pacientes com epidemiologia positiva, uso prévio de hemoderivados e possível transmissão vertical. O seguimento do tratamento medicamentoso com diuréticos, inibidores da enzima conversora de angiotensina, antagonistas dos receptores da angiotensina, antagonistas da aldosterona e betabloqueadores deve incluir a avaliação periódica de eletrólitos (em especial o potássio) e função renal.

TRATAMENTO

Por tratar-se de doença crônica de alta prevalência, com repercussões intensas sobre a qualidade de vida, alta morbidade, mortalidade e custo elevado para os sistemas de saúde (principalmente pelas freqüentes hospitalizações por descompensação), o tratamento da insuficiência cardíaca deve ser intensivo e incluir informações detalhadas ao paciente sobre a necessidade da aderência à terapêutica com a modificação do estilo de vida e o uso correto das medicações (Fig. 3.8).

TRATAMENTO NÃO-FARMACOLÓGICO

Dieta – recomenda-se para pacientes com insuficiência cardíaca restrições hídrica e salina. Em relação ao sal, não existe definição do grau de restrição, que está intimamente relacionada ao grau de descompensação (dieta de aproximadamente 3 a 4g por dia de cloreto de sódio para pacientes com insuficiência cardíaca leve a moderada e 2g para a grave); também é variável o grau de restrição hídrica, sendo orientado na prática clínica conforme a gravidade dessa doença (600 a 1.000ml/dia para pacientes mais graves). Uma vez que o álcool deprime a contratilidade miocárdica, sua utilização deve ser evitada[24].

Atividade física – promove aumento da atividade vagal e diminuição da atividade simpática[32,33]. A realização de um programa regular de exercícios físicos apresenta efeitos benéficos, principalmente sobre tolerância ao esforço e qualidade de vida. São ainda incertos os efeitos do exercício em relação à diminuição de eventos cardiovasculares, internações e mortalidade[34,35].

Vacinação – nos pacientes com insuficiência cardíaca recomenda-se a profilaxia contra *influenza* (anualmente) e pneumococo (a cada três anos)[24].

Clínicas de insuficiência cardíaca – grande parte das causas de descompensação de pacientes com insuficiência cardíaca são condições preveníveis, como irregularidades na tomada de medicação, prescrição de doses insuficientes de medicamentos, restrições hídrica e salina inadequadas. As clínicas de insuficiência cardíaca são unidades especializadas no tratamento de pacientes com insuficiência cardíaca e constituídas por cardiologista, enfermeiro especializado em insuficiência cardíaca, equipe multidisplinar (nutrição, psicologia, fisiologia do exercício, psicologia e assistência social) e tem por objetivo o seguimento intensivo do paciente mediante orientação continuada sobre a própria doença e a importância do tratamento, além de permitir contato facilitado do paciente com os integrantes da equipe valorizando os primeiros sintomas de descompensação. Estudos têm demonstrado melhora pronunciada da aderência ao tratamento, melhora da qualidade de vida e diminuição no número de internações e, possivelmente, redução de mortalidade com essa forma de seguimento[36].

TRATAMENTO MEDICAMENTOSO

Inicialmente, o tratamento da insuficiência cardíaca era baseado nos modelos cardiorrenal e hemodinâmico, e restringia-se ao uso de restrição hidrossalina, diuréticos e vasodilatadores. Entretanto, nas duas últimas décadas ocorreu uma revolução no tratamento da insuficiência

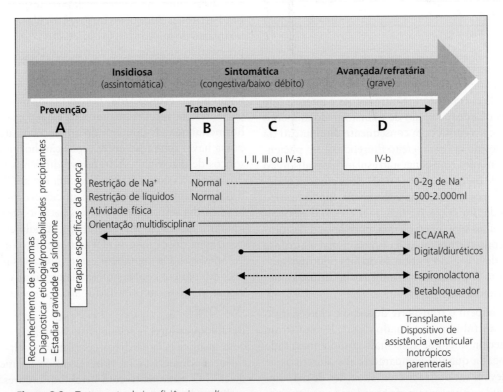

Figura 3.8 – Tratamento da insuficiência cardíaca.

cardíaca com o surgimento de medicamentos com atuação sobre os eixos neuro-hormonais, incluindo os inibidores da enzima conversora da angiotensina (IECA), betabloqueadores, bloqueadores dos receptores AT_1 da angiotensina II (BRA) e antagonistas dos receptores da aldosterona que promoveram considerável redução da morbidade e mortalidade da insuficiência cardíaca[9].

Diuréticos – não existem trabalhos controlados que demonstrem redução de mortalidade com diuréticos (com exceção da espironalactona), entretanto, sua utilização é indiscutível para a melhora dos sintomas de congestão. Mediante a espoliação de sódio e água, promovem redução do volume intravascular, vasodilatação (pela redução do sódio arteriolar) e aumento na secreção renal de prostaglandinas (vasodilatadoras). Estão indicados nos pacientes sintomáticos. Existem três classes de diuréticos: de alça, tiazídicos e poupadores de potássio (Tabela 3.16).

Tabela 3.16 – Diuréticos.

Diurético	Dose (mg)
Tiazídicos	
Hidroclorotiazida (VO)	25-100
Clorotiazida (VO)	250-2.000
Clortalidona (VO)	12,5-50
Indapamida (VO)	2,5-5
Diuréticos de alça	
Furosemida (IV)	20-160
(VO)	20-160
Bumetanida (IV)	0,5-2
(VO)	0,5-2
Poupadores de potássio	
Espironolactona (VO)	25-200
Amilorida (VO)	5-20
Triantereno (VO)	100-300

VO = via oral; IV = via intravenosa.

Alça – inibem o transporte de sódio e cloro para o intracelular na alça de Henle. Apresentam início de ação rápido e meia-vida curta. A forma intravenosa é interessante nos quadros de edema agudo de pulmão (pelo aumento da capacitância venosa com conseqüente diminuição da pré-carga, mesmo antes do efeito diurético) e em pacientes descompensados com congestão esplâncnica (absorção inadequada de diurético por via oral). Seus efeitos colaterais incluem hipocalemia, hipomagnesemia, hipocalcemia; a utilização de diuréticos de alça, mesmo em doses baixas, em pacientes sem hipervolemia, pode levar à desidratação com conseqüente piora da função renal e alcalose metabólica (devido à intensificação do hiperaldosteronismo secundário já presente na insuficiência cardíaca), devendo ser evitada.

Tiazídicos – inibem o transporte de sódio e cloro para o intracelular no túbulo contornado distal. Demonstram potência inferior, início de ação mais tardio e meia-vida mais prolongada quando comparados aos diuréticos de alça. Não devem ser utilizados nas situações de descompensação aguda e apresentam efeito reduzido nos pacientes com ritmo de filtração glomerular diminuído. Em pacientes com insuficiência cardíaca avançada, uso de altas doses de diurético de alça e baixa resposta diurética, a associação de um tiazídico mostra-se geralmente efetiva. Os efeitos colaterais dos tiazídicos são principalmente eletrolíticos (hipocalemia, hipomagnesemia, hipercalcemia) e metabólicos (hiperuricemia, hipertrigliceridemia, hiperglicemia e hipercolesterolemia), sendo esses reduzidos com a utilização de doses mais baixas.

Poupadores de potássio – a amilorida e o triantereno inibem diretamente a secreção de potássio no túbulo distal, já a espironolactona é um antagonista da aldosterona. Apresentam baixo poder diurético, início de ação tardio e duração de ação mais prolongada. São geralmente utilizados em associação com outros diuréticos. O efeito colateral mais freqüente é a hipercalemia, principalmente em pacientes com alteração da função renal e na associação com IECA e/ou BRA. A ginecomastia é relativamente freqüente com a espironolactona.

Digitálicos – apresentam efeito inotrópico, promovendo aumento do cálcio intracelular mediante a inibição da bomba Na^+-K^+-ATPase. Modulam a ativação neuro-hormonal por meio da redução da atividade simpática, estimulando a ação vagal e aumentando a sensibilidade dos reflexos barorreceptores e cardiopulmonares, com conseqüente diminuição no consumo de oxigênio. Apresentam janela terapêutica estreita (níveis terapêuticos próximos aos tóxicos) e seus efeitos colaterais incluem sintomas gastrintestinais, neurológicos, arritmias atriais, ventriculares e bloqueios atrioventriculares. Nos pacientes com insuficiência renal, a digoxina deve ser utilizada com cautela, bem como na presença de arritmias ventriculares, bradiarritmias, bloqueios atrioventriculares, em idosos, e no infarto do miocárdio. O estudo DIG[37], realizado na era pré-betabloqueador, demonstrou que a digoxina não apresenta impacto sobre a mortalidade, porém reduziu hospitalizações por descompensação. No subgrupo do gênero feminino do estudo DIG, houve maior mortalidade nas pacientes que receberam digoxina e que faziam reposição hormonal quando comparado ao placebo, sugerindo que possa haver interação entre reposição hormonal e níveis séricos de digoxina[38]. Não houve diferença na evolução dos pacientes com ou sem digoxina em análises de estudos de betabloqueadores na insuficiência cardíaca[39,40]. A bradicardia associada ao uso dos betabloqueadores pode limitar a utilização dos digitálicos. Atualmente, são preconizadas doses menos elevadas de digoxina (0,125 a 0,25mg/dia). Os digitálicos estão indicados para pacientes sintomáticos com insuficiência cardíaca sistólica e nos assintomáticos com fibrilação atrial e resposta ventricular elevada[24].

Betabloqueadores – seus efeitos benéficos em pacientes com insuficiência cardíaca confirmam a hipótese da influência adrenérgica na progressão da insuficiência cardíaca[41]. O tratamento com betabloqueadores resulta em melhora da função ventricular e sintomas, redução das hospitalizações, reverte o remodelamento miocárdico e diminui a mortalidade[41]. Os betabloqueadores constituem uma classe heterogênea de medicamentos devido a inúmeras particularidades (seletividade do bloqueio – relação beta-1/2, atuação sobre os receptores alfa-1, atividade simpaticomimética intrínseca, farmacocinética, farmacodinâmica, efeitos pleotrópicos, possíveis efeitos diferentes em raças distintas) e por este motivo não podemos considerar que exista um efeito de classe. O estudo BEST[42] utilizou o bucindolol (agente não-seletivo, com discreto efeito alfa-1 bloqueador, sem atividade simpaticomimética intrínseca), o qual foi suspenso precocemente por ausência de benefício e revelou aumento de mortalidade no subgrupo de negros, ratificando a hipótese da heterogeneidade dos betabloqueadores para o tratamento da insuficiência cardíaca. Existem três betabloqueadores disponíveis para o tratamento da insuficiência cardíaca com efetividade comprovada: succinato de metoprolol, bisoprolol e carvedilol (Tabela 3.17).

Tabela 3.17 – Doses de betabloqueadores recomendadas.

Medicamento	Dose inicial (mg)	Progressão (mg)	Dose-alvo
Bisoprolol	1,25	2,5-3,75-5-7,5-10	10mg/dia
Metoprolol (succinato)	12,5/25	25-50-100-200	200mg/dia
Carvedilol	3,125	6,25-12,5-25-50	25mg 12/12h

Succinato de metoprolol – apresenta seletividade para o bloqueio do receptor beta-1, sem atividade simpaticomimética intrínseca. O succinato de metoprolol apresenta liberação prolongada com posologia de uma tomada diária e dose-alvo de 200mg/dia. Seu benefício na insuficiência cardíaca ficou estabelecido no estudo MERIT-HF[43]. Pela seletividade beta-1 e ausência de efeito alfa-bloqueador, o metoprolol pode ser interessante nos pacientes com antecedente de broncoespasmo e níveis pressóricos mais reduzidos.

Bisoprolol – também apresenta alta seletividade para o bloqueio do receptor beta-1, sem atividade simpaticomimética intrínseca; sua dose-alvo é de 10mg, podendo ser utilizado uma vez ao dia. Benefício na insuficiência cardíaca estabelecido no estudo CIBIS II[44].

Carvedilol – betabloqueador não-seletivo de terceira geração com propriedade vasodilatadora moderada (alfa-bloqueio), sem atividade simpaticomimética intrínseca. Deve ser utilizado em duas vezes com dose-alvo de 50mg/dia. É o betabloqueador mais estudado, reduzindo a mortalidade de pacientes com insuficiência cardíaca em diferentes classes funcionais[45,46] e após o infarto agudo do miocárdio[47]. O estudo COMET[48] comparou o carvedilol com o tartarato de metoprolol (medicação de liberação imediata, devendo ser utilizado em duas doses diárias e apresentando maior biodisponibilidade que o succinato, sendo sua dose-alvo, por isso, menor – 150mg/dia) demonstrando redução absoluta de 5,7% de mortalidade e beneficiando o carvedilol, entretanto, muitas críticas existem em relação a este trabalho; em especial a dose de tartarato de metoprolol que foi comparativamente menor que a dose de carvedilol (85mg/dia de tartarato de metoprolol × 41,8mg/dia de carvedilol), e esta apresentação de metoprolol (tartarato) não havia sido estudada previamente na insuficiência cardíaca, não sendo estabelecida, dessa maneira, a comparação definitiva entre os medicamentos[41].

A introdução dos betabloqueadores na insuficiência cardíaca deve ocorrer na ausência de descompensação clínica, em pacientes normovolêmicos, sem necessidade de inotrópico[24]. Devem ser iniciados em doses baixas, com titulação lenta e progressiva, conforme a tolerância e a resposta clínica (dobrar a dose a cada duas semanas, até atingir as doses-alvo), devido à possibilidade de piora da função cardíaca ao início do tratamento[24]. Em pacientes com maior massa corpórea, podem ser utilizadas doses maiores que as preconizadas, sendo a freqüência cardíaca um parâmetro de resposta clínica. Anteriormente, os betabloqueadores eram iniciados após otimização prévia com IECA, diuréticos e digitálicos, entretanto, o estudo CIBIS III demonstrou não haver diferença em iniciar o tratamento com essa enzima ou betabloqueador e, na prática, tem-se utilizado a introdução simultânea, sendo priorizada uma das classes conforme o perfil do paciente[49]. As contra-indicações aos betabloqueadores incluem bloqueios atrioventriculares avançados, doença arterial periférica grave, asma brônquica e doença pulmonar obstrutiva graves. Nos pacientes em uso de betabloqueador que apresentam descompensação aguda da insuficiência cardíaca, tem-se recomendado buscar a manutenção ou redução da dose do betabloqueador, uma vez que existe evidência de efeito rebote e possível aumento de mortalidade por morte súbita com a suspensão abrupta[50,51]. Os pacientes com cardiopatia da doença de Chagas apresentam maior incidência de bradicardia, bloqueios e insuficiência cardíaca direita, dificultando a utilização dos betabloqueadores. Entretanto, atualmente, tem-se recomendado a utilização dos betabloqueadores nos pacientes com cardiopatia da doença de Chagas sintomáticos com disfunção ventricular[50]. De maneira resumida os betabloqueadores, como succinato de metoprolol, bisoprolol e carvedilol, são indicados para o tratamento da insuficiência cardíaca sistólica em todos os pacientes sintomáticos (CF II a IV) e também nos assintomáticos (CF I), em especial naqueles com disfunção ventricular esquerda pós-infarto agudo do miocárdio.

Inibidores da enzima conversora de angiotensina – a partir da década de 1980 tornaram-se a base para o tratamento da insuficiência cardíaca, juntamente com os betabloqueadores. Seu mecanismo de ação baseia-se na inibição da enzima conversora de angiotensina, que propicia a diminuição da síntese de angiotensina II e elevação de bradicininas, gerando alterações hemodinâmicas (redução da pré e pós-carga, vasodilatação da arteríola eferente renal) e neuro-hormonais (redução de aldosterona, endotelina, vasopressina, atividade simpática) com conseqüente redução do remodelamento ventricular e de eventos cardiovasculares. Inúmeros trabalhos com IECA, utilizando diferentes medicamentos (enalapril, captopril, ramipril, trandolapril), em pacientes com disfunção ventricular, revelaram benefício de redução de mortalidade e hospitalização, conferindo um efeito de classe aos IECA[52-57]. Deve ser ressaltado que os maiores benefícios foram obtidos utilizando doses elevadas dos IECA, sendo fundamental alcançar as doses preconizadas pelos estudos (Tabela 3.18). É interessante observar na prática clínica, que mesmo pacientes hipotensos (pressão arterial sistólica < 100mmHg) conseguem tolerar inclusive as doses preconizadas pelos grandes estudos mediante progressão gradual, evitando principalmente a hipovolemia. Efeitos colaterais mais freqüentes dos IECA incluem tosse seca, hipotensão, piora da função renal e hipercalemia. Para tosse seca (10-20% dos pacientes) orienta-se trocar o IECA por bloqueador dos receptores da angiotensina II (BRA); na hipotensão, deve-se reavaliar a dose de diurético e se necessário reduzir a dose do IECA, buscando manter a maior dose tolerada (pacientes idosos, com sódio baixo e mais hipotensos apresentam maior risco de hipotensão com início dos IECA); na piora da função renal, em elevações menores que 50% nos níveis de creatinina, deve-se manter a dose do IECA, entre 50 e 100%, e reduzir a dose pela metade, acima de 100% suspender o IECA e utilizar vasodilatador sem efeito renal (hidralazina/nitrato)[1]; a hipercalemia com o uso de IECA é geralmente discreta, porém pode intensificar-se na piora da função renal, em idosos, diabéticos e na associação com antagonista da aldosterona e BRA. Outros efeitos colaterais menos freqüentes, porém mais graves e que geralmente indicam a suspensão dos IECA, incluem edema angioneurótico, hepatite e neutropenia. Contra-indicações formais aos IECA incluem: gravidez (teratogenia) e estenose bilateral das artérias renais.

Tabela 3.18 – Doses de inibidores da enzima conversora de angiotensina recomendadas.

Medicamento	Dose inicial	Manutenção
Benazepril	2,5mg/dia	5-10mg 12/12h
Captopril	6,25mg 8/8h	25-50mg 8/8h
Enalapril	2,5mg/dia	10mg 12/12h
Lisinopril	2,5mg/dia	5-20mg/dia
Quinapril	2,5-5mg/dia	5-10mg/dia
Perindopril	2mg/dia	4mg/dia
Ramipril	1,25-2,5mg/dia	2,5-5mg 12/12h
Cilazapril	0,5mg/dia	1-2,5mg/dia
Fosinopril	10mg/dia	20mg/dia
Trandolapril	1mg/dia	4mg/dia

Bloqueadores dos receptores da angiotensina II (BRA) – são medicamentos com perfil terapêutico muito semelhante aos IECA. Seu mecanismo de ação está relacionado ao antagonismo dos receptores AT_1 da angiotensina II, sem atividade sobre a produção de bradicinina. Apesar de menor número de trabalhos em relação aos IECA[58-62], os BRA demonstram resultados semelhantes em relação à redução de morbidade e mortalidade na insuficiência cardíaca, sendo opção interessante para os pacientes que não toleram IECA (principalmente devido à tosse). À semelhança dos IECA, o benefício está na utilização das maiores doses (Tabela 3.19). Apresentam efeitos colaterais semelhantes aos IECA de piora da função renal e hipercalemia; também são contra-indicados na gestação. Em relação à associação de IECA e BRA, existe controvérsia na literatura[61,63]. Em pacientes que já recebem IECA e betabloqueador, a candesartana foi capaz de melhorar sintomas e reduzir internações, sem efeito sobre a mortalidade[63]. Metanálise[64] demonstrou que em pacientes que não podem receber betabloqueador a associação é segura e eficaz (redução de hospitalizações), entretanto não houve benefício na associação nos pacientes em uso de betabloqueador.

Tabela 3.19 – Doses de BRA recomendadas.

Medicamento	Dose diária (mg)
Candesartana	4-32
Valsartano	80-320
Losartano	50-100
Irbesartana	150-300
Telmisartana	40-80

Antagonistas da aldosterona – o bloqueio da aldosterona promove a redução da síntese e depósito de colágeno miocárdico e também da retenção de sódio e água. No estudo RALES[65], a administração de 25-50mg de espironolactona demonstrou redução de morbidade e mortalidade em pacientes com insuficiência cardíaca nas classes funcionais III e IV. O eplerenone foi estudado em pacientes assintomáticos com disfunção ventricular após infarto agudo do miocárdio[66].

Vasodilatadores diretos – a associação de hidralazina/nitrato é capaz de reduzir a mortalidade de pacientes com insuficiência cardíaca em comparação a placebo e outros vasodilatadores[67], porém o estudo V-HeFT II demonstrou maior redução de mortalidade com IECA em comparação à hidralazina/nitrato[54]. A hidralazina é um vasodilatador arterial direto que propicia redução da resistência vascular periférica e conseqüentemente aumento do débito cardíaco, diminuindo as pressões de enchimento e aumentando discretamente a freqüência cardíaca. A dose pode chegar até 100mg três vezes ao dia e seus efeitos colaterais incluem rubor, cefaléia, edema, síndrome lúpus-*simile*. Os nitratos promovem redução principalmente da pré-carga, sendo medicamentos interessantes nos pacientes com descompensação aguda da insuficiência cardíaca devido à hipervolemia. Entre as limitações, destaca-se a ocorrência de tolerância (minimizada com maior número de horas livres do uso – dinitrato de isossorbida 10-40mg às 8, 14 e 20 horas, mononitrato de isossorbida 20-40mg às 8 e 17 horas) e hipotensão postural, principalmente em hipovolêmicos. A associação de hidralazina/nitrato é indicada em pacientes que apresentam contra-indicação a IECA ou BRA, principalmente por hipercalemia e insuficiência renal; torna-se interessante em pacientes que apresentam potencial de vasodilatação após dose máxima de IECA ou BRA. O estudo A-HeFT demonstrou que a associação hidralazina/nitrato adicionada ao esquema-padrão de IECA, betabloqueador e antagonista da aldosterona foi benéfica em pacientes de origem afro-americana[68].

Anticoagulação – está indicada como prevenção em pacientes com trombos intracavitários, fibrilação atrial e infarto anterior extenso, ou evento embólico pregresso[1,19]. Apesar do maior risco de eventos embólicos, não está definido o papel de anticoagulantes como prevenção primária em pacientes com miocardiopatia dilatada, na ausência das condições acima. Metanálise[69-71] de estudos recentes em prevenção primária de eventos embólicos na insuficiência cardíaca comparando warfarina e AAS demonstra não haver diferença de mortalidade, entretanto houve aumento no número de internações por descompensação da insuficiência cardíaca nos pacientes em uso de AAS.

Antiarrítmicos – os de classe I são contra-indicados na insuficiência cardíaca. Na era pré-betabloqueador, o estudo GESICA[72] demonstrou benefício em relação à mortalidade na insuficiência cardíaca com o uso da amiodarona, por seu provável efeito betabloqueador. Após a introdução dos betabloqueadores (medicamentos com eficácia comprovada na redução de morte súbita na insuficiência cardíaca), estudos subseqüentes não confirmaram o benefício da amiodarona, e o grande estudo SCD-Heft[73] em prevenção primária de morte súbita na insuficiência cardíaca (CF II-IV), comparando amiodarona, cardiodesfibriladores implantáveis e placebo, não demonstrou benefício com o uso de amiodarona e inclusive houve aumento de mortalidade comparado ao placebo na CF III. Atualmente, o uso de amiodarona na insuficiência cardíaca restringe-se à manutenção de ritmo sinusal e controle de freqüência cardíaca em pacientes com fibrilação atrial e na prevenção secundária de morte súbita geralmente associada a cardiodesfibriladores implantáveis (reduzindo a freqüência de choques).

Anemia – é um fator de risco independente de mortalidade na insuficiência cardíaca e sua prevalência aumenta conforme a gravidade da classe funcional, associada principalmente a insuficiência renal (síndrome cardiorrenal), ativação inflamatória e também deficiência de ferro. Estudos têm sugerido benefício em relação à melhora da função ventricular, classe funcional, função renal e diminuição de internações com o tratamento da anemia na insuficiência cardíaca com a utilização de eritropoetina (na ausência de deficiência de ferro) ou eritropoetina + ferro parenteral (nos pacientes com deficiência de ferro)[74-76]. Muitos trabalhos estão em andamento para confirmar esta hipótese e inclusive definir valores de hemoglobina que indiquem o tratamento.

Apnéia do sono – a apnéia central (Cheyne-Stockes) acomete aproximadamente 40% dos pacientes com insuficiência cardíaca e está associada a aumento de mortalidade[77,78]. O tratamento com pressão positiva noturna (CPAP, BiPAP) demonstra melhora de distância percorrida e fração de ejeção[79], entretanto faltam resultados consistentes em relação à mortalidade.

TRATAMENTO CIRÚRGICO

Terapêutica de ressincronização – sabe-se que no bloqueio de ramo esquerdo existe dissincronia de ativação ventricular com conseqüente perda de eficiência cardíaca. Inúmeros trabalhos, desde a década de 1990, têm demonstrado benefício em relação à melhora de classe funcional, fração de ejeção, refluxo mitral, qualidade de vida e redução de internações na insuficiência cardíaca com a utilização de marca-passo com estimulação ventricular multissítio (biventricular) em pacientes com bloqueio de ramo esquerdo[80-83]. O estudo CARE-HF[84] comparou ressincronização e tratamento clínico em pacientes com disfunção ventricular (fração de ejeção < 35%), CF III e IV e bloqueio de ramo esquerdo com documentação de dissincronia ventricular. Confirmou os benefícios da ressincronização comparada ao tratamento clínico em relação à morbidade e qualidade de vida e, além disso, redução de mortalidade (redução de 36% no risco relativo). Com base nesses trabalhos, a ressincronização está indicada em pacientes com disfunção ventricular (fração de ejeção < 35%), CF III e IV persistentes, na vigência de tratamento clínico otimizado, na presença de bloqueio de ramo esquerdo e documentação de dissincronia. Não existe definição de benefício em pacientes dependentes de medicamento vasoativo, fibrilação atrial, cavidades ventriculares muito grandes (diâmetro diastólico do ventrículo esquerdo acima de 80mm) e na presença de dissincronia na ausência de bloqueio de ramo esquerdo.

Cardiodesfibriladores implantáveis – nos pacientes com insuficiência cardíaca e disfunção ventricular o cardiodesfibrilador implantável está indicado como prevenção secundária da taquicardia ventricular sustentada ou morte súbita. Na prevenção primária de pacientes otimizados clinicamente, tanto em isquêmicos (40 dias pós-infarto agudo do miocárdio), como em não-isquêmicos, os trabalhos demonstram benefício de redução de mortalidade[73,85], entretanto, uma vez que não existe estratificação de risco para morte súbita bem estabelecida[18], a custo-efetividade desse procedimento é questão fundamental que aguarda melhor definição[86]. Não há benefício do cardiodesfibrilador implantável na fase aguda (40 dias) após o infarto do miocárdio[87].

Revascularização miocárdica e aneurismectomia – é indicada na presença de angina de peito e anatomia favorável. Pode ser considerada na ausência de angina de peito, quando há evidência por método complementar de áreas significativas de isquemia e viabilidade[1,19,50,88,89]. Em pacientes com miocardiopatia isquêmica e áreas discinéticas ventriculares com sintomas de insuficiência cardíaca refratários ao tratamento clínico ou recorrência de arritmias ventriculares, a aneurismectomia, associada ou não à revascularização miocárdica, tem sido preconizada[90].

Correção da insuficiência mitral – a insuficiência da valva mitral nas miocardiopatias dilatadas ocorre principalmente devido à dilatação do anel atrioventricular. Foram propostas algumas técnicas de correção da insuficiência como anuloplastia e troca valvar com suspensão do aparelho subvalvar[91-93]. Os resultados desse procedimento na insuficiência cardíaca demonstram principalmente a melhora da classe funcional; entretanto, resultados mais consistentes em relação à sobrevida são escassos e estudo retrospectivo revelou não haver benefício nesse sentido[94].

Dispositivos de assistência ventricular – estão indicados como ponte para transplante (em pacientes em que o suporte medicamentoso, incluindo medicamentos vasoativos, não é suficiente para a manutenção do estado circulatório), ponte para recuperação do miocárdio (por exemplo: miocardites, periparto) ou terapia definitiva (insuficiência cardíaca terminal sem perspectiva de outro tratamento)[95]. Os dispositivos incluem balão intra-aórtico e ventrículos artificiais. As contra-indicações ao balão intra-aórtico são insuficiência valvar aórtica, dissecção aórtica e ausência de perspectiva de outro tratamento definitivo (transplante ou ventrículo artificial). Os ventrículos artificiais podem ser implantados por mais tempo quando comparados ao balão intra-aórtico e suas complicações estão relacionadas principalmente a fenômenos trombo-hemorrágicos e infecção.

Transplante cardíaco – é a melhor forma de tratamento cirúrgico capaz de aumentar a sobrevida de pacientes com insuficiência cardíaca avançada e choque cardiogênico[1], sendo a sobrevida média de pacientes submetidos a transplante cardíaco de aproximadamente 10 anos[96]. Suas indicações incluem: CF III e IV refratárias, com tratamento medicamentoso otimizado, $\dot{V}O_2 < 10ml/kg/min$, na ausência de contra-indicações (hipertensão pulmonar, idade acima de 65 anos, insuficiência renal, diabetes com lesão de órgãos-alvo, entre outras)[97]. Suas limitações estão relacionadas principalmente à falta de doadores. Após o transplante, as complicações mais freqüentes são rejeição aguda, infecção, doença vascular do enxerto e neoplasias.

TRATAMENTO DA INSUFICIÊNCIA CARDÍACA DIASTÓLICA

Existe pouca evidência embasando o tratamento da insuficiência cardíaca diastólica comparada à sistólica. O racional para o tratamento da insuficiência cardíaca diastólica está relacionado ao controle de congestão pulmonar, da pressão arterial e freqüência cardíaca. O estudo de maior relevância na insuficiência cardíaca diastólica foi o *CHARM Preserved*, que demonstrou benefício da candesartana. Trabalhos menores com antagonista do canal de cálcio (verapamil), betabloqueador e digitálico sugerem benefício desses medicamentos no tratamento da insuficiência cardíaca diastólica. Análise retrospectiva do uso de estatina demonstrou redução de mortalidade na insuficiência cardíaca diastólica. Outros estudos com IECA, antagonistas da aldosterona, inibidores de fosfodiesterase e mesmo BRA aguardam resultados[98].

REFERÊNCIAS BIBLIOGRÁFICAS

1. Hunt SA et al. ACC/AHA 2005 Guideline Update for the Diagnosis and Management of Chronic Heart Failure in the Adult. A Report of the American College of Cardiology/American Heart Association Task Force on Practice Guidelines (Writing Committee to Update the 2001 Guidelines for the Evaluation and Management of Heart Failure) – www.acc.org. ▪ 2. DATASUS. Ministério da Saúde – www.datasus.gov.br. ▪ 3. Freitas HFG. Prognóstico em portadores de insuficiência cardíaca encaminhados para avaliação de tratamento cirúrgico. São Paulo, 2002. Tese (doutorado) – Faculdade de Medicina, Universidade de São Paulo. ▪ 4. Owan TE, Redfield MM. Epidemiology of diastolic heart failure. Prog Cardiovasc Dis 2005;47:320. ▪ 5. Hunt SA et al. ACC/AHA Guidelines for the evaluation and management of chronic heart failure in the adult: executive summary: a report of ACC/AHA Task Force on Practice Guidelines (Committee to Revise the 1995 Guidelines for the Evaluation and Management of Heart Failure). J Am Coll Cardiol 2001;38:2101. ▪ 6. Nohria A et al. Clinical assessment identifies hemodynamic profiles that predict outcomes in patients admitted with heart failure. J Am Coll Cardiol 2003;41:1797. ▪ 7. Drazner MH et al. Prognostic importance of elevated jugular venous pressure and a third heart sound in patients with heart failure. N Engl J Med 2001;345:574. ▪ 8. Ho KL et al. The epidemiology of heart failure: The Framingham Study. J Am Coll Cardiol 1993;22:6A. ▪ 9. Mann DL, Bristow MR. Mechanisms and models in heart failure: the biomechanical model and beyond. Circulation 2005;111:2837. ▪ 10. Flora JS. Clinical aspects of sympathetic activation and parasympathetic withdrawal in heart failure. J Am Coll Cardiol 1993;22:72A. ▪ 11. Volpe M et al. The renin-angiotensin system as a risk factor and therapeutic target for cardiovascular and renal disease. J Am Soc Nephrol 2002;13:S173. ▪ 12. Anker SD, Sharma R. The syndrome of cardiac cachexia. Int J Cardiol 2002;85:51. ▪ 13. Abassi Z et al. Implications of the natriuretic peptide system in the pathogenesis of heart failure: diagnostic and therapeutic importance. Pharmacol Ther 2004;102:223. ▪ 14. Francis GS, McDonald KM. Left ventricular hypertrophy: an initial response to myocardial injury. Am J Cardiol 1992;69:3G. ▪ 15. Garg S et al. Apoptosis and heart failure: clinical relevance and therapeutic target. J Mol Cell Cardiol 2005;38:73. ▪ 16. Beltrami AP et al. Evidence that human cardiac myocytes divide after myocardial infarction. N Engl J Med 2001;344:1750. ▪ 17. Wollert KC, Drexler H. Clinical applications of stem cells for the heart. Circ Res 2005;96:151. ▪ 18. Lane RE et al. Prediction and prevention of sudden cardiac death in heart failure. Heart 2005;91:674. ▪ 19. Swedberg K et al. Guidelines for the diagnosis and treatment of chronic heart failure: executive summary (update 2005). The Task Force for the Diagnosis and Treatment of Chronic Heart Failure of the European Society of Cardiology. Eur Heart J 2005;26:1115. ▪ 20. Sohn DW et al. Assesment of mitral annulus velocity by Doppler tissue imaging in the evaluation of left ventricular diastolic function. J Am Coll Cardiol 1997;30:474. ▪ 21. Bax JJ et al. Left ventricular dyssynchrony predicts response and prognosis after cardiac resynchronization therapy. J Am Coll Cardiol 2004;44:1834. ▪ 22. I Diretriz da Sociedade Brasileira de Cardio-

logia sobre cardiologia nuclear. Arq Bras Cardiol 2002;78(Supl III):1. ▪ 23. Pennel DJ et al. Clinical indications for cardiovascular magnetic resonance. Consensus panel report. Eur Heart J 2004; 25:1940. ▪ 24. Revisão das II Diretrizes da Sociedade Brasileira de Cardiologia para o diagnóstico e tratamento da insuficiência cardíaca. Arq Bras Cardiol 2002;79(Supl IV):1. ▪ 25. Stelken AM et al. Prognostic value of cardiopulmonary exercise testing using percent achieved of predicted peak oxygen uptake for patients with ischemic and dilated cardiomyopathy. J Am Coll Cardiol 1996;27:345. ▪ 26. Reindl I et al. Impaired ventilatory efficiency in chronic heart failure: possible role of pulmonary vasoconstriction. Am Heart J 1998;136:778. ▪ 27. The ESCAPE Investigators. Evaluation study of congestive heart failure and pulmonary artery catheterization effectiveness (The ESCAPE Trial). JAMA 2005;294:1625. ▪ 28. Luchner A et al. Evaluation of brain natriuretic peptide as marker of left ventricular dysfunction and hypertrophy in the population. J Hypertens 2000;18:1121. ▪ 29. Tsutamoto T et al. Attenuation of compensation of endogenous cardiac natriuretic peptide system in chronic heart failure: prognostic role of plasma brain natriuretic peptide concentration in patients with chronic symptomatic left ventricular dysfunction. Circulation 1997;96:509. ▪ 30. Krüger S et al. Brain natriuretic peptide predicts right heart failure in patients with acute pulmonary embolism. Am Heart J 2004;147:60. ▪ 31. Doust JA et al. How well does B-type natriuretic peptide predict death and cardiac events in patients with heart failure: systematic review. BMJ 2005;330:625. ▪ 32. Coats AJ et al. Controlled trial of physical training in chronic heart failure: exercise performance, hemodynamic, ventilation, and autonomic function. Circulation 1992;85:2119. ▪ 33. Adamopoulos S et al. Experience from controlled trials of physical training in chronic heart failure. Protocol and patients factors in effectiveness in the improvement in exercise tolerance. European Heart Failure Group. Eur Heart J 1998;19:466. ▪ 34. Belardinelli R et al. Randomized, controlled trial of long-term moderate exercise training in chronic heart failure: effects on functional capacity, quality of life, and clinical outcome. Circulation 1999;99:1173. ▪ 35. Piepoli MF et al. Exercise training meta-analysis of trials in patients with chronic heart failure (Ex-TraMATCH). BMJ 2004;328:189. ▪ 36. Bocchi EA. Heart failure clinics: the brazilian experience. Rev Port Cardiol 2004;23:47. ▪ 37. The Digitalis Investigation Group. The effect of digoxin on mortality and morbidity in patients with heart failure. N Engl J Med 1997;336:525. ▪ 38. Rathore SS et al. Sex-based differences in the effect of digoxin for the treatment of heart failure. N Engl J Med 2002;347:1403. ▪ 39. Eichhorn EJ et al. Effect of concomitant digoxin and carvedilol on mortality and morbidity in patients with chronic heart failure. Am J Cardiol 2000;86:1032. ▪ 40. Miller AB et al. Does digitalis influence the response to beta-blockade in patients with severe chronic heart failure? Results of COPERNICUS study. J Am Coll Cardiol 2002;39:166. ▪ 41. Reiter MJ. Cardiovascular Drug Class Specificity: beta-blockers. Prog Cardiovase Dis 2004;47:11. ▪ 42. The Beta-Blocker Evaluation of Survival Trial (BEST) Investigators. A trial of the beta-blocker bucindolol in patients with advanced chronic heart failure. N Engl J Med 2001;344:1659. ▪ 43. MERIT-HF Study Group. Effect of metoprolol CR/XL in chronic heart failure: Metoprolol CR/XL Randomised Intervention Trial in Congestive Heart Failure (MERIT-HF). Lancet 1999;353:2001. ▪ 44. The CIBIS-II Investgators and Committees. The cardiac insufficiency bisoprolol study II (CIBIS-II): a randomized trial. Lancet 1999;353:9. ▪ 45. Packer M et al. The effect of carvedilol on morbidity and mortality in patients with chronic heart failure. N Engl J Med 1996;334:1349. ▪ 46. Packer M et al. Effect of carvedilol on the morbidity of patients with severe chronic heart failure: results of the carvedilol prospective randomized cumulative survival (COPERNICUS) study. Circulation 2002;106:2194. ▪ 47. The CAPRICORN Investigators. Effect of carvedilol on outcome after myocardial infarc-

tion in patients with left ventricular dysfunction: the CAPRICORN randomized trial. Lancet 2001;357:1385. ▪ 48. Wilson PAP et al. Comparison of carvedilol and metoprolol on clinical outcomes in patients with chronic heart failure in the Carvedilol or Metoprolol European Trial (COMET). Lancet 2003;362:7. ▪ 49. Willenheimer R et al. Effect on survival and hospitalization of initiating treatment for chronic heart failure with bisoprolol followed by enalapril, as compared with the opposite sequence: results of the randomized Cardiac Insufficiency Bisoprolol Study (CIBIS) III. Circulation 2005;112:2426. ▪ 50. I Diretriz Latino-Americana para avaliação e conduta na insuficiência cardíaca descompensada. Arq Bras Cardiol 2005;85(Supl III):1. ▪ 51. Aronson D, Burger AJ. Concomitant beta-blocker therapy is associated with a lower occurrence of ventricular arrhythmias in patients with decompesated heart failure. J Card Fail 2002;8:79. ▪ 52. The CONSENSUS Trial Study Group. Effects of enalapril on mortality in severe congestive heart failure: results of the Cooperative North Scandinavian Enalapril Survival Study (CONSENSUS). N Engl J Med 1987;316:1429. ▪ 53. The SOLVD Investigators. Effect of enalapril on survival in patients with reduced left ventricular ejection fraction and congestive heart failure. N Engl J Med 1991;325:293. ▪ 54. Cohn JN et al. A comparison of enalapril with hydralazine-isossorbide dinitrate in the treatment of chronic congestive heart failure. N Engl J Med 1991;325:303. ▪ 55. Pfeffer MA et al. Effect of captopril on mortality and morbidity in patients with left ventricular dysfunction after myocardial infarction. Results on the survival and ventricular enlargement trial (SAVE). N Engl J Med 1992;327:669. ▪ 56. The Acute Infarction Ramipril Efficacy (AIRE) Study Investigators: Effect of ramipril on mortality and morbidity of survivors of acute myocardial infarction with clinical evidence of heart failure. Lancet 1993;342:821. ▪ 57. Kober L et al. A clinical trial of the angiotensin-converting-enzyme inhibitor trandolapril in patients with left ventricular dysfunction after myocardial infarction. Trandolapril Cardiac Evaluation (TRACE) Study Group. N Engl J Med 1995;333:1670. ▪ 58. Pitt B et al. Randomized trial of losartan versus captopril in patients over 65 with heart failure (Evaluation of Losartan in the Elderly Study, ELITE). Lancet 1997;349:747. ▪ 59. Pitt B et al. Effect of losartan compared with captopril on mortality in patients with symptomatic heart failure: randomised trial – The Losartan Heart Failure Survival Study ELITE II. Lancet 2000;355:1582. ▪ 60. McKelvie RS et al. Comparison of candesartan, enalapril, and their combination in congestive heart failure: randomized evaluation of strategies for left ventricular dysfunction (RESOLVD) pilot study. The RESOLVD Pilot Study Investigators. Circulation 1999;100:1056. ▪ 61. Cohn JN, Tognoni G. A randomized trial of the angiotensin-receptor blocker valsartan in chronic heart failure (Val-HeFT). N Engl J Med 2001;345:1667. ▪ 62. Pfeffer MA et al. Effects of candesartan on mortality and morbidity in patients with chronic heart failure: the CHARM-Overall programme. Lancet 2003;362:759. ▪ 63. McMurray JJV et al. Effects of candesartan in patients with chronic heart failure and reduced left ventricular systolic function taking angiotensin-converting-enzyme inhibitors: the CHARM-added trial. Lancet 2003;362:767. ▪ 64. Dimopoulos K et al. Meta-analyses of mortality and morbidity effects of an angiotensin receptor blocker in patients with chronic heart failure already receiving an ACE inhibitor (alone or with a beta-blocker). Int J Cardiol 2004;93:105. ▪ 65. Pitt B et al. The effect of spironolactone on morbidity and mortality in patients with severe heart failure. N Engl J Med 1999;341:709. ▪ 66. Pitt B et al. Eplerenone, a selective aldosterona blocker, in patients with left ventricular dysfunction after myocardial infarction. N Engl J Med 2003; 348:1309. ▪ 67. Cohn JN et al. Effect of vasodilator therapy on mortality in chronic congestive heart failure. Results of a Veterans Administration Cooperative Study. N Engl J Med 1986; 314:1547. ▪ 68. Taylor AI et al. Combination of isosorbide dini-

191

trate and hydralazine in blacks with heart failure. N Engl J Med 2004;351:2049. ▪ 69. Cleland JG et al. Clinical trials update and cumulative meta-analyses from the American College of Cardiology: WATCH, SCD-HeFT, DINAMIT, CASINO, INSPIRE, STRATUS-US, RIO-Lipids and cardiac resynchronisation therapy in heart failure. Eur J Heart Fail 2004;6:501. ▪ 70. Cleland JG et al. The Warfarin/Aspirin Study in Heart Failure (WASH): a randomized trial comparing antithrombotic strategies for patients with heart failure. Am Heart J 2004;148:157. ▪ 71. Massie BM et al. The warfarin and antiplatelet therapy in heart failure trial (WATCH): rationale, design and baseline patient characteristics. J Card Fail 2004;10:101. ▪ 72. Doval HC et al. Grupo de Estudio de la Sobrevida en la Insuficiencia Cardiaca en Argentina. Randomized trial of low dose amiodarone in severe congestive Heart failure. Lancet 1994;44:493. ▪ 73. Bardy GH et al. Amiodarone or an Implantable Cardioverter-Defibrillator for Congestive Heart Failure (SCD-HeFT). N Engl J Med 2005;352: 225. ▪ 74. Silverberg DS et al. The use of subcutaneous erythropoietin and intravenous iron for the treatment of the anemia of severe, resistant congestive heart failure improves cardiac and renal function and functional class, and markedly reduces hospitalizations. J Am Coll Cardiol 2000;35:1737. ▪ 75. Horwich TB et al. Anemia is associated with worse symptoms, greater impairement in functional capacity and a significant increase in mortality in patients with advanced heart failure. J Am Coll Cardiol 2002;39:1780. ▪ 76. Volpe M et al. Blood levels of erythropoietin in congestive Heart failure and correlation with clinical, hemodinamic and hormonal profiles. Am J Cardiol 1994;74:468. ▪ 77. Bradley TD, Floras JS. Sleep apnea and heart failure. Part II: Central sleep apnea. Circulation 2003;107:1822. ▪ 78. Sin DD et al. Effects of continuous positive airway pressure on cardiovascular outcomes in Heart failure patients with and without Cheyne-Stokes respiration. Circulation 2000;102:61. ▪ 79. Bradley TD et al. Continuous positive airway pressure for central sleep apnea and heart failure. N Engl J Med 2005;353:2025. ▪ 80. Cazeau S et al. Effects of multisite biventricular pacing in patients with heart failure and intraventricular conduction delay (MUSTIC). N Engl J Med 2001;344:873. ▪ 81. Abraham WT et al. Cardiac resynchronization in chronic heart failure (MIRACLE). N Engl J Med 2002;346:1845. ▪ 82. Young JB et al. Combined cardiac resynchronization and implantable cardioversion defibrillation in advanced chronic heart failure (MIRACLE-ICD). JAMA 2003;289:2685. ▪ 83. Bristow MR et al. Cardiac-resynchronization therapy with or without an implantable defibrillator in advanced chronic heart failure (COMPANION). N Engl J Med 2004; 350:2140. ▪ 84. Cleland JG et al. The effect of cardiac resynchronization on morbidity and mortality in heart failure (CARE-HF). N Engl J Med 2005;352:1539. ▪ 85. Moss AJ et al. MADIT II Investigators. Prophylactic implantation of a defibrillator in pa-

tients with myocardial infarction and reduced ejection fraction. N Engl J Med 2002;346:877. ▪ 86. Sanders GD et al. Cost-effectiveness of implantable cardioverter-defibrillators. N Engl J Med 2005;353:1471. ▪ 87. Hohnloser SH et al. DINAMIT Investigators. Prophylactic use of an implantable cardioverter-defibrillator after acute myocardial infarction. N Engl J Med 2004;351: 2481. ▪ 88. Di Carli MF et al. Quantitative relation between myocardial viability and improvement in heart failure symptoms after revascularization in patients with ischemic cardiomyopathy. Circulation 1995;92:3436. ▪ 89. Alderman EL et al. Results of coronary artery surgery in patients with poor left ventricular function (CASS). Circulation 1983;68:785. ▪ 90. Athanasuleas CL et al. Surgical anterior ventricular endocardial restoration (SAVER) in the dilated remodeled ventricle after anterior myocardial infarction: RESTORE Group: Reconstructive Endoventricular Surgery, returning Torsion Original Radius Elliptical Shape to the LV. J Am Coll Cardiol 2001;37:1199. ▪ 91. Badwhar V, Bolling SF. Mitral valve surgery: when is it appropriate? Congest Heart Fail 2002;8:210. ▪ 92. Bishay ES et al. Mitral valve surgery in patients with severe left ventricular dysfunction. Eur J Cardiothorac Surg 2000;17:213. ▪ 93. Buffolo E et al. End-stage cardiomyopathy and secondary mitral insufficiency surgical alternative with prosthesis implant and left ventricular remodeling. J Cardiovasc Surg 2003;18:201. ▪ 94. Wu AH et al. Impact of mitral valve annuloplasty on mortality risk in patients with mitral regurgitation and left ventricular systolic dysfunction. J Am Coll Cardiol 2005; 45:381. ▪ 95. Rose EA et al. Randomized evaluation of mechanical assistance for the treatment of congestive heart failure (RE-MATCH) Study Group. Long-term mechanical left ventricular assistance for end-stage heart failure. N Engl J Med 2001;345: 1435. ▪ 96. Taylor DO et al. The Registry of the International Society for Heart and Lung Transplantation: Twenty-fourth Official Adult Heart Transplant Report – 2007. J Heart Lung Transplant 2007;26:769. ▪ 97. I Diretrizes da Sociedade Brasileira de Cardiologia para transplante cardíaco. Arq Bras Cardiol 1999; 73:1. ▪ 98. Hogg K, McMurray J. The treatment of heart failure with preserved ejection fraction ("diastolic heart failure"). Heart Fail Rev 2006;11:141. ▪ 99. Maron BJ et al. American Heart Association; Council on Clinical Cardiology, Heart Failure and Transplantation Committee; Quality of Care and Outcomes Research and Functional Genomics and Translational Biology Interdisciplinary Working Groups; Council on Epidemiology and Prevention. Contemporary definitions and classification of the cardiomyopathies. An American Heart Association Scientific Statement from the Council on Clinical Cardiology, Heart Failure and Transplantation Committee; Quality of care and outcomes research and functional genomics and translational biology interdisciplinary working groups, and council on epidemiology and prevention. Circulation 2006;113:1807.

16. DOENÇAS DO PERICÁRDIO

Walace de Souza Pimentel
Barbara Maria Ianni

O pericárdio é o tecido que envolve o coração, sendo formado por duas camadas: uma interna serosa e outra externa fibrosa. O espaço formado entre as duas camadas é delgado e contém uma quantidade fisiológica de líquido pericárdico, cerca de 30 a 50ml, com propriedades lubrificantes e características de um ultrafiltrado de fosfolípides e plasma[1].

As doenças do pericárdio dividem-se em pericardite aguda ou crônica. A pericardite aguda pode ser seca, fibrinosa ou efusiva. Já a pericardite crônica se caracteriza por apresentar duração maior que três meses e é dividida em formas: efusivas, adesivas e constritivas. Essa doença, também pode ser classificada em recorrente, que se divide em intermitente (com intervalos livres de sintomas e sem tratamento) e incessante (em que a descontinuação do tratamento é acompanhada do retorno dos sintomas)[2].

Pericardite é a inflamação do pericárdio e pode apresentar-se sem ou com derrame pericárdico. Este derrame pode ser transudato, exsudato, purulento ou sanguinolento, variando de acordo com sua causa. A quantidade de líquido pericárdico também é variável, sendo que grandes derrames são mais freqüentes em neoplasias, tuberculose, pericardite urêmica, medicamentosa e parasitoses. Quando o quadro se desenvolve lentamente, o paciente pode ser assintomático[3]; mas quando este acúmulo de líquido leva ao aumento da pressão intrapericárdica, resultando em limitação ao enchimento diastólico ventricular com conseqüente diminuição do débito cardíaco, define-se o quadro como tamponamento cardíaco[1].

ETIOLOGIA

Quanto à etiologia da pericardite, esta pode ser classificada em infecciosa e não-infecciosa.

A pericardite viral é a principal causa entre as infecciosas[3] e a lesão ocorre por agressão direta, resposta imune ou ambos. Geralmente, apresenta-se como quadro agudo, que se resolve em duas semanas, mas apresenta recorrência de 50% dos casos. O diagnóstico etiológico necessita de avaliação do líquido pericárdico ou do epi-

cárdio por PCR (reação em cadeia de polimerase) ou hibridização *in situ*. O aumento de anticorpos antivirais séricos é sugestivo, mas sozinho não firma o diagnóstico[4].

A pericardite purulenta geralmente ocorre em pacientes com derrame pericárdico prévio, imunossupressão e em pessoas portadoras de doenças crônicas, como, por exemplo, o alcoolismo e a artrite reumatóide. O líquido deverá ser submetido à coloração pelo método de Gram e cultura para aeróbios e anaeróbios. Apesar do tratamento adequado, esta doença possui prognóstico reservado, com mortalidade em torno de 40%[5].

A pericardite tuberculosa geralmente ocorre em pacientes imunossuprimidos e evolui para pericardite constritiva em 30 a 50% dos casos, com mortalidade em indivíduos não tratados de aproximadamente 85%[6]. O diagnóstico é realizado pelo encontro do *Mycobacterium tuberculosis* no líquido ou tecido pericárdico, ou presença de granulomas caseosos no pericárdico. A elevação da adenosinodeaminase (ADA) no líquido pericárdico (> 40U/l) também permite este diagnóstico. Quando o paciente é portador de tuberculose extracardíaca, esta etiologia deve ser fortemente considerada[7].

A pericardite fúngica também ocorre preferencialmente em imunossuprimidos[3].

Em portadores de insuficiência renal, a pericardite pode ser devido à uremia em pacientes que não fazem diálise, ou secundário a um procedimento dialítico não eficaz[3].

A pericardite neoplásica geralmente é secundária ao implante metastático e ocorre preferencialmente em portadores de câncer de pulmão, mama, melanoma, linfomas e leucemias. O diagnóstico é baseado no líquido pericárdico, positivo em 75 a 87% dos casos; e na biópsia pericárdica, positiva de 27 a 65% dos pacientes com esta doença[8].

Exames de imagem como a tomografia computadorizada e a ressonância magnética são úteis para localizar o sítio primário da lesão e suas metástases. É importante salientar que em pacientes com neoplasia maligna 60% dos casos de derrame pericárdico são devidos a outros fatores, como radioterapia e infecções oportunistas[8].

Do ponto de vista etiológico, entretanto, a grande maioria dos casos de pericardite continua sem um diagnóstico específico, sendo considerados idiopáticos[9] (Quadro 3.22).

Quadro 3.22 – Etiologias das pericardites.

Idiopática
Infecção viral: vírus Coxsackie A e B, echovírus, adenovírus, caxumba, mononucleose, varicela, hepatite B, HIV
Infecção bacteriana: pneumococos, estafilococos, estreptococos, gram-negativos, *Neisseria gonorrhoeae*, tuberculose
Infecção fúngica: histoplasmose, coccidioidomicose, *Candida*, blastomicose
Uremia
Doenças inflamatórias ou auto-imunes: artrite reumatóide, febre reumática aguda, lúpus eritematoso sistêmico, esclerodermia, sarcoidose, amiloidose, hipotireoidismo
Radiação (radioterapia)
Síndromes tardias pós-lesões miocárdicas: síndrome de Dressler (pós-infarto agudo do miocárdio) e pós-pericardiotomia (pós-cirurgia cardíaca)
Medicamentos: hidralazina, procainamida, fenitoína, doxirrubicina, penicilina
Neoplasias: câncer de pulmão e de mama, leucemia, linfoma
Traumática: traumatismo aberto ou fechado de tórax

DIAGNÓSTICO

ACHADOS CLÍNICOS

A principal queixa é a dor torácica, caracterizada por localizar-se freqüentemente nas regiões retroesternal e precordial, apresentando irradiação para a região cervical ou referida em região escapular. Caracteristicamente, piora pelo decúbito dorsal, tosse, inspiração profunda e deglutição e melhora com a posição sentada e inclinada para a frente.

Outros sintomas podem auxiliar na investigação etiológica. Pródromo de febre, mialgia e indisposição sugerem causa infecciosa, seja viral, seja bacteriana. Alteração do nível de consciência, diminuição do volume urinário e edemas são sugestivos de uremia. Na presença de emagrecimento e caquexia, deve-se suspeitar de tuberculose ou neoplasias.

Os antecedentes patológicos também podem auxiliar na busca etiológica, fornecendo informações sobre doenças auto-imunes, neoplasias, realização de radioterapia, infarto agudo do miocárdio ou traumatismo torácico recentes.

Ao exame clínico, o achado mais característico de pericardite é o atrito pericárdico, que é mais bem audível na borda esternal esquerda baixa com o paciente sentado e inclinado para a frente. O som é agudo, parece "raspar", e acompanha o ritmo cardíaco. Classicamente, é dividido em três componentes: sístole atrial, sístole ventricular (mais audível) e diástole ventricular. Quando há presença de derrame pericárdico, o atrito pode estar diminuído e associado à hipofonese de bulhas.

É importante buscar sinais e sintomas de limitação ao enchimento diastólico e baixo débito cardíaco, como dispnéia, tonturas, lipotimia e fadiga. Ao exame clínico o paciente pode apresentar taquicardia, hipotensão arterial com presença de pulso paradoxal (declínio da pressão sistólica > 10mmHg durante a inspiração), aumento na pressão venosa com a inspiração (sinal de Kussmaul), ou a "tríade de Beck" (distensão venosa jugular, hipotensão e abafamento das bulhas) e sinais de insuficiência cardíaca direita como hepatomegalia e edema periférico. Estes achados podem sugerir tamponamento cardíaco[9].

EXAMES COMPLEMENTARES

Eletrocardiograma – exame simples e de grande importância para a confirmação diagnóstica. Esta doença apresenta quatro estágios de evolução eletrocardiográfica:

Estágio 1 – é o mais característico, apresentando elevação difusa do segmento ST, com formato côncavo, com onda T positiva, exceto em aVR e V_1, e depressão do segmento PR.

Estágio 2 – ocorre após dias, apresenta resolução do segmento ST e onda T achatada ou isoelétrica.

Estágio 3 – apresenta inversão da onda T.

Estágio 4 – representa a reversão das anormalidades da onda T, pode ocorrer em semanas ou até meses.

Radiografia de tórax – possui pouco valor no diagnóstico de pericardite não-complicada, pois a área cardíaca geralmente se apresenta normal. Mas na presença de derrame pericárdico importante (maior que 250ml), observa-se aumento da silhueta cardíaca. Em casos de pericardite constritiva, pode apresentar calcificações ao redor do coração[10]. Pode auxiliar no diagnóstico etiológico, caso apresente imagem sugestiva de tuberculose ou neoplasia de pulmão. Se associado derrame pleural, deve-se pensar em doença inflamatória sistêmica ou congestão sistêmica, que pode ocorrer em síndromes com insuficiência cardíaca direita ou insuficiência renal.

Laboratório – o hemograma pode indicar processo inflamatório inespecífico, mas, na presença de leucocitose importante com predomínio neutrofílico, pode ser indício de etiologia piogênica. A velocidade de hemossedimentação pode estar aumentada, mas também é inespecífica. É importante para o diagnóstico etiológico em casos de doenças auto-imunes e insuficiência renal.

Ecocardiografia – é importante exame complementar, pois possibilita a quantificação do derrame pericárdico e a determinação de sinais de tamponamento cardíaco. Conforme a gravidade, visualiza-se o colapso diastólico atrial direito, colapso diastólico inicial do ventricular direito e colapso atrial esquerdo.

Tomografia computadorizada de tórax – permite o estudo do pericárdio e seu derrame[5,6] e, principalmente, das estruturas pulmonares e linfonodos mediastinais, sendo útil na investigação de neoplasia de pulmão, de linfomas e tuberculose[11].

Biópsia pericárdica – realizada por pericardioscopia com obtenção de múltiplas amostras (18 a 20 amostras), pode ser útil em certos casos para ajudar no diagnóstico etiológico, como em neoplasias e tuberculose[12].

DIAGNÓSTICO DIFERENCIAL

As síndromes clínicas que se manifestam por dor torácica são os principais diagnósticos diferenciais de pericardite. Entre estas, as síndromes coronarianas agudas são aquelas que apresentam mais importância. É interessante salientar que história clínica adequada, ausculta de atrito e características eletrocardiográficas permitem estabelecer o diagnóstico de pericardite com precisão, inclusive de suas complicações[1].

TRATAMENTO

Na maioria dos casos a pericardite é autolimitada e não apresenta complicações, respondendo bem à terapia medicamentosa[1].

Antiinflamatórios não-hormonais – são os medicamentos de primeira escolha.

- Ibuprofeno: 600 a 800mg, VO, 3 vezes/dia por três semanas.
- Indometacina: 25 a 50mg, VO, 3 vezes /dia por três semanas.
- Colchicina: 0,5 a 1mg, VO, 1 vez /dia por três meses, em associação com antiinflamatórios não-hormonais para a redução de recorrência[13].

Corticosteróides – devem ser prescritos nos casos refratários a antiinflamatórios não-hormonais ou recorrentes, e naqueles secundários a doenças reumatológicas. Não são indicados como primeira opção terapêutica devido à maior freqüência de recidiva[13,14].

- Prednisona: 40 a 60mg, VO, 1 vez/dia por três semanas.

TRATAMENTO ETIOLÓGICO ESPECÍFICO

Pericardite bacteriana – na suspeita de etiologia bacteriana deve-se realizar: drenagem pericárdica cirúrgica, análise laboratorial e cultura do líquido; associada a antibioticoterapia específica ao agente etiológico.

Pericardite tuberculosa – o esquema terapêutico deve incluir quatro medicamentos para tuberculose: rifampicina, isoniazida, pirazinamida e estreptomicina ou etambutol por dois meses, acompanhados de isoniazida e rifampicina por mais quatro meses. Pode ser necessária a associação de corticóide para reduzir a reação inflamatória[15].

Pericardite pós-infarto agudo do miocárdio – AAS (ácido acetilsalicílico) está indicado nos casos em que a dor é importante, mas devem-se evitar doses elevadas de antiinflamatórios não-hormonais, pois ocasionam vasoconstrição coronariana e piora da isquemia.

Pericardite urêmica – é indicada terapia dialítica de urgência, ou melhora do esquema dialítico já empregado[1].

TRATAMENTO CIRÚRGICO

A pericardiocentese é o procedimento de eleição. A decisão de se adotar uma técnica invasiva é influenciada pelo quadro clínico, devendo ser indicada quando há presença de hipotensão arterial, dispnéia e pulso paradoxal.

Já a pericardiocentese diagnóstica está indicada na suspeita de etiologia bacteriana, neoplásica ou tuberculosa. É útil em determinadas situações, tais como os derrames pericárdicos recorrentes não-responsivos a tratamento medicamentoso, mas nem sempre com resultados satisfatórios[12,16]. A pericardioscopia com obtenção de múltiplas amostras foi a técnica que se mostrou mais eficaz em determinar a etiologia da doença, sem acrescentar novos riscos de complicações[12].

Existem diversas técnicas que poderão ser consideradas, tais como pericardectomia subxifóide, janela pericárdica e pericardectomia total ou subtotal.

Em portadores de dissecção aórtica com envolvimento da aorta ascendente e hemopericárdio, é contra-indicada a pericardiocentese, devido ao risco da piora do sangramento, devendo ser providenciada a correção cirúrgica imediata da dissecção aórtica.

A pericardite é uma doença que geralmente cursa com boa evolução e resposta satisfatória ao tratamento, mesmo que a maioria dos casos permaneça sem a causa conhecida. Mas é importante salientar que seu diagnóstico adequado necessita de suspeita clínica, e em casos específicos, deve-se realizar uma exaustiva pesquisa etiológica.

REFERÊNCIAS BIBLIOGRÁFICAS

1. Little WC, Freeman GL. Pericardial Disease. Circulation 2006;113:1622. ▪ 2. Maisch B et al. Guidelines on the Diagnosis and Management of Pericardial Diseases. The Task Force on the Diagnosis and Management of Pericardial Diseases of the European Society of Cardiology. Eur Heart J 2004;25:587. ▪ 3. Maisch B, Ristic AD. Practical aspects of the management of pericardial disease. Heart 2003;89:1096. ▪ 4. Maisch B et al. Pericardioscopy and epicardial biopsy: new diagnostic tools in pericardial and perimyocardial diseases. Eur Heart J 1994;15(Suppl C):68. ▪ 5. Meyers DG et al. The usefulness of diagnostic tests on pericardial fluid. Chest 1997;111:1213. ▪ 6. Hakim JG et al. Double blind randomised placebo controlled trial of adjunctive prednisolone in the treatment of effusive tuberculous pericarditis in HIV seropositive patients. Heart 2000;84:183. ▪ 7. Koh KK et al. Adenosine deaminase and carcinoembryonic antigen in pericardial effusion diagnosis, especially in suspected tuberculous pericarditis. Circulation 1994;89:2728. ▪ 8. Porte HL et al. Pericardioscopy for primary management of pericardial effusion in cancer patients. Eur J Cardiothorac Surg 1999;16:287. ▪ 9. Goyle KK, Walling AD. Diagnosing Pericarditis. Am Fam Physician 2002;66:1695. ▪ 10. Sagristà-Sauleda J. Pericardial constriction: uncommon patterns. Heart 2004;90:257. ▪ 11. Cherian G. Diagnosis of tuberculous aetiology in pericardial effusions. Postgrad Med J 2004;80:262. ▪ 12. Seferovic PM et al. Diagnostic Value of Pericardial Biopsy, Improvement With Extensive Sampling Enabled by Pericardioscopy. Circulation 2003;107:978. ▪ 13. Imazio M et al. Colchicine in Addition to Conventional Therapy for Acute Pericarditis. Results of the COlchicine for acute PEricarditis (COPE) Trial. Circulation 2005;112:2012. ▪ 14. Artom G et al. Pretreatment with corticosteroids attenuates the efficacy of colchicine in preventing recurrent pericarditis: a multi-centre all-case analysis. Eur Heart J 2005;26:723. ▪ 15. Mayosi BM et al. Tuberculous pericarditis. Circulation 2005;112:3608. ▪ 16. Fernandes F et al. Valor da biópsia de pericárdio no diagnóstico etiológico das pericardiopatias. Arq Bras Cardiol 1998;70:393.

17. VALVOPATIAS

Flávio Tarasoutchi
Guilherme Sobreira Spina

As valvopatias são afecções cardíacas freqüentes, especialmente em nosso meio, devido à alta prevalência da doença reumática.

A base clínica do seguimento de portadores de valvopatia é baseada nas tradicionais história e exame clínico, métodos de diagnóstico essenciais para se evitar conhecer aspectos da doença de modo desagregado do paciente.

É fundamental marcar a fase da história natural da valvopatia em consonância com a etiologia[1]. A história orienta raciocínio fisiopatológico e o exame clínico restringe o diagnóstico diferencial perante quadro clínico nem sempre típico.

Por maior sensibilidade e especificidade que esteja associada a determinado exame, ele será complementar e sua consideração de modo isolado pode correr o risco de determinar algo como acerto técnico, porém equívoco clínico.

A interpretação das imagens cada vez com maior grau de definição em valvopatia deve obrigatoriamente ser calcada nas premissas clínicas surgidas da valorização do binômio história-exame clínico.

O seguimento clínico será tanto mais qualificado quanto mais harmoniosamente houver a valorização da vivência clínica engrandecida pela informação gerada pela alta tecnologia.

Para situarmos um paciente na linha da história natural da valvopatia, é necessário anamnese detalhada e exame clínico cuidadoso[1,2]. A classificação em classes funcionais, medida usual da sintomatologia do paciente, pressupõe que se saiba qual é o nível de atividade e de esforço físico que o paciente realiza e como os sintomas interferem em sua atividade diária. Assim, sem um conhecimento mínimo do paciente e de seus hábitos, não é possível realizar uma classificação funcional adequada.

A ausculta cardíaca é ponto fundamental no acompanhamento desses pacientes. Tem função diagnóstica importantíssima, permitindo a realização da interpretação crítica dos exames complementares, em especial o ecocardiograma. Por meio da propedêutica adequada, conseguimos detectar limitações do método e encontrar incorreções no exame por imagem, que poderiam passar despercebidas se a desconsiderássemos. Por esse motivo, devemos incentivar o aprendizado detalhado da propedêutica, para que as futuras gerações não sejam simplesmente reféns da imagem.

DOENÇAS DA VALVA MITRAL

ESTENOSE MITRAL

Epidemiologia e etiologia

A estenose mitral é uma obstrução ao enchimento ventricular esquerdo ao nível da valva mitral resultante de anormalidade estrutural do aparato valvar, impedindo sua abertura durante a diástole. Em nosso meio, a estenose mitral pode ser considerada como sinônimo de febre reumática, pois são raríssimas as estenoses mitrais de outras etiologias. Aproximadamente 25% de todos os pacientes com doença reumática que evoluem com seqüela cardíaca têm estenose mitral pura. Acomete duas mulheres para cada homem.

O diagnóstico diferencial deve ser feito com afecções que impõem barreira ao esvaziamento atrial esquerdo. Dentre elas, citam-se os tumores atriais, como mixoma ou trombose atrial.

Fisiopatologia

Nos pacientes com estenose mitral reumática, o processo patológico causa espessamento, calcificação e fusão das comissuras, cordoalhas, cúspides ou uma combinação desses processos. A área valvar mitral em indivíduos normais é de 4 a 6cm^2. Quando o orifício é de aproximadamente 2cm^2, iniciam-se as repercussões hemodinâmicas da estenose mitral. Na estenose mitral grave, área valvar menor que 1,2cm^2, esse gradiente transmitral diastólico é a expressão fundamental da estenose mitral e resulta na elevação da pressão atrial esquerda, que se reflete na circulação venosa pulmonar. Pressão aumentada e distensão

VALVOPATIAS

das veias e capilares pulmonares levam a edema pulmonar na medida em que a pressão venosa pulmonar excede a pressão oncótica plasmática. As arteríolas pulmonares reagem com vasoconstrição, hiperplasia da íntima, hipertrofia da média e hipertensão pulmonar.

Uma área valvar mitral maior que 1,5cm^2 geralmente não produz sintomas no repouso. Entretanto, se houver um aumento no fluxo transmitral ou redução do tempo diastólico, como aumento súbito da freqüência cardíaca, ocorrerá elevação da pressão atrial esquerda e desenvolvimento de sintomas. Desse modo, os episódios de dispnéia são geralmente precipitados por exercício, estresse emocional, gestação, atividade sexual, infecção ou fibrilação atrial.

Manifestações clínicas

Sinais e sintomas – o principal sintoma é dispnéia aos esforços, resultante da complacência pulmonar reduzida. A dispnéia pode ser acompanhada por tosse e sibilos. Na obstrução crítica, os pacientes podem apresentar ortopnéia e episódios de edema agudo pulmonar.

A fibrilação atrial ocorre em 30 a 40% dos pacientes, sendo conseqüência geralmente das sobrecargas de pressão sobre o átrio, a fibrose dos tratos internodais e dano ao nó sinoatrial secundários ao processo inflamatório em conseqüência da febre reumática.

A hipertensão pulmonar contribui com a piora da dispnéia e, na sua forma mais avançada, desenvolve insuficiência cardíaca direita, insuficiência tricúspide e hipertensão venosa sistêmica, como ascite, hepatomegalia, edema e derrame pleural.

Em alguns casos, a hemoptise é o sinalizador da estenose mitral, sendo conseqüência de vários processos. Esta pode decorrer da ruptura de veias brônquicas dilatadas, da ruptura de capilares alveolares no edema pulmonar, como também representar áreas de infarto pulmonar. Aproximadamente 15% dos pacientes apresentam desconforto torácico indistinguível de *angina pectoris* decorrente da hipertensão ventricular direita grave ou por compressão do tronco da artéria coronária esquerda pelo tronco da artéria pulmonar.

A embolização sistêmica é responsável por considerável morbimortalidade. Dos pacientes que sofrem embolização, 80% estão em fibrilação atrial. É importante lembrar que não há correlação da probabilidade de embolismo com a gravidade da estenose mitral. A maioria dos êmbolos aparentes é encontrada nos vasos cerebrais. Embolia coronariana pode levar a infarto do miocárdio e embolia renal pode ser responsável por hipertensão sistêmica. Em aproximadamente 25% das vezes, os êmbolos são múltiplos e recorrentes.

A endocardite infecciosa é uma complicação que ocorre mais comumente nas estenoses leves do que nas graves.

Exame clínico – nos pacientes com estenose mitral grave, o baixo débito cardíaco e a vasoconstrição sistêmica podem ser responsáveis pelo fácies mitral, caracterizada por vermelhidão na região malar e lábios arroxeados. O pulso arterial é geralmente normal, mas, em pacientes com redução do volume sistólico, o pulso pode ter amplitude diminuída. O *ictus* preserva sua localização e características normais, uma vez que o ventrículo esquerdo é poupado. Com o paciente posicionado em decúbito lateral esquerdo, um frêmito diastólico pode ser palpado no ápice. O componente P2 da segunda bulha pode ser sentido no foco pulmonar como sinal de hipertensão pulmonar.

À *ausculta*, observa-se uma B1 hiperfonética, causada pela desaceleração do sangue em uma valva rígida, causando rápida transformação de energia cinética em sonora e assim tornando B1 seca e marcada. Com a elevação da pressão pulmonar, o segundo componente da segunda bulha se acentua e é transmitido tanto para o foco mitral quanto para o aórtico. Outros sinais de hipertensão pulmonar incluem o encurtamento do desdobramento da B2, um sopro sistólico de insuficiência tricúspide, sopro de Graham Steell de regurgitação pulmonar.

O estalido de abertura encontrado na estenose mitral resulta da tensão súbita dos folhetos valvares após a abertura das cúspides. As lacíneas da mitral não se abrem completamente devido à fusão comissural e assim o fluxo diastólico sofre uma desaceleração súbita nas cúspides da valva, fazendo transformação de energia cinética em sonora e gerando o estalido de abertura de mitral. Quanto mais próximo o estalido de abertura de B2, mais grave é a estenose mitral.

O *sopro* diastólico em ruflar da estenose é de timbre grave, mais bem ouvido no ápice e com o paciente em decúbito lateral esquerdo, de preferência com a campânula do estetoscópio. O sopro apresenta comportamento variável na história natural da estenose mitral: no início da doença, quando não há estenose significativa, o sopro é tênue, pois há realmente pouco turbilhonamento diastólico. Ao tornar-se mais significativa, a estenose determina maior turbilhonamento do sangue, causando o sopro clássico em ruflar com reforço pré-sistólico. Na estenose crítica, muitas vezes o sopro volta a ser tênue pela importante diminuição do fluxo transvalvar.

A estenose mitral é uma doença contínua, progressiva, geralmente consistindo de um curso lento e estável nos primeiros anos, seguido de uma aceleração progressiva. Há um período latente de 20 a 40 anos entre o surto de doença reumática e os sintomas de estenose mitral. De maneira geral, a sobrevida em 10 anos de pacientes não tratados é de 50 a 60% e, na presença de sintomas limitantes, a sobrevida em 10 anos é de apenas 5 a 15%. Quando ocorre hipertensão pulmonar grave, a sobrevida cai para menos de três anos.

Diagnóstico e manuseio clínico

O diagnóstico da estenose mitral deve ser feito de acordo com a história, o exame clínico e os achados radiológicos e eletrocardiográficos. Os pacientes podem ser completamente assintomáticos e apresentar um exame clínico com anormalidades.

O eletrocardiograma é pouco sensível no diagnóstico da estenose mitral leve, mas, nas obstruções moderada e grave, mostra alterações características. Sinais de sobrecarga atrial esquerda são os achados mais freqüentes, encontrados em 90% dos pacientes em ritmo sinusal. Fibrilação atrial geralmente se desenvolve na presença de sobrecarga atrial esquerda preexistente e é relacionada ao tamanho do átrio, extensão da fibrose miocárdica, duração da atriomegalia e idade do paciente. Quase 50% dos pacientes com hipertrofia ventricular direita apresentam sinais eletrocardiográficos de sobrecarga ventricular direita.

A radiografia de tórax pode evidenciar aumento do átrio esquerdo, especialmente nas projeções lateral e oblíqua anterior esquerda. Alargamento da artéria pulmonar e aumento do átrio e ventrículo direitos ocorrem nos casos mais avançados. Alterações nos campos pulmonares refletem indiretamente a gravidade da estenose mitral. Os achados incluem congestão periilar, edema intersticial e cefalização da vasculatura pulmonar.

A ecocardiografia é importante para a avaliação diagnóstica e planejamento terapêutico. Com o espessamento e fibrose progressivos dos folhetos, o orifício mitral torna-se fixo e pode ter sua área medida diretamente ou por métodos relacionados ao Doppler, como o tempo de meia-pressão. Por meio do ecocardiograma, pode-se avaliar o tamanho do átrio esquerdo e determinar se a anatomia é favorável à valvoplastia por balão.

Cateterismo cardíaco é realizado quando há discrepância entre achados clínicos e não-invasivos ou em pacientes com mais de 40 anos de idade para a detecção de coronariopatia associada. Quando há gradiente transmitral baixo, teste com a atropina e volume podem ser realizados para verificar se há aumento do gradiente transmitral com taquicardia ou hipervolemia. Também está indicada a cateterização para realizar a valvulotomia percutânea por balão.

Tratamento

Pacientes com estenose mitral devido à doença reumática devem receber profilaxia secundária para febre reumática e para endocardite infecciosa. O tratamento da anemia e de infecções deve ser feito de imediato, dado o potencial de descompensação da valvopatia.

Em pacientes sintomáticos com estenose mitral e evidência de congestão pulmonar, melhora considerável pode ser obtida com a administração de diuréticos, betabloqueadores e restrição salina. Os betabloqueadores diminuem a freqüência cardíaca, aumentando assim o tempo de diástole e melhorando o enchimento do ventrículo esquerdo através de uma valva mitral estenótica. Os glicosídeos digitálicos não alteram a hemodinâmica e geralmente não beneficiam pacientes em ritmo sinusal, mas são úteis na redução da resposta ventricular na fibrilação atrial e no tratamento de pacientes com disfunção ventricular esquerda e/ou direita. Em pacientes com contra-indicações para betabloqueadores, podem ser utlizados bloqueadores de canais de cálcio como o verapamil e o diltiazem.

Em portadores de fibrilação atrial crônica ou transitória, independente do grau de estenose mitral, está indicada terapia antitrombótica. O medicamento de escolha é a warfarina, mas seu uso é extremamente complexo e requer aderência absoluta do paciente. Por isso, a aspirina, na dose de 200mg ao dia é alternativa aceitável para pacientes com dificuldade ou baixa aderência a anticoagulantes orais, tendo demonstrado em nosso meio eficácia semelhante à warfarina para a prevenção de eventos embólicos em pacientes com estenose mitral.

Em pacientes que já apresentaram um ou mais episódios de embolia em ritmo sinusal e/ou fibrilação atrial, a preferência é a warfarina, com INR-alvo de 2 a 3. Não há evidências que justifiquem a anticoagulação de pacientes em ritmo sinusal sem episódio prévio de embolia, mesmo em portadores de estenose grave com átrio maior que 55mm.

Tratamento invasivo – a valvotomia (valvuloplastia mitral percutânea por balão ou valvotomia cirúrgica) está indicada apenas em pacientes sintomáticos com estenose mitral de moderada a grave (área valvar menor ou igual a 1,5cm^2), como também está indicada em pacientes com estenose menos significativa porém com sintomas aos exercícios comuns e que desenvolvem, diante desses, pressão arterial pulmonar excedendo 60mmHg ou pressão capilar pulmonar maior que 25mmHg.

Antes da valvotomia por balão, deve ser excluída a presença de trombo atrial esquerdo pela ecocardiografia e mensurado o escore ecocardiográfico. Este avalia a rigidez e o espessamento dos folhetos, a calcificação valvar e o aparato subvalvar. Essas características são graduadas de 1 a 4. Valvas rígidas, espessas, com calcificação e extensa fibrose subvalvular, com escore maior que 8 alcançam resultados menos favoráveis e assim não devem ser submetidos a tratamento percutâneo. Contra-indicações ao tratamento percutâneo incluem presença de trombo atrial esquerdo e insuficiência mitral moderada ou importante. Em pacientes com anatomia favorável, a sobrevida sem incapacidade funcional ou necessidade de reintervenção é de 70% em sete anos, igual ou melhor que a obtida pela valvotomia cirúrgica aberta.

Em centros com pessoal especializado, a valvotomia percutânea por balão deve ser considerada o procedimento de escolha para pacientes sintomáticos com estenose mitral de moderada a grave que têm morfologia favorável na ausência de trombo atrial e insuficiência mitral.

O tratamento cirúrgico através da comissurotomia mitral, feito sob visão direta com o uso de circulação extracorpórea, apresenta resultados excelentes. A troca da valva mitral é uma cirurgia realizada nos pacientes com válvulas muito distorcidas ou calcificadas. Por meio dessa abordagem cirúrgica, a insuficiência mitral moderada associada pode ser corrigida.

A taxa de mortalidade operatória da substituição mitral gira em torno de 3 a 8%, devendo ser consideradas a morbidade da anticoagulação e da deterioração mecânica das bioproteses (Fig. 3.9).

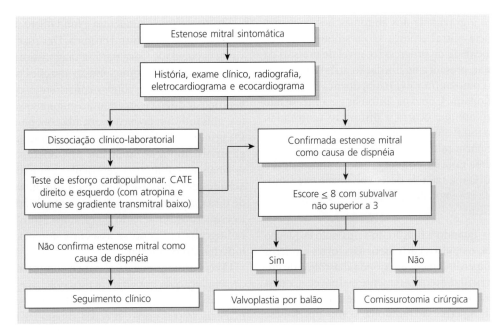

Figura 3.9 – Abordagem da estenose mitral.

INSUFICIÊNCIA MITRAL

Epidemiologia e etiologia

O aparato valvar mitral é uma unidade complexa anatômica e funcional composta pelo anel mitral, folhetos valvares, cordas tendíneas, músculos papilares e pela parede do ventrículo esquerdo adjacente. A função dessa estrutura depende tanto da normalidade anatômica dos componentes quanto da manutenção de uma relação tridimensional entre eles. Alterações em qualquer um dos componentes do aparelho valvar mitral podem levar à insuficiência mitral.

Para propósitos clínicos, a insuficiência mitral pode ser dividida em duas categorias: insuficiência mitral primária ou orgânica, causada por alterações das cordas, folhetos ou anel, e insuficiência mitral secundária ou funcional, relacionada a processos envolvendo o ventrículo esquerdo e/ou os músculos papilares (Quadro 3.23).

Em nosso meio, a causa mais freqüente de insuficiência mitral ainda é a febre reumática, responsável por grande número de casos, que em geral estão associados com graus variados de estenose mitral e lesão aórtica. Se considerarmos casos de insuficiência mitral isolada, o prolapso de valva mitral com regurgitação tem freqüência que chega a rivalizar com a etiologia reumática.

Quadro 3.23 – Classificação etiológica da insuficiência mitral.

Insuficiência mitral orgânica	Insuficiência mitral funcional
Febre reumática	Doença arterial coronariana
Degeneração mixomatosa	Miocardiopatia hipertrófica
Endocardite infecciosa	Miocardiopatia dilatada
Ruptura espontânea de cordas	Dilatação atrial esquerda
Doenças vasculares do colágeno	
Traumatismo	

Fisiopatologia

Na insuficiência mitral aguda, uma súbita sobrecarga de volume é imposta ao ventrículo esquerdo. Tal sobrecarga aumenta o volume diastólico final do ventrículo esquerdo, o que, na ausência de dilatação compensatória do ventrículo esquerdo e na circunstância de um átrio esquerdo pequeno, resulta em hipertensão venocapilar pulmonar.

Na insuficiência mitral crônica, há tempo para o desenvolvimento de mecanismos compensatórios. Desenvolve-se a hipertrofia excêntrica do ventrículo esquerdo e o aumento do átrio esquerdo, permitindo a acomodação do volume regurgitante à custa de menor pressão de enchimento. Nessa fase de insuficiência mitral compensada, o paciente pode ser completamente assintomático, mesmo durante esforço físico extremo devido ao aumento da complacência atrial esquerda. Na insuficiência mitral, a sintomatologia de dispnéia é diretamente proporcional à complacência atrial esquerda.

O débito cardíaco é normal como conseqüência de uma pré-carga aumentada com pós-carga normalmente reduzida. A duração da fase compensada é variável, mas pode durar vários anos. Entretanto, a sobrecarga volêmica persistente pode levar à disfunção ventricular esquerda com disfunção contrátil, resultando em aumento do volume sistólico final e comprometimento da ejeção.

Manifestações clínicas

Sinais e sintomas – na insuficiência mitral aguda, os principais achados são dispnéia de repouso, ortopnéia e, em alguns casos, sinais e sintomas de baixo débito, incluindo choque cardiogênico. Além disso, por apresentarem átrio de tamanho normal, raramente são encontrados nesses pacientes sinais de insuficiência ventricular direita, com edema, ascite, hepatomegalia e hipertensão pulmonar.

A natureza e a gravidade dos sintomas nos pacientes com insuficiência mitral crônica são resultantes de sua gravidade, velocidade de progressão, nível de pressão da artéria pulmonar, presença de fibrilação atrial e de doenças associadas como outra valvopatia, doença coronariana ou miocardiopatia. Como os sintomas geralmente não se desenvolvem até que ocorra a disfunção ventricular, pode haver um intervalo de muitos anos entre o diagnóstico da insuficiência mitral e o início das manifestações clínicas, com uma taxa de surgimento de sintomas de 2 a 4% ao ano. Porém, a taxa de desenvolvimento de sintomas depende da etiologia da doença valvar e da gravidade da regurgitação.

Exame clínico – quando a função do ventrículo esquerdo está preservada, os pulsos carotídeos são fortes e o *ictus* é impulsivo e hiperdinâmico, uma onda diastólica de enchimento ventricular freqüentemente palpável. Com a dilatação ventricular esquerda, o *ictus* desloca-se lateralmente. Sinais de hipertensão pulmonar como hiperfonese de P2 e P2 palpável podem ser encontrados.

Ausculta – na insuficiência mitral crônica grave, a primeira bulha, produzida pela desaceleração do sangue nas valvas atrioventriculares, é reduzida ou hipofonética. O achado de B1 hiperfonética em presença de sopro sistólico regurgitativo sugere o diagnóstico de prolapso de valva mitral com regurgitação (especialmente se for audível o estalido protossistólico antes do sopro) ou dupla lesão mitral, que pode ser confirmada pela ausculta do estalido de abertura de mitral na protodiástole.

O aumento anormal do fluxo pelo orifício mitral durante a fase de enchimento rápido associa-se, em alguns casos, com a presença de B3, nesse caso não representando disfunção ventricular. O sopro holossistólico regurgitativo geralmente é constante, suave, de alta intensidade e mais audível no ápice com irradiação para a axila e região infra-escapular esquerda, podendo haver irradiação para a região esternal e aórtica quando é acometido o folheto posterior.

Diagnóstico e manuseio clínico

O diagnóstico do paciente com insuficiência mitral aguda é facilitado pela presença constante de sintomas. Causas especialmente importantes de insuficiência mitral aguda são a endocardite infecciosa com ruptura de folhetos ou de cordas tendíneas também por prolapso da valva mitral, isquemia miocárdica, ruptura de músculo papilar e mau funcionamento de prótese valvar. O exame clínico do aparelho cardiovascular pode ser normal, pois um ventrículo de tamanho normal não produz forte impulso apical. O sopro sistólico em regurgitação da insuficiência mitral pode ser ou não holossistólico. O ecocardiograma transtorácico pode demonstrar a insuficiência da valva mitral e estimar sua gravidade, sendo achado constante o tamanho normal do átrio e ventrículo esquerdos. O ecocardiograma transesofágico pode estimar a gravidade da lesão, como também pode ser útil em demonstrar a causa anatômica da insuficiência mitral.

História clínica minuciosa é fundamental ao diagnóstico da insuficiência mitral crônica. Deve ser feita estimativa da capacidade física para se diagnosticar precocemente o início de sintomas em avaliações subseqüentes. Achados no exame clínico consistentes com disfunção ventricular direita e hipertensão pulmonar são preocupantes, pois indicam doença avançada com pior prognóstico. Os principais achados eletrocardiográficos são sobrecarga atrial e fibrilação atrial. Em 30% dos casos, encontram-se sinais de sobrecarga ventricular esquerda, e em 15%, achados de sobrecarga de câmaras direitas. A radiografia de tórax geralmente mostra aumento de átrio e ventrículo esquerdos. O achado de grandes átrios esquerdos na radiografia em geral se associa à ausência de sinais de hipertensão pulmonar.

O ecocardiograma é útil para a confirmação diagnóstica, avaliação de gravidade e prognóstico e determinação da causa da insuficiência mitral. Em pacientes com insuficiência mitral grave, o ecocardiograma bidimensional mostra aumento do átrio e ventrículo esquerdos, com elevação da motilidade dessas câmaras. Pode ser determinada a causa da insuficiência mitral, como ruptura de cordas tendíneas e de folheto, vegetação, dilatação ventricular esquerda e fusão de comissuras. Essa técnica também é útil na determinação de conseqüências hemodinâmicas da insuficiência mitral, como aumento dos volumes sistólico e diastólico final, além de redução da fração de ejeção. Ao Doppler, é visibilizado um jato de alta velocidade no átrio esquerdo durante a sístole. Tanto o Doppler colorido quanto as técnicas pulsadas correlacionam bem com os métodos angiográficos em estimar a gravidade da insuficiência mitral. A ecocardiografia transesofágica é superior à técnica transtorácica na análise detalhada da anatomia valvar. Assim, essa técnica é útil quando a transtorácica não mostra resultados satisfatórios, quando quer se decidir se o reparo valvar é possível em vez de troca e no intra-operatório.

Pacientes assintomáticos com insuficiência mitral leve a moderada sem evidência de aumento do ventrículo esquerdo, disfunção deste ou hipertensão pulmonar podem ser seguidos com avaliações anuais com orientações a buscar assistência uma vez que surjam sintomas. Ecocardiografia seriada não é necessária, exceto se houver evidência de piora clínica da insuficiência mitral.

Em pacientes com regurgitação importante, avaliações clínica e ecocardiográfica devem ser feitas anualmente. Pacientes assintomáticos com insuficiência mitral grave devem ser seguidos com história, exame clínico e ecocardiografia entre 6 e 12 meses para analisar sintomas e rastrear a disfunção ventricular esquerda. A análise da função ventricular em pacientes com insuficiência mitral é dificultada porque a fração de ejeção geralmente se encontra superestimada tanto pela complacência atrial quanto pela redução da impedância ventricular esquerda.

O cateterismo cardíaco é necessário quando há discrepância entre achados clínicos e laboratoriais. Também está indicada a cateterização quando a cirurgia é contemplada em casos nos quais há dúvida sobre a gravidade da regurgitação ou quando há necessidade de analisar a extensão e a gravidade de doença coronariana no pré-operatório.

Tratamento

A utilização em assintomáticos dos inibidores de enzima conversora de angiotensina na prevenção da dilatação ventricular esquerda é controversa. Embora a redução da pós-carga pareça alterar a geometria ventricular de maneira favorável e reduzir a gravidade da regurgitação em pacientes com miocardiopatia dilatada, os efeitos hemodinâmicos não são claros no paciente com valvopatia mitral primária.

Em estudo recente de Sampaio et al.[3], o uso de enalapril *versus* placebo por cinco anos não adiou a indicação cirúrgica do grupo tratado com enalapril. Uma preocupação adicional é que o tratamento medicamentoso possa mascarar o reconhecimento da disfunção ventricular, resultando na postergação da indicação cirúrgica. Desse modo, nos pacientes com regurgitação mitral crônica, o tratamento medicamentoso visa exclusivamente melhorar a qualidade de vida enquanto aguarda o procedimento cirúrgico.

O desenvolvimento de insuficiência mitral na evolução desses pacientes deve ser interpretado como marcador de história natural avançada da doença. A reversão para ritmo sinusal não é preconizada nesses pacientes: se um paciente com insuficiência mitral crônica importante desenvolve fibrilação atrial, a conduta preconizada é o controle de freqüência cardíaca e a medicação para insuficiência cardíaca, devendo ser considerada a correção cirúrgica da valvopatia. A desorganização anatômica e a fibrose atrial pela dilatação secundária à valvopatia fazem com que a tentativa de reversão para o ritmo sinusal nesses pacientes incorra em alta taxa de recorrência de fibrilação atrial.

Tratamento cirúrgico – sem o tratamento cirúrgico, o prognóstico dos pacientes com insuficiência mitral com insuficiência cardíaca é ruim. Ao se considerar o tratamento cirúrgico, deve ser avaliada a natureza progressiva, às vezes inexorável, da doença contra os riscos imediatos e as conseqüências do procedimento cirúrgico. As opções cirúrgicas para o tratamento da insuficiência mitral incluem a troca valvar com preservação das cordas tendíneas e a plástica da válvula mitral. A prótese valvar pode ser biológica ou mecânica, de acordo com as indicações específicas. A plástica da valva mitral apresenta várias vantagens em relação à substituição valvar. Dentre elas, destacam-se a preservação da continuidade entre o anel mitral e os músculos papilares, ausência da necessidade de anticoagulação e menor morbidade perioperatória. Quando a continuidade anulopapilar é mantida, após a cirurgia valvar mitral a fração de ejeção permanece estável ou

melhora, ao contrário da redução de aproximadamente 10% observada quando não se preserva essa estrutura. A mortalidade da plástica mitral varia entre 1 e 2%, comparada com 5 a 10% da troca valvar. Além disso, a plástica pode trazer sobrevida livre de doença em 80 a 90% dos casos em 10 anos.

Entretanto, nem sempre é possível realizar a plástica da valva mitral, por essa ser muitas vezes tecnicamente difícil e por requerer maior tempo de circulação extracorpórea. Além disso, dificilmente é possível realizar plástica de valva mitral em pacientes reumáticos, pela grande deformidade imposta ao aparelho valvar mitral por esta doença. Alguns fatores predizem a pequena probabilidade de reparo, como presença de calcificação da válvula, doença reumática (freqüente em nosso meio) e envolvimento do folheto anterior.

Cirurgia em pacientes sintomáticos com função ventricular normal – está indicada a cirurgia para pacientes com sintomas de insuficiência cardíaca apesar de fração de ejeção normal ao ecocardiograma. A cirurgia só deve ser realizada nos pacientes com sintomas discretos e insuficiência grave, se há grande probabilidade de plástica da valva mitral, como no prolapso de mitral por ruptura de folheto posterior.

O tratamento cirúrgico em pacientes assintomáticos não está indicado na maioria das vezes. Alguns centros têm realizado essa abordagem, especialmente em casos nos quais a probabilidade de plástica mitral é alta, como nos prolapsos de mitral com ruptura do folheto posterior. Entretanto, toda cirurgia cardíaca incorre em risco e sempre há possibilidade de ser necessário o implante de uma prótese valvar. Dessa forma, apenas consideramos intervenção nessa população em casos selecionados que se apresentem com disfunção ventricular esquerda ou quando há presença de fibrilação atrial crônica ou hipertensão pulmonar, que fortalecem a indicação cirúrgica mais precoce nesses pacientes. Nos pacientes em que possa haver dúvida sobre o estado assintomático, recomenda-se a quantificação da capacidade funcional com teste ergoespirométrico e medida do $\dot{V}O_2$ máximo.

Nos casos de insuficiência secundária a miocardiopatia, a cirurgia valvar mitral, especialmente quando a plástica da valva mitral é contemplada, pode ser indicada. Essa abordagem de tratamento da insuficiência cardíaca encontra-se atualmente sob investigação em estudos clínicos, sendo, muitas vezes, em conjunto à plástica valvar, aplicadas outras intervenções para a modificação da geometria do ventrículo esquerdo, como a suspensão dos músculos papilares.

Cirurgia em pacientes assintomáticos com função ventricular normal – não há dados suficientes para recomendar a cirurgia nesse grupo de pacientes, cujo objetivo seria preservar o tamanho e a função ventricular e prevenir as seqüelas crônicas da insuficiência mitral (Fig. 3.10).

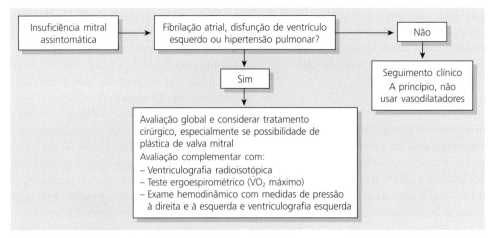

Figura 3.10 – Abordagem da insuficiência mitral assintomática.

DOENÇAS DA VALVA AÓRTICA

ESTENOSE AÓRTICA

Epidemiologia e etiologia

A estenose aórtica caracteriza-se por obstrução ao fluxo de saída do ventrículo esquerdo. A causa mais comum dessa lesão é o processo aterosclerótico, que imobiliza as cúspides valvares aórticas por calcificação que progride da base das cúspides para os folhetos, resultando em diminuição da área valvar efetiva, sem fusão comissural.

A estenose aórtica do idoso é associada a fatores de risco para aterosclerose, como tabagismo, hipertensão e dislipidemia. Outra etiologia freqüente de estenose aórtica, a mais freqüente nos jovens, é a malformação congênita valvar, na maioria dos casos a válvula aórtica bicúspide. Nessa, fibrose e calcificação progressivas vão produzindo uma distorção valvar que lembra o processo degenerativo. A estenose aórtica reumática resulta de aderências e fusão das comissuras e cúspides, levando à retração e ao enrijecimento das cúspides. No caso da estenose aórtica reumática, nota-se, na maioria dos casos, lesão mitral associada.

Fisiopatologia

A obstrução ao fluxo de saída do ventrículo esquerdo geralmente se desenvolve e se mantém à custa de um curso longo e progressivo. O débito cardíaco ventricular é mantido pela presença de hipertrofia ventricular esquerda, que pode sustentar um grande gradiente de pressão pela válvula aórtica, sem redução no débito cardíaco, dilatação ou desenvolvimento de sintomas. Obstrução crítica à ejeção ventricular é caracterizada por pico do gradiente de 70mmHg na presença de um débito cardíaco normal ao ecocardiograma e 50mmHg pelo cateterismo cardíaco ou um orifício aórtico efetivo menor que 0,8cm², isto é, menor que 0,5cm²/m² de superfície corpórea. Considera-se estenose aórtica leve orifício valvar entre 1,5 e 2cm² e estenose aórtica moderada orifício entre 1 e 1,5cm².

Na estenose aórtica, a contração atrial tem papel fundamental no enchimento ventricular. Ela aumenta a pressão final diastólica do ventrículo esquerdo sem causar elevação concomitante da pressão atrial esquerda, o que mantém a pressão diastólica final do ventrículo elevada o suficiente para a contração, sem causar congestão pulmonar. Embora o débito cardíaco em repouso esteja nos limites normais na maioria dos pacientes com estenose aórtica, geralmente ele não consegue se elevar ao exercício. Na progressão da doença, o processo de hipertrofia pode tornar-se inadequado e a espessura da parede não aumentar em proporção à pressão, o que ocasiona aumento da tensão sistólica da parede e redução da fração de ejeção do ventrículo esquerdo. Com a evolução da doença, o débito cardíaco, o volume sistólico e, portanto, o gradiente de pressão ventriculoaórtico declinam, enquanto as pressões atrial, capilar pulmonar, arterial pulmonar, sistólica e diastólica do ventrículo direito se elevam, o que resulta na descompensação clínica.

Manifestações clínicas

A estenose aórtica tem uma história natural caracterizada por um longo período de latência de baixa morbimortalidade, durante o qual o paciente é assintomático. As manifestações clínicas da estenose aórtica, que geralmente surgem na quinta ou sexta décadas, são angina, síncope, dispnéia e insuficiência cardíaca.

Após o início dos sintomas, a sobrevida média é menor que três anos. Portanto, o surgimento dos sintomas identifica um ponto crítico na história natural da estenose aórtica, durante o qual o tratamento intervencionista deve ser considerado.

Angina ocorre em 60% dos pacientes com estenose aórtica crítica e, em metade desses casos, há associação com coronariopatia obstrutiva. Em pacientes sem doença coronariana concomitante, a angina resulta da combinação entre o aumento da necessidade de oxigênio pelo miocárdio hipertrofiado e a redução da oferta de oxigênio secundária à tensão excessiva dos vasos coronarianos.

A síncope geralmente é conseqüência da perfusão cerebral reduzida que ocorre durante o exercício quando a pressão arterial cai devido à vasodilatação sistêmica na presença de débito cardíaco fixo. Também, atribui-se a síncope ao funcionamento inadequado dos barorreceptores na estenose avançada e à resposta vasodepressora acentuada a uma pressão sistólica ventricular esquerda elevada. Síncope de repouso pode ser decorrente de arritmias ventriculares ou fibrilação atrial ou bloqueios atrioventriculares secundários à calcificação no sistema de condução.

Dispnéia progressiva é decorrente das alterações da complacência do ventrículo esquerdo secundário à hipertrofia, raramente ocorrendo por disfunção sistólica.

Como o débito cardíaco mantém-se adequado por muitos anos, fadiga, caquexia, cianose periférica e outras manifestações de baixo débito geralmente não são proeminentes, podendo surgir muito tarde na evolução. Outros achados mais encontrados na fase avançada são a fibrilação atrial, a hipertensão pulmomar e a hipertensão venosa sistêmica. Embora a estenose aórtica seja responsabilizada por morte súbita, esta geralmente ocorre em pacientes sintomáticos.

Em pacientes nos quais não é feita intervenção invasiva na valva aórtica, o prognóstico é ruim após o início dos sintomas. Curvas de sobrevida mostram que o intervalo do início dos sintomas até a morte é de aproximadamente dois anos em pacientes com insuficiência cardíaca, três anos em pacientes com síncope e cinco anos em pacientes com angina.

Diagnóstico e manuseio clínico

O diagnóstico da estenose aórtica é baseado nos achados de exame clínico e na confirmação pelo ecocardiograma ou angiografia. A história clínica oferece subsídio apenas em casos avançados quando surgem os sintomas.

O pulso arterial, caracteristicamente, tem ascensão lenta, é de pequena amplitude e sustentado (pulso *parvus et tardus*). Nos estágios avançados da estenose aórtica, há redução da pressão sistólica e da pressão de pulso. O frêmito sistólico pode ser palpado especialmente com o paciente sentado durante a expiração. É geralmente encontrado no segundo espaço intercostal e freqüentemente transmitido até as carótidas.

Ausculta – a primeira bulha é normal, e a quarta, proeminente, provavelmente pela contração atrial vigorosa. A segunda bulha pode apresentar componente único porque o componente A2 se torna inaudível pela imobilidade da valva ou porque a sístole ventricular esquerda prolongada faz com que o A2 coincida com o P2.

O sopro característico da estenose aórtica é ejetivo. Na estenose aórtica leve, o sopro tem pico protossistólico e, quando se instala a estenose aórtica importante, o pico é tardio. Em geral, quanto mais grave a estenose, maior a duração do sopro e mais tardio é seu pico na sístole.

Em valvas muito calcificadas, a vibração dos folhetos enrijecidos durante a sístole pode produzir um sopro de alta freqüência, que mantém o caráter ejetivo e se irradia para o foco mitral. É denominado fenômeno de Gallaverdin, e pode ser confundido com insuficiência mitral por propedeutas pouco experientes.

A principal alteração eletrocardiográfica é a sobrecarga ventricular esquerda, encontrada em 85% dos casos de estenose aórtica grave. A extensão da calcificação da válva aórtica no sistema de condução pode causar várias formas e graus de bloqueio atrioventricular e intraventricular em 5% dos pacientes.

Normalmente, a radiografia de tórax não apresenta nenhuma anormalidade. Observa-se aumento das câmaras esquerdas quando há disfunção ventricular associada ou insuficiência aórtica. Dilatação pós-estenótica da aorta ascendente é comum, como também é o achado de calcificação aórtica.

A ecocardiografia na estenose aórtica determina a resposta ventricular à sobrecarga de pressão. Na maioria dos casos, o ecocardiograma Doppler mede o gradiente transvalvar e a área valvar, sendo capaz de definir a gravidade da lesão estenótica. O ecocardiograma apresenta excelente correlação com os achados valvares angiográficos, tendo tornado-se o recurso de propedêutica armada mais importante na avaliação e seguimento de pacientes com estenose aórtica. Quanto maior a velocidade do fluxo na via de saída do ventrículo esquerdo e, por conseguinte, o gradiente tranvalvar, maior a possibilidade do desenvolvimento de sintomas ao longo do tempo.

Em alguns casos, são necessárias a cateterização cardíaca e a angiografia coronariana na avaliação inicial. Isso é válido para os casos nos quais há discrepância entre achados clínicos e ecocardiográficos e para os pacientes sintomáticos com troca valvar planejada.

Um aspecto fundamental dos cuidados de um paciente com estenose aórtica é a orientação educacional feita para procurar assistência médica imediatamente após o surgimento dos sintomas. A freqüência das visitas seriadas ao médico depende da gravidade da estenose valvar e, em parte, da presença de co-morbidades. Não há um cronograma de avaliação seriada, porém a maioria dos clínicos realiza história e exame clínico anuais nos pacientes com estenose aórtica leve. Pacientes com estenose moderada ou grave devem ser examinados mais freqüentemente, o que deve ser individualizado.

Tratamento

De modo geral, pacientes assintomáticos devem permanecer em seguimento clínico, enquanto sintomáticos devem ser encaminhados ao tratamento cirúrgico.

Tratamento clínico – a antibioticoprofilaxia está indicada na prevenção da endocardite infecciosa. Nos casos de doença reumática, deve ser feita profilaxia de episódios recorrentes. Não há tratamento medicamentoso específico para pacientes assintomáticos, e pacientes que desenvolvem sintomas requerem cirurgia, e não tratamento clínico. Os pacientes com obstrução crítica devem ser aconselhados a evitar atividade física vigorosa.

Pacientes com hipertensão arterial sistêmica, fibrilação atrial ou disfunção ventricular esquerda necessitam de terapia específica com vasodilatadores, diuréticos, inotrópicos e eventualmente medicamentos com ação cronotrópica negativa. Ambos os medicamentos devem ser utilizados com muita cautela pelos seus efeitos deletérios na estenose aórtica. Os betabloqueadores podem deprimir a função miocárdica e induzir insuficiência ventricular esquerda e devem ser evitados. Os diuréticos têm o potencial de causar hipovolemia e conseqüentemente diminuição da pressão diastólica final do ventrículo esquerdo, reduzir o débito cardíaco e causar hipotensão ortostática. Vasodilatadores potentes como os antagonistas do cálcio diidropiridínicos podem induzir hipotensão nos pacientes com estenose aórtica. Desses medicamentos, por exercer efeito intermediário na redução da resistência vascular periférica e do inotropismo, o diltiazem parece ser aquele com perfil de segurança mais adequado nesses pacientes. Os glicosídeos digitálicos são indicados se houver aumento do volume ventricular ou redução da fração de ejeção. Os inibidores da enzima conversora de angiotensina, devem também ser evitados, principalmente nos pacientes sintomáticos com função ventricular normal.

Fibrilação atrial associada à estenose aórtica ocorre em aproximadamente 10% dos pacientes, devendo ser de imediato tentada a cardioversão; entretanto, não devemos deixar de pensar na possibilidade diagnóstica de valvopatia mitral associada.

Tratamento cirúrgico – na grande maioria dos adultos, a substituição da válvula aórtica é o único tratamento eficaz para a estenose aórtica sintomática. A substituição cirúrgica da válvula aórtica resulta na melhora clínica e hemodinâmica dos pacientes, mesmo nos casos com disfunção ventricular.

Em pacientes assintomáticos, o risco de morte súbita é pequeno, menor do que o risco de intervenção cirúrgica. Por esse motivo, não devemos recomendar cirurgia em assintomáticos, independente do gradiente transvalvar.

A valvuloplastia aórtica por balão é um método alternativo à valvotomia cirúrgica, empregado apenas no tratamento da estenose aórtica em crianças e adolescentes. A principal desvantagem desse procedimento em adultos com a forma calcificante é a reestenose por cicatrização, que ocorre em 50% dos pacientes em seis meses.

INSUFICIÊNCIA AÓRTICA

Epidemiologia e etiologia

A causa mais comum de insuficiência aórtica em nosso meio é a febre reumática, responsável por até 85% dos casos de insuficiência aórtica pura. Pode também ser causada por doença primária dos folhetos valvares ou da parede da raiz aórtica.

Outras causas de acometimento primário valvar incluem: a) estenose aórtica aterosclerótica do idoso, na qual em 75% dos casos algum grau de regurgitação aórtica está presente; b) endocardite infecciosa com destruição e perfuração dos folhetos; c) valva aórtica bicúspide; e d) deterioração estrutural de bioprótese aórtica. Causas menos comuns são espondilite anquilosante, lúpus eritematoso sistêmico, artrite reumatóide, síndrome de Reiter, doença de Crohn e presença de defeitos septais ventriculares.

Insuficiência aórtica pode ocorrer secundária à dilatação da aorta ascendente. Nesse grupo, encontram-se a dilatação aórtica degenerativa, a necrose cística da média (isolada ou associada com a síndrome de Marfan), a dissecção de aorta, a aortite sifilítica, a espondilite anquilosante, a artrite psoriásica, a síndrome de Behçet, a arterite de células gigantes e a hipertensão sistêmica.

Fisiopatologia

Ao contrário da regurgitação mitral, na qual uma fração do volume sistólico ventricular esquerdo é ejetada em câmara de baixa pressão – o átrio esquerdo, na regurgitação aórtica, todo o volume sistólico ventricular é ejetado em uma câmara de alta pressão, isto é, na aorta (embora a pressão diastólica aórtica baixa facilite o esvaziamento ventricular durante a sístole). Na regurgitação aórtica, o aumento do volume diastólico final do ventrículo esquerdo (elevação da pré-carga) fornece grande compensação hemodinâmica. O ventrículo esquerdo responde à sobrecarga volêmica da regurgitação crônica com uma série de mecanismos compensatórios, incluindo um aumento no volume diastólico final, elevação na complacência da câmara capaz de acomodar o volume sem aumentar as pressões de enchimento e hipertrofia excêntrica e concêntrica combinadas. O maior volume diastólico permite que o ventrículo ejete um grande volume para manter o débito. Isso é obtido por meio do rearranjo das fibras miocárdicas com a adição de novos sarcômeros e a ocorrência de hipertrofia excêntrica.

Por esse motivo, podemos dizer que na insuficiência aórtica o ventrículo esquerdo sofre uma sobrecarga de volume-pressão, enquanto na insuficiência mitral ocorre apenas sobrecarga de volume pura. Esta sobrecarga ativa mecanismos neuro-humorais que são potentes indutores de dilatação e hipertrofia ventricular, essencial à compensação da valvopatia. Dessa maneira, estabelece-se uma das maiores hipertrofias cardíacas conhecidas, o *cor bovis*.

Manifestações clínicas

Nos pacientes com regurgitação aórtica crônica, o ventrículo esquerdo dilata-se gradativamente, enquanto o paciente permanece assintomático ou oligossintomático. A fase assintomática pode prolongar-se por anos ou décadas, sem excesso de morbimortalidade pela valvopatia.

As queixas principais são a dispnéia de esforço, a ortopnéia e a dispnéia paroxística noturna. Angina é freqüente em estágio mais avançado da doença e a presença de síncope é rara. Pacientes com regurgitação grave freqüentemente se queixam de desconfortável percepção do batimento cardíaco, especialmente se deitados, e de dor torácica em virtude do impacto do coração contra a parede torácica.

Nos casos de regurgitação aórtica aguda, pela ausência de mecanismos compensatórios, os pacientes freqüentemente desenvolvem manifestações clínicas súbitas de colapso cardiovascular, com sintomas de baixo débito e congestão pulmonar.

Diagnóstico e manuseio clínico

O diagnóstico de insuficiência aórtica é favorecido pela riqueza de achados ao exame clínico, cuja presença associada a fator predisponente da valvopatia torna muito provável sua detecção. Em pacientes com regurgitação aórtica crônica grave, pode ser visualizado o sinal de Musset, que é o batimento da cabeça simultâneo ao batimento cardíaco. Os pulsos têm a característica de "martelo d'água", com ascensão abrupta e descenso rápido. O pulso arterial pode ser proeminente e mais bem apreciado pela palpação da artéria radial com o membro superior do paciente elevado.

Uma variedade de achados auscultatórios confirma a presença de pressão de pulso ampla. O duplo sopro de Duroziez refere-se a sons sistólicos e diastólicos audíveis na artéria femoral. O sinal de Müller consiste de pulsações sistólicas da úvula e o sinal de Quincke refere-se às pulsações capilares presentes no leito ungueal.

Na insuficiência aórtica crônica temos apreciável aumento na pressão de pulso, isto é, grande diferença entre a pressão sistólica e a diastólica. Na medida da pressão arterial, os sons de Korotkoff persistem até zero, mesmo que a pressão intra-arterial raramente caia abaixo de 30mmHg. A evolução da pressão de pulso acompanha a história natural da insuficiência aórtica: nas fases iniciais, de insuficiência aórtica discreta, a pressão de pulso é reduzida, assim como na insuficiência aórtica aguda, pela baixa complacência ventricular de um ventrículo não preparado para a hipertrofia. Na evolução, a pressão de pulso aumenta e nas fases finais volta a se reduzir, pela diminuição da complacência ventricular secundária à disfunção ventricular, sendo responsável pelo desenvolvimento dos sintomas (Fig. 3.11).

O *ictus cordis* é difuso e hiperdinâmico e deslocado lateral e inferiormente; pode haver retração sistólica na região paraesternal.

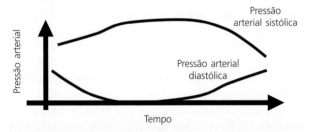

Figura 3.11 – Evolução da pressão sistólica e diastólica ao longo da história natural da insuficiência aórtica.

Ausculta – o sopro diastólico aspirativo é o principal achado auscultatório da insuficiência aórtica. É um som de alta freqüência que começa imediatamente após a segunda bulha. O sopro é mais bem audível com o paciente sentado e com o corpo inclinado para a frente.

Por ser de altíssima freqüência, com a maioria das suas freqüências inaudíveis pelo ouvido humano, há pouco correlação entre a intensidade do sopro e sua gravidade. Podemos, entretanto, correlacionar a gravidade da valvopatia com a duração do sopro: quanto mais holodiastólico, mais intensa a regurgitação aórtica. Pacientes com insuficiência aórtica leve ou moderada tendem a ter sopros que são apenas protomesodiastólicos.

Por estar anatomicamente localizada ao lado da valva mitral, um jato de regurgitação aórtica pode provocar vibrações diastólicas nos folhetos dessa valva mitral. Essas vibrações podem ser auscultadas como sopro diastólico em ruflar, denominado sopro de Austin-Flint. Pode ser diferenciado da estenose mitral pura pela ausência de B1 hiperfonética ou estalido de abertura de mitral.

Pacientes com insuficiência aórtica aguda apresentam taquicardia, vasoconstrição periférica, cianose e, eventualmente, congestão pulmonar. Os sinais periféricos não são tão freqüentes e expressivos como na valvopatia crônica e a ausculta do sopro é dificultada pelo aumento da pressão diastólica final do ventrículo esquerdo, tornando-o de curta duração e baixa intensidade.

Os achados eletrocardiográficos da insuficiência aórtica crônica são o desvio do eixo para a esquerda e um padrão de sobrecarga ventricular esquerda.

As alterações encontradas na radiografia de tórax refletem o tempo de doença, sua gravidade e não é possível determinar o estado da função ventricular esquerda, pois a cardiomegalia é um fator adaptativo. Na forma aguda, a área cardíaca é normal ou discretamente aumentada. Na forma crônica, o ventrículo esquerdo cresce inferior e lateralmente. Dilatação da aorta ascendente é mais acentuada que na estenose aórtica.

A ecocardiografia é útil em identificar a insuficiência aórtica, buscar sua causa, avaliar sua repercussão hemodinâmica e a presença de lesões associadas. Estudos bidimensionais são úteis na medida das dimensões sistólica e diastólica, dos volumes, fração de ejeção e massa. Se a avaliação ecocardiográfica não é de boa qualidade para avaliar a função ventricular, a ventriculografia radioisotópica (GATED) pode ser utilizada.

A ressonância magnética é um método excelente na avaliação da regurgitação aórtica, ideal na avaliação do orifício regurgitante, da massa e dos volumes ventriculares e principalmente da aorta quando a etiologia da insuficiência aórtica é a doença da aorta. É útil também para a quantificação da fibrose miocárdica na insuficiência aórtica.

Cateterização cardíaca e aortografia estão indicadas quando a avaliação não-invasiva é inconclusiva ou discordante com os achados clínicos.

Tratamento

O tratamento da regurgitação aórtica deve levar em consideração sua história natural. No caso da regurgitação aguda, a mortalidade precoce devido à insuficiência cardíaca é freqüente, apesar de cuidados médicos intensivos. Nestes, a intervenção cirúrgica está indicada de imediato e, enquanto o paciente está sendo preparado para a cirurgia, medicamentos inotrópicos e vasodilatadores devem ser utilizados. Estão contra-indicados os betabloqueadores e o balão intra-aórtico.

Em pacientes hemodinamicamente estáveis com regurgitação aguda secundária à endocardite infecciosa, a operação pode ser postergada por cinco a sete dias, enquanto se faz a antibioticoterapia. Entretanto, a troca valvar deve ser realizada rapidamente se há qualquer sinal de instabilidade hemodinâmica.

A insuficiência aórtica crônica tem prognóstico melhor que a forma aguda. Os pacientes apresentam longa fase assintomática, durante a qual deve ser realizada apenas a profilaxia para endocardite infecciosa e para recorrências de febre reumática.

Mas, como é o caso da estenose aórtica, após o início dos sintomas, o declínio na sobrevida é progressivo. Insuficiência cardíaca congestiva, com episódios de edema agudo pulmonar e morte súbita, pode ocorrer em pacientes sintomáticos. Sem tratamento cirúrgico, a morte geralmente ocorre em quatro anos após o desenvolvimento de angina e em dois anos após o início de insuficiência cardíaca.

No acompanhamento clínico, a presença de sintomas, ou seja, a mudança na qualidade de vida, indica o melhor momento para o tratamento cirúrgico. Ao longo dos anos, diversos índices baseados em medidas ecocardiográficas têm sido propostos, mas nossa experiência tem sido que tais índices são úteis para acompanhar a evolução natural dos pacientes, mas que sozinhos nem sempre são suficientes para indicar cirurgia em paciente assintomático (em presença de disfunção ventricular esquerda é interessante reconfirmar com outro exame de cardioimagem).

A terapia com agentes vasodilatadores arteriais tem sido motivo de controvérsia recente, com estudos mostrando que não seriam úteis em adiar o momento cirúrgico de pacientes com insuficiência aórtica. Como a utilização de vasodilatadores em pacientes assintomáticos com insuficiência aórtica pode mascarar o surgimento de sintomas, preferimos reservar essas medicações para os sintomáticos que estejam aguardando tratamento cirúrgico. Podem também ser usados como tentativa de melhora hemodinâmica nos pacientes com sintomas de insuficiência cardíaca e disfunção grave antes da cirurgia de troca valvar.

Pacientes sintomáticos com disfunção ventricular devem ser submetidos à cirurgia valvar. Mesmo quando há disfunção ventricular grave, há benefício do tratamento cirúrgico da insuficiência aórtica importante, ocorrendo melhora da função ventricular após a retirada da sobrecarga de volume-pressão.

DOENÇAS DA VÁLVULA TRICÚSPIDE

ESTENOSE TRICÚSPIDE

Etiologia

A estenose tricúspide é quase sempre de etiologia reumática. Outras causas de obstrução ao esvaziamento atrial são os tumores atriais, a atresia tricúspide congênita, a endomiocardiofibrose e a síndrome carcinóide. A maioria dos pacientes reumáticos com acometimento tricúspide apresenta dupla lesão ou apenas insuficiência. Estenose tricúspide reumática isolada é rara e quase sempre acompanha a valvopatia mitral. Em grande parte dos casos, a válvula aórtica também é acometida. Em estudos de necropsia de pacientes reumáticos, estenose tricúspide ocorre em 15% dos casos, sendo de significado clínico apenas 5%.

Fisiopatologia

As alterações patológicas da estenose tricúspide reumática assemelham-se à estenose mitral, com fusão e encurtamento das cordas tendíneas e fusão dos folhetos. Como ocorre na estenose mitral, acomete mais mulheres do que homens.

Um gradiente diastólico relativamente baixo entre o átrio direito e o ventrículo é geralmente suficiente para elevar a pressão atrial a níveis que resultam em congestão venosa sistêmica e seus achados de ascite, anasarca e distensão venosa jugular.

O baixo débito cardíaco característico da estenose tricúspide causa fadiga, fraqueza, dispnéia, e os pacientes queixam-se de desconforto por hepatomegalia e de anasarca. É importante ressaltar que, em pacientes com estenose mitral avançada, a ausência de sintomas de congestão pulmonar pode sinalizar o diagnóstico de estenose tricúspide, uma vez que sua presença impede o represamento do débito na circulação pulmonar.

Diagnóstico

Embora os achados da estenose tricúspide e estenose mitral sejam semelhantes, o diagnóstico de estenose tricúspide só é feito se há suspeita clínica forte, uma vez que a estenose mitral é muito mais freqüente. Na presença de ritmo sinusal, a onda *a* do pulso venoso jugular é proeminente, e palpa-se uma pulsação hepática pré-sistólica. Os campos pulmonares são limpos e, apesar de turgência jugular e ascite, o paciente apresenta pouca dispnéia de decúbito. A suspeita torna-se mais provável quando um frêmito diastólico que se acentua na inspiração é palpável na região inferior da borda esternal esquerda. Um estalido de abertura tricúspide pode estar presente, mas muitas vezes é difícil de ser diferenciado do estalido mitral. O sopro diastólico da estenose tricúspide é mais bem audível na parte inferior da borda esternal esquerda, é mais suave e de menor duração que o mitral. Manobras que aumentam o fluxo valvar transtricúspide acentuam o ruído tricúspide, incluindo inspiração, decúbito lateral direito, elevação dos membros inferiores e exercício isotônico.

206

Achado eletrocardiográfico que corrobora a suspeita de estenose tricúspide é a sobrecarga atrial direita. A alteração radiológica encontrada é o aumento do átrio direito e, nos casos de estenose mitral associada, do átrio esquerdo sem congestão pulmonar. A ecocardiografia é utilizada na confirmação do diagnóstico, quantifica o gradiente transvalvar e a gravidade da afecção valvar.

Tratamento

Embora o tratamento de escolha seja a abordagem cirúrgica, a restrição de sódio e água e a terapia com diuréticos podem diminuir os sintomas secundários à congestão. A maioria dos pacientes com estenose tricúspide apresenta outras valvopatias que necessitam de correção cirúrgica. O tratamento cirúrgico da estenose tricúspide deve ser feito no mesmo tempo da correção mitral em pacientes com gradiente transvalvar maior que 5mmHg, cujo orifício tricúspide mede menos de 2cm^2.

INSUFICIÊNCIA TRICÚSPIDE

Etiologia e fisiopatologia

A disfunção da válvula tricúspide pode ocorrer com a válvula normal ou doente. A causa mais freqüente de insuficiência tricúspide não é a afecção da válvula propriamente dita (insuficiência primária), e sim a dilatação do ventrículo direito e do anel tricúspide, causando insuficiência funcional ou secundária. Esta geralmente é complicação da insuficiência ventricular direita de qualquer natureza, observada em pacientes com hipertensão ventricular secundária a qualquer forma de doença cardíaca ou pulmonar. A insuficiência tricúspide ocorre quando a pressão sistólica do ventrículo direito excede 55mmHg. Dentre as causas, citam-se estenose mitral, estenose da válvula pulmonar, infarto do ventrículo direito, hipertensão pulmonar primária, *cor pulmonale*, cardiopatia congênita e miocardiopatia dilatada com disfunção do ventrículo direito.

A insuficiência tricúspide primária, com acometimento do aparato valvar, pode ocorrer na valvulite reumática, endocardite infecciosa, síndrome carcinóide, artrite reumatóide, radioterapia, traumatismo, síndrome de Marfan, disfunção de músculos papilares ou doenças congênitas como anomalia de Ebstein. A doença reumática causa, na válvula tricúspide, retração dos folhetos e/ou das cordas, levando à redução da mobilidade valvar, com insuficiência tricúspide isolada ou afecção associada das válvulas tricúspide, aórtica e mitral.

Na ausência de hipertensão pulmonar, a insuficiência tricúspide geralmente é bem tolerada. Mas quando coexistem hipertensão pulmonar e insuficiência tricúspide, o débito cardíaco é reduzido, e as manifestações de insuficiência cardíaca direita surgem. São observados edema maciço, ascite, hepatomegalia congestiva e distensão venosa jugular.

Manifestações clínicas e diagnóstico

Nos portadores de insuficiência tricúspide grave, observam-se perda de peso, caquexia, cianose e icterícia. Fibrilação atrial é achado comumente encontrado. O impulso do ventrículo direito é hiperdinâmico. A ausculta revela uma terceira bulha que se origina do ventrículo direito e se acentua à inspiração. Quando a valvulopatia se associa com hipertensão pulmonar, o segundo componente da segunda bulha (P2) é acentuado e o sopro é holossistólico, e mais intenso no quarto espaço intercostal na região paraesternal. Quando a valvulopatia não se acompanha de hipertensão pulmonar, como no traumatismo e na endocardite, o sopro é de baixa intensidade e limitado à primeira metade da sístole. O sopro da insuficiência tricúspide acentua-se durante a inspiração (sinal de Carvallo).

Os achados eletrocardiográficos são inespecíficos. São comumente encontrados sobrecarga ventricular direita e fibrilação atrial, com sinal de Peñalosa-Tranchesi indicativo de sobrecarga atrial direita.

A radiografia de tórax pode revelar cardiomegalia com aumento das câmaras direitas, derrame pleural e evidências de hipertensão atrial direita.

A ecocardiografia tem como objetivos detectar a insuficiência tricúspide, estimar sua gravidade, analisar a pressão da artéria pulmonar e a função do ventrículo direito. O Doppler permite estimar a gravidade da insuficiência, mede a pressão sistólica do ventrículo e o gradiente diastólico da válvula tricúspide. A estimativa da pressão da artéria pulmonar associada com informações sobre a circunferência anular ajudam a avaliação clínica da etiologia da insuficiência, uma vez que geralmente apenas pressões da artéria pulmonar $\geq$ 55mmHg são capazes de causar insuficiência tricúspide com a válvula normal.

Tratamento

O tratamento baseia-se fundamentalmente no estado clínico do paciente e na etiologia da valvulopatia tricúspide. Na ausência de hipertensão pulmonar, a insuficiência tricúspide é bem tolerada. Nos pacientes com estenose mitral e hipertensão pulmonar com dilatação do ventrículo direito e insuficiência tricúspide, o alívio da estenose mitral e da pressão da artéria pulmonar pode resultar em considerável redução da insuficiência. O momento da intervenção cirúrgica ainda é controverso, assim como a técnica. Essa dificuldade tem sido em parte resolvida pela ecocardiografia pré e intra-operatória, que tem permitido refinamento da técnica da anuloplastia com melhora dos resultados. Uma das técnicas mais atualmente empregadas é a anulopastia de DeVega, geralmente feita no momento da correção mitral. Porém, não há estudos de seguimento longo que recomendem tal conduta.

Quando a doença orgânica da válvula tricúspide causa insuficiência grave com necessidade de tratamento cirúrgico, é necessária a troca valvar. Nesse caso, dá-se preferência ao implante de bioprótese, uma vez que o risco de trombose das próteses mecânicas é altíssimo, presumivelmente pelo regime de baixos fluxo e pressão do coração direito.

FEBRE REUMÁTICA

A febre reumática é doença auto-imune sistêmica e inclui manifestações neurológicas, cardiovasculares, osteoarticulares e cutâneas. Essas manifestações foram agrupadas por Jones em critérios maiores e critérios menores para o diagnóstico da febre reumática, sendo que o diagnóstico seria feito se estivessem presentes dois critérios maiores ou um maior e dois menores de febre reumática[4]. Entretanto, mesmo essa classificação pressupõe exceções, como é o caso da coréia de Sydenham, que isoladamente faz o diagnóstico de febre reumática (Quadro 3.24).

Quadro 3.24 – Critérios de Jones revisados, 1993, para o diagnóstico de febre reumática.

Critérios maiores	Critérios menores
Artrite	Febre
Cardite	Artralgia
Coréia de Sydenham	Alterações eletrocardiográficas (aumento do intervalo PR)
Nódulos subcutâneos	
Eritema marginado (provas de atividade inflamatória)	Alterações de exames laboratoriais
Evidência de estreptococcia anterior	

Até hoje não há um exame laboratorial ou por imagem que permita fazer com segurança o diagnóstico de febre reumática. Esse diagnóstico, ainda hoje, é baseado no quadro clínico e exame clínico detalhado e ajudado por exames laboratoriais inespecíficos, que quando associados com a clínica permitem o diagnóstico da febre reumática na maioria dos casos. Em uma era em que cada vez mais recorremos a exames complementares de alto custo em detrimento de uma cautelosa e pormenorizada observação clínica, a febre reumática permanece indiscutível exemplo da necessidade de boa história clínica e do exame clínico cuidadoso. Diagnosticar um paciente com febre reumática é proceder com o raciocínio clínico clássico, liberto de diretrizes, fluxogramas e de simplificações.

Cumpre ressaltar que o diagnóstico da febre reumática é mais fácil quando na fase aguda. No período de estado da doença, os muitos sinais clínicos e laboratoriais permitem estabelecer o diagnóstico do quadro na maioria dos pacientes. Nessa fase, é importante restringir o uso indiscriminado e precoce de antiinflamatórios não-hormonais, como detalharemos a seguir.

Diagnósticos retrospectivos de febre reumática podem ser extremamente difíceis, especialmente se o quadro clínico foi de artrite pura, com poucas ou nenhuma seqüela cardíaca. Quando nos deparamos com paciente sem nenhuma história de febre reumática, mas com seqüelas cardíacas características de sua doença, como estenose mitral ou lesão mitroaórtica, podemos fazer o diagnóstico presumido de febre reumática com razoável segurança, sendo que nesses casos podemos inclusive indicar profilaxia secundária.

A coréia é exceção na febre reumática, podendo ser facilmente diagnosticada tanto na fase aguda quanto retrospectivamente pelo seu quadro clínico extremamente característico e também por ser doença estigmatizante, que raramente passa despercebida, sempre levando, dessa forma, o paciente a procurar atenção médica.

RESPOSTA IMUNE

Clinicamente, a resposta humoral (Th2) é a que mais determina sinais e sintomas clínicos. Os sintomas mais freqüentes da febre reumática, a artrite e a coréia de Sydenham, são manifestações predominantemente humorais. Geralmente essas manifestações permitem o diagnóstico mais precoce da febre reumática, o que permite que o prognóstico do paciente a longo prazo seja bom, já que, pela natureza da resposta humoral, esses pacientes freqüentemente apresentam lesões cardíacas leves, as quais não tendem a progredir se for observada a profilaxia secundária adequada.

A resposta celular traduz-se em quadro clínico de mais difícil diagnóstico, já que a maioria dos pacientes não apresenta manifestações clínicas quando da cardite aguda, e os nódulos subcutâneos, outra manifestação de resposta celular, são raros. Muitos pacientes que têm resposta predominantemente celular (Th1) apresentam quadros clínicos frustros, o que leva à maior probabilidade de novos surtos de febre reumática, já que o paciente não estará em uso de profilaxia secundária. Assim, além de o paciente ter pior prognóstico em termos de seqüela valvar, tanto pela natureza da resposta celular quanto pelo fato de ter um diagnóstico mais difícil, permanece mais tempo sem profilaxia secundária. Por esse motivo, não é incomum encontramos pacientes adultos jovens com lesões cardíacas reumáticas graves e sem história clínica compatível de febre reumática.

Assim, teríamos dois tipos básicos de manifestações da febre reumática, uma predominantemente humoral, com manifestações como artrite e coréia, e outra predominantemente celular, de diagnóstico mais difícil, que cursa com cardite e, mais raramente, nódulos subcutâneos. Cabe ressaltar que freqüentemente no mesmo paciente observamos os dois tipos de resposta, havendo concomitantemente manifestações humorais, como a artrite, e celulares, como a cardite.

A observação de pacientes que tiveram manifestação de coréia de Sydenham revelou que a maioria desses apresentam lesões valvares mais leves do que aqueles com febre reumática com outras manifestações. Essa observação é favorável à teoria de que há pacientes em que a manifestação humoral é predominante, e por isso há menor seqüela cardíaca. Uma explicação alternativa para esse fato é que a maioria dos pacientes com coréia apresenta o diagnóstico precoce de febre reumática pela gravidade das manifestações clínicas e, assim, tem risco menor de novos surtos. Além disso, coréia é uma manifestação extremamente desagradável e estigmatizante e os pacientes que a desenvolveram geralmente têm uma aderência melhor à profilaxia secundária por temerem recorrência da doença.

Devemos ressaltar que um paciente que em surto inicial teve resposta predominantemente humoral pode em surto subseqüente desenvolver resposta principalmente celular. Há relatos de pacientes que desenvolveram coréia pura em surto inicial e em novo surto desenvolveram cardite grave, ou seja, tiveram um *switch* de resposta. Esse fato poderia ser explicado por: 1. exposição a uma variante de proteína M que inicialmente determina resposta humoral mais acentuada e em surto seguinte a exposição a antígenos que determinassem resposta predominantemente celular devido a cepas estreptocócicas diferentes nos dois surtos; 2. em decorrência da resposta imune que inicialmente pode reconhecer epítopos do estreptococo, chamados de dominantes, e que em novo surto pela mesma cepa de estreptococo reconheceria um grande número de epítopos por meio de um mecanismo conhecido como espalhamento de epítopos (*epitope spreading*)[5] que direcionaria a resposta para o tipo Th1 (celular).

Assim, independentemente da manifestação clínica do surto, é importantíssimo que o paciente tenha boa aderência à profilaxia secundária. Um paciente que tem cardite leve pode, em novo surto de doença reumática, desenvolver lesões cardíacas importantes.

QUADRO CLÍNICO

Manifestações osteoarticulares

Classicamente, a artrite da febre reumática é descrita como uma poliartrite migratória assimétrica de grandes articulações, com excelente resposta ao ácido acetilsalicílico. Entretanto, esse quadro clássico é visto cada vez menos, principalmente pelo uso cada vez mais disseminado e precoce de antiinflamatórios, antes mesmo que o diagnóstico de febre reumática esteja estabelecido. A diminuição da freqüência do quadro clássico fez com que nos critérios revisados de Jones conste como critério maior artrite e não mais poliartrite migratória. Idealmente, diante de uma criança ou adulto com artrite que pudesse ser suspeita de febre reumática, deveríamos usar apenas analgésicos, como o paracetamol, e não antiinflamatórios, a fim de que possamos melhor caracterizar a evolução da artrite.

A artrite da febre reumática surge geralmente de duas a quatro semanas após a estreptococcia e tem duração também de duas a quatro semanas. Ocasionalmente, a artrite pode surgir mais precocemente, até uma semana após a infecção estreptocócica, o que levou muitos pesquisadores a denominar essa entidade clínica de artrite reativa pós-estreptocócica. Posteriormente, viu-se que muitos pacientes com esse quadro evoluíam para cardite, demonstrando que se tratava apenas de uma variante da febre reumática.

O quadro típico é de artrite de grandes articulações, não necessariamente assimétrica ou migratória, no qual chama a atenção a desproporção entre dor e inflamação, com o paciente geralmente relatando intensa dor em articulação com sinais flogísticos frustos. A evolução é mais rápida em crianças. Em adultos, especialmente acima de 25 anos, a artrite pode ser mais crônica, com duração que pode chegar a 8 ou 10 semanas, e de resposta mais difícil a antiinflamatórios não-hormonais.

Artrite do adulto – a artrite em pacientes com mais de 20 anos de idade tem características bastante peculiares, com intensa dor articular, que freqüentemente impede a deambulação e sinais flogísticos frustos. Esses pacientes têm comumente resposta insatisfatória a antiinflamatórios não-hormonais e necessitam de terapêutica por tempo prolongado, pois a artrite pode persistir por dois ou três meses, tempo bem mais prolongado que a artrite dita "clássica", vista em crianças e adolescentes. Talvez esse quadro clínico exacerbado esteja ligado à reação imune, que se modificaria com a idade do indivíduo. Por suas características atípicas, este diagnóstico só pode ser firmado em pacientes com diagnóstico prévio confirmado de febre reumática.

Terapêutica – a terapêutica recomendada em crianças e adolescentes com quadro de artrite por febre reumática permanece sendo o ácido acetilsalicílico (AAS), na dose de 80 a 100mg/kg/dia, ou seja, em dose antiinflamatória. A brilhante resposta que se observa após a administração do AAS é uma característica diagnóstica da artrite da febre reumática. A terapêutica deve ser mantida durante três a quatro semanas, com retirada gradual posterior. Já em adultos com a forma da artrite da febre reumática caracterizada por artralgia intensa e poucos sinais flogísticos, devemos inicialmente prescrever antiinflamatórios não-hormonais em dose plena, como o naproxeno 500mg duas ou três vezes ao dia. Na ausência de resposta a esses, o que pode ocorrer em pacientes adultos com artrite da febre reumática, está indicada a corticoterapia, com prednisona 1mg/kg/dia, associada com analgesia, a qual pode ter que incluir até opiáceos por via oral.

É importante salientar que o uso precoce de antiinflamatórios deve ser evitado ao máximo quando tratamos um paciente com artrite de etiologia não definida. De preferência, nos primeiros dias do quadro articular, o paciente deve ser mantido com analgésicos, como o paracetamol, que tem pouco poder antiinflamatório. Durante esse período, devemos documentar o padrão da artrite (migratório, aditivo) e se ocorre remissão espontânea do quadro. Muitas artrites reativas virais têm duração inferior a uma semana, dessa forma artrites que entram em remissão em período inferior a sete dias, sem uso de antiinflamatórios, são provavelmente reativas, e assim provavelmemte não necessitarão de antiinflamatórios e outras investigações, apenas de seguimento clínico.

Manifestações neurológicas

A manifestação neurológica típica da febre reumática é a coréia de Sydenham. Consiste na tríade de movimentos involuntários, labilidade emocional e hipotonia. Manifestação tipicamente humoral, a coréia em geral tem início tardio, ocorrendo de um a seis meses após a infecção estreptocócica, motivo pelo qual pacientes com coréia raramente têm história característica de estreptococcia.

Em geral, afeta crianças, predominantemente do gênero feminino, e em adultos afeta quase que exclusivamente mulheres. As manifestações iniciais são relacionadas à irritabilidade e mais tarde notam-se os movimentos involuntários e a dificuldade de escrever e de apreender objetos, causada pela hipotonia que acompanha a doença. Em nosso meio, a forma mais comum de coréia é a hemicoréia, em que os sintomas são restritos a um hemicorpo. Os movimentos coréicos são exacerbados com estresse emocional e desaparecem com o sono.

Uma manobra valiosa em diferenciar a coréia de outros quadros consiste em solicitar em voz firme que o paciente pare de movimentar o membro afetado pela coréia. Se estivermos diante de paciente com coréia, esse vai aumentar seu nível de ansiedade diante da solicitação, e, dado que os movimentos são involuntários, observaremos exacerbação desses. Já se estivermos diante de outros quadros, especialmente quadros conversivos, é provável que diante da solicitação os movimentos diminuam, ou mesmo cessem. Clinicamente, outro aspecto importante é a presença de movimentos involuntários e fasciculação de língua, que na coréia é classicamente relatada como "língua em saco de vermes".

Classicamente, é dito que a coréia é autolimitada não deixa seqüelas, contudo observações recentes parecem indicar o contrário. Mulheres que tiveram coréia na infância podem ter recorrência sem novo surto de doença reumática durante a gestação (*coreia gravidarum)* ou, mais raramente, durante o uso de anticoncepcionais orais. Tal fato sugere que talvez haja seqüela manifesta por uma sensibilização aos estrógenos em núcleos da base.

Outras possíveis seqüelas neurológicas relacionam-se com a observação de que pacientes com doença reumática apresentam maior freqüência de diagnóstico de transtorno obsessivo-compulsivo. Tal hipótese ainda se encontra em investigação e pode consistir em evidência de seqüelas tardias da coréia de Sydenham.

Há outras manifestações neurológicas que ocorrem após estreptococcias, conhecidas coletivamente como PANDAS, ou seja: transtorno obsessivo-compulsivo e tiques relacionados à estreptococcia. Ainda não se sabe se o PANDAS seria uma entidade isolada ou apenas uma manifestação atípica da coréia da febre reumática.

Terapêutica – a coréia em geral é autolimitada, mas seus sintomas são extremamente incapacitantes e estigmatizantes, e requerem terapêutica sintomática imediata. Em casos leves e moderados, iniciamos com o ácido valpróico ou a reserpina. A reserpina tem sido particularmente útil em casos leves, mas tem o inconveniente de necessitar de formulação (não há apresentação comercialmente disponível) e de ocasionar hipotensão postural.

O haloperidol, embora muito eficiente no controle da sintomatologia, deve ser reservado aos casos mais graves, pelo risco de seqüelas tardias por esse fármaco, como a discinesia tardia. Em geral, nos casos graves, inicia-se o haloperidol na dose de 1mg ao dia, apenas pela manhã,

pois os sintomas remitem à noite. Essa dose pode ser aumentada gradualmente para até 3mg ao dia pela manhã, dose que controla a coréia na grande maioria dos casos. O paciente deve permanecer com o fármaco na dose em que obter controle clínico por pelo menos dois a três meses, quando então se procede à retirada gradual, com atenção à volta dos sintomas clínicos. Durante o tratamento, é de grande importância monitorar sintomas parkinsonianos, que podem surgir com o uso do fármaco e progredir até impregnação por neurolépticos.

Cardite

É a mais grave das manifestações da febre reumática, por deixar seqüelas (cardiopatia reumática crônica). Em nosso meio, cada vez mais pacientes têm quadros de cardite assintomáticos ou oligossintomáticos, tornando cada vez mais difícil o diagnóstico da cardite aguda. O fato de a cardite ser uma manifestação predominantemente celular faz com que possa não haver outros sintomas como artrite e/ou coréia, que são manifestação predominantemente humorais, dificultando assim o reconhecimento da doença. Outras manifestações celulares, como os nódulos subcutâneos, podem acompanhar a cardite, e por isso são classicamente marcadores de cardite grave. O uso precoce de antiinflamatórios não-hormonais também pode dificultar o reconhecimento da cardite reumática, impedindo seu reconhecimento e tratamento adequados.

Freqüentemente, a cardite aguda reumática é assintomática e nem por isso é menos grave: muitos pacientes apresentam-se tardiamente com sintomas decorrentes de seqüelas valvares reumáticas, não sabendo relatar sintomatologia compatível com o surto agudo reumático. Como o uso de antiinflamatórios hormonais e principalmente a instituição precoce da profilaxia secundária podem mudar radicalmente o prognóstico desses pacientes, o diagnóstico do surto de cardite aguda é de extrema importância.

Hoje podemos dizer que há dois tipos de cardite grave: a considerada grave por ter sintomas de insuficiência cardíaca e miocardite na fase aguda e a silente na fase aguda, mas que determina importantes seqüelas valvares, que se tornam clinicamente aparentes décadas após o surto agudo.

Pode ser didaticamente dividida em:

Cardite leve – paciente com quadro de taquicardia desproporcional à febre, abafamento da primeira bulha, sopros sistólicos regurgitativos discretos em área mitral, aumento do intervalo PR ao eletrocardiograma, com área cardíaca normal à radiografia. Na quase totalidade dos casos é assintomática.

Cardite moderada – compreende os sintomas da cardite leve acrescidos de pericardite (dor precordial que melhora com a posição genopeitoral e piora com o decúbito e com a inspiração, acrescida de atrito pericárdico à ausculta). Os sopros em geral são mais intensos e há aumento discreto a moderado da área cardíaca, podendo haver imagem cardíaca sugestiva de derrame pericárdico. O eletrocardiograma pode revelar prolongamento do intervalo QT, complexos QRS de baixa voltagem e sobrecarga de câmaras esquerdas. A maioria dos pacientes que não apresentam pericardite é assintomática.

Cardite grave – o principal sintoma da cardite grave é a insuficiência cardíaca. Pode ocorrer já no primeiro surto de febre reumática, mas é mais comum nas recorrências dessa. Pode iniciar-se de forma inespecífica, com anorexia, astenia, palidez, taquipnéia, principalmente em crianças. Tais sintomas logo são superajuntados àqueles da insuficiência cardíaca, como edema de membros inferiores, ortopnéia, dispnéia paroxística noturna e hepatomegalia dolorosa.

O exame clínico na cardite grave em geral revela taquicardia, sendo característicos os sopros mitrais. Um aumento do volume de sangue proveniente do átrio esquerdo pode também gerar um sopro diastólico, especialmente quando os folhetos mitrais estão espessados, como acontece na doença reumática. Na fase ativa dessa doença, observamos hipofonese de B1, associada a sopro sistólico regurgitativo e sopro diastólico em ruflar sem reforço pré-sistólico (sopro de Carey-Coombs). A valvulite aguda leva à insuficiência mitral aguda, que determina aumento do volume em átrio esquerdo e do fluxo sangüíneo na diástole atrial, que faz vibrar a valva espessada pelo processo inflamatório agudo. Pelos motivos acima descritos, esse sopro é indicativo de valvulite reumática ativa. Diferenciamos este sopro da dupla disfunção mitral estabelecida por não haver hiperfonese de B1, estalido de abertura de mitral ou reforço pré-sistólico no sopro diastólico, além do quadro clínico, que é bastante diferente nas duas doenças. O sopro mais comum na cardite reumática é o sistólico regurgitativo mitral.

O eletrocardiograma pode revelar sobrecarga de câmaras esquerdas e, por vezes, arritmias atriais. Um sinal importante nesse exame é a presença de bloqueio atrioventricular de primeiro grau, que inclusive é critério menor de Jones para o diagnóstico. A radiografia de tórax em geral apresenta grande aumento da área cardíaca e congestão pulmonar. O ecocardiograma, especialmente o transesofágico, além do espessamento valvar e das insuficiências valvares, pode mostrar as pequenas verrucosidades reumáticas na borda das valvas características de atividade reumática. Outro exame de imagem que pode ser útil nessa fase é a cintilografia cardíaca com gálio-67, que tem boa especificidade para a miocardite reumática.

Terapêutica – as medidas gerais são muito importantes, como restrição hidrossalina e repouso absoluto, por quatro a seis semanas no caso da cardite leve e moderada e até o controle da insuficiência cardíaca no caso da cardite grave, com retorno gradual às atividades após esse período. Embora alguns grupos tenham utilizado antiinflamatórios não-hormonais no tratamento da cardite, entendemos que, como a mais grave manifestação da doença reumática, ela deve ser tratada necessariamente com antiinflamatórios hormonais. Também destacamos que atualmente, como a maioria (mais de 80%) dos casos de cardite reumática aguda são assintomáticos, a identificação de cardite reumática, mesmo que subclínica, demonstra que há grande inflamação miocárdica, que deve ser tratada vigorosamente por sua gravidade. Dessa forma, não aconselhamos o uso de antiinflamatórios não-hormonais para o tratamento da cardite.

O antiinflamatório de escolha é a prednisona, na dose de 1mg/kg para os casos leves e 2mg/kg em casos graves, máximo de 60mg/dia, com uma dose por dia, pela manhã. Em pacientes com insuficiência cardíaca de difícil controle está indicada a pulsoterapia com metilprednisolona, na dose de 1g por três dias consecutivos (diluído em soro e administrado lentamente), podendo ser repetida até quatro vezes. Em crianças, a dose é de 10 a 40mg/kg de metilprednisolona, e após a pulsoterapia os pacientes devem continuar com corticoterapia por via oral. Os corticóides devem ser mantidos por três a quatro semanas em dose máxima, quando então deve ser feita a retirada gradual, e média de 20% por semana, não sendo necessário, em nossa experiência, associação de AAS na retirada do corticóide. A duração da corticoterapia pode ser guiada por parâmetros clínicos, como a taquicardia (o mais sensível marcador clínico de atividade reumática) ou o grau de insuficiência cardíaca. Parâmetros laboratoriais como mucoproteínas, alfa-1 glicoproteína ácida e fração alfa-2 da eletroforese de proteínas também devem ser usados para acompanhamento da terapêutica.

MANIFESTAÇÕES CUTÂNEAS

As manifestações cutâneas da febre reumática são bastante raras em nosso meio, embora sejam bastante características da doença. Os nódulos subcutâneos são formações com diâmetro médio de 1cm que surgem em superfícies extensoras, sobre tensões e em couro cabeludo, sendo manifestações celulares, são marcadores de cardite grave.

O eritema marginado é manifestação raríssima em nosso meio, de fundo humoral, e caracterizado por máculas róseas, confluentes com bordas eritematosas e centro claro, em regressão. As lesões são confluentes, não-pruriginosas e sem descamação, motivos pelos quais raramente são percebidas pelo paciente (Fig. 3.12). Em geral, ocorre em tronco e raiz de membros (chamada classicamente de região de "traje de banho").

Nenhuma das manifestações cutâneas da febre reumática requer tratamento específico.

PROFILAXIA

Profilaxia primária

Para impedir que novos casos continuem surgindo, o mais importante é realizar adequadamente a profilaxia primária da febre reumática, impedindo que os indivíduos suscetíveis venham a adquirir a doença. Infecções (faringite

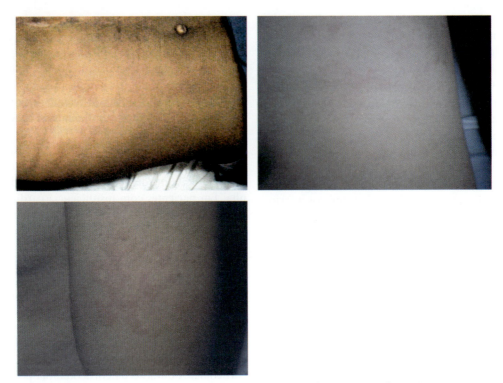

Figura 3.12 – Eritema marginado. Cortesia da Liga de Combate à Febre Reumática da FMUSP.

reumática e amigdalites) por estreptococos beta-hemolíticos do grupo A não diagnosticadas e não tratadas adequadamente em indivíduos sensíveis podem levar a um surto de febre reumática. Assim é necessário um esquema eficaz não só de tratamento, mas também de prevenção de infecções pelos estreptococos[6,7].

Devemos lembrar que fatores socioeconômicos estão relacionados a essas infecções e desenvolvem a doença reumática. A febre reumática classicamente é considerada uma doença derivada de más condições de vida da população, aglomerações e um sistema de saúde que não consegue dar à população assistência adequada. Assim, o tratamento das infecções estreptocócicas passa pela melhora das condições de vida da população, especialmente as de mais baixa renda, pelas condições favoráveis à disseminação dos estreptococos (precárias condições de higiene, aglomerações e maior promiscuidade) e sem acesso ao sistema de saúde é mais suscetível à febre reumática[7]. Um dos fatores que levaram ao declínio da febre reumática na Europa e América do Norte foi a melhoria das condições de vida da população, combinado ao sistema de tratamento adequado de infecções estreptocócicas, com identificação e tratamento precoces dos portadores de amigdalites estreptocócicas[6].

A profilaxia primária é baseada no diagnóstico precoce dos portadores de infecções de orofaringe pelo estreptococo beta-hemolíticos do grupo A e o tratamento com antibióticos bactericidas[8]. O diagnóstico rápido é essencial, e o tratamento deve ser iniciado nos primeiros dias do quadro, pois a persistência do microrganismo por mais de uma semana acarretará, nos indivíduos suscetíveis, a seqüência de reações imunológicas que poderá desenvolver o surto de febre reumática[7].

O quadro clínico da amigdalite estreptocócica inclui dor de garganta, impedindo a deglutição, febre alta (mais de 38°C), adenopatia cervical e submandibular e petéquias em palato e úvula. Geralmente, não há secreção nasal ou tosse, sendo o diferencial feito com outras infecções das vias aéreas superiores, como as causadas por vírus. Podem ser realizados exames laboratoriais para o diagnóstico da estreptococcia, como a cultura de orofaringe (que em geral tem baixa positividade) e os testes rápidos. Esses testes, muitas vezes, são de difícil obtenção e retardariam o tratamento adequado da estreptococcia, motivo pelo qual em geral em saúde pública o procedimento mais adequado é tratar com antibióticos todas as infecções de garganta com a mínima possibilidade de serem bacterianas. Esse regime mais agressivo de uso de antibióticos é adequado a situações de alta prevalência de estreptococos no ambiente ou em surtos epidêmicos de amigdalite aguda[8].

O antibiótico de eleição para a profilaxia primária da febre reumática é a penicilina G benzatina em dose única de 600.000UI para crianças de até 25kg e 1.200.000UI para pacientes acima desse peso, em injeção intramuscular profunda, em dose única. A grande vantagem desse regime é seu baixo custo e grande eficácia e a vantagem de não haver necessidade de repetir o tratamento. Considerando-se o tratamento por via oral, o medicamento de escolha ainda é a fenoximetilpenicilina (penicilina V)[6,8], na dose de 500.000UI de 12 em 12 horas para crianças e em intervalo mais freqüente (de 8/8 ou 6/6 horas) para adultos. Devemos lembrar que o tratamento antibiótico deve ser mantido por pelo menos 10 dias, para prevenir também a ocorrência de febre reumática. Devemos lembrar que as penicilinas ocupam lugar de destaque no combate às estreptococcias também pela ausência de resistência desses a esses medicamentos.

Novos tratamentos para a amigdalite, como por exemplo com macrolídeos[9] ou cefalosporinas[10-13], podem ser efetivos na erradicação do estreptococo, mas, por serem medicamentos de alto custo, têm seu emprego limitado na amigdalite estreptocócica, principalmente quando se tem um tratamento tão efetivo e de baixo custo disponível.

Para pacientes alérgicos à penicilina, pode-se usar a eritromicina 10-12mg/kg de 8/8 horas ou 500mg de 6/6 horas, também durante 10 dias. As sulfas são inadequadas para o tratamento das amigdalites estreptocócicas, pois não são bactericidas e assim não previnem a febre reumática[8,14] (Quadro 3.25).

Para o diagnóstico de febre reumática é necessário quadro clínico típico compatível que em geral se instala após a amigdalite, e não durante ela. Em estudos clássicos em populações confinadas em quartéis, verificou-se que após um surto de amigdalites estreptocócicas apenas 3% dos infectados desenvolveram quadro clínico compatível com febre reumática. Assim, não basta a estreptococcia, o paciente tem que ser sucetível à febre reumática. Títulos elevados de ASLO apenas demonstram estreptococcia anterior, não fazem diagnósico de febre reumática.

Profilaxia secundária

Nos pacientes com diagnóstico de febre reumática, está indicada a profilaxia secundária para a prevenção de novos surtos. O diagnóstico correto da doença é fundamental e a melhor ferramenta é a história clínica detalhada e o exame clínico minucioso. Esse cuidado é fundamental para evitar que pacientes sem febre reumática recebam profilaxia apenas por serem portadores de altos títulos de antiestreptolisina O e que pacientes com valvopatia grave não recebam a profilaxia adequada, que pode melhorar o prognóstico do paciente a longo prazo[6].

O medicamento de escolha é a penicilina G benzatina, nas mesmas doses de 600.000UI para crianças com até 27kg e 1.200.000UI acima desse peso. A freqüência das doses de penicilina é motivo de controvérsia, que vem ganhando mais definição graças a muitos estudos comparando diversos regimes de profilaxia. Segundo a *American Heart Association*[15-17], o uso de aplicações mensais seria adequado, reservado-se as aplicações a cada três semanas para localidades com alta incidência de febre reumática ou de amidalites estreptocócicas. Entretanto, vários trabalhos mostram que, ao menos fora dos Estados Unidos e Europa, o regime de uma aplicação de penicilina a cada quatro semanas é inadequado[18-21]. Em nosso meio, pela alta prevalência de febre reumática e de infecções esteptocócicas, não devemos usar aplicações mensais de penicilina benzatina por não proporcionarem proteção adequada aos portadores de doença reumática. O risco de recorrência com aplicações a cada quatro semanas é cinco vezes maior do que com aplicações a cada três semanas[18].

Assim, a profilaxia secundária deve ser realizada com aplicações de penicilina G benzatina com intervalo máximo de três semanas. Considerando-se que o maior risco de recorrência da febre reumática ocorre nos dois primeiros anos após o surto reumático, a penicilina deve ser administrada a cada 15 dias[6] nesse período e após isso deverá ser administrada com intervalos de 21 dias. A preferência pelo regime de 15/15 dias nos dois primeiros anos é devido ao fato de que nesse período é maior a probabilidade de recorrência da febre reumática, e com aplicações quinzenais essa recorrência é próxima de zero[20]. Para pacientes com alergia à penicilina, está indicada a sulfadiazina[6], na dose de 1g/dia, sendo necessário o controle de possíveis quadros leucopênicos (Quadro 3.26).

Quadro 3.25 – Prevenção da febre reumática.

Agente	Dose	Via	Duração
Profilaxia primária			
Penicilina G benzatina	600.000UI para pacientes < 27kg e 1.200.000 para pacientes ≥ 27kg	Intramuscular	Dose única
Amoxicilina	Crianças – 50mg/kg de 8/8h por 10 dias Adultos – 500mg de 8/8h por 10 dias	Oral	10 dias
Para pacientes alérgicos à penicilina Eritromicina	Crianças – 40mg/kg/dia de 6/6h por 10 dias Adultos – 500mg de 6/6h por 10 dias	Oral	10 dias
Profilaxia secundária			
Penicilina G benzatina	1.200.000UI a cada 15 ou 21 dias	Intramuscular	Ver quadro 3.26
Penicilina V	250mg 2 vezes ao dia	Oral	Ver quadro 3.26
Para pacientes alérgicos à penicilina Sulfadiazina	0,5g uma vez ao dia para pacientes < 27kg 1g 1 vez ao dia para pacientes > 27kg	Oral	Ver quadro 3.26
Para pacientes alérgicos à penicilina e à sulfadiazina Eritromicina	250mg 2 vezes ao dia	Oral	Ver quadro 3.26

Quadro 3.26 – Duração da profilaxia antibiótica em pacientes com febre reumática.

Categoria	Duração
Febre reumática sem cardite	Cinco anos ou até os 18 anos, o que for mais longo
Febre reumática com cardite sem seqüela valvar, ou com seqüela valvar mínima	Pelo menos 10 anos após o último surto ou até os 25 anos, o que for mais longo
Febre reumática com cardite e seqüela valvar grave	Pelo menos até os 40 anos. Algumas vezes pela vida inteira (exposição ocupacional)

Devemos sempre lembrar que a antibioticoterapia por via intramuscular é mais efetiva que aquela por via oral na prevenção de novos surtos reumáticos[22].

Para os critérios de suspensão as profilaxias são[6]: pacientes sem acometimento cardíaco, apenas com manifestação articular ou coréia "pura" – suspender aos cinco ou 18 anos após o surto reumático; pacientes com cardite durante o surto agudo que não apresentam seqüelas tardias ou apresentam seqüelas muito discretas – suspender aos 25 ou 10 anos após o último surto reumático; pacientes nos quais é retirada a profilaxia e os sintomas retornam deverão ter profilaxia mantida por mais cinco anos. Pacientes com acometimento cardíaco, mesmo discreto, deverão ter profilaxia prolongada, de preferência por toda a vida, e, quando isso não for possível, até a quinta década[6,8].

Desde os primeiros trabalhos sobre a profilaxia, vários centros acadêmicos têm incentivado a formação de grupos para o acompanhamento da profilaxia secundária da febre reumática. Esses centros seguiriam os portadores de febre reumática e seriam capazes de pesquisa ativa nos casos de absenteísmo, pois a falta de aderência entre adolescentes e famílias migrantes leva à grande incidência de recidivas. Em nosso meio, a Liga de Combate à Febre Reumática desenvolve trabalho de acompanhamento com especial atenção à orientação dos pacientes quanto ao uso correto da profilaxia[23] e cuidados globais ao paciente reumático, como a disponibilidade de serviço de odontologia integrado ao atendimento médico[24], que é de extrema importância, visto que, como foi dito, pacientes com febre reumática têm pouco acesso a serviços de saúde e por isso, em geral, apresentam saúde bucal precária. A associação de infecções dentárias a lesões valvares reumáticas pode ter conseqüências graves, notadamente a endocardite infecciosa.

REFERÊNCIAS BIBLIOGRÁFICAS

1. Braunwald E. Valvular heart disease. In: Braunwald E. Heart Disease. 6th ed. New York, NY: WB Saunders; 2001. ▪ 2. Carabello B et al. ACC/AHA guidelines for the management of patients with valvular heart disease. A report of the American College of Cardiology/American Heart Association Task Force on Practice Guidelines (Committee on Management of Patients With Valvular Heart Disease). J Am Coll Cardiol 1998;32:486. ▪ 3. Sampaio et al. Effect of enalapril on left ventricular diameters and exercise capacity in asymptomatic or mildly symptomatic patients with regurgitation secondary to mitral valve prolapse or rheumatic heart disease. Am J Cardiol 2005;96:117. ▪ 4. Dajani AS et al. Guidelines for the diagnosis of rheumatic fever: Jones criteria, update. Circulation 1993;87:302. ▪ 5. Sercarz EE et al. Dominance and crypticity of T cell antigenic determinants. Annu Rev Immunol 1993;11:729. ▪ 6. Snitcowsky R. Rheumatic fever prevention in industrializing countries: problems and approaches. Pediatrics 1996;97:996. ▪ 7. Tanaka ACS. Febre reumática: critérios diagnósticos e tratamento. In: Timerman A, Cesar LAM, eds. Manual de Cardiologia – Socesp. São Paulo: Editora Atheneu; 2000. ▪ 8. Dajani A et al. Treatment of acute streptococcal pharyngitis and prevention of rheumatic fever: a statement for health professionals. Committee on Rheumatic Fever, Endocarditis, and Kawasaki Disease of the Council on Cardiovascular Disease in the Young, the American Heart Association. Pediatrics 1995;96:758. ▪ 9. Hooton TM. A comparison of azithromycin and penicillin V for the treatment of streptococcal pharyngitis. Am J Med 1991;91:23S. ▪ 10. Pichichero ME, Margolis PA. A comparison of cephalosporins and penicillin in the treatment of group A streptococcal pharyngitis: a meta-analysis supporting the concept of microbial copathogenicity. Pediatr Infect Dis J 1991;10:275. ▪ 11. Still JG. Management of pediatric patients with group A beta-hemolytic Streptococcus pharyngitis: treatment options. Pediatr Infect Dis J 1995;14:S57. ▪ 12. Block SL et al. Comparative study of the effectiveness of cefixime and penicillin V for the treatment of streptococcal pharyngitis in children and adolescents. Pediatr Infect Dis J 1992;11:919. ▪ 13. Dajani AS et al. Cefpodoxime proxetil vs penicillin V in pediatric streptococcal pharyngitis/tonsillitis. Pediatr Infect Dis J 1993;12:275. ▪ 14. Markowitz M et al. Treatment of streptococcal pharyngotonsillitis: reports of penicillin's demise are premature. J Pediatr 1993;123:679. ▪ 15. Levine HJ, Gaasch WH. Vasoactive drugs in chronic regurgitant lesions of the mitral and aortic valves. J Am Coll Cardiol 1996;28:1083. ▪ 16. Murakami T et al. Diastolic filling dynamics in patients with aortic stenosis. Circulation 1986;73:1162. ▪ 17. Otto CM. Timing of surgery in mitral regurgitation. Heart 2003;89:100. ▪ 18. Lue HC et al. Three-versus four-week administration of benzathine penicillin G: effects on incidence of streptococcal infections and recurrences of rheumatic fever. Pediatrics 1996;97:984. ▪ 19. Oran B et al. Prophylactic efficiency of 3-weekly benzathine penicillin G in rheumatic fever. Indian J Pediatr 2000;67:163. ▪ 20. Kassem AS et al. Benzathine penicillin G for rheumatic fever prophylaxis: 2-weekly versus 4-weekly regimens. Indian J Pediatr 1992;59:741. ▪ 21. Lue HC et al. Long-term outeome of patients with rheumatic fever receiving benzathine penicillin G prophylaxis every three weeks versus every four weeks. J Pediatr 1994;125:812. ▪ 22. Manyemba J, Mayosi BM. Intramuscular penicillin is more effective than oral penicillin in secondary prevention of rheumatic fever-a systematic review. S Afr Med J 2003;93:212. ▪ 23. Weiller C et al. Consulta coletiva na Liga de Combate à Febre Reumática: Uma ferramenta bioética para educação em saúde. In: 58º Congresso Brasileiro de Cardiologia, 2003, Salvador. Arq Bras Cardiol 2003;81:118. ▪ 24. Moscardi MF et al. Atendimento odontológico na Liga de Combate à Febre Reumática: uma experiência de integração multidisciplinar. In: XXV Congresso da Sociedade de Cardiologia do Estado de São Paulo, 2004, Campos do Jordão. Rev Soc Cardiol do Estado de São Paulo 2004;14:119.

18. DOENÇAS DA AORTA

Anderson Benício
Luiz Felipe P. Moreira
Noedir A. G. Stolf

Define-se por aneurisma da aorta uma dilatação anormal da aorta que apresenta expansão progressiva. Com o aumento gradual, a aorta se enfraquece cada vez mais, ocasionando a possibilidade de dissecção e ruptura. A incidência dessa doença é estimada como sendo de 5,9 casos por 100.000 habitantes-ano. A idade média por ocasião do diagnóstico varia de 59 a 69 anos, com predominância de homens em relação às mulheres na razão de 2:1 a 4:1. Os indivíduos com aneurisma da aorta apresentam, freqüentemente, condições clínicas concomitantes, incluindo hipertensão, coronariopatias, doença pulmonar obstrutiva crônica e insuficiência cardíaca congestiva[1].

A história natural dos aneurismas da aorta torácica é bastante variada, refletindo um amplo espectro de etiologias. Grande parte das evidências disponíveis sobre razões de crescimento e fatores de risco deriva de estudos sobre aneurismas da aorta abdominal, sendo que as evidências sobre os aneurismas da aorta torácica não apresentam a mesma consistência.

Em estudo sobre a história natural dos aneurismas da aorta torácica, a sobrevivência global em um e cinco anos foi, respectivamente, de 85% e 64%. Os pacientes com aneurisma da aorta torácica descendente tiveram menor sobrevida a longo prazo (89% em um ano; 39% em cinco anos) do que aqueles que tinham aneurisma da aorta ascendente (87% em um ano; 77% em cinco anos) (p < 0,04). Além disso, houve tendência de menor sobrevida em pacientes que apresentavam dissecção da aorta (83% em um ano; 46% em cinco anos) em comparação com o grupo sem dissecção (89% em um ano; 71% em cinco anos)[2].

Como em qualquer aneurisma, a história natural dos aneurismas da aorta torácica está relacionada a seu tamanho e tem-se mostrado um fator de risco significativo de ruptura aórtica. A expectativa em relação à sobrevivência em pequenos aneurismas da aorta abdominal (< 6cm) não tratados foi comprovada como sendo melhor do que para os aneurismas maiores (> 6cm). No caso dos aneurismas não-operados em um período de 10 anos, o risco de ruptura foi de 19,5% para os pequenos aneurismas e de 43% para os aneurismas de maior tamanho. Nesse estudo preliminar, além de comprovar que a ressecção dos aneurismas da aorta abdominal aumentava a expectativa de vida desses pacientes, também influenciou a tomada de decisões pelos cirurgiões durante anos e formou a base do ponto de corte tradicional de 6cm como a indicação para o reparo eletivo[3].

Um estudo retrospectivo de 300 pacientes realizado por Guirguis e Barber[4] avaliou a razão de expansão de aneurismas da aorta abdominal e o risco de ruptura em relação ao diâmetro. A mediana de razão de expansão foi de 0,2cm/ano nos pacientes com aneurismas menores que 4cm, em comparação com 0,3 a 0,8cm/ano para os pacientes com aneurismas de 4cm ou mais. Além disso, verificou-se que os aneurismas menores que 5cm de diâmetro têm menor risco de ruptura do que os aneurismas com mais de 5cm de diâmetro. A incidência cumulativa de ruptura em seis anos foi, respectivamente, de 1% e 2% naqueles pacientes com aneurismas < 4cm e de 4cm a 5cm. No caso de aneurismas maiores que 5cm, a incidência de ruptura aproximou-se de 20%.

Já em relação aos aneurismas da aorta ascendente e do arco aórtico, estes se rompiam ou dissecavam a um tamanho médio de 6cm, enquanto os aneurismas da aorta torácica descendente ou os toracoabdominais se rompiam ou dissecavam a um tamanho mediano de 7,2cm[5].

Além do tamanho, outros fatores também contribuem de forma importante na predisposição da ruptura das doenças da aorta. Cronenwett et al.[6] mostraram que a hipertensão arterial sistêmica e doença pulmonar obstrutiva crônica são fatores de risco independentes de prognóstico para ruptura da aorta em portadores de aneurisma. Outros autores[4,6,7] também não só confirmam a hipertensão arterial sistêmica como fator de risco, como também correlacionam com a taxa de crescimento, apesar de outros autores[5,8] não confirmarem tal relação. Outros fatores não menos importantes a serem considerados são: tabagismo, arterosclerose e sífilis[1].

PATOGÊNESE

A aorta é classificada como uma artéria elástica e apresenta três camadas definidas: a íntima, a média e a adventícia. A íntima consiste de uma camada única de células endoteliais sobre uma lâmina basal. As células da íntima repousam sobre um tecido subendotelial constituído de fibras de colágeno e elastina, fibroblastos e uma substância fundamental mucóide. A lâmina elástica interna separa a camada íntima da média. Constituída principalmente de elastina, a lâmina elástica interna apresenta fenestrações que possibilitam a difusão de substâncias da luz vascular para nutrir células da parede aórtica. A camada média é constituída de células musculares lisas em uma matriz de elastina, colágeno e substância fundamental amorfa. As fibras elásticas da parede da aorta são dispostas na média como lamelas circunferenciais. As unidades lamelares constituem o arcabouço estrutural da média[1].

Em muitos pacientes com aneurisma da aorta, o exame histológico revela perda de fibras elásticas, o que também é designado como "doença degenerativa medial". Os mecanismos dessa degeneração não foram estabelecidos, mas a fragmentação e a retração das fibras elásticas da camada média são claramente evidentes. A degeneração medial mais avançada (como nos portadores de síndrome de Marfan) acarreta a perda de células musculares lisas. O exame histológico revela diminuição significativa de células musculares lisas na túnica média, entremeadas de múltiplos lagos de mucopolissacarídeos (necrose cística medial). No entanto, a perda de células musculares lisas da média não deve afetar diretamente o diâmetro externo da aorta. A perda de células musculares lisas pode ter um papel importante na formação e crescimento do aneurisma da aorta, por suas funções de degradação e síntese, mas não pela perda de função contrátil. O que é necessário para a formação do aneurisma é a perda da integridade estrutural da adventícia e não da camada média[9].

Por fim, a camada mais externa, a adventícia é constituída de tecido conjuntivo frouxo, formado por fibroblasto, colágeno, elastina e substância fundamental. A função biomecânica da adventícia é a manutenção do diâmetro externo máximo da aorta[10]. A destruição da elastina nessa camada da parede acarreta a dilatação patológica do vaso, enquanto a destruição do colágeno, também nessa camada, acarreta a ruptura[11].

Sumner et al.[12] descreveram originalmente a diminuição do conteúdo de colágeno e elastina nos aneurismas da aorta abdominal. No entanto, no que se refere ao conteúdo de colágeno, este pode ser mais variável. As células da matriz do tecido conjuntivo têm o potencial de síntese de um novo colágeno após lesões, porém a capacidade de geração de nova elastina é limitada. Na parede da aorta, o colágeno é responsável pela força de tensão, enquanto a elastina é responsável pela sua capacidade de rebote elástico[13].

A fibrilina é outra proteína estrutural que contribui para a organização microfibrilar da matriz extracelular. A construção microfibrilar funciona como um arcabouço para o depósito de elastina durante a elastogênese[1].

DISSECÇÃO DA AORTA

A dissecção aguda da aorta é o evento mais letal que afeta a aorta humana. As dissecções envolvem ruptura da íntima, em geral transversa, com a separação das camadas avançando rapidamente ao longo do terço mais externo, mais fino, da camada média da aorta. Nas dissecções da aorta ascendente, a falsa luz ocupa a parte anterior direita da aorta e a parte medial da artéria permanece intacta. A pressão do sangue sobre a parede da aorta propaga a dissecção ao longo do comprimento do vaso. A catástrofe aguda é freqüentemente designada como "aneurisma aórtico disssecante", embora a palavra "aneurisma" possa não ser apropriada, porque a entrada do sangue nos dois terços mais externos da média precede em muitos casos a dilatação do vaso. A dilatação pode ou não vir a ocorrer subseqüentemente, tornando, então, "dissecção da aorta" uma expressão mais apropriada[1].

A incidência das dissecções da aorta não é precisa, visto que ainda hoje muitos casos deixam de ser diagnosticados. Em grandes séries de necropsia, a prevalência varia de 0,2 a 0,8%. Acomete mais freqüentemente os homens, com razões variando entre 2:1 e 4:1. As mulheres e os afro-americanos com dissecção da aorta tendem a ser mais idosos por ocasião das manifestações iniciais, refletindo muito provavelmente a elevada incidência de hipertensão arterial sistêmica nesses pacientes. A dissecção em pacientes com idade inferior a 40 anos afeta principalmente portadores com síndrome de Marfan e mulheres grávidas.

Erdheim foi o primeiro autor a usar o termo "necrose medial cística" para descrever a combinação de perda de células musculares lisas e degeneração mucóide da camada média da aorta. Qualquer defeito focal específico da média, incluindo os depósitos mucóides das lesões de Erdheim, era considerado redistribuindo o estresse da parede para a camada íntima, acarretando possivelmente ruptura da íntima. Embora fosse considerada válida por muitos anos, essa teoria não pode mais ser considerada o distúrbio estrutural comum subjacente à dissecção da aorta. Na aorta ascendente e descendente, parece haver processos mórbidos subjacentes diferentes que levam ao enfraquecimento da parede vascular e à suscetibilidade maior à dissecção[1].

Os pacientes com dissecção do tipo A geralmente são mais jovens (idade média de 56 anos) e a degeneração do tecido elástico é a observação histológica mais comum. As dissecções que afetam a aorta ascendente envolvem, com freqüência, um distúrbio do tecido conjuntivo, como as síndromes de Marfan ou de Ehlers-Danlos. Estudando a arquitetura elástica das dissecções da aorta proximal, Nakashima et al.[14] comprovaram a presença de fibras elásticas frágeis e irregulares interligando as unidades lamelares, especialmente na média mais externa, enfraquecendo a parede da aorta.

Em pacientes não afetados por distúrbios do tecido conjuntivo, a degeneração da média parece estar relacionada principalmente com o uso e o desgaste do envelhecimento induzido pela hipertensão arterial. Isso pode explicar muitas dissecções do tipo B em indivíduos mais idosos (idade média de 69 anos) e freqüentemente hipertensos[15]. Esses pacientes apresentam perda de células musculares lisas, com a degeneração dessas células em um padrão laminar. Esse tipo de necrose laminar foi encontrado na aorta distal em conjunto com a aterosclerose. A distorção na arquitetura elástica da média foi considerada estando relacionada com o evento metabólico pela degeneração das células musculares lisas[1]. Mesmo assim, outros pesquisadores mostraram que essa perda de células musculares lisas não é uma entidade patológica, mas está relacionada com o processo de envelhecimento normal[16].

ETIOLOGIA

Embora haja muita discussão quanto às causas exatas da dissecção da aorta, há alguns fatores bem estabelecidos que reconhecidamente predispõem um indivíduo a essa condição. Depois dos defeitos do tecido conjuntivo, a hipertensão arterial sistêmica é considerada o fator predisponente individual de maior importância na sua patogênese[1]. Outros fatores que sabidamente predispõem à dissecção incluem valvas aórticas bicúspides, coartação da aorta e manipulação cirúrgica da aorta torácica durante a canulação e sua oclusão[17-20]. Além disso, há relatos de arterite de células gigantes ocasionando aneurismas da aorta e sua subseqüente dissecção[17,18]. Um hematoma intramural efetivo devido à ruptura do *vasa vasorum* é atualmente reconhecido como sendo uma variante da dissecção da aorta. Todavia, os hematomas intramurais podem causar dissecção somente em uma proporção minoritária dos casos[21].

Embora a sífilis crônica da aorta possa ocasionar aneurisma sifilítico da aorta, há uma crença geral que a sífilis não contribui absolutamente para o processo de dissecção, e as conseqüentes cicatrizes transversas mediais podem até mesmo proteger o vaso, impedindo dissecções futuras[17].

Mais de 50% das dissecções agudas em mulheres com idade inferior a 40 anos (em geral restritas às pacientes reconhecidamente portadoras de distúrbios do tecido conjuntivo ou de defeitos aórticos congênitos) ocorrem durante a gravidez. A incidência de dissecção em mulheres grávidas é significativamente maior nas portadoras de síndrome de Marfan e nas pacientes que apresentam hipertensão ao final do período gestacional. As teorias etiológicas que explicam a predisposição das mulheres grávidas à dissecção incluem alterações hormonais durante a gravidez alterando o tecido conjuntivo da aorta[22-25].

A possibilidade de transmissão hereditária das dissecções da aorta na ausência de distúrbios do tecido conjuntivo conhecidos não foi muito abordada na literatura. Um defeito no gene da fibrilina, responsável pela síndrome de Marfan, pode também ser a causa da dissecção hereditariamente transmitida em pacientes sem outras características de Marfan[26]. Schievink e Mokri[27] observaram associação entre valvas aórticas bicúspides congênitas e dissecções aórticas espontâneas, sugerindo um possível defeito da crista neural, pois as válvulas da valva aórtica e a camada média do arco aórtico e dos ramos vasculares geralmente derivam de células da crista neural.

VARIANTES PATOLÓGICAS DAS DISSECÇÕES DA AORTA TORÁCICA: ÚLCERAS ATEROSCLERÓTICAS PENETRANTES E HEMATOMAS INTRAMURAIS

Descritas pela primeira vez na década de 1930, as úlceras ateroscleróticas penetrantes ulceram e desorganizam a lâmina elástica interna, penetrando profundamente por meio da íntima até a camada média da aorta. A placa pode desencadear uma dissecção localizada, associada ou não a um grau variável de hematoma na parede da aorta, que pode estender-se até a adventícia, formando um pseudo-aneurisma, ou romper para o hemitórax direito ou esquerdo[1].

As úlceras ateroscleróticas penetrantes e o hematoma intramural da aorta eram praticamente desconhecidos na época anterior à aquisição de imagens aórticas por aortografia. Na atual época de aquisição de imagens tridimensionais de alta resolução da aorta por tomografia computadorizada, ressonância magnética e mesmo a ecocardiografia transesofágica, esses dois distúrbios passaram a ser reconhecidos com mais freqüência[28-31]. Há uma preocupação para que a anatomia patológica e o comportamento clínico das úlceras ateroscleróticas penetrantes e dos hematomas intramurais podem diferir daqueles da dissecção da aorta, e que pode gerar ajuste específico do tratamento clínico[32]. Está tornando-se particularmente mais evidente que a escassez de informações e a raridade relativa do diagnóstico devem-se ao fato de que casos de úlceras ateroscleróticas penetrantes e hematomas intramurais são com freqüência diagnosticados de maneira incorreta e tratados como dissecções aórticas.

A baixa freqüência, o diagnóstico incorreto pela inspeção radiológica inicial, a ausência de experiência clínica com úlceras ateroscleróticas penetrantes e hematomas intramurais, bem como a escassez de dados da literatura impedem a definição de uma terapia ótima para essas duas entidades.

CLASSIFICAÇÃO DOS ANEURISMAS E DISSECÇÕES

Inicialmente, os aneurismas podem ser classificados pela sua localização, isto é, aorta ascendente, arco aórtico, aorta torácica descendente e aorta abdominal. Essa classificação é muito importante porque a etiologia, a história natural e o tratamento de cada aneurisma diferem, dependendo de sua localização. Os aneurismas da aorta torácica descendente podem estender-se distalmente e comprometer a aorta abdominal, criando um aneurisma da aorta toracoabdominal[1]. Até 25% dos pacientes com aneurismas da aorta torácica apresentam aneurismas em outras localidades da aorta. A recomendação para pacientes com aneurismas torácicos é que se examine toda a aorta para afastar co-morbidades[1].

Além da localização, os aneurismas podem ser classificados de acordo com sua forma, podendo ser sacular ou fusiforme. A importância da distinção de sua forma resume-se principalmente na abordagem terapêutica e no estabelecimento da tática cirúrgica.

Os aneurismas da aorta torácica e abdominal são classificados de acordo com a classificação de Crawford (Fig. 3.13). São classificados em quatro tipos[33,34]:

I – Compromete toda a extensão da aorta torácica descendente e porção da aorta abdominal.
II – Compromete toda a extensão da aorta torácica descendente e toda a aorta abdominal.
III – Compromete a porção média distal da aorta torácica descendente e segmentos variados ou toda a aorta abdominal.
IV – Compromete toda ou parte da aorta abdominal. Não compromete a aorta torácica descendente.

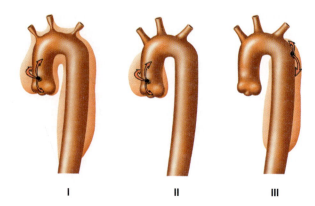

Figura 3.14 – Classificação das dissecções da aorta conforme classificação de DeBakey.

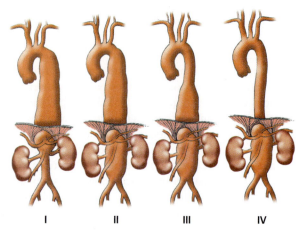

Figura 3.13 – Classificação dos aneurismas da aorta conforme critérios de Crawford. O tipo I compromete toda a extensão da aorta torácica descendente e porção da aorta abdominal; o tipo II compromete toda a extensão da aorta torácica descendente e toda a aorta abdominal; o tipo III compromete a porção média distal da aorta torácica descendente e segmentos variados ou toda a aorta abdominal; e por fim o tipo IV compromete toda ou parte da aorta abdominal, mas não compromete a aorta torácica descendente.

As dissecções são classificadas de acordo com a extensão da propagação da falsa luz. As rupturas da íntima ocorrem nos pontos de estresse hemodinâmico presumivelmente maior, principalmente a parede lateral da aorta ascendente e o ponto imediatamente distal ao ligamento arterial na aorta descendente torácica[34].

Utiliza-se na prática clínica duas classificações: a de DeBakey (Fig. 3.14) e a de Stanford (Fig. 3.15). A classificação de DeBakey descreve três tipos distintos de dissecção: os tipos I e II que se originam na aorta ascendente, com o tipo II limitando-se apenas na aorta ascendente, e o tipo I estendendo-se para o arco aórtico e aorta descendente. O tipo III limita-se apenas na aorta descendente e subdivide-se em dois subtipos: tipos IIIa e IIIb[1,34]. O tipo IIIa restringe-se ao acometimento da aorta descendente torácica e o tipo IIIb estende-se até a aorta abdominal e artérias ilíacas.

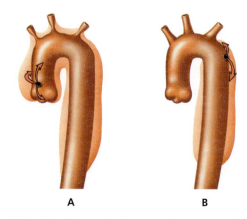

Figura 3.15 – Classificação das dissecções da aorta segundo classificação de Stanford.

A classificação de Stanford define as dissecções de tipo A como envolvendo a aorta ascendente e as do tipo B como envolvendo a aorta descendente.

Outras categorias de classificação dos aneurismas incluem congênitos ou desenvolvidos, degenerativos, crônicos pós-traumáticos, inflamatórios, infecciosos, mecânicos e aneurismas anastomóticos[34-36].

O tipo congênito ou desenvolvido geralmente ocorre nos portadores da síndrome de Marfan, uma alteração autossômica dominante que resulta na deficiência na síntese da glicoproteína fibrilina. A aorta torna-se aneurismática como resultado do número reduzido de microfibrilas em sua camada média da aorta.

A síndrome de Ehlers-Danlos é outro grupo de condições heterogêneas caracterizadas por vários defeitos na síntese do colágeno tipo III. O desenvolvimento de aneurismas é incomum, mas geralmente ocorre ruptura sem dissecção nos pacientes tipo IV como um evento trágico. Ehlers-Danlos tipo IV é geralmente esporádico, mas, quando familiar, é usualmente uma alteração autossômica dominante.

O tipo degenerativo tem como condição patológica mais freqüente a degeneração cística medial que geralmente resulta em aneurismas da aorta ascendente. Achados característicos são: fragmentação, perda do tecido elástico e perda das células musculares lisas. A dilatação geralmente está confinada na porção da aorta ascendente. Os aneurismas degenerativos, geralmente associados com aterosclerose da aorta, são de ocorrência mais freqüente nos aneurismas da aorta torácica e abdominal, e muitas vezes acometendo a porção descendente e a porção toracoabdominal. Os fatores contribuintes implicados no desenvolvimento desses aneurismas têm sido atribuídos à proteólise anormal, à presença de enzimas séricas que decompõem a elastina e à deficiência de colágeno e elastina.

O aneurisma crônico pós-traumático resultante de traumatismo fechado geralmente acomete o terço proximal da aorta torácica descendente e pode apresentar-se muitos anos após o traumatismo. Quando não ocorre o óbito do paciente e mesmo se esse não é submetido a tratamento cirúrgico pela transecção aguda, a ruptura de pelo menos parte da circunferência da aorta, freqüentemente na porção do ligamento arterioso, resulta no extravasamento de sangue para os tecidos periaórticos. Esse sangue pode permanecer em comunicação com a aorta e formar um hematoma pulsátil que é contido pela adventícia da aorta ou pelos tecidos mediastinais. O falso aneurisma resultante pode aumentar e romper com o aumento do estresse da parede (lei de LaPlace).

Em relação aos aneurismas inflamatórios, os prováveis candidatos ao tratamento cirúrgico são os portadores de arterite de Takayasu, doença de Behçet, doença de Kawasaki e arterite de células gigantes. Outras doenças inflamatórias, tais como espondilite anquilosante, artrite psoriática, poliarterite nodosa e síndrome de Reiter podem resultar em dilatação da raiz da aorta e insuficiência aórtica que necessitem de tratamento cirúrgico.

Os aneurismas primários infectados da aorta torácica são raros. A causa mais freqüente é o depósito direto de bactéria na íntima da aorta em alguma porção doente ou aterosclerótica seguindo um episódio de endocardite ou infecção de uma lesão por jato. Também pode ocorrer infecção de um trombo intraluminal de um aneurisma degenerativo preexistente após um episódio de bacteriemia ou outros processos infecciosos. O organismo mais comum é o *Staphylococcus aureus*, seguido pelo *Staphylococcus epidermidis*, *Salmonella* e espécies do *Streptococcus*.

DIAGNÓSTICO

SINAIS E SINTOMAS

Muitos pacientes com aneurismas da aorta torácica são assintomáticos, sendo muitas vezes diagnosticados durante investigação clínica para outras doenças. Os sintomas relacionados ao aneurisma geralmente se desenvolvem tardiamente, no curso do aumento do diâmetro da aorta, como conseqüência da compressão do aneurisma às estruturas adjacentes. É comum em pacientes com aneurisma da aorta ascendente a apresentação de dor torácica principalmente em região anterior, podendo ou não ter

irradiação para fúrcula e pescoço ou mesmo para a região interescapular. Pacientes com aneurismas da aorta ascendente envolvendo a "raiz da aorta" freqüentemente apresentam sintomas relacionados à insuficiência da valva aórtica. A própria dilatação do anel aórtico associada à perda da junção sinotubular são os principais mecanismos no estabelecimento da insuficiência aórtica.

Pacientes com aneurismas do arco aórtico podem apresentar dor no pescoço e mandíbula. A rouquidão pode resultar do estiramento do nervo laríngeo recorrente, estridor pela compressão da traquéia, disfagia pela compressão do esôfago, dispnéia pela compressão do parênquima pulmonar e pletora e edema pela compressão da veia cava superior. Pacientes com aneurismas da aorta torácica descendente podem relatar dor na região interescapular ou dor pleurítica do lado esquerdo. Aneurismas da aorta abdominal podem associar-se com dores lombar, abdominal e no ombro esquerdo como resultado da irritação do diafragma esquerdo. Os fenômenos compressivos são raros; entretanto, pode ocorrer erosão de corpos vertebrais pela compressão do aneurisma sobre eles, levando a quadros neurológicos.

Dor de caráter agudo e de forte intensidade na região anterior do tórax e pescoço ou interescapular é a apresentação típica dos sintomas da dissecção aguda da aorta, embora possa representar a expansão de um aneurisma ou de uma dissecção crônica. A dor de caráter agudo também pode ser resultado de hematoma intramural da aorta ou erosão de uma úlcera penetrante aterosclerótica. Acidente vascular cerebral, evidência de isquemia renal, mesentérica ou de extremidades inferiores podem resultar de embolização de placas de ateroma ou trombos do interior de um aneurisma, o que justifica uma investigação rigorosa da aorta torácica e abdominal, além de um exame clínico detalhado na ocasião de um desses eventos.

Sinais físicos diretos da presença de um aneurisma da aorta torácica são incomuns. Em tempos remotos, uma massa pulsátil na região anterior do tórax era a primeira evidência da presença de aneurisma da aorta ascendente e não raramente promovia erosão do esterno e/ou arcos costais e ruptura. Sinais de insuficiência aórtica também podem estar presentes nas dilatações da raiz da aorta. Uma massa pulsátil no abdome superior pode estar presente nos casos de aneurisma toracoabdominal. Evidências de embolização de prováveis fragmentos de placas de ateroma ou trombos do interior de um aneurisma para as extremidades inferiores podem, ocasionalmente, ser a primeira manifestação de doença aórtica grave[34].

MÉTODOS DIAGNÓSTICOS

Radiografia de tórax

A radiografia simples de tórax pode sugerir um aneurisma da aorta torácica ascendente ou descendente. Aneurismas da aorta ascendente produzem uma sombra convexa à direita da silhueta cardíaca; aqueles do arco aórtico, uma sombra anterior e para o lado esquerdo; e aqueles da aorta torácica descendente uma sombra para esquerda e região posterior. Entretanto, aproximadamente 17% dos pacientes com aneurismas ou dissecções da aorta documentados não apresentam nenhum achado à radiografia de tórax. Aumentos significativos da aorta ascendente podem estar confinados à região retroesternal, de modo que a silhueta cardíaca pareça normal. Aneurismas que envolvem a aorta ascendente e o arco aórtico não podem ser diferenciados de tumores ou massas do mediastino anterior pela radiografia de tórax[34].

Ecocardiografia

Além da tomografia computadorizada e da ressonância magnética, a ecocardiografia transesofágica constitui um valioso método diagnóstico nas doenças da aorta. É portátil e pode ser trazida à beira do leito do paciente. Essa vantagem é de fundamental importância no diagnóstico das lesões agudas da aorta, não só pela acessibilidade, mas também pela agilidade no diagnóstico e seu custo operacional. Além disso, avalia de forma acurada acometimentos das valvas cardíacas, principalmente valva aórtica nas dissecções aguda da aorta. Avalia também a função ventricular e a presença de derrames pericárdicos. A rigor, não há necessidade de a ecocardiografia transesofágica no diagnóstico das doenças da aorta ser exclusiva. Em situações de contra-indicação para a ecocardiografia transesofágica, a ecocardiografia transtorácica também avalia de forma bastante satisfatória as doenças da aorta ascendente.

A ecocardiografia transesofágica implica risco pequeno, porém real, ao paciente e, ao contrário dos outros métodos diagnósticos, a seleção apropriada dos pacientes torna-se primordial para se evitar complicações. Uma preocupação adicional justifica-se em certas situações clínicas em que está sendo considerada a decisão de realizar a ecocardiografia transesofágica. Os pacientes com insuficiência respiratória podem vir a apresentar hipoxemia perigosa durante a introdução da sonda. Outros pacientes, especialmente os idosos, são muitos sensíveis à sedação necessária à ecocardiografia transesofágica e é necessário boa monitorização. Pacientes idosos com algum grau de desorientação ou confusão mental podem ter o inconveniente de a sonda penetrar pelo seio piriforme sem que ele se queixe, podendo levar à perfuração. As contra-indicações relativas incluem estreitamentos esofágicos, esofagite grave, varizes de esôfago e coagulopatias[34].

Além das contra-indicações clínicas, existem também algumas limitações técnicas para a ecocardiografia transesofágica. O brônquio-fonte principal direito interpõe-se entre o esôfago e a aorta ascendente; em conseqüência disso, até 40% da aorta ascendente pode não ser visualizada. Outra limitação técnica é a dificuldade de acesso aos vasos da base do arco aórtico, geralmente com imagem limitada e pouco definida. Artefatos de reverberação na aorta ascendente podem facilmente simular uma aba de dissecção. Para tal, é de fundamental importância não só o conhecimento dos artefatos comuns às técnicas de ultra-sonografia, como também as variações da aparência dos tecidos mediastinais e paraórticos, a anatomia venosa torácica e as variantes anatômicas comuns[35,36].

Ecocardiografia transtorácica

A ecocardiografia transtorácica, em oposição à transesofágica, tem um papel muito limitado na avaliação da aorta, com sensibilidade muito inferior à ecocardiografia transesofágica. Nos casos em que se suspeita de doença aórtica, uma abordagem transtorácica dirigida para a obtenção de imagens da aorta pode melhorar a visibilização, mas unicamente dentro de limites bastante estreitos. Em geral, pode-se visibilizar a aorta ascendente por vários centímetros acima da valva aórtica e obter uma visibilização limitada do arco aórtico a partir da posição da incisura supra-esternal. Podem-se medir os diâmetros nesses locais e até eventualmente detectar um *flap* da íntima, sugerindo dissecção da aorta, mas com as devidas reservas, tendo sempre a necessidade de confirmação diagnóstica com outro método diagnóstico, à exceção de uma imagem clara o suficiente para o diagnóstico associado à experiência do executor. Não raro, os pacientes apresentam história vaga, sintomas inespecíficos ou suspeita diagnóstica de infarto do miocárdio, sem nenhuma indicação de doença aórtica no diagnóstico diferencial. Nessas circunstâncias, uma dissecção ou ruptura podem passar facilmente despercebidas. A sensibilidade e a especificidade da ecocardiografia transtorácica simplesmente não são suficientes para confirmar esses diagnósticos de maneira confiável[34,36].

Tomografia computadorizada de tórax

Tomografia computadorizada de tórax é a técnica não-invasiva mais utilizada para o diagnóstico das doenças da aorta. Fornece informações sobre diâmetro, localização e extensão da doença. É de particular importância na documentação na taxa de crescimento dos aneurismas, em determinar tempo para intervenção cirúrgica em pacientes assintomáticos e na avaliação pós-operatória[37]. Devido ao fato de mais de 25% dos pacientes apresentarem aneurismas em mais de um segmento da aorta, tanto a aorta torácica quanto a abdominal devem ser investigadas. A tomografia computadorizada também é útil nos hematomas intramurais da aorta, nas úlceras ateroscleróticas penetrantes da aorta e de forma mais marcante nas dissecções da aorta. A principal desvantagem da tomografia computadorizada é a necessidade de utilização de contraste para a delineação precisa da aorta, que pode ser contra-indicado para pacientes com alergia ao contraste ou pacientes com quadros de insuficiência renal[37-39].

O advento da tomografia computadorizada espiral no início da década de 1990 redefiniu o papel da tomografia computadorizada na aquisição de imagens da aorta torácica. Ao contrário da tomografia computadorizada convencional, que obtém imagens seqüencialmente passo a passo, os aparelhos de tomografia computadorizada espiral têm a capacidade de obter imagens de toda a aorta em uma única aquisição volumétrica com suspensão da respiração. As informações obtidas por essa aquisição de tomografia computadorizada volumétrica podem ser usadas para a geração de imagens em múltiplos planos e orientações, incluindo interfaces interativas tridimensionais (3-D) e de realidade virtual. Esta técnica e designada como "angiografia TC", porque as imagens podem ser manipuladas para simular a aparência de um angiograma convencional[34].

Embora sua representação gráfica impressione, as técnicas de tomografia computadorizada de primeira geração não eram mais precisas que as imagens de tomografias computadorizadas axiais-padrões. Só recentemente os avanços na aquisição de imagens 3-D, utilizando uma técnica denominada representação de volume, atingiram níveis diagnósticos superiores aos das imagens axiais-padrões[39].

Dentre as vantagens que a tomografia computadorizada proporciona, podemos destacar, de forma mais relevante, sua disponibilidade, podendo ser realizada mesmo dentro do contexto emergencial, sem a necessidade de um radiologista ou mesmo um cardiologista, e por um técnico. Outra característica importante da tomografia computadorizada é sua rapidez. Os aparelhos de última geração reproduzem imagens de toda a aorta em segundos, podendo cada exame durar cerca de 5 minutos. A tomografia computadorizada tem a característica de ser pouco invasiva, necessitando apenas da injeção de contraste, devendo porém, ter cautela em relação aos portadores de insuficiência renal. De forma não menos importante, também contribui no diagnóstico de outras doenças torácicas importantes, que podem simular as manifestações clínicas iniciais de dissecções e aneurismas da aorta, incluindo embolia pulmonar, pneumotórax e pneumonia[34].

Ressonância magnética

A ressonância magnética emerge como um método de imagem de primeira linha para diagnósticos das doenças da aorta. Ao contrário da tomografia computadorizada, a técnica-padrão não requer uso de contraste. Em certas aplicações, um simples estudo pode fornecer informações semelhantes àquelas obtidas em associação do ecocardiograma com a tomografia computadorizada. Fornece excelente imagem das dissecções e pode identificar precisamente formações de trombos e "sítios" de entrada. Pode também diferenciar hematoma periaórtico de trombose de um falso aneurisma. A angiorressonância com contraste e a reconstrução em 3-D permitem a investigação de toda a aorta torácica e seus principais ramos, superiores àquelas obtidas com a angiografia convencional. Além disso, avalia também o pericárdio, a valva aórtica e o padrão de contratilidade do ventrículo esquerdo. No entanto, a ressonância magnética apresenta o inconveniente de não ser tão disponível quanto a tomografia computadorizada e o ecocardiograma. O tempo de realização da ressonância

magnética é longo, chegando a durar cerca de 40 minutos, e torna-se inadequado nas situações de emergência, por exemplo, nos casos de dissecção aguda da aorta[40,41].

Aortografia

É geralmente realizada em pacientes que vão ser submetidos a intervenções eletivas da aorta torácica. Fornece informações sobre a localização dos aneurismas, particularmente em relação a seus principais ramos em toda sua extensão. Detecta a presença de insuficiência aórtica e possibilita a investigação coronariana, bem como de ramos mesentéricos e renais. Além de fornecer informações importantes a respeito da anatomia da aorta e seus ramos, permite calcular melhor o risco operatório e estabelecer melhor a tática operatória. Entretanto, apresenta como principais desvantagens o uso de contraste (nefrotóxico), o próprio caráter invasivo e a limitação técnica de não poder diagnosticar eventualmente um hematoma da aorta intramural ou mesmo quantificar o diâmetro de um aneurisma da aorta caso esse esteja preenchido por trombos[1,34].

TRATAMENTO CLÍNICO

As doenças aórticas, como os aneurismas e as dissecções, são condições graves que continuam a propor desafios ao tratamento médico. Com os avanços das pesquisas cardiológicas e das técnicas cirúrgicas, a abordagem e o tratamento dessas condições continuam a evoluir e trazer benefícios aos pacientes.

Os aneurismas da aorta torácica são condições importantes que em geral exigem intervenção cirúrgica, devido ao risco de ruptura e dissecção, que são as principais causas de morte nas doenças da aorta[1]. A história natural está em geral relacionada com a localização e a causa primária da doença. A previsão de ruptura e outras complicações permanecem um desafio. A lei de LaPlace mostra que, quando o aumento do aneurisma aumenta, o estresse da parede aórtica também aumenta, levando a uma posterior expansão e crescimento do aneurisma[34].

Talvez o aspecto mais importante do tratamento dos pacientes com aneurismas da aorta torácica seja a ocasião ideal para a correção cirúrgica. Esse momento ideal permanece incerto por várias razões; entretanto, estão sendo feitos progressos em direção a uma nova abordagem terapêutica comum. Em primeiro lugar, os dados disponíveis sobre a história natural dos aneurismas da aorta torácica são limitados. Em segundo lugar, a alta incidência de doenças cardiovasculares concomitantes nessa população torna difícil determinar a ocasião, já que a segunda causa mais comum de óbito nestes pacientes (depois das complicações relacionadas ao aneurisma) são as outras doenças cardíacas. Além disso, o risco cirúrgico, embora certamente esteja diminuindo nos centros que têm maior experiência, pode ter mais importância que os potenciais benefícios em determinados pacientes[2,4-8].

Em três dos maiores estudos de aneurismas da aorta torácica que incluíram 264 pacientes que não foram submetidos a tratamento cirúrgico na ocasião do diagnóstico, a causa de óbito mais comum foi a ruptura do aneurisma, ocorrendo em 42 a 70% dos pacientes. A sobrevida em cinco anos variou de 13 a 39%[42,43].

Em relação aos portadores da síndrome de Marfan, a abordagem deve ser mais criteriosa e o acompanhamento mais rigoroso. O uso de betabloqueadores ofereceu benefícios potenciais de uma forma geral e em especial nesses pacientes. Tem a capacidade de reduzir os níveis de pressão arterial e ainda a força pulsátil (dP/dT). Atribui-se aos betabloqueadores a capacidade de redução da velocidade do aumento dos aneurismas da aorta abdominal, além de ser efetivo no controle dos pacientes com dissecção aguda da aorta. Entretanto, alguns estudos mostram que doses pequenas de betabloqueadores não mostraram benefícios no controle das doenças da aorta, principalmente na síndrome de Marfan[44].

Nas dissecções da aorta, os objetivos iniciais da terapêutica são estabilizar a dissecção, prevenir a ruptura e reduzir ao mínimo as complicações da propagação da dissecção (comprometimento vascular e ruptura). Cada centro, em geral, faz uma abordagem individualizada que envolve inicialmente terapêutica farmacológica e depois, dependendo da localização da dissecção, intervenção cirúrgica, controle farmacológico continuado ou uma combinação de ambos. Mas, independentemente da localização da dissecção, deve-se iniciar em todos os pacientes uma terapêutica clínica imediata, mesmo antes que estejam disponíveis os resultados dos estudos diagnósticos.

Para o tratamento inicial, são preferíveis os agentes por via intravenosa de ação inicial rápida e meia-vida curta, que permitam um fácil ajuste da dose. O nitroprussiato de sódio é muito eficiente e fácil de ajustar. Começa-se com pequenas doses com posteriores ajustes, até atingir uma pressão arterial média de aproximadamente 60 a 75mmHg. A administração concomitante de um betabloqueador por via intravenosa é necessária, porque a administração isolada do nitroprussiato pode aumentar a relação dP/dT (assim como outros vasodilatadores, devido à cronotropia e à inotropia aumentadas) mediada por ação reflexa. Doses de betabloqueadores de ação curta por infusão contínua (propranolol, esmolol) podem ser usadas até que se alcance uma resposta satisfatória, em geral indicada por uma freqüência cardíaca de 60 a 70 batimentos/min. Outros agentes, como os bloqueadores dos canais de cálcio por via intravenosa, inibidores da enzima conversora de angiotensina por via intravenosa, também estão sendo usados com mais freqüência na dissecção da aorta[34].

No que se refere ao acompanhamento clínico, é essencial o exame clínico a cada 6 meses acompanhado de radiografia de tórax. O controle por tomografia computadorizada, ecocardiografia transesofágica ou ressonância magnética deve ser realizado a cada 6 ou 12 meses, dependendo, em parte, da disponibilidade desses testes e em pacientes de alto risco, como os portadores da síndrome de Marfan, possivelmente com mais freqüência. Deve-se lembrar que a dissecção aórtica é um processo evolutivo que pode exigir uma ou mais intervenções após a correção inicial; portanto, o acompanhamento rigoroso é decisivo nesses pacientes.

TRATAMENTO CIRÚRGICO

AORTA ASCENDENTE

A cirurgia da aorta tem alcançado relativo sucesso nos últimos anos de seu desenvolvimento. As doenças aórticas pronunciam catástrofes que podem levar à morte ou sérias complicações. O sucesso com a intervenção eletiva dos aneurismas da aorta tem levado a esforços vigorosos para identificar a doença aórtica antes que ocorram as complicações. O diagnóstico ainda é um desafio, porque a doença da aorta ascendente é em geral silenciosa até que afete a valva aórtica, artérias coronárias ou resulte em complicação grave.

Dentro desse contexto, é importante que se ressalte a necessidade de uma boa compreensão da anatomia da aorta. A aorta ascendente começa no anel aórtico e termina na origem da artéria inominada, onde continua como o arco aórtico. A aorta ascendente divide-se no segmento proximal em uma porção do seio (também conhecido como raiz aórtica), no qual fica a valva aórtica e os óstios das artérias coronárias, e distalmente, uma porção tubular. Logo acima da raiz da aorta, superiormente às comissuras da valva aórtica, encontramos um estreitamento da aorta chamado junção sinotubular e acima deste estreitamento a aorta estende-se até a porção do arco de forma uniforme. Essas distinções são importantes, pois as expressões aorta ascendente e substituição da aorta ascendente são imprecisas e não especificam o segmento a que se refere em relação à porção do seio ou à porção tubular ou a ambos. As operações que envolvem a porção do seio da aorta são mais complexas porque envolvem correção ou substituição da válvula aórtica ou das artérias coronárias[34].

Para a correção de problemas na raiz da aorta, a técnica mais comumente utilizada é a de Bentall De Bono[45]. Consiste na substituição da raiz da aorta por um enxerto composto, formado por uma prótese aórtica (tubo de dacron) acoplada à prótese valvar mecânica. A valva aórtica é substituída pela prótese valvar e os óstios coronarianos são implantados na parede lateral do tubo (Fig. 3.16).

O homoenxerto (tecido de cadáver humano) da raiz da aorta também pode ser utilizado na correção dos aneurismas dessa porção. Podem ser frescos ou criopreservados. O auto-enxerto pulmonar é a retirada da valva pulmonar com a porção proximal do tronco pulmonar do próprio paciente e utilizada como substituto da raiz da aorta. Esse procedimento é conhecido como operação de Ross[46,47].

Raízes aórticas de porco têm-se tornado disponíveis comercialmente. Esses heteroenxertos são tratados por glutaraldeído e, portanto, são viáveis e seguros. Apresentam vantagens hemodinâmicas sobre as bioproteses val-

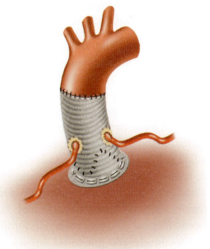

Figura 3.16 – Operação de Bentall De Bono.

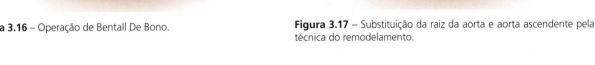

Figura 3.17 – Substituição da raiz da aorta e aorta ascendente pela técnica do remodelamento.

vares de porco convencionais, mas são mais tecnicamente exigentes para o implante. Também são conhecidas como bioproteses sem *stent*[34].

A substituição da raiz da aorta e a porção proximal da aorta ascendente por prótese de dacron, com preservação da valva aórtica, também é possível (técnica do remodelamento). Essa técnica, apesar da maior complexidade pela necessidade de ajustes necessários do enxerto para o implante das comissuras da valva aórtica e dos óstios coronarianos, apresenta a grande vantagem da preservação da valva aórtica[1,34,48-50] (Fig. 3.17).

A intervenção mais comum da aorta ascendente é a substituição da porção tubular por um tubo de dacron. É a principal técnica utilizada nas dissecções aguda da aorta do tipo A. As dissecções agudas do tipo A não tratadas associam-se a uma mortalidade muito alta. Nas primeiras 24 a 48 horas, a mortalidade aproxima-se de 1 a 2% por hora. Devido a esse fato, os pacientes que apresentam dissecção aguda do tipo A são submetidos a tratamento cirúrgico de emergência[1,34]. O comportamento natural dos pacientes que se submetem ao tratamento tardio e ao tratamento não-cirúrgico é, portanto, praticamente desconhecido. O tratamento cirúrgico imediato é ainda recomendado para candidatos aceitáveis à operação que apresentem imediata dissecção aguda do tipo A; entretanto, o estudo de Scholl[51] permite duas colocações: os pacientes com dissecção do tipo A encaminhados ou diagnosticados alguns dias após as manifestações iniciais e superaram com êxito o período de risco inicial podem ser operados com segurança de maneira semi-eletiva (e não em caráter de emergência); e os pacientes selecionados que não são candidatos à operação e que sobrevivem à dissecção do tipo A inicial sem complicações podem ser tratados com terapia clínica agressiva e obtém sobrevivência inicial e evolução a curto prazo aceitáveis, melhores do que se esperava anteriormente.

Nas dissecções aórticas do tipo A, a extensão proximal da dissecção pode causar a distorção das comissuras aórticas e conseqüente insuficiência aórtica pelo desabamento das valvas da valva aórtica. Além disso, a extensão proximal da dissecção também pode levar ao comprometimento das artérias coronárias, o que causa isquemia e infarto do miocárdio[52]. Quando as dissecções aórticas do tipo A avançam para a raiz da aorta, podem romper-se no espaço pericárdico e levar a um quadro grave com sério comprometimento hemodinâmico caracterizado por choque cardiogênico ou mesmo tamponamento cardíaco. A ruptura no pericárdio é a causa mais comum de morte no primeiro período de duas semanas após a dissecção do tipo A[34].

Pacientes com sintomas atribuídos a aneurismas crônicos da aorta ascendente devem, em geral, ter tratamento cirúrgico imediato se os sintomas são decorrentes do aumento do diâmetro do aneurisma ou por uma possível insuficiência aórtica. A indicação para a operação de correção de aneurisma da aorta passa a ser individual a partir do momento em que considerarmos o índice de massa corpórea de cada um. A análise de um paciente com índice de 1,7 com aorta torácica descendente medindo 5cm é diferente para outro paciente que apresenta índice de 2,1. É fundamental ter sempre o conceito da tensão da parede da aorta conforme seu diâmetro[53]. Para isso, é imprescindível termos sempre o melhor controle da pressão arterial desses pacientes. A indicação operatória deve levar em consideração o risco operatório e o benefício que essa pode proporcionar ao paciente. O paciente assintomático que ainda não apresentar um diâmetro suficiente que aumente de forma considerável o risco de ruptura pode ser acompanhado com o tratamento clínico, principalmente se apresentar doenças ou co-morbidades associadas ou alto risco operatório[34]. Um inconveniente para os pacientes submetidos à correção dos aneurismas da raiz da aorta é a necessidade de anticoagulação quando implantada válvula aórtica mecânica (operação de Bentall De Bono)[45,54]. Para tanto, para alguns pacientes elegíveis, existe a alternativa de correção de aneurismas da raiz da aorta com preservação da valva aórtica (técnica da inclusão ou técnica do remodelamento)[48-50].

Pacientes com doença degenerativa medial cística ou portadores da síndrome de Marfan podem receber uma conduta mais agressiva. Devem ser submetidos à operação eletiva para a substituição da aorta ascendente quando o maior diâmetro da aorta exceder de 5 a 5,5cm. Se a insuficiência aórtica for substancial, a operação pode ser aconselhada antes de a aorta atingir estes diâmetros[1,34,55]. Pacientes que apresentam dilatação da aorta ascendente em associação com a valva aórtica congênita bicúspide e que requerem substituição da valva aórtica, devem ter concomitantemente substituição da aorta ascendente quando suas medidas estiverem entre 4,5 e 5cm[34,56]. Outra condição especial é a valva aórtica bicúspide. Nos casos em que existe indicação para o tratamento cirúrgico da valva aórtica bicúspide, deve ser considerada a substituição da aorta ascendente, mesmo que ela não apresente os diâmetros clássicos para indicação. A justificativa é que nesses pacientes existe alteração na estrutura das fibras elásticas da parede da aorta[56].

Essas recomendações são baseadas em evidências de que a mortalidade operatória combinada à tardia é menor do que a mortalidade observada em pacientes manuseados clinicamente[34].

ARCO AÓRTICO

Pacientes sintomáticos por aneurismas crônicos que envolvem o arco aórtico devem, em muitas instâncias, ser submetidos a tratamento cirúrgico, porque a história natural dessa condição é particularmente desfavorável. Devido à relativa complexidade das operações que requerem substituição do arco aórtico e por causa de as complicações neurológicas não serem incomuns, a operação eletiva é geralmente aconselhada somente para aneurismas que atingem diâmetro de 5,5 a 6cm ou quando é documentado aumento progressivo do aneurisma[34,57].

Aneurismas do arco aórtico são freqüentemente associados com doença aneurismática da aorta torácica ascendente e descendente, e isto pode ser a principal indicação para a operação[57,58].

A doença aterosclerótica envolve o arco mais freqüentemente do que outras partes da aorta torácica. A presença de placas ateroscleróticas com espessura maior que 4mm é um importante preditor de infarto cerebral e, porque tais placas também são uma fonte de embolização para outros órgãos, a substituição por enxertos do segmento do arco envolvido deve ser considerada quando for detectada em pacientes submetidos à operação do coração ou da aorta ascendente[1,57,58].

AORTA TORÁCICA DESCENDENTE E AORTA TORACOABDOMINAL

Pacientes com sintomas atribuídos a aneurismas crônicos que envolvem a aorta torácica descendente e toracoabdominal em geral têm a correção indicada de imediato, porque a ruptura antes da operação aumenta consideravelmente o risco do procedimento. O surgimento de sintomas, mesmo que sejam leves, particularmente em pacientes com aneurismas toracoabdominal, pode representar progressão para uma fase subaguda, que é associada com o aumento de risco de ruptura e maior mortalidade operatória.

Aconselhamento de tratamento cirúrgico para pacientes assintomáticos com aneurismas crônicos da aorta torácica descendente ou da aorta toracoabdominal nessas áreas é menos considerado por causa dos riscos de lesão isquêmica da medula espinhal, insuficiência renal e alta prevalência de complicações pulmonares pós-operatórias[1,34,58-60]. Uma cuidadosa avaliação dos fatores de risco pré-operatórios para óbito e paralisia pós-operatória é essencial antes que uma recomendação para intervenção cirúrgica seja feita. Esses fatores de risco devem ser pesados contra a probabilidade de ruptura do aneurisma. Em pacientes de baixo risco em centros operatórios experientes, a operação eletiva é aconselhável quando o aneurisma exceder seu diâmetro em 5 a 6cm, ou quando há aumento progressivo documentado[34]. Todos os pacientes em que o tratamento cirúrgico é deferido, deve ter um seguimento periódico com determinação do tamanho e da extensão do aneurisma ou outras doenças da aorta por tomografia computadorizada ou ressonância magnética a cada 6 ou 12 meses, dependendo do tamanho da aorta. O aumento do tamanho durante o período de observação é, em geral, um forte indicativo, para intervenção cirúrgica.

OUTRAS CONDIÇÕES

Evidências em estudos sobre a história natural mostram que portadores de aneurismas crônicos resultantes de dissecção da aorta têm maior probabilidade de óbito por ruptura do aneurisma do que pacientes que apresentam aneurismas que não estão associados à dissecção. No estudo de Griepp et al.[61], pacientes com ruptura de aortas dissecadas cronicamente apresentavam diâmetros máximos significativamente menores da aorta torácica descendente do que pacientes com ruptura de aneurismas degenerativos. Essas observações indicam que uma abordagem cirúrgica mais agressiva é indicada em pacientes com aneurismas associados à dissecção do tipo B.

Pacientes com úlcera aterosclerótica penetrante ou hematoma intramural em que sinais e sintomas de ruptura estejam presentes, bem como na presença de falsos aneurismas, devem ser submetidos à substituição do segmento da aorta afetado[21]. Pacientes com doença aterosclerótica grave e repetidos episódios de embolização para

TRATAMENTO ENDOVASCULAR DAS DOENÇAS DA AORTA TORÁCICA

território mesentérico, rins ou extremidades inferiores devem ser considerados para tratamento cirúrgico do segmento afetado[34].

TRATAMENTO ENDOVASCULAR DAS DOENÇAS DA AORTA TORÁCICA

O uso de próteses endovasculares para o tratamento das doenças da aorta torácica descendente vem ganhando destaque dentro da terapêutica das doenças da aorta. O uso das endopróteses elimina a necessidade de toracotomia e a oclusão da aorta torácica. Essa abordagem menos invasiva pode ser de particular importância para pacientes de maior idade ou naqueles com condições coexistentes que aumentariam o risco de um tratamento cirúrgico convencional[62].

A experiência clínica é limitada. A maior série de pacientes é a acumulada por Dake et al.[63] da universidade de Stanford. Entre 103 pacientes tratados por prótese endovascular durante cinco anos, houve mortalidade hospitalar de 9%. Entre as principais complicações incluem: acidente vascular cerebral (7%), paraplegia ou paraparesia (3%), insuficiência renal aguda (5%), lesão arterial grave (4%), insuficiência respiratória (12%) e infarto do miocárdio (2%). Em dois pacientes ocorreu ruptura tardia do aneurisma. A sobrevida foi de 81% em seis meses e 73% em dois anos. Os dois anos de sobrevida para os subgrupos que foram considerados "operáveis" e para aqueles que foram considerados "inoperáveis" foi de 91% e 60%, respectivamente.

Ainda permanecem importantes complicações subseqüentes ao procedimento: *endoleak* persistente[64], migração da endoprótese, ruptura da aorta, lesões vasculares periféricas necessitando de abordagem cirúrgica e alterações morfológicas na porção proximal e distal ao segmento reparado pela prótese endovascular[65]. Atualmente, existe tendência em associar o uso das endopróteses com a técnica operatória clássica, principalmente em pacientes graves e de alto risco operatório[66].

O desenvolvimento de melhores sistemas de liberação e de próteses com melhores mecanismos de fixação na parede da aorta podem reduzir complicações e melhorar de forma consistente os resultados obtidos hoje pelas próteses endovasculares.

REFERÊNCIAS BIBLIOGRÁFICAS

1. Coady M et al. Natural history, pathogenesis and etiology of thoracic aortic aneurysms and dissection. Cardiol Clin North Am 1999;17:615. ▪ 2. Coady MA et al. What is the appropriate size criterion for resection of thoracic aortic aneurysms? J Thorac Surg 1997;113:476. ▪ 3. Szilagyi DE et al. Clinical fate of the patient with asymptomatic abdominal aortic aneurysm and unfit for surgical treatment. Arch Surg 1972;104:600. ▪ 4. Guirguis EM, Barber GG. The natural history of abdominal aortic aneurysms. Am J Surg 1991;162:481. ▪ 5. Westaby S, Bertoni GB. Fifty years of thoracic aorta surgery: lessons learned and future directions. Ann Thorac Surg 2007;83:S832. ▪ 6. Cronenwett JL et al. Actuarial

analysis of variables associated with rupture of small abdominal aortic aneurysms. Surgery 1985;98:472. ▪ 7. Masuda Y et al. Expansion rate of thoracic aortic aneurysms and influencing factors. Chest 1992;102:461. ▪ 8. Dapunt OE et al. The natural history of thoracic aortic aneurysms. J Thorac Cardiovasc Surg 1994;107:1323. ▪ 9. White JV, Scovell SD. Etiology of abdominal aortic aneurysms: the structural basis for aneurysm formation. In: Calligaro HKD et al. (eds.). Diagnosis and Treatment of Aortic and Peripheral Arterial Aneurysms. Philadelphia: WB Saunders Co.; 1999. ▪ 10. White JV et al. Advential elastolysis is a primary event in aneurysm formation. J Vasc Surg 1993;17:371. ▪ 11. Reed D et al. Are aortic aneurysms caused by atherosclerosis? Circulation 1992;85:205. ▪ 12. Sumner DS et al. Stress-strain characteristics and colagen-elastin content of abdominal aortic aneurysms. Surg Gynecol Obstet 1970;130:459. ▪ 13. Menashi S et al. Collagen in abdominal aortic aneurysms: typing, content, and degradation. J Vasc Surg 1987;6:578. ▪ 14. Nakashima Y et al. Dissecting aneurysm: a clinicopathologic and histopathologic study of 111 autopsied cases. Hum Pathol 1990;21:291. ▪ 15. Borst HG et al. Etiology and histology. In surgical treatment of aortic dissection. New York: Churchill Livingstone; 1996. ▪ 16. Schlatmann TJ, Becker AE. Histologic changes in the normal aging aorta: comparative histopathologic study of significance of medial changes. Am J Cardiol 1977;39:21-26. ▪ 17. Januzzi JL et al. Characterizing the young patient with aortic dissection: results from the International Registry of Aortic Dissection (IRAD). J Am Coll Cardiol 2004;43:665. ▪ 18. Nienaber CA, Egle KA. Aortic dissection: new frontiers in diagnosis and management. Part I: From etiology to diagnostic strategies. Circulation 2003;108:628. ▪ 19. Della Corte A et al. Predictors of ascending aortic dilatation with bicuspid aortic valve: a wide spectrum of disease expression. Eur J Cardiothorac Surg 2007;31:397. ▪ 20. Oliver JM et al. Risk factors for aortic complications in adults with coarctation of the aorta. J Am Coll Cardiol 2004;44:1641. ▪ 21. Stolf NA et al. Intramural hematoma of the ascending aorta. Arq Bras Cardiol. 2006;87:e236. ▪ 22. Sakaguchi M et al. Surgery for acute type A aortic dissection in pregnant patients with Marfan syndrome. Eur J Cardiothorac Surg 2005;28:280. ▪ 23. Seeburger J et al. Acute type A dissection at 17 weeks of gestation in Marfan patient. Ann Thorac Surg 2007;83:674. ▪ 24. Tomihara A et al. Risk of development of abdominal aortic aneurysm and dissection of thoracic aorta in a postpartum woman with Marfan's syndrome. Intern Med 2006;45:1285. ▪ 25. Elkayam U et al. Cardiovascular problems in pregnant women with the Marfan syndrome. Ann Intern Med 1995;123:117. ▪ 26. Davies MJ et al. The pathogenesis of spontaneous arterial dissection. Heart 1996;75:434. ▪ 27. Schievink WI, Mokri B. Familial aorto-cervicocephalic arterial dissections and congenitally bicspid aortic valve. Stroke 1995;26:1935. ▪ 28. Kimura S et al. Diagnostic criteria for penetrating atheromatous ulcer of the thoracic aorta. Ann Thorac Surg 2004;78:1070. ▪ 29. Coady MA et al. Penetrating ulcer of the thoracic aorta: What is it? How do we recognize it? How do we manage it? J Vasc Surg 1998;27:1006. ▪ 30. Hansen MS et al. Frequency and inappropriate treatment of misdiagnosis of acute aortic dissection. Am J Cardiol 2007;99:852. ▪ 31. Sundt TM. Intramural hematoma and penetrating atherosclerose ulcer of the aorta. Ann Thorac Surg 2007;83:S835. ▪ 32. Nakamura K et al. Clinical analysis of acute type A intramural hematoma: comparasion between two different pathophysiological types Ann Thorac Surg 2006;81:1587. ▪ 33. Coselli JS. Thoracoabdominal aortic aneurysms. Ann Thorac Surg 1996;61:269. ▪ 34. Kouchoukos NT et al. Cardiac Surgery Kirklin/Barratt-Boyes. Vol. 2. 3rd ed. Philadelphia: Churchill Livingstone; 2003. p. 1851. ▪ 35. Wiet SP et al. Utility of transesophageal echocardiography n the diagnosis of the disease of the thoracic aorta. J Vasc Surg 1994;20:613. ▪ 36. Ince H, Nienaber CA. Management of acute aortic syndromes. Rev Esp Cardiol 2007;60:526. ▪ 37. Coselli JS, de Figueiredo LF. Natural history of descending and thoracoabdominal aortic aneurysms. J Card Surg 1997;12(2 Suppl):322. ▪ 38. Crawford ES, Coselli JS. Thoracoabdominal aneurysm surgery. Semin Thorac Cardiovasc Surg 1991;3:300. ▪ 39. Flamm SD. Cross-sectional imaging studies: what can we learn and what do we need to know? Semin Vasc Surg 2007;20:108. ▪ 40. Raman SV, Cook SC. Cardiovascular computed tomography and MRI in clinical practice: aortopathy. J Cardiovasc Med 2007;8:535. ▪ 41. Yamada N et al. Preoperative demonstration of the Adamkiewicz artery by magnetic resonance angiography in patients with descending or thoracoabdominal aortic aneurysms. Eur J Cardiothorac Surg 2000;18:104. ▪ 42. Estrera AL et al. Update on outcomes of acute type B dissection. Ann Thorac Surg 2007;83:S842. ▪ 43. Pressler V, Mcnamara J. Aneurysm of the thoracic aorta: review of 260 cases. J Thorac Cardiovasc Surg 1985;89:50. ▪ 44. Shores J et al. Progression of aortic dilatation and the benefit of long term beta blockade in Marfan's syndrome. N Engl J Med 1994;330:1335. ▪ 45. Bentall H, De Bono A. A technique for complete replacement of the ascending aorta. Thorax 1968;23:338. ▪ 46. Kouchoukos NT et al. The Ross procedure: long term clinical and echocardiographic follow-up. Ann Thorac Surg 2004;78:773. ▪ 47. Sievers HH et al. A critical reapprasial of the Ross operation: renaissance of the subcoronary implantation technique? Circulation 2006;114(Suppl 1):I504. ▪ 48. Yacoub MH et al. Late results of valve-preserving operation in patients with aneurysms of the ascending aorta and root. J Thorac Cardiovasc Surg 1998;115:1080. ▪ 49. David TE et al. Long-terms results of aortic valve-sparing operations for aortic root aneurysm. J Thorac Cardiovasc Surg 2006;132:347. ▪ 50. David TE et al. Aortic valve preservation in patients with aortic root aneurysm: results of the implantation techinique. Ann Thorac Surg 2007;83:S732. ▪ 51. Scholl FG et al. Interval or permanent nonoperative management of type A aortic dissection. Arch Surg 1999;134:402. ▪ 52. Pêgo-Fernades PM et al. Management of aortic dissection that involves the right coronary artery. Cardiovasc Surg 1999;7:545. ▪ 53. Okamoto RJ et al. the influence of mechanical properties on wall stress and distensibility of the dilated ascending aorta. J Thorac Cardiovasc Surg 2003;126:842. ▪ 54. Gillinov AM et al. The atherosclerotic aorta at aortic valve replacement; surgical strategies and results. J Thorac Cardiovasc Surg 2000;120:957. ▪ 55. LeMaire AS et al. Spectrum of aortic operations in 300 patients with confirmed or suspected Marfan syndrome. Ann Thorac Surg 2006;81:2063. ▪ 56. Nistri S et al. Bicuspid aortic valve: abnormal elastic properties. J Heart Valve Disease 2002;11:369. ▪ 57. Kouchoukos NT et al. Optimazation of aortic arch replacement with a one-stage approach. Ann Thorac Surg 2007;83:S811. ▪ 58. Kouchoukos NT, Masseti P. Total aortic arch replacement with a branched graft and limited circulatory arrest of the brain. J Thorac Cardiovasc Surg 2007;128:233. ▪ 59. Coselli JS et al. Thoracoabdominal aortic aneurysm repair: review and update of current strategies. Ann Thorac Surg 2002;74:S1881. ▪ 60. Coselli JS et al. Open surgical repair of 2286 thoracoabdominal aortic aneurysms. Ann Thorac Surg 2007;83:S862. ▪ 61. Griepp RB et al. Natural histroy of descending thoracic aorta and thoracoabdominal aneurysms. Ann Thorac Surg 1999;67:1927. ▪ 62. Kouchoukos NT et al. Guidelines for credentialing of perform endovascular stent-grafting of the thoracic aorta. J Thorac Cardiovasc Surg 2006;31:530. ▪ 63. Dake MD et al. Transluminal placement of endovascular stent-grafts for the treatment of descending thoracic aortic aneurysm. N Engl J Med 1994;331:1729. ▪ 64. Parmer SS et al. Endoleaks after endovascular repair of thoracic aortic aneurysms. J Vasc Surg 2006;44:447. ▪ 65. Marcheix B et al. Midterm results of endovascular treatment of atherosclerotic aneurysms of the descending thoracic aorta. J Thorac Cardiovasc Surg 2006;132:1030. ▪ 66. Yoshida M et al. Combined endovascular and surgical procedure for recurrent thoracoabdominal aortic aneurysm. Ann Thorac Surg 2006;82:1099.

19. SÍNCOPES

Milena Frota Macatrão-Costa
Denise Hachul

Define-se síncope como a perda transitória e autolimitada da consciência, usualmente acompanhada de perda do tônus postural, seguida de recuperação espontânea sem intervenção terapêutica.

A incidência de síncope na população geral é estimada em 6,2 por 1.000 pacientes-ano[1]. Em alguns grupos populacionais selecionados, 27 a 42% das pessoas já apresentaram pelo menos um episódio de síncope no decorrer da vida[2,3]. Representa 1 a 3% das avaliações em serviços de emergência nos Estados Unidos[4].

Qualquer que seja a causa, o mecanismo final de todas as formas de síncope é a hipoperfusão cerebral transitória. Para que se tenha uma idéia de tempo, a cessação súbita do fluxo sangüíneo cerebral por 6 a 8 segundos é suficiente para causar perda da consciência[5].

Sabe-se que a pressão de perfusão cerebral é diretamente relacionada à pressão arterial sistêmica (pressão de perfusão cerebral = pressão arterial média – pressão intracraniana). Sendo assim, qualquer fator que comprometa o débito cardíaco ou a resistência vascular periférica e, conseqüentemente, a pressão arterial sistêmica acarretará prejuízo da perfusão cerebral[6]. Portanto, uma síncope tanto pode ser desencadeada por falha do débito cardía-

co, como acontece nas bradi ou taquiarritmias, diminuição do retorno venoso para o coração, doenças valvares ou miocárdicas, quanto pelo comprometimento da resistência vascular sistêmica, como acontece nas síncopes reflexas ou por neuropatias autonômicas[3].

Na maioria das vezes, a síncope é seguida de recuperação quase imediata, podendo ser precedida ou não de sintomas premonitórios. Habitualmente, a perda da consciência se dá por um curto período de tempo (segundos a poucos minutos)[3]. Entretanto, em situações mais incomuns, a duração da síncope pode ser mais longa, chegando a vários minutos. Nessas situações, pode ser difícil a diferenciação de síncope com outras causas de perda da consciência, principalmente os quadros epilépticos[7] (Quadro 3.27).

Apesar de apresentar-se freqüentemente de forma dramática, síncope é a manifestação clínica de um amplo espectro de doenças, podendo em um extremo representar uma doença benigna e de bom prognóstico e, em outro, ser o prenúncio de morte súbita iminente. Sendo assim, o grande desafio na avaliação de um paciente com síncope é determinar se esse indivíduo tem risco aumentado de morte.

Quadro 3.27 – Diferenciação clínica entre síncope e convulsão.

	Síncope	Convulsão
Situação clínica	Em ortostase, ambiente quente, estresse emocional, após micção, defecação, tosse, deglutição (neuromediada) Qualquer situação (arritmia)	Qualquer situação
Sintomas premonitórios	Pródromos de palpitação, turvação visual, náuseas, calor ou frio, sudorese etc.	Aura (*déjà vu*, olfatória, gustatória ou visual)
Durante o evento	Palidez, sudorese Cianose pode ocorrer (arritmia) Duração curta (até 5 minutos) Incontinência esfincteriana e breves movimentos clônicos de extremidades, desvio do globo ocular e movimentos tônicos são raros, mas podem ocorrer	Cianose Salivação Duração prolongada (> 5 minutos) Mordida da língua Desvio horizontal dos olhos Incontinência é mais freqüente Movimento tonicoclônico
Sintomas residuais	Fadiga prolongada (neuromediada) Sem sintomas residuais (arritmia) Orientação	Sintomas residuais freqüentes (dor muscular, fadiga, cefaléia) Recuperação lenta Desorientação

Modificado de Calkins e Zipes, 2001[8].

ETIOLOGIA

Síncope pode ser causada por entidades clínicas diversas (Quadro 3.28). Em algumas situações, sua etiologia pode ser multifatorial, como freqüentemente acontece no idoso, em quem uma soma de condições desfavoráveis (que incluem co-morbidades, uso de múltiplos medicamentos e alterações fisiológicas cardiovasculares características da idade) faz com que esse grupo de pacientes seja menos capaz de compensar as variações nos níveis pressóricos[9].

A causa da síncope não era identificada em até 40% dos pacientes até há poucos anos[1,10.] Entretanto, com o advento de novas modalidades diagnósticas (especialmente o teste de inclinação e o monitor de eventos implantável), houve diminuição significativa do número de indivíduos com quadros inexplicados, atualmente de 14 a 18% dos casos[11,12].

As causas mais comuns de síncope na população geral são a neurocardiogênica e a ortostática, seguida das ar-

ritmias[1,10,12-14]. Considerando-se os diferentes grupos etários, observa-se que as causas mais freqüentes variam[15]: em crianças e jovens, a maioria é neurocardiogênica, reações conversivas (psiquiátricas) e arritmias primárias. Em adultos de meia-idade, a síncope neurocardiogênica ainda é a mais freqüente, sendo que as síncopes situacionais (como as relacionadas com a deglutição, a defecação etc.) aparecem também nesta faixa etária; em grupos etários mais velhos, as síncopes causadas por obstruções do débito cardíaco (estenose aórtica, embolia pulmonar etc.) têm maior importância, assim como as arritmias decorrentes de doença estrutural do coração, como as pós-infarto do miocárdio.

AVALIAÇÃO INICIAL DO PACIENTE COM SÍNCOPE

Todo paciente que se apresenta com quadro clínico de perda transitória da consciência deverá ser submetido a uma avaliação inicial que inclui história, exame clínico (incluindo aferições de pressão arterial em posição supina e ortostática) e eletrocardiograma (Fig. 3.18). A primeira questão a ser definida é se a perda da consciência pode ser atribuída à síncope ou se se trata de um quadro não sincopal (ver Quadro 3.27). Na seqüência, deve-se tentar identificar se existem indícios ou não de doença cardíaca e, por fim, determinar se as características clínicas podem sugerir o diagnóstico etiológico.

HISTÓRIA

Um episódio de síncope pode ser mais bem caracterizado ao se avaliar as várias condições associadas: fatores precipitantes, posição do indivíduo no momento da síncope, presença, características e duração dos pródromos, sinais associados à perda da consciência e ainda à recuperação. Esse conjunto de informações pode fortemente sugerir um diagnóstico (Quadro 3.29).

Um estudo recente[16], que avaliou o valor dos achados clínicos como preditores da causa de síncope e envolveu 341 pacientes, demonstrou que a presença de doença cardíaca definida ou suspeita baseada na avaliação inicial (acima descrita) foi um fator preditor independente de causa cardíaca para a síncope, com sensibilidade de 95% e especificidade de 45%. Nesses pacientes, os preditores mais específicos de causa cardíaca foram síncope na posição supina ou durante esforço, visão borrada e síncope convulsiva. Por outro lado, a ausência de doença cardíaca à avaliação inicial permitiu excluir uma causa cardíaca para a síncope em 97% dos pacientes. Palpitação antes da perda da consciência foi o único preditor significativo de síncope cardíaca em pacientes sem doença cardíaca definida ou suspeita.

Esse mesmo estudo evidenciou diferenças significativas nas características clínicas da síncope cardíaca quando comparadas às neuromediadas, entretanto as características das síncopes inexplicadas foram semelhantes às dessas últimas.

Quadro 3.28 – Causas de síncope.

Neuromediadas (reflexas)
- Síncope vasovagal
  - Clássica
  - Não-clássica
- Síncope do seio carotídeo
- Síncope situacional
  - Hemorragia aguda
  - Tosse
  - Estimulação gastrintestinal (deglutição, defecação, dor visceral)
  - Micção
  - Pós-exercício
  - Pós-prandial
- Neuralgia glossofaríngea

Hipotensão ortostática
- Falência autonômica
  - Primária: falência autonômica pura, atrofia sistêmica múltipla, doença de Parkinson
  - Secundária: neuropatia diabética, neuropatia amilóide
  - Pós-exercício
  - Pós-prandial
- Medicamento/álcool induzido
- Depleção de volume
  - Hemorragia, diarréia, doença de Addison

Arritmias cardíacas
- Disfunção do nó sinusal (incluindo síndromes de bradicardia e taquicardia)
- Doença do sistema de condução atrioventricular
- Taquicardias supraventricular e ventricular paroxísticas
- Síndromes hereditárias (síndrome do QT longo, síndrome de Brugada)
- Mau funcionamento do marca-passo/cardiodesfibrilador implantável
- Pró-arritmias induzidas por medicamentos

Doença estrutural cardíaca ou cardiopulmonar
- Doença valvar cardíaca
- Infarto agudo do miocárdio/isquemia
- Miocardiopatia hipertrófica
- Mixoma atrial
- Dissecção aguda de aorta
- Doença pericárdica/tamponamento
- Embolia pulmonar/hipertensão pulmonar

Cerebrovascular
- Síndromes vasculares de roubo de fluxo

Adaptado de *Guidelines on Management (Diagnosis and Treatment) of Syncope – Update 2004*[3].

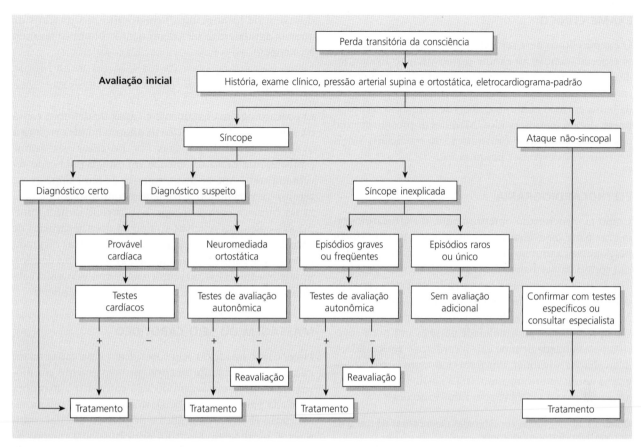

Figura 3.18 – Abordagem da avaliação de perda da consciência com base na avaliação inicial. Adaptado de *Guidelines on Management (Diagnosis and Treatment) of Syncope – Update 2004*[3].

Quadro 3.29 – Características clínicas sugestivas de causas específicas de perda real ou aparente da consciência.

Síncope neuromediada
- Ausência de doença cardiológica
- História longa de síncope
- Após súbita, inesperada e desagradável visão, som, cheiro ou dor
- Longo período em posição supina ou lugares fechados e quentes
- Náuseas e vômitos associados com a síncope
- Durante refeição ou no estado absortivo após a refeição
- Com a rotação da cabeça, pressão sobre o seio carotídeo (tumor, barbear, gola apertada)
- Após exercício

Síncope por hipotensão ortostática
- Após levantar-se
- Relação temporal com o início de medicação que leva à hipotensão ou alterações na dosagem
- Longo período em posição supina, especialmente em lugares fechados e quentes
- Presença de neuropatia autonômica ou parkinsonismo
- Após exercício

Síncope cardíaca
- Presença definitiva de doença cardíaca estrutural
- Durante exercício ou posição supina
- Precedida por palpitação
- História familiar de morte súbita

Síncope cerebrovascular
- Com exercício do braço
- Diferenças na pressão arterial ou pulso nos dois braços

Adaptado de *Guidelines on Management (Diagnosis and Treatment) of Syncope – Update 2004*[3].

O valor da história clínica na diferenciação de síncope por taquicardia ventricular, bloqueio atrioventricular e síncope neurocardiogênica foi avaliado por meio de um estudo prospectivo[16] envolvendo 80 pacientes, pelo qual se demonstrou que as histórias clínicas dos pacientes com síncope por taquicardia ventricular e por bloqueio atrioventricular eram semelhantes. De um total de 32 variáveis estudadas, apenas quatro características da história clínica foram capazes de diferenciar essas causas de síncope: os pacientes com síncope por taquicardia ventricular apresentaram tempos de pródromo e de recuperação mais longos, além de sudorese antecedendo e fadiga sucedendo a síncope. Por outro lado, a história clínica dos pacientes com síncope neurocardiogênica diferiu em muitos aspectos daquela obtida nos outros dois grupos de pacientes. As características de maior valor para identificar indivíduos com síncope cardíaca (por taquicardia ventricular ou bloqueio atrioventricular) daqueles com síncope neurocardiogênica foram: idade > 54 anos, gênero masculino, duração dos sintomas na recuperação e ausência de fadiga seguindo a síncope, com sensibilidade de 98% e especificidade de 100%. Palpitações, borramento visual, náuseas, calor, sudorese ou escurecimento visual antes da síncope e a presença de náuseas, calor, sudorese e fadiga após a síncope foram preditores de síncope neurocardiogênica.

EXAME CLÍNICO

O exame clínico deve ser minucioso e detalhado, dando-se especial atenção ao exame cardiovascular. Evidências de doença cardíaca estrutural, incluindo desvios do *ictus*, ritmo de galope, sopros patológicos, hiperfonese de segunda bulha em foco pulmonar, sinais de insuficiência cardíaca etc. devem ser observados. Medidas de pressão arterial nas posições supina e ortostática são essenciais. Sinais neurológicos devem ser pesquisados.

ELETROCARDIOGRAMA

Como já mencionado anteriormente, o eletrocardiograma faz parte da avaliação inicial do paciente com síncope. Algumas arritmias observadas ao eletrocardiograma são consideradas diagnósticas da causa da síncope (Quadro 3.30), entretanto esse exame isoladamente é capaz de definir a causa de síncope em apenas 10% dos casos[17.] Mesmo que o eletrocardiograma não conclua a causa da síncope, qualquer anormalidade nesse exame pode sugerir a possibilidade de uma causa cardíaca e a necessidade de avaliação adicional. Por outro lado, um eletrocardiograma normal praticamente afasta a possibilidade de causa arrítmica para a síncope, com raras exceções[3].

Quadro 3.30 – Arritmias consideradas diagnósticas da causa da síncope pelo eletrocardiograma.

Bradicardia sinusal < 40 batimentos/min ou bloqueios sinoatriais repetitivos ou pausas sinusais > 3 segundos
Bloqueio atrioventricular de segundo grau Mobitz II ou de terceiro grau
Bloqueios de ramos direito e esquerdo alternantes
Taquicardia supraventricular ou ventricular paroxística rápida
Disfunção do marca-passo com pausas cardíacas

Adaptado de *Guidelines on Management (Diagnosis and Treatment) of Syncope – Update 2004*[3].

Uma vez que pela avaliação inicial se consiga determinar a causa da síncope, deve-se prontamente iniciar o tratamento para a causa específica. Por outro lado, se o diagnóstico for suspeito, testes para avaliação de doença cardíaca ou para os quadros neuromediados devem ser realizados, sendo esses direcionados pela suspeita clínica inicial. Uma terceira possibilidade é a de que a síncope seja inexplicada depois de concluída a avaliação inicial. Nessas situações, se os episódios de síncope forem graves ou freqüentes, deve-se proceder à realização de testes de avaliação autonômica (causa mais freqüente de síncope inexplicada); se, entretanto, os episódios forem raros ou únicos, não é necessário avaliação adicional.

AVALIAÇÃO COMPLEMENTAR

EXAMES LABORATORIAIS

Raramente são utilizados: quando há suspeita clínica de hipoglicemia levando à perda da consciência (sintomas clínicos associados à glicemia sérica < 40mg/dl) e para dosagem de hemoglobina/hematócrito nos quadros de anemia aguda grave ou sangramento volumoso levando à síncope[3].

ECOCARDIOGRAMA

O ecocardiograma raramente é capaz de definir a causa da síncope se não há indícios de anormalidade cardíaca à avaliação inicial. Em apenas 1% dos casos esse exame estabeleceu a causa da síncope em estudo publicado recentemente[17]. Apesar disso, trata-se de um exame quase sempre recomendado a pacientes com suspeita de uma causa cardíaca para a síncope. Isso porque fornece informações essenciais relativas ao tipo da doença cardíaca de base, à presença ou não de acometimento valvar ou gradientes de pressão e, principalmente, avalia o grau de comprometimento da função ventricular, permitindo assim subsídios para melhor estratificação do risco do paciente.

MASSAGEM DO SEIO CAROTÍDEO

Hipersensibilidade do seio carotídeo é uma causa relativamente freqüente de síncope, principalmente em idosos[3,18], sendo a massagem do seio carotídeo a manobra utilizada para identificá-la. Deve ser realizada sob monitorização eletrocardiográfica e de pressão arterial contínuas e, idealmente, tanto na posição supina quanto na ortostática (com a utilização de uma mesa de inclinação). A realização da manobra também na posição em pé é fortemente recomendada pela possibilidade de melhor se avaliar o componente vasodepressor e também pela maior taxa de positividade[19,20]. A resposta é positiva quando ocorre assistolia maior ou igual a 3 segundos (forma cardioinibitória), queda da pressão arterial sistólica maior ou igual a 50mmHg (forma vasodepressora) ou ambas (forma mista). As principais complicações do teste, apesar de raras, são neurológicas, chegando à incidência de 0,45%[21]. Por essa razão, deve-se evitar a massagem carotídea em pacientes com história de eventos isquêmicos transitórios e acidentes cerebrovasculares nos últimos três meses e em pacientes com sopro carotídeo.

TESTE DE INCLINAÇÃO

O teste de inclinação, em que o indivíduo é submetido à mudança da posição supina para a ortostática por determinado intervalo de tempo, é utilizado para o diagnóstico de síncope neurocardiogênica. Trata-se de um teste com boa especificidade (90%)[22,23] e reprodutibilidade[24], porém com sensibilidade incerta, já que não existe um padrão-ouro[25]. O teste pode ser sensibilizado com medicamentos como isoproterenol, dinitrato de isossorbida ou nitroglicerina sublingual com prejuízo mínimo da sua especificidade[3]. As respostas positivas ao teste de inclinação podem ser classificadas em: mista (queda da pressão arterial sistólica > 30mmHg e da freqüência cardíaca), vasodepressora (queda da pressão arterial sistólica > 30mmHg com alterações não-significativas da freqüência cardíaca) e cardioinibitória (presença de assistolia maior que 3 segundos ou bloqueios atrioventriculares, além da queda da pressão arterial). Outros tipos de resposta ao teste de inclinação incluem hipotensão postural (queda da pressão arterial sistólica > 20mmHg ou para menos de 90mmHg ou queda da diastólica > 10mmHg), resposta disautonômica (queda gradual e progressiva da pressão arterial) e síndrome postural ortostática taquicardizante (incremento de mais de 30 batimentos por minuto na freqüência cardíaca logo após a inclinação e mantida durante a exposição)[26].

As principais indicações do teste de inclinação são: 1. síncope recorrente na ausência de doença cardíaca orgânica ou na presença desta após causas cardíacas de síncope terem sido excluídas; e 2. episódio de síncope isolado em situações de alto risco (ocorrência ou risco de agressão física ou com implicações ocupacionais)[3].

HOLTER

O Holter é um exame raramente útil para o diagnóstico de síncope, sendo capaz de fornecer o diagnóstico em torno de 5% dos casos[17]. Isso acontece porque a grande maioria dos pacientes tem intervalo livre de síncope que varia de semanas, meses a anos, e assim a correlação sintoma-eletrocardiograma raramente é conseguida com esse método[3,26].

MONITOR DE EVENTOS EXTERNO

Por permitir um maior tempo de monitorização (15 a 30 dias), o monitor de eventos externos tem maior probabilidade de flagrar um evento clínico. Os sistemas antigos apresentavam grande limitação, a necessidade de acionar o gravador durante o período de perda da consciência, o que não é um fator limitador nos aparelhos mais recentes, que são capazes de realizar registro automático. Em um estudo envolvendo pacientes com altas taxas de recorrência de síncope, o monitor de eventos foi capaz de registrar síncope ou pré-síncope em 25% dos pacientes durante um período de monitorização de até um mês[27].

MONITOR DE EVENTOS IMPLANTÁVEIS

Trata-se de um dispositivo implantado cirurgicamente no subcutâneo sob anestesia local, ainda muito pouco utilizado no Brasil. Sua bateria tem vida de 18 a 24 meses e sua memória circular é capaz de armazenar até 42 minutos contínuos de eletrocardiograma[3]. Pode ser acionado pelo paciente ou, como nos aparelhos mais modernos, apresentar detecção automática de acordo com uma programação predeterminada para episódios de alta e baixa freqüência cardíaca e de pausas. Inicialmente, esses dispositivos eram implantados apenas após extensa investigação não-invasiva e invasiva[28,29]. Entretanto, com as demonstrações de maior capacidade diagnóstica quando comparado à avaliação convencional, incluindo teste de

inclinação, monitor de eventos e estudo eletrofisiológico (52% *versus* 20%)[30], a tendência provavelmente será de implante mais precoce desses dispositivos.

TESTE DE ESFORÇO

Esse exame é recomendado para os pacientes que apresentam síncope durante ou imediatamente após o esforço, que representam cerca de 5% dos casos de síncope inexplicada[31]. Nessas situações, a hipótese de uma etiologia cardíaca deve sempre ser aventada e investigada, especialmente no paciente cardiopata. Em não-cardiopatas, a maior possibilidade de síncope durante o esforço é a vasodepressão reflexa profunda e, caso o sintoma ocorra logo após o término do exercício, a causa é quase sempre vasovagal[32]. A ocorrência de bloqueios atrioventriculares de segundo e terceiro graus relacionados à taquicardia durante o esforço (bloqueios de fase 3) estão sempre localizados distalmente ao nó atrioventricular e representam achado de progressão para um bloqueio crônico estável.

ESTUDO ELETROFISIOLÓGICO

Deve ser realizado quando a avaliação inicial sugere que a causa da síncope pode ser atribuída a um evento arrítmico (pacientes com doença cardíaca estrutural, eletrocardiograma alterado, síncope sem sintomas premonitórios ou precedida de palpitação). Um exame normal não é capaz de afastar a causa arrítmica[3], mas, por outro lado, é diagnóstico nas situações de bradicardia sinusal e tempo de recuperação do nó sinusal muito prolongado (doença do nó sinusal); quando há bloqueio bifascicular e intervalo HV (tempo decorrido entre a despolarização do feixe de His e a despolarização da musculatura ventricular) basal > 100ms ou bloqueios atrioventriculares de segundo e terceiro graus com extra-estímulos atriais, ou na presença de bloqueio His-Purkinje de alto grau provocado pela administração de ajmalina (alcalóide encontrado em fontes vegetais, especialmente na raiz de *Rauwolfia serpentina*), procainamida ou disopiramida; quando há indução de taquicardia ventricular monomórfica e ainda nas situações de indução de taquicardias supraventriculares que reproduzam hipotensão ou os sintomas espontâneos.

PROGNÓSTICO

No estudo de Framingham[1], 7.814 indivíduos foram estudados e seguidos por 27 anos e desses 822 relataram síncope (6,22 por mil pessoas/ano). Os indivíduos que apresentaram síncope apresentaram risco maior de morte por qualquer causa (1,31), sendo o maior risco relacionado à síncope cardíaca (razão de chances de 2,1). Por outro lado, os indivíduos com síncope vasovagal tiveram sobrevida semelhante à do grupo sem síncope.

Pacientes com síncope cardíaca têm mortalidade muito maior (18 a 33%), quando comparados àqueles com síncope não-cardíaca (0 a 12%) ou com síncope inexplicada (6%)[4,10,33,34]. Essa mortalidade aumentada relaciona-se essencialmente à gravidade da doença cardíaca de base, conforme demonstrado por Kapoor et al.[35]. Nesse estudo, pacientes com síncope cardíaca não tiveram maior mortalidade que os indivíduos sem síncopes pareados para graus semelhantes de doença cardíaca.

Um estudo de estratificação de risco[36] identificou quatro variáveis clínicas preditoras da ocorrência de arritmia cardíaca ou morte após um ano da apresentação da síncope: idade maior ou igual a 45 anos, história de insuficiência cardíaca, história de arritmias ventriculares e eletrocardiograma anormal (anormalidades outras que não alterações inespecíficas do segmento ST). Pacientes com um fator apresentaram risco de 4 a 7% do evento, comparados com 58 a 80% em pacientes com três ou quatro fatores de risco.

TRATAMENTO

Sendo a síncope a manifestação clínica de um grande número de doenças subjacentes, o tratamento vai ser bem variável e direcionado à doença de base. Desse modo, o tratamento em algumas situações, visa à melhora da quali-dade de vida e à diminuição das recorrências, e em outras deve ser agressivo para prevenir a morte cardíaca (Quadro 3.31).

NECESSIDADE DE INTERNAÇÃO

A internação hospitalar em síncope pode ser necessária para atender a um dos seguintes objetivos: diagnóstico ou tratamento.

Para o diagnóstico, a internação pode ser indicada quando a avaliação inicial não foi capaz de definir o diagnóstico em situações que se pressupõem como de risco para o paciente. Tais situações podem ser encontradas nos seguintes casos: doença cardíaca suspeita ou conhecida, alterações eletrocardiográficas que levantem suspeita de síncope arrítmica, síncope durante o esforço ou associada a lesão grave, história familiar de morte súbita[3].

Para tratamento, recomenda-se a internação hospitalar na vigência de uma das seguintes causas de síncope: arritmias cardíacas, isquemia miocárdica, doenças estruturais cardíacas ou cardiopulmonares e nas raras situações em que se indica o implante de marca-passo cardíaco artificial para o tratamento de síncope vasovagal forma cardioinibitória.

Quadro 3.31 – Tratamento da síncope baseado na sua etiologia.

Síndromes neuromediadas	Educação sobre a benignidade; evitar eventos precipitantes, reconhecimento dos sintomas premonitórios, manobras para abortar o episódio (ex.: deitar-se, manobras de contrapressão)
Síncope vasovagal	Evitar depleção volêmica, longos períodos em ortostase, ambientes fechados e quentes, punções venosas Aumentar ingestão hidrossalina (na ausência de hipertensão arterial sistêmica) Exercício moderado, *tilt-training* Medicamentos (recorrência freqüente ou traumatismo associado): midodrina, fludrocortisona
Síndrome do seio carotídeo	Marca-passo cardíaco nas formas cardioinibitórias ou mistas Para as formas vasodepressoras: tratamento semelhante ao da síncope vasovagal
Síncope situacional	Evitar ou aliviar o evento deflagrador: tosse, defecação, micção, estresse emocional, dor intensa Quando não é possível evitar evento deflagrador: manter volemia adequada, evitar ortostase longa
Hipotensão ortostática	Evitar diuréticos, vasodilatadores e álcool Evitar mudança brusca de postura, período prolongado em posição supina, ambientes quentes, exercício extenuante, refeições copiosas Aumento da ingestão hidrossalina Elevar cabeceira da cama durante o sono Em casos refratários: tratamento farmacológico (fludrocortisona, midodrine)
Disfunção do nó sinusal	Marca-passo cardíaco (preferencialmente atrial ou dupla câmara)
Doença do sistema de condução atrioventricular	Marca-passo atrioventricular
Taquicardias supraventriculares ou ventriculares paroxísticas	Ablação por cateter Medicamentos antiarrítmicos Cardiodesfibrilador implantável
Doenças cardíacas ou cardiopulmonares estruturais: Isquemia miocárdica aguda ou infarto; Embolia pulmonar Tamponamento pericárdico Estenose aórtica Miocardiopatia hipertrófica	Tratamento farmacológico ou revascularização Anticoagulação, trombólise quando indicado Punção pericárdica e drenagem Cirurgia valvar Tratamento farmacológico ou cirúrgico

Como opção à internação hospitalar para a investigação da síncope, a criação de Unidades de Avaliação de Síncope tem-se mostrado extremamente vantajosa, tanto em termos de efetividade diagnóstica, quanto da contenção de gastos[37]. Em estudo publicado recentemente[37], o manuseio em unidades de síncope foi superior ao padrão no estabelecimento do diagnóstico presuntivo (67 % × 10%, p < 0,001) e na necessidade de admissão hospitalar (43% × 98%, p < 0,001) e o tempo total de hospitalização (dia) foi reduzido, não havendo diferença na sobrevida e na sobrevida livre de recorrência de síncope em dois anos.

REFERÊNCIAS BIBLIOGRÁFICAS

1. Soteriades ES et al. Incidence and prognosis of syncope. N Engl J Med 2002;347:878. ▪ 2. Dermkasian G, Lamb LE. Syncope in a population of healthy Young adults. JAMA 1958;168:1200. ▪ 3. Brignole M et al. Task Force on Syncope, European Society of Cardiology, Guidelines on management (diagnosis and treatment) of syncope – Update 2004. Eur Heart J 2004;6:467. ▪ 4. Day SC et al. Evaluation and outcome of emergency room patients with trasient loss of consciousness. Am J Med 1982;73:15. ▪ 5. Rossen R et al. Acute arrest of cereceral circulation in man. Arch Neurol Psychiatr 1943;50:510. ▪ 6. Hainsworth R. Syncope and fainting: classification and pathophysiological basis. In: Mathias CJ, Bannister R (eds.). Autonomic Failure. A Textbook of Clinical Disorders of the Autonomic Nervous System. 4th ed. Oxford: Oxford University Press, 1999. p. 1. ▪ 7. Hoefnagels WAJ et al. Transient loss of counsciousness: the value of the history for distinguishing seizure from syncope. J Neurol 1991;238:39. ▪ 8. Calkins H et al. Hypotension and syncope. In: Braunwald E et al. (eds.). Heart Disease. A Textbook of Cardiovascular Medicine. 6th ed. Philadelphia: Saunders, 2001. p. 932. ▪ 9. Hachul D. Síncope no idoso. In: Wajngarten, M. Cardiogeriatria. São Paulo: Roca, 2004. p. 139. ▪ 10. Martin GL et al. Prospective evaluation of syncope. Ann Emerg Med 1984;13:499. ▪ 11. Ammirati F et al. Diagnosing syncope in clinical practice: implementation of a simplified diagnostic algorithm in a multicentre prospective trial. Eur Hear J 2000;21:935. ▪ 12. Sarasin FP et al. Prospective evaluation of patients with syncope: a population-based study. Am J Med 2001;111:177. ▪ 13. Strickberger SA et al. AHA/ACCF Scientific Statement on the Evaluation of Syncope. JACC 2006;47:473. ▪ 14. Kapoor W. Evaluation and outcome of patientes with syncope. Medicine 1990;69:16975. ▪ 15. Manolis AS. Evaluation of patients with syncope: focus on age-related differences. ACC Curr J Rev 1994; november/december:13-8. ▪ 16. Calkins MD et al. The value of the Clinical History in the Differentiation of Syncope Due to Ventricular Tachycardia, Atrioventricular block, and Neurocardiogenic Syncope. Am J Med 1995;98:365. ▪ 17. Alboni P et al. Diagnostic Value of History in Patients With Syncope With or Without Heart Disease. J Am Coll Cardiol 2001;37:1921. ▪ 18. Alboni P et al. Clinical spectrum of neurally mediated reflex syncopes. Europace 2004;6:55. ▪ 19. Brignole M et al. Role of body posicion during carotid sinus stimulation test in the diagnosis of cardioinibitory carotid sinus syndrome. G Ital Cardiol 1983;14:69. ▪ 20. Parry SW et al. Diagnosis of carotid sinus hipersensitivity in older adults: carotid sinus massage in the upright position is essential. Heart 2000;83:22. ▪ 21. Munro N et al. The incidence of complications after carotid sinus massage in older patients with syncope. J Am Geriatr Soc 1994;42:1248. ▪ 22. Grubb BP, Kosinski D. Tilt table testing: concepts and limitations. Pacing Clin Electrophysiol 1997;20:781. ▪ 23. Benditt DG et al. Tilt table testing for accessing syncope. J Am Coll Cardiol 1996;28:263. ▪ 24. Hachul D et al. Reprodutibilidade do teste de inclinação em pacientes com síncope neurocardiogênica. Arq Bras Cardiol 1994;62:297. ▪ 25. Grubb BP. Neurocardiogenic syncope. N Engl J Med 2005;352:1004. ▪ 26. Diretrizes para Avaliação e Tratamento de Pacientes com Arritmias Cardíacas. Arq Bras Cardiol 2002;79(Supl V):1. ▪ 27. Linzer M et al. Incremental diagnostic yield of loop electrocardiographic recorders in unexplained syncope. Am J Cardiol 1990;66:214. ▪ 28. Krahn AD et al. The etiology of syncope in patients with negative tilt table and electrophysiological testing. Circulation 1995;92:1819. ▪ 29. Krahn AD et al. Final results from a pilot study with an implantable loop recorder to determine the etiology of syncope in patients with negative nonivasive and invasive testing. Am J Cardiol 1998;82:117. ▪ 30. Krahn A et al. Randomized assesment of syncope trial. Convencional diagnostic testing versus a prolonged monitoring strategy. Circulation 2001;104:46. ▪ 31. Kapoor W et al. Syncope of unknown origin: the need for a more cost-effective aproach to its diagnostic evaluation. JAMA 1982;247:2687. ▪ 32. Hachul D et al. Síncope e morte súbita relacionada a exercício: aspectos epidemiológicos e clínicos. In: Negrão CE, Barretto ACP (eds.). Cardiologia do Exercício. Barueri-SP: Manole, 2005. p. 237. ▪ 33. Silverstein MD et al. Patients with syncope admitted to medical intensive care units. JAMA 1982;248:1185. ▪ 34. Kapoor W et al. A propective evaluation and follow-up of patients with syncope. N Engl J Med 1983;309:197. ▪ 35. Kapoor WN, Hanusa B. Is syncope a risk factor for poor outcomes? Comparison of patients with and without syncope. Am J Med 1996;100:646. ▪ 36. Martin TP et al. Risk stratification of patients with syncope. Ann Emerg Med 1997;29:459. ▪ 37. Shen WK et al. Syncope evaluation in the Emergency Department Study (SEEDS) – a multidisciplinary approach to syncope management. Circulation 2004;110:3636.

20. AVALIAÇÃO PERIOPERATÓRIA EM CIRURGIA NÃO-CARDÍACA

Dimas T. Ikeoka
Bruno Caramelli

O período perioperatório pode ser definido como aquele que vai desde a indicação da cirurgia até o retorno do paciente a suas atividades normais. O risco de eventos cardiovasculares como infarto do miocárdio, arritmias cardíacas, edema agudo dos pulmões, morte cardíaca súbita ou descompensação de cardiopatia subjacente é especialmente elevado durante essa fase.

Os principais objetivos de uma avaliação de risco perioperatório são detectar situações e pacientes de risco, bem como oferecer condições para que eventos mórbidos sejam prevenidos. Para tanto, é importante que não apenas o cardiologista, mas toda a equipe médica e multiprofissional envolvida, participe e dê continuidade ao processo de avaliação ou monitorização perioperatória.

A mortalidade intra-hospitalar após qualquer cirurgia realizada no sistema público de saúde é bastante elevada no Brasil se comparada, por exemplo, ao índice norte-americano (2,4% ao ano no Brasil *versus* 0,6% nos EUA). Os motivos para tal diferença não são totalmente conhecidos, mas, como as principais causas de morte no pós-operatório estão relacionadas ao sistema cardiovascular, é de se esperar que melhor avaliação e acompanhamento dos pacientes de alto risco possam melhorar este panorama.

Diversos algoritmos de avaliação de risco cirúrgico já foram publicados até o momento. Trataremos mais detalhadamente de alguns deles. Independentemente do protocolo que se queira adotar, é preciso que, ao se realizar a avaliação de risco perioperatório, algumas questões de ordem prática sejam respondidas, as quais são apresentadas no quadro 3.32 e tratadas em detalhe a seguir[1-4].

Quadro 3.32 – O que devemos saber.

Trata-se de uma cirurgia de emergência?
Qual o risco de má evolução durante ou após a cirurgia para esse paciente?
Qual o risco inerente ao procedimento cirúrgico?
A cirurgia em questão pode ser adiada ou modificada?
O que pode ser feito para se atenuar o risco?
Diante do risco de complicações, é necessário monitorização adicional?

CIRURGIAS DE EMERGÊNCIA

Em grandes hospitais que contam com serviços de avaliação perioperatória, parte das consultas encaminhadas relata a história de pacientes em situações de emergência e que serão submetidos a um procedimento cirúrgico. Nesses casos, o risco de eventuais complicações cardíacas mostrou-se bastante elevado e a equipe médica tem pouco tempo e poucos indicadores para predizê-lo com mais exatidão. A melhor decisão é admitir que se trata de uma situação de alto risco e prover a melhor monitorização intra-operatória e o melhor acompanhamento pós-operatório possível de acordo com a situação clínica e cirúrgica que se apresenta. Obviamente, informações valiosas podem ser colhidas da história clínica realizada no pós-operatório ou dos familiares, o que pode contribuir para prever ou atenuar os riscos de má evolução.

PREVENDO O RISCO PERIOPERATÓRIO A PARTIR DA AVALIAÇÃO CLÍNICA

A estimativa de risco perioperatório baseia-se na avaliação clínica do paciente. A maioria dos fatores que conferem um acréscimo nesse índice pode ser determinada ou aferida por meio da história clínica e exame clínico. Um número adicional de fatores costuma ser definido a partir de exames de baixa complexidade, como, por exemplo, o eletrocardiograma de repouso. Muitos dos fatores de risco conhecidos atualmente foram descritos ao longo das últimas quatro décadas por estudos observacionais ou retrospectivos, incluindo pequeno número de pacientes. Foram de grande importância os trabalhos de Goldman (1977) e Detsky (1986), envolvendo grande número de indivíduos submetidos a diversos tipos de procedimentos cirúrgicos. Foi então possível determinar e validar aqueles que são hoje conhecidos como os mais importantes fatores de risco para complicações cardiovasculares[5,6]. Uma lista com os critérios definidos por eles pode ser observada na tabela 3.20, bem como os escores de pontos propostos.

Dentre os fatores relacionados, a doença isquêmica do coração é sem dúvida a que contribui individualmente com

Tabela 3.20 – Indicadores clínicos de alto risco perioperatório*.

	Goldman	Detsky
História		
Idade > 70 anos	5	5
Infarto agudo há menos de seis meses	10	10
Angina		
Canadian Heart Association classe III/IV		10/20
Instável há menos de três meses		10
Edema pulmonar		
Menos de uma semana/qualquer época		10/5
Exame clínico		
Terceira bulha ou estase jugular	11	
Estenose aórtica crítica	3	20
Eletrocardiograma		
Ritmo não-sinusal ou extra-sístoles	7	5
> 5 extra-sístoles/min	7	5
Mau estado geral**	3	5
Cirurgia		
Intraperitoneal, intratorácica, aórtica	3	
Cirurgia de emergência	4	10
Total de pontos possíveis	53	105

* Adaptado de Goldman: I: 0–5; II: 6–12; III: 13–25; IV: > 25 pontos. Adaptado de Detsky: I: 10–15; II: 15–30; III: > 30 pontos.

** Mau estado geral definido da seguinte forma: PO_2 < 60 ou PCO_2 > 50mmHg; potássio sérico ≤ 3 ou HCO_2 < 20mEq/l; BUN > 50 ou creatinina > 3mg/dl; transaminases elevadas ou sinais de insuficiência hepática; restrito ao leito por causas não-cardíacas.

o maior incremento no risco de complicações, seguida de perto pela estenose aórtica e insuficiência cardíaca. Na história clínica, os sintomas de angina, infarto prévio, bem como os fatores de risco para doença coronariana devem ser buscados. Adicionalmente, devem ser especificamente pesquisados sintomas que sugiram insuficiência cardíaca, incluindo limitação progressiva da atividade física, dispnéia, ortopnéia e alterações ao exame clínico como refluxo hepatojugular, crepitações pulmonares, estase jugular e terceira bulha. De grande importância são as estenoses valvares, especialmente a estenose aórtica, que está associada a uma elevada mortalidade perioperatória; muitas vezes, seu diagnóstico justifica o adiamento de um procedimento eletivo para que se realize o reparo ou troca valvar *a priori*, a depender da gravidade da lesão. Devem ser ainda cuidadosamente avaliados os pulsos arteriais nos quatro membros, a fim de se detectar possível doença vascular, que é um indicador indireto de doença isquêmica cardíaca concomitante. Diabetes, arritmias, ocorrência de morte súbita, doença vascular periférica, acidente vascular cerebral, uso de marca-passo cardíaco ou desfibrilador implantável, doença renal ou pulmonar são elementos a se buscar por meio da história clínica e que não devem ser esquecidos.

O *eletrocardiograma de repouso* tem demonstrado ser um método eficiente para se determinar a concomitância de doença cardíaca e auxiliar na determinação do risco cardiovascular no ambiente pré-operatório. Ademais, sua realização tornou-se rotina em muitos hospitais. A existência de infarto cardíaco prévio pode ser facilmente demonstrada pela presença de ondas Q anormais. Alterações de ondas T e segmento ST são também sugestivas de doença isquêmica do coração. Bloqueios atrioventricula-

res ou fasciculares, alterações da condução ventricular, fibrilação atrial, arritmias ventriculares e supraventriculares são exemplos de anormalidades facilmente demonstradas ao eletrocardiograma e que podem denotar a concomitância de doença cardíaca preexistente. O fato é que, diversas vezes, o cardiologista ou clínico são chamados com a finalidade específica de analisar anormalidades eletrocardiográficas documentadas dias antes de uma cirurgia. É importante que qualquer alteração ao eletrocardiograma seja analisada em concordância com as demais informações clínicas disponíveis, e nunca isoladamente[7].

Outros *exames complementares de diagnóstico* podem ser necessários quando houver ainda dúvidas quanto ao risco inerente ao paciente ou quando se supõe que esse risco seja maior que o estimado a partir da história e exame clínico. Os exames mais solicitados na prática são a radiografia simples de tórax, o ecocardiograma, o teste ergométrico e a cintilografia de perfusão miocárdica.

A *radiografia simples de tórax* pode ser útil em pacientes com ausculta pulmonar alterada ou quando se suspeita de insuficiência cardíaca. Um aumento da área cardíaca ou velamento das bases sugerem a presença de insuficiência cardíaca, embora sua ausência não implique exclusão do diagnóstico. Pacientes com doença pulmonar subjacente podem ser descobertos a partir da história aliada a uma simples radiografia do tórax. Entretanto, para pacientes de baixo risco, sem sintomas respiratórios e que serão submetidos a cirurgia de baixo ou moderado risco, não se indica de rotina a realização desse exame.

A realização de *teste ergométrico* ou *eletrocardiograma de esforço* pode ser considerada em algumas situações, especialmente em se tratando de pacientes com alta probabilidade de positividade pré-teste, ou seja, aqueles com diagnóstico prévio de doença coronariana, dois ou mais fatores de risco ou indivíduos diabéticos. Embora de grande valor no diagnóstico e tratamento de rotina da doença isquêmica do coração, este exame não tem demonstrado ser capaz de prever com muita precisão a ocorrência de eventos adversos para pacientes de mais baixo risco, estando sua indicação restrita à estimativa do estado funcional, quando necessária. Em trabalho recente, utilizando o teste ergométrico com monitorização cardiopulmonar, um baixo limiar anaeróbio foi capaz de prever com elevada acurácia os pacientes que desenvolveriam complicações cardiopulmonares dentre um grupo de 500 pacientes com mais de 60 anos de idade. Entretanto, essa prática não é amplamente disponível e não é ainda aceita para execução de rotina.

O *ecocardiograma* pode ser útil quando se trata de confirmar o diagnóstico de doença cardíaca estrutural, especialmente valvular, ou deterioração da função cardíaca previamente detectados na história e exame clínico. Ou ainda quando associado a estresse provocativo (exercício ou estresse farmacológico com dobutamina) para avaliação de isquemia miocárdica, especialmente em pacientes que serão submetidos a cirurgia vascular. A realização indiscriminada de ecocardiograma não tem, entretanto, valor adicional para prever eventos cardíacos. O mesmo se aplica à *cinecoronariografia*, que deve ser realizada apenas nos casos em que o diagnóstico clínico de insuficiência coronariana seja claro e quando se destine à programação de alguma intervenção pré-cirúrgica objetivando reduzir o risco de complicações.

Para obter um resultado satisfatório com a utilização de exames complementares, é bom levar em consideração os seguintes princípios:

1. Pacientes com boa condição geral, sem nenhum dos fatores de risco apresentados na tabela 3.20, *diabetes mellitus* ou outra doença crônica pregressa e que serão submetidos a cirurgias de baixo risco, não necessitam de nenhuma avaliação adicional.
2. Um exame complementar deve contribuir de alguma maneira para a otimização da estimativa de risco realizada a partir do exame clínico, em vez de se traduzir em simples verificação diagnóstica.
3. É necessário ainda que se questione o que pode ser modificado na abordagem terapêutica a partir dos resultados esperados para o exame proposto. Um método diagnóstico no qual nenhum dos possíveis resultados se traduz em acréscimo ou redução do risco ou, por outro lado, não leva à alteração do tratamento proposto não deve ser utilizado.
4. A indicação de um procedimento diagnóstico ou terapêutico antecedendo a cirurgia deve estar condicionada ao princípio de que nunca se deve oferecer risco adicional à vida ou à saúde do paciente, a não ser que isso, ao final, traduza-se em redução do risco global.
5. Independentemente do protocolo de avaliação adotado, deve-se sempre ter em conta que *guidelines* ou diretrizes de avaliação e tratamento são apenas linhas gerais de orientação para a tomada de decisão médica. Toda diretriz é baseada em estudos controlados em populações das quais muitos dos pacientes do "mundo real" não fazem parte. Assim, é importante, além do conhecimento das diretrizes, saber que elas nem sempre podem ser integralmente aplicadas na prática diária e de forma estrita.

EM QUE INFLUENCIA A CIRURGIA?

Costuma-se atribuir de forma intuitiva e lógica os maiores índices de morbidade às cirurgias de grande porte. Sabemos, a partir de poucas mas importantes publicações, que algumas modalidades de cirurgia estão associadas de fato a maior risco de complicações. Segundo Eagle et al., cirurgias vasculares e torácicas estão associadas com as maiores taxas de complicações cardiovasculares, como observado na figura 3.19. Razões para isso são a concomitância freqüente de doença coronariana e vascular ce-

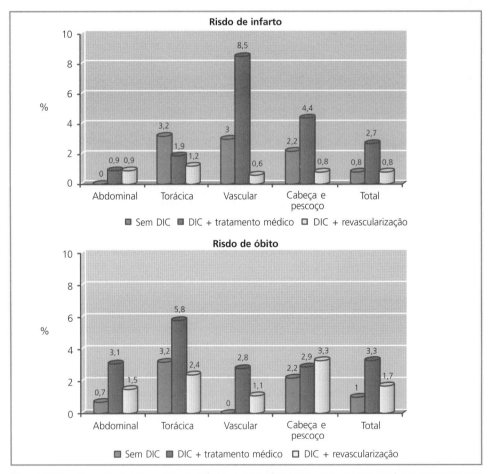

Figura 3.19 – Tipo de cirurgia e risco de infarto e morte (expressos em porcentagem) em pacientes sem doença isquêmica do coração (DIC), com DIC e tratamento médico ou com doença isquêmica do coração e tratamento de revascularização prévio à cirurgia. Adaptado de Eagle et al., 1997[8].

rebral nos pacientes com doença vascular periférica, bem como as enormes alterações do conteúdo vascular a que tais pacientes são submetidos. De forma oposta, cirurgias de pequeno porte, como as oftalmológicas, dermatológicas e odontológicas, bem como outros tipos de procedimento cirúrgico ambulatoriais são considerados de risco muito baixo, dispensando na maior parte dos casos uma avaliação mais detalhada por parte do clínico. No quadro 3.33 estão relacionados os principais tipos de cirurgias, divididos de acordo com o risco de complicações inerente a cada uma[8].

Quadro 3.33 – Classificação dos procedimentos cirúrgicos conforme o risco de complicações cardiovasculares (adaptado a partir das diretrizes da ACC/AHA para avaliação cardiovascular perioperatória em cirurgia não-cardíaca).

Alto risco (> 5%)	Risco intermediário (1 a 5%)	Baixo risco (< 1%)
Cirurgias de emergência Revascularização de aorta e de vasos da periferia Cirurgias prolongadas Cirurgias com grande perda de sangue	Endarterectomia de carótida Cabeça e pescoço Cirurgias de próstata Procedimentos intratorácicos e intraperitoneais Cirurgias ortopédicas	Procedimentos endoscópicos Procedimentos superficiais Cirurgia de catarata Cirurgias de mama

Adicionalmente, os trabalhos têm mostrado que cirurgiões experientes e centros com grande volume de cirurgias apresentam menores taxas de complicações operatórias que os demais. Dessa forma, além das questões relacionadas ao paciente, é importante considerar os fatores relacionados ao procedimento cirúrgico em si antes de se definir o risco operatório final.

O QUE FAZER PARA ATENUAR O RISCO?

O *American College of Cardiology* (ACC) juntamente com a *American Heart Association* (AHA) propõem uma análise passo a passo do paciente cirúrgico que expomos resumidamente no quadro 3.34 e na figura 3.20. Por se tratar de um protocolo de realização relativamente complexo, tem ganhado pouca adesão, ao menos em nosso país. Um tanto mais simples e de mais ampla aceitação é o algoritmo criado pelo *American College of Physicians*, resumidamente exposto na figura 3.21. Ambos tratam da maneira como devemos avaliar o risco de cada paciente e tomar condutas para prevenir complicações intra ou pós-operatórias.

De forma simplificada, para pacientes de alto risco deve-se determinar sua natureza bem como a elegibilidade para procedimentos que proporcionem sua redução antes da cirurgia em questão. Assim, por exemplo, pacientes com doença coronariana e isquemia miocárdica documentada e sintomática devem, em geral, submeter-se a algum procedimento de revascularização antecedendo a cirurgia. Pacientes com insuficiência cardíaca descompensada devem ser admitidos em um hospital para compensação antes da cirurgia e, preferivelmente, a recuperação pós-cirúrgica deve ser realizada em unidade de terapia intensiva.

Quadro 3.34 – Preditores clínicos de risco perioperatório para infarto do miocárdio, insuficiência cardíaca e óbito.

Maiores
Síndromes coronarianas instáveis
   Infarto agudo do miocárdio recente* e com evidência de risco isquêmico significativo, por sintomas clínicos ou estudo não-invasivo
   Angina instável ou importante/grave (*Canadian Cardiovascular Society* classe III ou IV)
Insuficiência cardíaca descompensada
Arritmias significativas
   Bloqueio atrioventricular de alto grau
   Arritmias ventriculares sintomáticas na presença de doença cardíaca subjacente
   Arritmias supraventriculares com freqüência ventricular não-controlada
Doença valvar grave

Intermediários
Angina pectoris leve (*Canadian Cardiovascular Society* classe I ou II)
Infarto do miocárdio prévio por história ou ondas Q patológicas
Insuficiência cardíaca compensada
Diabetes mellitus (particularmente insulino-dependente)
Insuficiência renal

Menores
Idade avançada
Eletrocardiograma anormal (hipertrofia ventricular esquerda, bloqueio de ramo esquerdo, anormalidades de ST-T)
Outros ritmos que não o sinusal (por exemplo, fibrilação atrial)
Baixa capacidade funcional (por exemplo, incapacidade de subir um lance de escadas carregando uma sacola de compras)
História de acidente vascular cerebral
Hipertensão arterial sistêmica não-controlada

* *The American College of Cardiology National Database Library* define infarto do miocárdio recente como tendo ocorrido há mais de sete dias e menos que ou igual há um mês; infarto agudo é definido até sete dias.

Os pacientes submetidos a cirurgias vasculares e que apresentam risco moderado estimado pela presença de determinados indicadores clínicos devem realizar previamente um exame não-invasivo (ecocardiograma de estresse ou cintilografia miocárdica de perfusão) para a detecção e quantificação de isquemia miocárdica. Caso o teste se mostre positivo, o paciente deve ser considerado quanto à elegibilidade para um procedimento de revascularização miocárdica. Estratificação de risco por meio de testes não-invasivos pode ser aplicada também a outros tipos de cirurgia de grande porte, conforme sugerido pelo algoritmo da ACC/AHA (Fig. 3.20). Aceita-se, entretanto, que pacientes submetidos a cirurgias não-vasculares com risco intermediário não necessitam de exames adicionais, podendo ser encaminhados diretamente à sala cirúrgica com a advertência à equipe cirúrgica e anestésica de que o risco de complicações está entre 3 e 15%.

Quando possível, a *revascularização miocárdica* é indicada para pacientes que serão submetidos a cirurgias de alto risco e que são portadores de doença coronariana sintomática ou associada a uma clara demonstração de isquemia em teste não-invasivo. Quando compromete a artéria descendente anterior ou mais de dois vasos, indica-se preferencialmente cirurgia de revascularização. Nos casos em que a doença poupa a descendente anterior ou está confinada a até dois vasos, a revascularização percutânea (angioplastia) deve ser preferida. Deve-se lembrar

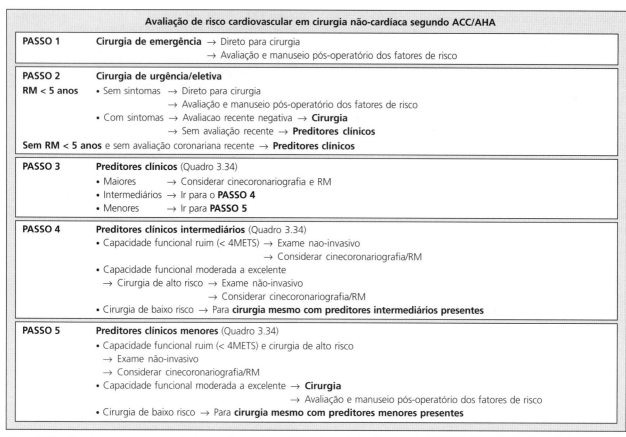

Figura 3.20 – Abordagem passo a passo do risco cardíaco perioperatório, adaptado das diretrizes da ACC/AHA, 2002. RM = revascularização miocárdica; METS = equivalente metabólico. Atividades que requerem 4METS são, por exemplo, realizar trabalho doméstico ou subir um lance de escadas.

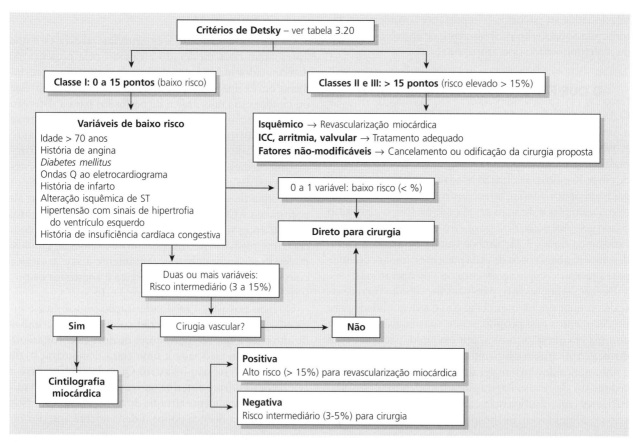

Figura 3.21 – Avaliação de risco cardiovascular em cirurgia nao cardíaca segundo o *American College of Physicians* (adaptado).

nesse caso que a revascularização percutânea não implica redução imediata do risco. Alguns estudos mostram que a realização de cirurgia imediatamente após angioplastia pode ter conseqüências desastrosas. Recomenda-se aguardar quatro a seis semanas após uma angioplastia com *stent* antes que uma cirurgia não-cardíaca seja realizada, tempo considerado suficiente para a endotelização do *stent* e redução do risco de trombose *in situ*. Alternativamente é também aceito que para uma angioplastia convencional (sem *stent*) se aguarde menos tempo, embora não menos que uma ou duas semanas.

O uso de *betabloqueadores* reduz o risco de infarto e morte cardíaca perioperatória no caso de pacientes de alto risco de doença isquêmica do coração. Seu uso tem sido indicado para pacientes que sejam submetidos a qualquer procedimento cirúrgico e que possuam dois ou mais dos fatores de risco para doença aterosclerótica cardíaca ou que sejam diabéticos[9,10]. O uso de atorvastatina, um inibidor da HMCo-A redutase, administrado um mês antes de uma cirurgia vascular demonstrou, em um ensaio clínico, ser capaz de reduzir o risco de complicações cardiovasculares em 68% dos casos[11]. Estudos retrospectivos também demonstraram benefício com o uso de tais medicamentos. Entretanto, pela falta de ensaios clínicos incluindo maior número de pacientes, recomendamos seu uso apenas para pacientes de alto risco que serão submetidos a cirurgias vasculares. Em uma análise farmacoeconômica, o uso de atorvastatina mostrou ser a terapia com melhor relação custo-efetividade até então descrita para prevenção de eventos perioperatórios. Um número necessário para tratar (NNT) de 15 foi descrito com base nos estudos até então publicados, ou seja, uma vida é salva para cada 15 pacientes utilizando tal medicamento[12,13].

Até recentemente não existia em nosso meio um protocolo de avaliação perioperatória que levasse em conta as características clínicas demográficas e epidemiológicas de nossa população. Foi então criado por um grupo de pesquisadores do estado de São Paulo um escore de avaliação visando suprir essa deficiência. O Estudo Multicêntrico de Avaliação Perioperatória (EMAPO) propôs-se a introduzir um protocolo de avaliação baseado em escore de pontos que divide os pacientes cirúrgicos em grupos de risco muito baixo, baixo, moderado, elevado e muito elevado. Esta estratificação demonstrou ser capaz de estimar com boa sensibilidade e especificidade o risco de eventos cardiovasculares, que foram quantificados em < 1%, < 3%, < 7%, até 13% e > 13%, respectivamente.

A CIRURGIA PODE SER ADIADA OU MODIFICADA?

Conforme observamos nos dois protocolos americanos apresentados, em determinado momento pode ser necessário definir entre a realização de exame complementar ou uma outra terapêutica direcionada à doença cardiovascular antes que a cirurgia inicialmente proposta seja realizada. Essa situação ocorre de forma relativamente freqüente na prática e é importante lembrar um princípio já citado anteriormente: qualquer conduta a ser tomada deve visar à melhora da saúde do paciente, especialmente no que se refere a sua sobrevida e qualidade de vida. O adiamento de uma cirurgia para a realização de outro procedimento que a anteceda só tem sentido, dessa forma, quando signifique claro benefício ao paciente.

Por outro lado, é importante que se tenha consciência e segurança para se definir o adiamento ou cancelamento de um procedimento cirúrgico que signifique um risco elevado ao paciente. Nas situações em que a urgência cirúrgica se impõe, é necessário discutir com toda equipe responsável, à luz das informações clínicas obtidas, qual a melhor conduta. Um paciente que necessita ser operado o quanto antes para a retirada de um tumor com grande capacidade de invasão e metástase provavelmente não poderá aguardar um novo exame não-invasivo ou uma cirurgia de revascularização miocárdica. A decisão final de adiamento de uma cirurgia pode ser extremamente complicada em alguns casos, devendo ser tomada sempre em conjunto com a equipe cirúrgica e nunca de forma unilateral.

MONITORIZAÇÃO ADICIONAL E VIGILÂNCIA PÓS-OPERATÓRIA

Para a maioria dos casos e diferentes modalidades cirúrgicas, a monitorização intra-operatória habitual é suficientemente informativa e segura. O uso do cateter de artéria pulmonar (Swan-Ganz) não demonstrou acrescentar benefício à monitorização tradicional e, em alguns estudos, um número maior de complicações ocorreu entre os pacientes submetidos a esta técnica. A recomendação atual é de que seja utilizado apenas durante cirurgias nas quais o risco estimado de descompensação hemodinâmica seja muito alto, como, por exemplo, em pacientes com angina instável ou insuficiência cardíaca franca em concomitância com urgência cirúrgica. Em nosso meio, onde a prevalência de doença mitral é marcadamente alta, o uso de cateter pulmonar parece resultar em benefício na evolução clínica de pacientes com grave comprometimento valvar, seja na forma de estenose, seja de insuficiência. Entretanto, não há ainda dados na literatura que permitam uma conclusão definitiva quanto a seu uso nessas situações.

Monitorização intra-operatória do segmento ST por meio de eletrocardiografia e utilizando algoritmos computadorizados de análise pode ser útil para predizer a evolução a longo prazo em pacientes de alto risco, como, por exemplo, naqueles submetidos a cirurgias vasculares. Entretanto, apenas nesse contexto seu valor pode ser demonstrado até o presente momento, não se justificando seu uso em outras situações.

É sensato recomendar que aqueles pacientes para os quais se indicam formas especiais de monitorização intra-operatória ou outros pacientes considerados de alto risco devam permanecer em unidade de terapia intensiva ao menos durante os três primeiros dias do período pós-operatório, em que a maioria dos eventos adversos podem surgir.

Pacientes com elevações dos níveis séricos de troponina no pós-operatório estão sujeitos a aumento de até seis vezes na mortalidade e risco de complicações nos seis primeiros meses após procedimento. Mesmo pequenas elevações, abaixo do limite de corte para esse método, traduzem-se em pior prognóstico do ponto de vista cardiovascular. Medidas seriadas de troponina cardíaca estão indicadas, especialmente após cirurgias vasculares e de grande porte. Elevações nos níveis de troponina T ou I acima do limite de corte, bem como o supradesnível do segmento ST ao eletrocardiograma, indicam a ocorrência de infarto no perioperatório, e tais casos devem ser considerados para a realização precoce de cinecoronariografia e tratamento agressivo da doença, o que se traduz em algum procedimento de revascularização quando possível.

Atualmente, o controle estrito da glicemia é indicado tanto para pacientes no período pós-operatório quanto para outros grupos criticamente enfermos. Tem-se demonstrado consistentemente que níveis elevados de glicemia no pós-operatório se correlacionam com maior risco de complicações, principalmente as de natureza infecciosa. Por outro lado, quando se mantém a glicemia entre 80 e 110mg/dl, o risco de complicações, mortalidade e tempo de permanência em hospital são reduzidos drasticamente[14].

A presença do cardiologista dentro da sala cirúrgica como forma de otimizar o tratamento de possíveis complicações intra-operatórias não tem base em nenhuma evidência até o momento publicada e nem mesmo é citada em protocolos de conduta. No mais, pressupõe-se que a equipe anestésica e cirúrgica sempre esteja preparada e treinada para possíveis surpresas que venham a surgir nesse momento.

RESUMO

O período perioperatório é considerado de alto risco para complicações cardiovasculares. Uma criteriosa avaliação clínica e o bom uso dos instrumentos diagnósticos e terapêuticos de que dispomos atualmente para o manuseio das doenças cardiovasculares podem atenuar o risco nos pacientes suscetíveis.

REFERÊNCIAS BIBLIOGRÁFICAS

1. Eagle KA et al. Acc/aha guideline update for perioperative cardiovascular evaluation for noncardiac surgery-executive summary: A report of the american college of cardiology/american heart association task force on practice guidelines (committee to update the 1996 guidelines on perioperative cardiovascular evaluation for noncardiac surgery). J Am Coll Cardiol 2002;39:542. ▪ 2. Guidelines for assessing and managing the perioperative risk from coronary artery disease associated with major noncardiac surgery. American college of physicians. Ann Intern Med 1997;127:309. ▪ 3. Fleisher LA, Eagle KA. Clinical practice. Lowering cardiac risk in noncardiac surgery. N Engl J Med 2001;345:1677. ▪ 4. Boersma E et al. Perioperative cardiovascular mortality in noncardiac surgery: Validation of the lee cardiac risk index. Am J Med 2005;118:1134. ▪ 5. Goldman L et al. Multifactorial index of cardiac risk in noncardiac surgical procedures. N Engl J Med 1977;297:845. ▪ 6. Detsky AS et al. Predicting cardiac complications in patients undergoing non-cardiac surgery. J Gen Intern Med 1986;1:211. ▪ 7. Ikeoka DT, Caramelli B. Aplicações clínicas do eletrocardiograma na avaliação perioperatória de cirurgia não-cardíaca. Revista da Sociedade de Cardiologia do Estado de Sao Paulo 1999;9:424. ▪ 8. Eagle KA et al. Cardiac risk of noncardiac surgery: Influence of coronary disease and type of surgery in 3368 operations. Cass investigators and university of michigan heart care program. Coronary artery surgery study. Circulation 1997;96:1882. ▪ 9. Mangano DT et al. Effect of atenolol on mortality and cardiovascular morbidity after noncardiac surgery. Multicenter study of perioperative ischemia research group. N Engl J Med 1996;335:1713. ▪ 10. Poldermans D et al. The effect of bisoprolol on perioperative mortality and myocardial infarction in high-risk patients undergoing vascular surgery. Dutch echocardiographic cardiac risk evaluation applying stress echocardiography study group. N Engl J Med 1999;341:1789. ▪ 11. Durazzo AE et al. Reduction in cardiovascular events after vascular surgery with atorvastatin: A randomized trial. J Vasc Surg 2004;39:967; discussion 975-6. ▪ 12. Biccard BM et al. Statin therapy: a potentially useful peri-operative intervention in patients with cardiovascular disease. Anaesthesia 2005;60:1106. ▪ 13. Biccard BM et al. The pharmaco-economics of peri-operative statin therapy. Anaesthesia 2005;60:1059. ▪ 14. van den Berghe G et al. Intensive insulin therapy in the critically ill patients. N Engl J Med 2001;345:1359.

21. DOENÇA CARDIOVASCULAR NA MULHER

Maria Cecília Solimene

Há algumas décadas, admitia-se que a doença cardiovascular seria quase exclusiva dos homens e, assim, raramente acometeria a mulher; na atualidade, essa visão não mais se justifica, pois atualmente ela é a principal causa de morte no gênero feminino no mundo ocidental. Por outro lado, a doença arterial coronariana é responsável pela maioria das mortes cardiovasculares na mulher; dados recentes mostram que uma em três mulheres americanas morrem por doença cardíaca, independente de raça, etnia e idade; dois terços das mulheres que sofrem um evento cardíaco jamais se recuperam completamente[1]. Em 2004, 332.000 mulheres americanas faleceram por causas cardíacas, contrastando com 91.000 mortes por acidente vascular cerebral, 68.000 por câncer de pulmão, 64.000 por doença pulmonar obstrutiva crônica e 41.000 por câncer de mama[1]. No Brasil, em 2004, o infarto do miocárdio foi responsável por 65.482 óbitos, sendo 40,9% em mulheres[2]. A mudança do padrão de vida das mulheres pode explicar, em parte, essa ocorrência; as mulheres modernas adquiriram hábitos que, no passado, eram apenas dos homens: trabalho fora do lar, competição no mercado de trabalho, dietas irregulares e sem restrição de gorduras e carboidratos, falta de exercício físico regular e de repouso adequado e, em particular, adquiriram o hábito de fumar; na atualidade, as mulheres fumam muito mais que os homens, principalmente as adolescentes, e o tabagismo é associado a maior risco de infarto do miocárdio nas mulheres que nos homens[3]. Com isso, a mulher mais jovem começou a perder a proteção que os estrógenos lhe confeririam contra a doença arterial coronariana.

ASPECTOS CLÍNICOS

O sintoma "dor precordial" sempre foi subestimado nas mulheres, principalmente pela freqüente queixa de angina com artérias coronárias normais à cinecoronariografia[4]. No CASS (*Coronary Artery Surgery Study*), cerca de 30% das mulheres com angina típica e 64% das com angina atípica não tinham doença obstrutiva coronariana;

nos homens, essas cifras foram menores, 7% e 34%[5], respectivamente. A isquemia miocárdica com coronárias angiograficamente normais, que pode ser a expressão da doença microvascular ou da disfunção endotelial, conhecida como síndrome X, ocorre predominantemente nas mulheres[4,6]. Por esses motivos, os estudos de prevenção primária ou secundária excluíam as mulheres ou elas constituíam a minoria dos pacientes.

DIAGNÓSTICO

Os métodos diagnósticos para doença arterial coronariana sempre foram menos indicados nas mulheres, pela não valorização dos sintomas e porque exames como o teste de esforço e a cintilografia miocárdica se mostravam menos sensíveis e específicos para o gênero feminino.

O diagnóstico e o conhecimento do risco da doença cardiovascular são cruciais para a melhora do prognóstico das pacientes; na falta do diagnóstico precoce, quando a doença cardiovascular se torna clinicamente manifesta, a mulher está mais idosa, com múltiplos fatores de risco associados e seu prognóstico torna-se mais desfavorável. Por outro lado, as mulheres têm menor probabilidade de ter doença arterial coronariana grave, quando comparadas aos homens da mesma idade, principalmente doença triarterial e de tronco de coronária esquerda[7]. A alta prevalência de doença coronariana não-obstrutiva e de lesões uniarteriais nas mulheres resulta na diminuição da acurácia e aumento de resultados falso-positivos quando utilizados métodos diagnósticos não-invasivos[7].

Atualmente, têm sido consideradas mulheres de risco intermediário ou alto para doença arterial coronariana as com angina típica ou atípica e com 50 anos ou mais, e as menores de 50 anos com angina típica[8]. Nesses casos, são indicados exames não-invasivos para o diagnóstico de doença arterial coronariana, utilizando a eletrocardiografia ou métodos de imagem. O **teste de esforço** é recomendado se o eletrocardiograma de base for normal e se houver capacidade física de realizar o exercício[7]. Existem fatores de diminuição da acurácia desse exame na mulher,

241

como fatores hormonais, menor voltagem dos complexos e alterações freqüentes e inespecíficas de ST-T; entretanto, a integração de outras variáveis melhora a acurácia diagnóstica: comportamento da pressão arterial e da freqüência cardíaca ao esforço, presença de sintomas limitantes e capacidade de realizar o esforço. Quando a resposta ao teste de esforço for sugestiva de risco intermediário, baseado na classificação de Duke[9], estará indicada a estratificação adicional por método de imagem[7]. A concordância de resultados positivos leva à indicação de cinecoronariografia. Os métodos de imagem são também indicados quando as pacientes não conseguem realizar o exercício ou quando o eletrocardiograma de base tem alterações que dificultam a interpretação do teste de esforço.

Quanto aos métodos de imagem, a **cintilografia miocárdica** com tálio-201 encontrava limitações técnicas nas mulheres, incluindo resultados falso-positivos, pela atenuação da imagem pelas mamas e pelo menor tamanho do coração. Atualmente, a utilização do [99m]Tecnécio-sestamibi SPECT elevou consideravelmente a acurácia do método, com sensibilidade de 80% e especificidade de 92%[7]; relata-se que a cintilografia com [99m]Tecnécio-sestamibi sob o estresse farmacológico da adenosina tem 91% de sensibilidade e 86% de especificidade na detecção de estenoses coronarianas $\geq$ 50% em mulheres[10]; a presença de infradesnivelamento de ST durante a cintilografia com adenosina associa-se freqüentemente a lesões de tronco de coronária esquerda ou triarteriais, em homens e mulheres[11].

O **ecocardiograma de estresse com dobutamina** tem-se revelado de alta sensibilidade (75 a 93%) e especificidade (79 a 92%) e acurácia de 82 a 88% em mulheres[7]. As limitações da cintilografia utilizando tálio-201 tornaram o eco-estresse o exame de imagem de escolha na avaliação de mulheres com doença arterial coronariana. Atualmente, essas limitações não mais existem, e ambos os métodos encontram igual aplicação no diagnóstico da doença arterial coronariana em mulheres.

Respostas positivas para isquemia aos testes provocativos são indicação de **cinecoronariografia**.

É importante ressaltar que **mulheres diabéticas** merecem consideração especial e podem ser consideradas para exames de imagem cardíaca, pois o risco de morte cardiovascular é oito vezes maior que nas não-diabéticas[7]. Embora essa recomendação não conste nas diretrizes do *American Heart Association*, devemos lembrar que, dentre os preditores de risco de insuficiência cardíaca em mulheres com doença arterial coronariana, o diabetes foi o fator mais relevante[12].

ISQUEMIA SILENCIOSA EM MULHERES

Um aspecto particular é a isquemia silenciosa nas mulheres, que não tem sido adequadamente estudada, pois os estudos populacionais mais importantes, que procuraram verificar a prevalência de isquemia silenciosa e seu significado prognóstico, recrutaram apenas indivíduos do gênero masculino. Estudos realizados na Noruega[13] e nos

Estados Unidos[14,15] demonstraram prevalência de 2,5% de doença arterial coronariana na população masculina assintomática entre 40 e 50 anos de idade e ocorrência de 30 a 40% de eventos cardíacos a médio prazo. No projeto italiano ECCIS[16], essa prevalência foi bem inferior, de 0,52%; entretanto, apenas 26,9% dos pacientes com testes iniciais indicativos de isquemia realizaram o cateterismo cardíaco, o que pode ter subestimado a prevalência da doença nessa população. No estudo sueco *Men born in 1914*[17], em homens em média com 70 anos de idade, a isquemia silenciosa ambulatorial foi relacionada a infarto e morte, em período de três a quatro anos. Não se sabe, entretanto, quais seriam os resultados se apenas as mulheres pertencentes a essas populações fossem analisadas.

Estudos conduzidos nos Estados Unidos[18,19] e na Europa[20] procuraram verificar o impacto do tratamento da isquemia silenciosa no prognóstico dos pacientes. Dentre eles, apenas o *Asymptomatic Cardiac Ischemia Pilot Study* (ACIP) analisou separadamente as mulheres[21]. O ACIP inicialmente recrutou 1.820 indivíduos de ambos os gêneros, 17% dos quais foram mulheres, com evidência ou suspeita de doença arterial coronariana e teste de esforço positivo para isquemia; para entrar no estudo, essas pessoas deveriam ter pelo menos uma lesão obstrutiva coronariana $\geq$ 50% e pelo menos um episódio de isquemia silenciosa às atividades habituais. Os investigadores do ACIP relataram os problemas relativos ao recrutamento de mulheres para o estudo[22]. Inicialmente, 10 centros médicos estavam envolvidos com o protocolo, sete nos Estados Unidos, dois no Canadá e um no Reino Unido, sendo que posteriormente os dados de um centro foram desconsiderados[23]. Durante quatro semanas de recrutamento, dentre os 1.820 indivíduos, 1.131 (845 homens e 286 mulheres) foram admitidos como candidatos em potencial[22]. Apenas 25% do total foram mulheres, porque elas apresentavam, em relação aos homens, menor freqüência de testes de esfoço positivos para isquemia. Dentre esses candidatos, excluíram-se significativamente mais mulheres (7%) do que homens (4%), por não haver lesões coronarianas significativas; ainda, mais 13% dos homens e 15% das mulheres foram excluídos porque as artérias não eram passíveis de revascularização. Por outro lado, em ambos os gêneros, a ausência de isquemia à monitorização pelo Holter foi a principal causa de exclusão do estudo, não havendo diferenças entre homens e mulheres nesse aspecto; isquemia silenciosa às atividades habituais foi registrada em 48% dos homens e 48,4% das mulheres. Mesmo com teste de esforço e/ou Holter positivos para isquemia, 13,2% das mulheres e 5% dos homens não tinham doença arterial coronariana importante, diferença essa significativa.

Apesar dessas dificuldades, os investigadores do ACIP[21] mostraram que as mulheres, mais freqüentemente do que os homens, apresentaram sinais eletrocardiográficos de isquemia em presença de artérias coronárias normais; por outra, como nas demais modalidades clínicas da doença coronariana[4], as mulheres com isquemia silenciosa tiveram mais fatores de risco do que os homens. Diferentemente de outros relatos[4], as mulheres do ACIP não eram mais velhas que os homens; isso é compreensível desde que, para entrar no estudo, elas deveriam ser capazes de realizar esforço físico. O fato de as mulheres apresentarem o paradoxo de melhor fração de ejeção e mais sinais de insuficiência cardíaca do que os homens é atribuído à presença mais freqüente de disfunção diastólica nas mulheres[24].

Os dados da literatura indicam que a isquemia silenciosa é menos prevalente na mulher em relação ao homem, porém suas características são semelhantes em ambos os gêneros. Embora haja dados controversos, a isquemia silenciosa tem importante significado clínico, associando-se à presença de doença coronariana grave e extensa[25] e evoluções mais desfavoráveis[26]. A doença arterial coronariana na mulher, em geral, ocorre em idade mais avançada e associa-se à mortalidade duas vezes maior que a do homem[4], não havendo evidências que indiquem que na forma silenciosa a situação seja diferente.

PROGNÓSTICO

É fato conhecido há décadas que o infarto do miocárdio e os procedimentos de revascularização miocárdica se associam na mulher à mortalidade duas vezes maior que a do homem[4]. Com relação ao infarto do miocárdio, a partir dos anos 1980, houve queda dos índices globais de mortalidade precoce e tardia, mas a relação 2:1, desfavorável para as mulheres, persistiu[4]; entretanto, sempre houve dúvidas se o gênero seria preditor independente de mortalidade ou se a idade mais avançada das mulheres com infarto seria responsável pelo maior número de mortes.

Em relato do GUSTO-1[27], com 2.431 pacientes, sendo 543 mulheres, elas eram significativamente mais idosas e com mais fatores de risco em relação aos homens; a mortalidade em 30 dias foi de 13,1% nas mulheres e 4,8% nos homens e o gênero feminino foi preditor independente de mortalidade. Entretanto, tal dado não foi corroborado pelos resultados do ISIS-3[28]: em 9.600 mulheres e 26.480 homens hospitalizados por infarto, a mortalidade em 35 dias foi de 14,8% e 9,1%, respectivamente, sendo a diferença significativa. Dividindo-se os pacientes em grupos, de acordo com a faixa etária (< 60 anos, entre 60 e 69 anos e ≥ 70 anos), a diferença diminuía nas menores idades. Desse modo, a conclusão do estudo foi que o gênero isoladamente teria pouca influência na mortalidade.

Em trabalho de nosso grupo, Conti et al.[29], comparando a evolução do infarto do miocárdio em 182 homens e 54 mulheres jovens (menores de 45 anos e idade média 40 anos), observaram índice de reinfarto intra-hospitalar três vezes maior nas mulheres, embora a mortalidade não tenha diferido em ambos o gêneros (Fig. 3.22); outras complicações como angina após infarto, arritmias e insuficiência cardíaca ocorreram igualmente em ambos os gêneros (Tabela 3.21). Entretanto, gênero feminino (OR = 5,97; IC 95%: 1,11-31,97) e diabetes (OR = 14,51; IC 95%: 2,40-87,54) foram preditores de reinfarto e óbito[29].

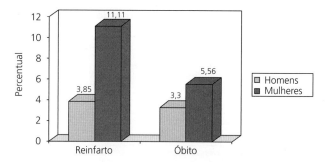

Figura 3.22 – Comparação entre homens e mulheres jovens com infarto do miocárdio, em relação a reinfarto e óbito na fase hospitalar.

Tabela 3.21 – Complicações intra-hospitalares em homens e mulheres jovens após infarto do miocárdio.

	Mulheres (n = 54) (%)	Homens (n = 182) (%)	p
Angina após infarto	16,67	10,99	NS
Reinfarto	11,11	3,85	NS
Insuficiência cardíaca	14,81	15,38	NS
Arritmias graves	16,67	11,54	NS
Rupturas	0	0	NS
Óbito	5,56	3,30	NS

Em relação à **cirurgia de revascularização miocárdica**, em pacientes com doença arterial coronariana crônica ou aguda, também se admitia que a idade avançada, e não o gênero feminino, seria fator preditor de mortalidade[4]. Por outro lado, na maioria dos relatos da literatura, as mulheres operadas tinham significativamente mais fatores de risco para doença arterial coronariana em relação aos homens[4]. Entre 1998 e 2004, 892 pacientes, sendo 283 mulheres, foram operados na Unidade Clínica de Aterosclerose do Instituto do Coração do Hospital das Clínicas da Faculdade de Medicina da Universidade de São Paulo; as mulheres eram mais velhas e apresentavam mais hipertensão arterial, diabetes e LDL-colesterol aumentado (> 130mg/dl) e menos tabagismo e HDL-colesterol baixo (< 40mg/dl), quando comparadas aos homens (Tabela 3.22).

Atualmente, alguns conceitos têm apresentado mudanças à luz de novos conhecimentos. Em 1999, Vaccarino et al.[30], analisando os dados de 384.878 pacientes, sendo 155.565 mulheres, registrados no *National Registry of Myocardial Infarction 2*, observaram que, ao contrário do que se acreditava, após o **infarto do miocárdio** a mulher jovem apresenta maior mortalidade que o homem jovem. Nesse relato, a mortalidade hospitalar global foi de 16,7% nas mulheres e 11,5% nos homens; nos pacientes com idade inferior a 50 anos, a mortalidade das mulheres foi o dobro da dos homens, as diferenças diminuíram com o aumento da idade e, a partir dos 74 anos, não houve diferença significativa entre os gêneros quanto à mortalidade. Essas observações foram corroboradas por um grande estudo escocês, publicado em 2001, que estudou as diferenças de mortalidade entre os gêneros, após o primeiro episódio de infarto do miocárdio[31]; foram analisados 201.114 homens e mulheres em período

MANEJO AMBULATORIAL

Tabela 3.22 – Características dos pacientes operados de 1998 a 2004. Comparação entre homens e mulheres.

	Geral (n = 892)	Homens (n = 609)	Mulheres (n = 283)	p
Idade (média ± desvio-padrão; anos)	62,1 ± 10,6	61,4 ± 10,8	63,6 ± 10,8	0,0001
Tabagismo (%)	31,6	34,6	23	0,04
Hipertensão arterial (%)	87,2	83,2	95,9	0,0001
Diabetes mellitus (%)	52,5	45,6	65,4	0,0001
Hipercolesterolemia (%)	52,1	46,3	64,7	0,0001
Hipertrigliceridemia (%)	47,4	44,8	53	0,0001
LDL-colesterol alto (%)	49	44	58,7	0,0001
HDL-colesterol baixo (%)	58	64,9	43,5	0,0001
HDL-colesterol baixo isolado (%)	15	18,1	8,5	0,0003
LDL-colesterol alto isolado (%)	13,3	10,2	19,9	0,2375
Hipertrigliceridemia isolada (%)	3	1,8	3,9	0,1025

de 10 anos. Os autores mostraram que, após a admissão hospitalar, a mortalidade em 30 dias foi significativamente maior nas mulheres em relação ao homens, nas idades inferiores a 55 anos; as diferenças diminuíram nas décadas subseqüentes e reverteram em favor das mulheres a partir dos 75 anos; entretanto, considerando as mortes antes de chegar ao hospital, a mortalidade dos homens foi maior do que a das mulheres e, assim, a mortalidade total em 30 dias foi igual para ambos os gêneros.

Questionam-se as explicações para esses fatos. Os investigadores do TIMI III B[32], analisando as características clínicas de 497 mulheres e 976 homens com síndromes coronarianas agudas, observaram que as mulheres tinham, em relação aos homens, significativamente mais artérias coronárias normais à angiografia, menos lesões multiarteriais e maior fração de ejeção; talvez isso possa explicar, pelo menos em parte, a causa da menor mortalidade imediata (antes de chegar ao hospital) do gênero feminino, pois a doença arterial coronariana seria mais grave no homem. De outra parte, muitas seriam as possíveis explicações para a maior mortalidade hospitalar na mulher jovem: a) estudos epidemiológicos mostram que a mulher é poupada da doença coronariana na idade fértil, pela proteção dos estrógenos; quando a aterosclerose ocorre precocemente, talvez a mulher esteja geneticamente predisposta a uma doença mais agressiva ou tenha múltiplos fatores de risco que atenuam ou anulam a proteção hormonal[30]; b) na mulher jovem que morre subitamente, encontram-se mais freqüentemente erosões na placa e estreitamentos coronarianos pouco importantes[33], sugerindo alterações nos mecanismos de coagulação, talvez envolvendo um estado de hipercoagulação ou espasmo coronariano e aumento da reatividade plaquetária[34].

Com relação à **cirurgia de revascularização miocárdica**, Vaccarino et al.[35] verificaram que as diferenças de mortalidade entre os gêneros, após a cirurgia de revascularização miocárdica, comportavam-se da mesma maneira: estudando 51.187 pacientes (30% mulheres) do *National Cardiovascular Network*, os autores observaram que, em pacientes com idade inferior a 50 anos, a mortalidade hospitalar das mulheres foi 3 vezes maior

que a dos homens; na faixa etária de 50 a 59 anos, foi 2,4 vezes maior nas mulheres e, progressivamente, as diferenças diminuíram com o avançar da idade, praticamente desaparecendo após os 80 anos. Fatores de risco como tabagismo e diabetes não explicavam as diferenças[30,35]. Recentemente, Humphries et al.[36] publicaram os resultados obtidos no *British Columbia Cardiac Registry*, pela análise da evolução, em período de 14 anos, de 20.229 homens e 4.983 mulheres submetidos à cirurgia de revascularização miocárdica: a mortalidade em 30 dias diminuiu progressivamente em ambos os gêneros, no decorrer do período, mas foi sempre significativamente maior nas mulheres do que nos homens; as maiores diferenças entre os gêneros foram encontradas nos pacientes com idade inferior a 50 anos. Por outro lado, Puskas et al.[37], analisando 11.413 pacientes consecutivos, em período de 8 anos, sugeriram que a cirurgia sem circulação extracorpórea beneficia particularmente as mulheres, atenuando as diferenças de prognóstico que se observam entre os gêneros.

Em relação à **angioplastia coronariana,** o registro do *National Heart Lung and Blood Institute* (NHLBI) permitiu a análise dos resultados das angioplastias realizadas em 1985/1986 em 2.136 pacientes, dos quais 546 eram mulheres; as mulheres eram mais idosas do que os homens, apresentavam mais fatores de risco e a angina era mais grave[38]. O sucesso inicial foi equiparável em ambos os gêneros, porém as complicações iniciais e mortalidade hospitalar foram significativamente maiores nas mulheres, respectivamente 29% e 2,6% *vs.* 20% e 0,3% nos homens; a mortalidade hospitalar foi de 5,6% nas mulheres com idade superior a 65 anos[38], o que levou alguns autores a não recomendar o procedimento para mulheres acima dessa idade[39]. Entretanto, alguns anos depois, os registros do NHLBI revelaram resultados bem melhores da intervenção em mulheres, mesmo mais idosas e com múltiplos fatores de risco, mostrando que a curva de aprendizado possibilitava o procedimento em ambos os gêneros[40]. Mesmo com os resultados mais animadores em mulheres, seja em cirurgia, seja em angioplastia, relatados no estudo multicêntrico BARI (*Bypass Angioplasty*

244

Revascularization Investigation)[41], o relato de Vakili et al.[42] revelou mortalidade 2,3 vezes maior na mulher do que no homem, pela angioplastia coronariana primária no infarto agudo do miocárdio, mesmo após ajuste para idade, fatores de risco e tempo decorrido entre o episódio agudo e a realização do procedimento.

Dados do Nationwide Inpatient Sample[43], envolvendo 118.548 angioplastias coronarianas, 39% em mulheres e 59% com colocação de *stents*, mostraram mortalidades nas angioplastias coronarianas com *stents* significativamente maiores nas mulheres, em relação aos homens, respectivamente 4% e 2% nos pacientes com infarto e 1,1% e 0,5% nos pacientes sem infarto. Mas outro estudo, envolvendo 1.215 pacientes consecutivos que receberam inibidores da glicoproteína IIb/IIIa antes da angioplastia coronariana com *stent*, revelou mortalidades semelhantes em ambos os gêneros em 30 dias[44].

Apesar dos relatos com resultados menos favoráveis, os procedimentos de revascularização miocárdica não devem ser retardados ou negados às mulheres.

TRATAMENTO

Devido à considerada baixa prevalência da doença arterial coronariana no gênero feminino, às dificuldades no diagnóstico e aos resultados mais desfavoráveis do tratamento, as mulheres sempre foram tratadas mais tardiamente e menos submetidas a exames invasivos e tratamentos de revascularização miocárdica[29]. Dados do *Medicare's Cooperative Cardiovascular Project*[45], envolvendo 139.956 pacientes, sendo 49% mulheres, revelaram que, entre todos os candidatos ideais para tratamento, as mulheres, principalmente as mais idosas, eram menos submetidas a cateterismo diagnóstico; em relação aos homens, as mulheres eram menos submetidas à trombólise, recebiam menos freqüentemente a aspirina dentro de 24 horas do atendimento, recebiam igualmente betabloqueadores e mais vezes inibidores da enzima conversora de angiotensina. Entretanto, as mulheres receberam, significativamente mais que os homens, a ordem de "não-ressuscitar" e, mesmo assim, homens e mulheres tiveram mortalidades semelhantes em 30 dias[45].

A lição que esse relato nos ensina é que homens e mulheres devem ser igualmente considerados para prevenção, diagnóstico e tratamento da doença arterial coronariana.

Um aspecto particular diz respeito ao papel da **reposição hormonal** na prevenção da doença arterial coronariana na mulher após a menopausa, que foi objeto de muitas investigações. Os vários estudos prospectivos realizados no passado, que analisaram o efeito da reposição hormonal no risco cardíaco, demonstraram redução significativa de eventos coronarianos na mulher pelo uso de estrógenos isoladamente ou associados à progesterona[46]. Entretanto, apesar das evidências teóricas e sugestão da experiência clínica, embora limitada, o estudo HERS (*Heart and Estrogen/Progestin Replacement*), feito para avaliar em grande escala o efeito protetor da reposição hormonal nas mulheres, teve resultados desanimadores[47]. De modo geral, não houve diferenças significativas entre os grupos com e sem reposição hormonal quanto a eventos coronarianos primários (infarto e morte), apesar da melhora do perfil lipídico pelo tratamento; no primeiro ano, ocorreu tendência a mais eventos coronarianos no grupo reposição e menos eventos nesse grupo no quarto e quinto anos. Tromboembolismo venoso, embolia pulmonar e colelitíase foram significativamente mais freqüentes com a reposição hormonal; a incidência de fraturas, câncer de útero ou de mama e outros foi igual em ambos os grupos, assim como a mortalidade total.

Várias críticas foram feitas ao HERS, talvez na tentativa de atenuar os resultados decepcionantes, entre as quais a de não terem sido estudadas também mulheres saudáveis, mulheres mais jovens (no início da menopausa) e com acompanhamento mais prolongado.

Foi então planejado o WHI (*Women's Health Initiative Randomized Trial*), com a perspectiva de arrolar 27.500 mulheres e acompanhá-las durante, em média, 8,5 anos. Esse estudo, interrompido antes de seu término e recentemente publicado[48], despertou enorme interesse em todo o mundo; foram recrutadas, a maioria para prevenção primária, 16.608 mulheres na pós-menopausa, entre 50 e 79 anos, com (< 10%) e sem doença arterial coronariana, com útero intacto (primeiro braço), randomizadas em dois grupos: placebo e reposição hormonal com estrógeno eqüino e medroxiprogesterona. A interrupção com 5,2 anos de seguimento foi porque o tratamento causou 29% de aumento em doença coronariana, 26% de aumento em câncer de mama, 41% de incremento de acidentes vasculares cerebrais, além de dobrar o número de tromboembolismos. Os autores concluíram que os riscos de saúde globais excederam os benefícios. Posteriormente, foi também interrompido o segundo braço do WHI, que utilizou apenas estrógenos, em 10.739 mulheres na menopausa e histerectomizadas, devido ao aumento de 39% na ocorrência de acidentes vasculares cerebrais e sem benefícios na redução da doença arterial coronariana[49].

Diante desses resultados, em nossa prática diária, consideramos imprópria a reposição hormonal como forma de prevenção de doença cardiovascular, deixando a indicação para motivos exclusivamente ginecológicos[46].

Recentemente, foi realizada nova análise do WHI, visando verificar se a idade e o tempo decorrido entre a menopausa e o início da terapia de reposição hormonal teriam influência sobre os resultados[50]. Foi verificado que o risco de doença arterial coronariana não aumentou nas mulheres entre 50 e 59 anos e naquelas em que a reposição hormonal se iniciou em período inferior a 10 anos da menopausa; também foi sugerida diminuição da mortalidade nas mulheres entre 50 e 59 anos; entretanto, o risco coronariano se elevou conforme aumentaram a idade e o tempo decorrido entre a menopausa e o início do tratamento[50]. Por outro lado, o risco de acidente vascular cerebral foi sempre elevado e os autores sugeriram que a reposição hormonal possa ser indicada a curto prazo, para mulheres mais jovens, *apenas para tratar os sintomas vasomotores e não para prevenção de doença cardiovascular*[50]. Essa opinião é endossada pela Sociedade Européia de Cardiologia[51].

As Diretrizes atuais da Sociedade Americana de Cardiologia contra-indicam formalmente o uso de hormônios e de moduladores seletivos dos receptores de estrógeno para a prevenção primária e secundária da doença cardiovascular na mulher e enfatizam o controle rigoroso dos fatores de risco clássicos[52].

Entretanto, inconformados com os resultados mais uma vez decepcionantes da reposição hormonal na proteção cardiovascular, um grupo de investigadores do WHI desenvolveu um novo estudo, o KEEPS (*Kronos Early Estrogen Prevention Study*)[53,54], visando verificar se haverá benefício pela terapia hormonal em mulheres saudáveis de 42 a 58 anos, desde que a reposição se inicie no mínimo 6 meses e no máximo 36 meses após a menopausa; o estudo deverá durar 5 anos e seu término está previsto para 2010.

"Há mais mistérios entre o céu e a terra, Horácio, do que sonha a tua filosofia"

Shakespeare
Hamlet –Ato I-cena 5

REFERÊNCIAS BIBLIOGRÁFICAS

1. The Heart Truth. A National Awareness Campaign for Women about Heart Disease, National Heart, Lung and Blood Institute. Disponível em www.nhlbi.nhi.gov/health/hearttruth. ▪ 2. Datasus: banco de dados. Disponível em http://www.datasus.gov.br. ▪ 3. Prescott E et al. Smoking and risk of myocardial infarction in women and men: longitudinal population study. BMJ 1998;16:1043. ▪ 4. Da Luz PL, Solimene MC. Peculiaridades da doença arterial coronária na mulher. Rev Ass Med Bras 1999;45:4554. ▪ 5. Chaitman BR et al. Angiographic prevalence of high-risk coronary artery disease in patients subsets (CASS). Circulation 1981;64:360. ▪ 6. Solimene MC et al. Insuficiência coronária em pacientes com coronárias normais. A persistência de um desafio. Arq Bras Cardiol 1993;60:265. ▪ 7. Mieres JH et al. Role of non invasive testing in the clinical evaluation of women with suspected coronary artery disease. Consensus statement from the Cardiac Imaging Committee, Council on Clinical Cardiology, and the Cardiovascular Imaging and Intervention Committee, Council on Cardiovascular Radiology and Intervention, American Heart Association. Circulation 2005;111:682. ▪ 8. Gibbons RJ et al. American College of Cardiology/American Heart Association Task Force on Practice Guidelines (Committee to Update the 1997 Exercise Testing Guidelines). ACC/AHA 2002 guideline update for exercise testing: summary article: a report of the American College of Cardiology/American Heart Association Task Force on Practice Guidelines (Committee to Update the 1997 Exercise Testing Guidelines). Circulation 2002;106:1883. ▪ 9. Alexander KP al. Value of exercise treadmill testing in women. J Am Coll Cardiol 1998;32:1657. ▪ 10. Amanullah AM et al. Identification of severe or extensive coronary artery disease in women by adenosine technetium-99m sestamibi SPECT. Am J Cardiol 1997;80:132. ▪ 11. Gulati M et al. Gender differences in the value of ST-segment depression during adenosine stress testing. Am J Cardiol 2004;94:997. ▪ 12. Bibbins-Domingo K et al. Predictors of heart failure among women with coronary disase. Cir-

culation 2004;110:1424. ▪ 13. Erickssen J et al. Long-term prognosis of fifty totally asymptomatic middle-aged men with silent ischemia and angiographically documented coronary artery disease. Circulation 1987;76(Suppl IV):77. ▪ 14. Froelicher VF et al. Angiographic findings in asymptomatic aircrewmen with electrocardiographic abnormalities. Am J Cardiol 1977;39:32. ▪ 15. Hickman JR Jr et al. A natural history study of asymptomatic coronary disease (abstract). Am J Cardiol 1980;45:422. ▪ 16. Fazzini PF et al. Epidemiology of silent myocardial ischemia in asymptomatic middle-aged men (the ECCIS project). Am J Cardiol 1993;72:1383. ▪ 17. Hedblad B et al. Increased mortality in men with ST-segment depression during 24h ambulatory long-term ECG recording. Results from prospective population study "Men born in 1914", from Malmo, Sweden. Eur Heart J 1989;10:149. ▪ 18. Pepine CJ et al. for the ASIST Group. Effects of treatment on outcome in mildly symptomatic patients with ischemia during daily life. The Atenolol Silent Ischemia Study (ASIST). Circulation 1994;90:762. ▪ 19. Knatterud GL et al. for the ACIP Investigators. Effect of treatment strategies to suppress ischemia in patients with coronary artery disease: 12-week results of the Asymptomatic Cardiac Ischemia Pilot (ACIP) Study. J Am Coll Cardiol 1994;24:11. ▪ 20. Fox KM et al. on behalf of the TIBET Study Group. The Total Ischemic Burden European Trial (TIBET). Effects of atenolol, nifedipine SR and their combination on the exercise test and the total ischemic burden in 608 patients with stable angina. Eur Heart J 1996;17:96. ▪ 21. Frishman WH al. for the Asymptomatic Cardiac Ischemia Pilot (ACIP) Investigators. Differences between male and female patients with regard to baseline demographics and clinical outcomes in the Asymptomatic Cardiac Ischemia Pilot (ACIP) Trial. Clin Cardiol 1998;21:184. ▪ 22. Steingart RM et al. for the Asymptomatic Cardiac Ischemia Pilot Study (ACIP) Investigators. Factors limiting the enrollment of women in a randomized coronary artery disease trial. Clin Cardiol 1996;19:614. ▪ 23. Conti CR et al. Correction. J Am Coll Cardiol 1995;26:842. ▪ 24. Mendes LA et al. Congestive heart failure in patients with coronary artery disease: the gender paradox. Am Heart J 1997;134(Suppl. 2 P.1):207. ▪ 25. Sharaf BL et al. for the ACIP Investigators. A detailed angiographic analysis of patients with ambulatory electrocardiographic ischemia: results from the Asymptomatic Cardiac Ischemia Pilot (ACIP) Study angiographic core laboratory. J Am Coll Cardiol 1997;29:78. ▪ 26. Solimene MC, Ramires JAF. Isquemia miocárdica assintomática. In: Sousa AGMR, Mansur AJ (eds.). SOCESP Cardiologia. São Paulo: Atheneu, Vol. 2. 1996. p. 417. ▪ 27. Woodfield SL et al. Gender and acute myocardial infarction: is there a different response to thrombolysis? J Am Coll Cardiol 1997;29:35. ▪ 28. Malacrida R et al. for the Third International Study of Infarct Survival Collaborative Group. A comparison of the early outcome of acute myocardial infarction in women and men. N Engl J Med 1998;338:8. ▪ 29. Conti RAS et al. Comparação entre homens e mulheres jovens com infarto agudo do miocárdio. Arq Bras Cardiol 2002;79:510. ▪ 30. Vaccarino V et al. for the National Registry of Myocardial Infarction 2 Participants. Sex-based differences in early mortality after myocardial infarction. N Engl J Med 1999;341:217. ▪ 31. McIntire K et al. Gender and survival: a population-based study of 201,114 men and women following a first acute myocardial infarction. J Am Coll Cardiol 2001;38:729. ▪ 32. Hochman JS et al. Outcome and profile of women and men presenting with acute coronary syndromes: a report from TIMI IIIB. TIMI Investigators. Thrombolysis in Myocardial Infarction. J Am Coll Cardiol 1997;30:141. ▪ 33. Burke AP et al. Effect of risk factors on the mechanism of acute thrombosis and sudden coronary death in women. Circulation 1998;97:2110. ▪ 34. Berglund U et al. Platelet function and plasma fibrinigen and their relations to gender, smoking habbits, obesity and beta-blocker treatment in young survivors of myocardial infarction. Thromb Haemost 1988;60:21. ▪ 35. Vaccarino V et al. Sex differences in hospital mortality after coronary artery bypass surgery. Evidence for a higher mortality in younger women. Circulation 2002;105:1176. ▪ 36. Humphries KH et al. Significant improvement in short-term mortality in women undergoing coronary artery bypass surgery (1991 to 2004). J Am Coll Cardiol 2007;49:1552. ▪ 37. Puskas JD et al. Off-pump techniques disproportionately benefit women and narrow the gender disparity in outcomes after coronary artery bypass surgery. Circulation 2007;116(Suppl I):I-192. ▪ 38. Kelsey SF et al. and Investigators from the NHLBI PTCA Registry. Results of percutaneous transluminal coronary angioplasty in women. Circulation 1993;87:720. ▪ 39. Greenberg MA, Mueller HS. Why the excess mortality in women after PTCA? Circulation 1993;87:1030. ▪ 40. Jacobs AK et al. Documentation of decline in morbidity in women undergoing coronary angioplasty (a report from the 1993-94 NHLBI Percutaneous Transluminal Coronary Angioplasty Registry). National Heart, Lung, and Blood Institute. Am J Cardiol 1997;80:979. ▪ 41. Jacobs AK et al. Better outcome of women compared with men undergiong coronary revascularization: a report from the bypass angioplasty revascularization investigation (BARI). Circulation 1998;98:1279. ▪ 42. Vakili BA et al. Sex-based differences in early mortality of patients undergiong primary angioplasty for first acute myocardial infarction. Circulation 2001;104:3034. ▪ 43. Watanabe CT et al. Comparison of short-term outcomes following coronary artery stenting in men versus women. Am J Cardiol 2001;88:848. ▪ 44. Iakovou I et al. Gender differences in clinical outcome after coronary artery stenting with use of glycoprotein IIb/IIIa inhibitors. Am J Cardiol 2001;89:976. ▪ 45. Gan SC et al. Treatment of acute myocardial infarction and 30-day mortality among women and men. N Engl J Med 2000;343:8. ▪ 46. Da Luz PL, Solimene MC. Terapêutica de reposição hormonal: fim da controvérsia? Rev Bras Med 2003;60:337. ▪ 47. Hulley S et al. for the Heart and Estrogen/progestin Replacement Study (HERS) Research Group. Randomized trial of estrogen plus progestin for secondary prevention of coronary heart disease in postmenopausal women. JAMA 1998;280:605. ▪ 48. Writing Group for the Women's Health Initiative Investigators. Risks and benefits of estrogen plus progestin in healthy postmenopausal women. Principal results from the Women's Health Initiative randomized controlled trial. JAMA 2002;288:321. ▪ 49. The Women's Health Initiative Steering Committee. Effects of conjugated equine estrogen in postmenopausal women with hysterectomy. The Women's Health Initiative Randomized Contolled Trial. JAMA 2004;291:1701. ▪ 50. Rossouw JE et al. Postmenopausal hormone therapy and risk of cardiovascular disease by age and years since menopause. JAMA 2007;297:1465. ▪ 51. Collins P et al. Management of cardiovascular risk in the peri-menopausal woman: a consensus statement of European cardiologists and gynaecologists. Eur Heart J 2007;28:2028. ▪ 52. Mosca L et al. for the Expert Panel/Writing Group. Evidence-based guidelines for cardiovascular disease prevention in women: 2007 update. J Am Coll Cardiol 2007;49:1230. ▪ 53. Harman SM et al. KEEPS: the Kronos Early Estrogen Prevention Study. Climacteric 2005;8:3. ▪ 54. Harman SM. Estrogen replacement in menopausal women: recent and current prospective studies, the WHI and the KEEPS. Gend Med 2006;3:254.

22. TÓPICOS EM CARDIOGERIATRIA

Amit Nussbacher

IMPACTO DO ENVELHECIMENTO SOBRE O SISTEMA CARDIOVASCULAR

Ao se avaliar um paciente idoso, deve-se ter em mente que as alterações observadas podem decorrer de três processos diferentes:

a) Alterações decorrentes de doenças altamente prevalentes nessa faixa etária.
b) Alterações decorrentes de alterações de estilo de vida comuns a estes pacientes.
c) Alterações decorrentes do envelhecimento propriamente dito.

Assim, ao se discutir alterações próprias do envelhecimento, deve-se excluir aquelas secundárias a doenças e de alterações de estilo de vida.

DOENÇA

Em relação às doenças prevalentes nesses indivíduos, sabe-se que as co-morbidades são tão mais freqüentes quanto mais idoso o indivíduo. Dentre as muitas doenças comuns a essa faixa etária, destaca-se a doença arterial coronariana, que afeta mais da metade dos grandes idosos. É importante ressaltar que a doença coronariana, apesar de tão prevalente, é freqüentemente *silenciosa* nos indivíduos idosos ou manifesta-se de maneira *atípica*, isto é, de maneira diferente que nos mais jovens. Não obstante a possível ausência de manifestações típicas, a presença de doença coronariana tem profundo impacto sobre a função cardiovascular, podendo comprometer tanto a função sistólica, mas sobretudo a diastólica, uma vez que o relaxamento ventricular é um processo ativo, dependente de ATP e portanto muito sensível à isquemia.

Grau acentuado do processo aterosclerótico – evidências anatomopatológicas demonstram o aumento do número de placas ateroscleróticas nas faixas etárias maiores[1] (Fig. 3.23).

A doença arterial coronariana e as suas manifestações resultam da evolução da placa aterosclerótica[2] (Fig. 3.24). Dados de tomografia coronariana ultra-rápida indicam que indivíduos idosos apresentam maior índice de calcifi-

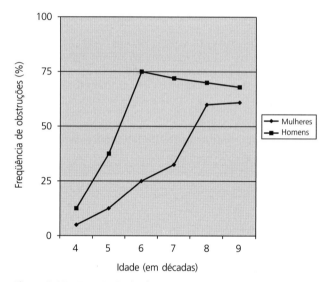

Figura 3.23 – Freqüência de obstruções graves em coronárias por década de idade. Adaptado de White et al.[1].

cação coronariana que pode ser decorrente do grau avançado do processo aterosclerótico da placa em função do tempo de evolução. Obviamente, surge a questão se essa calcificação é relacionada à maior incidência de eventos agudos. Estudo recente demonstrou experimentalmente que a calcificação não aumenta a predisposição à ruptura de placa. Portanto, os maiores índices de calcificação observados em idosos devem refletir, apenas, a maior extensão de doença coronariana que pode justificar o maior número de eventos: quanto maior o número de placas, maior a possibilidade de ruptura de uma delas[1].

ESTILO DE VIDA

Dentre as alterações de estilo de vida comuns nos idosos, destaca-se o sedentarismo, o qual tem grande impacto sobre a função cardiovascular. Ao passo que o condicionamento físico é capaz de aprimorar o desempenho cardíaco, seu reverso, o descondicionamento físico, compromete o desempenho, especialmente durante o exercício físico, como subir um lance de escadas ou mesmo uma curta caminhada no plano.

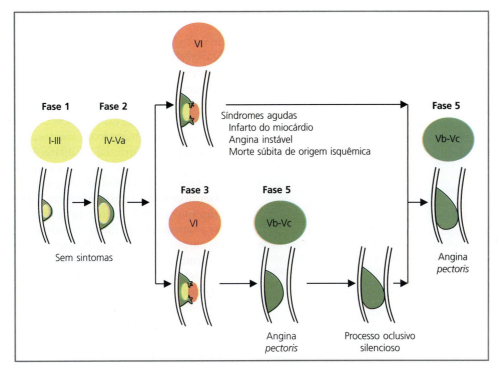

Figura 3.24 – Fases e morfologia da aterosclerose coronariana. A progressão baseia-se em alterações patológicas e quadro clínico. Uma lesão incipiente (fase 1) pode tornar-se uma placa fibrolipídica (fase 2), a qual pode progredir para fase aguda (fase 3 ou 4). Formação de trombose ou hematoma pode causar angina (fase 3) ou síndrome coronariana aguda decorrente de oclusão trombótica (fase 4). Lesões de fases 3 e 4 podem evoluir para uma fase fibrótica (fase 5), caracterizada por placas mais estenóticas que podem progredir para lesões oclusivas. O amarelo denota acumulação lipídica; o vermelho, trombose e hemorragia; e o verde, tecido fibroso. Números romanos indicam tipos de lesão: I a III – lesões incipientes, com macrófagos (células esponjosas isoladas I, múltiplas camadas de células esponjosas II e lípide extracelular isolado III); IV a Va – lesões avançadas (placas fibrolipídicas com acúmulos lipídicos extracelulares IV e camadas de tecido fibromuscular e ateroma Va); IV – lesões avançadas (placas complicadas com defeitos de superfície, hemorragia ou depósito de trombo); Vb a Vc – lesões avançadas (com calcificação Vb e tecido fibroso Vc). Adaptado de Fuster, 1994[2].

ENVELHECIMENTO PROPRIAMENTE DITO

O envelhecimento em si está associado a alterações significativas no sistema cardiovascular que são independentes de doença ou de alterações de estilo de vida. Dentre estas, destacam-se o enrijecimento arterial e a diminuição da reserva funcional.

Enrijecimento arterial e aumento da pós-carga vascular

Uma das alterações do sistema cardiovascular mais características do envelhecimento é o aumento da rigidez arterial. O enrijecimento arterial é um processo próprio do envelhecimento, independe de degeneração por doença aterosclerótica e resulta do desgaste acumulado ao longo dos anos, que leva à ruptura das fibras de elastina nas paredes arteriais e sua substituição pelas menos distensíveis fibras de colágeno. O enrijecimento das artérias de grande e médio calibre eleva o componente *pulsátil* da pós-carga vascular. Este componente da pós-carga eleva-se 140% entre a segunda e sexta décadas de vida, enquanto a resistência vascular sistêmica aumenta apenas cerca de 20%[4].

O enrijecimento arterial eleva a pós-carga direta e indiretamente. Diretamente, por meio da diminuição da complacência arterial. Indiretamente, acelera a velocidade de propagação da onda de pressão pelo sistema vascular e promove o retorno precoce de ondas refletidas da periferia à raiz da aorta. Este retorno precoce, ainda no período sistólico, sobrepõe-se à elevação de pressão originada pela ejeção de sangue e causa aumento dos níveis e aparecimento de um pico tardio na pressão arterial sistólica (Fig. 3.25)[5]. Esse comportamento das grandes artérias promove o aumento da pressão sistólica e deflagra no coração uma série de modificações anatômicas, como hipertrofia ventricular esquerda e aumento atrial esquerdo, e funcionais, que contribuem para a diminuição das reservas. Conseqüentemente, o coração do idoso tem um prejuízo na adaptação a situações de sobrecarga[5].

Diminuição da reserva funcional/ comprometimento da adaptação a situações de sobrecarga

A função global de bomba cardíaca em repouso (fração de ejeção ventricular esquerda, débito cardíaco) não se

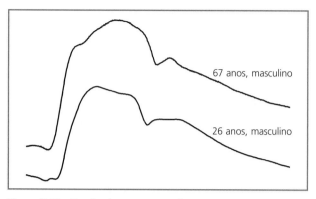

Figura 3.25 – Envelhecimento – curva de pressão. Comparação entre as curvas de pressão da artéria carótida entre um indivíduo de 67 anos e outro de 26. Note que no indivíduo idoso há uma inflexão na porção ascendente da curva de pressão. A elevação da pressão sistólica desse ponto de inflexão até o pico de pressão é determinada pelo retorno precoce das ondas refletidas oriundas da periferia do sistema vascular. Tal inflexão e posterior amplificação da pressão não são observadas no indivíduo jovem. Adaptado de Nussbacher et al. 1999[5].

altera com o envelhecimento[6]. A diminuição da reserva funcional torna-se aparente em situações que exigem o aumento do débito cardíaco, como durante o exercício, ou em situações de estresse.

Após um infarto do miocárdio, o músculo sobrevivente necessita de uma função vicariante. No idoso, a falta de reservas dificulta as adaptações e contribui para a pior evolução clínica. A menor capacidade de adaptação é determinada, principalmente, pela diminuição da resposta beta-adrenérgica e pelas alterações da função sistólica e diastólica do ventrículo esquerdo.

O número e a afinidade dos beta-receptores diminuem com o envelhecimento. As respostas cronotrópica, inotrópica e vasodilatadora às catecolaminas diminuem com a idade. A diminuição da resposta vasodilatadora contribui para o aumento da pós-carga. As reduções das respostas cronotrópica e inotrópica, sobrepostas à elevação da pós-carga, elevam a dependência do mecanismo de Frank-Starling para aumentar o débito cardíaco em situações de maior solicitação. Assim, enquanto no jovem o aumento do débito cardíaco depende preferencialmente do aumento da freqüência cardíaca, ele depende, no idoso, da dilatação do ventrículo na diástole[7,8]. Os mesmos fatores contribuem para que, em situações de maior demanda, o ventrículo esquerdo permaneça dilatado também durante a sístole devido à dificuldade no seu esvaziamento. Caracteriza-se, portanto, uma redução da reserva sistólica[7,8].

O envelhecimento promove também redução da reserva diastólica do ventrículo esquerdo. A função diastólica depende, essencialmente, do relaxamento cardíaco e da complacência diastólica do ventrículo esquerdo, e ambos estão alterados no idoso em função de modificações anatômicas (hipertrofia ventricular) e da fisiologia celular. Como conseqüência desses processos, há menor eficiência diastólica e tendência à elevação da pressão diastólica final do ventrículo esquerdo.

REPERCUSSÕES CLÍNICAS

Além do maior número de eventos coronarianos, a doença coronariana no idoso apresenta-se com repercussões clínicas exacerbadas. Os fatores discutidos acima contribuem para uma vulnerabilidade aumentada à isquemia e à congestão pulmonar. Ambos são facilitados pelo maior grau de aterosclerose, que também contribui, obviamente, para um maior número de eventos, como já foi visto.

O enrijecimento arterial e a dilatação ventricular conseqüente da diminuição da reserva sistólica contribuem para a maior vulnerabilidade à isquemia.

O enrijecimento arterial aumenta a demanda metabólica durante a sístole e, ao lado de outros fatores, e também a participação do fluxo coronariano durante a sístole. O coração torna-se mais dependente da pressão arterial para manter a perfusão coronariana e fica, portanto, mais vulnerável à isquemia diante de reduções da pressão arterial. Por essa razão, observa-se, com mais freqüência nos idosos, um ciclo vicioso muito deletério durante os eventos coronarianos agudos acompanhados de disfunção ventricular e hipotensão.

A dilatação ventricular, por sua vez, contribui para a maior vulnerabilidade à isquemia à medida que sua presença aumenta a tensão da parede ventricular esquerda, eleva o custo energético da contração cardíaca e diminui o limiar isquêmico.

A redução das reservas sistólica e diastólica do ventrículo esquerdo está implicada na maior vulnerabilidade à congestão pulmonar.

A redução dessas reservas resulta, como foi visto, na dilatação e na elevação das pressões finais sistólica e diastólica do ventrículo esquerdo. Como na doença isquêmica do coração ocorre comprometimento do relaxamento ventricular, uma leve isquemia pode ser o suficiente para desencadear congestão pulmonar em um indivíduo que já apresenta pressão venocapilar mais elevada. Explica-se, portanto, porque nos idosos com doença coronariana as manifestações clínicas de congestão pulmonar, como a dispnéia, são tão freqüentes. A disfunção diastólica está relacionada a outra repercussão clínica no idoso com doença isquêmica do miocárdio, à maior prevalência de fibrilação atrial e suas conseqüências. A redução da função diastólica torna a contribuição atrial ao enchimento ventricular particularmente importante, mas promove uma sobrecarga ao átrio esquerdo. Conseqüentemente, a instalação de fibrilação atrial torna-se mais comum e pode levar à descompensação do tênue equilíbrio da homeostase nesses indivíduos.

Fica claro, portanto, por que o envelhecimento pode ser considerado o maior fator de risco para a morbimortalidade cardiovascular.

PARTICULARIDADES DE ALGUMAS DOENÇAS CARDÍACAS NO IDOSO

DOENÇA CORONARIANA

A prevalência e gravidade da doença arterial coronariana é tão maior quanto maior a idade do paciente. Mais da metade dos indivíduos com idade superior a 65 anos morrem devido à doença arterial coronariana e cerca de 75% dessas mortes ocorrem em idosos[9]. O diagnóstico da doença em idosos por vezes é difícil. A sintomatologia clássica de angina aos esforços freqüentemente está ausente, talvez devido ao estilo de vida mais sedentário. Além disso, a manifestação da doença por meio de dispnéia em vez de angor é muito comum tanto na doença arterial coronariana crônica quanto no infarto agudo do miocárdio[10], talvez devido às alterações da complacência e ao relaxamento ventricular discutidos acima. Há uma grande disparidade anatomoclínica entre a prevalência da doença arterial coronariana anatômica e clínica. Estudos de necropsia da década de 1950 já revelavam que a presença de doença aterosclerótica significativa (com obstrução de 70% ou mais em pelo menos uma das artérias coronárias principais) é de 75% nos indivíduos com mais de 75 anos de idade[1,11]. Além disso, a doença aterosclerótica coronariana é mais extensa e grave nessa população. No entanto, a doença é clinicamente manifesta somente na minoria desses pacientes, em torno de 30%. Essa disparidade anatomoclínica reflete a presença de doença coronariana silenciosa ou manifesta de maneira atípica, resultando em subdiagnóstico.

Deve-se ter em mente que, especialmente nos idosos, a doença arterial coronariana pode ser instabilizada por fatores reversíveis, os quais devem ser sempre pesquisados e corrigidos se presentes. Desses, destacam-se anemia, hipertensão arterial, descompensação da insuficiência cardíaca (ICC) e não-aderência ao tratamento, todos mais comuns no idoso.

O tratamento da doença arterial coronariana segue as mesmas diretrizes que nos jovens. Justamente por apresentarem maior risco de desfechos desfavoráveis, os idosos são os que mais se beneficiam do tratamento. Várias são as evidências nesse sentido. O *Antiplatelet Trialists' Group* avaliou a eficácia da aspirina e mais de 14.000 pacientes com idade superior a 65 anos em estudos randomizados de doença arterial coronariana. Devido ao maior risco basal, a eficácia da aspirina em reduzir o risco de morte, infarto e acidente vascular cerebral foi maior nos idosos do que nos mais jovens (45 *vs.* 22 menos eventos por 1.000 pacientes tratados)[12]. O mesmo vale para betabloqueadores. Análise de seu benefício pós-infarto agudo do miocárdio envolvendo mais 7.000 pacientes indica que o benefício absoluto é quase três vezes superior nos idosos (60 *vs.* 22 vidas salvas por 1.000 pacientes tratados)[13,14]. Similarmente, o uso de inibidores da enzima conversora de angiotensina pós-infarto agudo do miocárdio também apresenta benefício mais evidente nos idosos. No estudo SAVE, que comparou captopril com placebo em pacientes infartados com fração de ejeção de ventrículo esquerdo ≤ 40% mas sem insuficiência cardíaca clinicamente manifesta, o benefício absoluto em termos de redução de mortalidade e instalação de insuficiência cardíaca ocorreu nos pacientes com 65 anos de idade ou

mais[15]. De maneira análoga, no estudo AIRE, que avaliou o ramipril em pacientes com insuficiência cardíaca manifesta após-infarto agudo do miocárdio, a redução de mortalidade com inibidores da enzima conversora de angiotensina foi observada somente nos indivíduos com 65 anos de idade ou mais[16].

A angioplastia coronariana, se indicada, apresenta atualmente índices de sucesso angiográfico e clínico assim como ocorrência de complicações e re-estenose muito similares aos observados em pacientes jovens. No entanto, os riscos são um pouco mais elevados, especialmente pela maior prevalência de co-morbidades, particularmente de doença vascular periférica (resultando em maior risco de complicações vasculares), doença da aorta (com maior risco de acidente vascular cerebral relacionado a fenômenos embólicos) e déficit de função renal e maior risco de insuficiência renal induzida pelo contraste, além do risco de descompensação de insuficiência cardíaca pela menor reserva funcional.

A cirurgia de revascularização do miocárdio está associada a maior morbidade, mortalidade e duração de internação mais prolongada, especialmente no grande idoso. No entanto, os riscos têm diminuído[17]. Fatores de risco independentes para mortalidade cirúrgica incluem idade de 70 anos ou mais, gênero feminino, cirurgia de emergência, insuficiência cardíaca e reoperação. O perfil do indivíduo idoso submetido a cirurgia na prática clínica pode explicar em parte os piores resultados observados nessa faixa etária. A grande maioria das cirurgias é indicada devido a quadro clínico instável. Cerca de metade dos pacientes apresenta disfunção ventricular esquerda. Apesar de o número de enxerto ser semelhante ao realizado nos indivíduos mais jovens, os enxertos arteriais são pouco freqüentes. A associação de cirurgia de revascularização do miocárdio com cirurgia valvar é comum, pela alta prevalência de estenose aórtica. A necessidade de suporte hemodinâmico no período perioperatório é freqüente, incluindo a utilização do cateter de artéria pulmonar (Swan-Ganz), marca-passo temporário, balão intra-aórtico, bem como de medicamentos vasoativos. Os tempos de operação, entubação traqueal e de internação são mais prolongados. As complicações mais freqüentemente observadas no período pós-operatório são a congestão pulmonar e a fibrilação atrial.

Tanto a prevalência como, principalmente, as complicações do infarto agudo do miocárdio aumentam exponencialmente com a idade. Mais de 60% dos infartos ocorrem em indivíduos com idade igual ou superior a 60 anos, sendo que os grande idosos, com idade de 75 anos ou mais, representam 30% dos pacientes infartados. Mais impressionante que a alta prevalência é a proporção dos idosos entre as mortes relacionadas ao infarto. Oitenta por cento dos indivíduos que falecem por infarto agudo do miocárdio têm 60 anos de idade ou mais, sendo os grandes idosos (com idade de 75 anos ou mais) individualmente responsáveis por 60% da mortalidade[18].

Entre as particularidades relacionadas ao infarto agudo do miocárdio nos idosos, podemos destacar que a incidência aumenta com a idade, conforme discutimos. A apresentação clínica altera-se de tal maneira, que a apresentação com precordialgia típica é incomum, ocorrendo em menos de 20% dos pacientes. A queixa de dispnéia é mais comum. Quanto ao eletrocardiograma, o infarto sem supradesnivelamento do segmento ST é mais comum, ocorrendo em mais da metade dos casos. As complicações são mais freqüentes e a mortalidade aumenta dramaticamente. A insuficiência cardíaca é muito comum, ocorrendo em 40% dos casos (comparativamente a somente 14% em indivíduos mais jovens). A mortalidade hospitalar é quase quatro vezes maior (19% *vs.* 5%)[19]. Em um ano, mais de um terço dos idosos vítimas de infarto vão a óbito. No entanto, apesar desses altos índices de morbidade e mortalidade, os idosos são menos tratados[20]. Justamente por apresentarem um grupo de maior risco, os idosos são, portanto, o grupo com maior potencial a se beneficiarem de tratamentos para os quais há evidências de redução de risco, tanto farmacológicos como invasivos. No entanto, a dificuldade no manuseio desses indivíduos se dá justamente pela enorme heterogeneidade dessa população, que inclui muitos pacientes frágeis, nos quais os benefícios do tratamento devem ser balanceados com os riscos associados ao próprio tratamento, particularmente as terapêuticas invasivas, o que torna o julgamento clínico muitas vezes difícil e realmente desafiador. Talvez o maior complicador seja o fato de que, apesar de os idosos representarem o grupo com maior prevalência de infarto e, em particular, os indivíduos mais sujeitos a complicações e morte relacionadas ao infarto, eles são muito subrepresentados nos estudos clínicos dos quais resultam as recomendações da medicina baseada em evidência, particularmente os grandes idosos e em especial os idosos com várias co-morbidades, que, em geral os exclui dos estudos clínicos. O grande idoso com múltiplas co-morbidades muito raramente é incluído em estudos clínicos, mas freqüentemente é o paciente com que nos deparamos na prática clínica. A medicina baseada em evidência pouco pode ajudar nesses casos e isso torna o julgamento clínico um grande desafio, que deve incluir muito bom senso, boa avaliação dos riscos e benefícios das opções terapêuticas disponíveis e ampla e franca discussão com o paciente e/ou seus familiares para o devido esclarecimento das possíveis repercussões da doença e do tratamento, levando-se sempre em conta a vontade do paciente (ou dos familiares, quando o paciente não for capaz de decidir independentemente). Uma particularidade de suma importância nessa faixa etária, particularmente no grande idoso, está no fato de que, no adulto mais jovem, a prioridade geralmente é a sobrevida, ao passo que no grande idoso freqüentemente a qualidade de vida passa a ser mais importante que a própria sobrevivência. Talvez a característica mais marcante da população idosa é sua enorme heterogeneidade. É importante ter em mente que mais importante que a idade cronológica do indivíduo é o que

denominamos de idade biológica, ou seja, o estado geral de saúde decorrente, principalmente na presença ou não de co-morbidades significativas.

O tipo de tratamento dispensado ao idoso infartado pode explicar em parte as diferenças de resultado. Comparando-se aos indivíduos mais jovens, o idoso freqüentemente chega ao atendimento de saúde com mais de 6 horas de dor e, portanto, fora da janela ideal para se beneficiar de terapêutica de reperfusão nos casos de infarto com supradesnivelamento de sgmento ST. Ele é atendido menos freqüentemente em hospital que conta com possibilidade de revascularização, é menos tratado por cardiologista, não somente é submetido a menos procedimentos invasivos e reperfusão, mas também recebe menos tratamento farmacológico com clara recomendação para sua utilização, como aspirina e betabloqueador.

A reperfusão coronariana no infarto com supradesnivelamento do segmento ST representa a intervenção coronariana com maior impacto sobre mortalidade e preservação de função ventricular após o advento dos desfibriladores e unidades coronárias e a conseqüente prevenção de morte súbita por arritmia primária na fase aguda do infarto. As duas modalidades de reperfusão – farmacológica (trombólise) e mecânica (angioplastia coronariana primária) – têm evidente impacto prognóstico, demonstrado em inúmeros estudos clínicos. Os dados disponíveis acerca de reperfusão coronariana em idosos advêm basicamente de análise de subgrupo dos principais estudos clínicos (nos quais aproximadamente 10 a 15% dos pacientes tinham idade superior a 75 anos) e de análises retrospectivas[21].

Em estudos clínicos, a trombólise mostrou-se benéfica em todas as faixas etárias. Análise de dados com estreptoquinase em 28.896 pacientes avaliados nos estudos GISSI-1 e ISIS-2, por exemplo, demonstra que a redução absoluta de mortalidade nos pacientes com idade superior a 75 anos é maior que nos pacientes mais jovens (3,9% *vs.* 2,4%)[22]. Os maiores riscos associados à trombólise são a ocorrência de hemorragia intracraniana e a ruptura de ventrículo esquerdo. Fatores de risco independentes para a ocorrência de hemorragia intracraniana incluem idade $\geq$ 75 anos, gênero feminino, raça negra, história de acidente vascular cerebral prévio, pressão arterial sistólica $\geq$ 160mmHg, peso $\leq$ 65kg em mulheres e $\leq$ 80kg em homens, RNI > 4 e uso de t-PA como agente trombolítico.

Fora do ambiente dos estudos clínicos controlados, os benfícios da trombólise são menos consistentes. Estudo de grande impacto publicado em 2000 questiona a eficácia da trombólise nos muito idosos, com mais de 75 anos de idade na "vida real". Trata-se de estudo observcional retrospectivo envolvendo 234.000 internações consecutivas em 8 meses, de idosos com idade $\geq$ 65 anos internados por infarto agudo do miocárdio com supradesnivelamento do segmento ST, que se apresentavam com até 12 horas de dor e eram elegíveis para trombólise. A sobrevida em 30 dias foi maior nos pacientes trombolisados, com idade entre 65 e 75 anos. No entanto, nos pacientes com mais de 75 anos de idade, o tratamento trombolítico associou-se à maior mortalidade, resultado nitidamente discrepante do observado nos estudos clínicos controlados[23].

A pobreza de dados envolvendo grandes idosos (primordialmente apenas análise de subgrupo e com número pouco representativo de grande idosos com idade superior a 75 anos) e o alerta advindo de estudos retrospectivos que retratam a "vida real" tornam menos claro se o benefício observado nos indivíduos mais jovens pode ser generalizado aos muito idosos, especialmente os mais frágeis. Dada a grande heterogeneidade dessa população e a falta de evidência de que o benefício se perca com a idade (pelo menos nos estudos controlados), o consenso atual é de que os dados disponíveis não permitem recomendar um teto de idade para trombólise. O julgamento clínico deve nortear a decisão. *A priori*, um grande idoso sem muitas comorbidades, que se apresente em tempo hábil e cuja opção de reperfusão disponível seja a trombólise, não deve ter essa opção terapêutica negada com base somente em sua idade.

Angioplastia primária constitui uma modalidade de reperfusão coronariana que contorna várias limitações da trombólise, como a obtenção de recanalização em menos de 80% dos pacientes, restauração de fluxo TIMI 3 em apenas 50 a 60% dos casos, maior risco de reoclusão e reinfarto e risco de hemorragia intracraniana. Vários estudos que compararam as duas modalidades de reperfusão demonstraram que a angioplastia coronariana é superior à trombólise. Os pacientes idosos aparentemente são um grupo em que a angioplastia coronariana é particularmente benéfica. Metanálise envolvendo 10 estudos randomizados comparando angioplastia primária e trombólise em 2.635 pacientes, a maior redução de mortalidade com a angioplastia coronariana ocorreu em pacientes com idade superior a 70 anos[24]. A principal limitação dessa modalidade de reperfusão está no fato de que somente a minoria dos idosos infartados é tratada em Serviços capazes de oferecer a possibilidade de angioplastia primária de maneira ágil, com eficácia e rapidez.

Em pacientes com infarto agudo do miocárdio sem supradesnivelamento do segmento ST, um aspecto com grande impacto prognóstico é a estratégia invasiva precoce nos pacientes com risco moderado ou alto (escore de risco $\geq$ 3, pelo escore TIMI, de 0 a 7). O estudo TACTICS-TIMI 18 foi o que mais impacto teve para o estabelecimento desta recomendação. Nesse estudo, que envolveu 2.220 pacientes, 43% tinham $\geq$ 65 anos de idade. Noventa e um por cento dos pacientes idosos apresentavam escore de risco TIMI $\geq$ 3. A análise por idade revela claramente que o benefício da estratégia invasiva precoce foi tanto maior quanto mais idoso (e paralelamente maior risco) o paciente. Dessa forma, a redução de morte ou infarto em 30 dias associada à estratégia invasiva foi maior nos pacientes com idade $\geq$ 75 anos do que nos com idade entre 65 e 75 anos, ao passo que nos indivíduos com idade inferior a 65 anos a diferença entre as estratégias invasiva precoce e conservadora foi não significativa. Esse benefício progressivo com a idade acompanhou-se, entretanto, de maior risco de sangramento associado à estratégia invasiva nos mais idosos. Uma grande limitação quanto à generalização dos achados desse estudo é justamente seu caráter controlado. Foram excluídos do estudo os indivíduos mais doentes, como, por exemplo, pacientes com história de acidente vascular cerebral, insuficiência renal, insuficiência cardíaca grave, choque cardiogênico, discrasias sangüíneas ou doença sistêmica relevante[25].

ARRITMIAS

As arritmias, tanto supraventriculares como ventriculares, são mais comuns no idoso devido à alta prevalência de hipertensão arterial e doença arterial coronariana. O tratamento segue as mesmas diretrizes que nos jovens.

Merece destaque nos idosos a fibrilação atrial. É a arritmia sustentada mais comum. Sua prevalência aumenta exponencialmente com a idade, dobrando a cada década a partir dos 50 anos, passando de cerca de 4% entre sexagenários a 10% entre os indivíduos com mais de 75 anos de idade. É um forte marcador prognóstico. Sua presença está associada a aumento de 20% de mortalidade. Os transtornos relacionados à fibrilação atrial advêm de redução do débito cardíaco ou do risco de formação de trombo atrial e conseqüente embolização sistêmica. Sem dúvida, a embolização sistêmica, particularmente a ocorrência de acidente vascular cerebral isquêmico de natureza embólica, é a complicação mais temida e devastadora. A presença de fibrilação atrial em idosos associa-se a um risco anual de acidente vascular cerebral de mais de 5%. Isso representa um aumento de risco de 600% em relação a pacientes sem fibrilação atrial, de tal maneira que cerca de metade dos acidentes vasculares cerebrais em indivíduos com mais de 75 anos de idade estão associados à fibrilação atrial. Ela é o maior fator de risco para o desenvolvimento de acidente vascular cerebral em idosos, superando fatores de risco clássicos como presença de doença arterial coronariana, hipertensão arterial e insuficiência cardíaca. Por outro lado, idade > 75 anos é considerado fator de risco independente para embolização em portadores de fibrilação atrial. Indivíduos nessa faixa etária são classificados no maior estrato de risco para embolização, independentemente da presença ou não de outros fatores de risco. A implicação terapêutica óbvia do reconhecimento desse alto risco de embolização é a recomendação de anticoagulação desses indivíduos para minimizar o risco da ocorrência de fenômenos embólicos. A anticoagulação com warfarina confere uma redução de risco muito superior à aspirina e deve ser recomendada a todo grande idoso com fibrilação atrial, salvo contra-indicação pela presença de co-morbidades. Seu uso nesses pacientes é bastante seguro, desde que se controle o tempo de protrombina adequadamente, mantendo-se a anticoagulação na faixa terapêutica com RNI entre 2 e 3.

DOENÇA VALVAR

Merece atenção especial a alta prevalência de estenose aórtica entre os idosos. Essa é geralmente secundária à calcificação de uma valva bicúspide, calcificação degenerativa (especialmente após os 75 anos de idade) e, em nosso meio, a febre reumática. A cirurgia está indicada quando houver sintomatologia de insuficiência cardíaca congestiva, síncope ou angina, mesmo nos idosos. A valvoplastia aórtica está associada a altos índices de morbidade e mortalidade, incluindo acidente vascular cerebral, ruptura da aorta e insuficiência aórtica e, atualmente, sua indicação é muito rara e de exceção, geralmente como ponte para cirurgia em pacientes críticos ou como tratamento paliativo em pacientes inoperáveis, uma vez que está associada à reestenose e à piora clínica em 6 a 12 meses. Novos procedimentos menos invasivos têm sido relatados, com resultados bastante promissores, incluindo o implante de prótese via transapical, por meio de cirurgia minimamente invasiva, sem necessidade de esternotomia ou circulação extracorpórea[26] ou por via totalmente transcutânea, com implante de prótese valvar auto-expansível, através de acesso percutâneo por via femoral[27].

REFERÊNCIAS BIBLIOGRÁFICAS

1. Ackerman RF et al. Relationship of various factors to the degree of coronary atherosclerosis in women. Circulation 1950;1: 1345. ▪ 2. Fuster V. Mechanism leading to myocardial infarction; insights from studies of vascular biology. Circulation 1994;90:2126. ▪ 3. Huang H et al. The impact of calcification on the biomechanical stability of atherosclerotic plaques. Circulation 2001;103:1051. ▪ 4. Nichols WM et al. Effects of age on ventricular-vascular coupling. American Journal of Cardiology 1985;55:1179. ▪ 5. Nussbacher A et al. Hemodynamic effects of unloading the old heart. Am J Physiol 1999;277(5 Pt 2):H1863. ▪ 6. Brandfonbrener M et al. Changes in cardiac output with age. Circulation 1955;12:557. ▪ 7. Fleg JL et al. Impact of age on the cardiovascular response to dynamic upright exercise in healthy men and women. J Appl Physiol 1995;78:890. ▪ 8. Rodeheffer RJ et al. Exercise cardiac output is maintained with advancing age in healthy human subjects: cardiac dilatation and increased stroke volume compensate for diminished heart rate. Circulation 1984;69:203. ▪ 9. Mehta RH et al. Acute myocardial infarction in the elderly: differences by age. J Am Coll Cardiol 2001;38:736. ▪ 10. Pathy MS. Clinical presentation of myocardial infarction in the elderly. Br Heart J 1967;29:190. ▪ 11. White NK et al. The relationship of the degree of coronary atherosclerosis with age, in men. Circulation 1950;1:645. ▪ 12. Collaborative overview of randomised trials of antiplatelet therapy-I. Prevention of death, myocardial infarction, and stroke by prolonged antiplatelet therapy in various categories of patients. Antiplatelet Trialists' Collaboration. BMJ 1994;308:81. ▪ 13. Hjalmarson A et al. Effect on mortality of metoprolol in acute myocardial infarction. A double-blind randomised trial. Lancet 1981;2:823. ▪ 14. Gundersen T et al. Timolol-related reduction in mortality and reinfarction in patients ages 65-75 years surviving acute myocardial infarction. Prepared for the Norwegian Multicentre Study Group. Circulation 1982;66:1179. ▪ 15. Pfeffer MA et al. Effect of captopril on mortality and morbidity in patients with left ventricular dysfunction after myocardial infarction. Results of the survival and ventricular enlargement trial. The SAVE Investigators. N Engl J Med 1992;327:669. ▪ 16. Effect of ramipril on mortality and morbidity of survivors of acute myocardial infarction with clinical evidence of heart failure. The Acute Infarction Ramipril Efficacy (AIRE) Study Investigators. Lancet 1993;342:821. ▪ 17. Craver JM et al. 601 octogenarians undergoing cardiac surgery: outcome and comparison with younger age groups. Ann Thorac Surg 1999;67:1104. ▪ 18. Alexander KP et al. Acute coronary care in the elderly, Part II: ST-segment-elevation myocardial infarction: a scientific statement for healthcare professionals from the American Heart Association Council on Clinical Cardiology: in collaboration with the Society of Geriatric Cardiology. Circulation 2007;115:2570. ▪ 19. Paul SD et al. Geriatric patients with acute myocardial infarction: cardiac risk factor profiles, presentation, thrombolysis, coronary interventions, and prognosis. Am Heart J 1996;131:710. ▪ 20. Stone PH et al. Influence of race, sex, and age on management of unstable angina and non-Q-wave myocardial infarction: The TIMI III registry. JAMA 1996;275: 1104. ▪ 21. Mehta RH et al. Reperfusion strategies for acute myocardial infarction in the elderly: benefits and risks. J Am Coll Cardiol 2005;45:471. ▪ 22. Collins R. Optimizing thrombolytic therapy of acute myocardial infarction: age is not a contraindication. Circulation 1991;84:II230. ▪ 23. Thiemann DR et al. Lack of benefit for intravenous thrombolysis in patients with myocardial infarction who are older than 75 years. Circulation 2000;101: 2239. ▪ 24. Zijlstra F et al. Clinical characteristics and outcome of patients with early (< 2 h), intermediate (2-4 h) and late (> 4 h) presentation treated by primary coronary angioplasty or thrombolytic therapy for acute myocardial infarction. Eur Heart J 2002;23:550. ▪ 25. Bach RG et al. The effect of routine, early invasive management on outcome for elderly patients with non-ST-segment elevation acute coronary syndromes. Ann Intern Med 2004;141:186. ▪ 26. Transapical transcatheter aortic valve implantation in humans: initial clinical experience. Circulation 2006;114:591. ▪ 27. Grube E et al. Percutaneous aortic valve replacement for severe aortic stenosis in high-risk patients using the second- and current third-generation self-expanding CoreValve prosthesis: device success and 30-day clinical outcome. J Am Coll Cardiol 2007;50:69.

23. *SITES* INTERESSANTES EM CARDIOLOGIA

Herlon Saraiva Martins
Leonardo Jorge Cordeiro de Paula
Augusto Scalabrini Neto

Em 1995 foi criada nos Estados Unidos da América a "grande rede mundial de computadores interconectados", conhecida como *Internet*. Esta é uma invenção do homem moderno que comporta o maior repertório de informações acessíveis a qualquer pessoa em qualquer parte do mundo. Na *Internet* é possível encontrar informações sobre qualquer área do conhecimento desenvolvido pela humanidade ao longo dos tempos, além de promover a difusão das novas informações que são descobertas pelo homem ao longo dos minutos que o leitor se encontra lendo este texto. No contexto da medicina, as fontes de informações são quase inesgotáveis e acompanhar de maneira simultânea tais descobertas é praticamente impossível. Dessa forma, atualmente, o uso da *Internet* torna-se fundamental para que se faça busca precisa e detalhada pela informação necessária para a resolução dos problemas clínicos que encontramos nas enfermarias, prontos-socorros e unidades de terapia intensiva, problemas estes que, pela velocidade da inovação do conhecimento, ficam difíceis de ser resolvidos sem uma consulta ao "que há de novo". Este capítulo visa apresentar as ferramentas básicas de busca de informações sobre a especialidade da cardiologia nos *sites* com materiais científicos disponíveis na "grande rede mundial de computadores". O objetivo é proporcionar ao estudante de medicina, aos médicos generalistas e aos especialistas em cardiologia, a partir da formulação do problema clínico que ele se encontra, buscar informações de qualidade e aplicá-las na resolução do problema clínico.

BANCOS DE DADOS PARA A RESOLUÇÃO DE PROBLEMAS CLÍNICOS

A *Internet* é uma fonte quase infinita de informações, contendo milhões de *sites* que expõem conteúdo de qualidade muito variado, alguns com sério rigor científico e outros apenas com opiniões pessoais, vivências próprias e materiais de grandes indústrias ligadas à área médica. Dessa forma, algumas orientações são necessárias para se promover uma busca de qualidade para o esclarecimento das dúvidas que temos ao longo de nossa prática clínica. Quando buscamos a *Internet* para o esclarecimento de uma questão, devemos ter ciência do que buscamos, pois dividimos a busca em dois grandes grupos:

Respostas a questões genéricas – nesse caso, o médico ou estudante de medicina está em busca de esclarecimento sobre diagnóstico e tratamento de "macrocondições" clínicas, como infarto agudo do miocárdio, hipertensão arterial sistêmica, dislipidemias, insuficiência cardíaca etc. Ou seja, o objetivo é estudar um determinado assunto.

Respostas a questões específicas – nesse caso, a busca é por uma dúvida específica dentro da patologia em estudo. Por exemplo, o leitor quer saber qual trombolítico apresenta melhor taxa de patência da artéria após infarto agudo do miocárdio anterior; se há vantagem de associar clopidogrel ao tratamento da síndrome coronariana aguda de risco intermediário ou ainda qual a diferença entre os antagonistas da angiotensina II e os inibidores da enzima conversora de angiotensina no manejo da insuficiência cardíaca sistólica. Ou seja, o leitor quer saber detalhes de estudos acerca de determinado tema.

BUSCA DE RESPOSTAS PARA QUESTÕES GENÉRICAS

Sempre que apresentamos dúvidas ou queremos aprender sobre as mais variadas doenças cardiológicas, buscamos inicialmente os livros-textos. Porém, sempre existe um espaço de dois a três anos entre a produção dos livros e sua publicação, fazendo com que o material exposto esteja com certa desatualização quando lançado. Além disso, o conhecimento científico adquirido ao longo dos anos, de modo geral, demora para ser incorporado aos livros-textos, deixando-os como uma fonte potencialmente não atualizada de conhecimento. Dessa forma, têm aumentado muito ao longo dos últimos cinco anos as fontes de informações atualizadas na *Internet*, podendo o leitor ter a forma *online* do livro para adquirir as atualizações.

LIVROS-TEXTOS *ONLINE*

Uma fonte em expansão são os livros-textos *online*, que disponibilizam seu conteúdo na *Internet* de forma integral e atualizada a cada três a quatro meses, não sofrendo os efeitos da "desatualização" da confecção dos livros. Assim, *sites* importantes em cardiologia para atualização de doenças são:

- www.harrisonsonline.com – além de todo o conteúdo do livro-texto, o *site* disponibiliza as imagens, faz atualizações praticamente semanalmente e dispõe de questões de auto-avaliação (*site* pago).
- www.accessmedicine.com/public/learnmore_clinical. aspx – é um *site* de amplo conteúdo produzido pela Editora McGraw-Hill, uma das maiores do mundo. Vários livros são disponibilizados com atualizações periódicas (em geral, de 15/15 dias). Nele há o *Current Cardiology* e o *Hurt's The Heart,* além de possuir uma procura de assuntos por patologia no universo dos livros da editora (*site* pago).
- www.emedicine.com/med/cardiology.htm – disponibiliza um grande conteúdo de cardiologia gratuitamente, com capítulos completos e com os mais variados temas de cardiologia, habitualmente escritos por especialistas no assunto abordado, sendo atualizado três a quatro vezes por ano (*site* gratuito).

GUIDELINES (CONSENSOS)

Uma modalidade simples e muito útil para a abordagem de questões genéricas é a busca por *guidelines* (em português também chamado de "diretrizes" ou "consensos"). Esses são grandes guias de diagnóstico e terapêutica para os mais diversos grupos de doenças dentro da cardiologia, como infarto agudo do miocárdio, hipertensão arterial sistêmica, doenças valvares, dislipidemias, insuficiência cardíaca, dentre outras.

Esses materiais são encontrados em *sites* de organizações médicas, sociedades científicas, agências governamentais e *sites* gerais gratuitos. Sempre que procuramos um *guideline,* devemos nos atentar para alguns detalhes, tais como:

- Nem todo *guideline* é feito de acordo com os princípios da medicina baseada em evidências.
- Muitas vezes são escritos seguindo opiniões de associações de especialistas, não havendo preocupações com a aplicabilidade na população, sem levar em conta os gastos, ou haver uma preocupação com a custo-efetividade da recomendação.

- Deve haver cuidado com pressões de grandes grupos econômicos na realização dos *guidelines,* nos quais as recomendações podem ser tendenciosas.
- Deve haver cuidado ao se analisar o grupo de indivíduos escolhido para a confecção do documento, pois nem sempre existe um critério rígido e predeterminado para essa escolha, utilizando-se amostras viciadas de especialistas.

Como dito anteriormente, grande parte dos *sites* são gratuitos, contendo diversos *guidelines* completos e recomendações das mais diversas sociedades científicas em cardiologia. Os mais importantes são:

- www.acc.org – apresenta os *guidelines* do *American College of Cardiology,* uma das mais respeitadas e importantes associações de cardiologistas do mundo (conteúdo gratuito).
- www.americanheart.org – semelhante ao *site* da ACC e contém todos os *guidelines* mais importantes em cardiologia (conteúdo gratuito).
- www.escardio.org – apresenta os *guidelines* da *European Society of Cardiology* (conteúdo gratuito).
- www.guidelines.gov – diversos *guidelines* americanos (*National Guideline Clearinghouse*), no qual pode ser promovida a busca por doença, tratamento ou sociedade científica realizadora do documento (*site* gratuito).
- www.nhlbi.nih.gov/guidelines – *site* americano da *National Heart, Lung and Blood Institute.* Possui diversos *guidelines* separados por grupos de doenças (gratuito).

No Brasil, os principais *sites* disponíveis são das sociedades científicas, que disponibilizam *guidelines* internacionais e nacionais, confeccionados por médicos brasileiros voltados para a realidade de medicina nacional. Os mais importantes são:

- http://publicacoes.cardiol.br/consenso – *site* das diretrizes da Sociedade Brasileira de Cardiologia (gratuito).
- www.sbh.org.br/documentos – *site* das diretrizes da Sociedade Brasileira de Hipertensão (gratuito).

ARTIGOS DE PERIÓDICOS

Podemos utilizar da mesma forma artigos científicos de revisão de literatura para esclarecimento de dúvidas mais genéricas. Estes podem ser obtidos em *sites* de grandes revistas médicas de circulação mundial, que contêm informações em medicina interna geral e em cardiologia. As mesmas ressalvas devem ser feitas aos artigos de revisão quando comparados aos *guidelines,* pois normalmente são escritos por autores convidados pela revista ou de renome no meio médico, podendo eles escrever os artigos sem o rigor científico esperado, retratando experiências pessoais sem fazer uma medicina baseada em evidências. Devemos nos atentar apara as referências bibliográficas utilizadas e sua citação no corpo do texto.

SITES INTERESSANTES EM CARDIOLOGIA

Dentre os *sites* mais importantes destacamos:

- www.nejm.org – *New England Journal of Medicine,* com diversos artigos originais e revisões de qualidade. Grandes megaestudos em cardiologia são publicados nessa revista de grande prestígio (site pago).
- www.jama.com – *Journal of the American Medical Association,* com diversos temas em cardiologia (site pago).
- www.lancet.com – jornal *The Lancet* (Britânico). Constitui numa excelente fonte de artigos europeus. Essa revista tem grande prestígio internacional e costuma publicar grandes estudos de cardiologia (*site* pago).
- www.annals.org – revista do *American College of Physicians,* a maior associação de clínicos do mundo. Quase sempre, contém artigos de grande impacto (*site* pago).
- www.cardiosource.com/jacc/index.asp – *Journal of the American College of Cardiology* (JACC), que disponibiliza diversas revisões clínicas na área de cardiologia (para esse fim, *site* pago).
- www.circulation.org – uma das principais e melhores revistas de cardiologia do mundo (*site* pago).
- www.scielo.br – *site* que contém os Arquivos Brasileiros de Cardiologia. Nesse *site,* o leitor tem acesso ao conteúdo de grande qualidade produzido pela cardiologia brasileira, podendo-se promover pesquisa tanto de artigos de revisão como de artigos originais para esclarecimentos de dúvidas específicas. É um *site* que possui conteúdo gratuito e de qualidade, podendo ser acessado de qualquer computador.

UpToDate (http://www.uptodate.com)

O *UpToDate* é um *site* que incorpora quase todas as áreas médicas, inclusive cardiologia, apresentando um conteúdo que é atualizado a cada 4 meses. É possível fazer busca por patologias específicas e subdivisões da mesma doença, com revisões de literatura sendo feitas por um ou mais autores, constituindo uma ótima fonte de pesquisa. Hoje, para o generalista, constitui em um dos mais completos *sites* de medicina, embora não seja tão completo para o cardiologista (*site* pago).

Cardiosource (http://www.cardiosource.com)

O *Cardiosource* é "megasite" e, sem dúvida, um dos melhores e mais completos *sites* de cardiologia. Ele tem apoio do *American College of Cardiology* e possui uma imensa quantidade de informações em cardiologia (*site* pago). O leitor encontra:

- Todos os grandes *guidelines* de cardiologia.
- Coleções completas de temas em cardiologia (p. ex., arritmias, cardiologia geral, doença valvar, congênita, cardiologia intervencionista etc.).
- Estudos em cardiologia: todos os grandes estudos terminados e em andamento.
- Temas específicos de revisão (*practice tools*).

- Detalhes dos grandes congressos de cardiologia (*American Heart, American College of Cardiology* e *European Society of Cardiology*).
- Gravações (áudio e vídeo) com especialistas (em geral, sobre temas polêmicos ou atuais).
- Conteúdo do JACC.
- Outros: muitas imagens em cardiologia, questões e casos clínicos para auto-estudo, novidades em cardiologia (ACC Heart News) etc.

BUSCA DE RESPOSTAS PARA QUESTÕES ESPECÍFICAS EM CARDIOLOGIA

Quando temos dúvidas específicas acerca do manejo diagnóstico ou tratamento das doenças clínicas em cardiologia, podemos utilizar duas formas de busca para a informação desejada. Podemos utilizar *sites* que possuem bancos de dados com as informações "pré-filtradas" (informações já selecionadas e revisadas pela organização, sociedade ou produtores do *site*) ou os bancos de dados gerais.

BUSCA A PARTIR DE BANCOS DE DADOS COM INFORMAÇÃO "PRÉ-FIITRADA"

Em geral, chamamos de informação "pré-filtrada" àquelas que já foram selecionadas e revisadas por outros médicos ou instituições, constituindo em um banco de dados de qualidade, tornando a pesquisa mais fácil e mais simples se comparado com buscas no MEDLINE.

As principais são:

- http://cardiology.jwatch.org – o *site* é mantido pelo mesmo grupo do *New England Journal of Medicine.* Constitui em um dos melhores *sites* de atualização em cardiologia, pois as maiores e melhores revistas de cardiologia do mundo são rotineiramente revisadas e os artigos mais importantes e relevantes são extraídos e comentados (*site* pago).
- http://www.mdconsult.com – *site* americano com uma quantidade extremamente grande de informação científica. Possui em seu banco de dados, além do MEDLINE, mais de 30 livros-textos (como o *Braunwald's Heart Disease),* mais de 45 revistas científicas internacionais com artigos completos, banco de informações sobre medicamentos completo e diversos *guidelines* na área de cardiologia. Existem ainda coleções médicas completas, como a *The Cardiology Collection* (www.mdconsult. com/offers/pm_car1.html/standard.html), separado em volumes, com os mais diversos temas em cardiologia, com o que há de mais atual na especialidade (*site* pago).
- www.clinicalevidence.com – *Clinical Evidence Cardiovascular Disorders,* mantido pelo *British Medical Journal.* No *site Clinical Evidence,* existe uma sessão específica em cardiologia, chamada *Cardiovascular Disorders,* que divide os artigos por grupos de doenças, mostrando descrições com grande rigor científico e ba-

seado nas melhores evidências em saúde. A fonte da informação é muito confiável. Infelizmente, não há muitos temas em cardiologia (*site* pago).

- www.acpjc.org – o *ACP Journal Club* é uma revista publicada pelo *American College of Physicians* e *British Medical Journal Group*. É uma das melhores revistas do mundo. Ela sintetiza artigos publicados nos mais importantes periódicos, além de comentar os resultados com crítica (*site* pago).
- http://cochrane.bireme.br – a *Cochrane Collaboration* é uma organização internacional que prepara, mantém e distribui diversas revisões sistemáticas, seguindo os princípios da medicina baseada em evidências. Promove atualização do seu conteúdo a cada três meses, concentrando-se em revisões sistemáticas e estudos controlados. Infelizmente, há poucos temas em cardiologia (*site* gratuito).

BUSCA A PARTIR DE BANCOS DE DADOS "GERAIS"

- www.ncbi.nlm.nih.gov/pubmed – o *site Pubmed* faz parte do MEDLINE, um gigantesco banco de dados mantido pelo *US National Library of Medicine,* englobando a maioria das revistas médicas mundiais, nos mais variados temas. Possui citações da quase totalidade dos artigos científicos produzidos no mundo (embora com pouca citação de estudos de países em desenvolvimento), englobando praticamente todas as áreas da medicina. Dessa forma, deve ser utilizado para buscas muito específicas dentro do espectro da doença em questão, pois, caso contrário, o número de citações pesquisadas torna-se infindável, sendo extremamente difícil de encontrar a informação desejada. Por esse motivo, pesquisas por informações mais amplas devem ser utilizadas de acordo com as orientações dadas anteriormente. A grande desvantagem é não ter quase nada da literatura Latino-Americana, Africana e Asiática.
- www.bireme.br – excelente *site* mantido pela Bireme (Biblioteca Regional de Medicina) em São Paulo. Este *site* engloba, além do MEDLINE, uma fonte de dados de bibliotecas na América Latina (Lilacs) e publicações nacionais. Como o MEDLINE se constitui prioritariamente por periódicos da América do Norte e Europa, buscas por artigos publicados na América Latina e Brasil devem ser feitas a partir dessa base de dados.

PORTAL DA CAPES

- www.periodicos.capes.gov.br – o portal Periódicos é mantido pelo Governo Federal e engloba diversas revistas nacionais e internacionais, dando acesso a um gran-

de banco de dados científicos (há mais de 10.000 periódicos). Em geral, está ligado às universidades e é totalmente gratuito. É uma excepcional fonte de informações.

PORTAIS PERIÓDICOS

- www.portaldapesquisa.com.br/databases/sites – é um dos melhores sites de medicina. Infelizmente, é muito caro e só disponível em grandes universidades. O portal da pesquisa contém:
  - Livros: mais de 200 livros com todo o conteúdo disponível (muitos são os melhores livros disponíveis na área).
  - Conteúdo do *Evidence Based Medicine Reviews*.
  - O MEDLINE.
  - Mais de 700 periódicos com textos na íntegra.
  - *Drug Information* e *Drugdex* (excelentes fontes para busca de medicamentos).

CONCLUSÕES

Atualmente, a *Internet* não é mais uma promessa, aliás é uma "dura" realidade para o médico que, além de trabalhar de forma excessiva, tem que se atualizar.

Acessar *site*s em casa, no trabalho, no final de semana, enfim, em qualquer horário é uma grande vantagem e ajuda nessa dura e árdua tarefa de mantermos atualizados. Entretanto, devemos olhar tudo isso com cautela, pois 99% dessas informações são inúteis ou repetitivas.

Por isso, além de saber os *site*s mais importantes, o leitor deve saber buscar, analisar e criticar essa informação. Dessa forma, recomendamos o livro dos Professores Paulo Andrade Lotufo e Isabela Benseñor como complemento a este capítulo (Epidemiologia – Abordagem Prática, 1ª edição, editora Sarvier, São Paulo).

REFERÊNCIAS BIBLIOGRÁFICAS

1. Martins HS, Olmos RD. Semiologia baseada em evidências. In: Benseñor IM et al. (eds.). Semiologia Clínica. São Paulo: Sarvier, 2002. p. 243. ▪ 2. Benseñor IM, Lotufo PA. Medicina baseada em evidências. In: Bensenor IM, Lotufo PA (eds.). Epidemiologia – Abordagem Prática. 1ª ed. São Paulo: Sarvier, 2005. p. 1. ▪ 3. Graham J, Kulkarni R. Information technology in patient care: the internet, telemedicine and clinical decision support. In: Tierney Jr LM et al. (eds.). Current Medical Diagnosis and Treatment. 46th ed. Philadelphia: McGraw-Hill, 2007. http://www.accessmedicine.com. ▪ 4. Prezzi SH. Como usar a internet na sala de emergência. In: Nasi LA (ed.). Rotinas em Pronto-Socorro. 2ª ed. Porto Alegre: Artmed, 2005. p. 742. ▪ 5. Bohan JS. Guidelines in emergency medicine. In: Marx JA et al. (eds.). Rosen's Emergency Medicine. 6th ed. Philadelphia: Mosby Elsevier, 2006. p. 3034.

MÓDULO 4

EMERGÊNCIAS E URGÊNCIAS CARDIOLÓGICAS

- Conceitos Sobre o BLS
- Conceitos Básicos Sobre o ACLS
- Avaliação da Dor Torácica
- Síndromes Coronarianas Agudas – Infarto Agudo do Miocárdio com Supradesnivelamento do Segmento ST
- Síndromes Coronarianas Agudas sem Supradesnivelamento do Segmento ST
- Emergência e Urgência Hipertensivas
- Edema Agudo dos Pulmões
- Choque Cardiogênico
- Tromboembolismo Pulmonar
- Bradiarritmias
- Taquiarritmias

24. CONCEITOS SOBRE O BLS
(Suporte Básico de Vida)

Ana Paula Quilici
Ilana Sebbag
Fábio Luis de Arruda Zantut
Sergio Timerman

Situações de emergência exigem avaliação imediata. Diagnóstico e ressuscitação realizados de forma objetiva e eficaz aumentam a probabilidade de sobrevida e podem reduzir seqüelas. O suporte básico de vida (em inglês *Basic Life Support* – BLS) inclui etapas diferentes que, se realizadas de forma disciplinada, visam à melhor qualidade de circulação e oxigenação tecidual, oferecem chance maior de sobrevida a pacientes, muitas vezes, em risco de morte. Na maioria das vezes, o socorro a essas vítimas tem início fora do ambiente hospitalar. O reconhecimento precoce dessas vítimas, incluídas aquelas portadoras de infarto do miocárdio ou acidente vascular cerebral, deve deflagrar o suporte básico de vida disciplinado e programado. As fases desse atendimento devem incluir:

1. Ativação do sistema de serviço médico de emergência – no Brasil, cada pessoa deve conhecer o número do telefone do sistema de serviço médico de emergência local, uma vez que não existe um número único para todas as regiões, como ocorre em outros países (911 nos Estados Unidos, 112 na Europa ou 119 no Japão).
2. Avaliação da vítima com perda súbita da consciência e realização de manobras para a sustentação das vias aéreas, respiração e circulação, conforme necessário.
3. Desfibrilação de pacientes com fibrilação ventricular ou taquicardia ventricular utilizando desfibrilador externo automático.
4. Reconhecimento da vítima com obstrução de via aérea por corpo estranho e realização de manobras de desobstrução, conforme indicado.

Atualmente, existem evidências de que a ressuscitação cardiopulmonar imediata realizada por voluntários e a desfibrilação precoce diminuem a mortalidade de vítimas de parada cardíaca. A ressuscitação cardiopulmonar imediata previne a deterioração da fibrilação ventricular para assistolia, aumentando a probabilidade de desfibrilação

e contribuindo para a preservação das funções cardíaca e cerebral. A desfibrilação precoce é o fator isolado que, comprovadamente, mais aumenta a sobrevida de adultos com parada cardíaca[1].

A fim de garantir a ressuscitação cardiopulmonar imediata e a desfibrilação precoce para vítimas de parada cardíaca, é fundamental o treinamento em massa da comunidade e a disponibilidade de desfibriladores externos automáticos em locais públicos[2].

EPIDEMIOLOGIA DA PARADA CARDIOPULMONAR NO ADULTO

Adultos vítimas de parada cardíaca súbita decorrente de infarto, em ambiente pré-hospitalar, apresentam em 40% a fibrilação ventricular como ritmo inicial. Acredita-se que esse número seja bem maior, no entanto, como o tempo de detecção do ritmo no ambiente pré-hospitalar nem sempre é breve, quando analisado, ele se deteriorou para assistolia. Existem relatos de comunidades treinadas em que o primeiro choque se deu nos primeiros 3 minutos de parada cardíaca, com sobrevida de 74% das vítimas[2]. Esses dados contrastam com aqueles que, quando o primeiro choque se deu com mais de 12 minutos de parada cardíaca, a sobrevida girou em torno de 2 a 5%. Por esse motivo, quando da presença de um único socorrista, recomenda-se que de imediato seja ativado o sistema de serviço médico de emergência local e solicitado um desfibrilador externo automático, seguindo-se o retorno à vítima e realizadas as manobras de ressuscitação cardiopulmonar, conforme as necessidades de cada paciente ("chame primeiro").

Nas crianças, as doenças primariamente respiratórias são mais freqüentes e a parada cardíaca ocorre, principalmente, como conseqüência da hipóxia. Quando uma criança vítima de parada respiratória é prontamente socorrida e ventilação e oxigenação são restabelecidas, a sobrevida é muito mais elevada do que quando já ocorreu parada cardíaca por hipóxia. Sendo assim, quando uma criança apresenta perda de consciência e um único socorrista está disponível, ele primeiro realiza 1 minuto de manobras de suporte básico de vida, conforme necessário para aquela criança, e depois ativa o sistema de serviço médico de emergência ("chame rápido").

Quando mais de um socorrista está disponível, um deles ativa o sistema de serviço médico de emergência e o outro fica ao lado da vítima, realizando ressuscitação cardiopulmonar. Isso é válido para qualquer faixa etária.

Existem algumas exceções a essas recomendações: vítimas de submersão, de traumatismo ou de uso abusivo de drogas – "chame rápido" em qualquer faixa etária. E para crianças com doença prévia conhecida de risco para distúrbios do ritmo cardíaco – "chame primeiro".

SÍNDROME CORONARIANA AGUDA: COMO RECONHECER PRECOCEMENTE E COMO AGIR

Com o advento da terapêutica fibrinolítica e das intervenções coronarianas percutâneas, tornou-se possível a desobstrução coronariana. Entretanto, para o sucesso dessas intervenções é fundamental que o intervalo de tempo do início dos sintomas até a realização do procedimento não exceda poucas horas. Para que esses pacientes sejam submetidos a tempo a esses procedimentos, é necessário que a população leiga reconheça precocemente os sinais e sintomas do chamado ataque cardíaco, que o sistema de serviço médico de emergência seja acionado e que a vítima seja rapidamente transportada para o hospital.

Freqüentemente, pacientes e seus acompanhantes demoram para reconhecer a síndrome coronariana aguda. O sintoma clássico é o desconforto subesternal vago, às vezes descrito como uma pressão ou aperto, geralmente irradiado para o braço esquerdo, o pescoço ou a mandíbula. Pode estar associado a respiração curta, náuseas, vômitos, palpitação ou sudorese. Os sintomas da angina costumam durar menos de 15 minutos, enquanto no infarto agudo do miocárdio duram mais de 15 minutos. Alguns pacientes, principalmente idosos, mulheres ou diabéticos, podem apresentar sintomas atípicos em vez da descrição clássica da dor torácica.

O socorrista leigo que presencia uma vítima com dor torácica deve: reconhecer os sinais e sintomas da síndrome coronariana aguda; manter a vítima em repouso, sentada ou deitada; e se o desconforto durar 5 minutos ou mais, deve ser ativado o sistema de serviço médico de emergência. Após ativação do sistema de serviço médico de emergência, o socorrista deve permanecer ao lado da vítima; no caso de perda de consciência, avaliar a necessidade de respiração de resgate, compressão torácica e uso do desfibrilador externo automático, se disponível.

A ativação precoce do sistema de serviço médico de emergência permite o envio de ambulância de suporte básico ou avançado, conforme necessário, além de fornecer orientações sobre o uso de nitroglicerina e aspirina. O sistema pode fornecer orientações para socorristas previamente treinados ou também sem treinamento anterior (ensinar compressão torácica apenas, no meio do tórax da vítima).

A disponibilidade e o papel que o sistema de serviço médico de emergência representa variam nas diversas regiões. Cada comunidade deve adaptar essas recomendações a sua realidade, enquanto os serviços de saúde devem empenhar-se para fortalecer essa etapa do atendimento.

ACIDENTE VASCULAR CEREBRAL: COMO RECONHECER PRECOCEMENTE E COMO AGIR

A nova terapêutica fibrinolítica permite limitar a lesão neurológica e melhorar o prognóstico do acidente vascular cerebral isquêmico. A terapêutica fibrinolítica por via intravenosa deve ser considerada para todos os pacientes que se apresentem no hospital até 3 horas do início de sinais e sintomas compatíveis com acidente vascular isquêmico. Da mesma forma que nas síndromes coronarianas agudas, o socorrista leigo deve ser treinado a reconhecer precocemente e ativar o sistema do serviço médico de emergência a fim de transportar rapidamente a vítima de acidente vascular cerebral para o hospital.

As manifestações iniciais podem ser repentinas e podem incluir paralisia facial, alteração da fala, alteração do nível de consciência, perda de força ou sensibilidade em membros ou face, convulsão, alteração de equilíbrio e perda de visão. Uma vez detectada qualquer dessas alterações, imediatamente deve ser ativado o sistema de serviço médico de emergência. O socorrista presente à cena deve avaliar a vítima e realizar ressuscitação cardiopulmonar, se indicado, e a vítima deve ser transportada para o hospital o mais rápido possível. O hospital deve ser avisado antecipadamente da chegada de paciente com suspeita de acidente vascular cerebral, a fim de agilizar sua admissão no setor de emergência e a realização da tomografia computadorizada, que irá confirmar ou não o diagnóstico de acidente vascular isquêmico. Com esses dados disponíveis, os pacientes que preenchem os critérios para terapia fibrinolítica recebem a medicação por via intravenosa.

Se, por um lado, existe um limite de tempo para a ação benéfica da terapia fibrinolítica, por outro lado existem muitas etapas sujeitas à demora tanto antes do paciente chegar ao hospital como dentro do ambiente hospitalar. Fica, portanto, evidente a importância do treinamento da população leiga e da ação integrada dos serviços pré-hospitalares e hospitalares.

SEQÜÊNCIA DO SUPORTE BÁSICO DE VIDA[1]

Para padronizar o atendimento do suporte básico de vida, usaremos o termo vítima adulta para as vítimas com mais de 8 anos de idade.

O suporte básico de vida consiste de vários passos e manobras feitos seqüencialmente, que incluem avaliação e intervenção em cada fase da ressuscitação cardiopulmonar. Cada passo começa com uma avaliação: a) abertura das vias aéreas (avaliação e posicionamento correto das vias aéreas); b) boca a boca (avaliação dos movimentos respiratórios; na ausência desses, realização da respiração de resgate); c) circulação (avaliação de sinais de circulação; se indicado, realização de compressões torácicas).

Nos Estados Unidos, o sistema de serviço médico de emergência é ativado quando uma vítima é encontrada inconsciente. Em outros países, a recomendação pode ser diferente, ativando o sistema de serviço médico de emergência quando a vítima está inconsciente e sem respirar ou sem pulso.

AVALIAÇÃO DO NÍVEL DE CONSCIÊNCIA

Após ter certeza de que o local está seguro, o socorrista deve se aproximar da vítima e rapidamente avaliar a presença de qualquer traumatismo e determinar se a pessoa está respondendo, batendo e agitando gentilmente os ombros da vítima e gritar: "Você está bem?" Se há suspeita de traumatismo, o socorrista deve mover a vítima somente se necessário, pois qualquer movimento inadequado pode causar lesão medular.

ATIVAR O SISTEMA DE SERVIÇO MÉDICO DE EMERGÊNCIA

Quando a vítima se encontra inconsciente, deve ser ativado o serviço médico de emergência e também deve ser solicitado um desfibrilador externo automático. Ativar o serviço médico de emergência significa telefonar para o número de emergência local (pronto-socorro próximo, serviço de atendimento médico domiciliar, bombeiros etc.). Esse número deve ser largamente divulgado na comunidade. A pessoa que chama o serviço médico de emergência deve estar apta a fornecer os seguintes dados:

1. Localização – endereço completo e pontos de referência.
2. Telefone do local.
3. O que aconteceu – acidente automobilístico, ataque cardíaco etc.
4. Quantas pessoas necessitam de atendimento.
5. Condições das vítimas.
6. O que está sendo feito para as vítimas.
7. Outras informações solicitadas pelo pessoal do serviço médico de emergência.

VIAS AÉREAS

Para que a avaliação e a ressuscitação sejam eficazes, a vítima deve estar em decúbito dorsal, sobre uma superfície plana e rígida. Se a vítima estiver com a face voltada para o chão, role-a como uma unidade (em bloco); assim, a cabeça, o pescoço, os ombros e o tronco serão movidos sem torção. Todo o corpo da vítima deve estar em um mesmo plano, com os membros superiores ao longo do corpo. O socorrista leigo só deve movimentar a vítima se ela se encontrar em um local perigoso.

O socorrista deve estar ao lado da vítima, posicionado para fazer respirações e compressões torácicas (a altura dos ombros da vítima é ideal).

É importante lembrar que a queda da língua é a causa mais comum de obstrução das vias aéreas em vítima inconsciente, uma vez que está presa na parte posterior da mandíbula. Quando a mandíbula é movida para a frente, a língua é levantada, liberando a parte de trás da faringe, permitindo a passagem de ar.

Se não há evidência de traumatismo craniano ou cervical, o socorrista deve usar a manobra de inclinação da cabeça/elevação do queixo (descrito a seguir) para abrir a via aérea, remover qualquer material/vômitos da boca e secar os líquidos com os dedos protegidos por luvas ou panos. O socorrista deve tirar qualquer substância da boca da vítima, enquanto mantém a via aérea aberta com a outra mão.

Inclinação da cabeça/elevação do queixo

Para fazer a manobra de abertura das vias aéreas, o socorrista deve colocar uma das mãos firmemente sobre a testa da vítima e inclinar a cabeça para trás. Simultaneamente, colocar o segundo e o terceiro dedos da outra mão na parte óssea do queixo e realizar movimento de elevação do queixo (Fig. 4.1).

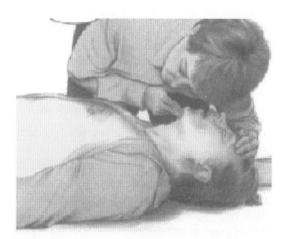

Figura 4.1 – Manobra de abertura de via aérea: inclinação da cabeça/elevação do queixo.

Tração da mandíbula

Essa manobra só deve ser realizada por socorristas que sejam profissionais de saúde. O socorrista deve colocar as mãos, uma de cada lado da cabeça da vítima, apoiando seus cotovelos na superfície em que a vítima está deitada. Segurar firmemente no ângulo inferior da mandíbula e levantar ambos os lados. Se os lábios se fecharem, abri-los com os polegares. Se a respiração boca a boca for necessária, manter a tração da mandíbula e fechar as narinas da vítima, colocando sua face contra elas. Essa técnica é muito eficaz para abrir as vias aéreas, porém tecnicamente difícil e cansativa para o socorrista, sendo a mais segura para uma abordagem inicial de uma vítima com suspeita de traumatismo cervical. O socorrista deve lembrar-se de apoiar a cabeça sem movê-la para os lados ou para trás.

RESPIRAÇÃO

Para avaliar a respiração, o socorrista deve colocar sua orelha próxima à boca/nariz da vítima, enquanto mantém a via aérea aberta. Assim, enquanto observa o tórax da vítima, o socorrista deve: 1. ver se o tórax se eleva; 2. ouvir se há ruído de ar durante a respiração; e 3. sentir se há fluxo de ar. Se não há elevação do tórax e não há fluxo de ar, a vítima não está respirando. Essa avaliação não deve durar mais que 10 segundos.

A ausência ou respiração inadequada (sinais de obstrução das vias aéreas, *gasping* etc.) requer a realização da respiração de resgate.

Posição de recuperação

Se a vítima estiver respirando e apresentar sinais de circulação (pulso e respiração normal) durante ou após a ressuscitação, o socorrista deve manter as vias aéreas abertas e colocá-la em posição de recuperação.

A posição de recuperação é usada para vítimas inconscientes, com respiração e sinais de circulação. Se uma vítima inconsciente permanecer em decúbito dorsal e respirando espontaneamente, as vias aéreas podem ficar obstruídas com secreção, vômitos ou com a língua. Esse problema pode ser resolvido quando colocamos a vítima de lado, facilitando a drenagem de líquidos pela boca.

Não há uma posição perfeita para todas as vítimas. Ao decidir em que posição colocá-la, leve em consideração:

1. A vítima deve estar o mais próximo possível do decúbito lateral, permitindo a drenagem dos líquidos pela boca.
2. A posição deve ser estável.
3. Não deve haver pressão sobre o tórax a ponto de impedir a respiração.
4. Deve ser possível colocá-la de lado e de costas com facilidade e segurança, sem traumatismo cervical.
5. Deve ser possível a observação e a avaliação das vias aéreas.
6. A posição não deve causar dano à vítima.

Respiração de resgate: respiração boca a boca

Quando a vítima não apresenta respiração efetiva, devem ser iniciadas as respirações de resgate. A palma de uma das mãos deve ser mantida sobre a testa da vítima e as narinas da vítima devem ser ocluídas com o polegar e o dedo indicador, o que evitará que o ar saia. O socorrista realiza uma inspiração profunda, sela sua boca ao redor da boca da vítima e promove duas respirações lentas efetivas, de

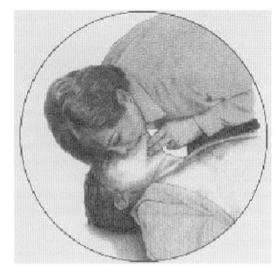

Figura 4.2 – Respiração boca a boca.

aproximadamente 1 segundo, observando a elevação do tórax da vítima durante a respiração. A freqüência respiratória recomendada é de 10 a 12 por minuto (Fig. 4.2).

A fim de reduzir o risco da distensão gástrica e suas complicações, é recomendado que o volume ofertado seja de aproximadamente 6 a 7ml/kg (500 a 600ml) em 1 segundo, por ventilação.

Se as tentativas iniciais de respiração forem frustradas, o socorrista deve reposicionar a cabeça da vítima e tentar novamente; a abertura inadequada da via aérea é a principal causa de dificuldade para ventilar a vítima.

Se a vítima não puder ser ventilada mesmo após o reposicionamento da cabeça, deve-se suspeitar de obstrução da via aérea por corpo estranho. O profissional de saúde (não o socorrista leigo) deve iniciar a manobra de desobstrução da via aérea (descrita a seguir).

Respiração boca-nariz

A respiração boca-nariz é o método recomendado quando a respiração boca a boca for impossível (trisma, traumatismo bucal ou selo boca a boca ineficaz). Pode ser recomendada para vítimas de submersão, pois o socorrista pode iniciar a respiração tão logo a cabeça da vítima esteja fora da água.

Para realizar a respiração boca-nariz, o socorrista deve inclinar a cabeça da vítima para trás com uma das mãos na testa e a outra na mandíbula (como na manobra de inclinação da cabeça/elevação do queixo) e fechar a boca da vítima. Inspirar normalmente, selar seus lábios ao redor do nariz da vítima e expirar para dentro do nariz, então remover os lábios e permitir a expiração passiva, podendo ser necessário abrir os lábios da vítima com os polegares.

Respiração boca-estoma

Quando uma pessoa traqueostomizada precisa de respiração de resgate, deve ser feita a ventilação boca-estoma.

Para executá-la, o socorrista deve colocar seus lábios ao redor do estoma formando um selo, soprar o ar até que ocorra expansão torácica e remover a boca para que ocorra a exalação passiva. Uma máscara facial pediátrica pode ser posicionada ao redor do estoma para melhorar o selo.

Uma cânula de traqueostomia pode estar presente no estoma, que deve estar pérvia para que as ventilações possam ser realizadas. Se a cânula não estiver pérvia e não for possível aspirar a secreção ou desfazer a obstrução, a cânula deve ser removida e outra deve ser colocada. Se não há outra cânula disponível e a vítima necessita de respirações de resgate, o socorrista deve fazer a respiração diretamente no estoma.

Respiração boca-barreira

O uso de barreiras deve ser encorajado quando se faz ressuscitação cardiopulmonar fora do ambiente doméstico. Há dois tipos de barreiras disponíveis: máscaras e lenços faciais. As máscaras devem possuir uma válvula unidirecional que impede que o ar expirado entre na boca do socorrista. Os lenços faciais não possuem válvulas e o ar expirado sai entre o lenço e a face da vítima. Os dispositivos de barreira devem ter baixa resistência ao fluxo de ar para permitir a ventilação e não devem retardar as compressões torácicas.

Para a respiração boca-máscara, é usada uma máscara transparente com válvula unidirecional. A válvula permite o direcionamento do ar mandado pelo socorrista, enquanto mantém o ar exalado fora do contato com o socorrista. Algumas possuem entrada para oxigênio, permitindo oferta de oxigênio suplementar. Se houver oxigênio suplementar, o volume total ofertado deverá ser de 10 a 12ml/kg. Esse volume mantém a oxigenação sangüínea e diminui o risco de distensão gástrica.

A ventilação com máscara é particularmente efetiva, pois permite que o socorrista use ambas as mãos para fazer o selo da máscara com a face da vítima. Há duas formas de realizar respiração boca-máscara:

1. Técnica cefálica – o socorrista fica acima da cabeça da vítima. Pode ser usada por um socorrista quando a vítima está em parada respiratória, durante a ressuscitação com dois socorristas, e também facilita a manobra de tração mandibular, pois o socorrista está voltado para o tórax da vítima.
2. Técnica lateral – o socorrista fica ao lado da vítima e usa a elevação da cabeça-inclinação do queixo. É ideal para a a ressuscitação com um socorrista, pois ele mantém a mesma posição para fazer as respirações e as compressões torácicas (Fig. 4.3).

Bolsa-máscara

O dispositivo bolsa-máscara é usado no atendimento pré-hospitalar. Esse dispositivo é o método mais utilizado no pré e no intra-hospitalar para promover ventilação com pressão positiva. A maioria das unidades disponíveis comercialmente tem o volume de aproximadamente 1.600ml, o qual normalmente é adequado para insuflar o pulmão.

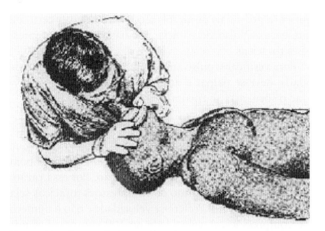

Figura 4.3 – Respiração boca-máscara.

A bolsa-máscara é mais eficiente quando usada por dois socorristas treinados e experientes: enquanto um faz o selo o outro aperta a bolsa.

Se houver apenas um socorrista, coloque-se acima da cabeça da vítima. Se não há certeza sobre traumatismo cervical, eleve a cabeça da vítima e coloque um apoio sob ela (travesseiro ou toalha) para atingir a posição de "cheirar". Coloque a máscara sobre o nariz, seus dedos indicador e polegar sobre a máscara e os demais abaixo da mandíbula; com a outra mão, pressione a bolsa, observando a expansão torácica.

A ventilação será mais efetiva se realizada por dois socorristas: um socorrista segura a máscara e o outro pressiona a bolsa. Se um terceiro socorrista estiver disponível, pode fazer pressão cricóide.

A técnica de pressão cricóide consiste em aplicar pressão sobre a cartilagem cricóide da vítima, empurrando a parte posterior da traquéia sobre o esôfago durante as respirações de resgate. É utilizada para diminuir o risco de distensão gástrica e conseqüente aspiração. Deve ser usada apenas em vítimas inconscientes, por profissionais de saúde treinados, e requer um socorrista a mais no local.

CIRCULAÇÃO

Estudos recentes demonstraram a dificuldade de socorristas leigos em determinar a presença ou não de pulso em vítimas inconscientes[3]. A fim de evitar atraso na ressuscitação, passou-se a recomendar verificação da respiração adequada como sinal de circulação para socorristas leigos em vez de avaliação do pulso. Isso significa que, após oferecer as ventilações iniciais, deve-se procurar por respiração normal como resposta às ventilações. O socorrista deve ver, ouvir e sentir a respiração. Ensina-se procurar por respiração normal para não haver confusão com respiração agônica.

Para profissionais de saúde, acrescenta-se a verificação do pulso enquanto se procura por respiração normal por até, no máximo, 10 segundos.

Essa avaliação não deve demorar mais de 10 segundos. O profissional de saúde deve verificar o pulso enquanto procura por sinais de circulação. Se não estiver certo da presença de pulso, deve iniciar imediatamente as compressões torácicas.

Para verificar o pulso em vítimas com mais de 1 ano de idade, deve-se palpar a artéria carótida do mesmo lado que o socorrista se encontra.

Compressões torácicas

Dados de estudos em animais e humanos demonstram que com o ritmo de 80 compressões por minuto obtém-se bom fluxo sangüíneo durante a ressuscitação. Por essa razão, recomenda-se que o ritmo de compressões torácicas seja de 100 por minuto. Prefere-se velocidade e não o número de compressões. A velocidade de 100 compressões por minuto resultará em menos que isso, principalmente quando feita por um socorrista que interrompe as compressões para fazer a respiração.

A recomendação anterior para adultos era de 15 compressões e duas ventilações para um e para dois socorristas. A recomendação atual é de 30 compressões e duas ventilações para um e dois socorristas, pois, dessa forma, obtêm-se mais compressões por minuto, uma vez que a qualidade das compressões e das ventilações não é afetada pela freqüência[4].

Durante a parada cardíaca, a pressão de perfusão coronariana aumenta gradualmente com as compressões torácicas, sendo mais elevada após 30 compressões se comparada a 15 compressões. Essa recomendação é para socorristas leigos e para profissionais de saúde. Essa técnica reduz a probabilidade de ocorrer hiperventilação, diminui as interrupções para ventilação e simplifica o treinamento em ressuscitação cardiopulmonar. Após a via aérea ser estabelecida (entubação orotraqueal), a ressuscitação pode ser sem sincronia, com a freqüência de 8 a 10 ventilações por minuto.

O posicionamento adequado das mãos é estabelecido quando identificada a metade inferior do esterno. A seguir estão descritas recomendações que podem ser utilizadas:

1. Com seus dedos, localizar o rebordo costal da vítima (do lado que você está).
2. Deslizar os dedos para cima do rebordo costal até encontrar o apêndice xifóide.
3. Colocar a parte inferior de uma das mãos na parte inferior do esterno e a outra mão por cima dessa. Certificar-se de que o áxis de sua mão está sobre o áxis do esterno. Isso manterá a força da compressão sobre o osso e diminuirá o risco de fratura de costela. Não faça as compressões sobre a base inferior do esterno.
4. Manter os dedos estendidos ou entrelaçados e afastados do tórax (Fig. 4.4).

Outro método utilizado para a localização das mãos é colocar a base de uma das mãos sobre a outra no centro do esterno entre os mamilos. Esse método é usado pelos "despachantes" americanos há mais de 10 anos. Para compressões efetivas, devem ser seguidas as seguintes orientações:

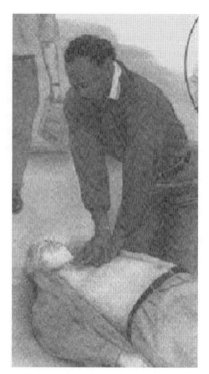

Figura 4.4 – Compressões torácicas.

1. Com os membros superiores estendidos, travar os cotovelos e posicionar os ombros perpendicularmente às mãos. Dessa forma, cada compressão será diretamente sobre o esterno.
2. Comprimir o esterno de um terço à metade do diâmetro ântero-posterior do tórax da vítima. A compressão ideal do esterno gera pulso carotídeo ou femoral (para ser verificado, é necessário um segundo socorrista).
3. Descomprimir o tórax, até que ele volte à posição normal, para que o sangue possa circular pelo coração. Isso deve ser feito a cada compressão, mantendo as mãos em contato com a vítima no mesmo local.
4. A efetiva perfusão coronariana e cerebral ocorre quando as fases de compressão e relaxamento são iguais, ou seja, 50% do tempo para cada fase. Os socorristas conseguem essa freqüência com facilidade.
5. As mãos devem ser mantidas na mesma posição, não devem ser movidas nem levantadas durante as compressões, mas deve-se permitir que o tórax volte à posição normal após cada compressão.

As respirações de resgate e as compressões torácicas devem ser combinadas para uma ressuscitação eficaz.

Durante a ressuscitação, a compressão cardíaca adequadamente realizada pode gerar pressão arterial sistólica de 60 a 80mmHg, mas a pressão diastólica é muito baixa. O débito cardíaco gerado na compressão torácica não ultrapassa um terço do normal e diminui quando a ressuscitação se prolonga. Para otimizar o fluxo sangüíneo, recomenda-se que, durante a ressuscitação, a força e o ritmo das compressões sejam mantidos.

CONCEITOS SOBRE O BLS

Compressões torácicas sem respirações de resgate[5]

Sabe-se que a respiração de resgate é uma técnica segura e eficaz, que tem salvo muitas vidas. Algumas publicações, porém, têm demonstrado certa relutância dos socorristas em realizar a respiração boca a boca em vítimas desconhecidas, por medo de adquirir doença infecciosa.

As evidências demonstram que a evolução de pacientes que receberam apenas compressões torácicas sem as ventilações é melhor do que quando não são realizadas manobras de ressuscitação em vítima com parada cardíaca. Alguns estudos em animais e humanos sugerem que a ventilação com pressão positiva não é necessária nos primeiros 5 minutos de parada cardíaca. Outros demonstram que o *gasping* pode manter os parâmetros ventilatórios próximos do normal na ressuscitação sem ventilação com pressão positiva, pois o débito cardíaco cai para 25% do normal, diminuindo a necessidade ventilatória para manter ótima relação ventilação/perfusão.

Portanto, a compressão cardíaca sem ventilação é recomendada apenas nos seguintes casos:

– quando o socorrista treinado não pode ou não quer fazer as ventilações;
– quando o socorrista não-treinado recebe orientações telefônicas simplificadas.

DESFIBRILAÇÃO

Na maioria dos adultos com parada cardíaca súbita não-traumática, o ritmo mais freqüente é a fibrilação ventricular. Por essa razão, o tempo entre o colapso e a desfibrilação é determinante para a sobrevivência. A sobrevivência de uma parada cardíaca por fibrilação cai de 7 a 10% por minuto sem desfibrilação. Portanto, os profissionais de saúde devem estar aptos e equipados para promover a desfibrilação o mais rápido possível em vítimas de óbito súbita.

A desfibrilação precoce também deve ser feita em hospitais e ambulatórios; portanto, todo o pessoal responsável pelo atendimento de emergência deve estar apto a usar o desfibrilador em vítimas de parada cardíaca por fibrilação em 3 a 5 minutos do colapso. Para atingir esse objetivo, todos devem estar treinados e familiarizados com o desfibrilador de sua área.

Se ao chegar ao local o socorrista constatar que a vítima não recebeu ressuscitação cardiopulmonar nos primeiros 4 a 5 minutos, existem evidências que suportam a realização de cinco ciclos de 30 compressões e duas ventilações (2 minutos) antes da tentativa de desfibrilação.

REAVALIAÇÃO

Após cinco ciclos de 30 compressões e duas ventilações, verificam-se sinais de circulação (por 10 segundos).

Se não houver sinais de circulação, reiniciar a ressuscitação pelas compressões torácicas; se pulso, avaliar a respiração:

– Se a respiração estiver presente, colocar a vítima em posição de recuperação, monitorando a respiração e a circulação.
– Se a respiração estiver ausente, mas com sinais de circulação, promover respiração de resgate, uma ventilação a cada 5 a 6 segundos (de 10 a 12 por minuto) e monitorar os sinais de circulação de tempos em tempos.
– Se não houver sinais de circulação, continuar a ressuscitação.
– Parar para verificar sinais de circulação a cada poucos minutos.
– A ressuscitação não deve ser interrompida, exceto em situações específicas.
– Quando houver sinais de circulação e ventilação espontânea adequada, colocar a vítima em posição de recuperação, mantendo a abertura da via aérea.

RESSUSCITAÇÃO CARDIOPULMONAR COM DOIS SOCORRISTAS

Todas as pessoas que prestam atendimento de emergência, seja por profissão, seja por ocupar cargo que exija treinamento em emergência, devem ser treinadas para realizar a ressuscitação com um e com dois socorristas; quando possível, deve ser acrescentado treinamento com barreiras e máscara.

Na ressuscitação com dois socorristas, um deles deve posicionar-se ao lado da vítima e realizar as compressões torácicas, e o outro, na altura da cabeça da vítima, manter as vias aéreas abertas, realizar as respirações de resgate e monitorar o pulso carotídeo.

As compressões torácicas devem ser feitas na freqüência de 100 por minuto e a relação deve ser de 30 compressões para cada duas ventilações. Quando o socorrista que está fazendo as compressões torácicas ficar cansado, deve mudar de posição com o outro que está realizando as ventilações, porém a interrupção das manobras deve ser a menor possível.

DESOBSTRUÇÃO DAS VIAS AÉREAS POR CORPO ESTRANHO

A obstrução completa das vias aéreas pode resultar em óbito se não for tratada em poucos minutos. A causa mais comum de obstrução das vias aéreas superiores é a língua durante a perda da consciência e parada cardiopulmonar. Uma vítima inconsciente pode desenvolver obstrução da via aérea por causas intrínseca (língua e epiglote) e extrínseca (corpo estranho). A língua pode cair para trás e obstruir a faringe; a epiglote pode bloquear a entrada da via aérea na vítima inconsciente. Vítimas de traumatismo facial podem apresentar sangramento e coágulos podem obstruir a via aérea.

A obstrução de via aérea por corpo estranho é relativamente rara e é causa pouco comum de óbito. Não é comum em casos de afogamento, pois a água não causa obstrução da via aérea; portanto, a manobra de desobstrução da via aérea não é usada em vítimas de afogamento.

267

A obstrução de via aérea por corpo estranho deve ser considerada causa de parada cardiopulmonar em qualquer vítima, especialmente crianças que subitamente param de respirar, ficam cianóticas e perdem a consciência sem causa aparente. Em adultos, normalmente, a obstrução de via aérea por corpo estranho ocorre durante a alimentação e a carne é a causa mais freqüente. Entre os fatores associados à obstrução de via aérea por corpo estranho estão as tentativas de ingerir grandes pedaços de alimento, elevado teor de álcool e uso de prótese dentária.

O corpo estranho na via aérea pode causar obstrução parcial ou total. Se a obstrução for parcial, a vítima será capaz de fazer a troca de ar, que pode ser boa ou má, dependendo do grau de obstrução. Com boa troca de ar a vítima está consciente e consegue tossir fortemente, embora, algumas vezes pode-se ouvir um ruído entre as respirações. Enquanto existir boa troca de ar, encoraja-se a vítima a tossir e o socorrista não deve interferir, mas manter-se atento caso seja necessário alguma atitude. Se a obstrução persistir, o serviço médico de emergência deve ser ativado.

Algumas vítimas de obstrução de via aérea por corpo estranho podem apresentar má troca de ar imediatamente, ou inicialmente boa troca de ar progredindo para má troca de ar. Os sinais de má troca de ar incluem fraqueza, tosse ineficaz, batimento de asa de nariz durante a respiração, aumento da dificuldade respiratória e cianose. A pessoa com obstrução parcial das vias aéreas e má troca de ar deve ser tratada como se tivesse uma uma obstrução completa, neste caso, a ação deve ser imediata.

A obstrução completa das vias aéreas não permite que a pessoa fale, respire ou tussa. Ela ainda pode estar com as mãos ao redor do pescoço. Não há passagem de ar. O público leigo deve ser encorajado a usar o sinal universal de dificuldade respiratória quando se encontra engasgado (Fig. 4.5). O socorrista deve perguntar à vítima se ela pode falar; caso não possa falar, isso indica completa obstrução das vias aéreas e o socorrista deve agir imediatamente.

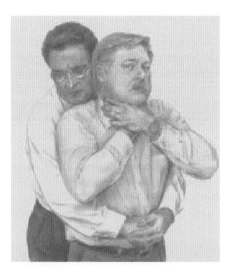

Figura 4.5 – Sinal universal de engasgo.

Recomenda-se que socorristas leigos usem a manobra de Heimlich (pressão subdiafragmática ou pressão abdominal) para desobstruir as vias aéreas de uma vítima consciente a partir de um ano de idade, não sendo recomendada para recém-nascidos. Em vítimas inconscientes, recomenda-se a realização da ressuscitação cardiopulmonar tanto por socorristas leigos como por profissionais da área de saúde, com a ressalva de abertura da boca para visualização e retirada de corpos estranhos se visíveis. Os profissionais de saúde podem realizar varredura digital **apenas** se o corpo estranho for visível, não sendo mais recomendada a realização dessa manobra às cegas.

A manobra de Heimlich por meio de pressão abdominal eleva o diafragma, aumentando a pressão do ar, forçando-o para fora dos pulmões, que pode ser suficiente para provocar tosse artificial e expelir o corpo estranho das vias aéreas. O sucesso do uso da manobra já foi relatado pela imprensa pública e médica. Entretanto, o uso da manobra de Heimlich pode causar complicações, como rompimento de órgãos internos, e não deve ser usada se não for realmente necessária. Portanto, toda vítima que necessite dessa manobra deve ser avaliada, posteriormente, por um médico. Para minimizar a possibilidade de traumatismo, a mão não deve ser colocada sobre o processo xifóide ou nas bordas das costelas. As mãos devem estar abaixo dessas estruturas, porém acima da cicatriz umbilical e na linha mediana. Mesmo quando realizada corretamente, a manobra de Heimlich pode acarretar regurgitação e conseqüente aspiração.

Manobra de Heimlich em vítima consciente sentada ou em pé

O socorrista deve ficar atrás da vítima, passar seus membros superiores ao redor do abdome e proceder como se segue:

– Fechar uma das mãos em forma de punho.
– Colocar o lado do polegar contra o abdome da vítima, na linha mediana acima da cicatriz umbilical e abaixo do processo xifóide.
– Colocar a outra mão sobre a que está fechada, e pressioná-las contra o abdome da vítima em movimentos rápidos para dentro e para cima.
– Repetir as compressões abdominais até que o corpo estranho seja expelido ou a vítima torne-se inconsciente.

Deve haver um intervalo entre as compressões, pois cada movimento deve ser feito diferente e separadamente um do outro. Quando a vítima se torna inconsciente, o sistema de emergência deve ser acionado. Se o socorrista for leigo, a orientação atual é que se inicie a ressuscitação cardiopulmonar, uma vez que as manobras descritas a seguir são muito complexas e de baixa retenção pelo aluno leigo. Cada vez que a via aérea for aberta (durante os ciclos da ressuscitação), porém, deve-se procurar por algum objeto na garganta e removê-lo, caso seja visualizado. As compressões torácicas da ressuscitação cardiopulmonar, na prática, podem servir como manobra de

CONCEITOS SOBRE O BLS

desobstrução de via aérea. Se o socorrista for um profissional de saúde, deve passar para a seqüência de desobstrução das vias aéreas da vítima inconsciente (descrita a seguir).

Compressões torácicas em vítimas obesas e mulheres grávidas

A pressão torácica pode ser uma alternativa para vítimas em estágio final de gravidez ou muito obesas, em substituição à manobra de Heimlich. O socorrista deve:

– Ficar atrás da vítima com os braços sob as axilas e abraçar o tórax.
– Colocar a região do polegar de uma das mãos em forma de punho na linha mediana sobre o esterno, com cuidado para não apoiar sobre o processo xifóide ou arco costal.
– Colocar a outra mão sobre a primeira e pressionar o tórax até que o corpo estranho seja expelido ou a vítima fique inconsciente.
– Se não conseguir abraçar o tórax da vítima, podem ser realizadas compressões torácicas com ela em decúbito dorsal (o socorrista posiciona-se a seu lado; a posição das mãos é a mesma das compressões torácicas na ressuscitação).

Varredura digital e elevação mandíbula-língua

A varredura digital deve ser usada somente por profissionais de saúde, em vítimas inconscientes. Jamais deve ser utilizada em vítimas conscientes ou em crise convulsiva.

O socorrista deve posicionar a vítima com o rosto para cima e proceder aos passos descritos a seguir.

– Abrir a boca da vítima, segurar a língua e a mandíbula entre seus dedos polegar e indicador e puxar a língua para a frente da faringe, onde o corpo estranho pode estar alojado (essa manobra pode, por si só, desobstruir a via aérea).
– Colocar o dedo indicador da outra mão dentro da boca da vítima e percorrer as bochechas e a faringe (até a base da língua). Usar o dedo em forma de gancho, seja para remover o corpo estranho, seja para pressioná-lo contra o lado oposto à faringe, e puxá-lo para fora. Deve-se tomar muito cuidado para não empurrar o objeto para dentro da faringe.

Desobstrução da via aérea por corpo estranho em vítimas inconscientes – profissionais de saúde

As vítimas de obstrução de via aérea por corpo estranho podem estar conscientes quando encontradas pelos socorristas e ficar inconscientes; nessa circunstância, o socorrista saberá a causa dos sintomas. Algumas vezes, o socorrista pode encontrar a vítima inconsciente e só saberá que se trata de obstrução de via aérea por corpo estranho após a tentativa de ventilação sem sucesso.

Se o socorrista souber que a perda de consciência é decorrente de obstrução de via aérea por corpo estranho, recomenda-se a seqüência:

1. Ativar o sistema de emergência. Se houver um segundo socorrista, este deve acionar o sistema de emergência enquanto o primeiro atende a vítima. Coloque a vítima em decúbito dorsal.
2. Fazer elevação língua-mandíbula, seguida de varredura digital para remover o corpo estranho se esse for visível.
3. Abrir a via aérea e tentar ventilar; se o tórax da vítima não se expandir, a cabeça deve ser reposicionada e ser feita nova tentativa de ventilação.
4. Se não conseguir ventilações efetivas mesmo após reposicionamento da cabeça, o socorrista deve suspeitar de obstrução de via aérea por corpo estranho.
5. O socorrista deve então realizar a ressuscitação cardiopulmonar na freqüência de 30 compressões e duas ventilações em cinco ciclos.
6. A seqüência elevar língua-mandíbula, varredura digital, tentativas de ventilação e manobras de ressuscitação cardiopulmonar deve ser feita até que a via aérea seja liberada (ventilação efetiva com expansão do tórax) ou até que esteja disponível suporte avançado (pinça Kelly ou Magil ou cricotirotomia).
7. Se a via aérea for liberada, o socorrista deve verificar a respiração. Se a vítima não estiver respirando, promover as respirações de resgate, após verificar os sinais de circulação. Se não houver sinais de circulação, iniciar as compressões torácicas.

O uso de pinças (Magil ou Kelly) para remover corpo estranho é permitido apenas se esse estiver visível, podendo ser utilizadas lanternas e laringoscópios para visualização direta do objeto. A cricotirotomia deve ser feita apenas por profissionais treinados e autorizados a procedimentos cirúrgicos.

Desobstrução da vias aéreas por corpo estranho em vítimas inconscientes – leigos

A recomendação é a mesma para profissionais de saúde, com a diferença de que não está recomendada realização de varredura digital nem a utilização de pinças.

SEGURANÇA DO SOCORRISTA: RISCO DE TRANSMISSÃO DE DOENÇAS

No treinamento de ressuscitação cardiopulmonar com manequins, devem ser respeitadas normas de descontaminação desses a fim de minimizar o risco de transmissão de doenças infecto-contagiosas entre as pessoas em treinamento[6]. Nos Estados Unidos, até o momento, aproximadamente 70 milhões de pessoas já realizaram treinamento de ressuscitação cardiopulmonar em manequins e não há relato de complicações infecciosas. Alunos que sabidamente estão na vigência de doença infecto-contagiosa devem ser convidados a adiar o curso para outra ocasião, após resolução da doença.

Quanto à realização de respiração boca a boca em vítimas reais, até o momento não existem relatos de transmissão de hepatite B ou aids. Nas duas últimas décadas, existem 15 relatos de transmissão de doença durante a ressuscitação cardiopulmonar real. O risco é maior para doenças de transmissão respiratória (*Neisseria meningitidis*, tuberculose, vírus respiratórios). Sendo assim, qualquer pessoa que tenha realizado respiração boca a boca em vítima com doença infecto-contagiosa deve ser tratada como contactante. Sempre que disponível, deve ser utilizada uma barreira na realização das respirações de resgate. Preferencialmente, deve ser utilizada máscara acoplada à bolsa-valva ou, então, máscaras com filtros e válvula de fluxo unidirecional, ou os lenços faciais como terceira opção, pois são menos eficazes, permitindo contato de secreção entre a vítima e o socorrista.

REFERÊNCIAS BIBLIOGRÁFICAS

1. American Heart Association. Guidelines 2000 for Cardiopulmonary Resuscitation and Emergency Cardiovascular Care. Circulation 2000;102(Suppl I):I-22. ▪ 2. Valenzuela TD et al. Outcomes of rapid defibrillation by security officers after cardiac arrest in casinos. N Engl J Med 2000;343:1206. ▪ 3. Dick WF et al. The carotid pulse check revisited: what if there is no pulse? Crit Care Med 2000;28(Suppl):N183. ▪ 4. American Heart Association. Guidelines 2005 for Cardiopulmonary Resuscitation and Emergency Cardiovascular Care. Circulation 2005;112:IV-19. ▪ 5. Kern KB. Cardiopulmonary resuscitation without ventilation. Crit Care Med 2000;28(Suppl):N186. ▪ 6. The Emergency Cardiac Care Committee of the American Heart Association. Risk of infection during CPR training and rescue: supplemental guidelines. JAMA 1989;262:2714.

25. CONCEITOS BÁSICOS SOBRE O ACLS (Suporte Avançado de Vida em Cardiologia)

Maria Margarita Castro Gonzalez
Sergio Timerman

Anualmente, nos Estados Unidos, aproximadamente 450.000[1] e na Europa 700.000 adultos previamente saudáveis[2] têm morte súbita. Manobras de ressuscitação cardiopulmonar são aplicadas aproximadamente em dois terços das vítimas[3]. Das vítimas de parada cardiorrespiratória tratadas pelos sistemas médicos de emergência, sobrevivem 5 a 10%, e em pacientes com fibrilação ventricular a sobrevida hospitalar é de 15%. A sobrevida após parada cardiorrespiratória intra-hospitalar é de 17%[4].

Em 2000 ocorreu a primeira Conferência Internacional sobre parada cardiorrespiratória e cuidados cardiovasculares de emergência, o que levou à publicação das *Guias de Normatização*, baseadas em evidências, técnicas de ressuscitação cardiopulmonar reconhecidas pela *American Heart Association*[5]. Em novembro e dezembro de 2005 foram publicadas as novas Diretrizes de Ressuscitação Cardiopulmonar e Cuidados Cardiovasculares de Emergência[6] (revistas médicas *Circulation*, www.circulationaha.org e *Resuscitation*, www.resuscitationjournal.com).

Parada cardíaca caracteriza-se pela interrupção súbita da circulação sistêmica de um indivíduo com expectativa de vida, ou seja, não portador de doença crônica intratável ou em fase terminal. Instantes precedendo a parada cardíaca ou sucedendo-a, ocorre a interrupção da atividade respiratória, caracterizada pela ausência de movimentos torácicos inspiratórios. Tal situação define a parada cardiorrespiratória.

Após a parada cardiorrespiratória, o conjunto de procedimentos que visam à circulação de sangue oxigenado para o cérebro e outros órgãos vitais é conhecido como ressuscitação cardiopulmonar. A iniciação rápida das manobras é crítica, visto que se trata de uma medida que melhora a sobrevida desses pacientes[7].

SUPORTE AVANÇADO DE VIDA

O prognóstico do paciente vítima de parada cardiorrespiratória será traduzido pelo intervalo entre o colapso, ou início da emergência, e a intervenção por pessoas treinadas, oferecendo os suportes básico e avançado de vida. A probabilidade de sobrevida diminui a cada minuto de comprometimento do sistema cardiovascular. Algumas intervenções, como vistas anteriormente, visam à preservação de fluxo sangüíneo miocárdico e cerebral mínimos, a fim de evitar deterioração clínica e óbito.

Ao término da tentativa de desfibrilação do paciente, se ele estiver em fibrilação ventricular ("D" do ABCD primário, Fig. 4.6), daremos início ao que as Diretrizes da *American Heart Association* chamam de ABCD secundário.

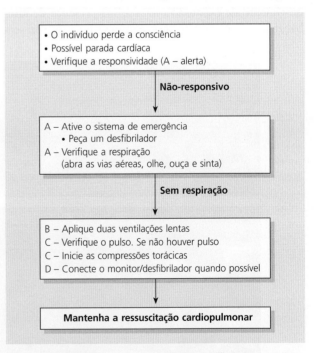

Figura 4.6 – ABCD primário. Evitar interrupções das compressões torácicas. No **D** forneça desfibrilação de preferência com energia bifásica (120-200J) se o ritmo for de fibrilação ventricular. Após o choque reinicie imediatamente as compressões torácicas.

Nessa etapa, serão necessárias técnicas avançadas e invasivas para, novamente, reavaliar o paciente em parada cardiorrespiratória e tratá-lo. O socorrista tentará, nessa etapa, restituir as funções vitais de respiração e circulação do paciente e, quando bem-sucedido, permanecerá reavaliando e tratando a vítima, até que seja transferida aos cuidados de uma unidade de terapia intensiva.

A (*airway*) – nessa etapa, deve-se conseguir uma via aérea pérvia e definitiva, assegurando a ventilação adequada e conseqüente oxigenação tecidual. O paciente deverá ser submetido à colocação de um tubo traqueal o mais rápido possível. Na ausência de uma via aérea protegida, as insuflações pulmonares com a respiração boca a boca ou com dispositivos bolsa-valva-máscara levam a uma distensão gástrica, o que favorece a ocorrência de regurgitação e conseqüente broncoaspiração.

A intubação orotraqueal deve ser precedida de pré-oxigenação adequada do paciente. Durante o processo de intubação orotraqueal, com o auxílio de um laringoscópio (Fig. 4.7), o tempo máximo de interrupção das ventilações deve ser de 30 segundos. Entre as tentativas, recomenda-se retomar as ventilações, para manter a oxigenação do paciente. Alternativas da intubação orotraqueal são a máscara laríngea ou o combitubo (Fig. 4.8).

B (Ventilação – confirmar posicionamento do tubo, fixar o tubo e confirmar ventilação e oxigenação) – após a intubação orotraqueal do paciente, o segundo passo consiste em confirmar o posicionamento adequado do tubo traqueal. A confirmação primária deve ser feita por meio da ausculta da região epigástrica enquanto se observa o movimento de expansão torácica. Na presença de intubação gástrica (ausência de expansões torácicas e presen-

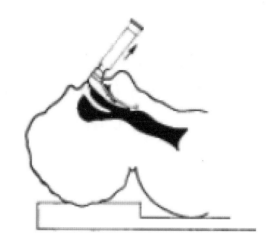

Figura 4.7 – Posicionamento do laringoscópio durante intubação orotraqueal.

ça de ruído aéreo em região epigástrica), retirar o tubo, trocá-lo e após nova oxigenação do paciente com oxigênio a 100% durante 30 a 60 segundos, realizar nova tentativa de intubação. Após a intubação orotraqueal, auscultar os campos pulmonares bilaterais nas regiões anterior e linha axilar média. Certificar-se de que não ocorreu intubação seletiva, tanto pela ausculta como pela falta de expansão da caixa torácica em um dos lados. Após a confirmação primária, recomenda-se a confirmação secundária, com maior acurácia, por meio da mensuração da concentração de gás carbônico exalado pelo paciente via tubo orotraqueal ($EtCO_2$) ou detectores esofágicos. Infelizmente, essa confirmação não é realizada na maioria das vezes pela indisponibilidade dos recursos necessários. Depois de realizada a confirmação da intubação orotraqueal, deve ser realizada a fixação do tubo (Fig. 4.9).

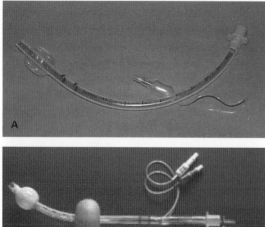
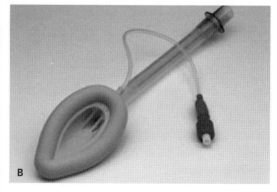
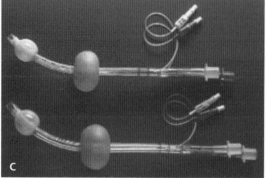

Figura 4.8 – Vias aéreas avançadas. **A)** Tubo traqueal. **B)** Máscara laríngea. **C)** Combitudo.

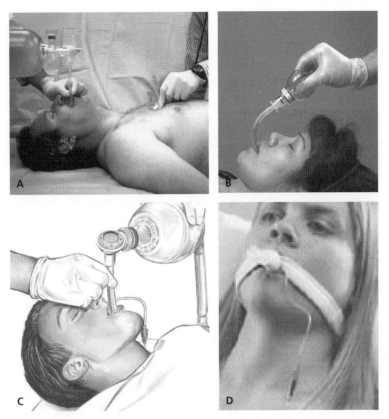

Figura 4.9 – A) Confirmação primária da intubação orotraqueal. **B**) Confirmação secundária da intubação orotraqueal. **C**) Ventilação com O_2 a 100%. **D**) Fixação do tubo traqueal.

C (Circulação – Acesso venoso, conectar eletrodos, medicamentos apropriados, ressuscitação cardiopulmonar) – prontamente, deve-se obter acesso venoso para a administração de medicamentos durante as manobras de ressuscitação cardiopulmonar, evitando as interrupções das compressões torácicas. Preferencialmente, escolher acesso venoso periférico nos membros superiores (veia ante cubital). O acesso venoso central, apesar de proporcionar picos séricos de concentração dos medicamentos maiores e menor tempo para a circulação desses, deve ser preterido, pois sua obtenção necessita de interrupção nas compressões torácicas (Fig. 4.10). Já o acesso periférico é de fácil obtenção, e de fácil aprendizado, apresenta menor risco de complicações e não necessita interromper as manobras de ressuscitação cardiopulmonar. Recomenda-se que, após a administração (em bolo) de cada medicamento por uma veia periférica, seja feita uma infusão em bolo de 20ml de solução salina e que se eleve o membro por 10 a 20 segundos[8].

Com a colocação dos eletrodos, será possível a monitorização do "ritmo" da parada cardiorrespiratória – **fibrilação ventricular, taquicardia ventricular sem pulso, assistolia e atividade elétrica sem pulso**. Tal identificação permite uma abordagem diferenciada para cada situação, com a administração dos principais medicamentos específicos.

D (diagnóstico diferencial) – nessa fase, devem-se avaliar e tratar possíveis causas reversíveis para cada "ritmo" de parada cardiorrespiratória. Nos casos de parada cardiorrespiratória em fibrilação e taquicardia ventriculares, o tratamento é direto e específico e consiste na desfibrilação imediata, que pode reverter tal ritmo independentemente da descoberta imediata da causa que a originou. Entretanto, em casos de parada cardiorrespiratória em assistolia ou atividade elétrica sem pulso (não fibrilação e taquicardia ventriculares), a recuperação da circulação espontânea depende quase que completamente do reconhecimento e tratamento das potenciais causas. São elas: hipovolemia, hipóxia, acidose, hipercalemia/hipocalemia, hipotermia, intoxicação exógena, tamponamento pericárdico, pneumotórax hipertensivo, infarto agudo do miocárdio e tromboembolismo pulmonar. Para cada situação, recomenda-se tratamento específico, enquanto as demais medidas de ressuscitação cardiopulmonar são tomadas, para a recuperação da circulação espontânea.

DIRETRIZES DE RESSUSCITAÇÃO CARDIOPULMONAR 2005

Os tópicos revisados pela Força-Tarefa de Suporte Avançado de Vida do *International Liasison Committee on Resuscitation* (ILCOR) estão agrupados como segue: 1. causas e prevenção; 2. vias aéreas e ventilação; 3. medicamentos e fluidos ministrados durante a parada cardíaca; 4. técnicas e equipamentos para monitorar e assistência circulató-

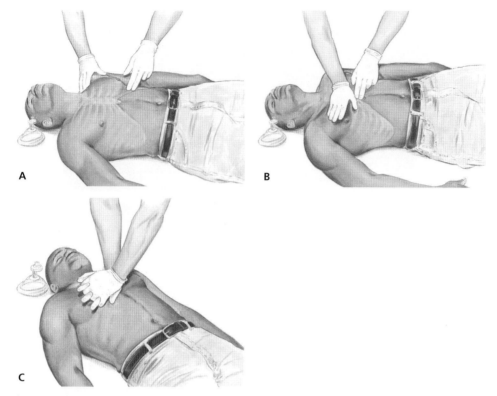

Figura 4.10 – Compressões torácicas. Posição adequada das mãos no tórax da vítima. Durante o atendimento, diminuir as pausas das compressões.

ria; 5. arritmias pré-parada cardiorrespiratória; 6. parada cardíaca em circunstâncias especiais; 7. cuidados pós-ressuscitação; e 8. prognóstico da parada cardiorrespiratória. Devido à grande extensão dos temas, abordaremos apenas os principais aspectos.

Os progressos mais importantes no suporte de vida avançado desde a última diretriz em 2000 incluem:

- Reconhecimento da importância das equipes médicas de emergência como meio de prevenir a parada cardiorrespiratória intra-hospitalar.
- Dados clínicos adicionais no uso de vasopressores.
- Novos equipamentos de assistência circulatória durante ressuscitação cardiopulmonar.
- Uso de hipotermia terapêutica para melhorar a recuperação neurológica após fibrilação ventricular.
- A importância potencial do controle da glicose.

Para muitos tópicos não há dados suficientes com os quais se pudesse fazer uma recomendação de tratamento consistente. As seguintes intervenções, em particular, precisam de pesquisas futuras:

- O impacto das equipes médicas de emergência na incidência de paradas cardíacas.
- Dados e evolução para definir a assistência avançada mais apropriada para as vias aéreas.
- Evidências pra identificar o vasopressor mais eficiente ou se qualquer vasopressor é melhor do que o placebo para a parada cardíaca.
- Estudos randomizados controlados com vários dispositivos de assistência circulatória durante a ressuscitação cardiopulmonar.
- Estudos randomizados controlados com várias terapias de cuidados pós-ressuscitação, tais como controle da ventilação, sedação e glicose.
- Papel preciso da hipotermia terapêutica e método para implementação: seleção de pacientes, resfriamento externo *versus* interno, a meta da temperatura mais favorável possível e duração da terapia.

IMPACTO DAS EQUIPES MÉDICAS DE EMERGÊNCIA

As equipes médicas de emergência estudadas eram compostas geralmente por um médico e uma enfermeira com treinamento de cuidados críticos que estavam disponíveis por 24 horas, respondiam imediatamente quando chamados e tinham um critério de chamada específico e bem definido. O sistema equipe médica de emergência normalmente inclui uma estratégia direcionada à educação do *staff* sobre o reconhecimento precoce de doenças críticas.

Consenso na ciência – dois estudos[9,10] documentaram reduções significativas nos índices de paradas cardíacas (por exemplo, sobrevivência e tempo de permanência na unidade de terapia intensiva depois da introdução de uma equipe médica de emergência). Um estudo randomizado documentou que não houve diferença no desfecho primário composto (parada cardíaca, morte, admissão não pla-

CONCEITOS BÁSICOS SOBRE O ACLS

nejada na unidade de terapia intensiva) entre 12 hospitais após implementação de equipe médica de emergência e 11 hospitais que continuavam funcionando da forma convencional[11]. Nesse estudo, aumentou significativamente o índice de chamadas da equipe de emergência. Estudos neutros documentaram tendência de redução nos índices de parada cardíaca de adultos dentro do hospital e mortalidade global[12] e redução das admissões não programadas em unidade de terapia intensiva[13]. Um estudo antes e depois documentou reduções de parada cardiorrespiratória e morte de crianças após introdução de um serviço de equipe médica de emergência em um hospital infantil, mas isso não alcançou significância estatística.

Recomendação de tratamento – deve-se considerar a introdução de um sistema de equipe médica de emergência em hospitais para pacientes adultos, com especial atenção aos detalhes de implementação (por exemplo, composição e disponibilidade da equipe, critério da chamada, educação e conscientização do *staff* do hospital e método para ativação da equipe).

VIAS AÉREAS E VENTILAÇÃO

Os principais tópicos da conferência de consenso relacionados às vias aéreas e à ventilação são divididos em categorias como: 1. dispositivos avançados de vias aéreas; 2. confirmação da colocação da via aérea avançada; 3. estratégias para a fixação das vias aéreas avançadas; e 4. estratégias para a a ventilação.

EQUIPAMENTOS AVANÇADOS DE VIAS AÉREAS

O tubo traqueal tem sido considerado geralmente como o melhor método para garantir uma via aérea avançada durante uma parada cardiorrespiratória. Entretanto, há evidências de que, sem treinamento adequado e experiência, a incidência de complicações, como intubação esofágica não reconhecida, é inaceitavelmente alta. Alternativas para o tubo traqueal que têm sido estudadas durante a ressuscitação cardiopulmonar incluem bolsa-valva-máscara e equipamentos avançados de vias aéreas como máscara laríngea e combitubo esofagotraqueal (combitubo). A melhor técnica depende da circunstância precisa da parada cardiorrespiratória e da competência do socorrista.

INTUBAÇÃO TRAQUEAL *VERSUS* VENTILAÇÃO COM BOLSA-VALVA-MÁSCARA

Consenso na ciência – não há nenhum estudo randomizado que compare a ventilação com bolsa-valva-máscara sozinha *versus* intubação orotraqueal em vítimas adultas de parada cardiorrespiratória.

O único estudo randomizado controlado publicado[14] que comparou intubação orotraqueal com ventilação com bolsa-valva-máscara foi feito com crianças que precisaram de vias aéreas fora do hospital. Nesse estudo, não houve diferença nos índices de sobrevivência hospitalar,

mas não fica claro como se aplicar esse estudo pediátrico na ressuscitação de adultos. O estudo tinha algumas limitações importantes, incluindo a provisão de apenas 6 horas de treinamento adicional para intubação, oportunidades limitadas de executar intubação e tempos curtos de transporte. Estudos compararam evolução pós-parada cardiorrespiratória extra-hospitalar em adultos tratados tanto por técnicos médicos de emergência como por paramédicos[15]. A habilidade dos paramédicos, incluindo intubação e canulação por via intravenosa e administração de medicamentos[16], não fez diferença na sobrevivência hospitalar.

A incidência relatada de colocação errada sem reconhecimento do tubo traqueal é de 6 a 14%. Um outro problema comum para qualquer via aérea avançada é que a tentativa de intubação geralmente precisa de interrupções nas compressões torácicas.

Recomendação de tratamento – não há evidências suficientes para apoiar ou refutar o uso de qualquer técnica específica para manter a via aérea e dar ventilação em adultos com parada cardiorrespiratória. Tanto a bolsa-valva-máscara isolada ou em combinação com a intubação orotraqueal são aceitas para ventilação durante ressuscitação cardiopulmonar como cuidados pré-hospitalares. Os socorristas devem ponderar os riscos e benefícios da intubação orotraqueal *versus* a necessidade de efetivamente fazer compressões torácicas.

As tentativas de intubação orotraqueal poderão interromper as compressões torácicas, mas, uma vez que a via respiratória avançada esteja colocada, a ventilação não requer interrupção (nem mesmo pausa) das compressões torácicas. Para evitar interrupções substanciais nas compressões torácicas, os socorristas podem retardar a tentativa de intubação orotraqueal até o retorno da circulação espontânea. Para assegurar eficiência, sistemas de saúde que utilizam vias aéreas avançadas deveriam valorizar fatores tais como adequação de tratamento, experiência e qualidade. Os socorristas devem confirmar a colocação do tubo e assegurar-se de que o tubo esteja adequadamente fixado.

TUBO TRAQUEAL *VERSUS* COMBITUBO/MÁSCARA LARÍNGEA

Consenso na ciência – em algumas comunidades, a intubação orotraqueal não é permitida ou os profissionais não têm oportunidade adequada para praticá-la. Sob essas circunstâncias, vários estudos indicam alta incidência de não reconhecimento de intubação esofágica ou também quando há deslocamento de tubo orotraqueal. Tentativas prolongadas de intubação orotraqueal são prejudiciais: a interrupção das compressões torácicas durante esse tempo vai comprometer as perfusões coronariana e cerebral. Vários equipamentos alternativos para as vias aéreas têm sido considerados ou estudados para a administração de vias aéreas durante a ressuscitação cardiopulmonar. O combitubo e a máscara laríngea são os únicos equipamen-

275

tos estudados especificamente durante a ressuscitação cardiopulmonar. Nenhum dos estudos de máscara laríngea e combitubo durante ressuscitação cardiopulmonar tiveram força suficiente para determinar efeito na sobrevida; ao contrário, a maioria dos pesquisadores estudou os índices bem-sucedidos de inserção e ventilação.

Combitubo – estudos randomizados em adultos ressuscitados[17,18] e experimentos adicionais randomizados, envolvendo pacientes submetidos a anestesia[19], documentaram colocação bem-sucedida de combitubo e ventilação aceitável quando comparado com a intubação orotraqueal. Benefícios foram documentados tanto por profissionais de saúde experientes quanto inexperientes com pacientes em hospital, bem como em ambientes fora do hospital.

Outros estudos deram suporte ao uso de combitubo durante a ressuscitação cardiopulmonar. Foi conseguida boa ventilação com combitubo durante ressuscitação cardiopulmonar em 79 a 98% dos pacientes.

Máscara laríngea – experiências de estudos randomizados envolvendo pacientes anestesiados[20], que compararam a máscara laríngea com intubação orotraqueal e outros que a compararam com outras vias aéreas ou técnicas de ventilação foram revisadas. Esses estudos sugeriram que pessoal experiente e inexperiente pode colocar o equipamento ou ventilar com sucesso em uma grande proporção de casos, comparados com o tubo traqueal ou outra via aérea.

Um estudo randomizado cruzado[21] em ambiente pré-hospitalar comparou o combitubo com a máscara laríngea e mostrou que sua colocação e boa ventilação poderiam ser conseguidas em alta proporção de pacientes.

Estudo não-randomizado[22] também mostrou altos índices de colocação bem-sucedida por socorristas inexperientes tanto dentro como fora do hospital. Índices de complicações em estudos não-randomizados foram extremamente baixos. Conseguiu-se boa ventilação com máscara laríngea durante ressuscitação cardiopulmonar em 72 a 98% dos casos.

Recomendação de tratamento – o uso de combitubo ou da máscara laríngea é aceito pelos profissionais de saúde como alternativas ao tubo traqueal na parada cardíaca (classe IIa).

CONFIRMAÇÃO DA COLOCAÇÃO DA VIA AÉREA AVANÇADA

Intubação esofágica é a complicação mais séria na tentativa da intubação orotraqueal. A confirmação dos procedimentos da colocação correta do tubo traqueal deve reduzir esse risco. Há dados inadequados para identificar qual é o melhor método de confirmar a colocação correta do tubo durante uma parada cardíaca.

Todos os equipamentos devem ser considerados acessórios para a confirmação das técnicas. Não há dados qualificando a capacidade desses equipamentos para monitorar a posição do tubo depois da colocação inicial.

CO$_2$ EXALADO

Consenso na ciência – evidências de uma metanálise em adultos[23], um estudo prospectivo controlado[24], séries de casos e modelos animais, indicam que detectores de CO$_2$ exalado (forma de onda, colorimetria ou digital) podem ser usados como auxiliares para confirmar a colocação do tubo traqueal durante uma parada cardíaca. Não há dados suficientes de paradas cardíacas para tornar possível qualquer recomendação para qualquer técnica em particular. A gama de resultados obtidos dos estudos segue abaixo:

- Percentual de colocações traqueais detectado: 33 a 100%.
- Percentual de colocações esofágicas detectado: 97 a 100%.
- Probabilidade de colocação traqueal se o resultado do teste for negativo (CO$_2$ exalado não é detectado): 20 a 100%.

Uma série de casos em adultos[25] mostra que, na presença de um ritmo de perfusão, a detecção do CO$_2$ exalado pode ser usada para monitorar a posição do tubo traqueal durante o transporte.

Nenhum estudo avaliou diretamente o CO$_2$ exalado para confirmar a colocação do combitubo ou máscara laríngea durante parada cardíaca em humanos (classe indeterminada).

Recomendação de tratamento – profissionais da saúde devem reconhecer que a avaliação de CO$_2$ exalado não é infalível para a confirmação da colocação correta de um tubo traqueal, particularmente em paciente em parada cardíaca. O CO$_2$ exalado deve ser considerado apenas mais um dos muitos métodos independentes para confirmar a colocação do tubo traqueal (classe IIa). Capnometria contínua pode ser útil para a detecção precoce do deslocamento do tubo traqueal durante transporte.

DISPOSITIVOS DETECTORES ESOFÁGICOS

Consenso em ciência – estudos de qualidade razoável avaliaram a precisão da seringa ou do dispositivo detector esofágico tipo pêra, auto-inflável[26], mas muitos tiveram poucos pacientes e falta de grupo controle.

O dispositivo detector esofágico foi altamente sensível à detecção da colocação errada do tubo traqueal no esôfago. Em dois estudos[26,27] de pacientes em parada cardíaca, o dispositivo detector esofágico teve pouca sensibilidade para confirmar a colocação traqueal de um tubo traqueal. Nesses estudos, mais de 30% de tubos colocados corretamente podem ter sido removidos pelo fato de o dispositivo detector esofágico sugerir a colocação de um tubo esofágico. Esse dispositivo teve pouca sensibilidade e especificidade em sala de operações em crianças com menos de 1 ano de idade.

Recomendação de tratamento – o uso de dispositivo detector esofágico deve ser considerado apenas como um dos vários métodos independentes para a confirmação do tubo traqueal (classe IIa).

ESTRATÉGIA PARA TORNAR AS VIAS AÉREAS AVANÇADAS MAIS SEGURAS

O deslocamento acidental de um tubo traqueal pode ocorrer a qualquer momento, mas é mais provável durante a ressuscitação e durante o transporte. O método mais eficaz para assegurar o tubo traqueal ainda tem que ser determinado.

Fixação do tubo traqueal

Consenso na ciência – não há estudos comparando estratégias diferentes para fixar tubos traqueais durante a ressuscitação cardiopulmonar. Estudo em unidade de cuidados intensivos[28] indicou que equipamentos comerciais para fixar tubos traqueais, pranchas, colares cervicais e outras estratégias promovem um método equivalente para prevenir o deslocamento acidental do tubo quando comparado com o método tradicional de fixá-lo com uma fita adesiva.

Recomendação de tratamento – tanto os fixadores de tubo traqueal comercialmente feitos quanto as fitas convencionais ou bandagens podem ser utilizados (classe I).

MEDICAMENTOS E FLUIDOS DURANTE A PARADA CARDÍACA

Questões relacionadas ao uso de medicamentos durante uma parada cardíaca que foram discutidas durante a Conferência de Consenso 2005 foram divididas em categorias como: 1. vasopressores; 2. antiarrítmicos; 3. outros medicamentos e fluidos; e 4. vias alternativas de administração.

Vasopressores

Apesar do largo uso de epinefrina/adrenalina durante a ressuscitação cardiopulmonar e vários estudos envolvendo vasopressina, não há estudo controlado placebo que demonstre que o uso rotineiro de qualquer vasopressor, em qualquer estágio durante uma parada cardíaca humana, aumente a sobrevivência hospitalar. As evidências atuais não são suficientes para apoiar ou refutar o uso rotineiro de qualquer medicamento em particular ou sua seqüência. Apesar da falta de dados humanos, é recomendável continuar com o uso de vasopressores em rotina básica.

Epinefrina e vasopressina

Consenso na ciência – apesar de dados menos expressivos, promissores e múltiplos, estudos bem realizados em animais e dois grandes estudos humanos randomizados em humanos adultos em parada cardiorrespiratória[29,30] não conseguiram mostrar aumento nos índices de retorno da circulação espontânea ou sobrevivência com vasopressina (40U, com a dose repetida em um estudo) quando comparada com a epinefrina (1mg, repetida), como vasopressor inicial. Estudo multicêntrico envolvendo paradas cardiorrespiratórias fora do hospital com todos os ritmos[30], em análise *post hoc*, evidenciou que pacientes com assistolia tiveram maior sobrevida hospitalar, mas não

apresentaram melhor evolução neurológica quando foi usada vasopressina 40U como vasopressor inicial, comparada com a epinefrina. Uma metanálise de cinco estudos randomizados[31] não mostrou diferenças significativas estatisticamente entre vasopressina e epinefrina para retorno da circulação espontânea, morte em 24 horas ou sobrevida hospitalar. A análise do grupo baseada no ritmo cardíaco inicial não mostrou diferenças estatisticamente significativas na sobrevida hospitalar[31].

Recomendação de tratamento – apesar da ausência de estudos placebo controlados, a epinefrina tem sido o vasopressor-padrão na parada cardíaca (classe IIb). Não há evidência suficiente para apoiar ou refutar o uso de vasopressina como uma alternativa para, ou em combinação com epinefrina em qualquer ritmo de parada cardíaca (classe indeterminada).

Antiarrítmicos

Não há evidências de que, dando algum medicamento antiarrítmico durante uma parada cardíaca em humanos, aumente o índice de sobrevivência à alta do hospital. Em comparação com o placebo e a lidocaína, amiodarona em fibrilação ventricular choque-refratária aumentou, a curto prazo, a sobrevivência hospitalar. Apesar da falta de resultados de dados a longo prazo em humanos, é razoável a continuidade do uso de medicamentos arrítmicos em base rotineira.

Amiodarona

Consenso na ciência – em dois estudos clínicos cegos randomizados, em adultos[32,33], a administração de amiodarona (300mg[32]; 5mg/kg[33]) por paramédicos, em pacientes com fibrilação ventricular refratária/taquicardia ventricular sem pulso em ambiente fora do hospital, aumentou a sobrevivência hospitalar, quando comparada com a administração de placebo ou lidocaína (1,5mg/kg)[33]. Estudos adicionais[34] documentaram melhora considerável na resposta à desfibrilação quando foi dada amiodarona a humanos ou animais com fibrilação ou taquicardia ventriculares hemodinamicamente instáveis.

Recomendação de tratamento – pelos benefícios de sobrevivência a curto prazo, deve-se considerar a amiodarona para fibrilação e taquicardia ventriculares refratárias (classe IIb).

Lidocaína

O uso de lidocaína para arritmias ventriculares baseava-se em resultados de estudos em animais e extrapolação do histórico uso para prevenir arritmias ventriculares e fibrilação ventricular em pacientes após infarto agudo do miocárdio. Estudos randomizados comparando amiodarona e lidocaína encontraram menores taxas de retorno da circulação espontânea e alta incidência de assistolia, quando foi usado lidocaína. Lidocaína é um medicamento alternativo (classe indeterminada), a dose é a mesma recomendada nas diretrizes de 2000.

Procainamida

O uso de procainamida na parada cardiorrespiratória esteve baseado no resultado de um estudo retrospectivo em 20 pacientes[35]. A administração de procainamida é limitada pela necessidade de administração em infusão lenta e de eficácia incerta. Procainamida não é recomendada na terapêutica da parada cardiorrespiratória.

Outros medicamentos e fluidos

Não há evidências de que ministrando-se rotineiramente outros medicamentos (por exemplo, *buffers*, aminofilina, atropina, cálcio, magnésio) durante uma parada cardíaca em humanos aumente a sobrevida. Há vários relatos do uso bem-sucedido de fibrinolíticos durante parada cardíaca, particularmente quando a parada foi causada por embolia pulmonar.

Atropina

Consenso na ciência – estudos prospectivos controlados randomizados, em adultos[35,36], mostraram que o tratamento com atropina não foi associado a nenhum benefício consistente depois de uma parada cardíaca dentro ou fora do hospital (classe indeterminada).

Buffers

Consenso na ciência – não há nenhum estudo publicado sobre o uso de bicarbonato de sódio durante ressuscitação cardiopulmonar. Um estudo[37] não mostrou nenhuma vantagem do tribonato sobre placebo (neutro) e análises retrospectivas do uso clínico não controlado de bicarbonato de sódio foram inconclusivas[38]. Resultados de estudos em animais são conflitantes e inconclusivos. Bicarbonato de sódio foi eficaz no tratamento de toxicidade cardiovascular (hipotensão, arritmias cardíacas) causadas por antidepressivos tricíclicos e bloqueador do canal de cálcio. Somente uma publicação[39] relatou o tratamento bem-sucedido de parada cardíaca com fibrilação ventricular causada por intoxicação por tricíclicos pelo uso de bicarbonato de sódio.

Recomendação de tratamento – não é recomendado ministrar bicarbonato de sódio durante uma parada cardíaca e ressuscitação cardiopulmonar (especialmente em parada cardíaca fora do hospital) ou depois do retorno da circulação espontânea. Bicarbonato de sódio pode ser considerado na parada cardiorrespiratória associada com hipercalemia, acidose metabólica preexistente ou intoxicação por antidepressivo tricíclico.

Magnésio

Consenso na ciência – estudos em adultos dentro e fora do hospital e em animais não indicaram aumento nos índices de retorno da circulação espontânea quando o magnésio foi ministrado durante a ressuscitação cardiopulmonar. Resultado de uma pequena série de cinco pacientes[40] indicou benefícios pela administração de magnésio em fibrilação ventricular choque-resistente e epinefrina/lidocaína resistente.

Recomendação de tratamento – magnésio deve ser ministrado em hipomagnesia e *torsades de pointes* (classe IIa), mas não há dados suficientes para recomendar, ou não, seu uso rotineiro em parada cardíaca.

Fibrinólise durante ressuscitação cardiopulmonar

Adultos têm sido ressuscitados com sucesso seguindo administração de fibrinolíticos após a falência inicial das técnicas-padrão de ressuscitação cardiopulmonar, particularmente se as condições que levaram à parada foram embolia pulmonar aguda ou outra causa cardíaca presumida[41,42]. Um grande estudo clínico[43] não conseguiu mostrar nenhuma eficácia significativa de tratamento pela administração de fibrinolíticos em parada cardiorrespiratória fora do hospital com atividade elétrica sem pulso não-diferenciada, que não responderam às intervenções iniciais.

Recomendação de tratamento – fibrinólise deve ser considerada em pacientes adultos com parada cardiorrespiratória com embolia pulmonar constatada ou suspeita (classe IIa). Não há dados suficientes para apoiar ou refutar o uso sistemático de fibrinólise em parada cardiorrespiratória de outras causas.

Fluidos

Consenso na ciência – não há estudos com humanos publicados sobre o uso rotineiro de fluidos durante parada cardiorrespiratória normovolêmica. Estudos em animais[44] com fibrilação ventricular experimental também não apóiam ou refutam o uso sistemático de fluidos por via intravenosa. Deve-se fazer infusão de fluido se houver suspeita de hipovolemia (classe indeterminada).

Vias alternativas para a administração de medicamentos

Se não for possível estabelecer acesso por via intravenosa, a via intra-óssea pode alcançar concentrações adequadas de plasma. Os medicamentos também podem ser ministrados por via tubotraqueal, mas as concentrações de plasma alcançadas são variáveis e substancialmente mais baixas do que aquelas alcançadas quando o mesmo medicamento é ministrado por via intravenosa ou intra-óssea.

Via intra-óssea

Dois estudos prospectivos em adultos e crianças[45,46] e outros estudos[47,48] documentaram que a via intra-óssea é segura e eficiente.

Via tubotraqueal

Consenso na ciência – *atropina e epinefrina.* Em um estudo histórico em grupo não-randomizado em adultos[49], o índice de retorno da circulação espontânea (27% *vs.* 15%, p = 0,01) e o de sobrevivência hospitalar (20% *vs.* 9%, p = 0,01) foram significativamente mais altos no grupo de medicamentos por via intravenosa (atropina e adrenalina) comparado ao grupo de medicamento traqueal. Ne-

CONCEITOS BÁSICOS SOBRE O ACLS

nhum paciente que recebeu medicamentos por via traqueal sobreviveu, comparado com 5% de sobrevivência daqueles que receberam medicamentos por via intravenosa.

Durante a ressuscitação cardiopulmonar a dose equipotente de epinefrina ministrada por via endobrônquica foi aproximadamente 3 a 10 vezes mais alta do que a dose por via intravenosa. Epinefrina por via endobrônquica (2 a 3mg) diluída em 5 a 10ml de NaCl a 0,9% alcançou concentrações terapêuticas em plasma[50]. A epinefrina por via endobrônquica alcançou concentrações de plasma mais altas quando diluída com água do que com solução salina a 0,9%. Durante a ressuscitação cardiopulmonar, a perfusão do pulmão é de apenas 10 a 30% do valor normal, resultando em um depósito pulmonar de epinefrina. Quando a função cardíaca é restabelecida depois de uma dose alta de epinefrina por via endobrônquica, pode ocorrer sua reabsorção prolongada dos pulmões para a circulação pulmonar, causando hipertensão arterial, arritmias malignas e recorrência da fibrilação ventricular.

Lidocaína – todos os estudos foram feitos em indivíduos hemodinamicamente estáveis (sem parada cardiorrespiratória). Concentrações terapêuticas em plasma de lidocaína foram alcançadas nesses pacientes[51] depois da colocação de tubo traqueal, mas somente em 40% de pacientes similares depois da instilação pela máscara laríngea. Em alguns, mas não em todos esses estudos[52], a administração por via endobrônquica de lidocaína por cateter alcançou uma concentração de sangue mais baixa do que quando a lidocaína foi injetada diretamente no tubo traqueal. A lidocaína por via endobrônquica alcançou concentrações de plasma mais altas e causou menor redução de pO_2 quando diluída com água em vez de NaCl a 0,9%.

Vasopressina – esta por via endobrônquica foi mais eficaz no aumento da pressão arterial diastólica do que doses equivalentes de epinefrina por via endobrônquica[53]. Em um pequeno estudo em animais, a vasopressina por via endobrônquica foi mais eficaz do que o placebo no aumento da pressão de perfusão coronariana durante ressuscitação cardiopulmonar e nas taxas de sobrevivência[54].

Recomendação de tratamento – se o acesso por via intravenosa for demorado ou não puder ser optido, o acesso por via intra-óssea deve ser considerado. Devem administrar-se medicamentos por via tubotraqueal se o acesso por via intravenosa ou intra-óssea demorar ou não for conseguido. Não há benefícios da injeção por via endobrônquica comparada com a injeção de medicamento diretamente no tubo traqueal. Diluição com água em vez de solução salina a 0,9% pode propiciar melhor absorção do medicamento.

MONITORAÇÃO E ASSISTÊNCIA DA CIRCULAÇÃO

Questões específicas relacionadas ao uso de técnicas e equipamentos para (1) monitorar o desempenho da ressuscitação cardiopulmonar durante parada cardíaca ou (2)

assistência circulatória (alternativas à ressuscitação cardiopulmonar padrão) foram discutidas durante a Conferência de Consenso 2005. Estão listadas a seguir:

Monitoração de desempenho da ressuscitação cardiopulmonar

Monitoração do CO_2 ao final da expiração pode ser usada como indicador de retorno da circulação espontânea. A análise de gases sangüíneos pode ajudar a indicar a terapia. A medida da perfusão arterial coronariana pode ser útil, mas é tecnicamente difícil de medir, e não está disponível sistematicamente.

Monitoração do CO_2 ao final da expiração para sugerir uma terapia durante parada cardíaca

Consenso na ciência – nenhum estudo abordou este tópico diretamente. Os estudos publicados nos últimos cinco anos foram consistentes com a literatura antiga que mostraram que os valores mais altos do CO_2 ao final da expiração durante a ressuscitação cardiopulmonar estavam relacionados com retorno da circulação espontânea.

Em modelos experimentais, a concentração do CO_2 ao final da expiração durante ressuscitação cardiopulmonar era relacionado com a função cardíaca, pressão de perfusão coronariana e ressuscitação bem-sucedida da parada cardiorrespiratória.

Séries de casos mostraram que pacientes que foram ressuscitados, com sucesso, de parada cardíaca, tiveram níveis significativamente mais altos de CO_2 ao final da expiração do que pacientes que não conseguiram ser ressuscitados[55]. Capnometria também pode ser usada como indicador precoce de retorno da circulação espontânea[56].

Em séries de casos totalizando 744 pacientes, adultos, intubados, em parada cardíaca recebendo ressuscitação cardiopulmonar que tiveram CO_2 ao final da expiração máximo menor que 10mmHg tiveram um prognóstico ruim, mesmo se a ressuscitação cardiopulmonar foi otimizada[57].

Recomendação de tratamento – a monitoração de CO_2 ao final da expiração é um indicador seguro, eficaz e não-invasivo do desempenho cardíaco durante ressuscitação cardiopulmonar e pode ser um indicador precoce de retorno da circulação espontânea em pacientes intubados (classe IIa).

Monitoração de gasometria arterial durante parada cardíaca

Consenso na ciência – há evidências de estudos[58,59] de que os valores da gasometria arterial são indicadores imprecisos da magnitude da acidose do tecido durante parada cardíaca e ressuscitação cardiopulmonar, tanto em ambiente dentro como fora de hospital.

Recomendação de tratamento – a monitoração da gasometria arterial durante parada cardíaca permite a estimativa do grau de hipóxia e da adequação da ventilação durante ressuscitação cardiopulmonar, mas não é um indicador confiável da extensão da acidose do tecido.

279

Pressão de perfusão coronariana para orientar a ressuscitação

Consenso na ciência – a pressão de perfusão coronariana (relaxamento aórtico diastólico menos a pressão do relaxamento do átrio direito) durante ressuscitação cardiopulmonar é proporcional ao fluxo sangüíneo miocárdico e retorno da circulação espontânea; um valor $\geq 15mmHg$ é previsível de retorno da circulação espontânea. O aumento da pressão de perfusão coronariana está relacionado com a melhora da sobrevivência de 24 horas em estudos com animais[60] e é associado com a melhora do fluxo sangüíneo miocárdico do retorno da circulação espontânea em estudos de epinefrina, vasopressina e angiostensina II.

Recomendação de tratamento – a pressão da perfusão coronariana pode orientar a terapia durante a parada cardíaca. Nas instalações de cuidados intensivos, a disponibilidade de monitoração da pressão arterial direta e venosa central faz o cálculo da pressão de perfusão coronariana potencialmente útil. Além das instalações de cuidado intensivo, as dificuldades técnicas da monitoração invasiva da pressão arterial central e venosa durante uma parada cardíaca limitam o cálculo da pressão de perfusão coronariana.

TÉCNICA E EQUIPAMENTOS PARA ASSISTIR A CIRCULAÇÃO DURANTE UMA PARADA CARDÍACA

Várias técnicas e acessórios para ressuscitação cardiopulmonar padrão têm sido investigados e extensamente revisados. Um estudo humano multicêntrico[61] mostrou baixa qualidade e interrupções freqüentes nas compressões torácicas feitas durante a ressuscitação cardiopulmonar pré-hospitalar. Nas mãos de alguns grupos, técnicas recentes e auxiliares podem ser melhores que a ressuscitação cardiopulmonar padrão. O sucesso de qualquer técnica depende da educação e do treinamento dos socorristas e dos recursos disponíveis. Geralmente as informações sobre essas técnicas e equipamentos são sempre limitadas, conflitantes ou apóiam somente resultados a curto prazo. Portanto, nenhuma recomendação pode ser feita para apoiar ou refutar seu uso rotineiramente.

MARCA-PASSO TRANSCUTÂNEO PARA ASSISTOLIA

Consenso na ciência – estudos randomizados controlados indicaram que não houve melhora nos índices de admissão ao hospital ou de sobrevivência hospitalar quando houve tentativa de colocação de marca-passo, por paramédicos ou médicos, em pacientes assistólicos em ambiente pré-hospitar ou hospitalar[62,63].

Recomendação de tratamento – marca-passo não é recomendado para pacientes em parada cardíaca assistólica.

Outros dispositivos de ressuscitação cardiopulmonar

- Ressuscitação cardiopulmonar com compressões abdominais interpostas (ambiente intra-hospitalar classe IIb).
- Compressão-descompressão ativa (classe indeterminada).
- Coletes pneumáticos (classe IIb).
- Ressuscitação cardiopulmonar mecânica (pistão) (classe IIb).
- Ressuscitação cardiopulmonar com compressão e descompressão intercalando a torácica e a abdominal (classe indeterminada).
- Valva de impedância (classe IIa).
- Técnicas extra-corpóreas e equipamentos invasivos de perfusão (classe IIb).
- Ressuscitação cardiopulmonar com tórax aberto – deve-se considerá-la para paciente com parada cardíaca na fase imediata pós-operatória depois de cirurgia cardiotorácica ou quando o tórax ou abdome já estiver aberto (classe IIa).

Recomendação de tratamento – equipamentos mecânicos de ressuscitação cardiopulmonar podem melhorar seu desempenho.

CUIDADOS PÓS-RESSUSCITAÇÃO

O retorno da circulação espontânea é apenas o primeiro passo em direção à meta da recuperação completa de parada cardíaca. Intervenções no período pós-ressuscitação provavelmente influenciarão significativamente no resultado final, embora ainda haja poucos dados relativos a essa fase. Na ausência de diretrizes consistentes, as abordagens dos cuidados pós-ressuscitação são heterogêneas. Intervenções pós-ressuscitação são divididas em: 1. ventilação; 2. controle da temperatura (hipotermia terapêutica e prevenção e tratamento da hipotermia); 3. controle de convulsões e sedação; e 4. outras terapias de apoio (controle da glicose no sangue, controle da coagulação, terapia profilática antiarrítmica).

A hipotermia terapêutica melhora os resultados neurológicos em alguns sobreviventes de parada cardiorrespiratória, e a hipertermia (como febre, por exemplo) parece ser prejudicial. O controle rígido da glicose no sangue melhora a evolução de pacientes criticamente doentes indistintamente, mas o efeito desta terapia na fase pós-ressuscitação é desconhecido. A prevenção dos resultados em sobreviventes comatosos de parada cardíaca permanece problemática. Os potenciais evocados do nervo mediano somatossensorial, medidos 72 horas após a parada cardíaca, podem ser úteis, mas a análise de vários marcadores de soro foi inconclusiva.

VENTILAÇÃO

Controle do dióxido de carbono arterial

Recomendação de tratamento – não há dados que apóiem valores específicos de $paCO_2$ após ressuscitação de uma

CONCEITOS BÁSICOS SOBRE O ACLS

parada cardíaca, que indiquem melhor ou pior evolução. Dados extrapolados de pacientes com danos cerebrais, todavia, dão a entender que a ventilação mantendo normocapnia é benéfica. Hiperventilação rotineira pode ser prejudicial e deve ser evitada (classe III).

CONTROLE DA TEMPERATURA

Hipotermia terapêutica

Consenso na ciência – dois estudos clínicos randomizados[64,65] mostraram melhora de resultados em adultos que ficaram em coma depois da ressuscitação inicial de parada cardíaca com fibrilação ventricular em ambiente fora do hospital e que foram induzidos em hipotermia dentro de minutos a horas após o retorno da circulação espontânea. Pacientes nestes estudos foram induzidos em hipotermia a 33°C ou a uma média de 32°C a 34°C por 12 a 24 horas.

Recomendação de tratamento – pacientes adultos inconscientes com circulação espontânea após parada cardíaca fora do ambiente hospital devem ser resfriados a 32°C a 34°C por 12 a 24 horas quando o ritmo inicial for de fibrilação ventricular (classe IIa). Pode-se considerar resfriamento a 32°C a 34°C por 12 a 24 horas para pacientes adultos com qualquer outro ritmo e retorno da circulação espontânea no ambiente intra e extra-hospitalar (classe IIb).

Prevenção e tratamento da hipertermia

Consenso na ciência – é freqüente um período de hipertermia nas primeiras 48 horas após a parada cardíaca. Não há estudos prospectivos controlados que examinassem o impacto clínico de antipiréticos (ou equipamentos de resfriamento físico) para prevenir hipertermia após parada cardiorrespiratória. Risco de resultados neurológicos desfavoráveis aumentou para cada grau de temperatura do corpo superior[66] a 37°C.

Recomendação de tratamento – a hipertermia deve ser evitada após parada cardíaca.

OUTRAS TERAPIAS DE SUPORTE

Controle da glicose sangüínea

Consenso na ciência – o controle rígido da glicose no sangue (média de 80 a 100mg/dl ou 4,4 a 6,1mmol/l) com insulina reduziu os índices de mortalidade no hospital em adultos criticamente doentes[67], mas isso não foi demonstrado em pacientes pós-parada cardiorrespiratória.

Recomendação de tratamento – os profissionais de saúde devem monitorar a glicose freqüentemente após parada cardiorrespiratória, bem como tratar hiperglicemia com insulina, mas sempre evitando hipoglicemia.

PROGNÓSTICO APÓS RESSUSCITAÇÃO

Potenciais evocados somato sensoriais

Consenso na ciência – uma metanálise[68] indicou que os potenciais evocados do nervo mediano somatossensorial

em pacientes comatosos normotérmicos, por pelo menos 72 horas após parada cardíaca, prevêem evolução desfavorável com 100% de especificidade. Ausência bilateral do componente N20 dos potenciais evocados em pacientes comatosos, com coma de origem hipóxica-anóxica, é uniformemente fatal.

Recomendação de tratamento – potenciais evocados do nervo mediano somatossensorial medidos 72 horas após parada cardíaca podem ser úteis para prever uma evolução fatal em pacientes com coma hipóxico-anóxico.

Eletroencefalograma

Recomendação de tratamento – o uso de eletroencefalograma realizado com um mínimo de 24 a 48 horas após parada cardíaca pode ajudar a definir o prognóstico em pacientes pós-parada cardiorrespiratória.

ALGORITMO UNIVERSAL DE ATENDIMENTO DA PARADA CARDIORRESPIRATÓRIA (SUPORTE AVANÇADO DE VIDA)

O algoritmo apresentado na figura 4.11 sintetiza o aprendizado até o momento, sistematizando as ações e as decisões que devem ser tomadas diante de qualquer pessoa vítima de parada cardiorrespiratória. O tratamento depende do ritmo inicial de parada cardiorrespiratória.

FIBRILAÇÃO VENTRICULAR/ TAQUICARDIA VENTRICULAR SEM PULSO

A intervenção mais importante durante os primeiros minutos de fibrilação e taquicardia ventriculares é a ressuscitação cardiopulmonar imediata por socorristas, com mínima interrupção das compressões torácicas e desfibrilação precoce (classe I). Nos casos de paradas cardiorrespiratórias testemunhadas e com desfibrilador disponível, depois de fornecer duas ventilações e de verificar o pulso, deve-se ligar o desfibrilador e verificar o ritmo. Se a parada cardiorrespiratória não foi testemunhada em âmbito extra-hospitalar, o socorrista deve fornecer cinco ciclos de ressuscitação cardiopulmonar antes da desfibrilação. Se a fibrilação e a taquicardia ventriculares estiverem presentes, fornecer um choque e reiniciar a ressuscitação cardiopulmonar imediatamente, começando pelas compressões torácicas. Se um desfibrilador bifásico é disponível, fornecer a energia efetiva, geralmente entre 120 e 200J, se o socorrista não sabe a energia efetiva, fornecer 200J para o primeiro choque e igual energia ou superior para choques subseqüentes.

Os provedores devem fornecer um choque e não três choques como era recomendado nas Diretrizes de 2000, porque a taxa de sucesso com a desfibrilação bifásica é muito alta e pela importância de minimizar as interrupções das compressões torácicas. O tempo perdido para carregar o desfibrilador, fornecer o choque e verificar o pulso pode interromper as compressões torácicas por 37 segundos ou mais.

EMERGÊNCIAS E URGÊNCIAS CARDIOLÓGICAS

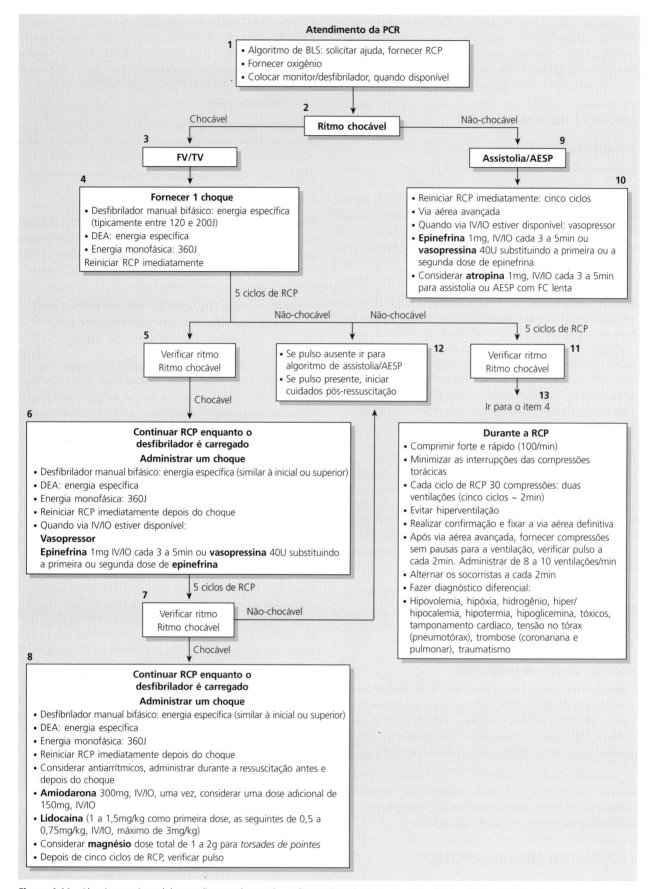

Figura 4.11 – Algoritmo universal do atendimento da parada cardiorrespiratória. Suporte avançado de vida em cardiologia. BLS = suporte básico de vida; RCP = ressuscitação cadiopulmonar; FV/TV = fibrilação e taquicardia ventriculares; AESP = atividade elétrica sem pulso; DEA = desfibrilador externo automático; IV/IO = via intravenosa e óssea; FC = freqüência cardíaca.

Imediatamente após o choque, reinicie a ressuscitação cardiopulmonar (começando pelas compressões torácicas) por cinco ciclos (ou próximo de 2 minutos se uma via aérea avançada foi obtida) e depois verifique o ritmo.

Um dos pontos mais importantes do suporte avançado de vida é minimizar o tempo sem compressões torácicas e fornecer compressões torácicas de maneira eficiente. Não é recomendado verificar pulso ou ritmo após o choque, devendo-se, no lugar começar imediatamente a ressuscitação cardiopulmonar.

Uma vez que via aérea avançada foi inserida (tubo traqueal, máscara laríngea ou combitubo), não devem existir pausas para a ventilação. Os socorristas devem fornecer 100 compressões por minuto, contínuas, de 8 a 10 ventilações por minuto, e devem intercalar os papéis a cada 2 minutos para evitar fadiga e perda da qualidade das compressões.

Estabelecer um acesso venoso é importante, mas não deve interferir com as compressões nem com a desfibrilação. Se a fibrilação e a taquicardia ventriculares persistirem depois de fornecidos um ou dois choques, administrar um vasopressor (epinefrina a cada 3 a 5 minutos ou vasopressina 40U, dose única). Não interromper as compressões torácicas para fornecer a medicação. Os medicamentos devem ser administrados rapidamente, depois de verificar o ritmo, antes ou depois de fornecer o choque. Seqüência **ressuscitação cardiopulmonar-verificar ritmo-ressuscitação cardiopulmonar (neste momento administrar medicamentos e carregar o desfibrilador)-choque**, repetir a seqüência, quantas vezes forem necessárias. Esta seqüência difere das recomendações de 2000, com a intenção de diminuir as interrupções das compressões torácicas. É uma recomendação da nova diretriz o preparo do medicamento antes de verificar o ritmo, para poder administrá-lo precocemente, mas este aspecto é menos importante do que minimizar as interrupções das compressões torácicas.

Quando a fibrilação e a taquicardia ventriculares persistirem depois de dois ou três choques, ressuscitação cardiopulmonar e administração de vasopressor, considerar o uso de antiarrítmicos como a amiodarona. Se está presente ritmo não chocável, organizado, palpe o pulso. A verificação do pulso deve ser breve. Se o pulso estiver presente, começar com os cuidados pós-ressuscitação.

ASSISTOLIA E ATIVIDADE ELÉTRICA SEM PULSO

A atividade elétrica sem pulso é freqüentemente causada por condições reversíveis, e o reconhecimento dessas causas orientam o tratamento. Socorristas devem fornecer uma via aérea avançada e fornecer ciclos de 100 compressões torácicas e de 8 a 10 ventilações/min. Os socorritas devem alternar-se a cada 2 minutos para evitar fadiga e deterioração na qualidade das compressões. Minimizar o número de interrupções durante a inserção da via aérea e do estabelecimento de via intravenosa ou óssea. O vasopressor (epinefrina ou vasopressina) deve ser administra-

do a cada 3 a 5 minutos. Se o ritmo for assistolia ou atividade elétrica sem pulso com freqüência cardíaca lenta, fornecer atropina. Após a administração de medicamentos e de cinco ciclos de ressuscitação cardiopulmonar, verificar ritmo. Se aparecer ritmo chocável, fornecer a desfibrilação, se não existir mudança no ritmo ou ausência de ritmo, reiniciar as manobras de ressuscitação cardiopulmonar imediatamente. Se aparecer ritmo organizado, palpar o pulso. Se o pulso estiver ausente ou houver dúvida se realmente está presente, continuar a ressuscitação cardiopulmonar. Quando o pulso estiver presente e o ritmo organizado, iniciar os cuidados pós-ressuscitação.

CONCLUSÕES

Idealmente, provedores de suporte avançado de vida em cardiologia devem evitar as paradas cardiorrespiratórias, atuando no período pré-parada. O sucesso do suporte avançado de vida em cardiologia no tratamento da parada cardiorrespiratória depende de um atendimento de alta qualidade do suporte básico de vida. Durante a ressuscitação, os socorristas devem fornecer compressões adequadas (tanto em freqüência como em profundidade), minimizando as interrupções das compressões. Deve-se evitar o excesso das ventilações torácicas. Os medicamentos não têm demonstrado aumento de sobrevida e nenhum tem o valor das manobras de ressuscitação (precoces e efetivas) e da desfibrilação imediata.

REFERÊNCIAS BIBLIOGRÁFICAS

1. American Heart Association. Heart Disease and Stroke Statistics – 2005 Update. Dallas, Tex: American Heart Association; 2004. ▪ 2. Sans S et al. The burden of cardiovascular diseases mortality in Europe. Task Force of the European Society of Cardiology on Cardiovascular Mortality and Morbidity Statistics in Europe. Eur Heart J 1997;18:1231. ▪ 3. Chugh SS et al. Current burden of sudden cardiac death: multiple source surveillance versus retrospective death certificate-based review in a large US community. J Am Coll Cardiol 2004;44:1268. ▪ 4. Peberdy MA et al. Cardiopulmonary resuscitation of adults in the hospital: a report of 14720 cardiac arrests from the National Registry of Cardiopulmonary Resuscitation. Resuscitation 2003;58:297. ▪ 5. Guidelines 2000 for Cardiopulmonary Resuscitation and Emergency Cardiovascular Care. Part 3: adult basic life support. The American Heart Association in collaboration with the International Liaison Committee on Resuscitation. Circulation 2000;102:I22. ▪ 6. 2005 International Consensus on Cardiopulmonary Resuscitation (CPR) and Emergency Cardiovascular Care (ECC) Science with Treatment Recommendations. Circulation 2005;112:Suppl 1. ▪ 7. Cummins RO, Hazinski MF. Cardiopulmonary resuscitation techniques and instruction: when does evidence justify revision? Ann Emerg Med 1999;34:780. ▪ 8. Emerman CL et al. Effect of injection site on circulation times during cardiac arrest. Crit Care Med 1988;16:1138. ▪ 9. Bellomo R et al. A prospective before-and-after trial of a medical emergency team. Med J Aust 2003;179:283. ▪ 10. Buist MD et al. Effects of a medical emergency team on reduction of incidence of and mortality from unexpected cardiac arrests in hospital: preliminary study. BMJ 2002;324:387. ▪ 11. Hillman K et al. Introduction of the medical emergency team (MET) system: a cluster-randomised controlled trial. Lancet 2005;365:2091. ▪ 12. Kenward G et

al. Evaluation of a medical emergency team one year after implementation. Resuscitation 2004;61:257. ▪ 13. Tibballs J et al. Reduction of paediatric in-patient cardiac arrest and death with a medical emergency team: preliminary results. Arch Dis Child 2005;90:1148. ▪ 14. Gausche M et al. Effect of out-of-hospital pediatric endotracheal intubation on survival and neurological outcome: a controlled clinical trial. JAMA 2000;283:783. ▪ 15. Guly UM et al. Paramedics and technicians are equally successful at managing cardiac arrest outside hospital. BMJ 1995;310:1091. ▪ 16. Stiell IG et al. Advanced cardiac life support in out-of-hospital cardiac arrest. N Engl J Med 2004;351:647. ▪ 17. Atherton GL, Johnson JC. Ability of paramedics to use the Combitube in prehospital cardiac arrest. Ann Emerg Med 1993;22:1263. ▪ 18. Frass M et al. Ventilation with the esophageal tracheal combitube in cardiopulmonary resuscitation: promptness and effectiveness. Chest 1988;93:781. ▪ 19. Oczenski W et al. Complications following the use of the Combitube, tracheal tube and laryngeal mask airway. Anaesthesia 1999;54:1161. ▪ 20. Davies PR et al. Laryngeal mask airway and tracheal tube insertion by unskilled personnel. Lancet 1990;336:977. ▪ 21. Rumball CJ, MacDonald D. The PTL, Combitube, laryngeal mask, and oral airway: a randomized prehospital comparative study of ventilatory device effectiveness and cost-effectiveness in 470 cases of cardiorespiratory arrest. Prehosp Emerg Care 1997;1:1. ▪ 22. Stone BJ et al. The incidence of regurgitation during cardiopulmonary resuscitation: a comparison between the bag valve mask and laryngeal mask airway. Resuscitation 1998;38:3. ▪ 23. Li J. Capnography alone is imperfect for endotracheal tube placement confirmation during emergency intubation. J Emerg Med 2001;20:223. ▪ 24. Grmec S. Comparison of three different methods to confirm tracheal tube placement in emergency intubation. Intensive Care Med 2002;28:701. ▪ 25. Campbell RC et al. Evaluation of an end-tidal carbon dioxide detector in the aeromedical setting. J Air Med Transp 1990;9:13. ▪ 26. Takeda T et al. The assessment of three methods to verify tracheal tube placement in the emergency setting. Resuscitation 2003;56:153. ▪ 27. Tanigawa K et al. Accuracy and reliability of the self-inflating bulb to verify tracheal intubation in out-of-hospital cardiac arrest patients. Anesthesiology 2000;93:1432. ▪ 28. Levy H, Griego L. A comparative study of oral endotracheal tube securing methods. Chest 1993;104:1537. ▪ 29. Stiell IG et al. Vasopressin versus epinephrine for inhospital cardiac arrest: a randomised controlled trial. Lancet 2001;358:105. ▪ 30. Wenzel V et al. A comparison of vasopressin and epinephrine for out-of-hospital cardiopulmonary resuscitation. N Engl J Med 2004;350:105. ▪ 31. Aung K, Htay T. Vasopressin for cardiac arrest: a systematic review and meta-analysis. Arch Intern Med 2005;165:17. ▪ 32. Kudenchuk PJ et al. Amiodarone for resuscitation after out-of-hospital cardiac arrest due to ventricular fibrillation. N Engl J Med 1999;341:871. ▪ 33. Dorian P et al. Amiodarone as compared with lidocaine for shock-resistant ventricular fibrillation. N Engl J Med 2002;346:884. ▪ 34. Somberg JC et al. Lack of a hypotensive effect with rapid administration of a new aqueous formulation of intravenous amiodarone. Am J Cardiol 2004;93:576. ▪ 35. Stiell IG et al. Association of drug therapy with survival in cardiac arrest: limited role of advanced cardiac life support drugs. Acad Emerg Med 1995;2:264. ▪ 36. Tortolani AJ et al. In-hospital cardiopulmonary resuscitation during asystole. Therapeutic factors associated with 24-hour survival. Chest 1989;96:622. ▪ 37. Dybvik T et al. Buffer therapy during out-of-hospital cardiopulmonary resuscitation. Resuscitation 1995;29:89. ▪ 38. Aufderheide TP et al. Prehospital bicarbonate use in cardiac arrest: a 3-year experience. Am J Emerg Med 1992;10:4. ▪ 39. Sandeman DJ et al. Tricyclic poisoning-successful management of ventricular fibrillation following massive overdose of imipramine. Anaesth Intensive Care 1997;25:542.

▪ 40. Baraka A et al. Magnesium therapy for refractory ventricular fibrillation. J Cardiothorac Vasc Anesth 2000;14:196. ▪ 41. Bottiger BW et al. Efficacy and safety of thrombolytic therapy after initially unsuccessful cardiopulmonary resuscitation: a prospective clinical trial. Lancet 2001;357:1583. ▪ 42. Lederer W et al. Recombinant tissue plasminogen activator during cardiopulmonary resuscitation in 108 patients with out-of-hospital cardiac arrest. Resuscitation 2001;50:71. ▪ 43. Abu-Laban RB et al. Tissue plasminogen activator in cardiac arrest with pulseless electrical activity. N Engl J Med 2002;346:1522. ▪ 44. Voorhees WD et al. Fluid loading with whole blood or Ringer's lactate solution during CPR in dogs. Resuscitation 1987;15:113. ▪ 45. Banerjee S et al. The intraosseous route is a suitable alternative to intravenous route for fluid resuscitation in severely dehydrated children. Indian Pediatr 1994;31:1511. ▪ 46. Brickman KR et al. Typing and screening of blood from intraosseous access. Ann Emerg Med 1992;21:414. ▪ 47. Ummenhofer W et al. Are laboratory values in bone marrow aspirate predictable for venous blood in paediatric patients? Resuscitation 1994;27:123. ▪ 48. Macnab A et al. A new system for sternal intraosseous infusion in adults. Prehosp Emerg Care 2000;4:173. ▪ 49. Niemann JT et al. Endotracheal drug administration during out-of-hospital resuscitation:where are the survivors? Resuscitation 2002;53:153. ▪ 50. Schuttler J et al. [Endobronchial administration of adrenaline in preclinical cardiopulmonary resuscitation]. Anasth Intensivther Notfallmed 1987;22:63. ▪ 51. Prengel AW et al. A comparison of the endotracheal tube and the laryngeal mask airway as a route for endobronchial lidocaine administration. Anesth Analg 2001;92:1505. ▪ 52. Steinfath M et al. The technique of endobronchial lidocaine administration does not influence plasma concentration profiles and pharmacokinetic parameters in humans. Resuscitation 1995;29:55. ▪ 53. Efrati O et al. Should vasopressin replace adrenaline for endotracheal drug administration? Crit Care Med 2003;31:572. ▪ 54. Wenzel V et al. Endobronchial vasopressin improves survival during cardiopulmonary resuscitation in pigs. Anesthesiology 1997;86:1375. ▪ 55. Callaham M, Barton C. Prediction of outcome of cardiopulmonary resuscitation from end-tidal carbon dioxide concentration. Crit Care Med 1990;18:358. ▪ 56. Garnett AR et al. End-tidal carbon dioxide monitoring during cardiopulmonary resuscitation. JAMA 1987;257:512. ▪ 57. Levine RL et al. End-tidal carbon dioxide and outcome of out-of-hospital cardiac arrest. N Engl J Med 1997;337:301. ▪ 58. Kette F et al. Intramyocardial hypercarbic acidosis during cardiac arrest and resuscitation. Crit Care Med 1993;21:901. ▪ 59. Adrogue HJ et al. Arteriovenous acid-base disparity in circulatory failure: studies on mechanism. Am J Physiol 1989;257:F1087. ▪ 60. Kern KB et al. Myocardial perfusion pressure: a predictor of 24-hour survival during prolonged cardiac arrest in dogs. Resuscitation 1988;16:241. ▪ 61. Wik L et al. Quality of cardiopulmonary resuscitation during out-of-hospital cardiac arrest. JAMA 2005;293:299. ▪ 62. Hedges JR et al. Prehospital trial of emergency transcutaneous cardiac pacing. Circulation 1987;76:1337. ▪ 63. Barthell E et al. Prehospital external cardiac pacing: a prospective, controlled clinical trial. Ann Emerg Med 1988;17:1221. ▪ 64. Hypothermia After Cardiac Arrest Study Group. Mild therapeutic hypothermia to improve the neurologic outcome after cardiac arrest. N Engl J Med 2002;346:549. ▪ 65. Bernard SA et al. Treatment of comatose survivors of out-of-hospital cardiac arrest with induced hypothermia. N Engl J Med 2002;346:557. ▪ 66. Zeiner A et al. Hyperthermia after cardiac arrest is associated with an unfavorable neurologic outcome. Arch Intern Med 2001;161:2007. ▪ 67. van den Berghe G et al. Intensive insulin therapy in the critically ill patients. N Engl J Med 2001;345:1359. ▪ 68. Zandbergen EG et al. Systematic review of early prediction of poor outcome in anoxic-ischaemic coma. Lancet 1998;352: 1808.

26. AVALIAÇÃO DA DOR TORÁCICA

Miguel Antonio Moretti
João Fernando Monteiro Ferreira

As doenças cardiovasculares de origem aterosclerótica são a principal causa de morte e invalidez no Brasil, com destaque para a doença coronariana, o acidente vascular cerebral e as doenças da aorta.

Números do Ministério da Saúde e da Secretaria Municipal de Saúde da cidade de São Paulo confirmam a freqüência e a gravidade dessas doenças em nosso meio. As doenças do aparelho circulatório são mais de 32% das causas de morte no Brasil, superando neoplasias, infecções e mortes violentas. Na cidade de São Paulo, ocorreram em 2000 mais de 13 mil mortes por doenças do coração e acidente vascular cerebral, correspondendo a mais de 28% de todas as causas de morte. Para se ter uma idéia da grandeza desses números, no mesmo período, a síndrome da imunodeficiência adquirida, as neoplasias, os acidentes automobilísticos e os homicídios, juntos, foram responsáveis por aproximadamente 18% das mortes[1,2]. Nos Estados Unidos da América, estimou-se em 40,6% de morte por doença cardiovascular, com mais de 12 milhões de portadores de doença coronariana isquêmica em 1998[3]. Compreende-se a importância do entendimento da aterosclerose e suas apresentações, no qual deve basear-se sua identificação e tratamento, principalmente nos pacientes com complicação de placa de leito vascular arterial.

Esses pacientes, ao apresentarem quadro agudo, habitualmente procuram as unidades de emergência que existem praticamente em todos os grandes hospitais. Estima-se que até 8 milhões de pacientes são atendidos em unidades de emergência nos Estados Unidos por esse motivo[4-5]. Apesar das transformações de estrutura, capacitação profissional e do próprio conceito dessas unidades nos últimos anos, a facilidade de acesso a este tipo de serviço e a interpretação dos usuários sobre sua função vêm resultando em um grande aumento do número de visitas, tanto de pacientes com risco, como de outros sem caracterização de urgência ou emergência.

O grande problema gerado por este aumento de demanda é a dificuldade da triagem e identificação de pacientes com risco real, principalmente nos casos de dor torácica. Destes 8 milhões atendidos, 5 milhões são internados com a suspeita diagnóstica de síndrome coronariana aguda, que acaba se confirmando em apenas da metade dos casos; e, dos 3 milhões que recebem alta do serviço de emergência, cerca de 40 mil são feitos inadequadamente apesar de posteriormente se confirmar o diagnóstico de infarto do miocárdio[6-10]. Estudos de Emerson et al.[11] e Newby et al.[12] mostraram taxas de 16 a 40% de internações desnecessárias e 11 a 12% de pacientes com infarto do miocárdio erroneamente dispensados, pacientes estes que, segundo resultados de Ornato[13], chegam a ter mortalidade de 16%. Em um estudo Britânico, de 7.735 homens com dor torácica, 14% tinham história sugestiva de origem coronariana e 24% de dor atípica[14]. A falha em diagnosticar o infarto do miocárdio é responsável por até 40% dos gastos em processos judiciais por erro médico contra equipes dos departamentos de emergência americanos[15-16].

Portanto, por meio de uma avaliação sistematizada, podemos melhorar a acurácia diagnóstica, reduzir as internações desnecessárias e as liberações inadequadas.

DOR TORÁCICA

O primeiro objetivo em atendimento de emergência é descartar a dor de origem coronariana ou dor das doenças com alta morbimortalidade.

As unidades de emergência devem estar preparadas para assistir o paciente com dor no tórax de forma global, promovendo qualidade e presteza no diagnóstico e tratamento da doença coronariana, influenciando sua evolução por meio de procedimentos médicos. Seus objetivos devem ser fazer o diagnóstico de infarto agudo do miocárdio, que em um número razoável de casos se apresenta com quadro de dor torácica típica (sugestiva de isquemia miocárdica) ou atípica prévia, e que por meio do diagnóstico precoce dos casos suspeitos se proceda a identificação segura e eficiente de pacientes de alto risco para serem admitidos, e dos pacientes de baixo risco passíveis de terem alta precoce com tempo de internação e custos menores, além da identificação dos diagnósticos diferenciais, principalmente em aorta (dissecção e aneurisma).

Os mecanismos de transmissão da dor do coração ou demais órgãos intratorácicos pela medula espinhal até o cérebro ainda não estão completamente entendidos. Já que a localização da dor vinda do coração na medula espinhal é localizada próximo de outras partes do tórax, gerando sinais semelhantes, pode ocorrer a confusão na percepção do desconforto cardíaco para o epigástrio, membros superiores ou dorso[17]. Todas as estruturas intratorácicas podem estar envolvidas, como cardiovascular (miocárdio e aorta), gastrintestinal (esofagite, espasmo esofagiano, hérnia de hiato, gastrite, úlcera péptica, colecistopatia e pancreatite), neuro-musculoesquelética (costocondrite, contratura muscular, radiculopatia cervical ou torácica, infecção como herpes e celulite e artropatias) e outros órgãos intratorácicos (mediastinite, tumores, pneumotórax, pleurite, pneumonia, infarto pulmonar). As causas de dor torácica de origem cardiovascular são a doença arterial coronariana, dissecção ou aneurisma de aorta, doença valvar, cardiopatia hipertrófica, miocardite e hipertensão pulmonar. O diagnóstico diferencial de dor torácica envolve causas cardiovasculares, gastrintestinais, neuro-musculoesqueléticas, órgãos intratorácicos e psicogênica. Pode-se estimar que de 16 a 22% dos pacientes com dor torácica tenham origem cardíaca; 36 a 49%, musculoesquelética; e 2 a 19%, gastrintestinal[17-20].

Descreveremos, a seguir, algumas das principais doenças que devem ser incluídas no diagnóstico diferencial[21], também citadas no quadro 4.1, no qual encontramos as principais situações causadoras de dor torácica.

Quadro 4.1 – Diagnóstico diferencial da dor torácica.

Origem da dor	Doença
Cardíacas	Insuficiência coronariana: obstrutiva e não-obstrutiva
	Pericardite
	Doença valvular: estenose aórtica, prolapso valvar mitral
	Miocardiopatia hipertrófica
Vasculares	Dissecção de aorta
	Embolia pulmonar
	Hipertensão pulmonar
Sistema respiratório	Pneumotórax
	Traqueobronquite/infecção
	Derrame pleural
	Tumores pulmonares
Mediastinais	Pneumomediastino
	Tumores mediastinais
Musculoesqueléticas	Osteocondrite
	Mialgias
	Alterações de coluna
Digestivas	Refluxo gastroesofágico/síndrome de Mallory-Weiss
	Úlcera gastroduodenal/espasmo de esôfago/cólica biliar
	Tumores de pâncreas
	Pancreatite
Outras causas	Herpes zóster
	Psicogênica
	Tumores de parede torácica

DISSECÇÃO DE AORTA

Doença de instalação súbita e evolução grave, com alta mortalidade, relacionada ao tempo de sua evolução, principalmente na fase aguda, estimada em 1% por hora nas primeiras 48 horas, 74% em duas semanas e de 90% em três meses. Portanto, exige um diagnóstico precoce e conduta imediata. É mais comum em homens entre quinta e sétima década, em geral hipertensos. A dor é o principal sintoma, ocorrendo de forma súbita e intensa, principalmente na face anterior do tórax, podendo ainda ser dorsal ou migratória, irradiando para ombros, pescoço e abdome e membros inferiores, conforme a progressão. Deve-se considerar o aparecimento de sopro aórtico regurgitante (quando há envolvimento da valva aórtica), diminuição ou ausência de pulso periférico e eventualmente alguma manifestação neurológica. Recentemente, definiu-se uma nova doença, o hematoma intramural de aorta, que faz lembrar a dissecção de aorta. A confirmação diagnóstica faz-se por meio de exames de imagem como o ecocardiograma transesofágico, angiotomografia de aorta, angiorressonância de aorta e/ou angiografia de aorta.

TROMBOEMBOLISMO PULMONAR

Uma quantidade importante de pacientes com tromboembolismo pulmonar permanece sem diagnóstico em vida (estudos de necropsia mostram que apenas 30% dos casos tinham diagnóstico prévio), provavelmente por apresentar manifestação clínica muito variada. Também é importante causa de dor torácica (66% dos casos), a qual, habitualmente, tem características pleuríticas, com dispnéia (principal sintoma, visto em 70% dos casos), geralmente súbita e acompanhada de hipoxemia. O eletrocardiograma pode ser normal ou ter alterações inespecíficas e secundárias da repolarização ventricular. Nas embolias de grande repercussão hemodinâmica, os pacientes podem apresentar sobrecarga ventricular ou atrial direitas. A alteração clássica, padrão $S_1Q_3T_3$, é encontrada em apenas 6 a 20% dos pacientes. A cintilografia ventilação/perfusão e a tomografia computadorizada são os melhores exames não-invasivos para o diagnóstico, discutindo se a angiografia pulmonar permaneceria como padrão-ouro, por sua baixa mortalidade (0,1 a 0,5%) e morbidade (1 a 5%). Também auxiliam no diagnóstico: dímero-D, gasometria arterial, radiografia de tórax e ecocardiograma.

REFLUXO GASTROESOFÁGICO

A dor torácica de origem não-cardiológica pode ser estimada de 10 a 70%, dependendo da série estudada. Entre todas, o refluxo gastroesofágico é a causa mais comum. Manifesta-se com precordialgia retroesternal tipo queimação (pirose). O diagnóstico é feito com endoscopia digestiva alta, PHmetria esofágica de 24 horas, manometria esofágica e, em alguns casos, testes provocativos. Os testes para avaliação desses pacientes são invasivos e caros, dificultando sua realização; conseqüentemente a introdução de inibidores da bomba de prótons como ferramenta diagnóstica realizando um teste terapêutico pode ser interessante. O teste do omeprazol tem sensibilidade de 78,3%, especificidade de 85,7% e seu valor preditivo positivo é de 90%[32].

HERPES ZÓSTER

Doença cosmopolita e extremamente contagiosa, é causada pelo vírus varicela-zóster do grupo do herpesvírus. Caracteriza-se pelo aparecimento em trajeto nervoso de eritema maculopapular inicial, que evolui rapidamente para erupção papulovesicular. Freqüentemente unilateral, pode acometer qualquer dermátomo, contudo os torácicos e lombares são os mais envolvidos. Por ser a dor a primeira manifestação clínica, pode ser confundida com dor precordial de origem cardíaca.

PSICOGÊNICA

Também tem-se tornado causa freqüente de precordialgia. A dor não tem substrato orgânico e tende a ser difusa e imprecisa, geralmente é referida como muito intensa e por vezes incapacitante, sua irradiação habitualmente não segue o trajeto somático. Comumente, os sinais e os sintomas de ansiedade são facilmente evidenciados.

DIAGNÓSTICO DIFERENCIAL DA DOR TORÁCICA

O esclarecimento diagnóstico da dor torácica, em pronto atendimento, deve basear-se em: anamnese, exame clínico, eletrocardiograma, radiografia de tórax e marcadores de lesão miocárdica.

Por meio da anamnese, pode-se atingir um alto índice de suspeição diagnóstica, questionando-se localização, irradiação, caráter, intensidade, freqüência, fatores desencadeantes, acompanhantes ou de alívio e duração da dor. Também se obtêm informações sobre os fatores de risco para a doença coronariana. A dor definitivamente anginosa, descrita por Heberdem em 1772 e reafirmada no estudo CASS em 1981, é caracterizada como: dor ou desconforto retroesternal ou precordial, geralmente iniciado

por esforço físico, podendo ter irradiação para ombro, mandíbula ou face interna do braço, com duração de alguns minutos e aliviada pelo repouso ou uso de nitrato em menos de 10 minutos. O quadro 4.2 apresenta as principais características da dor torácica sugestiva de isquemia miocárdica.

Quadro 4.2 – Características da dor sugestiva de isquemia miocárdica.

Dor ou desconforto de caráter opressivo ou em queimação na região retroesternal ou precordial
Desencadeada ou não pelo esforço físico ou estresse emocional
Duração de minutos (> 20min) até poucas horas
Pode irradiar para ombros, membro superior esquerdo, pescoço, mandíbula ou epigástrio
Acompanhada de náuseas, vômitos, dispnéia ou sudorese
Sinais clínicos concomitantes de obstrução periférica
Atenção para equivalentes anginosos e manifestações atípicas em idosos, diabéticos e mulheres

Em estudo recente, foi demonstrado que o valor preditivo positivo dos sintomas tipicamente coronarianos são similares em homens e mulheres, pois em 41% das mulheres e 49% dos homens com esse quadro confirmou-se o diagnóstico de isquemia miocárdica aguda. No quadro 4.3 ressaltamos as características das manifestações clínicas e a probabilidade da presença da isquemia miocárdica.

No *Chest Pain Study*, 54% dos pacientes com sintomas típicos tinham isquemia miocárdica aguda. Demonstrou-se também que a dor torácica com duração menor que 2 minutos ou que durava alguns dias não representava isquemia miocárdica aguda. No estudo ISIS-2, demonstrou-se que a dor definitiva ou provavelmente anginosa representava risco de 90% de infarto agudo do miocárdio. O estudo de Framingham mostrou que 25% dos pacientes com infarto agudo do miocárdio não procuraram auxílio médico e, destes, 50% não se lembravam dos sintomas. Os grupos nos quais geralmente os sintomas podem ser atípicos são mulheres, idosos e diabéticos.

O exame clínico pode não contribuir para o diagnóstico de isquemia miocárdica aguda, visto que o paciente pode apresentar-se normotenso, com freqüência e ausculta cardíacas normais, sem palidez, sudorese ou fácies de dor. Porém, quando algumas dessas alterações estão presentes, aumenta a suspeita de isquemia miocárdica aguda. Alguns achados de exame clínico podem contribuir para o diagnóstico de outras causas de dor torácica, como, por

Quadro 4.3 – Manifestação clínica e probabilidade de isquemia miocárdica aguda.

Alta probabilidade	Média probabilidade	Baixa probabilidade
Dor precordial ou no membro superior esquerdo semelhante à angina prévia	Dor precordial ou no membro superior esquerdo como principal sintoma	Dor não sugestiva de isquemia miocárdica
História prévia de coronariopatia	Mais de 70 anos de idade	Uso recente de cocaína
Insuficiência mitral transitória, hipotensão, edema ou congestão pulmonar	Gênero masculino	Reprodução da dor pela palpação
	Presença de *diabetes mellitus*	Eletrocardiograma normal ou com alterações difusas da repolarização
Dor com alteração eletrocardiográfica nova ou supostamente nova	Presença de doença vascular periférica	
Marcadores de lesão elevados	Áreas inativas ao eletrocardiograma de repouso	
	Alterações não recentes do ST/T ao eletrocardiograma	

287

exemplo, sopro de insuficiência aórtica e ausência de pulso periférico no caso de dissecção de aorta; palpação torácica dolorosa sugerindo osteocondrite ou mialgia (apesar de que 15% dos pacientes com infarto agudo do miocárdio podem ter este tipo de dor); piora postural sugerindo pericardite.

A maioria dos diagnósticos diferenciais de dor torácica são definidos na anamnese e no exame clínico, quando isso não for possível podemos usar outros instrumentos ou exames. O quadro 4.3 ajuda a agrupar as características mais importantes no diagnóstico da dor torácica isquêmica.

ELETROCARDIOGRAMA

O eletrocardiograma exerce um papel fundamental na abordagem inicial do paciente com suspeita de isquemia miocárdica aguda. Deve ser realizado assim que o paciente chega à unidade de atendimento e repetido em 30 minutos ou se houver mudança nos sinais ou sintomas.

Aproximadamente 50% dos pacientes com isquemia miocárdica aguda apresentam alguma alteração eletrocardiográfica. Atualmente, tem-se tentado aumentar a sensibilidade do eletrocardiograma fazendo-se monitorização contínua do segmento ST e uso de derivações não-convencionais como direitas e posteriores.

Os objetivos do eletrocardiograma na unidade de atendimento são: diagnóstico de síndrome coronariana aguda, estratificação de risco e identificar prontamente pacientes que tenham indicação de terapia de reperfusão.

O estudo GUSTO II B mostrou a correlação entre alteração de eletrocardiograma e infarto agudo do miocárdio: 32% dos pacientes tinham infarto agudo do miocárdio com inversão de onda T, 48% com depressão do segmento ST, 81% com elevação do segmento ST e 89% com elevação e depressão do segmento ST.

MARCADORES DE NECROSE MIOCÁRDICA

A evolução do papel dos marcadores cardíacos tem variado no diagnóstico de infarto agudo do miocárdio em pacientes com eletrocardiogramas não-diagnósticos até a estratificação de risco no prognóstico e orientação para terapia. As principais mudanças foram o uso de medidas rápidas em séries de marcadores cardíacos bem conhecidos e o desenvolvimento de imunoensaios para as proteínas estruturais cardíacas. A medida das troponinas cardíacas gerou um novo paradigma de diagnóstico e opções de tratamento nos pacientes com suspeita de isquemia miocárdica aguda. Vários marcadores são utilizados nesta avaliação, entre os mais estudados estão: creatinoquinase, troponina (T e I) e mioglobina (Quadro 4.3).

CK-MB – os níveis de CK-MB normalmente começam a se elevar 4 horas após o infarto agudo do miocárdio, com pico entre 12 e 24 horas, entretanto, pode ocorrer aumento por outras causas que não lesão miocárdica.

O estudo CHECKMATE[24] demonstrou que a análise quantitativa de multimarcadores à beira do leito identifica mais precocemente pacientes positivos para isquemia e leva à maior estratificação de risco do que a avaliação convencional[29].

O desenvolvimento de imunoensaios não-isotópicos resultou na capacidade de medir a massa de CK-MB em vez de sua atividade. A medida da massa de CK-MB é mais sensível e específica que a medida da atividade, mostra elevações precoces e é o método de escolha para a determinação de CK-MB. Os instrumentos de rotina atualmente permitem a medida de massa de CK-MB durante 24 horas, para mudança rápida e aplicações urgentes, devendo fazer parte da rotina em pronto atendimento.

Mioglobina – marcador precoce de necrose miocárdica, começando a se elevar de 30 minutos a 2 horas. No estudo de Bassan et al., demonstrou-se que a sensibilidade para o diagnóstico de infarto agudo do miocárdio foi de 95%, com um valor preditivo negativo de 97% até a sexta hora após a chegada ao hospital. Por não ser específica para o coração, ela pode estar elevada em situações como dano muscular esquelético, uremia, traumatismo, pós-cirurgia e choque.

Troponinas – fazem parte do aparelho contrátil do coração (complexo troponina-tropomiosina) e são encontradas no interior do sarcômero de todos os tipos de músculo estriado.

As troponinas T e I são mais específicas que a CK-MB para o dano miocárdico. Devemos lembrar que menos da metade dos pacientes com infarto agudo do miocárdio sem supradesnível do segmento ST apresenta elevação sérica da creatinoquinase (CK-MB) à admissão. Após a lesão miocárdica, elas se elevam ao mesmo tempo que a CK-MB e permanecem elevadas, em média, por duas semanas. Entretanto, uma vez elevadas, as troponinas não são úteis para diagnosticar novos episódios de lesão miocárdica naquele período. Vários estudos mostram que a elevação da troponina indica risco aumentado de complicações, ou seja, pior prognóstico; sabe-se também que o risco é proporcional ao seu grau de elevação. Em estudo quando foram avaliados 773 pacientes com dor torácica sem elevação do segmento ST, mostrou-se que 94% dos pacientes com infarto agudo do miocárdio tinham troponina T positiva, e 100%, troponina I positiva[25-26,28,30].

O efeito da redefinição de infarto agudo do miocárdio usando a troponina como método será o aumento de 10% no número de pacientes internados com essa doença sem supradesnivelamento do segmento ST[31].

A combinação de troponina negativa e avaliação com estresse também negativa define um grupo de baixo risco que pode receber alta do pronto atendimento rapidamente; essa conduta representa enormes benefícios econômicos e pode ser aplicada a 70% das internações com suspeita de isquemia miocárdica aguda. Para atingir 100% de certeza, a troponina deve ser feita também com 12 horas após o atendimento.

A probabilidade de infarto agudo do miocárdio em pacientes com quadro clínico não sugestivo e eletrocardiograma normal é baixa, em geral 5%, e este será detectado pela medida de troponina em 90% desses pacientes. Dessa forma, em cada 1.000 pacientes haverá 50 casos de infarto agudo do miocárdio, dos quais 45 serão detectados, isso significa que a incidência de diagnósticos errôneos será de 0,5%.

As troponinas podem estar elevadas em pacientes com insuficiência cardíaca congestiva, devido à necrose miocítica. Em recente estudo com 30 pacientes em classe funcional IV (NYHA), acompanhados por dois anos, verificou-se que a elevação da troponina T estava associada à mortalidade aumentada, quadro atribuído à micronecrose, decorrente da lesão isquêmica em evolução. A troponina T também pode estar alterada na insuficiência renal.

Outros marcadores – o reconhecimento do componente inflamatório da aterosclerose resultou em estudos sobre proteína C-reativa e interleucinas para a avaliação de prognóstico, porém ainda sem relação à tomada de conduta. Estudos com os novos marcadores de isquemia, como a albumina N terminal modificada, forneceram evidências preliminares de que a isquemia pode ser detectada antes da ocorrência de necrose miocítica.

TELERRADIOGRAFIA DE TÓRAX

Mesmo sabendo que esse exame interfere no diagnóstico e tratamento de apenas 14 a 21% dos pacientes em geral, os sinais de calcificação de aorta, mediastino alargado, alterações da silhueta cardíaca, áreas de hipoperfusão pulmonar ou alterações ósseas podem auxiliar o diagnóstico diferencial de pacientes com sinais e sintomas de dissecção, tromboembolismo pulmonar ou dor osteomiofacial.

ECOCARDIOGRAMA E TESTES PROVOCATIVOS DE ISQUEMIA

Suas principais limitações estão relacionadas à disponibilidade do método e às características dos pacientes. O eletrocardiograma pode trazer informações estruturais, principalmente o realizado por via transesofágica, na suspeita de dissecção de aorta. Os testes de estresse poderão ser muito úteis naqueles pacientes de baixo risco, que se beneficiariam da liberação precoce.

ABORDAGEM AO PACIENTE DE RISCO

A busca da identificação dos pacientes de alto risco para doenças isquêmicas agudas entre aqueles que procuram o pronto-socorro deve ser realizada por toda a equipe, desde administrativa, até de enfermagem e médica. Programas de treinamento devem ser incentivados na formação dos elementos que participam deste atendimento, provendo parâmetros e ferramentas para a distinção adequada entre um paciente que pode aguardar o atendimento médico e aquele que necessita de atenção imediata[17,22].

Várias propostas existem para cumprir essa tarefa, sendo a mais a comum a realização da pré-consulta por parte da enfermeira. Outra possibilidade bastante utilizada, principalmente nos hospitais públicos com grande afluência de pacientes ao pronto-socorro, é a triagem realizada por profissional médico. Em alguns casos na forma de uma breve consulta, em outros por meio de um rápido interrogatório[27].

A partir da identificação do paciente de risco, independente do parâmetro utilizado e mesmo sem diagnóstico definitivo, este deve ser protegido no ambiente da sala de emergência com os seguintes procedimentos: oxigenoterapia, monitorização cardíaca, monitorização da pressão arterial e acesso venoso.

Um vez que o paciente se encontra protegido e a equipe preparada para atender qualquer emergência (arritmias, parada cardiopulmonar, parada respiratória), pode-se proceder a avaliação adicional, com um interrogatório e exame clínico completo, além da realização de exames subsidiários, para se chegar a um diagnóstico definitivo. A partir desse momento, a equipe estará habilitada para o diagnóstico da dor torácica e instituir a terapêutica adequada, tratando a emergência e encaminhando o paciente para seu destino.

UNIDADE DE DOR TORÁCICA

As unidades de dor torácica são baseadas em protocolos, conceitos e/ou estruturas montadas dentro das salas de emergências, visando dar prioridade, rapidez e qualidade no atendimento do paciente com dor torácica, além de aumentar a acurácia do diagnóstico e a redução dos custos.

As unidades de dor torácica propõem-se a mudar a atitude médica no pronto atendimento, selecionando aqueles com maior probabilidade de apresentar isquemia miocárdica aguda[23].

REFERÊNCIAS BIBLIOGRÁFICAS

1. Mansur AP et al. Tendência do risco de morte por doenças circulatórias no Brasil de 1979 a 1996. Arq Bras Cardiol 2001;76: 427. ▪ 2. SÃO PAULO. Prefeitura do Município. Perfil da Mortalidade no Município de São Paulo. São Paulo, Programa de Aprimoramento das Informações de Mortalidade (Pro-Aim), 2001. ▪ 3. AMERICAN HEART ASSOCIATION. 2001 Heart and Stroke Statistical Update. Dallas, Texas; American Heart Association, 2000. ▪ 4. Stussman BJ. National Hospital Ambulatory Medical Care Survey: 1995 emergency departament summary. Advanced data from vital and health statistics. National Center for Health Statistics 1997, n. 285. ▪ 5. Ewy GA, Ornato JP. 31st Bethesda Conference. Emergency Cardiac Care. J Am Coll Cardiol 2000;35:825. ▪ 6. Storrow AB, Gibler WB. Chest pain centers:diagnosis of acute coronary syndromes. Ann Emerg Med 2000;35:449. ▪ 7. Bassan R et al. How many patients with acute myocardial infarction are at risk of being erroneously discharged from the emergency room? Eur Heart J 2000;21(Suppl):19. ▪ 8. McCarthy BD et al. Missed diagnosis of acute myocardial infarction in the emergency departament: results from a multicenter study. Ann Emerg Med 1993;22:579. ▪ 9. Kereiakes DJ et al. Time delays in the diagnosis and treatment of acute myocardial infarction: a tale of eight cities. Am Heart J 1990;120:773. ▪ 10. Pope

JH et al. Missed diagnosis of acute cardiac ischemia in the emergency departament. N Engl J Med 2000;342:1163. ▪ 11. Emerson PA et al. An audit of doctor's management of patients with chest pain in the emergency department. Q J Med 1989;70:213. ▪ 12. Newby LK, Marky DB. The chest pain unit-ready for prime time? N Engl J Med 1998;339:1930. ▪ 13. Ornato JP. Chest Pain emergency centers: improving acute myocardial infarction care. Clin Cardiol 1999;22:143. ▪ 14. Schaper AG et al. Prevalence of ischaemic heart disease in middle-aged British men. Br Heart J 1984;51:595. ▪ 15. Karcz A et al. Massachusetts emergency medicine closed malpractice claims:1988-1990. Ann Emerg Med 1993;22:553. ▪ 16. Rusnak RA et al. Litigation agaisnt the emergency physician: common features in cases of missed myocardial infarction. Ann Emerg Med 1989;18:1029. ▪ 17. Bicudo R. Semiologia Clínica em Urgências Cardiológicas. In: Timerman S et al. (eds.). Suporte Básico e Avançado de Vida em Emergências. Brasília: Ed. Centro de Documentação e Informação Câmara dos Deputados; 2000. p. 11. ▪ 18. American Heart Association. Guidelines 2000 for Cardiopulmonary Resuscitation and Emergency Cardiovascular Care. Circulation 2000;102(Suppl I). ▪ 19. Baruzzi ACA, Knobel M. Semiogênese e fisiopatologia da dispnéia, do edema cardíaco e da cianose. In: Timerman A et al. (eds.). Manual de Cardiologia SOCESP. São Paulo: Atheneu; 2000. p. 20. ▪ 20. Smith TW. Cyanosis and heart diseases. In: Bennett JC, Plum F. (eds.). Cecil Textbook of Medicine. 20th ed. Philadelphia: WB Saunders Co.; 1996. p. 211. ▪ 21. Braunwald, E. Chronic ischemic heart disease. In: Braunwald E. A textbook of cardiovascular medicine. Philadelphia: WB Saunders Company; 1997. p. 1. ▪ 22. Ferreira JFM et al. Atendimento sistematizado do paciente com dor torácica e placa arterial instável. Rev Soc Cardiol Estado de São Paulo 2002;12:541. ▪ 23. Tatum, JL et al. Comprehensive strategy for the evaluation and triage of the chest pain patient. Ann Emerg Med 1997;29:116. ▪ 24. Newby L et al. Bedside multimarker testing for risk stratification in chest pain units: the chest pain evaluation by creatinekinase-MB, myoglobin, and troponin I (CHECKMATE) Study. Circulation 2001;103:1832. ▪ 25. Ohman EM et al. Cardiac troponin T levels for risk stratification in acute myocardial infarction. N Engl J Med 1996;335:1333. ▪ 26. DeFillipi CR et al. Cardiac troponin T in chest pain unit patients without ischemic eletrocardiographic changes: angiographic correlates and long-term clinical outcomes. J Am Coll Cardiol 2000;35:1827. ▪ 27. Hamm CW et al. Emergency room triage of patients with acute chest pain by means of rapid testing for cardiac troponin T or troponin I. N Engl J Med 1997;337;1648. ▪ 28. Luscher MS et al. Applicability of cardiac troponin T and I for early risk stratification in unstable coronary artery desease. Circulation 1997;96:2578. ▪ 29. Puleo PR et al. Use of a rapid assay of subforms of creatinekinase MB to diagnose or rule out acute myocardial infarction. N Engl J Med 1994;331:561. ▪ 30. Polanczyk CA et al. Cardiac troponin I as a predictor of major cardiac events in emergency department patients with acute chest pain. J Am Coll Cardiol 1998;32:8. ▪ 31. The Joint European Society of Cardiology/American College of Cardiology Committee: Myocardial infarction redefined – A consensus. Eur Heart J 2000;21:1502. J Am Coll Cardiol 2000;36:959. ▪ 32. Fass R et al. Evaluation of the patient with noncardiac chest pain: is gastroesophageal reflux disease or an esophageal motility disorder the cause? Gastroenterol J 2001;3:1.

27. SÍNDROMES CORONARIANAS AGUDAS – INFARTO AGUDO DO MIOCÁRDIO COM SUPRADESNIVELAMENTO DO SEGMENTO ST

Marcos Knobel
José Marconi Souza
Elias Knobel

As doenças cardiovasculares respondem por 20% de todas as mortes no mundo, o que significa mais ou menos 14 milhões por ano. Nos EUA, aproximadamente 1.500.000 pacientes são vítimas de infarto agudo do miocárdio anualmente e próximo de 25% de todas as mortes são devidas a este evento. Nos países em desenvolvimento, incluindo aí o Brasil, as doenças cardiovasculares estão em terceiro lugar como causa de morte, mas tendendo a ocupar o primeiro lugar, como já está ocorrendo em países como Argentina, Chile e Cuba. No Brasil, de acordo com dados do SUS, foram registrados, em 1996, 249.613 mortes por doenças cardiovasculares. As doenças isquêmicas cardíacas totalizaram 73.692 mortes (29%), sendo o infarto agudo do miocárdio responsável por 55.900 casos (22%). As doenças cerebrovasculares ficaram em primeiro lugar, com 81.056 mortes (32%). No estado de São Paulo, as doenças isquêmicas do coração são a primeira causa de morte, tanto em homens como em mulheres.

FISIOPATOLOGIA E ETIOPATOGENIA

FORMAÇÃO DO TROMBO

O principal fator na etiopatogenia do infarto agudo do miocárdio é a doença aterosclerótica coronariana. A aterosclerose é um processo que acomete o ser humano desde criança, apresenta caráter progressivo e manifesta-se clinicamente na idade adulta.

A lesão inicial, chamada placa gordurosa, foi descrita por Stary, que estudou crianças e adultos jovens. Caracteriza-se por apresentar macrófagos e células musculares lisas repletas de lípides (colesterol e ésteres de colesterol);

a lesão mais avançada, a placa fibrosa, representa, provavelmente, a evolução das placas iniciais e é formada por grande número de células musculares lisas, macrófagos e linfócitos T, circundados por colágeno, fibras elásticas e proteoglicanos. São cobertas, caracteristicamente, por uma capa fibrosa mais espessa; os lípides estão presentes em maior ou menor quantidade, na dependência de alguns fatores de risco, principalmente hipercolesterolemia. A quantidade de lípides na placa, sua distribuição e a do tecido conjuntivo são fatores determinantes do risco de instabilização, levando à trombose e suas conseqüências.

Os fatores desencadeantes da trombose coronariana são fissura, ulceração ou sangramento intraplaca. Estudos comparando placas intactas e complicadas mostram que uma quantidade de lípides ocupando mais de 50% do volume da placa, capa fibrosa fina, grande quantidade de macrófagos e pequeno número de células musculares lisas são fatores associados à instabilização. A estenose angiográfica não prediz vulnerabilidade da placa, porque não existe relação entre o tamanho da placa ou de seu núcleo e a estenose.

Em condições normais, as plaquetas circulam livremente no sangue e não apresentam nenhuma interação com o endotélio normal. Quando há lesão vascular, como a ulceração da placa aterosclerótica, o tecido conjuntivo subendotelial fica exposto, havendo interação do colágeno e da fibronectina com as plaquetas, principalmente com as glicoproteínas Ia/IIa e Ic/IIa presentes em sua membrana. Na presença do fator de von Willebrand, que possui dois sítios de ligação com o colágeno, ocorre a aderência de plaquetas na parede vascular lesada; quando aderidas, perdem sua característica discóide, formam pseudópodes e ocupam toda a área lesada.

Por meio da ação de substâncias como o colágeno, as plaquetas tornam-se ativadas, com secreção de uma série de mediadores químicos e expressão de receptores de membrana (Ia/IIa para colágeno; Ic/IIa para fibronectina; Ic/IIa para laminina; Ib/Ia e IIb/IIIa para fator de von Willebrand e fibrinogênio; e IIb/IIa para fibrinogênio, fibronectina, von Willebrand e vitronectina). A enzima fosfolipase C hidrolisa o fosfatidilinositol da membrana plaquetária, levando à liberação de cálcio com posterior ativação do sistema actina-miosina, resultando em contração plaquetária, secreção de serotonina, difosfato de adenosina e tromboxano A_2. Essas substâncias são indutores potentes da agregação plaquetária e promovem maior recrutamento de plaquetas circulantes, que por sua vez aderem à camada inicial, transformando-a em um agregado plaquetário.

Pela ação da fosfolipase A_2 na fosfatidilcolina da membrana plaquetária ocorre a formação do ácido araquidônico. Este, pela ação da cicloxigenase, transforma-se em prostaglandinas G_2 e H_2. Esta última, submetida à ação da sintetase do tromboxano, dá origem ao tromboxano A_2, cuja ação é promover mais agregação, vasoconstrição e crescimento do trombo.

As plaquetas ativadas estimulam a produção de trombina, formada principalmente em sua membrana, na qual se ligam vários fatores de coagulação. A trombina, formada pela cascata de coagulação, age no fibrinogênio, transformando-o em fibrina. A síntese de monômeros de fibrina produz o gel de fibrina, formando assim o esqueleto do trombo, com aprisionamento de hemácias e de glóbulos brancos. Por fim, as ligações co-valentes entre a fibrina, por intermédio da lisina, proporcionam a estabilização do trombo.

Outras causas menos freqüentes de infarto agudo do miocárdio sem relação com a doença aterosclerótica são: embolia, vasoespasmo coronariano, uso de drogas (cocaína), arterites, traumatismo e dissecção aórtica. Aproximadamente 5% dos pacientes com infarto agudo do miocárdio apresentam coronárias normais; geralmente são pacientes jovens, com menos de 35 anos de idade, fumantes e sem história prévia de angina.

NECROSE EM "FRENTE DE ONDA"

De Wood et al.[1], por meio de cineangiocoronariografia nas primeiras horas pós-infarto, demonstraram que a artéria responsável pelo infarto estava totalmente ocluída em 90% dos casos de infarto agudo do miocárdio com supradesnivelamento do segmento ST e em 32% dos casos sem supradesnivelamento do segmento ST. A oclusão total ou não do vaso pelo processo trombótico, a rápida restauração do fluxo, espontaneamente ou por alguma forma terapêutica, o aumento do consumo de oxigênio na vigência de estenose residual grave e a presença de circulação colateral são os fatores determinantes da evolução do infarto agudo do miocárdio para infarto completo (transmural) ou infarto incompleto (não-transmural).

Na vigência de oclusão total aguda da artéria coronária, o fluxo para a região distal é feito basicamente à custa de circulação colateral preexistente. O endocárdio é uma região menos irrigada por circulação colateral, apresenta estresse parietal maior e tem sido descrita menor tensão de oxigênio, mesmo em condições normais, nessa região. Todos esses fatores, acoplados ao consumo maior de oxigênio, tornam o endocárdio mais vulnerável ao processo isquêmico. Conseqüentemente, essa região é a primeira a sofrer na vigência de isquemia, ocorrendo necrose após cerca de 15 a 20 minutos de oclusão coronariana. O processo necrótico estende-se progressivamente para a região subepicárdica, sendo limitado pelos fatores descritos anteriormente, resultando em infarto transmural ou não.

FUNÇÃO VENTRICULAR

A isquemia miocárdica e o infarto provocam alterações não só na função sistólica, mas também na diastólica. Com relação à função sistólica, quatro alterações desenvolvem-se seqüencialmente: a) dissincronismo; b) hipocinesia; c) acinesia; e d) discinesia da região afetada. O segmento normal apresenta-se hipercinético, em tentativa compensatória.

A análise da função diastólica mostra, inicialmente, aumento e, posteriormente, diminuição da complacência ventricular, evidenciada pela queda na taxa de declínio da pressão ventricular (dP/dT).

Essas alterações, portanto, comprometem a contratilidade, determinam esvaziamento ventricular incompleto e desviam a curva de pressão-volume para a esquerda. Todas combinadas provocam aumento da pressão de enchimento ventricular causando sintomas de congestão pulmonar e baixo débito cardíaco na dependência de sua extensão.

DIAGNÓSTICO

O diagnóstico no setor de emergência baseia-se no quadro clínico (principal), eletrocardiograma e enzimas.

QUADRO CLÍNICO

O paciente, caracteristicamente, apresenta com mais freqüência dor precordial retroesternal, de forte intensidade, que pode ser desencadeada durante o exercício intenso (18% dos casos) ou em repouso (± 50% dos casos), com mais de 30 minutos de duração, podendo irradiar para ambos os membros superiores ou somente para o esquerdo, mandíbula, dorso, ou não apresentar irradiação. A dor pode assumir várias características, como em aperto, constrição, peso ou queimação. Algumas vezes, origina-se em região epigástrica, simulando quadros abdominais. É importante salientar que a maioria dos pacientes com infarto agudo do miocárdio experimenta previamente quadros anginosos, enquanto 10-15% dos pacientes com angina instável desenvolvem infarto agudo do miocárdio ou morte súbita[2]. Nos pacientes com angina prévia deve-se ter muito cuidado no discernimento do quadro do infarto para não deixar de administrar corretamente a terapia trombolítica. Muitas vezes, o paciente apresenta angina há cerca de dois ou três dias, mas a dor típica de infarto agudo do miocárdio é mais recente ainda, em tempo para trombólise. Acompanhando o quadro doloroso, o paciente pode apresentar náuseas, vômitos (50%), sudorese fria e sensação de morte iminente.

Em alguns grupos de pacientes (diabéticos, idosos, hipertensos, neurológicos e em pós-operatório) a dor pode não existir ou não ser o sintoma mais importante. Nestas situações, principalmente em diabéticos e idosos, os pacientes podem procurar o pronto-socorro por quadro sincopal, mal-estar não definido, sudorese importante e inexplicável, insuficiência cardíaca congestiva de início súbito etc. O infarto pode ser sem dor, mas não é totalmente assintomático.

O exame clínico vai depender da extensão do infarto agudo do miocárdio, entretanto na maioria das vezes o paciente apresenta-se ansioso, com extremidades frias, taquicárdico (100-110bpm), com algumas extra-sístoles (> 95% dos pacientes na fase aguda), pressão arterial normal ou ligeiramente elevada, pulso jugular normal, temperatura normal, frequência respiratória ligeiramente elevada ou normal. As alterações na ausculta pulmonar dependem da gravidade do comprometimento da função ventricular. À ausculta cardíaca encontramos ritmo cardíaco regular em 3T, com B4 na maioria dos casos, demonstrando a diminuição da complacência ventricular. A presença de B3 vai depender do comprometimento da função ventricular, mas sopros sistólicos ejetivos, curtos, são comumente audíveis; novos ruídos ou mudanças de sopros podem indicar suspeita de complicação mecânica.

Em 1967, Killip e Kimball propuseram uma classificação clínica para o infarto agudo do miocárdio de fácil utilização (Quadro 4.4).

Quadro 4.4 – Classificação de Killip e Kimball para infarto agudo do miocárdio.

Classe I	Pacientes sem estertores
Classe II	Pacientes com estertores que atingem menos de 50% dos campos pulmonares
Classe III	Pacientes com estertores que atingem mais de 50% dos campos pulmonares e/ou presença de terceira bulha
Classe IV	Choque cardiogênico

ELETROCARDIOGRAMA

O exame subsidiário fundamental no infarto agudo do miocárdio é o eletrocardiograma, pois é útil para a orientação terapêutica inicial e a classificação do tipo de infarto agudo do miocárdio.

Cerca de 70 a 75% dos pacientes com quadro agudo de infarto do miocárdio apresentam ao eletrocardiograma inicial supradesnivelamento do segmento ST na área comprometida, na qual aparecerá nos eletrocardiogramas

subseqüentes a onda Q. Os 25-30% restantes mostram bloqueios de ramo ou ainda padrões incaracterísticos, que na evolução não apresentam em geral onda Q.

O eletrocardiograma é também indicativo de infarto da parede ventricular:

– Anterior extenso: V_1 a V_6, D_1 e AVL.
– Anterior: V_1 a V_6.
– Ântero-septal: V_1 a V_3 ou V_4.
– Lateral: D_1, AVL, V_5 e V_6.
– Lateral alto: D_1 e AVL.
– Ântero lateral: D_1, AVL e V_3 a V_6.
– Diagonal: V_1 a V_4, D_1 e AVL.
– Inferior: D_2, D_3 e AVF.
– Posterior (ou dorsal): V_7-V_{10} e R amplo em V_1 e V_2 no seguimento.
– Ventrículo direito: V_3R a V_5R.
– Ínfero-lateral: D_2, D_3, AVF e D_1, AVL.
– Ínfero-dorsolateral: D_2, D_3, AVF, V_7-V_9, D_1 e AVL.

No infarto agudo do miocárdio, a realização do eletrocardiograma deve seguir um protocolo, não devendo ser subutilizado ou utilizado de maneira desnecessária. Costuma-se realizar o eletrocardiograma nas seguintes condições:

– No diagnóstico (pode ser necessário mais que um eletrocardiograma, por exemplo: antes e após nitrato por via sublingual, controle da pressão arterial, evolução de eletrocardiograma inicial suspeito, mas não típico).
– Após o término da infusão do trombolítico ou angioplastia primária.
– A cada 12 horas no primeiro dia de infarto agudo do miocárdio.
– Uma vez ao dia a partir do segundo dia de infarto agudo do miocárdio.
– O eletrocardiograma deve ser repetido sempre que o médico julgar necessário (dor, suspeita de recorrência de isquemia, arritmias, piora rápida da insuficiência cardíaca congestiva etc.).
– Antes e após angioplastia e revascularização do miocárdio.
– Pré-alta hospitalar.

MARCADORES CARDÍACOS DIAGNÓSTICOS (ENZIMAS)

As enzimas que mais contribuem para o diagnóstico do infarto agudo do miocárdio são CK-MB, CPK total e DHL. A CPK total e a CK-MB começam a se elevar com cerca de 4 a 8 horas do infarto agudo do miocárdio, voltando ao normal em três a quatro dias. A DHL começa a se elevar com 24 a 48 horas após o infarto agudo do miocárdio, com pico em três a seis dias e normalização em 8 a 14 dias. Esta enzima é importante nos casos tardios em que o paciente chega ao hospital após 24 a 48 horas do início do infarto agudo do miocárdio. A rotina na fase aguda do infarto agudo do miocárdio consiste na coleta de três a quatro amostras consecutivas, respeitando os horários fixados:

7, 12, 17 e 24 horas após o início da dor. Caso haja recorrência da dor, curva enzimática ainda ascendente ou em plateô, as dosagens devem estender-se o quanto for necessário.

A CPK total não está presente apenas na musculatura cardíaca, podendo estar aumentada nas seguintes condições: doença muscular, intoxicação alcoólica, *diabetes mellitus*, traumatismo muscular, exercício intenso, crise convulsiva, injeções intramusculares e embolia pulmonar; a CK-MB também está presente na língua, próstata e intestino, podendo alterar-se em situações que comprometam esses órgãos.

A mioglobina é uma proteína que está presente no citoplasma do miócito, sendo liberada na corrente sangüínea em 1 a 4 horas após o processo necrótico; apresenta pico de 6 a 7 horas, normalizando-se em 24 horas. Não há distinção entre a mioglobina presente nas células musculares esqueléticas ou no miocárdio. Portanto, é um marcador pouco específico nos casos de infarto agudo do miocárdio. Nos pacientes que usam trombolítico, o pico precoce de mioglobina está relacionado à reperfusão.

As troponinas T e I juntas com a troponina C são proteínas que regulam a interação, dependente do cálcio, entre miosina e actina. A troponina C apresenta-se de modo igual nas células musculares esqueléticas e cardíacas, entretanto a seqüência de aminoácidos das troponinas T e I é diferente no músculo cardíaco em relação ao músculo esquelético, permitindo assim a diferenciação de sua origem.

Vários estudos demonstram que as troponinas T e I são marcadores altamente sensíveis e específicos de necrose miocárdica, aparecendo na corrente sangüínea 3 horas após os sintomas, com pico em 24 horas. De forma diferente da CK-MB, permanecem elevadas por até 10 a 14 dias e 5 a 10 dias, respectivamente, assegurando, dessa maneira, o diagnóstico de infarto agudo do miocárdio na fase tardia; além disso, níveis elevados desses dois marcadores são potentes preditores de morte, necessidade de angioplastia ou cirurgia de revascularização miocárdica e de complicações[3,4].

EXAMES SUBSIDIÁRIOS

Ecocardiograma – todos os pacientes com infarto agudo do miocárdio devem ser submetidos a ecocardiograma. O exame deve ser realizado o mais precocemente possível, não devendo ultrapassar o terceiro dia do infarto. Os pacientes com insuficiência cardíaca congestiva grave ou choque devem ter o ecocardiograma realizado imediatamente.

Ergometria – todos os pacientes que não tiverem contra-indicação (pacientes não complicados) deverão ser submetidos a miniteste de esforço após a primeira semana, geralmente pré-alta hospitalar. Teste positivo é indicação para cineangiocoronariografia nesses pacientes.

Radioisótopos – sempre que houver dúvidas sobre a confirmação ou localização de um infarto, o mapeamento cardíaco com pirofosfato de tecnécio deve ser realizado entre o segundo e o quinto dias de início dos sintomas.

Cineangiocoronariografia – realizamos coronariografia diagnóstica em todos os pacientes que apresentam angina pós-infarto, insuficiência cardíaca congestiva grave (Killip III ou IV) ou complicação mecânica. No infarto agudo do miocárdio sem supradesnivelamento do segmento ST, não tratados com inibidores da glicoproteína IIb/IIIa, o exame deve ser realizado após estabilização do quadro. O restante dos pacientes (que corresponde à maioria) deverá ser submetido à estratificação de risco, em que a coronariografia nem sempre será necessária.

TRATAMENTO

O reconhecimento correto e rápido de um quadro de infarto agudo do miocárdio é extremamente importante para o início do tratamento específico. Nesse contexto, a diferenciação entre infarto com ou sem supradesnivelamento do segmento ST é fundamental, pois a abordagem terapêutica inicial é diferente entre esses dois tipos de infarto. Discutiremos as etapas no tratamento do infarto agudo do miocárdio com supradesnivelamento do segmento ST.

MEDIDAS GERAIS

Assim que o diagnóstico é feito, simples medidas gerais devem ser realizadas em todos os pacientes, visando à diminuição de consumo de oxigênio pelo miocárdio:

- Monitorização eletrocardiográfica.
- Acesso venoso.
- Oxigênio de rotina em todos os pacientes nas primeiras 3 a 6 horas. Após 6 horas, devemos manter a oxigenoterapia somente naqueles com hipoxemia (saturação de $O_2 < 90\%$) ou sinais de congestão pulmonar.
- Analgesia com sulfato de morfina com 2 a 8mg por via intravenosa, podendo repetir a cada 5 a 15 minutos, até uma dose máxima de 30mg. A morfina é de fundamental importância, pois, além de diminuir a dor e a ansiedade, responsáveis pela liberação catecolaminérgica, ela também causa vasodilatação arterial.

Todas estas medidas gerais fazem parte da abordagem inicial destes pacientes. São medidas consagradas, classificadas como classe I com nível de evidência C, devido à escassez de trabalhos randomizados abordando estas medidas.

NITRATOS

Os nitratos levam à redução de pré e pós-carga, devido ao fato de promoverem vasodilatação arterial e venosa. Conseqüentemente, diminuem o trabalho cardíaco e o consumo de oxigênio pelo miocárdio. Promovem também vasodilatação coronariana, prevenindo o vasoespasmo, aumentando a oferta de oxigênio para as áreas isquêmicas.

Após a realização do eletrocardiograma, se a suspeita for de dor isquêmica e caso não haja contra-indicações para tal, o nitrato deve ser administrado por via sublingual (nitroglicerina 0,4mg, mononitrato de isossorbida 5mg ou dinitrato de isossorbida 5mg), podendo ser repetido por três vezes. Caso a dor persista ou o paciente evolua com hipertensão arterial ou congestão pulmonar, está indicado o uso de nitrato por via intravenosa (nitroglicerina ou mononitrato de isossorbida), cuja posologia deve ser aumentada até o alívio da dor ou controle da pressão arterial.

Em estudos clínicos preliminares, o uso de nitrato por via intravenosa no infarto agudo do miocárdio mostrava redução de 35% (p < 0,001), porém os nitratos por via oral não mostravam redução significativa. Em conjunto, todas as formas de nitrato responderam por uma redução de 31% de mortalidade (p < 0,001) em mais de 3.000 pacientes. Posteriormente, o efeito dos nitratos no infarto agudo do miocárdio foram avaliados em dois grandes estudos, envolvendo mais de 70 mil pacientes: o ISIS-4[5] comparou o uso de mononitrato de isossorbida com o placebo em 58 mil pacientes e a mortalidade entre estes dois grupos não foi significativa em um mês, mesmo resultado observado com o GISSI-3, que comparou a nitroglicerina com o placebo. No atual momento, não há evidência clara que apóie o uso dos nitratos de rotina no infarto agudo do miocárdio, visando à melhora dos desfechos clínicos. Pela sua ação na melhora dos sintomas no infarto agudo do miocárdio, seu uso possui indicação classe I com nível de evidência C. Nos casos de isquemia refratária, os nitratos devem ser utilizados, apresentando nível de evidência B.

BETABLOQUEADORES

Os betabloqueadores são fármacos de extrema importância nos pacientes com infarto agudo do miocárdio com supradesnivelamento do segmento ST. Eles atuam reduzindo a contratilidade miocárdica, o inotropismo, a pressão arterial e a freqüência cardíaca, levando à diminuição do consumo de oxigênio pelo miocárdio, redução do tamanho do infarto, freqüência de arritmias ventriculares e da incidência de reinfarto nos pacientes submetidos a terapia trombolítica.

Os betabloqueadores por via oral devem ser administrados o mais precocemente possível em todos os pacientes com infarto agudo do miocárdio com supradesnivelamento do segmento ST (classe I, nível de evidência A), a menos que haja contra-indicações (Quadro 4.5). Os betabloqueadores por via intravenosa também devem ser

Quadro 4.5 – Contra-indicações ao uso de betabloqueador no infarto agudo do miocárdio com supradesnivelamento do segmento ST.

Passado de doença pulmonar obstrutiva crônica e asma
Freqüência cardíaca abaixo de 60bpm, principalmente no infarto inferior
Disfunção ventricular grave
Bloqueio atrioventricular avançado (2º e 3º graus)
Pressão arterial sistólica abaixo de 90mmHg

administrados de rotina principalmente nos pacientes que não utilizaram terapia de reperfusão. Quando a terapia de reperfusão foi instituída, esta indicação é menos definida, a não ser que ocorra a presença de taquicardia sinusal, hipertensão arterial ou dor refratária (classe I, nível de evidência B). O betabloqueador por via intravenosa mais usado em nosso meio é o metoprolol na dose de 5mg a cada 5 a 10 minutos, até a dose de 15mg. O propranolol por via intravenosa é usado na dose de 1mg a cada 5 minutos, até dose de 15mg. Já os betabloqueadores de uso oral mais usados são: propranolol (40 a 80mg de 8/8 horas), metoprolol (50 a 200mg de 12/12 horas) e atenolol (50 a 100mg de 12/12 horas).

O estudo ISIS-1[6] demonstrou redução significativa do desfecho combinado mortalidade, parada cardíaca e reinfarto nos pacientes que receberam atenolol por via intravenosa seguida da via oral quando comparados com o grupo placebo. Nesta mesma época, o resultado de 27 estudos randomizados abordando o mesmo assunto indicou redução de 16% do desfecho combinado a favor do grupo tratado com betabloqueadores. O estudo TIMI-IIb demonstrou que a utilização precoce do betabloqueador por via intravenosa é superior à utilização tardia por via oral, porém dados do estudo GUSTO suportam sua utilização na fase tardia do infarto agudo do miocárdio com supradesnivelamento do segmento ST submetidos ou não à terapia de reperfusão.

BLOQUEADORES DOS CANAIS DE CÁLCIO

Os estudos TRENT e SPRINT avaliaram o uso de nifedipina *vs.* controle no infarto agudo do miocárdio com supradesnivelamento do segmento ST, não apresentando redução na mortalidade. O estudo SPRINT-2 foi interrompido precocemente após a randomização de 1.358 pacientes com infarto agudo do miocárdio com supradesnivelamento do segmento ST, devido a tendência de aumento da mortalidade.

O MDPIT foi o único grande estudo avaliando os efeitos do diltiazem na mortalidade e no reinfarto, não apresentando diferença significativa[7]. Os estudos DAVIT-I e DAVIT-II avaliaram os efeitos do verapamil *vs.* placebo na mortalidade e reinfarto de pacientes com infarto agudo do miocárdio, não demonstrando nenhum benefício. Houve, porém, aumento na incidência de bradiarritmias no grupo verapamil.

Mais recentemente, o estudo INTERCEPT avaliou o uso do diltiazem em pacientes submetidos a trombólise sem grandes benefícios significativos. Não há efeito benéfico com o uso rotineiro de bloqueadores de canais de cálcio após infarto agudo do miocárdio, podendo até ser prejudicial em alguns pacientes.

Salvo casos selecionados, como contra-indicação absoluta aos betabloqueadores, estes medicamentos não devem ser usados de rotina no infarto agudo do miocárdio com supradesnivelamento do segmento ST.

INIBIDORES DA ENZIMA CONVERSORA DE ANGIOTENSINA

Diversos estudos clínicos demonstraram o efeito dos inibidores da enzima conversora de angiotensina sobre a mortalidade no infarto agudo do miocárdio com supradesnivelamento do segmento ST. No estudo ISIS-4[5], em que 58.000 pacientes foram randomizados para receber captopril ou placebo nas primeiras 24 horas, verificou-se redução relativa de 7% na mortalidade em cinco semanas no grupo que recebeu o captopril. Além disso, o maior benefício foi verificado em pacientes com infarto de parede anterior, congestão pulmonar ou disfunção ventricular (fração de ejeção inferior a 0,40). Na ausência destas condições, o benefício é menor (classe IIa, nível de evidência B). No estudo GISSI-3[8], que incluiu mais de 19.000 pacientes, o lisinopril foi associado à redução significativa da mortalidade em seis semanas. Uma metanálise dos estudos clínicos mais significativos mostrou benefício absoluto de 4,6 óbitos a menos para cada 1.000 pacientes tratados.

Os inibidores da enzima conversora de angiotensina devem ser iniciados no primeiro dia após o infarto, idealmente logo após a terapia de reperfusão ter sido realizada, desde que a pressão arterial esteja estável (classe I, nível de evidência A). A dose inicial deve ser baixa, aumentando-se em 24 a 48 horas até a dose máxima tolerada.

O único estudo que não mostrou benefício desta classe de medicamentos foi o CONSENSUS II (*Cooperative New Scandinavian Enalapril Survival Study*), no qual pacientes foram randomizados para receber enalaprilato por via intravenosa seguido de enalapril por via oral *versus* placebo. Este estudo foi interrompido pela ocorrência de hipotensão arterial, especialmente em idosos. Diante disto, o enalaprilato não é recomendado no infarto agudo do miocárdio com supradesnivelamento do segmento ST (classe III, nível de evidência B).

Os inibidores da enzima conversora de angiotensina não devem ser usados em pacientes com pressão sistólica menor que 100mmHg ou que tenha reduzido em 30mmHg em relação ao valor basal, bem como se houver insuficiência renal significativa, estenose renal bilateral ou conhecida intolerância.

BLOQUEADORES DOS RECEPTORES DE ANGIOTENSINA

Esta classe de medicamentos apresenta a vantagem de bloquear o sistema renina-angiotensina-aldosterona muito mais especificamente do que os inibidores da enzima conversora de angiotensina. Entretanto, seu emprego no infarto agudo do miocárdio com supradesnivelamento do segmento ST não foi muito estudado. O estudo OPTIMAAL[9] (*Optimal Trial in Myocardial Infarction with Angiotensin II Antagonist Losartan*) não demonstrou diferença entre os grupos que receberam losartano ou captopril no desfecho primário de mortalidade, apesar de ter havido uma tendência favorável ao captopril em pacientes com infarto agudo do miocárdio com supradesnivelamento do segmento ST. Outro estudo que deve ser destacado é o VALIANT (*Valsartan in Acute Myocardial Infarction Trial*), que comparou os efeitos do captopril, valsartano e de sua combinação na mortalidade de pacientes com disfunção ventricular pós-infarto. Durante o seguimento médio de dois anos, não houve diferenças significativas na mortalidade entre os três grupos. Entretanto, o grupo randomizado para a combinação captopril e valsartano apresentou mais efeitos colaterais[10]. Hipotensão arterial e disfunção renal foi mais comum no grupo que recebeu losartano; tosse, *rash* cutâneo e alterações no paladar foram mais comuns nos pacientes que receberam captopril.

Atualmente, os bloqueadores dos receptores da angiotensina estão indicados em pacientes com infarto agudo do miocárdio com supradesnivelamento do segmento ST intolerantes aos inibidores da enzima conversora de angiotensina, sendo tosse o motivo mais comum. Dentre os medicamentos com eficácia estabelecida para o infarto agudo do miocárdio com supradesnivelamento do segmento ST, destacam-se o valsartano e o candesartano (classe I, nível de evidência C).

MAGNÉSIO

Pequenos estudos iniciais associados ao estudo LIMIT-2, que utilizaram o magnésio por via intravenosa no infarto agudo do miocárdio, sugeriam importante redução na mortalidade quando comparado com o placebo[11]. O estudo ISIS-4[5], contrariando os dados anteriores, mostrou taxas de mortalidade inalteradas entre o grupo magnésio e o placebo. Agrupando-se os resultados do ISIS-4, LIMIT-2 e dos pequenos estudos, houve excesso de mortalidade não significativa no grupo magnésio.

Baseados nestes dados, não devemos usar magnésio rotineiramente no infarto agudo do miocárdio com supradesnivelamento do segmento ST.

HEPARINA

Tanto a heparina convencional, como a heparina de baixo peso molecular (HBPM) possuem atividade anticoagulante imediata, porém seu uso no infarto agudo do miocárdio com supradesnivelamento do segmento ST permanece ainda controverso[3,4,12]. Uma metanálise comparou as duas heparinas como tratamento coadjuvante com o fibrinolítico, mostrando melhores resultados com a heparina de baixo peso molecular. O estudo ASSENT-3 PLUS demonstrou maior incidência de hemorragia intracraniana em pacientes submetidos a terapia fibrinolítica com idade superior a 75 anos e que receberam heparina de baixo peso molecular concomitantemente. Justificou-se o maior sangramento, devido à alta dose de heparina de baixo peso molecular. O estudo ExTRACT-TIMI 26, que ainda não foi publicado, testará o risco-benefício do uso de fibrinolítico em associação com a heparina convencional ou a de baixo peso molecular, com doses ajustadas para a idade.

CLOPIDOGREL

Recentemente, dois grandes estudos abordando o uso do clopidogrel no infarto agudo do miocárdio com supradesnivelamento do segmento ST foram publicados, trazendo resultados encorajadores para seu uso neste cenário.

O estudo CLARITY-TIMI 28 (*CLopidogrel as Adjunctive ReperfusIon TherapY – Thrombolysis In Myocardial Infarction Study 28*) envolveu 3.491 pacientes provenientes da América Latina, EUA e Europa com diagnóstico de infarto agudo do miocárdio com supradesnivelamento do segmento ST.

Após a administração do trombolítico, os pacientes foram randomizados para receber clopidogrel ou placebo. O grupo que recebeu clopidogrel apresentou taxas 36% menores de oclusão de outra artéria, de um segundo infarto agudo do miocárdio ou óbito (15% no grupo clopidogrel *vs.* 21,7% no placebo; p < 0,001) no seguimento de uma semana. Em um mês, os eventos de morte cardiovascular, novo infarto agudo do miocárdio ou isquemia foram reduzidos em 20% no grupo que recebeu clopidogrel com significância estatística (p = 0,03). Os resultados observados neste estudo não apresentaram variação em relação a gênero, tipo de fibrinolítico e de heparina utilizados e localização do infarto.

As taxas de hemorragia extensa e intracraniana foram similares nos dois grupos. No *CLARITY*, a taxa de sangramento extenso foi de 1,3% no grupo clopidogrel, comparado a 1,1% do grupo-controle (p = 0,64) nos pacientes que também receberam aspirina e fibrinolíticos.

Em outro estudo, o COMMIT/CCS-2 (*Clopidogrel and Metoprolol in Myocardial Infarction Trial*), 45.852 pacientes provenientes de 1.250 localidades da China com diagnóstico de infarto agudo do miocárdio com supradesnivelamento do segmento ST foram randomizados para receberem clopidogrel ou placebo adicional à terapia inicial. O grupo de pacientes tratados com clopidogrel apresentou taxas de mortalidade menores quando comparado com o placebo. Após 28 dias de seguimento, a adição de clopidogrel demonstrou eficácia na redução da mortalidade em 7% (7,5% no grupo clopidogrel *vs.* 8,1% do grupo controle, p = 0,03). Os pacientes tratados também apresentaram redução de 9% do risco combinado para novo infarto agudo do miocárdio, acidente vascular cerebral ou óbito (p = 0,002).

O estudo também mostrou que não existiu aumento significativo no risco de sangramento fatal ou de necessidade de transfusão associados à terapia com clopidogrel. As taxas de hemorragia extensa e intracraniana foram similares nos dois grupos. A taxa de sangramentos importantes (excluindo o sistema nervoso central) foi de 0,4% no grupo tratado e de 0,3% no placebo (p = 0,52) no subgrupo do estudo tratado com aspirina (sem realização de trombólise). Após estes estudos, segundo as diretrizes americanas para infarto agudo do miocárdio com supradesnivelamento do segmento ST, o clopidogrel apresenta indicação classe I com nível de evidência A para pacientes tratados ou não com terapia fibrinolítica durante 14 dias[13,14].

TERAPIA DE REPERFUSÃO NO INFARTO AGUDO DO MIOCÁRDIO

A terapia de reperfusão no infarto agudo do miocárdio com supradesnivelamento do segmento ST está relacionada à diminuição da mortalidade precoce e tardia. Está indicada em todo paciente com quadro de infarto agudo do miocárdio que se apresente com supradesnivelamento do segmento ST maior ou igual a 1mm em no mínimo duas derivações contíguas ou presença de bloqueio completo de ramo esquerdo (presumivelmente novo). Quando utilizada em tempo adequado, a angioplastia primária correlaciona-se com menor mortalidade em relação à terapia trombolítica, sendo, portanto, a terapia de escolha. O fator fundamental determinante do prognóstico desses pacientes é o tempo do início dos sintomas até a realização da reperfusão: quanto mais precoce melhor o resultado.

TERAPIA TROMBOLÍTICA

Após os estudos demonstrando a formação do trombo na placa aterosclerótica, a introdução da terapia trombolítica foi o passo seguinte nos avanços do tratamento de pacientes com infarto agudo do miocárdio. Essa terapêutica foi responsável por redução de 30% na mortalidade precoce, tornando essa taxa em cerca de 8%[15,16].

Apesar de sabermos as características ideais de um trombolítico ainda não dispomos de uma medicação que as contemple todas[17]. O trombolítico ideal deve conter as seguintes propriedades:

- Ser fibrinoespecífico.
- Deve agir na fibrina recém-formada no trombo e ter pouca ação na hemostasia normal.
- Apresentar ação fibrinolítica de início rápido.
- Ter meia-vida longa.
- Não deve ser antigênico.
- Ter baixo custo.

Contra-indicações absolutas ao tratamento trombolítico:

1. Qualquer acidente vascular cerebral hemorrágico prévio.
2. Lesão estrutural vascular cerebral, como malformação arteriovenosa.
3. Neoplasia cerebral primária ou metastática.
4. Acidente vascular cerebral nos últimos três meses.
5. Suspeita de dissecção aórtica.
6. Sangramento ativo ou diátese hemorrágica.
7. Traumatismo facial, craniano ou de outra localidade, importante, nos últimos três meses.

Contra-indicações relativas:

1. Hipertensão crônica grave mal controlada.
2. Hipertensão grave não controlada na entrada (pressão arterial sistólica maior que 180 ou diastólica maior que 110mmHg).

3. Acidente vascular cerebral isquêmico com mais de três meses.
4. Reanimação cardiopulmonar traumática ou que dure mais de 10 minutos.
5. Cirurgia de grande porte com menos de três semanas.
6. Hemorragia interna nas últimas duas a quatro semanas.
7. Uso prévio (após cinco dias) de estreptoquinase ou história de alergia a este agente.
8. Gravidez.
9. Úlcera péptica ativa.
10. Uso de anticoagulante oral.

Hoje no Brasil dispõe-se de quatro trombolíticos (Quadro 4.6).

ESTREPTOQUINASE

É um polipeptídeo de cadeia única derivado do estreptococo beta-hemolítico. É antigênica, podendo desencadear reação anafilática em cerca de 0,5% dos casos. Reações alérgicas menos graves como febre e eritema são mais freqüentes, ocorrendo em cerca de 10% dos pacientes. Outra reação freqüente é a hipotensão durante a infusão que habitualmente responde à reposição volêmica ou medicações vasoativas, além de sangramento que ocomete o sistema nervoso central em cerca de 1% dos pacientes com idade inferior a 70 anos e cerca de 1,5% naqueles acima dessa faixa etária.

O primeiro grande estudo realizado com essa medicação foi o clássico GISSI-1, que randomizou 11.712 pacientes, com 12 horas do início dos sintomas, para placebo ou estreptoquinase. A mortalidade foi tempo dependente sendo significativamente menor nos pacientes tratados na primeira hora com estreptoquinase (8,2% *versus* 15,4%) e maior nos tratados entre 3 e 6 horas: 11,7% *versus* 14,1%, respectivamente.

O segundo grande estudo foi o ISIS-2, com 17.000 pacientes. Seus resultados foram semelhantes ao GISSI, entretanto houve demonstração inequívoca do benefício da administração conjunta da estreptoquinase com aspirina.

ALTEPLASE (ATIVADOR RECOMBINANTE DO PLASMINOGÊNIO TECIDUAL, tPA)

É uma enzima natural sintetizada em vários tecidos. Diferencia-se da estreptoquinase por ser fibrinoespecífico, com meia-vida de 3 a 4 minutos, não se associar com reações alérgicas ou hipotensão e produzir menos depleção de fibrinogênio[12].

Os estudos iniciais (GISSI-2 e ISIS-3) comparando-o com a estreptoquinase não mostraram benefício dessa medicação em relação à mortalidade, entretanto com a mudança posológica para uma dose de 100mg em 1 hora o estudo GUSTO-1 com 41.000 pacientes mostrou redução significativa da mortalidade em 30 dias de 7,3% para 6,3%. Houve, portanto, redução absoluta de mortalidade de 1%, que permaneceu em nove anos: 10,1% × 9,1%. Esse benefício foi maior em pacientes com infarto de parede anterior ou com idade menor que 75 anos.

O grupo *Fibrinolytic Therapy Trialists'* (FTT), em metanálise, demonstrou que o benefício absoluto de redução da mortalidade pela terapia trombolítica em cinco semanas foi de 3% para os pacientes com 6 horas do início do quadro e de 2% para aqueles com início entre 7 e 12 horas. Após esse período o benefício não é significativo.

RETEPLASE (ATIVADOR RECOMBINANTE DO PLASMINOGÊNIO, rPA)

É sintetizado a partir do tPA apresentando em relação a este menos seletividade pela fibrina, além de meia-vida mais prolongada.

O maior estudo comparando reteplase com alteplase foi o GUSTO-3. Randomizou 15.059 pacientes, sendo demonstrada eficácia similar com as duas medicações.

O estudo INJECT comparou o reteplase com a estreptoquinase em 6.010 pacientes. A mortalidade em 35 dias foi equivalente nos dois grupos: 9,02% × 9,53%, respectivamente, além da taxa de sangramento. Entretanto, nos pacientes tratados com reteplase a prevalência de choque cardiogênico foi menor (4,7% × 6,0%), assim como a presença de insuficiência cardíaca: 23,6% × 26,3%, respectivamente.

Quadro 4.6 – Trombolíticos utilizados no infarto agudo do miocárdio com supradesnivelamento do segmento ST.

Medicação	Modo de usar	Vantagens e limitações
Estreptoquinase	1,5 milhão em 30 a 60 minutos	De menor custo, menor taxa de reperfusão e maior mortalidade
Alteplase	15mg em bolo seguido por 0,75mg/kg (máximo de 50mg) em 30 minutos seguido por 0,5mg/kg (máximo 35mg) nos próximos 60 minutos	De mais alto custo, menor mortalidade de que com a estreptoquinase no GUSTO-1 (6,3% × 7,3%)
Tenecteplase	Bolo de 5 a 10s de acordo com o peso: < 60kg = 30mg 60-69kg = 35mg 70-79kg = 40mg 80-89kg = 45mg ≥ 90kg = 50mg	Eficácia semelhante ao alteplase no estudo ASSENT-2, mais fácil de administrar
Reteplase	10U em 2 minutos seguido por mais 10U aos 30 minutos em bolo	Eficácia igual ao alteplase, mais fácil de administrar do que o alteplase e o tenecteplase

TENECTEPLASE

É um mutante do tPA com meia-vida plasmática mais longa e 14 vezes mais fibrinoespecífico do que este, além de cerca de 80 vezes mais resistente à inibição pelo inibidor do plasminogênio (PAI-1).

O estudo ASSENT-2 comparou o tenecteplase com o alteplase em 16.949 pacientes. A mortalidade em 30 dias foi de 6,2% nos dois grupos; a taxa de acidente vascular cerebral foi de 1,8% e 1,7% para tenecteplase e alteplase, respectivamente.

A mortalidade em um ano também foi igual nos dois grupos, entretanto, em análise de subgrupo de pacientes tratados com mais de 4 horas do início dos sintomas, essa mortalidade foi menor com tenecteplase: 12% × 14%.

LANOTEPLASE

A partir de modificações do tPA foi isolado o lanoteplase que se caracteriza por meia-vida prolongada (30 a 45 minutos) e ação fibrinolítica mais potente.

O estudo InTIME-II comparou o lanoteplase (120kU/kg) com o alteplase em 15.078 pacientes. A mortalidade em 30 dias e seis meses foi 6,8% × 6,6% e 8,7% × 8,8%, respectivamente, sem diferença significativa entre os dois grupos. A taxa de acidente vascular cerebral hemorrágico foi maior com lanoteplase (1,12% × 0,64%), o que inviabilizou seu uso.

NOVOS TROMBOLÍTICOS

Estão em andamento pesquisas investigando novos agentes trombolíticos (BB10153), cuja ação se restringe à trombina ligada ao trombo. A hipótese é que esses trombolíticos desencadeiem menos hemorragia cerebral.

TROMBOLÍTICO ASSOCIADO A INIBIDORES DA GLICOPROTEÍNA IIb/IIIa

Dois estudos importantes avaliaram essa associação: o GUSTO-5 com reteplase e abciximab e o ASSENT-4 com tenecteplase e abciximab. Verificou-se que a mortalidade não foi menor com a terapia combinada e houve aumento de sangramentos importantes, principalmente na população de idosos. Não se recomenda, portanto, essa associação.

Llevadot et al.[18] realizaram uma revisão com 38 estudos envolvendo reteplase, tenecteplase e lanoteplase. Nessa análise, a eficácia e a segurança dessas medicações foram similares às da alteplase. A principal vantagem desses novos trombolíticos relaciona-se à posologia em bolo.

Em conclusão, o trombolítico deve ser administrado em pacientes com até 12 horas do início dos sintomas com eletrocardiograma mostrando supradesnivelamento do segmento ST maior ou igual a 1mm em no mínimo duas derivações contíguas. Em pacientes com apresentação entre 12 e 24 horas, essa terapêutica deve ser usada nos casos com dor e o supradesnivelamento do segmento ST persistente. O quadro 4.7 demonstra com clareza o algoritmo do ACC/AHA para reperfusão no infarto agudo do miocárdio.

Quadro 4.7 – Algoritmo da ACC/AHA para a reperfusão no infarto agudo do miocárdio com supradesnivelamento do segmento ST.

Passo 1 – Avaliação de tempo e risco:
Tempo desde o início dos sintomas
Risco do infarto agudo do miocárdio
Risco da fibrinólise
Tempo de transporte para angioplastia transluminal coronariana

Passo 2 – Determinar qual terapia de reperfusão é mais adequada: se o tempo desde o início da dor for menor que 3 horas e não houver retardo no tratamento com angioplastia transluminal coronariana, qualquer estratégia de reperfusão é aceitável

A fibrinólise é geralmente a escolha nas seguintes situações:	A angioplastia transluminal coronariana é geralmente a escolha nas seguintes condições:
Apresentação menor ou igual a 3 horas do início da dor	Tempo porta-balão ou tempo contato médico-balão menor que 90 minutos
O laboratório de hemodinâmica não está acessível (ocupado)	Tempo porta-balão menos o tempo porta-agulha menor que 1 hora
Paciente sem acesso vascular	**Pacientes de alto risco:**
Haverá demora no transporte do paciente, portanto, o tempo porta-balão menos o tempo porta-agulha é maior que 1 hora	Choque cardiogênico
Tempo porta-balão ou tempo contato médico-balão maior que 90 minutos	Classe de Killip maior ou igual a 3
	Contra-indicação à trombólise
	Início dos sintomas com mais de 3 horas
	Dúvida no diagnóstico de infarto agudo do miocárdio

ANGIOPLASTIA

A terapia de reperfusão com angioplastia é o método de escolha em pacientes que apresentam infarto agudo do miocárdio com supradesnivelamento do segmento ST que tenham acesso a este procedimento em tempo adequado.

Apesar de sua eficácia comprovada, a trombólise apresenta algumas limitações:

- Primeiro, a eficácia da trombólise é tempo-dependente, sendo mais importante nas primeiras 4 horas do início dos sintomas, mas principalmente na primeira hora. A resistência à quebra da fibrina ligada ao trombo é tempo-dependente.

- Segundo, a taxa de fluxo TIMI-3 na trombólise varia de 50 a 60%, ao contrário da angioplastia transluminal coronariana, em que se observa taxas de 90 a 96%[4,19].

- Terceiro, após terapia trombolítica, a taxa de isquemia recorrente varia de 20 a 30%, com reoclusão de 5 a 15% e reinfarto de 3 a 5%. Esta última condição associa-se a altas taxas de mortalidade precoce e tardia.

- Quarto, a prevalência de sangramentos maiores é da ordem de 2 a 3%; acidente vascular cerebral hemorrágico acomete até 1% dessa população, chegando a 1,4% e 4% nos idosos e pacientes com fatores de risco, respectivamente.

- Quinto, cerca de 20 a 30% dos pacientes não são passíveis de tratamento trombolítico devido a contra-indicações.
- Sexto, nos pacientes em choque cardiogênico e revascularizados, o trombolítico é menos eficaz.

Por todos esses fatores, vários estudos compararam a trombólise com a angioplastia no infarto agudo do miocárdio com supradesnivelamento do segmento ST.

Três tipos de estudos foram realizados: angioplastia transluminal coronariana primária *versus* trombólise; angioplastia transluminal coronariana primária com *stent versus* trombólise; e angioplastia transluminal coronariana primária com *stent versus* angioplastia transluminal coronariana primária. Mais recentemente, foram analisados os *stents* recobertos com medicamentos antimitóticos.

ANGIOPLASTIA TRANSLUMINAL CORONARIANA PRIMÁRIA *VERSUS* TROMBÓLISE

O PAMI, o GUSTO-IIb e alguns estudos da Holanda avaliaram essa modalidade terapêutica. Em duas metanálises, verificou-se menor mortalidade e menor taxa de acidente vascular cerebral hemorrágico em 30 dias com angioplastia transluminal coronariana primária. Devido ao uso rotineiro dos *stents* nas angioplastias, esse tipo de análise, de certa forma, ficou obsoleto.

ANGIOPLASTIA TRANSLUMINAL CORONARIANA PRIMÁRIA *VERSUS* TROMBÓLISE PRÉ-HOSPITALAR

O estudo CAPTIM avaliou a trombólise pré-hospitalar *versus* angioplastia transluminal coronariana com *stent* em 840 pacientes nas primeiras seis horas do infarto agudo do miocárdio. Não houve diferença no desfecho primário composto por morte de todas as causas, infarto recorrente e acidente vascular cerebral: 8,2% × 6,2% para angioplastia transluminal coronariana. Em análise *post hoc* os pacientes tratados nas primeiras 2 horas do início dos sintomas apresentaram importante tendência de menor mortalidade 2,2% × 5,7%, p = 0,058, além de menor prevalência de choque cardiogênico: 1,3% × 5,3%, p = 0,032.

De acordo com ACC/AHA, alguns pré-requisitos são necessários para a trombólise pré-hospitalar: equipe paramédica *full time*; eletrocardiograma de 12 derivações com transmissão contínua para um centro médico adequado; comando médico *on-line*; controle de qualidade contínuo, *checklist* de indicações e contra-indicações.

O ideal é que o tempo do primeiro contato do paramédico até o início do trombolítico seja inferior a 30 minutos. É uma recomendação IIa pela AHA[4,20].

ANGIOPLASTIA TRANSLUMINAL CORONARIANA PRIMÁRIA *VERSUS* COM *STENT*

Vários estudos, DANAMI-2, STAT, STOPAMI-1 e STOPAMI-2 compararam a angioplastia transluminal coronariana com *stent versus* sem *stent* no infarto agudo do miocárdio com supradesnivelamento e demonstraram melhor resultado com a angioplastia com *stent*.

Recentemente, uma metanálise analisou nove estudos, com um total de 4.433 pacientes. O uso de *stent* associou-se com redução significativa de reinfarto em 30 dias e em um ano e diminuição da revascularização do vaso-alvo em 30 dias e um ano; não houve diferença na mortalidade[21].

ANGIOPLASTIA TRANSLUMINAL CORONARIANA FACILITADA POR TROMBOLÍTICO PRÉVIO

Apesar de existir um racional e de resultados iniciais encorajadores, estudos recentes têm demonstrado risco elevado de complicações importantes com essa modalidade terapêutica. No momento, essa abordagem não está preconizada.

ANGIOPLASTIA TRANSLUMINAL CORONARIANA DE RESGATE (FALHA DO TROMBOLÍTICO)

Após vários anos de controvérsia, recentemente foi publicado o estudo REACT, que comparou três estratégias de conduta nessa situação: repetir a trombólise *versus* angioplastia transluminal coronariana de resgate *versus* tratamento conservador. Os resultados encontram-se na tabela 4.1.

Tabela 4.1 – Resultados do REACT em seis meses.

Desfecho	Retrombólise (n = 142)	ATC de resgate (n = 144)	Terapia conservadora (n = 141)	p
Mortalidade total (%)	12,7	6,2	12,8	0,12
Mortalidade cardíaca (%)	10,6	5,6	9,9	0,26
Reinfarto (%)	10,6	2,1	8,5	< 0,01
AVC/AIT (%)	0,7	2,1	0,7	0,63
ICC grave (%)	7,0	4,9	7,8	0,58
Total de eventos cardio/cerebrovascular (%)	31	15,3	29,8	< 0,01
Sangramento maior (n)	7	4	5	0,65
Sangramento menor (n)	10	33	8	< 0,001

AVC = acidente vascular cerebral; ATC = angioplastia transluminal coronariana; AIT = ataque isquêmico transitório; ICC = insuficiência cardíaca congestiva.

A partir desse estudo, a angioplastia de resgate deve ser desencadeada, o mais rápido possível, após o diagnóstico de falha de recanalização da artéria com trombolítico.

STENTS RECOBERTOS COM MEDICAMENTOS ANTIMITÓTICOS

A introdução dos *stents* recobertos na prática clínica teve como benefício importante a redução da revascularização do vaso-alvo, ou seja, da reestenose[21]. Dois estudos avaliaram o uso dos *stents* farmacológicos nesse cenário e demonstraram sua segurança e eficácia no principal objetivo desses *stents*, que é a reestenose.

REFERÊNCIAS BIBLIOGRÁFICAS

1. Rentrop KP et al. Initial experience with transluminal recanalization of the recently occluded infarct-related coronary artery in acute myocardial infarction: comparison with conventionally treated patients. Clin Cardiol 1979;2:92. ▪ 2. Antman EM, Braunwald E. Acute myocardial infarction. In: Braunwald E et al. Heart Disease: A Textbook of Cardiovascular Medicine. 6th ed. Philadelphia, PA: WB Saunders Co; 2001. p. 1114. ▪ 3. Van de Werf F et al. Task Force on the Management of Acute Myocardial Infarction of the European Society of Cardiology. Management of acute myocardial infarction in patients presenting with ST-segment elevation. The Task Force on the Management of Acute Myocardial Infarction of the European Society of Cardiology. Eur Heart J 2003;24:28. ▪ 4. Antman EM et al. American College of Cardiology; American Heart Association Task Force on Practice Guidelines; Canadian Cardiovascular Society. ACC/AHA guidelines for the management of patients with ST-elevation myocardial infarction: a report of the American College of Cardiology/American Heart Association Task Force on Practice Guidelines (Committee to Revise the 1999 Guidelines for the Management of Patients with Acute Myocardial Infarction). Circulation 2004;110:e82. ▪ 5. ISIS-4: a randomised factorial trial assessing early oral captopril, oral mononitrate, and intravenous magnesium sulphate in 58,050 patients with suspected acute myocardial infarction. ISIS-4 (Fourth International Study of Infarct Survival) Collaborative Group. Lancet 1995;345:669. ▪ 6. Randomised trial of intravenous atenolol among 16 027 cases of suspected acute myocardial infarction: ISIS-1. First International Study of Infarct Survival Collaborative Group. Lancet 1986;2:57. ▪ 7. Boden WE et al. Diltiazem in acute myocardial infarction treated with thrombolytic agents: a randomised placebo-controlled trial. Incomplete Infarction Trial of European Research Collaborators Evaluating Prognosis post-Thrombolysis (INTERCEPT) Lancet 2000;355:1751. ▪ 8. GISSI-3: effects of lisinopril and transdermal glyceryl trinitrate singly and together on 6-week mortality and ventricular function after acute myocardial infarction. Gruppo Italiano per lo Studio della Sopravvivenza nell'infarto Miocardico. Lancet 1994;343:1115. ▪ 9. Dickstein K, Kjekshus J. OPTIMAAL Steering Committee of the OPTIMAAL Study Group. Effects of losartan and captopril on mortality and morbidity in high-risk patients after acute myocardial infarction: the OPTIMAAL randomised trial. Optimal Trial in Myocardial Infarction with Angiotensin II Antagonist Losartan. Lancet 2002;360:752. ▪ 10. Pfeffer MA et al. Valsartan in Acute Myocardial Infarction Trial Investigators. Valsartan, captopril, or both in myocardial infarction complicated by heart failure, left ventricular dysfunction, or both. N Engl J Med 2003;349:1893. ▪ 11. Teo KK et al. Effects of intravenous magnesium in suspected acute myocardial infarction: overview of randomised trials. BMJ 1991;303:1499. ▪ 12. The TIMI Study Group. Comparison of invasive and conservative strategies after treatment with intravenous tissue plasminogen activator in acute myocardial infarction. Results of the thrombolysis in myocardial infarction (TIMI) phase II trial. The TIMI Study Group. N Engl J Med 1989;320:618. ▪ 13. Sabatine MS et al. Clopidogrel as Adjunctive Reperfusion Therapy (CLARITY)-Thrombolysis in Myocardial Infarction (TIMI) 28 Investigators. JAMA 2005;294:1224. ▪ 14. Sabatine MS et al. Addition of clopidogrel to aspirin and fibrinolytic therapy for myocardial infarction with ST-segment elevation. N Engl J Med 2005;352:1179. ▪ 15. ISIS-2. Randomised trial of intravenous streptokinase, oral aspirin, both, or neither among 17,187 cases of suspected acute myocardial infarction: ISIS-2. ISIS-2 (Second International Study of Infarct Survival) Collaborative Group. Lancet 1988;2:349. ▪ 16. Roux S et al. Effects of aspirin on coronary reocclusion and recurrent ischemia after thrombolysis: a meta-analysis. J Am Coll Cardiol 1992;19:671. ▪ 17. Baker WF Jr. Thrombolytic therapy: current clinical practice. Hematol Oncol Clin North Am 2005;19:147. ▪ 18. Llevadot J et al. Bolus fibrinolytic therapy in acute myocardial infarction. JAMA 2001;286:442. ▪ 19. Keeley EC et al. Primary angioplasty versus intravenous thrombolytic therapy for acute myocardial infarction: a quantitative review of 23 randomised trials. Lancet 2003;361:13. ▪ 20. Steg PG et al. Impact of time to treatment on mortality after prehospital fibrinolysis or primary angioplasty: data from the CAPTIM randomized clinical trial. Circulation 2003;108:2851. ▪ 21. Lemos PA et al. Short and long-term clinical benefit of sirolimus-eluting stents compared to conventional bare stents for patients with acute myocardial infarction. J Am Coll Cardiol 2004;43:704.

28. SÍNDROMES CORONARIANAS AGUDAS SEM SUPRADESNIVELAMENTO DO SEGMENTO ST

Carlos Vicente Serrano Jr.
Antonio Eduardo Pereira Pesaro
Marcelo Franken

Define-se por síndrome coronariana aguda uma variedade de estados de isquemia miocárdica caracterizados por um desbalanço entre oferta e demanda de oxigênio e que têm como principal causa a doença aterosclerótica coronariana[1]. A síndrome coronariana aguda pode ser diferenciada em angina instável, infarto agudo do miocárdio sem supradesnivelamento do segmento ST e infarto agudo do miocárdio com supradesnivelamento do segmento ST. Na angina instável e no infarto agudo do miocárdio sem supradesnivelamento do segmento ST observa-se obstrução parcial do fluxo coronariano levando a isquemia miocárdica (angina instável) ou pequena necrose miocárdica (infarto agudo do miocárdio sem supradesnivelamento do segmento ST), enquanto no infarto agudo do miocárdio com supradesnivelamento do segmento ST há oclusão arterial coronariana com necrose significativa de tecido miocárdico.

Angina instável pode apresentar-se clinicamente da seguinte forma:

1. Angina de repouso: angina prolongada, geralmente acima de 20 minutos.
2. Angina de início recente: angina que se iniciou recentemente (exemplo, menos de um mês) aos esforços menores que os habituais (classe III – CCS).
3. Angina progressiva: angina prévia que piora para classe funcional III ou IV (angina de repouso) – CCS.

Infarto agudo do miocárdio é definido como típico aumento e queda gradual (troponina) ou mais rápido aumento e queda (creatinoquinase fração MB – CK-MB) de marcadores bioquímicos de necrose miocárdica associado a ao menos um dos seguintes: sintomas isquêmicos, desenvolvimento de ondas Q patológicas ao eletrocardiograma, alterações eletrocardiográficas indicativas de is-

quemia (elevação ou depressão de ST) ou pós-intervenção coronariana. Fazem parte da definição ainda achados patológicos de infarto agudo do miocárdio à necropsia[2].

Por apresentarem manifestações clínicas e mecanismo fisiopatológico semelhantes, diferenciando-se somente pelo grau de isquemia miocárdica (presença ou não de necrose miocárdica), angina instável e infarto agudo do miocárdio sem supradesnivelamento do segmento ST são agrupados e chamados de síndrome coronariana aguda sem supradesnivelamento de ST.

FISIOPATOLOGIA

O conhecimento da fisiopatologia das síndromes coronarianas agudas é de grande importância para que os princípios terapêuticos sejam devidamente compreendidos. Como já citado, elas resultam de um desbalanço entre oferta e demanda de oxigênio ao tecido miocárdico, que na maioria das vezes se deve ao estreitamento do lúmen arterial coronariano secundário à trombose que se desenvolveu após instabilização de uma placa aterosclerótica.

A lesão aterosclerótica coronariana inicial, acompanhada pela disfunção de seu endotélio, leva a aumento da adesão de leucócitos e plaquetas, liberação de citocinas e adesão de monócitos, que se transformarão em macrófagos (células espumosas), formando a "estria gordurosa". Este estado resulta em processo inflamatório que envolve macrófagos, linfócitos, células musculares lisas, liberação de citocinas, fatores de crescimento e produção de tecido fibroso local, levando à formação da placa aterosclerótica.

Placas compostas por grande centro lipídico, fina capa fibrosa, grande densidade de macrófagos e linfócitos T (inflamação) e pequena densidade de fibras musculares lisas são conhecidas como placas vulneráveis, por apre-

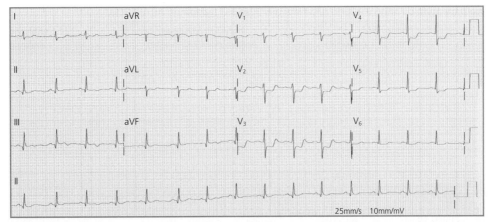

Figura 4.12 – Eletrocardiograma mostrando infradesnível do segmento ST nas derivações V_1 até V_6. Dados do estudo TRIM[6] demonstram que a presença de tal alteração está relacionada à maior probabilidade de eventos quando comparada à inversão de onda T e ao eletrocardiograma normal (21%, 10% e 8% respectivamente). Mostram ainda que quanto maior o infradesnivelamento, maior o risco (3mm = 38%, 5mm = 58%).

sentarem maior propensão a instabilizar. Atualmente, utiliza-se a expressão paciente vulnerável, já que se sabe que neste tipo de paciente existe uma "carga aterosclerótica", ao contrário de lesões localizadas, como se pensava anteriormente[3,4].

A instabilização da placa, que pode ser caracterizada por fissura, erosão, ulceração, hemorragia intraplaca e finalmente ruptura, leva à formação de trombo sobre sua superfície, e a manifestação clínica e a gravidade do quadro serão determinadas pelo grau de trombose. Assim, trombo não-oclusivo poderá ser assintomático, causar angina instável ou infarto agudo do miocárdio sem supradesnivelamento do segmento ST, enquanto que trombo oclusivo levará ao infarto agudo do miocárdio com supradesnivelamento do segmento ST.

DIAGNÓSTICO

Pacientes com síndrome coronariana aguda geralmente apresentam desconforto torácico, mas o quadro clínico é variável e as queixas podem ser inespecíficas, tornando seu diagnóstico um grande desafio, sendo muitas vezes necessário o emprego de protocolos específicos em unidades de dor torácica.

Por meio da anamnese, pode-se caracterizar o tipo de dor que o paciente apresenta, seus antecedentes e fatores de risco e determinar-se a probabilidade de síndrome coronariana aguda. Nas síndromes coronarianas agudas sem supradesnivelamento do segmento ST, o eletrocardiograma de 12 derivações pode ser normal ou mostrar alterações inespecíficas da repolarização ventricular, apresentar depressão de segmento ST, inversão de onda T, bloqueio de ramo ou elevação de ST que revertem após administração de nitratos[5]. Eletrocardiogramas seriados devem ser realizados para aumentar a sensibilidade do método. As alterações eletrocardiográficas são marcadores prognósticos e a magnitude do infradesnivelamento do segmento ST tem relação com o risco de eventos futuros[6] (Fig. 4.12).

Nos pacientes com história e eletrocardiogramas inespecíficos, o próximo passo na investigação diagnóstica é a coleta de marcadores de necrose miocárdica seriados, para diagnóstico de infarto agudo do miocárdio sem supradesnivelamento do segmento ST, sendo os mais utilizados a creatinoquinase MB e a troponina (I e T)[7]. Níveis aumentados de marcadores são indicadores de prognóstico nesses pacientes, conforme será apresentado na tabela 4.2 e quadro 4.8.

ESTRATIFICAÇÃO DE RISCO

Por se tratar de doença de amplo espectro a síndrome coronariana aguda sem supradesnivelamento do segmento ST apresenta pacientes com diferentes riscos de com-

Tabela 4.2 – TIMI *risk* (escore de risco TIMI-26 para SCASSST).

História	Pontos	Risco de eventos cardíacos em 14 dias no estudo TIMI-11B		
Idade ≥ 65 anos	1	**Escore**	**Óbito/IAM (%)**	**Óbito/IAM/revascularização (%)**
≥ 3 fatores de risco para DAC (HAS, AF, DLP, DM, fumo)	1	0/1	3	5
DAC conhecida (≥ 50% de estenose)	1	2	3	8
AAS nos últimos 7 dias	1	3	5	13
Apresentação clínica		4	7	20
Angina recente (< 24h)	1	5	12	26
↑ Marcadores	1	6	19	41
Desvio ST > 0,5mm	1			

SCASSST = síndrome coronariana aguda sem supradesnivelamento do segmento ST; HAS = hipertensão arterial sistêmica; AF = antecedentes familiares; DLP = dislipidemia; DM = *diabetes mellitus*; DAC = doença arterial coronariana; IAM = infarto agudo do miocárdio.

Quadro 4.8 – Risco para óbito ou óbito e infarto não-fatal nas SCASSST (adaptado AHA/ACC).

	Alto risco (pelo menos 1 presente)	Risco intermediário (pelo menos 1 presente)	Baixo risco (qualquer 1)
História	Sintomas isquêmicos nas últimas 48 horas	Infarto, doença cerebrovascular ou vascular periférica prévia; RM, uso prévio de AAS	
Dor	Prolongada (> 20 minutos em repouso)	Prolongada e que agora se encontra resolvida, com probabilidade alta ou moderada de DAC	Novo episódio ou dor progressiva (classe III ou IV da CCS) nas últimas duas semanas com probabilidade alta ou moderada de DAC
Achados clínicos	Edema pulmonar isquêmico; novo/piora de sopro mitral; B3; hipotensão, bradicardia ou taquicardia; idade > 75 anos	Idade > 70 anos	
Eletrocardiograma	Angina de repouso com alterações transitórias de ST > 0,05mV	Inversões de T > 0,2mV; ondas Q patológicas	Normal ou eletrocardiograma inalterado durante um episódio de desconforto precordial
Marcador	Elevado: TnT e I > 0,1ng/ml	Pouco elevado: TnT > 0,01 e < 0,1ng/ml	Normal

Nota: após a redefinição de infarto agudo do miocárdio (ESC/ACC) de 2000, qualquer elevação de TnT ou I acima do percentil 99 deve ser considerada infarto agudo do miocárdio. SCASSST = síndrome coronariana aguda sem supradesnivelamento do segmento ST; RM = revascularização miocárdica; DAC = doença arterial coronariana; CCS = *Canadian Cardiovascular Society*; TnT = troponina T; TnI = troponina I.

plicações, de acordo com uma gama de variáveis. Portanto, é fundamental a estratificação do risco de eventos (óbito, infarto, reinfarto, acidente vascular cerebral, revascularização de urgência e re-hospitalização por síndrome coronariana aguda) o mais precoce possível, para que assim possa ser definida a melhor estratégia terapêutica a ser aplicada para cada tipo de paciente[1]. Várias ferramentas foram desenvolvidas para se estratificar o risco destes pacientes (escores Grace[8] e Pursuit[9]), sendo as mais utilizadas o *TIMI (thrombolysis in myocardial infarction) risk score*[10,11] (Tabela 4.2) e a classificação de risco da *American Heart Association/American College of Cardiology* (AHA/ACC) (Quadro 4.8)[1].

Os pacientes que apresentam TIMI *risk score* > 4 e aqueles que se encaixam no grupo de alto risco (AHA/ACC) são os que, dada sua gravidade, necessitarão de tratamento mais intensivo, conforme discussão a seguir.

TRATAMENTO

TRATAMENTO INICIAL

Assim que o diagnóstico de síndrome coronariana aguda sem supradesnivelamento do segmento ST for suspeitado, os pacientes deverão ser monitorizados com eletrocardiograma contínuo, pressão arterial não-invasiva e oximetria. Nessa fase, a identificação rápida de arritmias é fundamental para seu tratamento imediato, para evitar elevações da freqüência cardíaca ou mesmo de interromper arritmias potencialmente fatais (taquicardia/fibrilação ventricular).

Pacientes de baixo risco (confirmado nas primeiras horas de avaliação com eletrocardiograma e marcadores de necrose) podem, eventualmente, ser manejados em ambulatório. Os pacientes com síndrome coronariana aguda sem supradesnivelamento do segmento ST de risco intermediário e elevado (Quadro 4.8) devem ser tratados obrigatoriamente em ambiente hospitalar. Nesses pacientes, o tratamento antianginoso e antiagregante inicial deve ser introduzido precocemente na sala de emergência: ácido acetilsalicílico (AAS), oxigênio, nitratos, morfina (para sintomas persistentes) e betabloqueadores/bloqueadores dos canais de cálcio (Quadro 4.9).

Ácido acetilsalicílico

O tratamento com AAS reduz de maneira significativa o risco combinado de infarto do miocárdio, acidente vascular cerebral e óbito. Estudos clássicos, randomizados, com AAS demonstraram redução do risco relativo de óbito ou infarto agudo do miocárdio após síndrome coronariana aguda sem supradesnivelamento do segmento ST em cerca de 41 a 64%[12-14]. A análise conjunta de 287 estudos com 135 mil pacientes tratados com antiplaquetários (principalmente AAS) evidenciou cerca de 22% de redução dos desfechos combinados descritos[15].

A ação antiagregante do AAS corre pela inibição da via da cicloxigenase 1 (COX-1), reduzindo a conversão do ácido araquidônico em tromboxano A_2. A diminuição da atividade do tromboxano A_2 inibe a ativação, a desgranulação e a agregação plaquetária.

AAS deve ser administrado imediatamente em todos os pacientes com síndrome coronariana aguda sem supradesnivelamento do segmento ST em dose por via oral inicial de 162-325mg, seguida de manutenção de 75-160mg ao dia e mantida indefinidamente. Deve ser evitado apenas em pacientes com antecedente de alergia ao fármaco, úlcera hemorrágica ou sangramento ativo. Em casos de alergia, pode ser substituído por clopidogrel (300mg de ataque e 75mg/dia a partir do segundo dia). Na ausência de clopidogrel, está indicada a ticlopidina[1].

SÍNDROMES CORONARIANAS AGUDAS SEM SUPRADESNIVELAMENTO DO SEGMENTO ST

Quadro 4.9 – Principais medicações antiagregantes e anticoagulantes utilizadas nas síndromes coronarianas agudas sem supradesnivelamento do segmento ST e estratégia de estratificação baseada no risco* do paciente.

Risco*	Baixo	Médio	Alto
Tratamento inicial	AAS Nitrato por via oral Betabloqueador/bloqueador do canal de cálcio	AAS Nitrato por via oral Betabloqueador/bloqueador do canal de cálcio	AAS Nitrato por via intravenosa Betabloqueador/bloqueador do canal de cálcio
Tratamento antiagregante complementar	Clopidogrel (opcional)	Clopidogrel	Clopidogrel IIbIIIa
Tratamento anticoagulante		Heparina de baixo peso molecular	Heparina não-fracionada ou de baixo peso molecular[&&&]
Tratamento adjuvante	Inibidores da enzima conversora de angiotensina[&] Estatinas[&&]	Inibidores da enzima conversora de angiotensina[&] Estatinas[&&]	Inibidores da enzima conversora de angiotensina[&] Estatinas[&&]
Estratégia de estratificação	Não-invasiva**	Invasiva*** ou não-invasiva**	Invasiva***

* Estratificação precoce de risco da *American Heart Association* (AHA/ACC).

** Teste ergométrico, cintilografia do miocárdio com fármaco ou exercício, e ecocardiograma com dobutamina.

*** Cineangiocoronariografia precocemente nas primeiras 24-48 horas após síndrome coronariana aguda sem supradesnivelamento do segmento ST.

[&] Para portadores de disfunção ventricular sistólica (fração de ejeção< 40%), hipertensão, diabetes e doença vascular.

[&&] Para alcançar meta de LDL-colesterol de 70mg/dl.

[&&&] Preferencialmente enoxaparina.

Oxigênio

A maioria dos pacientes com síndrome coronariana aguda sem supradesnivelamento do segmento ST deve receber oxigênio por cateter nas primeiras horas da síndrome, particularmente naqueles com hipóxia ou sintomas vigentes. Em pacientes com edema pulmonar, pode ser associado às máscaras de ventilação não-invasiva (CPAP), ou intubação orotraqueal, dependendo do grau de congestão e dispnéia.

Nitratos

Apesar de não haver evidência em estudos prévios de redução de mortalidade com o uso de nitratos, eles ainda são medicações de primeira escolha em pacientes com sintomas isquêmicos ou congestivos[16,17]. A dilatação venosa promovida pelo fármaco reduz a pré-carga, a tensão da parede ventricular e o consumo de oxigênio pelo miocárdio. Além disso, há possibilidade de dilatação coronariana e redução de espasmo.

A administração inicial deve ser por via sublingual: dinitrato de isossorbida 5mg, até três doses. Em seguida, nitroglicerina por via intravenosa pode ser administrada em bomba de infusão contínua (10-20mcg/min com incrementos de 5-10mcg a cada 5 minutos, até alívio da dor, pressão sistólica menor que 90mmHg ou diminuição de 30% na pressão arterial sistêmica inicial).

Se houver evolução favorável, após 24-48 horas, os nitratos poderão ser administrados pela via oral e de forma assimétrica ao longo do dia, para evitar o fenômeno de tolerância (exemplo, 8, 14 e 20 horas). Nitratos podem causar cefaléia e hipotensão postural, que podem ser revertidas com a diminuição da dose e analgésicos.

Por fim, é fundamental recordar que pacientes que utilizaram inibidores da fosfodiesterase (sildenafil, tadalafil etc.) para o tratamento de impotência nas 24-48 horas prévias não podem utilizar nitratos, já que a elevação acentuada de GMP cíclico pode aumentar o risco de hipotensão prolongada, infarto e óbito[18].

Morfina

Quando houver persistência de dor anginosa, apesar do uso de nitrato, morfina poderá ser utilizada. Além do efeito analgésico potente, a ação vasodilatadora colabora com o alívio da dor, redução de pressão arterial e dos sintomas congestivos.

A dose inicial pode ser de 1 a 5mg por via intravenosa, seguida de bolo adicional de 3mg, se necessário a cada 5 a 10 minutos. Deve haver vigilância para efeitos de hipotensão ou bradicardia. Efeitos colaterais de depressão do sistema nervoso podem ser antagonizados com o naloxona (0,4-2mg). Bradicardia e hipotensão podem ser tratadas com atropina e expansão volêmica.

Betabloqueadores e bloqueadores dos canais de cálcio

Estudos prévios com betabloqueadores evidenciaram redução de cerca de 13% do risco de evolução para infarto em pacientes com angina instável[19]. A inibição adrenérgica, além da redução do inotropismo e cronotropismo cardíacos, ocorrem pelo bloqueio de receptores beta-1. Como conseqüência, há prolongamento diastólico, otimização da perfusão coronariana, além da redução do consumo miocárdico e dos sintomas isquêmicos. Os betabloqueadores também são úteis no tratamento da hipertensão e de taquiarritmias associadas às síndromes coronarianas agudas sem supradesnivelamento do segmento ST.

Em pacientes de alto risco ou com sintomas isquêmicos vigentes, o tratamento deve ser iniciado pela via intravenosa, com fármacos de curta duração (exemplo, esmolol 50-300mcg/kg/min ou metoprolol 5mg por via intravenosa, seguido de doses suplementares a cada 5 minutos, até 15mg se necessário, para alcançar freqüência cardíaca entre 50 e 60bpm). Em pacientes assintomáticos à admissão ou de risco intermediário, a medicação pode ser administrada por via oral (exemplo, propranolol 20-80mg de 8/8h).

305

Os betabloqueadores devem ser evitados em pacientes com asma ou doença pulmonar obstrutiva crônica sintomáticas, bradicardia (freqüência cardíaca < 60), congestão pulmonar ou choque, bloqueio atrioventricular de segundo ou terceiro graus (ou primeiro grau com intervalo PR > 240ms), pressão arterial sistêmica < 90mmHg ou diminuição de 30mmHg em relação ao basal.

Na presença de isquemia refratária a betabloqueadores e nitratos, ou quando houver contra-indicação aos primeiros por doença pulmonar obstrutiva, os bloqueadores dos canais de cálcio podem ser associados à terapêutica antianginosa. A inibição do influxo celular de cálcio reduz o inotropismo miocárdico e a contração da musculatura lisa arterial, com conseqüente vasodilatação periférica e coronariana. Os bloqueadores dos canais de cálcio não-diidropiridínicos por via oral (verapamil 80-160mg de 8/8h, diltiazem 30-80mg de 6/6h), ao contrário dos diidropiridínicos, inibem o cronotropismo cardíaco e por isso são priorizados nas síndromes coronarianas agudas.

Estudos com verapamil demonstraram uma tendência à redução de óbito/infarto não-fatal em pacientes com síndrome coronariana aguda[20]. Adicionalmente, houve redução do risco de reinfarto e angina pós-infarto em estudos com diltiazem em síndrome coronariana aguda sem supradesnivelamento do segmento ST, com evidências consistentes de segurança no uso desse fármaco[21,22]. A escolha de medicação por via oral ou intravenosa depende da intensidade dos sintomas isquêmicos e da presença de taquicardia e hipertensão associadas. Em pacientes com bradicardia ou bloqueio atrioventricular avançado, o verapamil e o diltiazem não devem ser utilizados.

Os bloqueadores dos canais de cálcio diidropiridínicos de liberação rápida (nifedipina) devem ser evitados ou utilizados exclusivamente em associação com os betabloqueadores, pelo risco de taquicardia e piora da isquemia[23]. No entanto, na presença de disfunção ventricular sistólica, anlodipino (5-10mg/dia) é a opção mais segura.

Por fim, na presença de hipotensão, nenhum bloqueador do canal de cálcio deve ser utilizado.

ANTIAGREGAÇÃO PLAQUETÁRIA COMPLEMENTAR

Nas síndromes coronarianas agudas sem supradesnivelamento do segmento ST, a terapêutica antiplaquetária é fundamental nas primeiras 24 a 48 horas para a estabilização do trombo coronariano. O benefício dessa terapêutica está associado à interrupção do processo trombótico, redução de embolização distal e profilaxia da trombose *intra-stent*.

Diversos estudos demonstraram que o benefício da antiagregação inicial com AAS é incrementado pela inibição plaquetária complementar obtida com os tienopiridínicos ou com inibidores da glicoproteína IIbIIIa (iGPIIbIIIa). Quanto maior o risco do paciente (Quadro 4.8), maior a necessidade de tratamento intensivo com antiagregação múltipla, o que garante a redução significativa de desfechos combinados (óbito, infarto, angina recorrente, re-hospitalizações).

Tienopiridínicos (ticlopidina e clopidogrel)

A ticlopidina e o clopidogrel inibem a antiagregação plaquetária dependente de ADP. Ambas as medicações estão aprovadas para o tratamento de síndrome coronariana aguda sem supradesnivelamento do segmento ST. Em dois estudos, o clopidogrel (75mg/dia, por via oral) e a ticlopidina (250mg de 12/12h, por via oral) demonstraram eficácia semelhante em relação à redução do risco combinado de óbito cardiovascular, revascularização urgente, trombose do *stent*, ou infarto agudo do miocárdio, após implante de *stents*[24,25].

No entanto, o clopidogrel é considerado um fármaco com ação inicial mais rápida e melhor tolerância gastrintestinal, além de apresentar mais segurança do que a ticlopidina em relação ao risco de púrpura trombocitopênica trombótica e neutropenia grave[26]. Quando a ticlopidina é utilizada, há necessidade de monitorização do hemograma a cada duas semanas nos primeiros três meses.

O estudo CURE[27] avaliou a eficácia e a segurança de clopidogrel associado ao AAS em 12.562 pacientes com síndrome coronariana aguda sem supradesnivelamento do segmento ST de baixo, médio e alto risco (risco TIMI). Uma dose de ataque de 300mg de clopidogrel por via oral foi administrada, seguida de manutenção com 75mg por dia por 3 a 12 meses. A associação reduziu em cerca de 20% o risco de ocorrer eventos cardiovasculares combinados (infarto agudo do miocárdio, óbito cardiovascular e acidente vascular cerebral). A redução de risco relativo chegou a 30% nos pacientes submetidos à angioplastia com implante de *stents*[28]. O benefício ocorreu em pacientes de baixo, médio e alto risco. Apesar de haver incremento de 1% do risco de sangramentos maiores com o clopidogrel e AAS, não houve aumento da incidência de acidente vascular cerebral hemorrágico ou óbito por hemorragia.

Por apresentar mais segurança e evidência de benefício consistente na literatura, o clopidogrel deve ser a primeira escolha entre os tienopiridínicos. O fármaco é iniciado com ataque de 300mg por via oral e manutenção subseqüente com 75mg/dia por um a nove meses. Pacientes que receberam *stents* farmacológicos devem utilizar a medicação por no mínimo três a seis meses, sendo que pode haver benefício até 12 meses. A medicação deve ser interrompida cinco a sete dias antes de procedimentos cirúrgicos de grande porte, pelo risco hemorrágico.

Aparentemente não há risco excessivo de sangramentos maiores com clopidogrel associado a anticoagulantes ou mesmo a outros antiagregantes como o iGPIIbIIIa. No entanto, menos de 10% dos pacientes do estudo CURE estavam em uso da antiagregação tripla (AAS, clopidogrel, iIIbIIIa), o que não permitiu conclusões sobre a eficácia desse tipo de tratamento.

O clopidogrel deve ser introduzido precocemente em pacientes com síndrome coronariana aguda, porém, naqueles pacientes que possam ter indicação de revascularização cirúrgica e que serão submetidos à estratificação invasiva precoce, postergar a introdução da medicação até o momento da cineangiocoronariografia é uma opção aceitável.

Inibidores da glicoproteína IIbIIIa (iGPIIbIIIa)

A glicoproteína IIbIIIa (GPIIbIIIa) é uma proteína da superfície plaquetária. Após ativação das plaquetas, sua morfologia é alterada, o que aumenta sua afinidade por fibrinogênio. Dessa maneira, a via final da agregação depende fundamentalmente da GPIIbIIIa.

A iniibição potente da GPIIbIIIa é possível com abciximab, tirofibano e eptifibatide. Estudos com milhares de pacientes evidenciaram os benefícios dos iGPIIbIIIa, com redução de eventos adversos em pacientes com síndrome coronariana aguda sem supradesnivelamento do segmento ST de alto risco (troponina elevada, isquemia persistente, risco TIMI > 4). O maior benefício, por outro lado, ocorre nos pacientes submetidos à cineangiocoronariografia e angioplastia, nos quais a redução do risco relativo de infarto agudo do miocárdio ou óbito pode ser maior que 40%. Em pacientes em que não é planejada a estratégia invasiva precoce, o benefício é menor (redução de risco relativo de óbito ou infarto agudo do miocárdio em cerca de 9%) e restrito ao tirofibano e ao eptifibatide.

O estudo CAPTURE[29] avaliou a eficácia de abciximab em pacientes com angina instável refratária, submetidos à angioplastia da artéria culpada. Houve comprovação do benefício de abciximab, com redução da taxa de óbito, infarto agudo do miocárdio ou revascularização urgente em 30 dias de 15,9% para 11,3% (risco relativo 0,71, p = 0,012). Por outro lado, o estudo Gusto-4[30], que avaliou o abciximab em pacientes com síndrome coronariana aguda sem supradesnivelamento do segmento ST, não candidatos à revascularização percutânea precoce (em menos de 48 horas), não evidenciou nenhum benefício com a utilização do fármaco. Portanto, o abciximab deve ser utilizado exclusivamente em pacientes submetidos à estratégia invasiva nas primeiras 24 horas ou como tratamento adjuvante à angioplastia.

Em relação ao eptifibatide, o estudo PURSUIT[6] avaliou mais de 10.000 pacientes com síndrome coronariana aguda sem supradesnivelamento do segmento ST e alterações do segmento ST ou elevação de CK-MB. O eptifibatide reduziu o risco de morte ou infarto agudo do miocárdio não-fatal em 30 dias de 15,7% para 14,2% (p = 0,04). Apenas 13% dos pacientes foram submetidos à revascularização percutânea. Além disso, o benefício esteve presente após seis meses do evento agudo.

Em relação ao tirofibano, o estudo PRISM[31] avaliou 3.232 pacientes com síndrome coronariana aguda sem supradesnivelamento do segmento ST e alterações do segmento ST ou da onda T, além de elevação de marcadores de necrose, infarto agudo do miocárdio prévio, teste de isquemia positivo ou doença coronariana documentada por meio de angiografia. Houve redução do risco de morte, infarto agudo do miocárdio, ou angina refratária de 5,6% para 3,8% com tirofibano (risco relativo 0,67, p = 0,01). Em 30 dias, verificou-se redução de mortalidade de 3,6% para 2,3% (p = 0,02), mas o benefício concentrou-se basicamente nos pacientes com troponina elevada.

No estudo PRISM-PLUS[32], em pacientes (n = 1.915) com síndrome coronariana aguda sem supradesnivelamento do segmento ST e alterações do segmento ST ou elevação de CK-MB, o tirofibano foi capaz de reduzir em 43% o risco de eventos adversos (óbito ou infarto agudo do miocárdio não-fatal) em sete dias. O benefício persistiu por 30 dias e 6 meses, com redução de risco em torno de 30% e 22%, respectivamente. Cerca de 30% dos pacientes foram submetidos à revascularização percutânea. O benefício do uso de tirofibano esteve presente tanto nos pacientes que foram submetidos à estratégia de estratificação invasiva precoce (n = 846), como naqueles tratados de modo conservador (n = 1.069). No entanto, nesses últimos, a redução de risco significativa limitou-se ao grupo de alto risco.

Após interrupção de tirofibano ou eptifibatide, há normalização da agregação plaquetária em cerca de 4 a 8 horas. Por outro lado, o abciximab tem meia-vida mais longa, o que pode reduzir a agregação até 24 a 48 horas após sua suspensão, impossibilitando a realização de revascularização cirúrgica nesse período.

Em resumo, os iGPIIbIIIa devem ser utilizados em pacientes de alto risco, particularmente naqueles em que a estratificação invasiva precoce é almejada. Ressalta-se que devem ser associados ao AAS e heparina, o que ocorreu na maioria dos estudos citados. Apesar de a associação de fármacos elevar o risco de sangramentos maiores (2,4% vs. 1,4%, p < 0,0001), os eventos hemorrágicos são geralmente mucocutâneos e relacionados aos sítios de punção, sem haver incremento no risco de sangramentos intracranianos. A associação com clopidogrel é segura e provavelmente benéfica, apesar de não haver estudos específicos que comprovem a superioridade estratégica de antiagregação tripla. Porém, admite-se que quanto maior o risco do paciente, maior a necessidade de tratamento múltiplo e agressivo.

TRATAMENTO ANTICOAGULANTE

Heparina não-fracionada

Além da redução da agregação plaquetária, há necessidade da iniibição da síntese de trombina e fibrina para estabilização do trombo envolvido na fisiopatologia das síndromes coronarianas agudas. Essa iniibição é possibilitada pelo uso das heparinas.

A heparina não-fracionada é uma molécula linear de polissacárides com cadeias de comprimento e peso heterogêneos (cerca de 40 a 50 unidades de açúcar e peso molecular médio de 5.000 a 30.000 dáltons) e capacidade de incrementar a ação da antitrombina III, que é uma protease inibidora da trombina (fator IIa). O complexo heparina-antitrombina III também inibe os fatores IXa, Xa, XIa e XIIa. A ação do fármaco diminui o crescimento e a propagação de trombos, mas não há lise de trombos estabelecidos.

Em virtude de suas características heterogêneas e de sua ligação com proteínas, células sangüíneas e endotélio, a heparina não-fracionada tem ação variável em cada paciente. Portanto, a monitorização de tempo de tromboplastina parcial ativado periodicamente é obrigatória para o ajuste da dose, de acordo com a relação de tempos.

Apesar de haver benefício da heparina não-fracionada diante do placebo no tratamento das síndromes coronarianas agudas sem supradesnivelamento do segmento ST, alguns estudos que compararam heparina não-fracionada associada com AAS *versus* AAS isolado não demonstraram redução significativa de risco cardiovascular após síndrome coronariana aguda sem supradesnivelamento do segmento ST com a adição de heparina não-fracionada. No entanto, a análise conjunta desses estudos sugere que possa haver redução de eventos adversos cardiovasculares com a associação de heparina não-fracionada e AAS. Nesse sentido, metanálise prévia demonstrou que a associação foi capaz de reduzir o risco de morte ou infarto em 56% (p = 0,03) após síndrome coronariana aguda sem supradesnivelamento do segmento ST[33].

A administração de heparina não-fracionada deve iniciar-se com bolo de 60U/kg/h (máximo de 5.000UI) seguido de 12-15U/kg/h (máximo 1.000U/h), titulada para alcançar uma relação de tempo de tromboplastina parcial ativado entre 1,5 e 2,5. O tempo de tromboplastina parcial ativado deve ser monitorizado em 3, 6 e 12 horas após o início da infusão, 6 horas após qualquer alteração da infusão e a partir de uma dose estável a cada 12 horas. A medicação deve ser mantida por dois a cinco dias ou até o momento da angioplastia/revascularização.

Durante o tratamento com heparina não-fracionada, os níveis plaquetários devem ser monitorizados. Plaquetopenia discreta pode ocorrer em 10 a 20% dos pacientes precocemente. Apenas 1 a 2% dos pacientes apresentam quadros graves, geralmente em 4 a 14 dias do início do tratamento.

Heparina de baixo peso molecular

As heparinas de baixo peso molecular têm ação homogênea, biodisponibilidade elevada e meia-vida mais longa do que a heparina não-fracionada. Isso é devido ao menor peso molecular dessa medicação, que garante a inibição predominante do fator Xa, além de menos ligações com proteínas e endotélio. Em conseqüência, há efeito anticoagulante previsível e reprodutível. Geralmente, não é necessário o controle da anticoagulação nem o ajuste da dose. Apenas em pacientes com insuficiência renal ou eventualmente em obesos e idosos recomenda-se o controle da ação da heparina de baixo peso molecular com medida do antifator Xa.

As heparinas de baixo peso molecular não são iguais e apresentam variações em sua forma química e ação farmacológica, incluindo peso molecular, atividade anti-Xa e meia-vida. Essa pode ser uma das explicações para os resultados diferentes em estudos que compararam a heparina de baixo peso molecular com a não-fracionada, ambas associadas ao AAS. Embora a dalteparina e a nadroparina possam ter algum benefício nas síndromes co-

ronarianas agudas sem supradesnivelamento do segmento ST, não foram superiores à heparina não-fracionada nos estudos FRIC e FRAXIS. Por outro lado, a enoxaparina foi superior à heparina não-fracionada nos estudos ESSENCE e TIMI-11B.

No estudo ESSENCE[34], a enoxaparina foi comparada com a heparina não-fracionada, durante os primeiros dois a oito dias do diagnóstico de síndrome coronariana aguda sem supradesnivelamento do segmento ST (média de 2,6 dias). No grupo que utilizou heparina não-fracionada, apenas 46% dos pacientes alcançaram o tempo de coagulação adequado nas primeiras 24 horas. Houve redução do desfecho combinado (óbito/infarto agudo do miocárdio/angina refratária) em 16,2% com enoxaparina em 14 dias (p = 0,019). O estudo TIMI-11B[35] também comparou a enoxaparina com a heparina não-fracionada. A enoxaparina foi utilizada por 4,6 dias em média. Houve redução do desfecho combinado (óbito/infarto agudo do miocárdio/angina refratária) de 14,5% para 12,4% (p = 0,048) com enoxaparina em oito dias.

Nos estudos citados, a heparina de baixo peso molecular foi associada à discreta elevação de sangramentos menores, o que pode ser devido à anticoagulação mais eficiente. No entanto, não houve nenhuma interferência no risco de sangramentos maiores.

A enoxaparina deve ser administrada em duas doses diárias de 1mg/kg por via subcutânea, durante dois a cinco dias, ou até a intervenção percutânea. Eventualmente, pode ser administrada por via intravenosa no momento da angioplastia (0,3mg/kg) em pacientes que receberam a última dose subcutânea há mais de 8 horas. Antes de procedimentos cirúrgicos de grande porte, como revascularização do miocárdio, deve ser suspensa com antecedência mínima de 12 horas.

Escolha da heparina para associação com IIb/IIIa

Atualmente, utiliza-se a terapêutica múltipla no tratamento de pacientes com síndrome coronariana aguda sem supradesnivelamento do segmento ST. Nesse sentido, houve comprovação recente da segurança e eficácia da heparina de baixo peso molecular e da não-fracionada em associação com os iIIbIIIa.

O estudo SYNERGY[36] comprovou que tanto a heparina não-fracionada como a enoxaparina reduzem os desfechos combinados (óbito/infarto agudo do miocárdio/isquemia) de maneira semelhante, quando associadas a iIIbIIIa e AAS (clopidogrel foi associado eventualmente à terapêutica). Apesar de a enoxaparina ter sido associada a maior risco de sangramentos (TIMI *major*), não houve diferenças no risco de sangramento intracraniano. Além disso, o risco de sangramento elevado predominou naqueles pacientes que trocaram de heparina, em função da randomização (independente do tipo de heparina inicial), e não naqueles que mantiveram a mesma heparina ao longo de toda a internação. Ressalta-se que o grupo randomizado para enoxaparina manteve a medicação, mesmo no laboratório de hemodinâmica (em que, eventualmente, administrou-se bolo por via intravenosa na vigência de angioplastia naqueles pacientes que receberam a última dose de enoxaparina subcutânea há mais de 8 horas) ou na véspera de revascularização cirúrgica do miocárdio (enoxaparina foi suspensa 8 horas antes dos procedimentos).

Em resumo, pacientes submetidos ao uso de iGPIIbIIIa devem receber heparina. Tanto a heparina não-fracionada, quanto a de baixo peso molecular podem ser utilizadas e têm benefício semelhante nesse contexto. No entanto, após a escolha de uma delas, recomenda-se a manutenção da mesma medicação até o final do tratamento.

Outros anticoagulantes

Hirudina é um fármaco com ação anticoagulante, pela inibição direta de trombina. Ela pode ser utilizada quando houver trombocitopenia induzida por heparina. Alguns estudos prévios demonstraram que a hirudina pode ser tão ou mais efetiva do que a heparina não-fracionada, apesar de gerar um discreto aumento do risco de sangramentos. Recentemente, o Fondaparinux®, fármaco que age inibindo o fator Xa da cascata da coagulação, foi avaliado em um estudo com pacientes com síndrome coronariana aguda sem supradesnivelamento do segmento ST (OASIS-5), revelando resultados promissores. No estudo, a medicação obteve eficácia semelhante à da enoxaparina, com reduzido risco de sangramentos.

ESTRATÉGIA INVASIVA E CONSERVADORA

Após o tratamento farmacológico, os pacientes com síndrome coronariana aguda sem supradesnivelamento do segmento ST devem ser submetidos a algum tipo de estratégia de estratificação com exames complementares. Essa estratificação pode ser feita de maneira invasiva ou conservadora:

Estratégia conservadora – realização de teste de isquemia não-invasivo, como o teste ergométrico, cintilografia do miocárdio com fármaco (adenosina, dipiridamol ou dobutamina) ou exercício e ecocardiograma com dobutamina. Nenhuma medicação por via oral é suspensa para a realização do teste nesse cenário. Pacientes de baixo risco (ver Quadro 4.8) podem submeter-se à prova de isquemia após 12 a 24 horas livres de sintomas isquêmicos. Pacientes de risco intermediário (ver Quadro 4.8) podem submeter-se à prova de isquemia após 48 a 72 horas de tratamento farmacológico, se houver evolução estável sem características de alto risco. A cineangiocoronariografia é executada apenas se houver recorrência de isquemia ou teste não-invasivo positivo, apesar da medicação.

Estratégia invasiva precoce – realização de cineangiografia nas primeiras 24 a 48 horas após síndrome coronariana aguda sem supradesnivelamento do segmento ST. O benefício dessa estratégia foi comprovado em pacientes de risco intermediário a alto (risco TIMI > 3 ou alto risco na classificação da AHA/ACC), com redução significativa de desfechos combinados, quando comparada com a estratégia conservadora. No estudo TACTICS-TIMI-18[37] houve redução de óbito, infarto agudo do miocárdio não-fatal ou reinternação por síndrome coronariana aguda de 19,4% para 15,9% (p = 0,025). Os pacientes receberam tirofibano, AAS e heparina não-fracionada. Recentemente, o estudo ICTUS[38] mostrou equivalência entre as duas estratégias (invasiva e não-invasiva) em pacientes com troponina positiva. Entretanto, altas taxas de *cross-over* e controvérsias na definição de infarto (desfecho primário) não permitiram conclusões definitivas a respeito da melhor escolha para a estratificação.

Diretrizes atuais favorecem a estratégia invasiva precoce em pacientes com isquemia recorrente, troponina elevada, infradesnivelamento de ST, sinais de insuficiência cardíaca ou disfunção mitral, disfunção ventricular (fração de ejeção < 40%), instabilidade hemodinâmica, taquicardia ventricular sustentada, angioplastia nos seis meses prévios ou histórico de revascularização miocárdica. No entanto, enfatizamos que, em virtude das evidências citadas, há liberdade para a escolha da melhor estratégia de estratificação. A melhor escolha deve ser feita com base em três pontos principais: o risco verdadeiro do paciente (obtido nos diversos escores de estratificação precoce de risco – quanto maior o risco, maior o benefício da estratégia invasiva), as co-morbidades (como insuficiência renal) e a disponibilidade de recursos do serviço.

TRATAMENTO ADJUVANTE

Inibidores da enzima conversora de angiotensina – recomenda-se o uso da medicação em portadores de disfunção ventricular sistólica (fração de ejeção < 40%), hipertensão, diabetes e doença vascular. Nessa população, os inibidores da enzima conversora de angiotensina podem reduzir a incidência de infarto agudo do miocárdio, acidente vascular cerebral e até mesmo mortalidade. Na presença de intolerância aos inibidores da enzima conversora de angiotensina por tosse persistente, bloqueadores do receptor de angiotensina podem ser uma opção com benefícios semelhantes. No entanto, não há evidências para a associação das duas medicações nas síndromes coronarianas agudas sem supradesnivelamento do segmento ST.

Estatinas – são medicações fundamentais para o controle do colesterol e provavelmente benéficas em todos os pacientes que sofreram infarto agudo do miocárdio. Além disso, há possibilidade de efeitos antiinflamatórios que colaborem com a estabilização do processo aterosclerótico. As recomendações da AHA/ACC[39] (2004) para o tratamento da dislipidemia consideraram pacientes com síndrome coronariana aguda sem supradesnivelamento do segmento ST de muito alto risco e reduziram as metas de LDL-colesterol nesse grupo de 100 para 70mg/dl (meta opcional). A redução agressiva do LDL-colesterol pode diminuir o risco de eventos adversos. O estudo PROVE-IT[40] evidenciou o benefício da introdução de estatinas em altas doses após síndrome coronariana aguda sem supradesnivelamento do segmento ST (atorvastatina 80mg *vs.* pravastatina 40mg), com 16% de redução de risco combinado de óbito, infarto agudo do miocárdio, angina instável, revascularização e acidente vascular cerebral (p < 0,005). O grupo que mais se beneficiou alcançou níveis de LDL-colesterol abaixo de 70mg/dl. Pacientes que não alcançarem a meta com doses elevadas de estatinas podem beneficiar-se da associação de estatinas e ezetimiba.

Medidas gerais – recomenda-se o controle adequado da hipertensão arterial (meta: pressão arterial < 140/90mmHg ou < 130/85 em diabéticos ou nefropatas) e da glicemia (hemoglobina glicada < 7%), além da interrupção imediata do tabagismo. Sugere-se evitar a reposição de hormônio feminino.

REFERÊNCIAS BIBLIOGRÁFICAS

1. Braunwald E et al. American College of Cardiology, American Heart Association. Committee on the Management of Patients With Unstable Angina. ACC/AHA 2002 guideline update for the management of patients with unstable angina and non-ST-segment elevation myocardial infarction-summary article: a report of the American College of Cardiology/American Heart Association task force on practice guidelines J Am Coll Cardiol 2002;40:1366. ▪ 2. Antman E et al. Myocardial infarction redefined – a consensus document of The Joint European Society of Cardiology/American College of Cardiology Committee for the redefinition of myocardial infarction. J Am Coll Cardiol 2000;36:959. ▪ 3. Libby P, Theroux P. Pathophysiology of coronary artery disease. Circulation 2005;111:3481. ▪ 4. Naghavi M et al. From vulnerable plaque to vulnerable patient a call for new definitions and risk assessment strategies: Part I. Circulation 2003;108:1664. ▪ 5. Grech ED, Ramsdale DR. Acute coronary syndrome: unstable angina and non-ST segment elevation myocardial infarction. BMJ 2003;326:1259. ▪ 6. Holmvang L et al. Admission standard electrocardiogram for early risk stratification in patients with unstable coronary artery disease not eligible for acute revascularization therapy: a TRIM substudy. Am Heart J 1999;137:24. ▪ 7. Peacock IV WF, Wilson F. New biochemical tools for diagnosing acute coronary syndromes. Impact on patient outcomes and resource utilization in hospitals. Dis Manage Health Outcomes 2003;11:519. ▪ 8. Granger CB et al. Predictors of hospital mortality in the global registry of acute coronary events. Arch Intern Med 2003;163:2345. ▪ 9. The PURSUIT Trial Investigators. Inhibition of platelet glycoprotein IIb/IIIa with eptifibatide in patients with acute coronary syndromes. N Engl J Med 1998;339:436. ▪ 10. Antman EM et al. The TIMI risk score for unstable angina/ non ST elevation MI: a method for prognostication and therapeutic decision making. JAMA 2000;284:835. ▪ 11. Sabatine MS, Antman EM. The thrombolysis in myocardial infarction risk score in unstable angina/non ST elevation myocardial infarction. J Am Coll Cardiol 2003;41(Supll S):895. ▪ 12. Lewis HDJ et al. Protective effects of aspirin against acute myocardial infarction and death in men with unstable angina: results of a Veterans Administration Cooperative Study. N Engl J Med 1983;309:396. ▪ 13. Cairns JA et al. Aspirin, sulfinpyrazone, or both in unstable angina: results of a Canadian multicenter trial. N Engl J Med 1985; 313:1369. ▪ 14. Theroux P et al. Aspirin, heparin, or both to treat acute unstable angina. N Engl J Med 1988;319:1105. ▪ 15. Antiplatelet Trialists' Collaboration. Collaborative overview of randomised trials of antiplatelet therapy, I: prevention of death, myocardial infarction, and stroke by prolonged antiplatelet therapy in various categories of patients [erratum appears in BMJ 1994;308:1540]. BMJ 1994;308:81. ▪ 16. ISIS-4 (Fourth International Study of Infarct Survival) Collaborative Group. ISIS-4: a randomised factorial trial assessing early oral captopril, oral mononitrate, and intravenous magnesium sulphate in 58,050 patients with suspected acute myocardial infarction. Lancet 1995;345:669. ▪ 17. GISSI-3: Gruppo Italiano per lo Studio della Sopravvivenza nell'infarto Miocardico. Effects of lisinopril and transdermal glyceryl trinitrate singly and together on 6-week mortality and ventricular function after acute myocardial infarction. Lancet 1994;343:1115. ▪ 18. Cheitlin MD et al. ACC/AHA expert consensus documentuse of sildenafil (Viagra) in patients with cardiovascular disease: American College of Cardiology/American Heart Association. J Am Coll Cardiol 1999;33:273. ▪ 19. Danish Study Group on Verapamil in Myocardial Infarction. Verapamil in acute myocardial infarction. Eur Heart J 1984;5:516. ▪ 20. Pepine CJ et al. Verapamil use in patients with cardiovascular disease: an overview of randomized trials. Clin Cardiol 1998;21:633. ▪ 21. Gibson RS et al. Diltiazem and reinfarction in patients with non-Q-wave myocardial infarction: results of a double-blind, randomized, multicenter trial. N Engl J Med 1986;315:423. ▪ 22. Boden WE et al. for the Multicenter Diltiazem Post-Infarction Trial Research Group. Electrocardiographic subset analysis of diltiazem administration on long-term outcome after acute myocardial infarction. Am J Cardiol 1991;67:335. ▪ 23. Tijssen JG, Lubsen J. Nifedipine and metoprolol in unstable angina: findings from the Holland Interuniversity Nifedipine/ metoprolol Trial (HINT). J Cardiovasc Pharmacol 1987;10(Suppl 2):S15. ▪ 24. Muller C et al. A randomized comparison of clopidogrel and aspirin versus ticlopidine and aspirin after the placement of coronary-artery *stents*. Circulation 2000;101:590. ▪ 25. Bertrand ME et al. for the CLASSICS Investigators. Double-blind study of the safety of clopidogrel with and without a loading dose in combination with aspirin compared with ticlopidine in combination with aspirin after coronary stenting: the clopidogrel aspirin stent international cooperative study (CLASSICS). Circulation 2000;102:624. ▪ 26. Love BB et al. Adverse haematological effects of ticlopidine: prevention, recognition and management. Drug Safety 1998;19:89. ▪ 27. Mehta SR et al. Clopidogrel in Unstable angina to prevent Recurrent Events trial (CURE) Investigators. Effects of pretreatment with clopidogrel and aspirin followed by long-term therapy in patients undergoing percutaneous coronary intervention: the PCI-CURE study. Lancet 2001;358:527. ▪ 28. Mehta SR et al. Effects of pretreatment with clopidogrel and aspirin followed by long-term therapy in patients undergoing percutaneous coronary intervention: the PCI-CURE study. Lancet 2001;358:527. ▪ 29. Randomised placebo-controlled trial of abciximab before and during coronary intervention in refractory unstable angina: the CAPTURE Study [erratum appears in Lancet 1997;350:744]. Lancet 1997;349:1429. ▪ 30. Simoons ML. Effect of glycoprotein IIb/IIIa receptor blocker abciximab on outcome in patients with acute coronary syndromes without early coronary revascularisation: the GUSTO IV-ACS randomised trial. Lancet 2001;357:1915. ▪ 31. Platelet Receptor Inhibition in Ischemic Syndrome Management (PRISM) Study Investigators. A comparison of aspirin plus tirofiban with aspirin plus heparin for unstable angina. N Engl J Med 1998;338:1498. ▪ 32. Inhibition of the platelet glycoprotein IIb/IIIa receptor with tirofiban in unstable angina and non-Q-wave myocardial infarction. Platelet Receptor Inhibition in Ischemic Syndrome Management in Patients Limited by Unstable Signs and Symptoms (PRISM-PLUS) Study Investigator. N Engl J Med 1998;338:1488. ▪ 33. Cohen M et al. for the Antithrombotic Therapy in Acute Coronary Syndromes Research Group. Combination antithrombotic therapy in unstable rest angina and non-Q-wave infarction in nonprior aspirin users: primary end points analysis from the ATACS trial. Circulation 1994;89:81. ▪ 34. Cohen M et al. for the Efficacy and

Safety of Subcutaneous Enoxaparin in Non-Q-Wave Coronary Events Study Group. A comparison of low-molecular-weight heparin with unfractionated heparin for unstable coronary artery disease. N Engl J Med 1997;337:447. ▪ 35. Antman EM et al. Enoxaparin prevents death and cardiac ischemic events in unstable angina/non-Q-wave myocardial infarction: results of the Thrombolysis In Myocardial Infarction (TIMI) 11B trial. Circulation 1999;100:1593. ▪ 36. Ferguson JJ, Califf RM, Antman EM, Cohen M, Grines CL, White H; SYNERGY Trial Investigators. Enoxaparin vs. unfractionated heparin in high-risk patients with non. ST-segment elevation acute coronary syndromes managed with an intended early invasive strategy: primary results of the SYNERGY randomized trial. JAMA 2004;292:45. ▪ 37. Cannon CP et al. TACTICS (Treat Angina with Aggrastat and Determine Cost of Therapy with an Invasive or Conservative Strategy)-Thrombolysis in Myocardial Infarction 18 Investigators. Comparison of early invasive and conservative strategies in patients with unstable coronary syndromes treated with the glycoprotein IIb/IIIa inhibitor tirofiban. N Engl J Med 2001;344:1879. ▪ 38. de Winter RJ et al. Early invasive versus selectively invasive management for acute coronary syndromes. N Engl J Med 2005; 353:1095. ▪ 39. Grundy SM et al. Coordinating Committee of the National Cholesterol Education Program. Implications of recent clinical trials for the National Cholesterol Education Program Adult Treatment Panel III Guidelines. J Am Coll Cardiol 2004;44:720. ▪ 40. Cannon CP et al. Design of the Pravastatin or Atorvastatin Evaluation and Infection Therapy (PROVE IT) – TIMI-22 trial. Am J Cardiol 2002;89:860.

29. EMERGÊNCIA E URGÊNCIA HIPERTENSIVAS

Dante Marcelo Artigas Giorgi

INTRODUÇÃO E CONCEITOS BÁSICOS

Um dos principais motivos de admissão de pacientes nos serviços de emergência de hospitais gerais é a elevação repentina e intensa da pressão arterial. A definição de crise hipertensiva e de situações que verdadeiramente exigem tratamento anti-hipertensivo rápido é muito importante, sendo motivo de controvérsia (Quadro 4.10). De maneira geral, crise hipertensiva significa elevação crítica da pressão arterial ou estado hipertensivo crítico que requer atenção imediata. Do ponto de vista operacional, utilizam-se as definições a seguir.

1. Crise hipertensiva – é uma situação resultante de pressão arterial elevada que apresenta ameaça de vida ou de lesão orgânica irreversível. As crises hipertensivas podem ser divididas em urgências e emergências hipertensivas:

   a) Emergência hipertensiva – é definida como uma rápida descompensação da função de órgãos vitais (coração, rim, cérebro, vasos) secundária a uma elevação extrema e inadequada da pressão arterial. Nessas ocasiões, a redução da pressão arterial, para dimi-

nuir a morbidade e a mortalidade, deve ser imediata, isto é, dentro de 1 hora, conforme orientações do *VII Joint National Committee on Detection, Evaluation and Treatment of High Blood Pressure.* As emergências hipertensivas apresentam-se mais freqüentemente como o acidente vascular cerebral, edema agudo dos pulmões ou encefalopatia hipertensiva.

   b) Urgência hipertensiva – é uma importante elevação da pressão arterial sem sintomas graves ou evidências de séria ou progressiva disfunção de órgãos-alvo, devendo, entretanto, ser reduzida dentro de período variável de poucas horas até 48 horas, a fim de evitar progressão para complicações ainda mais graves.

2. Falsas crises hipertensivas – tem sido freqüente o atendimento, em serviços de emergência, de pacientes assintomáticos com pressão arterial diastólica acima de 120mmHg, nos quais é duvidoso e questionável que a pressão arterial deva ser reduzida agudamente. Possivelmente metade dos atendimentos dos serviços de emergência rotulados como crise hipertensiva podem ser considerados elevações da pressão arterial assintomáticas ou com sintomas não relacionados ao nível da pressão arterial. Estas situações são freqüentemente tratadas de maneira discutível com anti-hipertensivos orais ou injetáveis, com conseqüente redução rápida da pressão arterial, sem que haja real necessidade para tal conduta. Os anti-hipertensivos mais utilizados para essas situações têm sido os vasodilatadores por via sublingual (bloqueadores dos canais de cálcio de ação rápida) e os diuréticos por via intravenosa. Por serem usados muitas vezes inadequadamente, podem ocasionar hipotensões acentuadas, com risco para o próprio paciente.

Quadro 4.10 – Crises hipertensivas – definições.

> Crise hipertensiva
> Elevação rápida e sintomática da pressão arterial (geralmente pressão arterial diastólica > 120mmHg)
> Risco de deterioração rápida de órgãos-alvo
> Pode haver risco de morte imediato ou potencial
>
> Emergências hipertensivas
> Risco iminente de morte ou de deterioração rápida da função de órgãos-alvo
> Requer redução imediata da pressão arterial (minutos ou poucas horas)
>
> Urgências hipertensivas
> Risco remoto de deterioração da função de órgãos-alvo
> Risco de morte potencial
> Redução mediata da pressão arterial (até 24 horas)
>
> Pseudocrise hipertensiva
> Elevação acentuada da pressão arterial desencadeada por dor, desconforto, ansiedade ou abandono do tratamento
> Ausência de sinais de deterioração da função de órgãos-alvo
> Tratamento dos sintomas e uso de medicamentos de uso crônico

FISIOPATOLOGIA

Do ponto de vista fisiopatológico, sabe-se que as crises hipertensivas são geralmente desencadeadas por aumentos súbitos da resistência periférica, por qualquer mecanismo, que provocam rápidas elevações da pressão arterial, impedindo adaptações hemodinâmicas. Nos hipertensos crônicos, ocorrem com menor intensidade porque alterações vasculares, como hipertrofia e remodelação, elevam o limiar de auto-regulação do fluxo sangüíneo e permitem a adaptação dos órgãos-alvo. Por outro lado, alterações endoteliais provocadas pela agressão mecânica da hipertensão crônica aumentam a produção local de vasoconstritores, determinando hiper-reatividade vascular que pode provocar aumento adicional da resistência periférica com elevações abruptas da pressão arterial, como em um círculo vicioso. Embora ainda pouco conhecidas, essas alterações endoteliais podem envolver também aumento da produção de substâncias pró-inflamatórias indutoras do crescimento celular, como citocinas e moléculas de adesão celular, que determinam fenômenos proliferativos, de agregação celular e trombóticos microvasculares, aumentando mais ainda a resistência periférica, agravando a hipertensão e exacerbando a isquemia e a deterioração dos órgãos-alvo[1-4].

CONDUTAS CLÍNICAS GERAIS

A abordagem das crises hipertensivas, do ponto de vista prático, envolve duas fases seqüenciais. A primeira consiste em excluir os pacientes com pseudocrise hipertensiva. Nesses pacientes, independente dos níveis pressóricos, não há evidências de deterioração rápida de órgãos-alvo nem risco de morte imediato quando se empregam as medidas usuais (anamnese, exame clínico, fundo de olho, bioquímica, eletrocardiograma e radiografia). Os pacientes com pseudocrises hipertensivas compõem um grupo heterogêneo de hipertensos, que apresentam elevação transitória da pressão arterial diante de algum evento emocional, doloroso ou desconfortável, como enxaqueca, tontura rotatória, cefaléias vasculares ou de origem musculoesquelética, pós-operatório imediato, manifestações da síndrome do pânico etc. Freqüentemente, esse grupo é constituído por hipertensos estágios I e II, não-controlados ou que abandonaram o tratamento e tiveram também algum evento deflagrador, conforme citado anteriormente[1,5,6]. É importante ressaltar que, nesses casos, a abordagem da causa que levou o paciente ao serviço de emergência e o tratamento sintomático por si só se acompanham de substancial redução ou normalização dos níveis de pressão arterial, sendo necessária apenas a instituição do tratamento crônico. O tratamento anti-hipertensivo agressivo nessas situações pode trazer mais riscos do que benefícios.

A segunda fase consiste em identificar as crises hipertensivas com risco imediato de morte ou de deterioração rápida de órgãos-alvo, **emergências hipertensivas**, e aquelas nas quais o risco de morte ou de deterioração de órgãos-alvo é remoto ou potencial, **urgências hipertensivas**.

URGÊNCIAS HIPERTENSIVAS

Como descrito anteriormente, as urgências hipertensivas incluem as situações nas quais existe importante elevação da pressão arterial sem evidências de acometimento agudo, grave ou progressivo de órgãos-alvo. No quadro 4.11 estão listadas as principais urgências hipertensivas.

Quadro 4.11 – Urgências hipertensivas (algumas dessas formas podem evoluir para emergências).

Hipertensão acelerada (presença de exsudatos e hemorragias, sem edema de papila à fundoscopia)

Hipertensão associada a:
  Insuficiência coronariana crônica
  Insuficiência cardíaca congestiva
  Aneurisma de aorta (sem sinais de dissecção)
  Acidente vascular cerebral isquêmico não-complicado
  Queimaduras extensas
  Epistaxe importante
  Estados de hipocoagulabilidade (plaquetopenias, uso de anticoagulantes etc.)

Hipertensão perioperatória:
  Pré-operatório de cirurgias de emergência
  Intra-operatório de cirurgias vasculares, cardíacas, neurológicas etc.
  Hipertensão grave em pós-operatório (neurocirurgias, cirurgias cardíacas etc.)

Hipertensão na gestação:
  Pré-eclâmpsia
  Hipertensão estágio II

Doenças renais
  Glomerulonefrites agudas
  Crise renal do escleroderma
  Síndrome hemolítico-urêmica

Vasculites sistêmicas

Crises adrenérgicas de intensidade leve a moderada
  Hipertensão rebote à suspensão abrupta de medicamentos (inibidores adrenérgicos de ação central, betabloqueadores)
  Interação medicamentoso-alimentar (inibidores da monoaminoxidase vs. tiramina)
  Consumo excessivo de estimulantes (anfetaminas, tricíclicos)

TRATAMENTO

O tratamento das urgências hipertensivas deve ser iniciado assim que o diagnóstico é feito, e deve visar ao controle da pressão arterial em até 24-48 horas. A terapêutica farmacológica pode ser feita imediatamente ou após um curto período (de 30 minutos a 2 horas) em repouso em um local silencioso e escuro. Esta última medida permite uma redução da pressão arterial a níveis aceitáveis (15 a 20% de redução da pressão diastólica), sem a necessidade de intervenção farmacológica em grande porcentagem dos pacientes[7]. Para algumas urgências hipertensivas, principalmente em indivíduos mais idosos, medicamentos por via parenteral podem ser preferidos àqueles de uso por via oral. A administração dos agentes por via parenteral é mais bem controlada e seus efeitos são mais previsíveis e rápidos, bem como a cessação de sua ação hipotensora, do que os agentes por via oral (Tabela 4.3). Complicações cardiovasculares do tratamento, como acidente vascular cerebral e infarto do miocárdio, são descritas com o uso de medicações por via sublingual ou oral em pacientes com história prévia de angina, episódios isquêmicos transitórios ou infarto do miocárdio[8-10]. Assim, deve-se ter cautela com pacientes que apresentam fatores de risco para doença vascular aterosclerótica e com os idosos que não toleram hipotensão relativa.

Tabela 4.3 – Medicamentos usados por via parenteral para o tratamento das emergências hipertensivas.

Medicamento	Via	Dose inicial	Repetição da dose	Início (min)	Pico (min)	Duração	Efeitos adversos/cuidados
Nitroprussiato de sódio	Infusão IV	0,5mcg/kg/min	0,5-10mcg/kg/min	Imediato	1-2	2-3min	Toxicidade pelo tiocianato Proteger da luz
Diazóxido	Bolo IV	50-100mg	50-100mg após 5-10min (máximo 600mg)	1-2	3-5	3-15h	Hipotensão, hiperglicemia, retenção de líquido, taquicardia reflexa
	Infusão IV	10mg/min	10-30mg/min				
Enalaprilato	Bolo IV	1,25-5mg	6-24 horas	15	60	6-24h	Resposta variável, hipotensão arterial acentuada, piora de filtração glomerular
Hidralazina	Bolo IV	10mg	10-50mg em 10-20min	5-10	5-15	2-6h	Taquicardia reflexa
	IM	10-25mg	10-50mg em 20-30min	10-20	10-20	2-6h	
Propranolol	IV	1mg	1mg a cada 10min até 10mg ou se bradicardia	1-5	10	1h	Bradicardia, broncoespasmo, bloqueio atrioventricular
Furosemida	IV	20mg	20-60mg após 30min	2-5	15	30-60min	Hipocalemia
Nitroglicerina	IV	5mcg/min	5-200mcg/min	2-5	2-5	5min	Taquicardia reflexa, cefaléia, *flushing*

IV = via intravenosa; IM = via intramuscular.

A maioria dos pacientes deve ser internada por alguns dias para realizar tratamento adequado. A alta hospitalar destes pacientes deve ser baseada em alguns critérios: a) pelo menos 6 horas de observação após o controle adequado da pressão arterial; b) história clínica de pressão arterial previamente controlada; c) reconhecimento de causas precipitantes reversíveis; d) existência de condições para um seguimento ambulatorial apropriado; e e) possibilidade de acompanhamento em um curto período de tempo (dois a três dias). Se possível, deve-se manter a medicação previamente utilizada, aumentando as suas doses ou acrescentando outros medicamentos. Se o paciente não recebia tratamento anterior à crise, a orientação a ser seguida é a existente no último JNC (*Joint National Committe*), que recomenda como medicamentos de primeira escolha os diuréticos ou betabloqueadores adrenérgicos, desde que não existam contra-indicações ao seu uso e caso não haja indicação para o uso de outro anti-hipertensivo.

MEDICAÇÕES DE USO POR VIA ORAL

Várias medicações têm sido usadas para o tratamento das urgências hipertensivas, propiciando redução da pressão dentro de minutos ou poucas horas. O objetivo inicial da terapêutica é reduzir 20% a pressão arterial média ou a pressão diastólica para 120mmHg[1]. Os medicamentos que, segundo VII Relatório do JNC[11], podem ser usados para o tratamento das urgências hipertensivas são diuréticos de alça, betabloqueadores, inibidores da enzima conversora de angiotensina, agonistas alfa-2 ou bloqueadores dos canais de cálcio. Os mais utilizados e suas características principais estão mostrados na tabela 4.4. Estes medicamentos são recomendados por ser os mais amplamente estudados para este propósito e por apresentar segurança quando administrados corretamente. Em urgências hipertensivas, e principalmente em casos com hipertensão resistente, pode-se utilizar o minoxidil, sempre associado a diurético de alça e a simpaticolíticos (de ação central ou

Tabela 4.4 – Medicamentos usados por via oral para o tratamento de urgências hipertensivas.

Medicamento	Dose (mg)	Repetição da dose	Início (min)	Pico (h)	Duração (h)	Efeitos adversos	Cuidados
Nifedipina	10-20	1-2h	15-30	1	3-6	Taquicardia reflexa, hipotensão, rubor facial	Usar com cautela em idosos e em pacientes desidratados ou com aterosclerose vascular, evitar em estenose aórtica
Captopril	6,25-25	1-2h	15-30	1	4-6	Hipotensão	Evitar em pacientes com hipertensão renovascular bilateral
Clonidina	0,1-0,2	0,1mg a cada 1-2h até 0,6mg	30-60	2-4	6-8	Tonturas, boca seca, hipotensão	Evitar em pacientes com afecções neurológicas
Propranolol	10-80	4h	60	2-4	6-8	Bradicardia, broncoespasmo, bloqueio atrioventricular	Evitar em pacientes com bronquite, bloqueio atrioventricular de 2º e 3º graus
Minoxidil	5-10	4h	30-120	2-4	8-24	Taquicardia reflexa, retenção de líquido	Evitar em pacientes coronarianos Prescrever em associação com diuréticos e betabloqueadores

betabloqueadores). Eventualmente, em situações especiais, podem ser utilizados medicamentos por via parenteral (ver Tabela 4.3).

Nifedipina – bloqueador de cálcio da classe dos diidropiridínicos, é o medicamento por via oral mais largamente usado para a rápida diminuição da pressão arterial em urgências hipertensivas. A grande maioria dos pacientes tem boa resposta hipotensora com 10 a 20mg, que pode ser repetida se necessário após 30 a 60 minutos. O efeito adverso mais comum é a taquicardia reflexa devido à vasodilatação. Hipotensão grave pode ocorrer em pacientes hipovolêmicos ou em idosos. Estes efeitos podem ser responsáveis pelo aparecimento de graves complicações descritas com o uso da nifedipina, principalmente em idosos (isquemia retiniana, acidente vascular cerebral e infarto agudo do miocárdio). Devido a essas e a outras complicações[8-10], o uso da nifedipina no tratamento de urgências hipertensivas não foi aprovado pelo FDA (*Food and Drug Administration*) e é considerado inaceitável pelo VI Relatório do JNC. Seu uso rotineiro também é considerado inadequado sempre que a pressão arterial supere determinado limite em situações de pós-operatório. Em um estudo[9] sobre administração de cápsulas de nifedipina para pacientes hospitalizados, os autores relatam que 63% das prescrições do medicamento foram por telefone (para elevações arbitrárias e assintomáticas da pressão arterial) e que em 98% das prescrições não havia relato da avaliação clínica dos pacientes.

Clonidina – medicamento de ação agonista alfa-2-adrenérgica central, a clonidina apresenta um rápido início de ação (30-60 minutos) e um efeito máximo em 2 a 4 horas, tendo sido uma das primeiras medicações por via oral a ser utilizada em urgências hipertensivas. Tem-se demonstrado boa eficácia da clonidina em controlar a pressão arterial de pacientes com urgência hipertensiva, de forma similar a outros agentes, tanto por via oral quanto por via intravenosa[12]. O esquema terapêutico recomendado pela maioria dos autores é iniciar com um comprimido de 0,2mg seguido de uma dose de 0,1mg a cada hora, até controlar a pressão arterial (diminuição de cerca de 30% da pressão média), com dose máxima de 0,6mg. O efeito indesejável mais referido é a sonolência, embora tonturas e boca seca também possam ser encontrados. Raros casos de acidente vascular cerebral devido à hipotensão mais grave são relatados.

Captopril – o uso deste inibidor da enzima conversora da angiotensina em urgências hipertensivas tem-se mostrado eficaz na redução da pressão arterial com boa tolerância pelo paciente[13]. A administração pode ser por via oral, na dose inicial de 25mg, a qual pode ser repetida após 1 a 2 horas, ou até mesmo por via sublingual, cujo efeito se inicia em 10 minutos, atingindo o máximo após 2 horas. Seu uso tem indicações mais adequadas em pacientes que apresentam congestão pulmonar importante em conseqüência de insuficiência cardíaca congestiva.

Betabloqueadores – o mais utilizado em urgências hipertensivas no Brasil é o propranolol, iniciando-se com dose por via oral de 40mg, que pode ser repetida após 2 a 3 horas. Em outros países, utiliza-se também o labetalol. Esse grupo farmacológico é usado, principalmente, quando o paciente se apresenta muito taquicárdico. Nestas situações, pode, eventualmente, ser usado por via intravenosa. Os efeitos colaterais que podem surgir com o uso de betabloqueadores, são bastante conhecidos, como bradicardia e broncoespasmo.

Minoxidil – é um vasodilatador arterial potente de ação direta sobre a musculatura lisa vascular. É efetivo na dose de 5 a 20mg, reduzindo a pressão arterial após cerca de 4 horas de sua administração. Devido aos efeitos colaterais de retenção de líquido e taquicardia, essa medicação deve, sempre que possível, estar associada a bloqueadores adrenérgicos e diuréticos, estando contra-indicada para pacientes com doença coronariana ou dissecção de aorta.

Diuréticos – em algumas urgências hipertensivas, principalmente naquelas que cursam com congestão pulmonar e edema, ou mesmo nos pacientes com insuficiência renal, os diuréticos de alça, como a furosemida e a bumetanida, são usados com eficácia adequada como auxiliar no controle da pressão arterial. O uso destes diuréticos também se faz necessário quando o controle da pressão arterial está sendo feito com vasodilatadores diretos ou com antagonistas adrenérgicos centrais, em que existe retenção de sódio e água. A dose mais utilizada de furosemida é 40mg por via oral uma vez por dia, mas pode ser aumentada conforme a necessidade.

EMERGÊNCIAS HIPERTENSIVAS

As principais emergências hipertensivas estão descritas no quadro 4.12. A encefalopatia hipertensiva é a mais importante e mais freqüente emergência hipertensiva, sendo decorrente apenas da elevação da pressão arterial. Esta complicação pode ser a primeira manifestação da doença hipertensiva ou ocorrer em pacientes com hipertensão arterial crônica não-controlada e, se não tratada adequadamente, pode levar a lesões irreversíveis no cérebro ou até mesmo ao óbito. Para o entendimento dos seus mecanismos e as possíveis implicações terapêuticas, deve-se levar em consideração a fisiologia da perfusão cerebral[14,15]. O fluxo sangüíneo cerebral é função direta da pressão arterial média e inversa da pressão intracraniana. O mecanismo de auto-regulação deste fluxo permite que a pressão intracraniana se mantenha constante apesar de oscilações na pressão arterial média. Assim, quando a pressão arterial média aumenta, ocorre vasoconstrição, enquanto com a queda da pressão arterial produz-se vasodilatação, mantendo-se a perfusão cerebral constante. Geralmente, em adultos jovens a auto-regulação mantém-se entre pressões arteriais médias de 50 a 150mmHg (70/40 a 190/130mmHg). Em indivíduos hipertensos, existe um desvio da curva da auto-regulação, fazendo com que o

315

Quadro 4.12 – Emergências hipertensivas.

Hipertensão maligna (presença de edema de papila à fundoscopia)

Hipertensão estágios II e III associada a complicações agudas:

Cerebrovasculares
    Encefalopatia hipertensiva
    Hemorragia cerebral
    Hemorragia subaracnóide
    Acidente vascular cerebral isquêmico com transformação
        hemorrágica ou em uso de anticoagulantes ou trombolíticos

Cardiovasculares
    Edema agudo dos pulmões
    Dissecção aguda de aorta
    Angina instável (dor no momento da crise)
    Infarto agudo do miocárdio
    Pós-operatório de revascularização miocárdica ou cirurgia
        vascular

Renais
    Insuficiência renal rapidamente progressiva

Crises adrenérgicas graves
    Crise de feocromocitoma
    Interação medicamentoso-alimentar: inibidores da
        monoaminoxidase *vs.* tiramina
    Hipertensão rebote (inibidores adrenérgicos de ação central,
        betabloqueadores)
    Abuso de drogas (cocaína, fenilpropanolamina, *crack*, LSD etc.)

Hipertensão na gestação
    Eclâmpsia
    Síndrome "HELLP"
    Hipertensão estágio III em final de gestação

Cirurgia e traumatismo
    Traumatismo cranioencefálico
    Hemorragias cirúrgicas (cirurgias vasculares, videolaparoscópicas e
        endoscópicas etc.)

fluxo cerebral permaneça constante para pressões arteriais médias entre 120 e 180mmHg (160/100 a 240/150mmHg). Quando a pressão arterial se eleva de forma significativa, excedendo os limites superiores, ocorre um rompimento deste mecanismo, resultando em vasodilatação e conseqüente aumento absoluto ou relativo do fluxo sangüíneo cerebral. Esse fato produz extravasamento de fluido e edema cerebral, levando aos principais sinais e sintomas da encefalopatia hipertensiva[14,15]. Reduzindo-se a pressão arterial com o tratamento, o extravasamento de fluidos diminui, o estiramento dos vasos desaparece e a auto-regulação cerebral retorna ao normal[16,17]. Na encefalopatia hipertensiva, os sintomas mais comuns, embora os menos específicos, são cefaléia holocrânica intensa, náuseas e vômitos. Outros sintomas, não tão freqüentes, incluem agitação psicomotora, confusão, convulsões, coma, além de hemiparesia e perda visual transitórias. Se não tratada, a encefalopatia hipertensiva leva a lesão cerebral irreversível ou óbito. O exame fundoscópico pode mostrar papiledema uni ou bilateral e, algumas vezes, hemorragias ou exsudatos. O diagnóstico diferencial principal é feito com afecções neurológicas que incluem algumas complicações neurológicas da hipertensão arterial, entre as quais a hemorragia cerebral. Em alguns casos, é necessária a tomografia computadorizada de crânio para esclarecer o diagnóstico[18-20].

Entre as doenças neurológicas não-secundárias à hipertensão, destacam-se hemorragia subaracnóide, vasculites cerebrais secundárias a colagenoses (lúpus eritematoso em mulheres) e quadro pós-convulsivo em epilépticos.

A hemorragia intracraniana pode ser ocasionada por ruptura dos aneurismas de Charcot-Bouchard, enquanto o acidente vascular isquêmico está associado à ruptura de placas de ateroma presentes nas artérias cerebrais destes pacientes.

Das emergências cardíacas, o edema agudo dos pulmões causado por hipertensão arterial grave pode acontecer com o coração em três situações diferentes: anatomicamente normal, intensamente hipertrófico com função normal e em corações com função sistólica deprimida. Para os pacientes com edema agudo dos pulmões e que apresentam hipertrofia ventricular importante sem depressão da função sistólica, podem-se utilizar betabloqueadores adrenérgicos, visando à melhora da função diastólica do ventrículo esquerdo que está prejudicada nestes pacientes. Por outro lado, para os pacientes com função sistólica deprimida, nos quais o edema agudo dos pulmões pode ocorrer com uma pressão inferior às das demais situações, haverá mais benefícios com o uso dos inibidores da enzima conversora de angiotensina associados a diuréticos.

O infarto agudo do miocárdio com grave elevação da pressão arterial deve ser encarado de forma particular. Nesses casos, devido ao maior risco de acidentes vasculares cerebrais hemorrágicos com o uso de trombolíticos, a trombólise só deverá ser feita após melhor controle da pressão arterial. Além disso, a maioria destes indivíduos apresenta condição hemodinâmica hipercinética, quase sempre com taquicardia importante, sendo por isso beneficiados pelo uso concomitante de betabloqueadores.

A dissecção aguda de aorta apresenta como principal fator determinante de sua fisiopatologia as modificações do dP/dT. Dessa forma, o controle da pressão arterial deve incluir medicamentos que, além de diminuírem a pressão arterial, reduzem a relação dP/dT, como fazem os betabloqueadores em associação com o nitroprussiato de sódio.

As emergências hipertensivas por excesso de catecolaminas, que incluem crises de feocromocitoma ou aquelas precipitadas por uso de cocaína, apresentam como diagnóstico diferencial principal a pseudo-emergência decorrente de distúrbio neurovegetativo. Nesta última situação, os pacientes apresentam-se extremamente ansiosos com hiperventilação, podendo ocorrer grave hipertensão devido a um aumento importante do tônus simpático.

O diagnóstico das emergências hipertensivas deve ser baseado na história, no exame clínico e em alguns testes laboratoriais. A história deve ser centralizada sobre os sistemas cardiovascular, nervoso e renal, além de incluir informações sobre as medicações em uso corrente, para estabelecer a aderência ao tratamento anti-hipertensivo prévio e possível uso de medicamentos que possam elevar a pressão arterial (descongestionantes nasais, anfetaminas, cocaína etc.). O exame clínico deve ser orientado para os sinais de disfunção ou lesões neurológicas, cardiovasculares, renais ou oculares. Em pacientes com dor torácica ou lombar, deve-se realizar a medida da pressão arterial ou a palpação dos pulsos nos quatro membros para afastar a possibilidade diagnóstica de dissecção de aorta. Os testes laboratoriais auxiliares na elucidação diagnóstica incluem: análise de eletrólitos, uréia e creatinina, sedimento urinário, eletrocardiograma e radiografia de tórax. Dependendo da natureza da emergência hipertensiva, outros testes diagnósticos, como tomografia ou arteriografia, podem ser necessários. Apesar da importância desses exames complementares, a terapia em emergências hipertensivas deve ser iniciada precocemente conforme a suspeita clínica, e posteriormente orientada conforme os achados dos exames auxiliares.

TRATAMENTO DAS EMERGÊNCIAS HIPERTENSIVAS

Para o tratamento das emergências hipertensivas, deve-se estabelecer o nível de pressão arterial a ser atingido e em quanto tempo. A maioria dos agentes farmacológicos pode normalizar instantaneamente a pressão arterial na maioria das situações; no entanto, a rápida normalização da pressão pode conduzir a graves complicações. Para mais segurança, aconselha-se redução gradual da pressão arterial, sendo o valor pressórico a ser atingido dependente de vários fatores clínicos, destacando-se a idade do paciente, o estado volêmico, o tratamento anti-hipertensivo prévio, as condições clínicas basais e o tempo de hipertensão. Dessa forma, os idosos apresentam maiores riscos de redução aguda da pressão arterial e maior sensibilidade aos efeitos dos agentes farmacológicos utilizados. Pacientes com emergências hipertensivas acompanhadas de hipervolemia (glomerulonefrite difusa aguda, edema agudo dos pulmões, insuficiência renal) são mais beneficiados com o uso associado de potentes diuréticos de alça, enquanto indivíduos com hipovolemia intravascular relativa, tais como os portadores de hipertensão maligna e eclâmpsia, não devem receber diuréticos potentes na fase mais aguda.

Com base nestas considerações, o medicamento ideal para o tratamento das emergências hipertensivas deve incluir as seguintes características: a) rápido início e interrupção dos efeitos clínicos; b) uma relação dose-resposta previsível e facilmente controlada; c) capacidade de restaurar a curva de auto-regulação cerebral; d) ausência de efeitos colaterais; e) conveniência do uso. Além da escolha do medicamento ideal e das considerações discutidas acima, é recomendável que todo o paciente admitido com diagnóstico de emergência hipertensiva seja internado em unidade de terapia intensiva ou pronto-socorro, com monitoração contínua da pressão arterial, além de acesso venoso para a introdução de medicação através de bomba de infusão. Do ponto de vista prático, a pressão arterial deve ser reduzida em curto espaço de tempo (30 a 60 minutos) em cerca de 20 a 30% da pressão média de admissão, com redução gradual e progressiva até que a pressão arterial diastólica esteja em torno de 100 a 110mmHg. Concomitantemente, devem ser introduzidos medicamentos por via oral, com os quais os pacientes irão prosseguir o tratamento a longo prazo em ambulatório.

MEDICAMENTOS RECOMENDADOS

Os principais medicamentos recomendados para o uso em emergências hipertensivas estão resumidos na tabela 4.3 e serão discutidas brevemente a seguir. A preferência do uso de medicamentos nas diferentes emergências hipertensivas com base nos seus principais mecanismos de ação e nas características clínicas de cada situação está exposta no quadro 4.13.

Nitroprussiato de sódio – é um medicamento com ação direta no músculo liso vascular, promovendo dilatação de vasos arteriolares e venosos e conseqüente redução da pré-carga e da pós-carga. Devido a esta ação dupla, o fluxo sangüíneo cerebral mantém-se relativamente estável. O início de ação é imediato e a suspensão do seu efeito ocorre em 1 a 3 minutos após a interrupção da infusão. Por apresentar essas características, o nitroprussiato de sódio tem sido recomendado como primeiro medicamento para o

Quadro 4.13 – Tratamento específico das emergências hipertensivas.

Emergência	Medicamento de escolha	Contra-indicação
Encefalopatia hipertensiva	Nitroprussiato de sódio Diazóxido	Clonidina Hidralazina
Hemorragia subaracnóide, acidente vascular cerebral hemorrágico ou embólico	Nitroprussiato de sódio	Diazóxido, nifedipina, hidralazina
Edema agudo dos pulmões	Nitroprussiato de sódio Nitroglicerina Furosemida	Betabloqueadores
Isquemia miocárdica	Nitroglicerina Betabloqueadores Nitroprussiato de sódio	Diazóxido Hidralazina
Dissecção da aorta	Nitroprussiato de sódio + betabloqueadores	Diazóxido Hidralazina
Crise adrenérgica	Fentolamina Betabloqueadores + nitroprussiato de sódio	Betabloqueador isoladamente
Eclâmpsia	Hidralazina + sulfato de magnésio	Nitroprussiato de sódio

tratamento de emergências hipertensivas, principalmente na encefalopatia hipertensiva e no edema agudo dos pulmões. A dose inicial habitual é de 0,3mcg/kg/min, equivalente a 100ml de nitroprussiato diluídos em 250ml de soro fisiológico, infundidos a uma velocidade de 2 a 5ml/h. Alguns cuidados devem ser tomados ao se administrar o nitroprussiato de sódio. Em primeiro lugar, os frascos e suas conexões de administração devem ser protegidos da luz para se evitar a inativação do medicamento. Além disso, a administração do medicamento deve ser contínua, evitando-se a interrupção ou variações bruscas na velocidade de infusão, de forma que não haja elevações rápidas da pressão arterial ou mesmo hipotensões mais graves. O principal e mais grave dos seus possíveis efeitos é a toxicidade pelo seu metabolito tiocianato excretado pelos rins. Esta toxicidade é mais observada após o uso prolongado (mais de 48 horas), em altas doses (acima de 300mg) e nos pacientes com insuficiência renal. O sinal mais precoce desta toxicidade é a acidose metabólica, seguido posteriormente de confusão mental, hiper-reflexia, tremores e convulsão[1,2,21,22]. Portanto, a introdução concomitante de hipotensores de uso oral é importante para abreviar o tempo de uso dos medicamentos parenterais.

Nitroglicerina – é um vasodilatador de ação direta com efeito preferencial sobre o território venoso. Em baixas doses, causa apenas venodilatação, enquanto em doses mais altas causa dilatação arterial e venosa, mas com predomínio do efeito venoso (Tabela 4.3). É o medicamento de escolha para o tratamento das emergências hipertensivas que cursam com isquemia miocárdica, como o infarto agudo do miocárdio e a angina instável. Também pode ser usada no tratamento de edema agudo dos pulmões. Os efeitos indesejáveis incluem cefaléia, rubor cutâneo e taquicardia sintomática. Nos pacientes com infarto agudo do miocárdio, que cursam com grave elevação da pressão arterial, observa-se freqüentemente taquicardia ("hipercinéticos"). Nesta situação, recomenda-se sua associação com betabloqueadores, de forma cautelosa, pois pode ocorrer bradicardia isolada com o uso de nitroglicerina.

Diazóxido – é um vasodilatador arterial de ação direta. Seu uso deve ser cauteloso por ter efeito hipotensor duradouro e de difícil titulação. Atualmente, recomenda-se o uso de minibolo por via intravenosa de 30 a 150mg em 30 segundos a cada 5 a 15 minutos ou na forma de infusão de 15 a 30mg/min. Após 15 minutos do último bolo, a pressão permanecerá geralmente controlada por 3 a 12 horas. Sua principal indicação está nas crises hipertensivas de pacientes com insuficiência renal crônica, em diálise, nos quais a hipotensão prolongada e outros efeitos colaterais são mais raros. Clinicamente, o diazóxido produz aumentos significativos da freqüência cardíaca, do débito cardíaco e do dP/dT, sendo contra-indicado em pacientes com isquemia miocárdica e dissecção de aorta. Outros efeitos indesejáveis são retenção de líquido, hiperglicemia e, eventualmente, hipotensão grave.

Hidralazina – é um vasodilatador de ação direta que produz importante vasodilatação arterial e mínima vasodilatação venosa. Pode ser dado em injeção por via intravenosa lenta (3 a 5 minutos) de 5 a 20mg, ou por via intramuscular, 10 a 50mg. Tem ação menos potente que o diazóxido, mas também pode precipitar hipotensões imprevisíveis. Pode também causar taquicardia, rubor, vômitos e cefaléia. A hidralazina é atualmente o medicamento de primeira escolha apenas na eclâmpsia, sendo contra-indicada em isquemia miocárdica e dissecção de aorta pelos mesmos motivos citados para o diazóxido.

Betabloqueadores – em nosso meio, os betabloqueadores mais utilizados são o propranolol, o metoprolol e o atenolol. O propranolol deve ser dado em bolo por via intravenosa de 1 a 10mg (0,1mg/kg), que pode ser repetido a cada 5 a 10 minutos, até que a freqüência cardíaca se reduza para 60 e 70 batimentos por minuto ou até que se atinja uma dose de 10mg. O metoprolol deve ser administrado em bolo por via intravenosa de 5 a 15mg, cujo início de ação ocorre em 1 a 5 minutos. Estes medicamentos são preferencialmente utilizados nas situações em que a emergência hipertensiva ocorre com infarto agudo do miocárdio, angina instável ou na dissecção de aorta. Especialmente na dissecção de aorta, os betabloqueadores devem ser usados em associação com o nitroprussiato, já que promovem importante redução no dP/dT, que é fundamental para a manutenção dos pacientes com esta doença.

Enalaprilato – a forma injetável do enalapril pode ser útil em situações como nas emergências hipertensivas associadas com insuficiência cardíaca grave. Como particularidade, destacamos o efeito dos inibidores da enzima conversora de angiotensina na circulação cerebral, na qual podem atuar de forma benéfica, corrigindo o desvio da curva de auto-regulação do fluxo sangüíneo cerebral e diminuindo o risco de isquemia cerebral com a redução da pressão arterial sistêmica. É apresentado em ampolas de 5ml, com concentração de 1mg/ml. A dose inicial depende da função renal e varia de 1,25 a 5mg, em bolo, podendo ser repetida a cada 6 horas.

Outros medicamentos – alguns têm sido recomendados e descritos como úteis no tratamento de emergências hipertensivas. Um deles, a fentolamina, é um bloqueador alfa-adrenérgico competitivo e não-seletivo, usado como medicamento de primeira escolha na crise hipertensiva secundária a feocromocitoma, geralmente associado a um betabloqueador, e também recomendado nas crises secundárias a estado hipercatecolaminérgico relacionado com a suspensão de clonidina, cocaína, anfetaminas e inibidores da monoaminoxidase. As doses iniciais são de 2 a 10mg de bolo por via intravenosa, com início de ação de 1 a 2 minutos, com duração variável de 30 a 120 minutos. Os efeitos colaterais mais comuns são gastrintestinais, como diarréia, náuseas, vômitos e dor abdominal.

Outros medicamentos utilizados são trimetafam (bloqueador ganglionar), urapidil (antagonista adrenérgico periférico), nicardipina (bloqueador de cálcio) e fenoldopam (antagonista seletivo do receptor dopaminérgico póssináptico).

TRATAMENTO APÓS AS MEDIDAS DE EMERGÊNCIA

Após a retirada do paciente do quadro de risco, o tratamento crônico da hipertensão deve ser iniciado, com associação de vários anti-hipertensivos, e os pacientes deverão ser encaminhados para serviço de atendimento e acompanhamento ambulatorial da pressão arterial. Além disso, o clínico deverá pesquisar exaustivamente uma possível causa de hipertensão secundária. Causas de hipertensão arterial secundária, principalmente a renovascular e a nefropatia primária, são mais prevalentes em pacientes com hipertensão grave.

REFERÊNCIAS BIBLIOGRÁFICAS

1. Kaplan NM. Hypertensive crisis. In: Clinical Hypertension. 7th ed. Baltimore: Williams & Wilkins; 1998, p. 265. ▪ 2. Trapp J, Ringold BSS. Hypertensive emergencies. In: Virtual Hospital – librarian@vh.org – http:/www.vh.org, Jan 11, 1999. ▪ 3. Bales A. Hypertensive crises. How to tell if it's an emergency or an urgency. Postgrad Med 1999;105(Suppl. 5):119. ▪ 4. Vaughan CJ, Delanty N. Hypertensive emergencies. Lancet 2000;356:411. ▪ 5. Vidt DG. Management of hypertensive emergencies and urgencies. In: Hypertension Primer. 2nd ed. 1999. p. 437. ▪ 6. Phillips RA, Krakoff LR. Hypertension emergencies (monografia). American Society of Hypertension, 1997. ▪ 7. Gifford Jr RW. Management of hypertensive crises. JAMA 1991;266:829. ▪ 8. Grossman E et al. Should a moratorium be placed on sublingual nifedipine capsules given for hypertensive emergencies and pseudoemergencies? JAMA 1996;276:1328. ▪ 9. Rehman F et al. "Inappropriate" physician habits in prescribing oral nifedipine capsules in hospitalized patients. Am J Hypertens 1996;9:1035. ▪ 10. Barry DI. Cerebrovascular aspects of anti-hypertensive treatment. Am J Cardiol 1989;63:14C. ▪ 11. Chobanian AV et al. The Seventh Report of the Joint National Committee on Prevention, Detection, Evaluation, and Treatment of High Blood Pressure: the JNC 7 report. Hypertension 2003;42:1206. ▪ 12. Jaker M et al. Oral nifedipine vs. oral clonidine in the treatment of urgent hypertension. Arch Intern Med 1989;149:260. ▪ 13. Angeli P et al. Comparison of sublingual captopril and nifedipine in immediate treatment of hypertensive emergencies. A randomized, singleblind clinical trial. Arch Intern Med 1991;151:678. ▪ 14. Strandgaard S, Paulson OB. Cerebral blood flow and its pathophysiology in hypertension. Am J Hypertens 1989;2:486. ▪ 15. Baumbach GL, Heisted DD. Cerebral circulation in chronic arterial hypertension. Hypertension 1988;12:89. ▪ 16. Hinchey J et al. A reversible posterior leukoencephalopathy syndrome. N Engl J Med 1996; 334:494. ▪ 17. Wang MC et al. Posterior fossa swelling and hydrocephalus resulting from hypertensive encephalopathy: case report and review of the literature. Neurosurgery 1999;44:1325. ▪ 18. Adams HP et al. Guidelines for the management of patients with acute ischemic stroke. Stroke 1994;25:1901. ▪ 19. Jansen PAF et al. Cerebral ischaemia and stroke as side effects of anti-hypertensive treatment: special danger in the literature. Neth J Med 1987;30:193. ▪ 20. Albert MJ. Diagnosis and treatment of ischemic stroke. Am J Med 1999;106:211. ▪ 21. Oparil S et al. Consensus roundtable on the management of perioperative hypertension and hypertensive crises. Am J Hypertens 1999;12(Suppl. 7):653. ▪ 22. Kaplan NM, Rose BD. Treatment of specific hypertensive emergencies. In: UpToDate, v. 7, n. 2, 1999.

30. EDEMA AGUDO DOS PULMÕES

Marcelo Park

O edema agudo dos pulmões representa uma das principais causas de insuficiência e/ou desconforto respiratório que motivam a procura das unidades de emergência ou terapia intensiva, sendo nos Estados Unidos da América a primeira etiologia, seguida das doenças brônquicas primárias e das encefalopatias agudas como acidentes vasculares cerebrais e traumatismos cranioencefálicos[1,2].

O edema pulmonar ocorre pelo desequilíbrio das forças de Starling, em que podemos ter principalmente aumento da pressão hidrostática capilar e/ou da permeabilidade dos capilares pulmonares[3]. Neste capítulo daremos destaque às condições que cursam com o aumento da pressão hidrostática pulmonar de origem cardiogênica.

FISIOPATOLOGIA

A disfunção cardíaca causa elevações na pressão venosa pulmonar com conseqüente aumento na pressão hidrostática nos capilares pulmonares e aumento da ultrafiltração do intravascular para o interstício pulmonar. O interstício dos septos interalveolares apresenta pressão hidrostática negativa, mas ainda menos negativa que os espaços peribrônquicos, situação devido à drenagem linfática ativa destes últimos e pela ultra-estrutura do esqueleto pulmonar, no qual as forças de tração que resultam na expansão pulmonar e ventilação são aplicadas diretamente nos espaços peribrônquicos e a partir destes distribuída para os outros componentes da estrutura pulmonar. Esta situação de pressões leva ao fluxo unidirecional dos fluidos no interstício pulmonar dos septos interalveolares, em que é coletado o líquido ultrafiltrado dos capilares para os espaços peribrônquicos, nos quais este líquido é captado pelo sistema linfático e devolvido para a circulação venosa sistêmica. O sistema linfático tem propriedades como o sistema valvar que permite apenas o fluxo unidirecional. As paredes dos capilares são fixadas através de fibras colágenas nos septos interalveolares, fazendo com que durante as inspirações elas sejam tracionadas em direções centrífugas, originando uma pressão negativa no seu interior. Durante a expiração com o relaxamento das paredes capilares, a pressão no seu interior torna-se positiva devido à retração elástica e à contração

dos pericitos capilares. Este jogo de variação de pressões durante o ciclo respiratório aplicado a um sistema canalicular linfático valvado gera um fluxo em direção ao sistema venoso[4]. Com este mecanismo básico de drenagem de líquidos do terceiro espaço pulmonar fica claro que, quanto maior for a freqüência respiratória e/ou a amplitude das inspirações, maior será a drenagem linfática. No interstício pulmonar existem terminações nervosas com sensibilidade química (quimiorreceptores) e mecânica (mecanorreceptores e proprioceptores). Os mecanorreceptores (entre eles os receptores J ou justalveolares) são capazes de perceber o aumento da pressão hidrostática e/ou do fluxo de líquidos[5], e suas eferências levam a uma descarga periódica do centro respiratório mais freqüente, ou seja, há elevação na freqüência respiratória levando a uma drenagem linfática maior pelo mecanismo já descrito. Integrando os fatos acima, forma-se o principal mecanismo de defesa pulmonar contra o aumento de ultrafiltração capilar pulmonar, mecanismo este que permite o aumento do ultrafiltrado em 20 a 200ml de água do interstício por hora sem acúmulo, ou seja, sem edema, à custa da elevação da freqüência respiratória ou da sua amplitude. Nessa situação, o pulmão tolera um aumento de pressão hidrostática capilar pulmonar até 35mmHg sem existir congestão grave, sendo o normal da pressão capilar pulmonar 8-12mmHg. Portanto, a taquipnéia pode ser o primeiro sinal da elevação da pressão hidrostática pulmonar, associada ou não à sensação subjetiva de dispnéia, ainda sem alterações ao exame clínico do paciente[4].

Quando a ultrafiltração excede a drenagem de líquidos, os capilares linfáticos tornam-se completamente ingurgitados, e o ultrafiltrado excedente acumula-se no interstício do pulmão, primeiro nas regiões peribrônquicas (estágio I), seguindo o acúmulo nos septos interalveolares (estágio II) e por último na luz alveolar parcial (estágio IIIa) ou totalmente (estágio IIIb)[4] (Fig. 4.13).

Quando este processo se torna crônico ou a instalação do edema é gradual, existe a adaptação dos mecanorreceptores, o que permite o edema pulmonar sem taquipnéia ou queixa de dispnéia marcante.

O aumento da pressão hidrostática em capilares da parede brônquica também causa edema desta parede, re-

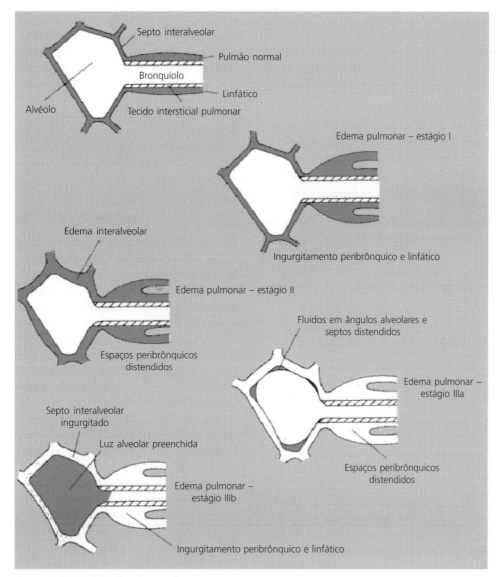

Figura 4.13 – Estágios do edema pulmonar.

duzindo sua luz. A mínima redução na luz dos brônquios leva a um aumento da resistência das vias aéreas proporcional à quarta potência da diminuição da luz, segundo a lei de Poiseulle.

Equação de Poiseulle:

$$F = \frac{\Delta P \cdot \pi \cdot R^4}{8 \cdot \eta \cdot L}$$

F = fluxo através do tubo
▲5P = gradiente de pressão entre as extremidades do tubo
R = raio do tubo
8 = constante numérica igual a oito
η = viscosidade do conteúdo do tubo
π = 3,1415...

Portanto, a expressão clínica do edema agudo dos pulmões se dá por um desconforto respiratório com ou sem insuficiência resultante da soma de uma série de fatores:

– A inundação alveolar com conseqüente redução da complacência pulmonar.
– O edema da parede dos brônquios, causado pelo aumento da pressão hidrostática vascular, reduz a luz do órgão aumentando sua resistência ao fluxo de ar. O edema de vias aéreas aumenta a reatividade da musculatura brônquica, podendo agravar a obstrução mecânica.
– A hipoxemia é causada pelo *shunt* pulmonar ocasionado pelo líquido acumulado no interstício com conseqüente aumento da barreira alveolocapilar, levando maior dificuldade para a hematose. As áreas de colapso alveolar são regiões de *shunt* verdadeiro, no qual existe passagem de sangue sem contato com a barreira alveolocapilar funcionante. A pressão parcial de oxigênio arterial baixa é capaz de estimular quimiorreceptores em posição aórtica e carotídea, aumentando a sensação de dispnéia e o tônus simpático.

– A intensa atividade muscular respiratória pode elevar o fluxo nesta musculatura de 4 a 5% do débito cardíaco (valor normal) até 50% deste, "roubando", assim, o oxigênio que seria transportado para outras regiões nobres, como por exemplo o cérebro, podendo causar variações no nível de consciência.

A fadiga muscular, devido à sua intensa atividade, leva progressivamente à hipoventilação com hipoxemia, retenção de dióxido de carbono e acidose respiratória, e conseqüentemente, à piora da função cardíaca e da congestão, iniciando um ciclo vicioso que, se não for interrompido, leva o paciente a óbito.

Os capilares pulmonares, após terem sido submetidos a regimes de alta pressão transmural, podem sofrer quebras anatômicas em suas paredes, com extravasamento de sangue para a luz alveolar, agregação de plaquetas na íntima exposta dos capilares e um processo inflamatório local e sistêmico[3,6,7].

ETIOLOGIAS E CLASSIFICAÇÃO

Segundo a lei de Starling, o extravasamento de líquido para o terceiro espaço pulmonar pode ocorrer por vários fatores:

1. Aumento da pressão hidrostática de origem cardiogênica.
2. Aumento da pressão hidrostática de origem não-cardiogênica, como por exemplo a doença venoclusiva pulmonar.
3. Aumento na permeabilidade da membrana capilar devido a processos locais, como pneumonias, ou processos sistêmicos, como pancreatites, queimaduras, sepse ou síndrome de reação inflamatória sistêmica.
4. Redução na pressão hidrostática intersticial como nos rápidos e maciços esvaziamentos de derrames pleurais.
5. Redução na pressão oncótica sangüínea que por si só não é causa de edema pulmonar, mas pode ser um importante fator colaborador.
6. Redução na drenagem linfática, como ocorre na linfangite carcinomatosa, silicose e doença pulmonar obstrutiva crônica, que por sua vez também não é causa primária de edema pulmonar, mas sim um fator colaborador.

Um modo clássico e prático de classificar o edema pulmonar é temporalmente como agudo ou crônico, e pelo mecanismo como cardiogênico e não-cardiogênico. Esta última classificação na categoria não-cardiogênica envolve vários mecanismos, mas o mais freqüente é a alteração de permeabilidade capilar. Mais uma vez, o interesse deste capítulo é sobre o mecanismo cardiogênico.

O edema agudo dos pulmões é uma síndrome, existindo, portanto, várias etiologias. As mais comuns causas de disfunção cardiogênica aguda são a isquemia coronariana e a emergência hipertensiva; outras causas mais raras são a insuficiência mitral aguda por ruptura de cordoalhas tendíneas (como ocorre na degeneração mixomato-

sa, endocardite e degeneração senil) ou disfunção de musculatura papilar e insuficiência aórtica aguda, como por exemplo a que ocorre nos traumatismos com grande desaceleração ou na dissecção aguda de aorta. As cardiopatias crônicas, como as disfunções ventriculares sistólicas e diastólicas e as disfunções valvares, podem causar edema agudo dos pulmões quando associadas a um fator desencadeante, como arritmias, infecções, isquemia, emergência hipertensiva e uso incorreto de dieta e medicamentos (falta de uso ou uso de medicamentos depressores da função miocárdica)[4].

DIAGNÓSTICO

O diagnóstico de desconforto respiratório por edema agudo dos pulmões deve ser clínico e imediato para o pronto início da terapêutica. O paciente queixa-se de dispnéia de início ou piora súbitos, tendo ao exame clínico sinais representativos do esforço da musculatura inspiratória como uso dos escalenos e esternocleidomastóideos, tiragem de fúrcula, intercostal e batimento de asa nasal, associados à taquipnéia e à expiração forçada, com a glote semifechada, para conseguir uma pressão expiratória positiva e resultando em uso da musculatura abdominal, em especial os retos abdominais, gerando por vezes um balancim toracoabdominal. Ruídos compatíveis com cornagem podem aparecer quando há expiração forçada. A ausculta pulmonar é variável, mais comumente encontramos estertoração crepitante que resulta do colapso de alvéolos e bronquíolos terminais, mas podemos encontrar apenas um murmúrio vesicular mais rude devido ao edema intersticial e ao espessamento dos septos interalveolares, roncos esparsos resultantes da transudação brônquica e sibilos resultantes do edema da mucosa brônquica e da hiper-reatividade da musculatura lisa destes. A ausculta também pode ser normal, pois em uma primeira fase do edema agudo dos pulmões a drenagem linfática compensa a transudação vascular, existindo apenas a taquipnéia. A congestão pulmonar pode resultar também em tosse.

Associados à dispnéia aparecem sinais de liberação adrenérgica como taquicardia, hipertensão, sudorese fria, palidez cutânea e ansiedade.

Outros achados podem ajudar a esclarecer a etiologia e/ou o diagnóstico diferencial de edema dos pulmões, como a presença de dor torácica compatível com insuficiência coronariana, galope cardíaco (B3 e/ou B4), sopros cardíacos e posição do *ictus cordis* cuja lateralização representa um aumento da área cardíaca[4].

DIAGNÓSTICO DIFERENCIAL

Os diagnósticos diferenciais do edema agudo dos pulmões são determinados por duas de suas características: o início súbito da dispnéia e a presença de congestão pulmonar clínica e radiológica.

A dispnéia súbita pode ter outras causas como: tromboembolismo pulmonar, broncoespasmo, broncoaspiração, inalação de gases tóxicos e irritantes. Quanto ao acúmulo de água no terceiro espaço pulmonar, outras causas existem, em que não há hipertensão capilar pulmonar como no edema dos pulmões das grandes alturas, edema neurogênico, linfangites pulmonares, overdose de narcóticos e síndrome do desconforto respiratório agudo do adulto com suas mais diversas etiologias[4].

TRATAMENTO

O tratamento do edema agudo dos pulmões consiste de três etapas sobrepostas: na primeira o objetivo é manter as funções respiratórias dentro de limites que permitam a vida, enquanto na segunda visamos à redução da pressão hidrostática capilar pulmonar e conseqüente redução do ultrafiltrado para o interstício pulmonar de forma farmacológica ou não, e na terceira etapa tratamos a causa da doença ou o fator descompensante da cardiopatia de base[4].

O tratamento de suporte consiste basicamente em melhorar a oxigenação sangüínea e reduzir o trabalho respiratório do paciente. A oxigenação adequada do sangue visa ao transporte necessário de O_2 aos tecidos com conseqüente metabolismo aeróbio e produção eficaz de energia nestes, evitando, dessa forma, a produção final de lactato pela via glicolítica anaeróbia. A oxigenação pode ser implementada pelo aumento da fração de inspiração de oxigênio por meio de cateteres de oxigênio (fração inspiratória de oxigênio ou FiO_2 máxima = 40%), máscaras faciais (FiO_2 máxima = 60%), máscaras de Venturi (FiO_2 máxima = 50%), máscaras de alto fluxo com reservatório e válvula unidirecional para o fluxo (FiO_2 máxima = 98-100%) e por último a máscara com suporte não-invasivo de ventilação, seja com pressão positiva contínua em vias aéreas (CPAP), seja com dois níveis de pressão, ambos com FiO_2 máxima = 100%.

A redução do trabalho respiratório é uma medida que evita a fadiga da musculatura da caixa torácica, a retenção de CO_2 (conseqüentemente a acidose respiratória) e diminui a atividade metabólica anaeróbia da musculatura, que ocorre devido à grande solicitação muscular aguda somada a hipóxia causada pelo aumento do gradiente alveoloarterial proporcionado pelo edema dos pulmões. A redução do trabalho inspiratório é feita com o auxílio pressórico inspiratório aplicado por um ventilador mecânico, tendo como interface com o paciente a intubação orotraqueal e a máscara facial ou nasal[4].

A redução de líquido do terceiro espaço pulmonar reduz o gradiente alveoloarterial com conseqüente melhora da oxigenação, e também aumenta a complacência pulmonar ao reduzir o número de alvéolos colabados, reduzindo o trabalho respiratório. Pode ser feita reduzindo-se a pressão hidrostática de capilar pulmonar com o posicionamento correto do paciente, diuréticos, vasodilatadores ou inotrópicos[2,4].

O paciente que tem diagnóstico de edema dos pulmões de instalação aguda deve ser posicionado sentado e sempre que possível com os membros inferiores pendentes, reduzindo assim o retorno venoso para o coração e a pressão hidrostática capilar pulmonar. A seguir, deve ser monitorizado com eletrocardiograma contínuo, pressão não-invasiva automática e oximetria de pulso. O oxigênio deve ser oferecido com frações inspiratórias maiores que 60%, nesta fase inicial de preferência em 100%, visando manter a saturação periférica de oxigênio acima de 90%. O acesso venoso deve ser estabelecido assim que possível.

Existem várias formas e seqüências de aplicações de medicamentos na terapêutica do edema dos pulmões, e a mais utilizada é a preconizada pelo *Advanced Cardiac Life Support,* mas considerando cada caso em sua individualidade. Assim, a primeira linha de medicamentos usados no tratamento do edema agudo dos pulmões é constituída pelos diuréticos, nitratos ou nitroglicerina e morfina.

O **nitrato** usado mais freqüentemente é o dinitrato de isossorbida, na dose de 5mg por via sublingual a cada 5 minutos, desde que a pressão arterial sistólica se mantenha acima de 90mmHg. Até este passo podemos melhorar as condições gerais do paciente sem um acesso venoso[4].

Quanto aos diuréticos, usamos a furosemida na dose de 0,5 a 1mg/kg de peso por via intravenosa. Se o paciente já fez uso deste medicamento próximo ao evento, o dobro da dose usada nesta data é aplicado. Se o paciente tem insuficiência renal oligoanúrica, uma dose de 100 a 200mg é utilizada com a aplicação lenta. A resposta inicial esperada é a melhora do desconforto respiratório devido à venodilatação, e após 20-30 minutos ocorrerá a diurese propriamente dita. A preferência pela vasodilatação máxima deve ser mandatória[8].

Assim, se em 20 minutos da aplicação do diurético não obtivermos resposta diurética ou do desconforto respiratório, o dobro da dose inicial deve ser aplicado.

A **morfina** é um medicamento de grande auxílio na terapêutica do edema dos pulmões, pois: 1. promove venodilatação reduzindo o retorno venoso para o coração em até 40%; 2. diminui as eferências dos mecanorreceptores intersticiais pulmonares estimulados pelo aumento do fluxo e da pressão hidrostática; 3. reduz a descarga adrenérgica do paciente, pelos dois motivos previamente descritos, reduzindo assim a pós-carga do coração. A dose usada é de 1-3mg a cada 5 minutos, monitorizando o nível de consciência, freqüência respiratória, pressão arterial, náuseas e freqüência cardíaca. A meperidina não deve ser nunca usada, pois apresenta mais efeitos colaterais, principalmente euforizantes, causados pelos seus metabolitos e menor efeito hemodinâmico[4].

Se após o uso inicial destes medicamentos o paciente continuar desconfortável e com pressão arterial sistólica acima de 100mmHg, vasodilatadores venosos com infusão contínua são administrados. O **nitroprussiato de sódio** na dose de 0,1 a 5mcg/kg/min é utilizado se o paciente não tem história prévia de coronariopatia, dor torácica ou alteração isquêmica de eletrocardiograma. Se existir algum indicativo de coronariopatia, o medicamento utilizado é a **nitroglicerina**, inicialmente com 5-10mcg até 200-500mcg/min[4].

Medicamentos inotrópicos, como a **dobutamina**, na dose de 2-20mcg/kg/min são utilizados em pacientes que apresentam disfunção ventricular esquerda com quadro clínico refratário ou mal perfundidos, apesar da vasodilatação máxima tolerada ou no paciente hipotenso bem perfundido.

A hipoxemia refratária, a acidemia por acidose respiratória progressiva, o rebaixamento do nível de consciência e o aparecimento de sinais clínicos de fadiga indicam a intubação orotraqueal com ventilação mecânica. Nos pacientes com infarto agudo do miocárdio e desconforto respiratório moderado/importante, a intubação deve ser mais precoce, para reduzir o consumo de oxigênio do coração e permitir uma intervenção hemodinâmica de forma mais segura[4].

Clinicamente, podemos classificar o risco de necessidade de ventilação mecânica baseado na pressão arterial sistêmica sistólica, pressão parcial de CO_2 e no pH dos pacientes. Assim, pacientes com pressão arterial sistólica menor que 180mmHg, $paCO_2$ > 45mmHg e pH < 7,32 são aqueles com maior probabilidade de precisar de suporte ventilatório e por isso devem ter seu tratamento mais agressivo[9].

A ventilação mecânica aplicada com intubação traqueal aumenta a sobrevida de pacientes com insuficiência e/ou desconforto respiratório grave, mas ao mesmo tempo tem complicações como infecção pulmonar, barotrauma e alto custo para o hospital e para o paciente.

VENTILAÇÃO NÃO-INVASIVA

Para o tratamento da insuficiência respiratória moderada e grave, a ventilação mecânica não-invasiva e o CPAP aplicados através de máscaras faciais ou nasais para o edema agudo dos pulmões cardiogênico vem crescendo no seu uso. Sendo descrito desde 1935 por Barach e em 1936 por Poulton, o CPAP reduz a necessidade de intubação traqueal em 30-35% dos casos, proporcionando melhora funcional respiratória precoce em resposta à medicação habitual para o edema agudo dos pulmões, mas ainda não existe comprovação da redução de mortalidade. Apesar de suas vantagens, como a fácil aplicabilidade, a redução no custo e as poucas complicações, as formas não-invasivas de aplicação de pressão em vias aéreas não são formas completas de suporte ventilatório, pois não garantem nem isolam a via aérea, sendo até então consideradas formas secundárias de suporte.

O CPAP e a ventilação não-invasiva podem ser aplicados de duas formas básicas: a máscara nasal e a máscara facial.

Nas várias etiologias para o edema agudo dos pulmões, o infarto agudo pulmonar ocupa seu espaço, não existindo diferenças na quantidade de CK-MB liberada pelo músculo necrótico quando o paciente é ventilado não-invasivamente em relação apenas ao suplementado com O_2. A pressão positiva intratorácica reduz o retorno venoso, diminuindo a pré-carga, reduz a pressão transmural em parede de ventrículo esquerdo e aorta, diminuindo a pós-carga, e reduz o fluxo sangüíneo em musculatura respiratória que em condições basais é de cerca de 5% e passa a até 40-50% do débito cardíaco em condições de estresse, diminuindo assim o trabalho cardíaco. A ventilação não-invasiva vem sendo descrita como forma de ventilação em casos de edema agudo dos pulmões grave com sucesso no tratamento.

Em 1985, Rasanen et al.[10] publicaram o primeiro estudo randomizado comparando o tratamento convencional com o convencional mais $10cmH_2O$ de CPAP. Neste estudo, apenas uma melhora mais rápida da hipoxemia foi evidente no grupo que usou CPAP. Em 1991, Bersten et al.[11] publicaram o mais elegante estudo nesta linha de pesquisa, em que 39 pacientes com edema agudo dos pulmões com gravidade elevada, marcada pela hipercapnia, foram randomizados para receber $10cmH_2O$ ou não, associado à terapia convencional. Além da melhora rápida da hipercapnia e da hipoxemia, a necessidade de intubação traqueal foi reduzida de 35% para 0%. Em 1995, Lin et al.[12] publicaram casuística com 100 pacientes nos quais foi aplicado CPAP progressivamente maior, iniciando em $2,5cmH_2O$ até $12,5cmH_2O$, em um intervalo de 2 horas e meia. Apesar de durante o período mais crítico do edema agudo dos pulmões as pressões em vias aéreas serem baixas, o resultado foi concordante com o estudo de Bersten et al.[11]. Da mesma forma em 2004, L'Her et al.[13] demonstraram em 89 pacientes consecutivos e acima de 80 anos a superioridade do uso de CPAP = $10cmH_2O$ em termos de redução de complicações e mortalidade (convencional 24% *vs.* CPAP 7%).

O primeiro estudo usando ventilação não-invasiva em dois níveis de pressão (BiPAP) data de 1997, em que Mehta et al.[14] compararam 14 pacientes em uso de BiPAP e 13 pacientes em uso de CPAP. Houve na análise intragrupo queda mais rápida na pressão arterial, freqüências cardíaca e respiratória no grupo randomizado para o uso de BiPAP. A taxa de intubações foi semelhante, mas o resultado que tornou este estudo o mais polêmico dessa série foi o índice de infartos agudos do miocárdio (BiPAP 71% e CPAP 31%), resultado este que também foi responsável pela interrupção precoce do estudo. Uma análise mais detalhada dos resultados mostrou que 71% dos pacientes que usaram BiPAP e 31% dos que usaram CPAP chegaram ao serviço médico com dor torácica, mas foram considerados pacientes com infarto do miocárdio como causa do edema agudo apenas aqueles que já chegaram com a atividade de CK-MB elevada, o que nem sempre é viável, uma vez que a elevação da atividade de CK-MB acontece geralmente após 4 a 6 horas. Outro dado interessante é que a queda de pressão arterial foi acompanhada da queda da freqüência cardíaca no grupo de pacientes que usou BiPAP, fato que não sugere um efeito deletério da pressão positiva intratorácica. Em 2000, Masip et al.[15] publicaram um estudo randomizado comparando a terapia convencional do edema agudo dos pulmões com pacientes que receberam a terapia convencional mais BiPAP, mostrando melhora da hipoxemia, redução da taxa de intubações e recuperação mais rápida da hipercapnia. Estes efeitos foram mais marcantes nos pacientes hipercápnicos, e sem aumentar a taxa de pacientes que evoluíram com infarto agudo do miocárdio no ambiente intra-hospitalar.

Os *guidelines* e os consensos já citados baseiam-se nestes estudos, que realmente deixam dúvidas de como usar e em quem usar a metodologia não-invasiva de ventilação. Após esta fase, Park et al.[16] publicaram um estudo piloto com 27 pacientes, que pela primeira vez contemplava três grupos (oxigenoterapia-padrão, CPAP = 5cmH$_2$O e BiPAP com EPAP = 3cmH$_2$O e IPAP = 8cmH$_2$O). Neste estudo, além de não haver efeitos tidos como adversos, houve redução da necessidade de intubação traqueal apenas no grupo BiPAP. Em 2003, Nava et al.[17] estudaram 130 pacientes randomizando-os para uso de BiPAP (EPAP = 5cmH$_2$O e EPAP = 15cmH$_2$O) ou terapia convencional. Apenas os pacientes com hipercapnia que foram alocados para uso de BiPAP tiveram redução na taxa de intubação. Cabe lembrar que a taxa de pacientes que evoluíram com infarto agudo do miocárdio dentro do hospital foi igual em ambos os grupos. Este não-aumento da taxa de infartos do miocárdio com o BiPAP foi também confirmado em um estudo contemporâneo desenhado especialmente para este fim com 46 pacientes[18]. Em 2004, Crane et al.[19] publicaram um estudo com 60 pacientes, randomizando-os para receber tratamento convencional, CPAP = 10cmH$_2$O ou BiPAP (EPAP = 5cmH$_2$O e IPAP = 15cmH$_2$O). Em 2 horas de evolução, os três grupos tiveram recuperação de oxigenação, acidose e freqüência respiratória equivalentes, mas a mortalidade na internação foi de 30% no grupo controle, 15% no grupo BiPAP e nenhuma no grupo CPAP (p = 0,029). O último estudo desta linha foi publicado no final de 2004. Este fora um estudo brasileiro no qual Park et al.[20] randomizaram precocemente 80 pacientes com edema agudo dos pulmões com insuficiência respiratória grave para receber oxigenoterapia convencional (FiO$_2$ = 0,5), CPAP (10cmH$_2$O com FiO$_2$ = 0,5) e BiPAP (EPAP = 10cmH$_2$O e IPAP = 15cmH$_2$O com FiO$_2$ = 0,5). Além da melhora equivalente dos sinais vitais nos grupos CPAP e BiPAP, que foram nitidamente superiores ao grupo tratado convencionalmente, a taxa de intubação foi reduzida de 42% durante a terapia convencional para 7% em ambos os grupos que usaram pressão positiva. Não houve infarto do miocárdio após a fase aguda. Neste estudo, um achado não esperado foi a redução da mortalidade em 14 dias nos pacientes ventilados não-invasivamente. Em 2005, Bellone et al.[21], em um estudo com 36 pacientes com edema agudo dos pulmões e hipercápnicos, 18 ventilando com CPAP de 10cmH$_2$O e 18 com BiPAP (EPAP = 5cmH$_2$O e IPAP = 20cmH$_2$O), mostraram que a ventilação em dois níveis de pressão não é superior ao CPAP, nem em tempo de resolução do quadro agudo.

Nos últimos 10 anos, as informações conquistadas neste campo permitem dizer que: 1. a ventilação mecânica não-invasiva não aumenta o risco de infarto do miocárdio; 2. deve ser aplicada precocemente; 3. pacientes com maior desconforto ou insuficiência respiratória têm maior benefício no uso da metodologia; 4. o uso de uma pressão expiratória de 10cmH$_2$O pode ser uma importante medida no suporte respiratório-hemodinâmico em pacientes com edema agudo dos pulmões; e 5. CPAP é igualmente efetivo ao BiPAP no tratamento desses pacientes.

REFERÊNCIAS BIBLIOGRÁFICAS

1. Rudiger A et al. Acute heart failure: clinical presentation, one-year mortality and prognostic factors. Eur J Heart Fail 2005;7:662. ▪ 2. Cotter G et al. Acute heart failure: a novel approach to its pathogenesis and treatment. Eur J Heart Fail 2002;4:227. ▪ 3. De Pasquale CG et al. Prolonged alveolocapillary barrier damage after acute cardiogenic pulmonary edema. Crit Care Med 2003; 31:1060. ▪ 4. Luisada AA, Cardi L. Acute pulmonary edema; pathology, physiology and clinical management. Circulation 1956; 13:113. ▪ 5. Stinnett HO. Altered cardiovascular reflex responses during positive pressure breathing. Fed Proc 1981;40:2182. ▪ 6. West JB et al. Stress failure in pulmonary capillaries. J Appl Physiol 1991;70:1731. ▪ 7. West JB. Invited review: pulmonary capillary stress failure. J Appl Physiol 2000;89:2483. ▪ 8. Cotter G et al. Randomised trial of high-dose isosorbide dinitrate plus low-dose furosemide versus high-dose furosemide plus low-dose isosorbide dinitrate in severe pulmonary oedema. Lancet 1998; 351:389. ▪ 9. Masip J et al. Risk factors for intubation as a guide for noninvasive ventilation in patients with severe acute cardiogenic pulmonary edema. Intensive Care Med 2003;29:1921. ▪ 10. Rasanen J et al. Continuous positive airway pressure by face mask in acute cardiogenic pulmonary edema. Am J Cardiol 1985;55: 296. ▪ 11. Bersten AD et al. Treatment of severe cardiogenic pulmonary edema with continuous positive airway pressure delivered by face mask. N Engl J Med 1991;325:1825. ▪ 12. Lin M et al. Reappraisal of continuous positive airway pressure therapy in acute cardiogenic pulmonary edema. Short-term results and long-term follow-up. Chest 1995;107:1379. ▪ 13. L'Her E et al. Noninvasive continuous positive airway pressure in elderly cardiogenic pulmonary edema patients. Intensive Care Med 2004; 30:882. ▪ 14. Mehta S et al. Randomized, prospective trial of bilevel versus continuous positive airway pressure in acute pulmonary edema. Crit Care Med 1997;25:620. ▪ 15. Masip J et al. Non-invasive pressure support ventilation versus conventional oxygen therapy in acute cardiogenic pulmonary oedema: a randomised trial. Lancet 2000;356:2126. ▪ 16. Park M et al. Oxygen therapy, continuous positive airway pressure, or noninvasive bilevel positive pressure ventilation in the treatment of acute cardiogenic pulmonary edema. Arq Bras Cardiol 2001;76:221. ▪ 17. Nava S et al. Noninvasive ventilation in cardiogenic pulmonary edema: a multicenter randomized trial. Am J Respir Crit Care Med 2003;168:1432. ▪ 18. Bellone A et al. Myocardial infarction rate in acute pulmonary edema: noninvasive pressure support ventilation versus continuous positive airway pressure. Crit Care Med 2004;32:1860. ▪ 19. Crane SD et al. Randomised controlled comparison of continuous positive airways pressure, bilevel non-invasive ventilation, and standard treatment in emergency department patients with acute cardiogenic pulmonary oedema. Emerg Med J 2004;21:155. ▪ 20. Park M et al. Randomized, prospective trial of oxygen, continuous positive airway pressure, and bilevel positive airway pressure by face mask in acute cardiogenic pulmonary edema. Crit Care Med 2004;32:2407. ▪ 21. Bellone A et al. Noninvasive pressure support ventilation vs. continuous positive airway pressure in acute hypercapnic pulmonary edema. Intensive Care Med 2005;31:807.

31. CHOQUE CARDIOGÊNICO

Jaime Bastos
Adriana Regina Perez

As hospitalizações por insuficiência cardíaca aumentaram em cerca de três vezes nas últimas três décadas e essa tendência é esperada pelos próximos 25 anos[1,3]. No Brasil, 3,2% de todas as internações hospitalares e 30,9% de todas as internações cardiológicas são por descompensação da insuficiência cardíaca, gerando gastos na ordem de 199 milhões de reais[2]. Neste contexto, destacam-se as síndromes de baixo débito cardíaco, o que inclui o choque cardiogênico.

CLASSIFICAÇÃO DAS DESCOMPENSAÇÕES AGUDAS

Insuficiência cardíaca pode ser definida como uma síndrome clínica em que uma alteração estrutural ou funcional do coração leva a mau desempenho do ventrículo em ejetar ou encher-se de sangue a pressões fisiológicas[1,3]. O grande impacto socioeconômico gerado por esta síndrome relaciona-se a vários fatores e, entre eles, ao grande número de re-hospitalizações por descompensações agudas[1,3]. Podemos classificar os quadros de descompensação da insuficiência cardíaca avaliando-se a perfusão periférica e a presença de congestão em repouso (Quadro 4.14).

Quadro 4.14 – Classificação: "avaliação de 2 minutos do perfil hemodinâmico"[4].

Má perfusão no repouso	Congestão no repouso?	
	Não	**Sim**
Não	Quente e seco	Quente e congesto
Sim	Frio e seco	Frio e congesto
Avaliação à beira do leito de "2 minutos"		
Congestão: ortopnéia, pressão venosa jugular alta, B3, P2 baixa, edema, ascite, crepitações (incomum). Má perfusão: pressão de pulso estreita (pressão arterial pinçada), extremidades frias, sonolência, piora da função renal		

Embora algumas séries da literatura mostraram que 67% dos pacientes admitidos por descompensação aguda da insuficiência cardíaca apresentavam-se quentes e congestos, 28% frios e congestos e apenas 5% frios e secos[3], em nosso meio, 50% das exacerbações são por baixo débito cardíaco[5]. Embora o termo "choque cardiogênico" seja classicamente descrito para as situações de baixo débito cardíaco e congestão pulmonar no cenário de um infarto agudo do miocárdio, o termo é freqüentemente utilizado para caracterizar síndromes de baixo débito cardíaco com padrão frio e congesto.

A insuficiência do ventrículo direito poderá ter participação nos quadros de descompensação da insuficiência cardíaca. Ela ocorre por três motivos não exclusivos: diminuição da contratilidade, sobrecarga de pressão e sobrecarga de volume ao ventrículo direito. A presença de disfunção de ventrículo direito durante as descompensações da insuficiência cardíaca levam a um círculo vicioso de dilatação, aumento de tensão circunferencial, aumento da demanda de oxigênio pelo miocárdio e isquemia. Conseqüentemente, há disfunção contrátil e mais dilatação. A diminuição do débito cardíaco de ventrículo direito e o movimento paradoxal do septo interventricular para a esquerda no final da diástole levam à redução da précarga do ventrículo esquerdo, com queda do débito cardíaco para a circulação sistêmica. Há redução da perfusão coronariana de ventrículo direito (mais isquemia, disfunção e dilatação) (Fig. 4.14).

Este círculo vicioso leva a colapso circulatório e morte[7].

A monitorização hemodinâmica das descompensações da insuficiência cardíaca com baixo débito cardíaco freqüentemente envolvem a monitorização da pressão arterial, da pressão venosa central, os dados obtidos com o cateter da artéria pulmonar e os índices de perfusão tecidual.

MONITORIZAÇÃO DA PRESSÃO ARTERIAL

Sabe-se que a avaliação clínica poderá levar a conclusões falsas quanto ao estado de perfusão tecidual, à volemia e ao débito cardíaco. Por isso, sempre nos perguntamos: aspectos clínicos e monitorização não-invasiva em pacientes críticos têm acurácia e precisão[6]? Por isso, com freqüência, há necessidade de monitorização invasiva da pressão arterial. Diferenças com a medida invasiva podem ser importantes. Em determinados cenários, a pressão arterial não-invasiva pode ser subestimada em até 40mmHg

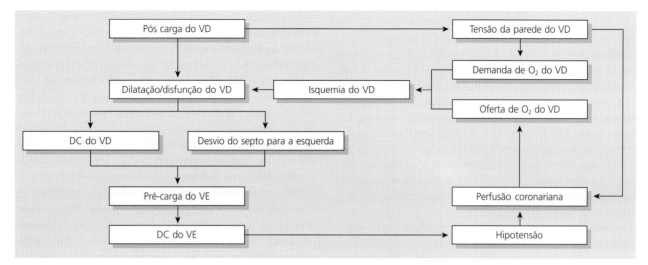

Figura 4.14 – Círculo vicioso de piora na disfunção de ventrículo direito (VD). DC = débito cardíaco; VE = ventrículo esquerdo.

em pacientes críticos[1]. A monitorização invasiva da pressão arterial permitiu ajuste detalhado de medicações por via intravenosa, como o nitroprussiato de sódio.

MONITORIZAÇÃO DA PRESSÃO VENOSA CENTRAL E O CATETER DA ARTÉRIA PULMONAR

Parâmetros hemodinâmicos estáticos obtidos com a cateterização da veia cava superior ou da artéria pulmonar (pressão venosa central, pressão de oclusão da artéria pulmonar) têm-se mostrado como ferramentas nem sempre úteis para a tomada de decisões terapêuticas[8]. Em pacientes cardiopatas, com hipertensão pulmonar, valvopatia tricúspide, ventrículo direito dilatado e hipocinético ou grave disfunção ventricular esquerda, a pressão venosa central e a pressão de oclusão da artéria pulmonar podem não refletir a verdadeira pré-carga ou sua relação com o débito cardíaco[8]. Além disso, em pacientes críticos a complacência ventricular pode estar diminuída, gerando-se pressões de enchimento desproporcionais aos respectivos volumes diastólicos finais[1,8]. Estudos que buscam estabelecer a relação entre pressões de enchimento e *performance* cardíaca (volume sistólico recrutável diante de um desafio de volume) desapontam, não havendo benefício na informação numérica que estas ferramentas fornecem[8]. Entretanto, a análise da variação da pressão venosa central durante o ciclo respiratório em pacientes com ventilação espontânea possibilita a identificação de pacientes que provavelmente irão apresentar melhora da *performance* cardíaca após administração de volume. A queda inspiratória de 1mmHg na pressão venosa central identifica pacientes que se beneficiam de expansão volêmica[8]. Em pacientes sob ventilação mecânica, sedados, em modalidade controlada, com volume corrente > 8ml/kg e pressão arterial invasiva, a diferença entre a máxima pressão de pulso (Pp$_{máx}$) na inspiração e a mínima pressão de pulso (Pp$_{mín}$) na expiração, dividido pela média dos dois valores (ΔPp%) acima de 13%, apontam para aqueles que devem responder a provas de volume[8] (Fig. 4.15).

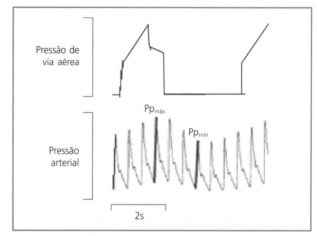

Figura 4.15 – Medida do ΔPp%[8].

Assim, sabemos hoje que a análise das variações pressóricas que acontecem durante o ciclo respiratório é mais útil para se identificar pacientes que aumentarão o débito cardíaco quando submetidos à expansão volêmica rápida.

ÍNDICES DE PERFUSÃO TECIDUAL

Do ponto de vista fisiológico, a monitorização de desequilíbrios entre oferta (DO$_2$) e consumo (V̇O$_2$) de oxigênio deveria guiar decisões terapêuticas em estados de instabilidade hemodinâmica[9]. O desequilíbrio V̇O$_2$/DO$_2$ é reconhecido pelos índices de perfusão tecidual[9]:

Saturação venosa central de oxigênio – valor que não deve ser interpretado isoladamente, mas junto com os demais índices de perfusão (em geral 50-60% no cardiopata estável)[9].

Lactato – inferior a 2-4mmol/l.

Base excess – menor ou igual a 4mEq/l.

Gradiente venoarterial de pCO$_2$ (PvCO$_2$-paCO$_2$) – inferior a 10mmHg.

TRATAMENTO

Para iniciar o tratamento de um quadro de insuficiência cardíaca descompensada é importante o diagnóstico do perfil hemodinâmico do paciente (ver Quadro 4.14). Medidas gerais devem ser instituídas imediatamente, uma vez reconhecida a potencial gravidade da condição de baixa perfusão tecidual. Deve-se estabelecer suporte básico e avançado de vida (BLS, ACLS), ventilação e oxigenação adequadas, analgesia e sedação, quando indicadas. Tratar taquiarritmias e bradiarritmias, quando necessário, e ajustar a volemia. Estabelecer tratamento com vasodilatadores por via intravenosa ou vasopressores e inotrópicos se necessário (Fig. 4.16)[1].

Ajuste da volemia – administrações de volume freqüentemente são necessárias diante da evidência de pré-carga responsiva. Neste cenário, infusões rápidas (15-20min) em bolo de 250-300ml de cristalóides devem ser realizadas. Vasodilatadores por via intravenosa são prioridade no tratamento da insuficiência cardíaca descompensada e deverão ser instituídos assim que a volemia esteja otimizada e a pressão arterial adequada[1,6]. Ao contrário, vasopressores deverão ser iniciados se a pressão arterial média ou a sistêmica forem incapazes de garantir perfusão. Tais valores são variáveis na literatura (pressão arterial média < 65-70mmHg e sistêmica < 80-90mmHg)[1,3,4,6]. Níveis mais altos são considerados se houver insuficiência de ventrículo direito e hipertensão pulmonar. O uso de inotrópicos poderá ser considerado (uma vez otimizadas volemia e pressão) se persistirem sinais de perfusão tecidual inadequada, que poderá ser diagnosticada quando lactato > 2-4mmol, *base excess* < –4mEq/l, gradiente venoarterial de pCO_2 > 10mmHg, saturação venosa central de oxigênio desproporcionalmente baixa, pressão de pulso e diurese reduzida[1]. O uso de suporte mecânico está indicado quando o quadro de hipoperfusão persiste sem melhora, a despeito de todas as medidas até então tomadas.

Neste sentido, o balão intra-aórtico e os dispositivos de assistência ventricular, nesta seqüência, deverão ser instalados para a melhora das condições cardiovasculares até

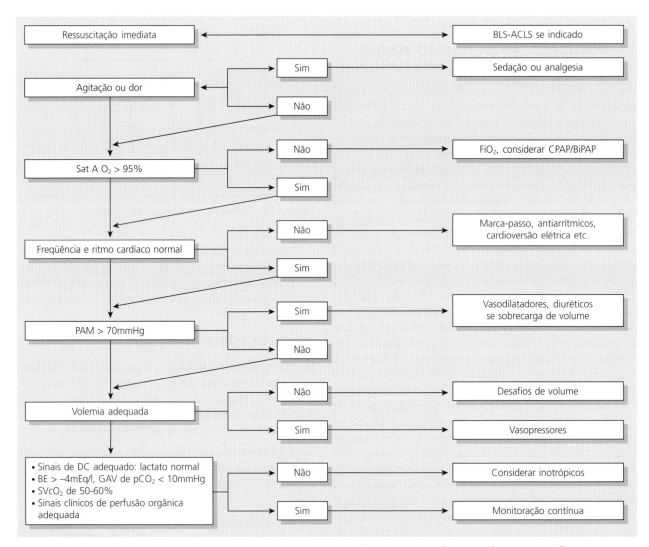

Figura 4.16 – Fluxograma para o manejo da descompensação aguda da insuficiência cardíaca (frio e seco/frio e congesto)[1]. PAM = pressão arterial média; DC = débito cardíaco; BE = *base excess*; GAV = gradiente venoarterial; $SVcO_2$ = saturação venosa central de oxigênio; BLS-ACLS = suporte básico e avançado de vida; CPAP = pressão positiva contínua das vias aéreas; BiPAP = ventilação não-invasiva em dois níveis de pressão.

que um tratamento mais definitivo (cirurgia, transplante) possa ser desencadeado[1]. Tal medida garantiu a manutenção de condições clínicas até o momento do transplante.

Na presença de insuficiência de ventrículo direito, o tratamento visa melhorar a congestão ventricular direita, a contratilidade e a pós-carga[7]. Em relação a eventuais infusões de volume, deve-se lembrar que o mecanismo de Starling é limitado, além de uma pressão média da artéria pulmonar de 30mmHg[7]. Mesmo assim, devemos sempre verificar se existe alguma possibilidade de resposta a uma prova de volume. Portanto, verificar se há pré-carga responsiva. Independente do cenário, pré-carga responsiva significará sempre débito cardíaco recrutável[7,8]. Pelo contrário, na presença de congestão ventricular direita grave, com altos volumes diastólicos finais, dilatação importante desta câmara e risco de movimento septal para a esquerda, instituir diuréticos e inotrópicos. Na persistência de tal quadro, hemofiltração de urgência é indicada.

Vasopressores poderão ser necessários para se atingir pressões arteriais médias adequadas. Previnem o círculo vicioso de piora da função contrátil por melhorar a perfusão da coronária direita e a contração do ventrículo direito. Pressão arterial média em torno de 70mmHg e pressão arterial sistêmica superior a 100mmHg podem minimizar os efeitos da interação ventrículo direito/esquerdo na disfunção biventricular com ou sem hipertensão pulmonar, sem piorar a pós-carga do ventrículo esquerdo[7]. Monitorizar índices de perfusão sistêmica na tentativa de encontrar o valor mais adequado de pressão arterial média que satisfaça a *performance* de ambos os ventrículos[1,7]. Enfim, o balão intra-aórtico pode ser efetivo para melhorar a pressão de perfusão coronariana e a *performance* do ventrículo direito[7].

Em resumo:

Ventrículo esquerdo – medidas gerais, otimização volêmica, vasodilatadores por via intravenosa. Se persistência de perfusão inadequada → inotrópicos, balão intra-aórtico para os casos refratários, dispositivos de assitência ventricular. Verificar índices de perfusão.

Ventrículo direito ou disfunção biventricular com ou sem hipertensão pulmonar – otimizar pressão arterial média (vasopressores se necessário), inotrópicos, diuréticos × hemofiltração, vasodilatadores (disfunção biventricular) quando possível, balão intra-aórtico. Verificar índices de perfusão.

REFERÊNCIAS BIBLIOGRÁFICAS

1. Nieminen MS et al. The task force on acute heart failure of the european Society of Cardiology. Eur Heart J 2005;26:384. ▪ 2. DATASUS. www.datasus.gov.br/. ▪ 3. Hobbs RE. Management of decompensated heart failure. Am J Therapeutics 2004;11:473. ▪ 4. Nohria A et al. Medical management of advanced heart failure. JAMA 2002;287:628. ▪ 5. Bocchi EA et al. Eficácia do tratamento da insuficiência cardíaca grave com levosimendan: resultados de um estudo multicêntrico prospectivo (Estudo BELIEF). Arq Bras Cardiol 2003;81(Supl. III):30. ▪ 6. Herzog E et al. Pathway for the management of acute heart failure. Crit Pathways Cardiol 2005;121. ▪ 7. Piazza G, Goldhaber SZ. The acutely decompensated right ventricle – pathways for diagnosis and management. Chest 2005;128:1836. ▪ 8. Michard F, Teboul JL. Predicting fluid responsiveness in ICU patients: a critical analysis of the evidence. Chest 2002;121:2000. ▪ 9. Vincent Jl, Backer D. Oxygen transport-the oxygen delivery controversy. Intensive Care Med 2004;30:1990.

32. TROMBOEMBOLISMO PULMONAR

Alexandre Biasi Cavalcanti
Thiago Domingos Corrêa
Antonio Cláudio do Amaral Baruzzi

Existem poucos dados disponíveis sobre a incidência de tromboembolismo pulmonar em nosso país. Estudos nacionais mostram que em cerca de 3 a 5% das necropsias verifica-se a presença de tromboembolismo, sendo que em 68% destes casos a condição foi imputada como causa do óbito[1,2]. O número de hospitalizações por embolia pulmonar no Brasil foi de aproximadamente 6.700 casos em 2004, segundo dados do DATASUS[3]. Entretanto, estima-se que em torno de 75% dos casos não são diagnosticados[2]. Nos Estados Unidos, mais de 500.000 casos de tromboembolismo pulmonar são diagnosticados a cada ano, resultando em aproximadamente 200.000 óbitos[4,5].

A letalidade associada à embolia pulmonar não-tratada é de aproximadamente 30%. O diagnóstico rápido do problema é fundamental, pois o tratamento reduz a mortalidade para 2 a 8%, e melhora a qualidade de vida, diminuindo a probabilidade de ocorrência de hipertensão pulmonar tromboembólica e síndrome pós-trombótica[4,6,7].

FISIOPATOLOGIA

Êmbolos pulmonares geralmente provêm de trombos originários no sistema venoso profundo dos membros inferiores. Entretanto, também podem originar-se de veias pélvicas, renais, dos membros superiores ou do coração direito.

Trombos ileofemorais parecem ser a causa da maioria das embolias pulmonares[8,9]. Por outro lado, a maioria dos trombos que surgem abaixo da veia poplítea (trombos de veias da panturrilha) parece resolver-se espontaneamente e não costuma embolizar para os pulmões. Em torno de 20% dos trombos de veias da panturrilha propagam-se para veias proximais.

Após migrar até os pulmões, trombos grandes podem impactar na bifurcação da artéria pulmonar ou em ramos lobares, levando ao comprometimento hemodinâmico. Trombos menores que se alojam para distal mais freqüentemente produzem dor pleurítica, em decorrência de res-

posta inflamatória adjacente à pleura parietal. Aproximadamente 10% dos trombos causam infarto pulmonar, geralmente em pacientes com doenças cardiopulmonares preexistentes. Na maioria dos casos, verificam-se múltiplos êmbolos, com predominância de envolvimento dos lobos inferiores[10].

As alterações de troca gasosa que ocorrem nos pacientes com embolia pulmonar não são explicáveis somente pela obstrução mecânica dos vasos pulmonares e do aumento da razão ventilação para perfusão em algumas porções pulmonares. Fenômenos como liberação de mediadores inflamatórios, com resultante disfunção da produção de surfactante, modificações da permeabilidade vascular e ocorrência de *shunt* intrapulmonar, provavelmente são os responsáveis pelas alterações gasométricas[11].

FATORES DE RISCO

Pacientes com embolia pulmonar geralmente apresentam fatores de risco para o desenvolvimento de trombose venosa. Os principais fatores de risco são:

- Imobilização/paralisia.
- Cirurgia nos últimos três meses.
- Acidente vascular cerebral.
- Câncer.
- História de tromboembolismo venoso.
- Obesidade.
- Tabagismo (principalmente acima de 25 cigarros por dia).
- Hipertensão arterial sistêmica.
- Fratura de quadril.
- Insuficiência cardíaca congestiva.
- Gestação e pós-parto.
- Contraceptivos orais e terapia de reposição hormonal.

Em pacientes com tromboembolismo pulmonar sem um fator de risco inicialmente identificável deve-se suspeitar das seguintes causas:

- Neoplasias ocultas: as mais comumente associadas ao tromboembolismo na apresentação são câncer de pâncreas e de próstata.
- Fator V de Leiden – presente em até 40% dos casos sem outros fatores de risco identificados.
- Altas concentrações do fator VIII – presentes em 11% da população e associadas ao aumento de seis vezes no risco de tromboembolismo venoso.
- Polimorfismo G2010A do gene da protrombina.
- Condições hereditárias: deficiência de proteína C, proteína S, antitrombina III, disfibrinogenemia, alterações do plasminogênio e fator XI elevado.
- Condições adquiridas: síndrome de anticorpos antifosfolípides (anticoagulante lúpico e anticorpo anticardiolipina).

MANIFESTAÇÕES CLÍNICAS

O diagnóstico de embolia pulmonar é bastante difícil devido ao quadro clínico ser muito inespecífico. Adicionalmente, a apresentação clínica varia conforme a quantidade e o tamanho dos êmbolos, além do estado cardiopulmonar de base dos pacientes. A possibilidade de embolia pulmonar deve ser sempre considerada quando houver dispnéia ou dor torácica pleurítica não explicada.

Os sintomas mais comuns são dispnéia (73%), dor torácica ventilatório-dependente (66%), tosse (37%), hemoptise (13%). Sintomas como palpitações ou dor anginosa podem ocorrer menos freqüentemente. Os sinais mais freqüentes são taquipnéia (70%), estertores (51%), taquicardia (30%), quarta bulha (24%) e hiperfonese do componente pulmonar de B2 (23%). Temperatura $\geq 37,5°C$ é comum (43%), porém acima de 39°C não costuma ser observada[12].

Embora a maioria dos êmbolos pulmonares provenha dos membros inferiores, a presença de sintomas e sinais de trombose venosa profunda ocorre na minoria dos pacientes (em torno de 30% dos casos).

Escores clínicos podem ser úteis para determinar objetivamente o risco de embolia pulmonar[13]. Embora não permitam confirmar ou descartar o diagnóstico, habilitam o clínico a estimar a probabilidade da ocorrência de embolia pulmonar e, dessa forma, definir eficientemente os testes diagnósticos subseqüentes. O escore do grupo de Genebra (Tabela 4.5) permite classificar os pacientes como de baixo risco para embolia pulmonar (risco de 10%), médio (38%) e alto (81%).

EXAMES LABORATORIAIS E MÉTODOS GRÁFICOS

Além da anamnese e exame clínico, a avaliação de pacientes com dispnéia ou dor torácica possivelmente devido à embolia pulmonar deve incluir eletrocardiograma de 12 derivações, radiografia de tórax e gasometria arterial. Estes exames simples, e de baixo custo, costumam estar

Tabela 4.5 – Escore para estimação clínica do risco de embolia pulmonar[13].

Variável	Pontos
Idade	
60-79	+ 1
≥ 80	+ 2
TVP ou TEP prévias	+ 2
Cirurgia recente	+ 3
Freqüência cardíaca > 100bpm	+ 1
paCO$_2$	
< 36,0	+ 2
36,0-39,0	+ 1
paO$_2$	
< 48,8	+ 4
48,8-59,9	+ 3
60,0-71,2	+ 2
71,3-82,4	+ 1
Radiografia de tórax	
Atelectasias laminares	+ 1
Elevação de hemidiafragma	+ 1
Soma de pontos:	Probabilidade de embolia pulmonar
0-4	10% – baixa
5-8	38% – moderada
9-12	81% – alta

TVP = trombose venosa profunda; TEP = tromboembolismo pulmonar.

alterados na maioria dos pacientes com embolia pulmonar, sendo, contudo, notoriamente inespecíficos. Dessa forma, métodos diagnósticos adicionais são sempre necessários.

ELETROCARDIOGRAMA

O eletrocardiograma é anormal em 70% dos casos de embolia pulmonar, contudo as alterações são inespecíficas. Os achados mais comuns são alterações do segmento ST e onda T. A presença de ondas T negativas nas derivações precordiais é freqüente em pacientes com embolia pulmonar e está associada a pior prognóstico[14]. Da mesma forma, a presença de arritmias atriais, bloqueio de ramo direito, baixa voltagem periférica, padrão de pseudo-infarto (ondas Q em D$_3$ e aVF) ou alterações do segmento ST em derivações precordiais predizem maior risco de óbito[15]. O padrão clássico de *cor pulmonale* com S1 Q3 T3 e ondas P *pulmonale* ou bloqueio de ramo direito é incomumente observado em pacientes com embolia pulmonar[16].

RADIOGRAFIA DE TÓRAX

Apenas 12% dos casos de embolia pulmonar apresentam radiografia de tórax normal[12]. Os achados mais comuns incluem atelectasia laminar, derrame pleural, infiltrado pulmonar e elevação discreta de hemidiafragma. A freqüência destes achados não diverge sensivelmente da observada nos pacientes cujo diagnóstico final não é embolia pulmonar. Alterações clássicas como "corcova" de Hampton (infiltrado pulmonar em cunha com base pleural que representa hemorragia intraparenquimatosa) ou sinal de Westermark (área de oligoemia com artéria pulmonar proeminente) são bastante sugestivas de embolia pulmonar, mas infreqüentes. De qualquer modo, a radiografia de tórax é importante para avaliar a presença de diagnósticos alternativos, como pneumonia ou congestão pulmonar, embora a embolia pulmonar freqüentemente coexista com outros problemas pulmonares. A presença de radiografia de tórax normal ou pouco alterada em paciente com dispnéia e/ou hipoxemia é bastante sugestiva de embolia pulmonar.

GASOMETRIA ARTERIAL

O padrão típico da gasometria arterial é hipoxemia associada à hipocapnia. Porém, em 18% dos pacientes a paO_2 é normal (> 85mmHg). Adicionalmente, a $paCO_2$ pode ser normal ou até mesmo aumentada se houver embolia maciça.

DÍMERO D

Dímero D é um subproduto da degradação da fibrina que se eleva quando há formação de trombos no organismo. Quase todos os pacientes (97%) com embolia pulmonar apresentam níveis maiores do que 500ng/ml. Portanto, resultados normais (< 500ng/ml) deste exame são extremamente úteis, por tornarem muito improvável o diagnóstico de embolia pulmonar. Por outro lado, o dímero D eleva-se em diversas condições, de forma que o encontro de valores altos não é suficiente para indicar a presença de embolia pulmonar.

Diversos estudos têm demonstrado que resultados de dímero D < 500ng/ml afastam, com alto nível de segurança, a possibilidade de embolia pulmonar em pacientes com probabilidade clínica baixa ou moderada da doença, de forma que exames de imagem adicionais se tornam desnecessários[17-20]. É importante ter em mente que o exame não deve ser solicitado para pacientes com probabilidade clínica alta de embolia pulmonar, pois mesmo que o resultado seja normal não se pode afastar a possibilidade da doença (Fig. 4.17).

Várias metodologias diferentes têm sido utilizadas para a mensuração de dímero D, com resultados diversos. As técnicas que apresentam maior sensibilidade são o ELISA quantitativo rápido e o ELISA quantitativo[19]. Outras técnicas apresentam resultados bem inferiores, particularmente as que utilizam látex e aglutinação com sangue total. Dessa forma, é fundamental conhecer qual técnica é utilizada no laboratório da instituição em que se trabalha.

OUTROS EXAMES LABORATORIAIS

Elevações de troponina I ou T são encontradas em 30 a 50% dos pacientes com embolia pulmonar[21-24]. O achado de valores elevados de troponina I ou T está associado a pior prognóstico: maior freqüência de disfunção ventricular direita, hipotensão prolongada e maior letalidade hospitalar[21-24].

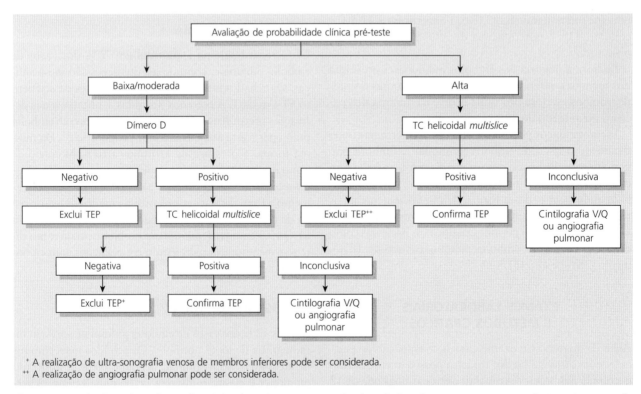

+ A realização de ultra-sonografia venosa de membros inferiores pode ser considerada.
++ A realização de angiografia pulmonar pode ser considerada.

Figura 4.17 – Algoritmo de avaliação diagnóstica de pacientes com suspeita de embolia pulmonar em centros que dispõem de tomografia helicoidal *multislice*[18]. TEP = tromboembolismo pulmonar; TC = tomografia computadorizada.

O peptídeo natriurético cerebral é produzido pelo miocárdio ventricular quando submetido a altas pressões diastólicas[25,26]. Tem sido utilizado principalmente para estabelecer o diagnóstico de insuficiência cardíaca em pacientes que apresentam dispnéia. O peptídeo natriurético cerebral também se eleva em pacientes com disfunção ventricular direita secundária à embolia pulmonar[27]. Em pacientes com embolia pulmonar, a presença de níveis elevados de peptídeo natriurético cerebral é marcador de pior evolução, embora parte dos pacientes com desfechos adversos apresente níveis menores que 90pg/ml[28,29]. Valores inferiores a 50pg/ml discriminariam melhor pacientes com evolução benigna[28].

Tomografia computadorizada de tórax

O interesse sobre a tomografia helicoidal do tórax como método para o diagnóstico de embolia pulmonar é crescente devido a vantagens sobre a cintilografia pulmonar de ventilação-perfusão. O método é mais rápido, capaz de avaliar outras possibilidades diagnósticas concorrentes e mais amplamente disponível.

Contudo, a tomografia computadorizada de tórax helicoidal com um detector deixa de diagnosticar em torno de 30% dos casos de embolia pulmonar[30], havendo ainda razoável grau de discordância entre observadores[31]. Ou seja, o procedimento é absolutamente insuficiente para descartar a presença de embolia pulmonar e, neste caso, outros testes, como ultra-sonografia de membros inferiores, devem ser realizados.

Novos tomógrafos com multidetectores (*multislice*) têm permitido a realização de exames com importante melhora na visualização de ramos segmentares e subsegmentares. Estudos realizados com tomógrafos *multislice* têm demonstrado que o método apresenta alto valor preditivo negativo, ou seja, permite "excluir" o diagnóstico de embolia pulmonar, sem necessidade de acrescentar-se ultra-sonografia de membros inferiores[30,31].

Em estudo com 756 pacientes com suspeita de embolia pulmonar, por exemplo, em que se usou tomografia computadorizada helicoidal de tórax em conjunto com dímero D, o risco de embolia em três meses nos pacientes em que os exames foram negativos foi de 1,5%[18]. Adicionalmente, o diagnóstico de embolia pulmonar pela tomografia *multislice* é menos dependente do observador. Patel et al., por exemplo, verificaram excelente grau de concordância interobservador[32].

É importante salientar que é necessária a administração de contraste por via intravenosa para a realização da tomografia helicoidal em quantidade similar à usada na angiografia pulmonar. Portanto, em pacientes com alterações da função renal é recomendado o preparo renal com acetilcisteína e expansão volêmica utilizando solução com bicarbonato de sódio[33-35].

Cintilografia pulmonar de ventilação-perfusão

A cintilografia pulmonar de ventilação-perfusão é um dos métodos mais freqüentemente utilizados para a avaliação de pacientes com suspeita de embolia pulmonar, embora, mais recentemente venha sendo substituída pela tomografia helicoidal *multislice*.

Em pacientes com suspeita de embolia pulmonar, uma cintilografia pulmonar normal virtualmente exclui o diagnóstico de embolia pulmonar, enquanto um exame com o resultado "alta probabilidade" está associado à presença de embolia pulmonar em torno de 90% dos casos[36].

A grande limitação do método é a alta freqüência de resultados intermediários (baixa ou moderada probabilidade). No estudo PIOPED[36], dos pacientes com diagnóstico confirmado de embolia pulmonar, apenas 42% apresentaram cintilografia com resultado "alta probabilidade". O restante apresentava como resultados baixa ou intermediária probabilidade. Por outro lado, a embolia pulmonar estava presente em 14 e 30% dos pacientes com baixa e intermediária probabilidade pela cintilografia pulmonar. Ou seja, tais resultados são inconclusivos, não permitindo afastar ou confirmar o diagnóstico, e demandando a realização de exames adicionais como arteriografia pulmonar.

Ultra-sonografia venosa de membros inferiores

Aproximadamente 90% dos êmbolos pulmonares provêm de trombos originários no sistema venoso profundo dos membros inferiores. Pacientes com embolia pulmonar apresentam ultra-sonografia positiva para trombose venosa profunda em 30 a 50% dos casos. A visualização do trombo venoso freqüentemente é possível, porém não é essencial para o diagnóstico. O achado mais sensível para o diagnóstico de trombose venosa profunda é a diminuição da compressibilidade das veias profundas dos membros inferiores.

A sensibilidade e a especificidade da ultra-sonografia para o diagnóstico de trombose venosa profunda em pacientes sintomáticos, nos quais se observa diminuição da compressibilidade das veias profundas proximais dos membros inferiores, é de 97%, com valor preditivo positivo de 94%. Resultados menos expressivos são observados em pacientes assintomáticos, com sensibilidade de 59% e especificidade de 98%[9].

Possui grande utilidade quando há moderada probabilidade clínica de tromboembolia pulmonar em associação à cintilografia pulmonar de ventilação-perfusão não-conclusiva ou com tomografia helicoidal de tórax de um detector negativa[37].

Angiografia pulmonar

Angiografia pulmonar é a técnica capaz de estabelecer ou excluir o diagnóstico de embolia pulmonar com acurácia praticamente plena. Apenas 3% dos exames são não-diagnósticos[36]. A variabilidade interobservador é pequena, e semelhante à da tomografia helicoidal *multislice* (valor de *kappa*: 0,7 a 0,9)[32].

A angiografia é realizada injetando-se contraste nos ramos da artéria pulmonar após cateterização percutânea. São realizadas duas projeções para cada pulmão (ânteroposterior e oblíqua), totalizando quatro injeções de contraste.

A angiografia pulmonar é um procedimento relativamente seguro, com maior taxa de complicações e óbito inferior a 1%[36,38]. Entretanto, em pacientes com hipertensão pulmonar moderada a importante, deve-se ter mais cautela devido a maior risco de complicações fatais[39].

Nos centros que dispõem de tomografia helicoidal *multislice* (quatro ou mais detectores), a arteriografia pulmonar é o exame utilizado muito raramente na avaliação diagnóstica de embolia pulmonar. Na indisponibilidade de realizar tomografia *multislice*, a arteriografia deve ser solicitada quando o diagnóstico de embolia pulmonar não pode ser afastado ou confirmado após a realização de exames menos invasivos. Um exemplo desta situação é a ocorrência de cintilografia de pulmão não-diagnóstica e ultra-sonografia venosa de membros inferiores negativa, mas com probabilidade clínica intermediária ou alta de embolia pulmonar.

Ecocardiograma

Trata-se de um exame valioso na avaliação de pacientes com suspeita de embolia pulmonar tanto pela possibilidade de fundamentar seu diagnóstico como para avaliar possíveis diagnósticos diferenciais, como casos de dispnéia aguda, dor torácica, colapso cardiovascular e outras situações clínicas que mimetizam a embolia pulmonar.

O ecocardiograma pode sugerir ou enfatizar a suspeita diagnóstica de embolia pulmonar se estiver presente sobrecarga e disfunção do ventrículo direito em associação a sinais ao Doppler de aumento de pressão da artéria pulmonar.

Os achados ecocardiográficos mais freqüentemente encontrados na embolia pulmonar com comprometimento hemodinâmico significativo incluem a presença de ventrículo direito dilatado e hipocinético, dilatação das artérias pulmonares, intensificação do fluxo de regurgitação tricúspide, alteração da velocidade do fluxo de saída do ventrículo direito e alteração da relação ventrículo direito/ventrículo esquerdo pelo efeito de compressão do septo interventricular no ventrículo esquerdo. A veia cava inferior está freqüentemente dilatada e não apresenta colapso durante a inspiração.

A presença de hipocinesia do ventrículo direito em portadores de embolia pulmonar com pressão arterial sistólica preservada é um preditor independente de mortalidade precoce[40].

O ecocardiograma transesofágico pode ser útil para avaliar o diagnóstico de embolia pulmonar em pacientes com instabilidade hemodinâmica intensa, nos quais o transporte para a realização de outros exames de imagem (tomografia computadorizada ou cintilografia) pode ser perigoso[41,42].

Algoritmos diagnósticos

A seqüência de exames diagnósticos para a avaliação de pacientes com suspeita de embolia varia na dependência da probabilidade clínica, que pode ser determinada com o auxílio de escores clínicos (ver Tabela 4.5), e de quais

métodos de imagem estão à disposição em cada instituição. Um algoritmo para a investigação de embolia pulmonar em centros que dispõem de tomografia *multislice* é apresentado na figura 4.17. Este algoritmo baseia-se nos resultados do estudo de Perrier et al.[18]. Na figura 4.18 é apresentado um algoritmo para instituições que não dispõem de tomógrafo helicoidal *multislice*, mas sim de tomógrafo helicoidal simples (um detector) ou de cintilografia pulmonar de ventilação-perfusão.

TRATAMENTO

O tratamento-padrão para pacientes com tromboembolismo pulmonar é o início simultâneo de heparina (não-fracionada ou de baixo peso molecular) e warfarina por via oral[43-45]. Exceções incluem pacientes instáveis que necessitam de intervenção cirúrgica imediata, inserção de filtro de veia cava, trombólise ou pacientes sob alto risco de sangramento.

HEPARINA NÃO-FRACIONADA

Estudos experimentais e ensaios clínicos demonstram que a eficácia da terapia com heparina depende da obtenção de níveis terapêuticos nas primeiras 24 horas de tratamento[46-48]. Terapia inicial inadequada aumenta o risco de tromboembolismo recorrente, não só nos primeiros dias após o evento, mas também por no mínimo três meses[49].

A heparina deve ser utilizada em conjunto com a warfarina por no mínimo cinco dias, e pode ser interrompida somente quanto o RNI (Razão Normalizada Internacional) estiver na faixa terapêutica (2,0 a 3,0) por ao menos dois dias consecutivos[50]. O início simultâneo de heparina e warfarina é eficaz, e permite redução do tempo de hospitalização[43,44].

A dose de heparina deve ser ajustada para manter um TTPa entre 1,5 e 2,5 vezes o valor controle médio. Valores abaixo de 1,5 vez estão fortemente associados a aumento nas taxas de tromboembolismo recorrente. O ajuste deve ser realizado utilizando algoritmo baseado no peso do paciente, o qual é seguro e está associado à menor recorrência de embolismo do que protocolos convencionais[47] (Tabela 4.6).

Tabela 4.6 – Normograma de correção da dose de heparina não-fracionada de acordo com o peso do paciente[47].

Dose inicial	80U/kg em bolo, seguido de 18U/kg/h
TTPa < 35s (< 1,2 × controle)	80U/kg em bolo, então aumentar infusão em 4U/kg/h
TTPa 35-45s (1,2-1,5 × controle)	40U/kg em bolo, então aumentar infusão em 2U/kg/h
TTPa 46-70s (1,5-2,3 × controle)	Não alterar
TTPa 71-90s (2,3-3,0 × controle)	Diminuir infusão em 2U/kg/h
TTPa > 90s (< 3,0 × controle)	Parar infusão por 1 hora, então diminuir infusão em 3U/kg/h

TTPa = tempo de tromboplastina parcial ativado.

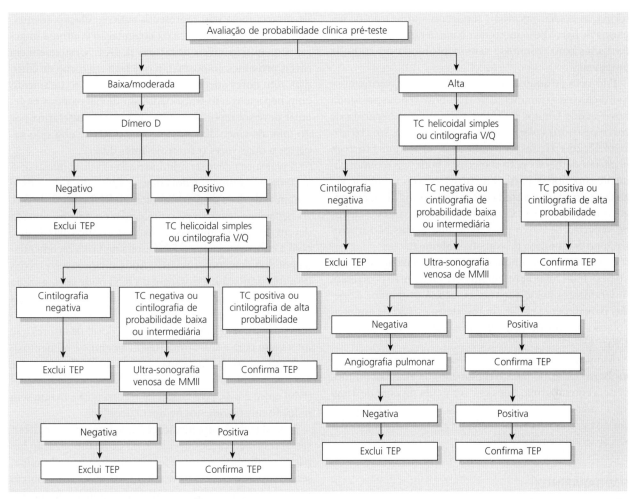

Figura 4.18 – Algoritmo de avaliação diagnóstica de pacientes com suspeita de embolia pulmonar, em centros que não dispõem de tomografia helicoidal *multislice*[86]. TEP = tromboembolismo pulmonar; TC = tomografia computadorizada; MMII = membros inferiores.

HEPARINAS DE BAIXO PESO MOLECULAR

A heparina não-fracionada é uma mistura heterogênea de cadeias de polissacarídeos com pesos moleculares variando entre 3.000 e 30.000 dáltons. As heparinas de baixo peso molecular são fragmentos da heparina não-fracionada produzidos por processos enzimáticos controlados ou despolimerização química, com peso molecular entre 4.000 e 6.000 dáltons[51].

As heparinas de baixo peso molecular apresentam diversas vantagens sobre a não-fracionada[50,51]:

- O efeito anticoagulante (atividade antifator Xa) das heparinas de baixo peso molecular é altamente correlacionado com o peso do paciente, permitindo um efeito previsível após administração de dose fixa. Conseqüentemente, a monitoração laboratorial (por exemplo, TTPa) é desnecessária.
- Maior biodisponibilidade quando usadas por via subcutânea.
- Maior duração do efeito, permitindo uma ou duas administrações diárias.
- Heparinas de baixo peso molecular menos freqüentemente causam trombocitopenia.

Em pacientes com trombose venosa profunda, a utilização de heparinas de baixo peso molecular foi avaliada em comparação à não-fracionada em diversos ensaios clínicos. Os ensaios clínicos individuais demonstram que as heparinas de baixo peso molecular são ao menos tão efetivas e seguras quanto a não-fracionada, e metanálise dos diversos estudos demonstra maior eficácia na redução da letalidade, fenômenos tromboembólicos recorrentes e sangramentos[52].

Em estudos que compararam enoxaparina, reviparina ou tinzaparina com heparina não-fracionada para o tratamento de embolia pulmonar, verificou-se similar eficácia e segurança das heparinas de baixo peso molecular às da não-fracionada[53-55]. Em revisão sistemática de estudos randomizados comparando heparina de baixo peso molecular com a não-fracionada em pacientes com trombose venosa profunda ou embolia pulmonar, verificou-se redução relativa do risco (RRR) de óbito em três a seis meses de 23% (IC 95%, 7-36), de tromboembolismo recorrente em três meses (RRR 30%; IC 95%, 11-46) e de hemorragias maiores (RRR 42%; IC 95%, 16-60), favorecendo as heparinas de baixo peso molecular[56]. Dessa forma, as evidências atuais suportam a utilização de heparina de baixo peso molecular como terapia-padrão para pacientes com trombose venosa profunda ou embolia pulmonar.

Por meio de análises de custo-efetividade, verificou-se que o custo do tratamento de trombose venosa profunda nos Estados Unidos é similar ao se utilizar heparina de baixo peso molecular ou não-fracionada, US$ 26.516 *versus* US$ 26.631, respectivamente[57]. O tratamento com heparina de baixo peso molecular pode ser economicamente superior se parte dos pacientes com trombose venosa profunda for tratada em ambulatório[57]. Entretanto, até o momento não existem análises comparando custos de heparina de baixo peso molecular *versus* não-fracionada no tratamento de embolia pulmonar.

Em comparação a heparina não-fracionada, as de baixo peso molecular apresentam desvantagem se ocorrerem sangramentos associados ao seu uso. A protamina é apenas parcialmente eficaz em reverter o estado de anticoagulação produzido pelas heparinas de baixo peso molecular.

A única heparina de baixo peso molecular disponível no Brasil indicada para o tratamento da embolia pulmonar é a enoxaparina, que deve ser usada na dose de 1mg/kg a cada 12 horas. A dalteparina também é disponível em nosso país, mas está indicada apenas para a profilaxia de tromboembolia venosa.

FONDAPARINUX

O fondaparinux é um pentassacarídeo sintético que produz inibição seletiva do fator Xa mediada pela antitrombina III. O estudo MATISSE comparou o fondaparinux em diversas doses com a heparina não-fracionada no tratamento de 2.213 pacientes com embolia pulmonar aguda[58]. A ocorrência de fenômenos tromboembólicos recorrentes ou sangramentos ao longo de três meses foi similar nos grupos. Porém, até o momento, a medicação não foi aprovada pela Agência Nacional de Vigilância Sanitária (ANVISA) para o tratamento da embolia pulmonar, apenas para a prevenção de eventos tromboembólicos venosos em pacientes submetidos à cirurgia ortopédica de grande porte dos membros inferiores.

ANTICOAGULANTES ORAIS

O efeito anticoagulante da warfarina é mediado pela inibição da ação da vitamina K, ocorrendo redução da geração dos fatores de coagulação II, VII, IX e X. O pico do efeito da warfarina ocorre alguns dias após sua administração, pois depende da eliminação dos fatores de coagulação previamente presentes na circulação. Nos primeiros dias do uso da medicação, o tempo de protrombina reflete principalmente a redução dos níveis do fator VII, que é o fator de coagulação dependente da vitamina K de meia-vida mais curta. Dessa forma, o aumento no tempo

de protrombina não representa anticoagulação adequada porque a via intrínseca da coagulação continua intacta, enquanto os níveis de fatores II, IX e X estiverem em níveis próximos ao normal, o que leva em torno de cinco dias com doses adequadas. Por essa razão, o tratamento com heparinas não-fracionadas ou de baixo peso molecular deve sobrepor-se ao tratamento com warfarina por no mínimo cinco dias, mesmo que o RNI tenha sido superior a duas vezes o controle antes disso[59].

A warfarina deve ser administrada em dose inicial de 5 a 10mg nos primeiros dois dias, e após isto a dose deve ser ajustada dia a dia para manter um RNI entre 2,0 e 3,0. As heparinas de baixo peso molecular ou não-fracionada devem ser descontinuadas somente após cinco dias de uso, com a condição de que o RNI esteja na faixa recomendada por dois dias consecutivos[59]. Após atingir níveis estáveis de anticoagulação, a dosagem do RNI pode ser realizada a cada uma ou duas semanas, indefinidamente. Dosagens mais freqüentes são necessárias se houver modificação (introdução, retirada ou aumento de dose) de fatores que interagem com a warfarina (medicamentos e alimentos).

A utilização de warfarina visando ao RNI entre 1,5 e 1,9 não é vantajosa em comparação à estratégia habitual (RNI entre 2 e 3), pois a taxa de recorrência é maior, sem redução nos fenômenos hemorrágicos[60].

A warfarina é uma medicação que interage com diversas outras medicações devido à via de metabolização hepática comum ou porque é fortemente ligada à albumina, sendo ativa apenas a forma livre, de modo que outras substâncias que se ligam à albumina podem deslocar a warfarina, aumentando seu efeito. Adicionalmente, alimentos ricos em vitamina K podem reduzir o efeito anticoagulante da warfarina. Desse modo, os pacientes devem ser educados quanto à necessidade de cuidados dietéticos e à utilização de medicamentos.

DURAÇÃO DO TRATAMENTO

A classificação dos pacientes nos seguintes subgrupos é útil para a definição do tempo ótimo de tratamento com anticoagulantes orais:

1. Primeiro evento tromboembólico venoso secundário a fatores transitórios.
2. Primeiro evento tromboembólico venoso idiopático (trombose venosa profunda ou tromboembolismo pulmonar na ausência de fator de risco identificável).
3. Primeiro evento tromboembólico venoso associado a genótipo pró-trombótico ou marcador prognóstico de tromboembolismo recorrente. Este subgrupo inclui: fator V de Leiden; polimorfismo 20210 do gene da protrombina; deficiência de proteína C, proteína S ou antitrombina III, níveis de fator VIII acima do percentil 90, anticorpos antifosfolípides, homocisteinemia ou trombose residual persistente em testes repetidos de compressão à ultra-sonografia.

4. Primeiro evento tromboembólico venoso secundário a câncer.
5. Tromboembolismo venoso recorrente (dois ou mais episódios).

Para pacientes com primeiro episódio de tromboembolia venosa secundário a fator transitório (reversível), o tratamento deve durar três meses. Períodos inferiores estão associados a importante aumento no risco de eventos tromboembólicos recorrentes[61,62].

Estudos em pacientes com tromboembolismo venoso idiopático verificaram redução do risco com tratamento prolongado (em média dois anos), em comparação ao tratamento por três a seis meses. O risco de recorrência de fenômenos tromboembólicos foi de aproximadamente sete eventos a cada 100 pacientes/ano no grupo placebo e de um evento/100 pacientes/ano no grupo tratado[60-63]. Por outro lado, o benefício final é parcialmente reduzido pela maior ocorrência de fenômenos hemorrágicos: em torno de 0,5% mais eventos maiores/paciente/ano e 6% mais eventos menores/paciente/ano[63].

Portanto, para a maioria dos pacientes com tromboembolia venosa idiopática, o tratamento deve ser prolongado por dois anos ou mais. Entretanto, é necessário considerar outros fatores para decidir o prolongamento da terapia por mais de três a seis meses: 1. fatores como preferências e valores do paciente, uma vez que o tratamento envolve medidas do RNI e consultas freqüentes para o ajuste da dose; 2. risco de sangramento de cada paciente (por exemplo, idade, uso de medicamentos que interagem com a warfarina ou anticoagulantes) e; 3. aderência.

Para pacientes com primeiro episódio de tromboembolismo venoso com anticorpos antifosfolípides documentados ou duas ou mais condições trombofílicas (por exemplo, fator V de Leiden e polimorfismo 20210 do gene da protrombina combinados), recomenda-se o tratamento por 12 meses, devendo-se considerar o tratamento por período indefinido. Pacientes com condições trombofílicas como deficiência de antitrombina, deficiência de proteína C ou S, fator V de Leiden, altos níveis de fator VIII ou homocisteinemia devem ser anticoagulados por 6 a 12 meses, devendo-se considerar anticoagulação por período indefinido[64].

Pacientes com quadro tromboembólico venoso e câncer apresentam alto risco de recorrência de fenômenos tromboembólicos, porém também maior risco de sangramento associado ao tratamento com anticoagulantes. A utilização de heparinas de baixo peso molecular (tinzaparina ou dalteparina) foi superior aos anticoagulantes orais na prevenção de recorrência de tromboembolismos em tais pacientes, com risco similar de ocorrência de hemorragias[65,66]. Recomenda-se o uso de heparina de baixo peso molecular por ao menos três a seis meses, devendo-se considerar o uso indefinidamente ou até a resolução do câncer[64].

O agente de escolha disponível no Brasil é a dalteparina na dose de 200U/kg, uma vez ao dia, por um mês, e após 150U/kg ao dia. Pacientes com dois ou mais eventos tromboembólicos devem receber anticoagulantes orais indefinidamente.

Pacientes que apresentaram dois ou mais episódios de tromboembolismo venoso (tromboembolismo venoso recorrente) devem receber anticoagulantes orais indefinidamente[67].

INIBIDORES DIRETOS DA TROMBINA

Esta classe recente de medicamentos inclui hirudinas recombinantes (lepirudina e desirudina), bivalirrudina, melagratan, ximelagratan, argatroban e dabigatran[68]. O ximelagratan é uma medicação de uso oral administrada duas vezes ao dia, que dispensa monitoração de parâmetros da coagulação. Foi testada em dois estudos randomizados de fase III. No estudo THRIVE[69], o ximelagratan foi comparado ao esquema tradicional com heparina seguido de warfarina ao longo de seis meses em pacientes com trombose venosa profunda. A recorrência de fenômenos tromboembólicos e sangramento foi similar entre os grupos. No THRIVE III[70], pacientes com fenômenos tromboembólicos prévios tratados com anticoagulantes por seis meses foram randomizados para receber ximelagratan ou placebo, tendo sido evidenciada a eficácia do ximelagratan em reduzir fenômenos trombólicos recorrentes e com ocorrência de sangramentos baixa e similar ao grupo placebo. Nos dois estudos, ocorreu aumento dos níveis de enzimas hepáticas. Por essa razão, não foi aprovado pelo *Food and Drug Administration*.

FIBRINOLÍTICOS

O uso de fibrinolíticos na embolia pulmonar tem sido estudado em diversos ensaios clínicos[71-75]. Nenhum deles, entretanto, com tamanho adequado para avaliar adequadamente o efeito sobre a letalidade. De fato, em nenhum grupo de pacientes com embolia pulmonar foi demonstrado convincentemente efeito da fibrinólise em reduzir o risco de óbito. Verifica-se resolução mais rápida das alterações radiológicas e hemodinâmicas com o uso de fibrinolíticos, embora após algumas semanas não haja diferenças entre pacientes que recebem fibrinolíticos *versus* os que não recebem. De todo modo, em pacientes com embolia pulmonar maciça, ou seja, que apresentam instabilidade hemodinâmica, a indicação de fibrinolíticos é consensual[76]. Tais pacientes constituem aproximadamente 4% daqueles com embolia pulmonar e representam o subgrupo de pior prognóstico, apresentando letalidade superior a 30%[7,77,78].

A maior controvérsia sobre o uso de fibrinolíticos na embolia pulmonar é nos pacientes normotensos e com evidência de disfunção do ventrículo direito ao ecocardiograma, que podem representar de 40 a 50% dos casos[45]. Em estudo realizado por Konstantinides et al., foram incluídos 256 pacientes com embolia pulmonar "submaciça", ou seja, com sinais de hipertensão pulmonar ou disfunção ventricular direita, mas sem hipotensão ou choque, os quais foram tratados com alteplase e heparina ou placebo e heparina[79]. Não obstante ter sido o maior estudo de fibrinolíticos em pacientes com embolia pulmonar, seu poder foi insuficiente para avaliar o efeito da fibrinólise sobre eventos clínicos maiores e, de fato, não demonstrou diferença estatisticamente significativa na letalidade ou recorrência de embolia entre os grupos. Verificou-se efeito benéfico em desfecho clínico de menor relevância: a necessidade de intensificar o tratamento (infusão de catecolaminas, fibrinólise secundária, intubação traqueal, ressuscitação cardiopulmonar, embolectomia cirúrgica de emergência ou fragmentação do trombo por cateter) foi menor no grupo que recebeu alteplase associada à heparina, em comparação ao grupo que recebeu placebo e heparina.

Em revisão sistemática que avaliou a eficácia da fibrinólise na embolia pulmonar também não se demonstrou benefício sobre os eventos clínicos maiores entre os estudos que não incluíram pacientes com instabilidade hemodinâmica[76]. Em contrapartida, o risco de sangramento elevado é a maior complicação associada ao uso dos trombolíticos. Sangramentos maiores, como o intracraniano, ocorrem em cerca de 10% dos pacientes submetidos à trombólise. Este número é o dobro do observado no grupo de pacientes que recebem apenas o tratamento convencional com heparina[7,80].

As contra-indicações para a realização de trombólise em pacientes com embolia pulmonar são as mesmas empregadas no infarto agudo do miocárdio[45].

Os fibrinolíticos utilizados no tratamento da embolia pulmonar são a alteplase, a uroquinase e a estreptoquinase. Nenhum estudo comparou diretamente a alteplase com a estreptoquinase, e estudo que compara a alteplase com uroquinase não mostra diferenças entre estes medicamentos no aspecto angiográfico após 24 horas[81]. O regime mais bem estudado é o de alteplase infundida por 2 horas (10mg em bolo e 90mg em 2 horas). Pode-se iniciar a infusão de heparina concomitantemente. As doses dos fibrinolíticos são apresentadas na tabela 4.7.

INTERRUPÇÃO DA VEIA CAVA INFERIOR

As principais indicações para a implantação do filtro de veia cava inferior são:

1. Pacientes com episódio agudo de trombose venosa profunda com contra-indicação absoluta para anticoagulação (por exemplo, pacientes com acidente vascular cerebral hemorrágico, em pós-operatório imediato ou na presença de sangramento ativo).
2. Pacientes que sobreviveram a um episódio de embolia pulmonar massiva, no qual uma nova embolia pulmonar poderia ser fatal.
3. Pacientes que apresentam recorrência de embolia pulmonar mesmo em vigência de anticoagulação oral adequada.
4. Pacientes submetidos à embolectomia pulmonar por via aberta ou percutânea.

Tabela 4.7 – Esquemas de trombólise para o tratamento da embolia pulmonar aprovados pelo *Food and Drug Administration*.

Agente	Dose de ataque	Regime terapêutico
Estreptoquinase	250.000UI	Dose de ataque de 250.000UI em 30 minutos seguida de 100.000UI/h por 24 a 72 horas
Estreptoquinase	1.500.000UI	Dose de 1.500.000UI em 2 horas
Uroquinase	4.400UI/kg	Dose de ataque de 4.400UI/kg em 10 minutos seguida de 4.400UI/kg/h por 12 a 24 horas
Alteplase	10mg	Dose de ataque de 10mg em bolo seguida de 90mg em infusão contínua por 2 horas

Vale destacar que, embora o emprego do filtro de veia cava inferior reduza a ocorrência de embolia pulmonar, este aumenta o risco de trombose venosa profunda e não apresenta impacto na sobrevida dos pacientes, conforme demonstrado recentemente por um estudo randomizado[82].

EMBOLECTOMIA CIRÚRGICA

A embolectomia cirúrgica raramente é realizada nos dias atuais devido aos avanços da terapia trombolítica. Assim sendo, o tratamento cirúrgico está reservado aos pacientes com embolia pulmonar massiva aguda, com contra-indicações para trombólise ou para aqueles pacientes refratários aos tratamentos intensivos nos quais o trombolítico foi ineficaz[83].

O melhor resultado cirúrgico é reservado para os casos de obstrução subtotal do tronco da artéria pulmonar ou dos seus ramos principais. A mortalidade dos pacientes submetidos à embolectomia é elevada, em torno de 20 a 50%, principalmente pela gravidade daqueles que realizam tal procedimento.

A única alternativa ao tratamento com trombolítico ou ao cirúrgico para pacientes com insuficiência de ventrículo direito ou que evoluem com choque cardiogênico relacionado à embolia pulmonar é a embolectomia percutânea com cateter.

As principais complicações relacionadas à trombectomia por cateter incluem a perfuração ou a dissecção de estruturas do aparelho cardiovascular, hemorragia pulmonar, tamponamento pericárdico e embolização distal. Outras complicações potenciais, porém menos freqüentes, são arritmias, nefropatia induzida por contraste, reação anafilática ao contraste iodado, e aquelas relacionadas ao sítio de acesso vascular, como os pseudo-aneurismas, as fístulas e os hematomas.

EMBOLIA PULMONAR E GRAVIDEZ

Embolia pulmonar é uma importante causa de morte materna durante a gravidez. Ocorre em cerca de 1 a cada 1.000 a 2.000 partos[84]. O risco de trombose venosa profunda é aproximadamente quatro vezes maior durante a gestação, principalmente no puerpério, e cerca de 20 vezes maior após um parto por via cesárea[85].

A trombose venosa profunda deve ser tratada inicialmente da mesma maneira que nas pacientes não-gravídicas. Pode-se utilizar heparina não-fracionada ou de baixo peso molecular em dose plena até o parto[45,85].

Pelo fato de a warfarina cruzar a barreira placentária e produzir embriopatias, esta não deve ser utilizada nos dois primeiros trimestres de gestação. Após o parto, a warfarina deve ser iniciada e mantida por, no mínimo, de três a seis meses[85].

A estreptoquinase e possivelmente os demais trombolíticos não cruzam a placenta e assim podem ser utilizados nos casos de embolia pulmonar maciça com instabilidade hemodinâmica associada[45]. Um dos principais efeitos colaterais é a maior taxa de sangramento pelo trato genital (ocorre em cerca de 10% dos casos), freqüentemente de grande intensidade. Durante o parto, deve-se evitar o emprego de trombolíticos, a menos que o risco de morte materna seja muito alto e não houver possibilidade de embolectomia percutânea[45,85].

As indicações para a utilização do filtro de veia cava inferior são as mesmas descritas anteriormente para indivíduos fora do período gestacional[45].

REFERÊNCIAS BIBLIOGRÁFICAS

1. Golin V et al. Pulmonary thromboembolism: retrospective study of necropsies performed over 24 years in a university hospital in Brazil. São Paulo Med J 2002;120:105. ▪ 2. Mesquita CT et al. Fatal pulmonary embolism in hospitalized patients. Clinical diagnosis versus pathological confirmation. Arq Bras Cardiol 1999; 73:251. ▪ 3. Disponível em URL: http://www.tabnet.datasus.gov.br/cgi/sih/mimap.htm. Acessado em 10 de outubro de 2005. ▪ 4. Horlander KT et al. Pulmonary embolism mortality in the United States, 1979-1998: an analysis using multiple-cause mortality data. Arch Intern Med 2003;163:1711. ▪ 5. Dismuke SE, Wagner EH. Pulmonary embolism as a cause of death. The changing mortality in hospitalized patients. JAMA 1986;255:2039. ▪ 6. Carson JL et al. The clinical course of pulmonary embolism. N Engl J Med 1992;326:1240. ▪ 7. Goldhaber SZ et al. Acute pulmonary embolism: clinical outcomes in the International Cooperative Pulmonary Embolism Registry (ICOPER). Lancet 1999;353: 1386. ▪ 8. Moser KM, Le Moine JR. Is embolic risk conditioned by location of deep venous thrombosis? Ann Intern Med 1981;94(4 pt 1):439. ▪ 9. Weinmann EE, Salzman EW. Deep-vein thrombosis. N Engl J Med 1994;331:1630. ▪ 10. Moser KM. Venous thromboembolism. Am Rev Respir Dis 1990;141:235. ▪ 11. Nakos G et al. Bronchoalveolar lavage alterations in pulmonary embolism. Am J Respir Crit Care Med 1998;158(5 Pt 1):1504. ▪ 12. Stein PD et al. Clinical characteristics of patients with acute pulmonary embolism. Am J Cardiol 1991;68:1723. ▪ 13. Wicki J et al. Assessing clinical probability of pulmonary embolism in the emergency ward: a simple score. Arch Intern Med 2001;161:92. ▪ 14. Ferrari E et al. The ECG in pulmonary embolism. Predictive value of negative T waves in precordial leads-80 case reports. Chest 1997;111:537. ▪ 15. Geibel A et al. Prognostic value of the ECG on admission in patients with acute major pulmonary embolism. Eur Respir J 2005;25:843. ▪ 16. Stein PD et al. Clinical, laboratory, roentgenographic, and electrocardiographic findings in patients with acute pulmonary embolism and no pre-existing cardiac or pulmonary disease. Chest 1991;100:598. ▪ 17. Perrier A et al. Non-invasive diagnosis of venous thromboembolism in outpatients. Lancet 1999;353:190. ▪ 18. Perrier A et al. Multide-

tector-row computed tomography in suspected pulmonary embolism. N Engl J Med 2005;352:1760. ▪ 19. Stein PD et al. D-dimer for the exclusion of acute venous thrombosis and pulmonary embolism: a systematic review. Ann Intern Med 2004;140: 589. ▪ 20. Dunn KL et al. Normal D-dimer levels in emergency department patients suspected of acute pulmonary embolism. J Am Coll Cardiol 2002;40:1475. ▪ 21. Meyer T et al. Cardiac troponin I elevation in acute pulmonary embolism is associated with right ventricular dysfunction. J Am Coll Cardiol 2000;36:1632. ▪ 22. Giannitsis E et al. Independent prognostic value of cardiac troponin T in patients with confirmed pulmonary embolism. Circulation 2000;102:211. ▪ 23. Pruszczyk P et al. Cardiac troponin T monitoring identifies high-risk group of normotensive patients with acute pulmonary embolism. Chest 2003;123:1947. ▪ 24. Konstantinides S et al. Importance of cardiac troponins I and T in risk stratification of patients with acute pulmonary embolism. Circulation 2002;106:1263. ▪ 25. Maisel AS et al. Rapid measurement of B-type natriuretic peptide in the emergency diagnosis of heart failure. N Engl J Med 2002;347:161. ▪ 26. Maisel AS et al. Utility of B-natriuretic peptide as a rapid, point-of-care test for screening patients undergoing echocardiography to determine left ventricular dysfunction. Am Heart J 2001;141:367. ▪ 27. Kruger S et al. Brain natriuretic peptide predicts right heart failure in patients with acute pulmonary embolism. Am Heart J 2004;147:60. ▪ 28. Kucher N et al. Prognostic role of brain natriuretic peptide in acute pulmonary embolism. Circulation 2003; 107:2545. ▪ 29. ten Wolde M et al. Brain natriuretic peptide as a predictor of adverse outcome in patients with pulmonary embolism. Circulation 2003;107:2082. ▪ 30. Van Strijen MJ et al. Accuracy of single-detector spiral CT in the diagnosis of pulmonary embolism: a prospective multicenter cohort study of consecutive patients with abnormal perfusion scintigraphy. J Thromb Haemost 2005;3:17. Erratum in: J Thromb Haemost 2005;3:622. ▪ 31. Russo V et al. Multidetector CT: a new gold standard in the diagnosis of pulmonary embolism? State of the art and diagnostic algorithms. Radiol Med (Torino) 2005;109:49. ▪ 32. Patel S et al. Pulmonary embolism: optimization of small pulmonary artery visualization at multi-detector row CT. Radiology 2003;227: 455. ▪ 33. Shyu KG et al. Acetylcysteine protects against acute renal damage in patients with abnormal renal function undergoing a coronary procedure. J Am Coll Cardiol 2002;40:1383. ▪ 34. Kay J et al. Acetylcysteine for prevention of acute deterioration of renal function following elective coronary angiography and intervention: a randomized controlled trial. JAMA 2003;289: 553. ▪ 35. Merten GJ et al. Prevention of contrast-induced nephropathy with sodium bicarbonate: a randomized controlled trial. JAMA 2004;291:2328. ▪ 36. Value of the ventilation/perfusion scan in acute pulmonary embolism. Results of the prospective investigation of pulmonary embolism diagnosis (PIOPED). The PIOPED Investigators. JAMA 1990;263:2753. ▪ 37. Roy PM et al. Systematic review and meta-analysis of strategies for the diagnosis of suspected pulmonary embolism. BMJ 2005;331:259. ▪ 38. Hudson ER et al. Pulmonary angiography performed with iopamidol: complications in 1,434 patients. Radiology 1996;198: 61. ▪ 39. Hofmann LV et al. Safety and hemodynamic effects of pulmonary angiography in patients with pulmonary hypertension: 10-year single-center experience. Am J Roentgenol 2004; 183:779. ▪ 40. Kucher N et al. Prognostic role of echocardiography among patients with acute pulmonary embolism and a systolic arterial pressure of 90 mm Hg or higher. Arch Intern Med 2005; 165:1777. ▪ 41. Pruszczyk P et al. Noninvasive diagnosis of suspected severe pulmonary embolism: transesophageal echocardiography vs spiral CT. Chest 1997;112:722. ▪ 42. Pruszczyk P et al. Diagnostic value of transoesophageal echocardiography in suspected haemodynamically significant pulmonary embolism. Heart 2001;85:628. ▪ 43. Gallus A et al. Safety and efficacy of warfarin started early after submassive venous thrombosis or pulmonary embolism. Lancet 1986;2:1293. ▪ 44. Hull RD et al. Heparin for 5 days as compared with 10 days in the initial treatment of proximal venous thrombosis. N Engl J Med 1990;322:1260. ▪ 45. Guidelines on diagnosis and management of acute pulmonary embolism. Task Force on Pulmonary Embolism, European Society of Cardiology. Eur Heart J 2000;21:1301. ▪ 46. Hull RD et al. Continuous intravenous heparin compared with intermittent subcutaneous heparin in the initial treatment of proximal-vein thrombosis. N Engl J Med 1986;315:1109. ▪ 47. Raschke RA et al. The weight-based heparin dosing normogram compared with a "standard care" normogram. A randomized controlled trial. Ann Intern Med 1993;119:874. ▪ 48. Brandjes DP et al. Acenocoumarol and heparin compared with acenocoumarol alone in the initial treatment of proximal-vein thrombosis. N Engl J Med 1992;327:1485. ▪ 49. Hull RD et al. The importance of initial heparin treatment on long-term clinical outcomes of antithrombotic therapy. The emerging theme of delayed recurrence. Arch Intern Med 1997;157:2317. ▪ 50. Buller HR et al. Antithrombotic therapy for venous thromboembolic disease: the Seventh ACCP Conference on Antithrombotic and Thrombolytic Therapy. Chest 2004;126(Suppl 3):401S. ▪ 51. Weitz JI. Low-molecular-weight heparins. N Engl J Med 1997;337:688. ▪ 52. Lensing AW et al. Treatment of deep venous thrombosis with low-molecular-weight heparins. A meta-analysis. Arch Intern Med 1995;155:601. ▪ 53. Low-molecular-weight heparin in the treatment of patients with venous thromboembolism. The Columbus Investigators. N Engl J Med 1997;337:657. ▪ 54. Simonneau G et al. A comparison of low-molecular-weight heparin with unfractionated heparin for acute pulmonary embolism. The THESEE Study Group. Tinzaparine ou Heparine Standard: Evaluations dans l'Embolie Pulmonaire. N Engl J Med 1997;337:663. ▪ 55. Merli G et al. Subcutaneous enoxaparin once or twice daily compared with intravenous unfractionated heparin for treatment of venous thromboembolic disease. Ann Intern Med 2001;134:191. ▪ 56. van Dongen CJ et al. Fixed dose subcutaneous low molecular weight heparins versus adjusted dose unfractionated heparin for venous thromboembolism. Cochrane Database Syst Rev 2004;4:CD001100. ▪ 57. Gould MK et al. Low-molecular-weight heparins compared with unfractionated heparin for treatment of acute deep venous thrombosis. A cost-effectiveness analysis. Ann Intern Med 1999;130:789. ▪ 58. Buller HR et al. Subcutaneous fondaparinux versus intravenous unfractionated heparin in the initial treatment of pulmonary embolism. N Engl J Med 2003;349:1695. ▪ 59. Ansell J et al. The pharmacology and management of the vitamin K antagonists: the Seventh ACCP Conference on Antithrombotic and Thrombolytic Therapy. Chest 2004;126(Suppl 3):204S. ▪ 60. Kearon C et al. Extended low-intensity anticoagulation for thrombo-embolism investigators. Comparison of low-intensity warfarin therapy with conventional-intensity warfarin therapy for long-term prevention of recurrent venous thromboembolism. N Engl J Med 2003;349:631. ▪ 61. Schulman S et al. A comparison of six weeks with six months of oral anticoagulant therapy after a first episode of venous thromboembolism. Duration of Anticoagulation Trial Study Group. N Engl J Med 1995;332:1661. ▪ 62. Kearon C et al. A comparison of three months of anticoagulation with extended anticoagulation for a first episode of idiopathic venous thromboembolism. N Engl J Med 1999;340:901. ▪ 63. Ridker PM et al. PREVENT Investigators. Long-term, low-intensity warfarin therapy for the prevention of recurrent venous thromboembolism. N Engl J Med 2003;348:1425. ▪ 64. Buller HR et al. Antithrombotic therapy for venous thromboembolic disease: the Seventh ACCP Confe-

rence on Antithrombotic and Thrombolytic Therapy. Chest 2004;126(Suppl 3):401S. ▪ 65. Lee AY et al. Low-molecular-weight heparin versus a coumarin for the prevention of recurrent venous thromboembolism in patients with cancer. N Engl J Med 2003;349:146. ▪ 66. Hull R et al. For the LITE Investigators. A randomized trial evaluating long-term low-molecular weight heparin therapy for three months vs. intravenous heparin followed by warfarin sodium in patients with current cancer (abstract). J Thromb Haemost 2003;1(Suppl 1):abstract P1373a. ▪ 67. Schulman S et al. The duration of oral anticoagulant therapy after a second episode of venous thromboembolism: The Duration of Anticoagulation Trial Study Group. N Engl J Med 1997;336:393. ▪ 68. Di Nisio M et al. Direct thrombin inhibitors. N Engl J Med 2005;353:1028. ▪ 69. Fiessinger JN et al. THRIVE Treatment Study Investigators. Ximelagatran vs low-molecular-weight heparin and warfarin for the treatment of deep vein thrombosis: a randomized trial. JAMA 2005;9;293:681. ▪ 70. Schulman S et al. Secondary prevention of venous thromboembolism with the oral direct thrombin inhibitor ximelagatran. N Engl J Med 2003;349:1713. ▪ 71. The Urokinase Pulmonary Embolism Trial: A national cooperative study. Circulation 1973;47(Suppl II):1. ▪ 72. Tibbutt DA et al. Comparison by controlled clinical trial of streptokinase and heparin in treatment of life-threatening pulmonary embolism. Br Med J 1974;1:343. ▪ 73. Ly B et al. A controlled clinical trial of streptokinase and heparin in the treatment of major pulmonary embolism. Acta Med Scand 1978;203:465. ▪ 74. Tissue plasminogen activator for the treatment of acute pulmonary embolism. A collaborative study by the PIOPED Investigators. Chest 1990;97:528. ▪ 75. Levine MN et al. A new short infusion dosage regimen of recombinant tissue plasminogen activator in patients with venous thromboembolic disease. Chest 1990;97(Suppl 4):168S. ▪ 76. Wan S et al. Thrombolysis compared with heparin for the initial treatment of pulmonary embolism: a meta-analysis of the randomized controlled trials. Circulation 2004;110:744. ▪ 77. Kasper W et al. Management strategies and determinants of outcome in acute major pulmonary embolism: results of a multicenter registry. J Am Coll Cardiol 1997;30:1165. ▪ 78. Konstantinides S et al. Association between thrombolytic treatment and the prognosis of hemodynamically stable patients with major pulmonary embolism: results of a multicenter registry. Circulation 1997;96:882. ▪ 79. Konstantinides S et al. Heparin plus alteplase compared with heparin alone in patients with submassive pulmonary embolism. N Engl J Med 2002;347:1143. ▪ 80. Mikkola KM et al. Increasing age is a major risk factor for hemorrhagic complications after pulmonary embolism thrombolysis. Am Heart J 1997;134:69. ▪ 81. Goldhabert SZ et al. Recombinant tissue-type plasminogen activator versus a novel dosing regimen of urokinase in acute pulmonary embolism: a randomized controlled multicenter trial. J Am Coll Cardiol 1992;20:24. ▪ 82. PREPIC Study Group. Eight-year follow-up of patients with permanent vena cava filters in the prevention of pulmonary embolism: the PREPIC (Prevention du Risque d'Embolie Pulmonaire par Interruption Cave) randomized study. Circulation 2005;112:416. ▪ 83. Kucher N, Goldhaber SZ. Management of massive pulmonary embolism. Circulation 2005;112:e28. ▪ 84. Toglia MR, Weg JG. Venous thromboembolism during pregnancy. N Engl J Med 1996;335:108. ▪ 85. Bates SM et al. Use of antithrombotic agents during pregnancy: the Seventh ACCP Conference on Antithrombotic and Thrombolytic Therapy. Chest 2004;126(Suppl 3):627S. ▪ 86. Fedullo PF, Tapson VF. Clinical practice. The evaluation of suspected pulmonary embolism. N Engl J Med 2003;349:1247.

33. BRADIARRITMIAS

Silvana A. D´Orio Nishioka
Júlio César Oliveira
Martino Martinelli Filho

Arritmias cardíacas são distúrbios do ritmo cardíaco fundamental genericamente agrupados, de acordo com seu mecanismo eletrogênico e freqüência cardíaca de apresentação, em bradiarritmias ou taquiarritmias.

Bradiarritmias são os distúrbios do ritmo cardíaco caracterizados por redução da freqüência, de modo permanente ou intermitente. Refere-se à freqüência cardíaca menor que 60 batimentos por minuto (bpm). Ocorrem normalmente em adultos jovens, atletas treinados e em pessoas idosas durante o sono. Também podem ocorrer como uma resposta vagal normal causada por tosse, vômito ou evacuação e, neste caso, a freqüência cardíaca raramente atinge valores menores que 40bpm. Entretanto, quando resulta de causas patológicas (como uma doença cardiovascular), a freqüência cardíaca pode ser menor[1].

A freqüência cardíaca em repouso, entre indivíduos normais, pode variar bastante e, por isso, não existe um valor-padrão de referência. Spodick et al. estimaram a variação "normal" da freqüência cardíaca no período vespertino entre 46 e 93 batimentos por minuto para homens e entre 51 e 91 para mulheres[1,2]. A redução média da freqüência no sono foi de 24 em adultos e 14 nos idosos (> 80 anos)[3,4]. Atletas treinados são particularmente propensos à bradicardia, com valores comumente inferiores a 40, em repouso[5-7] (Fig. 4.19).

Bradicardia em conjunto com outros sintomas, como dor torácica, tontura, síncope e taquipnéia, pode ser um grave sinal de ameaça à vida.

O estabelecimento do limite inferior para a freqüência cardíaca normal de 60bpm é inadequado, porque não representa limites para a correlação clínica ou hemodinâmica. Sabe-se que, em corações normais, bradicardia acentuada é compensada por variações do volume sistólico. Por outro lado, cardiopatas com volume sistólico reduzido apresentam sintomas de baixo débito na presença de bradiarritmia e por isso foi introduzido o conceito de bradicardia sintomática, que caracteriza os casos em que a redução da freqüência provoca prejuízos clínicos e/ou hemodinâmicos[8].

As bradiarritmias incluem, basicamente, a disfunção do nódulo sinusal e os bloqueios atrioventriculares.

Essas doenças têm características clínicas comuns marcadas, sobretudo pela síndrome de baixo fluxo cerebral e

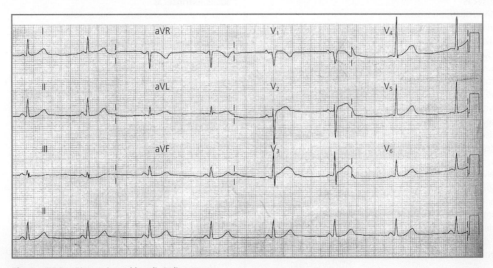

Figura 4.19 – Ritmo sinusal bradicárdico.

pela terapêutica que envolve, na maioria dos casos sintomáticos, o implante de marca-passo definitivo. Assim, a importância do manuseio diagnóstico adequado desses pacientes pode definir os rumos da terapêutica da doença.

DISFUNÇÃO DO NÓ SINUSAL

Disfunção do nó sinusal é o conjunto de distúrbios eletrocardiográficos e/ou eletrofisiológicos que expressam as modificações anatômicas e/ou funcionais que envolvem o nó sinoatrial. Atinge mais freqüentemente paciente do gênero feminino, com maior morbidade registrada entre 60 e 69 anos de idade[9]. Sua prevalência é estimada em 1 em cada 600 indivíduos com idade de 65 anos, sendo responsável por aproximadamente 50% dos implantes de marca-passo nos Estados Unidos[10]. A forma primária da doença do nódulo sinusal, no entanto, pode ocorrer também em indivíduos mais jovens (idade inferior a 40 anos) e mesmo em crianças. Existe predisposição hereditária, de aparente caráter autossômico dominante, e estima-se que 2% dos casos que acometem o jovem têm indicação de implante de marca-passo definitivo[11].

A forma mais comum de disfunção do nódulo sinusal não tem etiologia definida, é considerada idiopática ou primária, e a forma secundária está associada a algumas doenças cardíacas. A cardiopatia chagásica é a mais freqüente entre nós, e nos Estados Unidos a associação mais comum ocorre com a cardiopatia isquêmica. O treinamento físico intenso pode afetar a estrutura e a função do nó sinusal, sendo descritas tais modificações estruturais em atletas jovens que apresentam morte súbita.

A disfunção do nódulo sinusal pode ser conseqüente a doenças próprias do nódulo sinusal (doença intrínseca), que se caracteriza pela substituição do tecido sinusal por tecido fibroso e gorduroso, ou ainda a causas extrínsecas (Quadro 4.15).

Independente da causa, a disfunção do nódulo sinusal pode ter várias apresentações eletrocardiográficas (Fig. 4.20).

BRADICARDIA, PAUSA OU PARADA SINUSAL

As células P, responsáveis pelo automatismo intrínseco do nódulo sinusal, têm grande capacidade de reserva. A lesão dessas estruturas, mais comum no idoso, pode provocar redução ou falência da geração do estímulo, que se manifesta por bradicardia sinusal e/ou parada sinusal. Menos freqüente é a forma aguda e rápida, que costuma ocorrer nos casos de infarto atrial direito, provocando graves quadros hemodinâmicos. Aumento no tônus vagal, medicamentos e distúrbios eletrolíticos também podem provocar diminuição do automatismo das células do nódulo sinusal ou bloquear a saída do impulso, causando bradicardia. As disfunções do sistema nervoso autônomo podem provocar aumento na liberação de acetilcolina ou diminuição no seu metabolismo, como ocorre na deficiência primária de produção de colinesterase atrial.

A freqüência cardíaca apresenta-se constantemente abaixo de 60bpm, em geral associada a períodos de pausas sinusais. Pode ocorrer em pacientes assintomáticos jovens e atletas e na presença de cardiopatias estruturais ou de doenças extracardíacas, dentre as quais o hipotireoidismo, ocasionando disfunção do nó sinusal com pausas sinusais importantes.

Nos bloqueios sinoatriais, a atividade sinusal é gerada normalmente, porém não atinge os átrios, porque é incapaz de ultrapassar a junção sinoatrial. Em geral, ocorre porque as vias anatômicas responsáveis pela condução do estímulo nessa região estão muito comprometidas. Esse comportamento provoca períodos de assistolia atrial que muitas vezes são indistinguíveis das falhas de automatismo e são freqüentemente responsáveis pelas pausas pós-taquicardia[11].

Quadro 4.15 – Causas de bradiarritmias.

Causas intrínsecas	Causas extrínsecas
Degeneração idiopática (idade)	Síndromes mediadas autonomicamente
Infarto agudo do miocárdio ou isquemia	Síncope neurocardiogênica
Doenças infiltrativas	Hipersensibilidade do seio carotídeo
Sarcoidose	Distúrbios situacionais
Amiloidose	Tosse
Hemocromatose	Micção
Doenças vasculares do colágeno	Defecação
Lúpus eritematoso sistêmico	Vômitos
Artrite reumatóide	Medicamentos
Esclerodermia	Bloqueadores beta-adrenérgicos
Distrofia muscular miotônica	Bloqueadores do canal de cálcio
Traumatismo cirúrgico	Clonidina
Troca valvar	Digoxina
Correção de doença cardíaca congênita	Agentes antiarrítmicos
Transplante cardíaco	Hipotireoidismo
Doenças familiares	Hipotermia
Doenças infecciosas	Distúrbios neurológicos
Doença de Chagas	Distúrbios eletrolíticos
Endocardites	Hipocalemia
	Hipercalemia

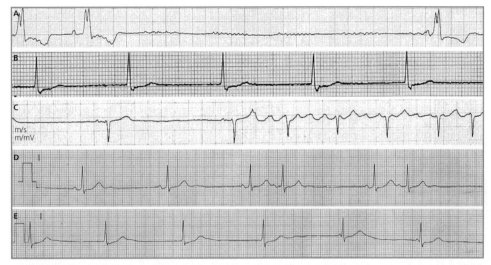

Figura 4.20 – A) Pausa sinusal. **B)** Ritmo juncional. **C)** Síndrome braditaquicardia. **D)** Bradicardia sinusal. **E)** Dissociação atrioventricular.

Os distúrbios na condução dos impulsos que caracterizam os bloqueios sinoatriais são classificados como se seguem.

Bloqueio sinoatrial de primeiro grau

Responsável pelo retardo do estímulo sinusal no tecido atrial, não sendo detectado pelo eletrocardiograma de superfície. Apesar do retardo, todos os estímulos atingem o tecido atrial gerando onda P.

Bloqueio sinoatrial de segundo grau

Pode ser classificado em tipos I e II, cujas características eletrocardiográficas são:

Bloqueio sinoatrial de segundo grau tipo I (Wenckebach sinoatrial) – a) encurtamento gradual do ciclo sinusal (intervalo PP) antes da pausa sinusal; b) intervalo PP da pausa menor que duas vezes o intervalo precedente; c) intervalo PP pós-pausa maior que o intervalo PP que precedeu a pausa.

Bloqueio sinoatrial de segundo grau tipo II – é mais facilmente reconhecido, por se apresentar com pausas sinusais súbitas, precedidas por intervalos PP fixos, e medindo o dobro ou múltiplos do intervalo PP básico.

Bloqueio sinoatrial de terceiro grau ou avançado

Caracteriza-se, eletrofisiologicamente, pela ausência de passagem dos estímulos sinusais pela junção sinoatrial; ao eletrocardiograma, apresenta períodos de pausas sinusais marcantes, seguidos de batimento de escape, com ou sem a presença de ondas P. As pausas sinusais, normalmente, são múltiplas dos intervalos PP prévios[11,12].

SÍNDROME BRADITAQUICARDIA

Automaticidade e condução anormal no átrio predispõem ao surgimento de fibrilação ou *flutter* atrial. Essa é particularmente preocupante, pois a supressão da automaticidade sinusal provocada pela taquicardia pode resultar em longas pausas e síncope ao seu término. Por outro lado, os medicamentos utilizados para controlar a freqüência da taquicardia podem deprimir ainda mais o automatismo do NSA[8].

DISTÚRBIOS DA CONDUÇÃO ATRIOVENTRICULAR

Do ponto de vista anatômico, a condução atrioventricular pode estar comprometida no nível do próprio nódulo atrioventricular ou do feixe de His. Lesões localizadas abaixo da bifurcação do tronco do feixe de His podem provocar desde simples instalação de bloqueio dos ramos até graves comprometimentos simultâneos dos fascículos que resultam em bradiarritmias sintomáticas. Assim como na disfunção do nódulo sinusal, as causas desses distúrbios podem ser intrínsecas ou extrínsecas, congênitas ou adquiridas (Quadro 4.15). Ao contrário do nódulo sinusal, entretanto, no atrioventricular e no feixe de His, por constituírem discreta conexão entre os átrios e ventrículos, lesões focais causadas por isquemia, infecção ou traumatismo por cateteres podem ser causas comuns de problemas[8].

A localização anatômica dos retardos da condução atrioventricular apresenta ótima correlação com os achados eletrocardiográficos e por isso a classificação desses distúrbios mais utilizada e consagrada pelo uso é a eletrocardiográfica (Fig. 4.21).

BLOQUEIO ATRIOVENTRICULAR DE PRIMEIRO GRAU

O intervalo PR, que representa o tempo de condução através do átrio, nódulo atrioventricular e sistema His-Purkinje até o início da despolarização ventricular está prolongado (> 0,20s), mas mantém sempre a relação 1:1 entre a despolarização atrial (P) e ventricular (QRS). Não é uma

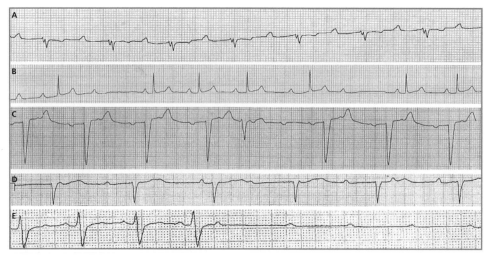

Figura 4.21 – A) Bloqueio atrioventricular de primeiro grau com PR de 400ms. **B)** Bloqueio atrioventricular de segundo grau do tipo I (Wenckebach). **C)** Bloqueio atrioventricular de segundo grau tipo II. **D)** Bloqueio atrioventricular total. **E)** Bloqueio atrioventricular intermitente.

causa de bradicardia, mas pode estar associado a bloqueio atrioventricular de segundo ou terceiro graus ou disfunção do nódulo sinusal.

BLOQUEIO ATRIOVENTRICULAR DE SEGUNDO GRAU

A despolarização atrial (onda P) nem sempre corresponde à ventricular (QRS) na relação 1:1. De alguma maneira, em algum momento, ocorre falha permanente ou intermitente na condução atrioventricular. Pode ser dividido em:

Tipo I – ocorre aumento progressivo do intervalo PR, com intervalo PP estável, até que ocorra falha na condução do estímulo ao ventrículo (Wenckebach típico). Esses aumentos do intervalo PR são progressivamente menores, levando ao encurtamento dos intervalos RR. Além disso, o intervalo PR que se segue à onda P bloqueada é menor do que o intervalo PR que antecede a onda P bloqueada. Geralmente, é causado por um retardo no nódulo atrioventricular, mas pode ocorrer por retardo no feixe de His em casos de doença cardíaca avançada.

Tipo II – ocorre um bloqueio súbito da condução atrioventricular sem que haja aumento progressivo dos intervalos PR precedentes. Está mais freqüentemente associado à doença do sistema His-Purkinje.

Tipo III – a condução atrioventricular está bloqueada de modo fixo, mantendo uma proporção maior ou igual a 2:1, isto é, a cada duas ou mais despolarizações atriais uma é bloqueada. Em alguns casos, a localização do bloqueio é no nódulo atrioventricular e em outros no nível do feixe de His.

BLOQUEIO ATRIOVENTRICULAR DE TERCEIRO GRAU

A condução atrioventricular nunca se faz presente, não existindo correlação entre as despolarizações atrial e ventricular (dissociação atrioventricular). Os estímulos provenientes dos átrios são totalmente bloqueados (bloqueio atrioventricular total), sendo o ritmo cardíaco determinado por escape abaixo da região do bloqueio. Esse ritmo de escape pode ser juncional, dotado de boa freqüência, eletricamente estável e responsivo aos estímulos do sistema nervoso autônomo (QRS estreito) ou idioventricular (QRS alargado); pode também ser caracterizado por baixa freqüência, instabilidade elétrica (predispondo a assistolias prolongadas), não-responsivo ao sistema nervoso autônomo e localizado no sistema His-Purkinje[10].

ABORDAGEM DAS BRADIARRITMIAS NA EMERGÊNCIA

O tipo de abordagem ao paciente com bradiarritmia é determinado pela gravidade dos sinais e sintomas. A pronta obtenção da anamnese, história clínica e o exame clínico são essenciais para a decisão terapêutica. Entretanto, o reconhecimento da instabilidade hemodinâmica implica rápida intervenção terapêutica, postergando a realização desses procedimentos.

Os seguintes questionamentos imediatos devem ser considerados:

- A bradicardia é patológica?
- Os sinais e sintomas são relevantes?
- Os sinais e sintomas estão relacionados à bradicardia?

Nessa abordagem, devem-se considerar também as bradiarritmias secundárias às intoxicações por fármacos de diversas origens e ações, cujo tratamento deve incluir o uso de antagonistas específicos.

Os principais medicamentos que em níveis tóxicos são capazes de provocar bradiarritmias, assim como seus antagonistas específicos estão relacionadas no quadro 4.16.

Quadro 4.16 – Medicamentos responsáveis por bradiarritmias e seus antagonistas.

Medicamentos	Antagonistas
Carbamatos e organofosforados	Atropina
Antidepressivos tricíclicos e quinidina	Bicarbonato
Verapamil e diltiazem	Cálcio, glucagon
Cloroquina	Diazepam, epinefrina
Digoxina	Fenitoína
Betabloqueadores	Isoprenalina, glucagon

Considerando todos esses elementos, deve-se aplicar prontamente o algoritmo que resume a abordagem atualizada dos pacientes com bradiarritmia, em situações de emergência (Fig. 4.22).

Esse algoritmo sugere, portanto, que a abordagem deve-se iniciar com o uso de manobras gerais antes mesmo da determinação do tipo de bradiarritmia. Se os sinais e sintomas forem considerados importantes, deve-se instituir imediatamente o tratamento, procurando estabelecer simultaneamente o diagnóstico da arritmia.

O tratamento específico depende da importância das manifestações clínicas. Quanto maior a gravidade dos sintomas, menor deve ser o intervalo entre as medicações; as intervenções devem ser mais rápidas e simultâneas. Nesses casos, os agentes farmacológicos indicados são: atropina a cada 3 a 5 minutos, até a dose vagolítica máxima de 0,04mg/kg (parada cardíaca assistólica), dopamina na dose de 5mcg/kg, sobretudo se ocorrer hipotensão arterial associada à bradicardia, e adrenalina, na dose de 2 a 10mcg/min, se persistirem sintomas graves. A lidocaína, entretanto, pode ser letal para os casos de bradicardia com ritmo de escape idioventricular[13].

Para todas as situações de emergência abordadas acima, o papel do marca-passo está muito bem definido. Suas diversas modalidades, indicações e manuseio serão discutidos a seguir.

A estimulação cardíaca artificial teve seu início no século XIX, quando se observou que a aplicação adequada de choques elétricos no coração de seres humanos, em parada cardíaca, era capaz de provocar a contração do miocárdio. Muitos anos se passaram, até que Albert S. Hyman desenvolveu, em 1930, o primeiro marca-passo cardíaco artificial, que estimulava diretamente o coração por meio de uma agulha transtorácica, movido por manivela[14]. Em 1952, Paul M. Zoll[15] descreveu um caso de ressuscitação cardiopulmonar utilizando marca-passo externo, por ele desenvolvido: "Impressiona como o miocárdio é facilmente excitável – você apenas o toca e obtém uma rajada de batimentos".

Desde então, uma série de dispositivos para a estimulação cardíaca foi desenvolvida, culminando com os sistemas de geradores e cabos-eletrodos adaptados para as mais diversas situações médicas, emergenciais ou eletivas.

A própria história da estimulação cardíaca artificial demonstra que o marca-passo está intimamente ligado a

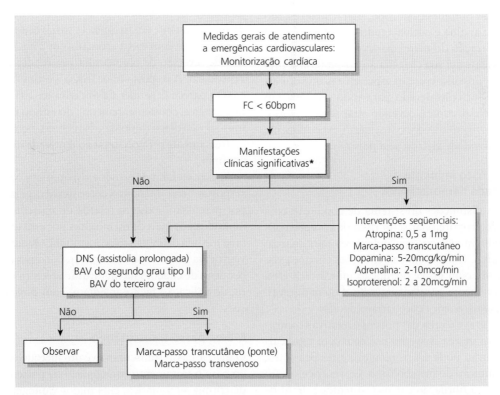

Figura 4.22 – Algoritmo para a abordagem da bradiarritmia na emergência. FC = freqüência cardíaca; BAV = bloqueio atrioventricular.

* Correlação da bradiarritmia com os sintomas: dor torácica, taquipnéia, redução do nível de consciência; e os sinais: hipotensão arterial, choque, congestão pulmonar, insuficiência cardíaca congestiva, infarto agudo do miocárdio.

situações de emergência, objetivando, desde seus primórdios, a terapêutica da falência máxima do aparelho cardiocirculatório, a parada cardiorrespiratória.

INDICAÇÕES DE MARCA-PASSO PROVISÓRIO

As situações clínicas consideradas de emergência, que implicam a indicação de marca-passo provisório, são: distúrbios graves da função sinusal e da condução atrioventricular e/ou intraventricular, particularmente se não-responsivos à terapia farmacológica. Podem ser considerados irreversíveis (definitivos) ou reversíveis (distúrbios com etiologia definida e que, sob adequada terapêutica, podem ser corrigidos). Estes são mais freqüentes e correspondem às situações associadas a processos inflamatórios, como miocardite e pericardite, ou distúrbios eletrolíticos, como hiperpotassemia ou hipomagnesemia, freqüentemente responsáveis por bradiarrritmias graves. Efeitos ou intoxicação por medicamentos e eventos isquêmicos são considerados mais comuns entre as situações reversíveis[16].

Considerando os aspectos clínicos e hemodinâmicos, podemos agrupar as indicações de marca-passo para situações de emergência relacionadas à bradicardia como segue.

Situações de instabilidade hemodinâmica

As manifestações clínicas de instabilidade hemodinâmica mais comuns são hipotensão arterial (pressão arterial sistólica menor que 80mmHg), síncope, alteração do estado de consciência, angina e edema agudo de pulmão[17,18]. O retardo na utilização do marca-passo pode não ser tolerado pelo paciente até sua chegada ao hospital (fase pré-hospitalar). É consenso entre os especialistas que o marca-passo deve ser considerado para todo paciente em parada cardiorrespiratória, devendo estar sempre disponível durante as manobras de ressuscitação, especialmente nos casos de atividade elétrica sem pulso.

Situações de risco iminente de instabilidade hemodinâmica

Pacientes com disfunções do sistema de condução cuja evolução pode proporcionar sério risco de comprometimento hemodinâmico, ou seja, indicações para marca-passo preventivo. Corresponde às situações em que existe bradiarritmia com grave disfunção miocárdica e/ou elétrica, recentemente instalada, reversível ou não, geralmente associada à doença coronariana aguda.

Hipotermia grave é uma das poucas e relativas contra-indicações para marca-passo no paciente com bradicardia. A bradicardia pode ser fisiológica nestes pacientes, devido à diminuição do metabolismo. Os ventrículos são mais suscetíveis à fibrilação e mais resistentes à desfibrilação. Outra contra-indicação é no caso de pacientes com parada cardíaca com duração maior que 20 minutos, devido ao baixo índice de sucesso na ressuscitação destes pacientes.

A maioria das bradicardias em crianças é conseqüente à hipóxia ou hipoventilação e respondem à intervenção adequada em vias aéreas, com ou sem uso de medicamentos. Portanto, o marca-passo é raramente requerido em parada cardíaca em crianças, mas deve ser considerado nas bradiarritmias associadas a defeitos congênitos ou após cirurgia cardíaca.

PRINCIPAIS TÉCNICAS DE ESTIMULAÇÃO CARDÍACA ARTIFICIAL TEMPORÁRIA

Em essência, a estimulação cardíaca artificial consiste na utilização de qualquer técnica capaz de aplicar energia de modo direto ou indireto ao miocárdio, obtendo como resposta sua despolarização. Desse modo, os diversos tipos de estimulação cardíaca aplicáveis às situações de emergência podem ser classificados em:

a) local de instalação: externo (transcutâneo) ou interno (endocárdico ou epicárdico);
b) via de acesso do cabo-eletrodo: transvenosa (endocárdico), toracotomia ou toracoscopia (epicárdico), digestiva (esôfago), punção subxifóidea (transtorácica).

Estimulação mecânica

A estimulação cardíaca mecânica caracteriza-se pela despolarização do miocárdio provocada pela aplicação de energia, gerada por força física através de punho-percussão, diretamente sobre o precórdio. Esta deve ser aplicada repetidamente em freqüência variável de 60 a 90 vezes por minuto e com força estimada em 25 a 30% da tentativa de reversão de taquicardia ventricular ou fibrilação ventricular. A resposta miocárdica à estimulação por percussão parece depender da duração da assistolia ou bradiarritmia e, conseqüentemente, do estado metabólico do músculo cardíaco (hipóxia e isquemia), ou seja, o sucesso é inversamente proporcional ao tempo de início da bradiarritmia.

Apesar da falta de estudos sistemáticos com relação às respostas hemodinâmicas determinadas pela estimulação por percussão, existem relatos de pacientes que foram mantidos por mais de 60 minutos por esta técnica até que uma medida definitiva fosse instituída. O índice de captura ventricular também é desconhecido e, apesar do número pequeno de citações na literatura, a técnica é encorajadora, de aplicação fácil e imediata, com poucas complicações[14-16].

Marca-passo transcutâneo

O marca-passo transcutâneo é um método seguro e efetivo para o tratamento emergencial de pacientes com bradiarritmia sintomática, cuja maior vantagem é a rapidez de instalação, garantindo as condições hemodinâmicas enquanto se aguarda o marca-passo transvenoso.

Avanços tecnológicos permitiram criar novos sistemas de marca-passo transcutâneo durante a década de 1980,

346

resgatando seu uso no atendimento cardíaco de emergência, sendo atualmente considerado o método de estimulação a ser indicado inicialmente por ser menos invasivo e de instalação fácil e rápida[19].

O sistema é composto de uma unidade geradora que permite operar em modo assíncrono ou demanda, com seleção de freqüência de estimulação de 30 a 180 batimentos por minuto, corrente de saída de 0 a 200mA e largura de pulso variando de 20 a 40ms. Observou-se que o aumento da largura de pulso de 2ms para 20ms diminui a corrente necessária para a captura ventricular, minimizando a estimulação da musculatura esquelética, reduzindo a dor e a possibilidade de indução de fibrilação ventricular[20]. A unidade geradora é dotada de um cardioversor-desfibrilador e monitor eletrocardiográfico com capacidade de distinguir os complexos QRS das espículas de marca-passo. Os eletrodos (multifuncionais) são placas auto-adesivas impregnadas com gel condutor de aproximadamente 8cm de diâmetro e área de contato de $50cm^2$; esta maior superfície do eletrodo juntamente com o gel reduzem o limiar para a estimulação cardíaca e o grau de estimulação muscular, reduzindo a densidade de corrente na pele e, conseqüentemente, tanto a dor como as queimaduras do tecido[21]. A posição dos eletrodos é essencial para se obter bons limiares, de forma que o pólo negativo deve estar na região anterior do tórax (ápice ou sobre a derivação V_3), e o pólo positivo, na região posterior direita ou esquerda entre a borda inferior da escápula e a coluna vertebral[22].

No início do tratamento emergencial, a estimulação transcutânea deve ser em modo assíncrono, com freqüência de 100ppm e com corrente de saída elevada (maior que 180mA), mantendo em seguida um valor levemente maior (10%) que o limiar. Concomitantemente, o pulso deve ser palpado nas artérias femorais ou carótidas, representando a resposta hemodinâmica ao marca-passo.

O limiar médio varia de 40 a 80mA; entretanto, na prática clínica, podemos encontrar valores que variam de 20 a 140mA.

Zoll demonstrou, em grande série, sucesso na captura transcutânea em 105 de 134 (78%) pacientes em situações clínicas diversas[23]. A tolerância ao marca-passo transcutâneo é individual, porém para correntes de saída maiores que 50mA é necessário sedação associada à analgesia[24].

Não há relato de lesão em musculatura esquelética, pulmões ou miocárdio, além de não ter sido detectada, em ensaios bioquímicos, a liberação de mioglobina, CK miocárdica e DHL miocárdica em indivíduos normais[25]. O risco da indução de arritmias ventriculares é muito baixo, mas não deve ser esquecido[26].

Marca-passo transvenoso

O marca-passo transvenoso consiste na estimulação do endocárdio atrial e/ou ventricular por meio de um eletrodo introduzido em veia central, utilizando pulsos de corrente elétrica deflagrados por um gerador externo. Origi-

nalmente, criado no final dos anos 50, tornou-se a primeira escolha para o tratamento imediato das bradiarritmias sintomáticas, até os anos 80. É considerado, na prática clínica, o tipo mais seguro e eficiente de marca-passo temporário. Entretanto, por se tratar de procedimento invasivo, que requer conhecimento técnico, habilidade e gasto de tempo considerável, tem sido preterido ao transcutâneo, como primeira escolha em situações de emergência[27].

Os eletrodos mais utilizados são os bipolares – o cátodo e o ânodo estão na ponta e no anel, respectivamente, com 2cm de distância, portanto, intracardíacos – ou unipolares, e um dos pólos, preferencialmente o ânodo, deve ficar na pele. O diâmetro varia de 3 a 6Fr e os dois cabos metálicos isolados em paralelo são revestidos por plástico flexível. A flexibilidade varia com o diâmetro e o revestimento plástico, de forma que os eletrodos mais rígidos podem ser moldados (formatação em J) e são mais facilmente manipulados, mas requerem a fluoroscopia para assegurar o posicionamento e evitar perfurações da parede cardíaca. Alguns cabos-eletrodos flexíveis apresentam um balão na ponta (cateter flutuante) que auxilia no direcionamento para o ventrículo direito através do fluxo sangüíneo, sem necessidade de fluoroscopia[28].

Os geradores de pulso dispositivos apresentam ajustes básicos de freqüência (30 a 180ppm), sensibilidade (0,1mV a assíncrono) e corrente de saída (0,1 a 20mA). Alguns incorporam funções especiais, como estimulação programada e mecanismos antitaquicardia, além de serem dotados de vários modos de estimulação: AAI, VVI, DDD ou DVI.

O implante de marca-passo transvenoso utiliza mais comumente, como via de acesso, as veias jugular interna (preferencial), subclávia, braquial e femoral. Os locais mais seguros para o posicionamento dos cabos-eletrodos são a ponta e a parede diafragmática. Na impossibilidade do uso de fluoroscopia, utiliza-se a orientação eletrocardiográfica: o eletrodo conectado à derivação V_1 do eletrocardiograma permite caracterizar sua posição na cavidade ventricular, quando é documentado amplo complexo QRS (maior que 6mV) com elevação do segmento ST[29].

Uma vez obtida a posição que corresponda à captura inferior a 2mA, o eletrodo deverá ser fixado à pele. Limiares muito baixos (menor que 0,5mA) sugerem que a ponta do eletrodo se encontra profundamente impactada no miocárdio, aumentando o risco de perfuração. A energia de saída deve ser mantida em valores três vezes superiores ao limiar obtido, devendo ser freqüentemente reavaliada. Em seguida, a freqüência e a sensibilidade devem ser ajustadas de acordo com o estado hemodinâmico do paciente e o controle radiológico deve ser realizado para avaliação da posição do eletrodo ou presença de pneumotórax.

Admite-se que, nos implantes bem-sucedidos, pode ocorrer disfunção de estimulação ou sensibilidade em 14 a 43% dos casos.

As complicações do marca-passo transvenoso estão relacionadas à punção venosa central e à manipulação de cateteres intravascular e intracavitário em cerca de 3% dos casos[30,31] (Quadro 4.17).

Quadro 4.17 – Complicações do marca-passo transvenoso.

Traumatismo arterial
Embolia aérea
Pneumotórax
Taquicardia ventricular
Perfuração miocárdica
Trombose venosa
Tromboflebite
Infecção do sítio
Estimulação frênica ou diafragmática

O marca-passo transvenoso está contra-indicado em atendimento de emergência fora do hospital. São consideradas contra-indicações absolutas para esse tipo de estimulação: prótese valvar tricúspide, endocardite aguda e distúrbios graves da coagulação.

Marca-passo transesofágico

A proximidade anatômica do esôfago com a parede posterior do átrio esquerdo tornou possível a estimulação atrial, por meio de um eletrodo posicionado na luz esofágica. A estimulação ventricular é inconsistente ou freqüentemente intolerável pela dor provocada em decorrência da alta energia necessária para a captura do ventrículo.

Um eletrodo bipolar é introduzido por via nasal em direção ao esôfago, devendo ser manipulado com movimentos proximal e distal quando atingir 30 a 40cm dos dentes incisivos (em adultos), até que se obtenha a maior amplitude do eletrograma atrial, identificado ao eletrocardiograma em derivação V_1 (conectado ao eletrodo)[32]. A posição para a estimulação ventricular não é bem definida, mas parece estar 2 a 4cm distal do melhor ponto para a estimulação atrial[33].

Essa técnica também tem sido utilizada como coadjuvante para os casos em que se busca o diagnóstico e a interrupção de taquiarritmias supraventriculares e como suporte para as bradiarritmias provocadas durante o estudo.

Marca-passo epicárdico

Os eletrodos são implantados diretamente no epicárdio sob visão direta, via toracotomia ou toracoscopia, sendo essa técnica limitada para situações de emergência. É comumente aplicada, de forma eletiva, para a terapêutica de bradiarritmias com repercussão hemodinâmica no pós-operatório de cirurgia cardíaca.

REFERÊNCIAS BIBLIOGRÁFICAS

1. Spodick DH et al. Operational definition of normal sinus heart rate. Am J Cardiol 1992;69:1245. ▪ 2. Spodick DH et al. Normal sinus heart rate: apropriate rate thresholds for sinus ta-

chycardia and bradycardia. South Med J 1996;89:666. ▪ 3. Brodisky M et al. Arrhythmias documented by 24 hours continuous electrocardiographic monitoring in 50 male medical studens without apparent heart disease. Am J Cardiol 1977;39:390. ▪ 4. Kantelip JP et al. Findings on ambulatory monitoring in subjects older than 80 years. Am J Cardiol 1986;57:398. ▪ 5. Viitasalo MT et al. Ambulatory alectrocardiographic recording in endurance athletes. Br Heart J 1982;47:213. ▪ 6. Hanne-Paparo N et al. Common ECG changes in athletes. Cardiology 1976;61:267. ▪ 7. Northcote RJ et al. Electrocardiographic findings in male veteran endurance athletes. Br Heart J 1989;61:155. ▪ 8. Mangrum JM, Dimarco JP. The evaluation and management of bradycardia. N Engl J Med 2000;342:703. ▪ 9. Gann D et al. Electrophysiological evaluation of elderly patients with sinus bradycardia. Ann Intern Med 1979;90:24. ▪ 10. Bernstein AD, Parsonnet V. Survery of cardiac pacing in the United States in 1989. Am J Cardiol 1992;69:331. ▪ 11. Martinelli Filho M et al. Aplicação clínica do eletrocardiograma nas bradiarritmias. Rev Soc Cardiol Estado de São Paulo 1999;9:441. ▪ 12. Pedrosa AA et al. Bloqueios atrioventriculares. Rev Soc Cardiol Estado de São Paulo 1998;8:13. ▪ 13. Cummins RO et al. Advanced Cardiac Life Support – American Heart Association – Emergency Cardiovascular Care Programs 1997-1999. p. 1.28. ▪ 14. Hyman AS. Resuscitation of the stopped heart by intracardiac therapy. Arch Intern Med 1930;46:553. ▪ 15. Zoll PM. Resuscitation of the heart ventricular standstill by external electrical stimulation. N Engl J Med 1952;247:768. ▪ 16. Roelke M, Harthorne JW. Pacing for bradyarrhythmias: implantation, indications, and selection of pacing mode. In: Podrid P, Kowey P (eds.). Cardiac Arrhythmia. Baltimore: Williams & Wilkins, 1995. ▪ 17. Kirk J. The invention and reinvention of cardiac pacing. Cardiol Clin 1992;10:561. ▪ 18. Hedges JR et al. Prehospital transcutaneous cardiac pacing for symptomatic bradycardia. PACE 1991;14:1473. ▪ 19. Cummins RO et al. Out-of-hospital transcutaneous pacing by emergency medical technicians in patients with asystolic cardiac arrest. N Engl J Med 1993;328:1377. ▪ 20. Falk RH et al. External noninvasive cardiac pacing in out-of-hospital cardiac arrest. Crit Care Med 1983;11:779. ▪ 21. Hedges JR et al. Development in transcutaneous and transthoracic pacing during bradyasystolic arrest. Ann Emerg Med 1984;13:822. ▪ 22. Mark W, Kenneth AE. Temporary cardiac pacing. In: Kenneth AE. Cardiac Pacing. 2nd ed. Cambridge: Blackwell Science, 1996. ▪ 23. Zoll PM et al. External noninvasive cardiac temporary pacing: clinical trials. Circulation 1985;71:937. ▪ 24. Falk RH, Ngai STA. External cardiac pacing: influence of electrode placement on pacing threshold. Crit Care Med 1986;14:931. ▪ 25. Madsen JK et al. Normal myocardial enzymes and normal echocardiographic findings during noninvasive transcutaneous pacing. PACE 1988;11:1188. ▪ 26. Voohrees WD et al. Safety factor for precordial pacing: minimum current thresholds for pacing and for ventricular fibrillation by vulnerable-period stimulation. PACE 1984;7:356. ▪ 27. Francis GS et al. Clinical competence in insertion of a temporary transvenous ventricular pacemaker. J Am Coll Cardiol 1994;23:1254. ▪ 28. Lang R et al. The use of the balloon-tipped floating catheter in temporary transvenous cardiac pacing. PACE 1981;4:491. ▪ 29. Goldberger J et al. Temporary transvenous pacemaker placement: what criteria constitute an adequate pacing site? Am Heart J 1993;126:488. ▪ 30. Austi JL et al. Analysis of pacemaker malfunction and complications of temporary pacing in the coronary care unit. Am J Cardiol 1982;49:301. ▪ 31. Silver MD, Goldschlager N. Temporary transvenous cardiac pacing in the critical care setting. Chest 1988;93:607. ▪ 32. Nishimura M et al. Optimal mode of transesophageal atrial pacing. Am J Cardiol 1986;57:791. ▪ 33. Andersen HR, Pless P. Transesophageal pacing. PACE 1983;6:674.

34. TAQUIARRITMIAS

Francisco Darrieux
Esteban Wisnivesky R. Rivarola

O clínico geral freqüentemente se encontra em situações que exigem o manejo de taquiarritmias cardíacas, e o reconhecimento destas arritmias é um fator decisivo para a abordagem mais precisa na sala de emergência ou em ambiente ambulatorial.

O eletrocardiograma é o método mais importante, acessível e útil para o diagnóstico das taquiarritmias, e uma melhor compreensão dos mecanismos das taquicardias, proveniente do campo da eletrofisiologia, forneceu métodos de maior acurácia para a interpretação do eletrocardiograma de 12 derivações. Por meio de uma análise sistematizada de aspectos específicos do eletrocardiograma, podemos ter acesso rápido ao diagnóstico, o que é fundamental para uma terapia adequada e segura.

A abordagem das arritmias passou por importantes modificações recentes. Talvez a mais importante delas seja a preconização de se estabelecer o diagnóstico etiológico da arritmia a ser abordada. Sabe-se que as arritmias cardíacas constituem um grupo grande e heterogêneo de quadros, com mecanismos, prognóstico e tratamento diversos, merecendo, portanto, individualização.

O conceito de que os agentes antiarrítmicos são também "pró-arrítmicos", especialmente em portadores de cardiopatia estrutural, tornou-se mais estabelecido. Isso levou a duas novas recomendações: 1. a maior utilização da cardioversão elétrica para a interrupção de arritmias estáveis; e 2. a necessidade de identificar presença ou ausência de miocardiopatias associadas.

Houve a introdução de maior arsenal de medicamentos antiarrítmicos, incluindo a amiodarona e a propafenona por via intravenosa; no entanto, apenas poucos medicamentos antiarrítmicos estão apoiados por fortes evidências. Obviamente, todas essas mudanças implicam maior preparo técnico das equipes médicas para o reconhecimento e tratamento rápido das arritmias cardíacas específicas e de suas situações particulares.

Iniciaremos com uma abordagem prática para o diagnóstico diferencial das taquicardias. Depois, serão feitas considerações no tratamento das arritmias específicas.

RECONHECIMENTO E TRATAMENTO DAS TAQUICARDIAS

O eletrocardiograma de 12 derivações tem, em um número expressivo dos casos, a chave para o diagnóstico etiológico, que proporcionará um atendimento eficaz.

A análise do eletrocardiograma inicia-se com a largura do complexo QRS. As taquicardias com complexos QRS estreitos (duração de até 0,12 segundo) são, em sua grande maioria, supraventriculares[1]. Já as taquicardias com complexos QRS largos (duração maior que 0,12 segundo) podem ser ventriculares ou supraventriculares, com aberrância de condução[2]. Este diagnóstico diferencial é um dos grandes desafios para o clínico, e uma série de algoritmos apresentados adiante pode fornecer dados valiosos.

Toda arritmia que estiver associada à instabilidade hemodinâmica deve ser tratada imediatamente com cardioversão elétrica. Já nos casos de estabilidade hemodinâmica, pode-se, por meio de perguntas seqüenciais, tentar obter o diagnóstico da origem da taquicardia. Uma vez que o diagnóstico esteja estabelecido, é então iniciado o tratamento específico.

TAQUICARDIAS DE COMPLEXO QRS ESTREITO

ABORDAGEM DIAGNÓSTICA DAS TAQUICARDIAS DE COMPLEXO QRS ESTREITOS (ATÉ 0,12s)

O grupo de taquicardias de complexo QRS estreito é composto por:

- Taquicardia sinusal.
- Taquicardia atrial.
- *Flutter* atrial.
- Fibrilação atrial.
- Taquicardia por reentrada nodal atrioventricular.
- Taquicardia juncional.
- Taquicardia atrioventricular ortodrômica utilizando a via acessória.

A avaliação seqüencial do eletrocardiograma deve ser feita por etapas:

Existe regularidade dos complexos QRS?

A presença de irregularidade, sem ondas P visíveis, leva ao diagnóstico provável de uma fibrilação atrial (Fig. 4.23). Com a presença de ondas P visíveis, no entanto, podemos estar diante de uma taquicardia atrial ou de um *flutter* atrial, ambos com condução atrioventricular variável[3].

Se os complexos QRS são regulares, os principais diagnósticos diferenciais passam a ser: taquiarritmias atriais (incluindo o *flutter* atrial), taquicardia por reentrada nodal e taquicardia por reentrada atrioventricular ortodrômica.

Existe alternância dos complexos QRS?

A alternância da amplitude dos complexos QRS (Fig. 4.24) – alternância elétrica – em mais de três derivações sugere fortemente a presença de taquicardia utilizando uma via acessória oculta, ou seja, taquicardia atrioventricular ortodrômica (apesar de não ser patognomônico). Este fenômeno não é completamente compreendido, mas sabe-se que é freqüência-dependente, e talvez por isso esteja mais associado à taquicardia atrioventricular (que se apresenta normalmente com freqüências cardíacas mais elevadas que as demais taquicardias paroxísticas supraventriculares).

Análise das ondas P

O diagnóstico correto das taquicardias supraventriculares depende basicamente da análise das ondas P, apesar de sua visualização poder ser bastante difícil em certas ocasiões. A própria ausência de ondas P em uma taquicardia de QRS estreito regular pode ser útil, revelando o provável diagnóstico de taquicardia por reentrada no nó atrioventricular.

Em outras ocasiões, a comparação do padrão morfológico do complexo QRS durante o episódio de taquicardia com o do complexo QRS obtido durante o ritmo sinusal é de grande utilidade: a presença de ondas P poderia, então, ser sugerida pelo aparecimento de alterações morfológicas nas porções iniciais ou terminais do complexo QRS (pseudo-R ou pseudo-S) ou pela presença de anormalidades durante a repolarização (infradesnivelamento do segmento ST ou ondas T negativas[4]). Uma vez reconhecida a onda P, as seguintes perguntas deverão ser respondidas:

Qual a relação entre o número de ondas P e o número de complexos QRS?

Uma relação 1:1 entre a onda P e o complexo QRS não é muito informativa. Entretanto, o achado de mais de uma onda P para cada complexo QRS estreito implica um mecanismo de arritmia independente do nó atrioventricular (restrito ao átrio) e, portanto, o diagnóstico de taquicardia atrial ou *flutter* atrial.

Qual a posição da onda P em relação ao complexo QRS?

Esta pergunta deverá ser respondida a partir da medida do intervalo entre o início do complexo QRS e a porção mais evidente da onda P (intervalo RP). Se a onda P for simultânea ou ocorrer precocemente após o complexo QRS, simulando um padrão de pseudo-r' em V_1 e/ou pseudo-s' em derivações inferiores (Fig. 4.25), o diagnóstico é de taquicardia por reentrada nodal. No entanto, se a onda P estiver localizada cerca de 120ms após o início do complexo QRS (RP' longo e menor do que o P'R), significa que a taquicardia supraventricular deva estar relacionada à presença de uma via acessória atrioventricular de condução rápida que ativa retrogradamente os átrios (taquicardia atrioventricular ortodrômica, Fig. 4.26). Por outro lado, caso a onda P esteja localizada a mais de 200ms do início do complexo QRS, três formas distintas

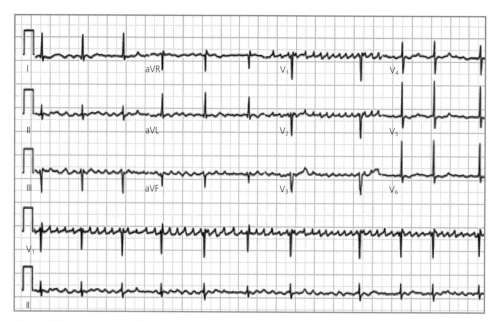

Figura 4.23 – Ritmo de fibrilação atrial. Observar irregularidade dos complexos QRS e ausência de atividade atrial organizada.

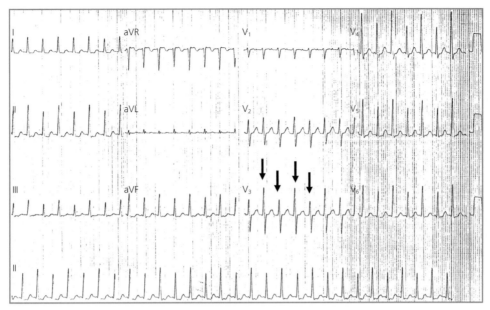

Figura 4.24 – Taquicardia atrioventricular ortodrômica, com alternância elétrica dos complexos QRS (setas).

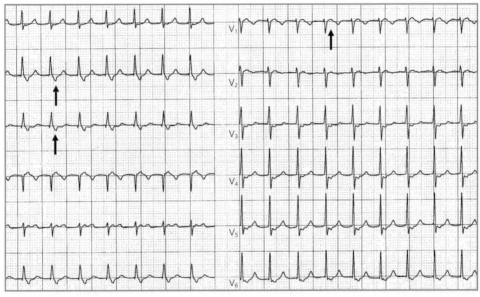

Figura 4.25 – Taquicardia por reentrada nodal e presença de pseudo-r' em V₁ e pseudo-s' na parede inferior (setas).

de taquicardia poderão ser consideradas: a) taquicardia atrial; b) taquicardia atrioventricular utilizando uma via acessória de condução lenta que ativa retrogradamente os átrios (taquicardia atrioventricular ortodrômica lenta ou taquicardia de Coumel); ou c) taquicardia por reentrada nodal incomum (com condução retrógrada aos átrios pela via nodal lenta).

Qual a polaridade da onda P?

Alguns padrões de polaridade da onda P podem ser reconhecidos, fornecendo dados quanto à topografia da arritmia. Quando a onda P é negativa nas derivações D₁ e aVL, e é positiva em aVR e V₆, isto representa uma ativação a partir do átrio esquerdo em direção ao direito, e esta informação associada ao valor do RP' pode levar ao diagnóstico de taquicardia atrial esquerda (se RP acima de 200ms) ou de taquicardia atrioventricular por via acessória esquerda (de RP ~ 120ms).

No caso de uma ativação caudocranial, a onda P será negativa nas derivações inferiores (D₂, D₃ e aVF) e, se muito próxima do complexo QRS (RP' curto), poderá deformá-lo, causando um aspecto de pseudo-s' nestas derivações, o que é observado na taquicardia por reentrada nodal. No caso de este intervalo RP' ser longo e

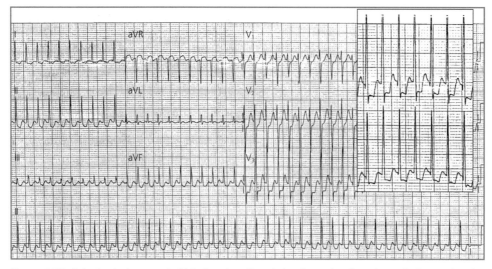

Figura 4.26 – Infradesnivelamento de ST, indicando o diagnóstico de taquicardia atrioventricular ortodrômica conduzida por via anômala à esquerda.

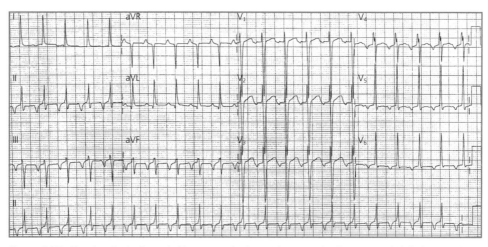

Figura 4.27 – Taquicardia de Coumel. Observar ondas P negativas e profundas em parede inferior, com intervalo RP' longo (maior que PR).

menor do que o P'R, a deformação ocorrerá no segmento ST, havendo infradesnível nestas derivações, podendo tratar-se de uma taquicardia atrioventricular ortodrômica rápida utilizando uma via acessória póstero-septal.

Se o intervalo RP' for longo e maior do que o RP', pode-se estar diante de uma taquicardia atrial cujo foco esteja na porção inferior do septo interatrial. Outro diagnóstico diferencial é o da taquicardia de Coumel (via acessória de condição retrógrada lenta). Neste caso, as ondas P também são negativas (geralmente bem apiculadas e profundas) nas derivações D_2, D_3 e aVF com RP' bem longo (Fig. 4.27).

Um aspecto específico acerca da polaridade de onda P que pode ser reconhecido é sinal de Puesch – onda P negativa em D_1 e/ou aVL, que é patognomônico de taquicardia atrioventricular ortodrômica utilizando vias anômalas à esquerda (Fig. 4.28).

Qual o efeito da massagem do seio carotídeo sobre a taquicardia?

Esta manobra é de fundamental importância diagnóstica e terapêutica. Quando a massagem carotídea não interfere na taquicardia, nenhuma informação nova pode ser obtida. Por outro lado, quando a massagem carotídea interfere na taquicardia, duas respostas principais ocorrem:

A massagem carotídea altera a relação entre a onda P e o complexo QRS

Se a relação 1:1 entre P:QRS for transformada em uma relação 2:1, 3:1 ou qualquer outra relação na qual mais de uma onda P ocorra para um mesmo QRS, o diagnóstico de taquicardia atrial ou *flutter* atrial fica estabelecido (arritmias independentes do nó atrioventricular). A diferença básica entre estas duas formas de taquicardia deve ser feita analisando a freqüência das ondas P (freqüência

TAQUIARRITMIAS

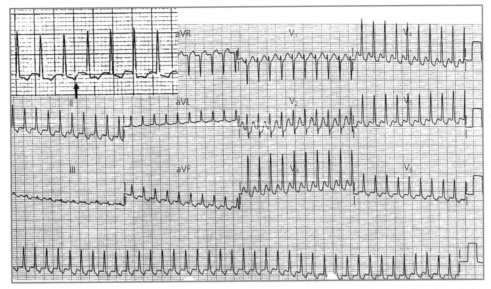

Figura 4.28 – Sinal de Puesch (seta) durante taquicardia atrioventricular com condução retrógrada aos átrios por via anômala póstero-septal (RP' longo).

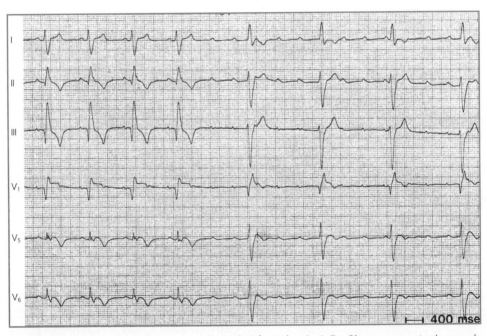

Figura 4.29 – Taquicardia atrial durante evolução de infarto do miocárdio. Observar aumento do grau de bloqueio atrioventricular após massagem do seio carotídeo, com evidência de linha isoelétrica.

atrial), que no caso do *flutter* atrial é quase sempre em torno de 300bpm, ao passo que nas taquicardias atriais costuma ser menor ou igual a 250bpm. Outro critério importante seria a presença da linha isoelétrica entre as ondas P na taquicardia atrial (Fig. 4.29), o que se encontra ausente no *flutter* atrial (Fig. 4.30). Com relação ao *flutter* atrial, este pode ser classificado, de acordo com o aspecto morfológico das ondas F, em: 1. típico comum ou; 2. típico reverso. No primeiro caso, devido à rotação anti-horária do circuito da taquicardia ao longo do anel tricúspide no plano frontal, as ondas F são negativas em D_2, D_3 e aVF. Já no *flutter* reverso, devido à rotação horária, as ondas F são positivas nas derivações inferiores[5].

A massagem carotídea interrompe a taquicardia

Quando o término da taquicardia ocorre subitamente sem ocasionar modificações na relação entre a onda P e o complexo QRS, os diagnósticos mais prováveis são os de arritmias que dependem do nó atrioventricular: taquicardia por reentrada nodal ou de uma taquicardia atrioventricular. O diagnóstico diferencial entre estas taquicardias deve basear-se nos critérios morfológicos e de orientação do vetor da onda P previamente descritos.

Considerando as arritmias mais freqüentes na prática clínica, devem ser distinguidos dois tipos básicos de taquicardia supraventricular:

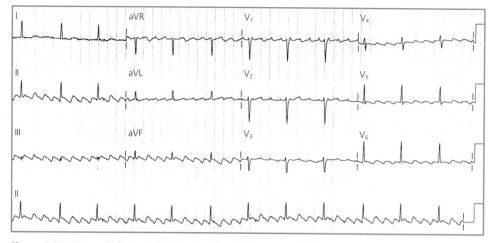

Figura 4.30 – Ritmo de *flutter* atrial típico (anti-horário). Ausência de linha isoelétrica e ondas F negativas em parede inferior.

1. **Aquelas cujo mecanismo depende do nó atrioventricular** – taquicardia por reentrada nodal e taquicardias atrioventriculares com ativação retrógrada para os átrios por meio de uma via acessória, e
2. **Aquelas que independem do nó atrioventricular** – taquicardias atriais (incluindo o *flutter* atrial) e fibrilação atrial.

TRATAMENTO EMERGENCIAL DAS TAQUICARDIAS DE COMPLEXO QRS ESTREITO

Taquicardia por reentrada nodal

A taquicardia por reentrada nodal é a taquicardia paroxística supraventricular mais freqüente. Tem maior incidência em mulheres na quarta ou quinta década de vida, e normalmente ocorre em pacientes sem cardiopatias estruturais. Durante a taquicardia, a sístole atrial ocorre quase simultaneamente à ventricular, e isso é responsável pelo fenômeno elétrico da inscrição da onda P dentro ou no final do QRS (RP' curto/pseudo-R em V_1) e pelo fenômeno mecânico característico de pulsações o pescoço (sinal de Frog).

Normalmente, os episódios de taquicardia por reentrada nodal são bem tolerados e mantêm freqüência cardíaca ao redor de 140bpm. A grande maioria dos episódios ocorre com condução anterógrada pela via lenta e retrógrada para os átrios pela via rápida. Em 10% dos casos, no entanto, há inversão do circuito, com condução para os átrios pela via lenta (taquicardia por reentrada nodal incomum). Nestes casos, o RP durante a taquicardia será longo (maior que o PR).

O tratamento emergencial da taquicardia por reentrada nodal deve ser iniciado com a realização de manobras vagais: Valsalva ou massagem do seio carotídeo, na ausência de sopros à ausculta (para tentar bloqueio do nó atrioventricular). No insucesso destas medidas, deve-se administrar adenosina por via intravenosa em bolo rápido (1 ampola – 6mg), ou bloqueadores dos canais de cálcio, como verapamil por via intravenosa (5mg) ou diltiazem por via intravenosa (25mg), ou ainda betabloqueadores (metoprolol 10mg). A infusão de 12mg de adenosina ou 50mg de diltiazem por via intravenosa foi capaz de interromper 90% dos episódios de taquicardia por reentrada nodal em séries publicadas. Quando não se consegue reversão com as manobras vagais, adenosina ou agentes bloqueadores do nó atrioventricular, outras opções de medicamentos antiarrítmicos parenterais podem ser utilizadas, como procainamida, propafenona, sotalol e flecainida. No entanto, estas medicações devem ser evitadas se houver disfunção ventricular esquerda, sendo mais recomendável o uso de digital por via intravenosa ou amiodarona.

Em resumo, na ausência de contra-indicações, as primeiras medidas a serem tomadas na presença de taquicardia paroxística supraventricular são as manobras vagais e o uso de adenosina (classe I). Se a função ventricular esquerda for preservada, opções adicionais recomendadas são bloqueadores dos canais de cálcio (verapamil ou diltiazem – classe I), betabloqueadores (classe IIb) ou digital (classe IIa). Quando essas opções são ineficazes, deve-se considerar fortemente a indicação de cardioversão elétrica (classe I). Quando a cardioversão elétrica não é possível, desejável ou ineficaz, pode-se optar por amiodarona (classe IIb), procainamida, flecainida, propafenona e sotalol (classe IIb).

O uso destes últimos medicamentos deve ser parenteral rápido e não de "manutenção", pois os riscos de pró-arritmia aumentam consideravelmente. O uso seriado ou combinado destes medicamentos também deve ser desencorajado, a não ser em esquema de "pílula de bolso", para o tratamento de crises bem toleradas e raras. Nestes casos, a associação de 120mg de diltiazem e 80mg de propranolol foi capaz de reverter com sucesso os episódios e reduzir a necessidade de procurar o pronto-socorro. Em portadores de insuficiência cardíaca, a cardioversão elétrica deve ser o tratamento de escolha (classe I).

O tratamento para profilaxia de novas crises pode incluir ablação (classe I) se crises freqüentes, betabloqueadores ou bloqueadores de cálcio (classe I) ou mesmo nenhuma terapia específica (classe I) se crises infreqüentes e bem toleradas. A taquicardia por reentrada nodal é de bom prognóstico e seu tratamento de manutenção deve visar especificamente a melhora dos sintomas.

Taquicardias atriais

As taquicardias atriais podem resultar dos três mecanismos conhecidos de arritmogênese: reentrada, automatismo anormal ou atividade deflagrada por pós-potenciais tardios, dependendo da doença de base e da faixa etária.

A taquicardia atrial por atividade deflagrada é incomum e associa-se com a utilização de fármacos, como a digoxina. Normalmente, a interrupção do medicamento é capaz de reverter o quadro. A taquicardia atrial por reentrada freqüentemente ocorre ao redor de cicatrizes em pacientes submetidos previamente a cirurgias cardíacas (como substituições valvares ou correção de cardiopatias congênitas). Já a taquicardia atrial por automatismo anormal se apresenta com episódios curtos de palpitações e dificilmente é responsável por episódios sustentados de taquicardia, sendo responsáveis por 10 a 15% das taquicardias supraventriculares encaminhadas para ablação. Caracteriza-se pelos fenômenos de aceleração da freqüência cardíaca antes do início (*warm up*) e desaceleração previamente a sua interrupção (*cool down*). É geralmente benigna, exceto nos raros casos de arritmias incessantes, quando pode levar à taquimiocardiopatia.

Um tipo especial de taquicardia atrial automática é a sinusal inapropriada, caracterizada por onda P com morfologia idêntica à sinusal, porém com freqüência cardíaca mantida acima de 100bpm em repouso, ou com incrementos desproporcionais após baixa carga de esforço. Em 90% dos casos trata-se de pacientes do gênero feminino, a maioria na quarta década de vida, muitas delas exercendo atividades na área da saúde. Outra forma relevante de taquicardia atrial automática é a multifocal, caracterizada por três ou mais morfologias de onda P, intervalo PR variável e certa irregularidade de freqüência cardíaca. Ocorre freqüentemente em portadores de pneumopatia obstrutiva e seu tratamento deve priorizar o controle da doença de base.

Raramente os episódios de taquicardia atrial podem interromper-se com manobras vagais, mas um número significativo poderá ser resolvido com adenosina por via intravenosa. O tratamento clássico, no entanto, consiste na administração de betabloqueadores ou bloqueadores de cálcio, para interrupção ou controle da freqüência cardíaca. Outros medicamentos como amiodarona ou sotalol, também podem ser usados. A cardioversão elétrica pode interromper as taquicardias atriais decorrentes de reentrada ou atividade deflagrada, mas não terá êxito se o mecanismo responsável for o automatismo.

Em resumo, para a abordagem emergencial, a cardioversão elétrica sincronizada é ineficaz para o tratamento das taquicardias atriais automáticas (classe III). Nos pacientes com função ventricular esquerda preservada, podem ser indicados os bloqueadores dos canais de cálcio (diltiazem ou verapamil – classe I), os betabloqueadores (classe IIb), o digital (classe Ia), a amiodarona (classe IIa) e a propafenona por via intravenosa (classe IIb). O tratamento para profilaxia das crises pode ser feito com as mesmas medicações citadas, no entanto o procedimento ablativo é capaz de eliminar 84% das taquicardias atriais, independente do mecanismo responsável e com índices de complicações (< 1%) e recidiva (8%) baixos, sendo o mais recomendado (classe I).

Fibrilação atrial e *flutter* atrial

No tratamento emergencial do *flutter* e fibrilação atrial, as recomendações devem ser mais específicas, devendo-se ter como considerações iniciais o controle farmacológico da freqüência cardíaca, o controle farmacológico do ritmo cardíaco, os consensos sobre o uso da anticoagulação, a presença de vias anômalas associadas (síndrome de Wolff-Parkinson-White) e as abordagens diante dos pacientes com disfunção ventricular. As causas reversíveis de fibrilação atrial devem, se possível, ser corrigidas, tais como hipoxemia, tireotoxicose, anemia, etilismo, hipertensão, insuficiência cardíaca congestiva, isquemia coronariana, hipocalemia e outras condições toxicometabólicas. Uma observação importante é a freqüente reversão espontânea da fibrilação atrial aguda. Se a fibrilação atrial aguda tiver menos de 24 horas de aparecimento e o paciente estiver hemodinamicamente estável, a simples redução da resposta ventricular com betabloqueadores, digital, verapamil ou diltiazem pode resultar em taxa de reversão espontânea em torno de 70%[6].

Quanto à anticoagulação, foi demonstrado que, se a fibrilação atrial tiver duração clinicamente estimada de até 48 horas, o risco de fenômeno tromboembólico relacionado ao procedimento de cardioversão química e/ou elétrica é extremamente baixo, tornando desnecessária a anticoagulação profilática[7]. Por outro lado, se a duração da fibrilação atrial for superior a 48 horas, o risco de fenômeno tromboembólico após a reversão ao ritmo sinusal irá persistir até pelo menos três a quatro semanas. O uso de fármacos antiarrítmicos e a cardioversão elétrica devem ser evitados sem anticoagulação prévia, exceto se houver instabilidade hemodinâmica e resposta ventricular muito rápida. Em casos selecionados, pode ser tentada a opção de cardioversão precoce, por meio de heparinização plena por 24 horas e ecocardiograma transesofágico para excluir a presença de trombos[8]. Nos pacientes com *flutter* atrial, as recomendações são as mesmas que as da fibrilação atrial, visto que esta arritmia também tem risco potencial de fenômeno tromboembólico, especialmente nos portadores de cardiopatia estrutural[9].

Para o controle da resposta ventricular, enquanto se planeja a reversão ao ritmo sinusal, podem ser utilizados, por via intravenosa, diltiazem, verapamil e betabloqueadores. A adenosina, em decorrência de sua curta duração, não é um medicamento apropriado para esta situação. O digital por via intravenosa também pode ser uma opção; porém, por causa do seu início de ação lento e de sua inatividade diante de estados hiperadrenérgicos (como, por exemplo, esforço físico ou insuficiência cardíaca congestiva), deve ter seu uso postergado. Na presença de insuficiência cardíaca congestiva, os efeitos inotrópicos negativos são menos pronunciados com o uso de diltiazem, que é superior ao verapamil e ao betabloqueador[10,11]. Quando o medicamento isolado não é eficaz no controle da freqüência cardíaca, a associação do bloqueador do cálcio com digoxina por via oral potencializa sua ação, melhorando a resposta. Outra opção terapêutica na vigência de insuficiência cardíaca congestiva é a amiodarona por via intravenosa, especialmente nos pacientes refratários aos agentes farmacológicos já descritos[12]. O risco hipotético de fenômeno tromboembólico em caso de possível reversão com a amiodarona, nesses pacientes mais críticos, não foi confirmado nos últimos estudos[13,14].

Uma situação bastante rara, mas relevante devido ao risco eminente de instabilidade hemodinâmica, é a fibrilação atrial associada à condução anterógrada por uma via acessória (Fig. 4.31). O diagnóstico é estabelecido pela presença de fibrilação atrial de alta resposta ventricular, geralmente com freqüências ventriculares acima de 250bpm, e alternância da duração dos complexos QRS, simulando, muitas vezes, taquicardia ventricular não-sustentada polimórfica. Nessa situação particular, estão contra-indicados medicamentos que bloqueiem o nó atrioventricular e possam facilitar a condução pela via acessória, tais como adenosina, digital, verapamil, diltiazem e betabloqueadores (classe III). Caso haja estabilidade clínica e possibilidade de se tratar com medicações, deve-se optar por procainamida ou amiodarona (classe IIa), administradas por via intravenosa, ou pode-se realizar cardioversão elétrica (classe I).

A cardioversão elétrica sincronizada (classe I) deve ser o tratamento de escolha para a reversão ao ritmo sinusal da fibrilação ou *flutter* atrial. A energia inicial recomendada é de 100 a 200J na fibrilação atrial, e de 50 a 100J no *flutter* atrial, dando-se preferências para onda de choque bifásica. Nos pacientes hemodinamicamente instáveis, é a opção mais segura, independente da duração da fibrilação atrial ou do *flutter*. Nos casos com estabilidade hemodinâmica, deve-se proceder ao controle da resposta ventricular antes da cardioversão elétrica.

Como lembretes finais, todos os esforços devem ser feitos para minimizar o risco de fenômeno tromboembólico, incluindo a anticoagulação em todos os casos com duração superior a 48 horas. Nessas situações, a resposta ventricular deve ser controlada preferencialmente com verapamil, diltiazem, betabloqueadores e/ou digital; inicia-se a anticoagulação por via oral com controles de INR por pelo menos quatro semanas, mantendo-se a anticoagulação por no mínimo três a quatro semanas após a reversão ao ritmo sinusal. De acordo com os últimos resultados do estudo AFFIRM[15], a anticoagulação deve ser mantida indefinidamente nos pacientes com idade superior a 65 anos e/ou que possuam cardiopatia estrutural de episódios prévios de embolia, hipertensão arterial ou *diabetes mellitus*.

Taquicardia juncional

Esta é uma forma rara de arritmia em adultos, geralmente causada por automatismo anormal e/ou atividade deflagrada. Caracteriza-se por um QRS estreito (Fig. 4.32), com freqüência entre 110 e 200bpm e dissociação atrioventricular, apesar de ocasionalmente poder-se observar condução retrógrada para os átrios. Pode ocorrer em alguns casos de intoxicação digitálica ou medicamentos vasoativos (muitas vezes resolvida com a suspensão do medicamento) ou no pós-operatório de cirurgias congênitas. Nos casos sintomáticos, o melhor tratamento seria o uso de amiodarona por via intravenosa (classe IIb), de betabloqueadores (classe indeterminada) ou de bloqueadores de cálcio (classe indeterminada), apesar de as recomendações não serem baseadas em fortes evidências. O

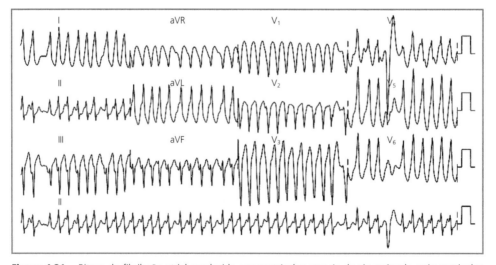

Figura 4.31 – Ritmo de fibrilação atrial conduzida aos ventrículos através de via anômala atrioventricular. Observar graus variáveis de pré-excitação.

TAQUIARRITMIAS

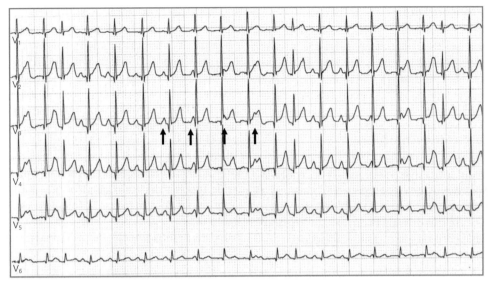

Figura 4.32 – Taquicardia juncional, com dissociação atrioventricular (setas) por aumento do automatismo em paciente com intoxicação digitálica.

tratamento ablativo está associado a altos índices de complicação (5-10% de bloqueio atrioventricular) e não deve ser considerado o tratamento de escolha.

TAQUICARDIAS DE COMPLEXO QRS LARGOS

ABORDAGEM DIAGNÓSTICA DAS TAQUICARDIAS DE COMPLEXO QRS LARGOS (MAIOR QUE 0,12s)

As taquicardias de complexo QRS largo (acima de 0,12s) constituem um conjunto grande de arritmias, cujo diagnóstico diferencial é um grande desafio para o clínico. A realização do diagnóstico correto não tem implicações unicamente na abordagem emergencial, mas também na avaliação prognóstica, detecção de co-morbidades e tratamento de manutenção.

A maioria (80 a 90%) das taquicardias de QRS largo são ventriculares. Assim, se o emergencista não apresentar grande experiência em diferenciá-las na unidade de pronto atendimento, deverá considerar toda taquicardia com QRS largo taquicardia ventricular. A história clínica de miocardiopatia estrutural (isquêmica, dilatada) eleva o valor preditivo de origem ventricular para 95%. No entanto, durante o atendimento esta informação pode não estar disponível e uma porcentagem expressiva dos casos poderá ser de origem supraventricular com aberrância de condução. Esta aberrância pode ocorrer:

- por bloqueio de ramo anatômico (presente ao eletrocardiograma previamente);
- por bloqueio de ramo funcional (presente apenas durante a taquicardia);
- por condução através de uma via anômala que pré-excita os ventrículos;
- por alterações elétricas secundárias a efeito de medicamentos (procainamida, quinidina e outras) ou distúrbios hidroeletrolíticos (dentre os quais os mais importantes são a hiper e hipocalemia).

Alguns dados clínicos podem ajudar na diferenciação entre taquicardia ventricular e supraventricular, mas estas informações devem ser utilizadas de forma a não atrasar o tratamento de uma arritmia potencialmente grave. A presença de instabilidade hemodinâmica é indicação de cardioversão elétrica imediata (classe I).

A informação clínica mais importante diante de um paciente com taquicardia de QRS largo é que a presença de estabilidade hemodinâmica não traz nenhum tipo de dado a respeito da origem do quadro. Muitas vezes, a taquicardia ventricular apresenta-se em um paciente sem nenhuma deterioração hemodinâmica. Por outro lado, são conhecidos os riscos que podem decorrer da interpretação errônea de taquicardia ventricular em paciente estável como sendo supraventricular: a administração de verapamil pode levar à rápida instabilização, por exemplo.

A presença de um quadro estável, no entanto, permite a realização de avaliação semiológica mais minuciosa. Assim, ao observar-se o pulso venoso jugular, poderão ser vistas as ondas A em canhão, que são o reflexo da dissociação atrioventricular (sístole atrial quando a válvula tricúspide está fechada). O mesmo fenômeno pode ser responsável pela ausculta da primeira bulha (B1) com intensidade variável e pela variação de pressão arterial sistólica.

No entanto, assim como ocorre nas taquicardias com QRS estreito, a chave para o diagnóstico diferencial das taquicardias com QRS largo está no eletrocardiograma e, também de forma semelhante, sua análise deve ser seqüencial:

Qual a duração do QRS?

A presença de complexos com duração de > 140ms foi encontrada em até 69% dos casos de taquicardia ventricular, e em nenhum caso de taquicardia supraventricular, em séries publicadas, e deve ser considerada forte indicador de origem ventricular, apesar da sensibilidade não muito alta.

Existe padrão concordante nas derivações precordiais?

Isto significa: existe QRS predominantemente negativo ou predominantemente positivo de V_1 a V_6? A presença deste padrão é fortemente indicativa de taquicardia ventricular, com especificidade de 90%, porém com baixa sensibilidade (Fig. 4.33).

Existe dissociação atrioventricular?

A presença deste fenômeno é forte indicador da origem ventricular da taquicardia (Fig. 4.34). Apesar de ser observado em 20 a 50% dos casos apenas, podemos aumentar a sensibilidade deste critério utilizando as derivações de Lewis (para melhor visualização da onda P) ou realizando manobras que provoquem, ainda que transitoriamente, esta dissociação. Isto pode ser obtido com a massagem do seio carotídeo ou administração de adenosina por via intravenosa. Se essas manobras, no entanto, levarem à interrupção da arritmia, o diagnóstico de taquicardia supraventricular com aberrância torna-se mais provável.

Existe padrão RS em alguma das derivações precordiais?

A ausência de um padrão RS de V_1 a V_6 implicou 100% de especificidade para taquicardia ventricular, em trabalhos prévios (Fig. 4.35). A presença de padrão RS, porém com intervalo medido entre o início da onda R e o nadir da S acima de 100ms, também foi fortemente indicativa de taquicardia ventricular (Fig. 4.36). Assim esses dois critérios associados foram capazes de diagnosticar corretamente 47% das taquicardias de complexo QRS estudados.

Brugada et al.[16], na tentativa de simplificar e agilizar a análise de alguns desses critérios e de outros que envolvem a análise morfológica do QRS, desenvolveram o algoritmo mais amplamente utilizado na prática clínica. Sua sensibilidade e especificidade foram analisadas em 554 traçados de taquicardias com QRS largo e atingiram valores de 99% e 96%, respectivamente, para o diagnóstico de taquicardia ventricular. Uma simplificação desse algoritmo e dos critérios morfológicos está resumida na figura 4.37.

Existem ainda situações especiais nas quais os critérios mencionados não são capazes de diagnosticar corretamente a origem da arritmia de QRS largo. A mais importante delas é a taquicardia atrioventricular antidrômica (Fig. 4.38), que tem origem supraventricular, mas poderia ser erroneamente interpretada como taquicardia ventricular. Neste caso, critérios adicionais podem ser usados. Trata-se de um quadro raro, constituindo 10% de todas as taquicardias atrioventriculares e 1-5% das taquicardias de QRS largo. Em 118 pacientes estudados, a presença de QRS negativos de V_4 a V_6, de onda Q de V_2 a V_6 e dissociação atrioventricular foram indicadores de origem ventricular, com sensibilidade de 75% e especificidade de 100%.

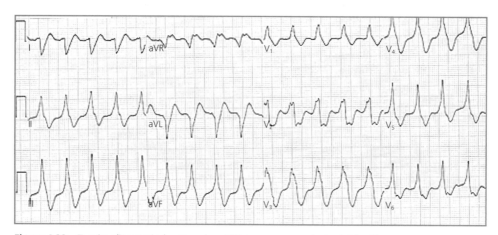

Figura 4.33 – Taquicardia ventricular. Complexo QRS largo e concordante de V_1 a V_6.

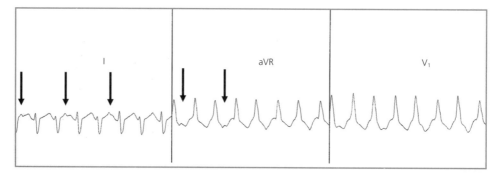

Figura 4.34 – Dissociação atrioventricular (setas) durante ritmo de taquicardia ventricular idiopática do ventrículo esquerdo (fascicular).

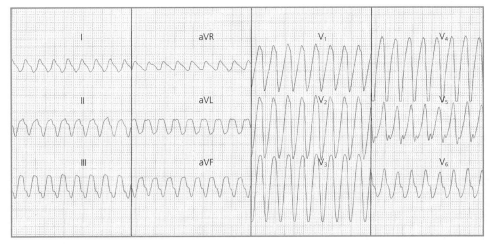

Figura 4.35 – Taquicardia com complexo QRS largo e ausência de RS nas derivações precordiais, compatível com taquicardia ventricular.

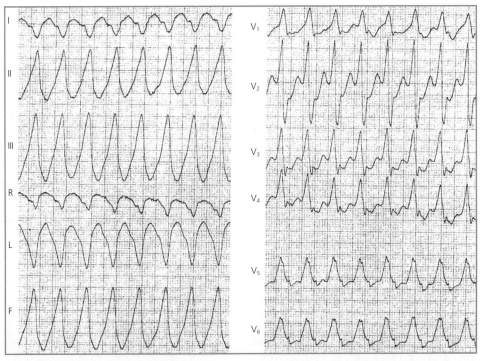

Figura 4.36 – Taquicardia com QRS largo e com intervalo RS maior que 100ms em derivações precordiais, compatível com taquicardia ventricular.

TRATAMENTO DAS TAQUICARDIAS ESTÁVEIS COM QRS LARGO

As antigas recomendações listavam a lidocaína como medicamento de escolha e, em caso de insucesso, a adenosina. As razões lógicas seriam: 1. se o ritmo for verdadeiramente uma taquicardia ventricular, então somente a lidocaína irá converter ao ritmo sinusal; e 2. se o ritmo for uma taquicardia supraventricular com aberrância, então somente a adenosina poderá reverter ao ritmo sinusal. Esse conceito foi revisto por ritmologistas, que observaram o uso exagerado da adenosina nas taquicardias com QRS largo, especialmente nos casos de taqui-

cardia ventricular não-responsiva à lidocaína. Esse uso inadequado da adenosina freqüentemente causa atrasos no tratamento mais apropriado.

É importante o conceito básico de que a maioria das taquicardias ventriculares ocorre por substratos anatômicos (reentrada), como na doença de Chagas, e ao redor de cicatrizes resultantes de isquemia miocárdica. Outros medicamentos antiarrítmicos, como a procainamida e a amiodarona, apresentam, portanto, perfil mais adequado ao tratamento dessas taquicardias ventriculares.

Outra informação importante é que, nas taquicardias ventriculares idiopáticas, é possível a reversão com o uso

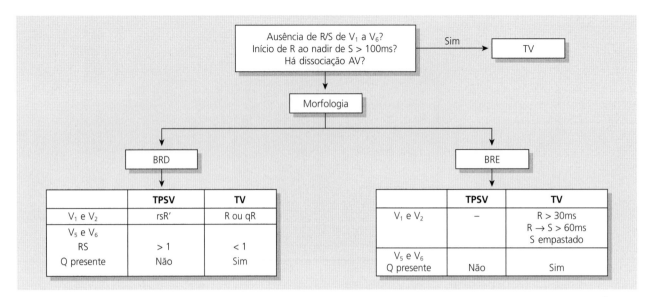

Figura 4.37 – Algoritmo de Brugada para o diagnóstico diferencial de taquicardia com QRS largo (critérios propostos por Brugada et al.[3]). Caso as três primeiras perguntas não possam ser respondidas, seguir para o critério morfológico simplificado. AV = atrioventricular; TV = taquicardia ventricular; BRD = bloqueio de ramo direito; BRE = bloqueio de ramo esquerdo; TPSV = taquicardia paroxística supraventricular.

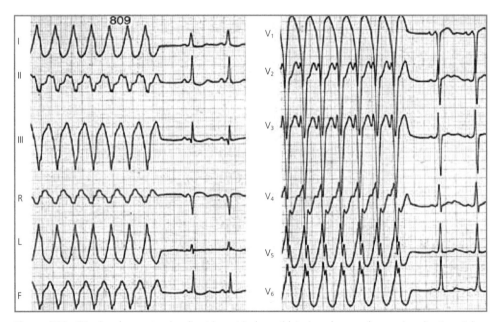

Figura 4.38 – Término de uma taquicardia atrioventricular antidrômica, observando-se pré-excitação máxima durante taquicardia e inaparente durante ritmo sinusal.

de adenosina[17,18], o que pode levar ao erro diagnóstico de taquicardia supraventricular. Logo, o foco principal do tratamento das taquicardias estáveis com QRS largo é o de primeiro se tentar o diagnóstico.

Lidocaína

Este medicamento da classe Ib de Vaughan-Williams age bloqueando os canais de sódio, levando a um aumento do limiar de excitabilidade e reduzindo a velocidade de ascensão da fase 4 do potencial de ação. As evidências atuais não têm apoiado o uso da lidocaína como medicamento de primeira escolha para o diagnóstico e tratamento das taquicardias com QRS largo. Alguns estudos têm demonstrado que a lidocaína é ineficaz na supressão de taquicardias ventriculares estáveis[19,20]. Outros estudos têm demonstrado que a lidocaína é menos eficaz do que a procainamida[21] na reversão de taquicardias ventriculares. Embora capaz de suprimir as arritmias ventriculares associadas à isquemia miocárdica aguda ou infarto do miocárdio, o uso profilático desse medicamento foi abandonado pelo aumento da mortalidade[22].

No algoritmo atual, a lidocaína é um medicamento de terceira opção para taquicardia ventricular estável com ou sem cardiopatia estrutural e para taquicardia ventricular polimórfica. Também pode ser utilizada para arritmias ventriculares refratárias à cardioversão elétrica, apesar de não haver muitas evidências para esta indicação.

Adenosina

A adenosina exerce seu principal efeito sobre a condução nodal atrioventricular ou sobre as arritmias que sejam AMP cíclico-dependentes. Portanto, não é um agente eficaz na supressão da maioria das arritmias ventriculares, bem como nas arritmias atriais associadas à pré-excitação ventricular[23], situação em que pode ser deletéria por favorecer a condução pela via acessória. Deve ser utilizada quando a taquicardia de complexo QRS largo for comprovadamente de origem supraventricular. Seu uso no diagnóstico diferencial das taquicardias de complexo QRS largo pode ser realizado, desde que não atrase o tratamento emergencial de taquicardia ventricular.

A adenosina tem uma vida média estimada em 5 segundos na corrente sangüínea, e por isso ela é muito segura. Entretanto, em situações especiais, poderão ocorrer efeitos adversos, sendo dor torácica e *flush* facial os mais comuns. Pode também desencadear broncoespasmo (especialmente em pacientes com pneumopatia crônica) e deve ser administrada com cautela em pacientes com coração transplantado, nos quais pode provocar pausas longas. Em 12% dos pacientes, aproximadamente, a adenosina induz fibrilação atrial aguda. A dose inicial recomendada é a mesma indicada no tratamento das taquicardias estáveis de QRS estreito.

Procainamida

A procainamida, medicamento antiarrítmico do grupo Ia, é eficaz no tratamento tanto de arritmias ventriculares como supraventriculares com aberrância. É também ótima opção para o tratamento das arritmias relacionadas à presença de uma via anômala (classe IIa), pois bloqueia tanto o componente retrógrado como o anterógrado da taquicardia[24], sendo o medicamento de escolha para o tratamento dos quadros estáveis de fibrilação atrial conduzida com pré-excitação. As diretrizes atuais preconizam o uso da procainamida como medicamento de primeira escolha para os casos de taquicardia ventricular estável, após verificar-se superioridade em relação à lidocaína para a reversão de taquicardia ventricular sustentada. A dose recomendada é de 2 a 6mg/min, até dose total de 1.000mg. Seus efeitos colaterais incluem hipotensão, *rash* cutâneo e prolongamento do intervalo QT e bloqueios atrioventriculares, e está contra-indicada nos casos de taquicardia ventricular polimórfica estável na síndrome de QT longo.

Amiodarona

A amiodarona é um medicamento da classe III e age bloqueando predominantemente os canais de K, tendo também efeito sobre os canais de cálcio e sódio, especialmente na fase aguda. No início da administração, provoca redução da condução no nó atrioventricular e não tem efeito na duração do período refratário ou no intervalo QT. Já na fase de manutenção, é responsável pelo aumento da duração do potencial de ação e do período refratário. Também é bloqueadora (por competição) dos receptores alfa e beta-adrenérgicos.

É eficaz para a maioria das arritmias cardíacas, mesmo na presença de disfunção ventricular. Várias publicações científicas têm demonstrado sua eficácia na prevenção de eventos cardíacos fatais em pacientes de alto risco[25,26]. A amiodarona também é segura e eficaz nas taquicardias supraventriculares com QRS largo, porque bloqueia a condução pela via acessória (classe IIa, se a função ventricular esquerda for normal; classe IIb, se a função ventricular esquerda for comprometida). É também o antiarrítmico de escolha (após insucesso da adenosina) em pacientes com taquicardia supraventricular estável, com aberrância de condução, se a fração de ejeção do ventrículo esquerdo for menor que 40%, ou se houver sinais de insuficiência cardíaca.

A amiodarona não tem sido estudada especificamente para a supressão farmacológica de taquicardia ventricular estável, porém seu uso por via intravenosa tem-se mostrado eficaz na prevenção das taquicardias ventriculares instáveis e da fibrilação ventricular[27,28]. Apesar do potencial efeito inotrópico negativo, a amiodarona, hemodinamicamente, é mais bem tolerada que a procainamida[29]. É uma ótima opção nas taquicardias estáveis em portadores de insuficiência cardíaca congestiva. Se não houver resposta com a amiodarona, a próxima intervenção a ser tentada é a cardioversão elétrica. Dentro dos princípios de ser o menos prejudicial ao paciente, deve-se evitar o uso de mais de um fármaco antiarrítmico, especialmente nos portadores de cardiopatia estrutural, nos quais o risco de pró-arritmia é bem maior. A dose inicial por via intravenosa é de 5mg/kg, em bolo, em 10 a 30 minutos. Nos casos recorrentes, pode ser utilizada uma dose suplementar de 150mg por via intravenosa, em infusão rápida, e dose de manutenção de 1mg/min por 6 horas, seguido de 0,5mg/min, até a dose máxima de 2g nas 24 horas.

Estudos clínicos de prevenção primária de morte súbita em pacientes com cardiopatia estrutural mostraram que é um medicamento seguro e eficaz. Observou-se redução importante na mortalidade arrítmica, apesar do baixo impacto sobre a mortalidade por todas as causas. Várias evidências mostram superioridade do cardiodesfibrilador implantável em relação à amiodarona na prevenção primária de morte súbita em pacientes com cardiopatia isquêmica. Nos pacientes com cardiopatia não-isquêmica, os dados ainda são controversos, mas evidências recentes também favorecem o uso do cardiodesfibrilador implantável neste cenário.

O hipotireoidismo causado pelo uso da amiodarona é um efeito colateral comum, porém facilmente controlável. O surgimento de hipertireoidismo pode ser de mais difícil manejo, podendo ser necessária a interrupção da medicação. O desenvolvimento de pneumopatia por amiodarona é uma complicação rara, porém muito grave e potencialmente letal, caracterizada por velamento intersticial no terço médio dos pulmões, bilateralmente. Nestes casos, seu uso deve ser contra-indicado.

Outros medicamentos antiarrítmicos

O sotalol, a flecainida e a propafenona, administrados por via intravenosa, são medicamentos que, embora eficazes na supressão de arritmias ventriculares e supraventriculares (com ou sem pré-excitação), não têm sido estudados no tratamento das taquicardias com QRS largo. Também são medicamentos de difícil disponibilidade (no Brasil não existem, comercialmente, nem o sotalol nem a flecainida para administração por via intravenosa). Além disso, os medicamentos do grupo Ic devem ser evitados em pacientes com cardiopatia estrutural, devido ao maior risco de pró-arritmia. No caso da propafenona, a dose recomendada por via intravenosa é de 1-2mg/kg, seguindo-se de dose de manutenção de 0,5-1mg/min.

Resumo do tratamento das taquicardias de complexo QRS largo hemodinamicamente estáveis

Após o diagnóstico diferencial das taquicardias de QRS largo e confirmando-se o diagnóstico de taquicardia supraventricular com aberrância, deve-se tratar de acordo com o algoritmo específico para as taquicardias com QRS estreito (manobras vagais e adenosina por via intravenosa). De acordo com cada ritmo específico, tratar de modo individualizado. Nas taquicardias com QRS largo, o uso de adenosina, de bloqueadores de cálcio e de betabloqueadores deve ser cauteloso, pois, em caso de arritmia por pré-excitação ventricular (condução anterógrada), esses medicamentos seriam potencialmente deletérios.

Se o diagnóstico for de taquicardia ventricular ou se o diagnóstico for genérico (taquicardia de QRS largo de origem não-esclarecida), a cardioversão elétrica (classe I) é o tratamento mais seguro. Se a cardioversão elétrica não for bem-sucedida, ou não puder ser realizada ou escolhida, os medicamentos antiarrítmicos recomendados seriam a procainamida (classe IIa) ou a amiodarona (classe IIb), nesta ordem. De acordo com as diretrizes internacionais do ACLS 2000, em caso de taquicardia ventricular monomórfica estável, qualquer desses medicamentos, por via intravenosa, deve ser preferível à lidocaína. Em caso de taquicardia ventricular monomórfica com disfunção ventricular, o medicamento de escolha é a amiodarona por via intravenosa (classe IIa).

PROGNÓSTICO DAS TAQUICARDIAS COM COMPLEXO QRS LARGO

Assim como o eletrocardiograma é importante para o diagnóstico das taquicardias com QRS largo, o ecocardiograma é o exame fundamental na avaliação da função ventricular e do prognóstico destes pacientes. A presença de cardiopatia estrutural não só torna mais provável o diagnóstico de taquicardia ventricular, como também é um in-

dicador de pior prognóstico, havendo um risco variável, porém significativo de morte súbita. A prevenção desse evento passa a ser, portanto, o foco central da abordagem terapêutica.

Por outro lado, o cenário clínico de um paciente com episódios de taquicardia ventricular sustentada e ecocardiograma normal (taquicardia ventricular idiopática) é completamente diferente, sendo seu prognóstico mais favorável, a morte súbita um evento raro, e seu tratamento voltado principalmente para o controle dos sintomas.

Exemplos de taquicardias ventriculares idiopáticas são:

Taquicardia ventricular de via de saída de ventrículo direito

É a mais freqüente, ocorrendo em 80% destes pacientes, a maioria do gênero feminino. É causada por atividade deflagrada e ocorre na forma de taquicardia ventricular não-sustentada paroxística (Fig. 4.39) ou de sustentada (descrita por Gallavardin, Fig. 4.40). É a única forma de taquicardia ventricular responsiva à adenosina e às manobras vagais. Pode ser prevenida com uso de betabloqueadores ou com tratamento ablativo (com sucesso em 90% dos casos).

Em uma porcentagem significativa dos casos (aproximadamente 60%) há desaparecimento espontâneo dos sintomas a partir da idade adulta. Eletricamente, caracteriza-se por QRS positivo em derivações inferiores e morfologia de bloqueio de ramo esquerdo. A mortalidade desta entidade é praticamente nula, devendo-se observar apenas, na eventualidade de taquicardia ventricular incessante, o possível desenvolvimento de taquimiocardiopatia. Nesta situação, a abordagem deve visar à interrupção definitiva da arritmia, e a ablação torna-se o tratamento de escolha.

Taquicardia ventricular fascicular

Origina-se por meio de um mecanismo de reentrada envolvendo o fascículo póstero-inferior do ventrículo esquerdo e ocorre mais freqüentemente em indivíduos do gênero masculino, entre 15 e 40 anos de idade. Caracteriza-se por sua sensibilidade ao verapamil, capaz de reverter a taquicardia ventricular na maioria dos casos. Ao eletrocardiograma apresenta-se com morfologia de bloqueio de ramo direito e eixo próximo a 90º, e ativação ventricular relativamente curta devido ao fato do seu circuito utilizar o sistema especializado de condução (Fig. 4.41).

A manutenção de verapamil por via oral também é eficaz no controle das recorrências, porém, no caso de insucesso, crises mal toleradas ou na eventualidade de taquimiocardiopatia, pode-se indicar o tratamento ablativo, pelo qual se obtém controle definitivo da arritmia em 95% dos pacientes.

De forma diferente, os pacientes com taquicardia ventricular e miocardiopatias estruturais têm prognóstico mais reservado e, nestes casos, o ecocardiograma também tem papel fundamental – a fração de ejeção é o mais poderoso fator de predição dos índices de mortalidade. Es-

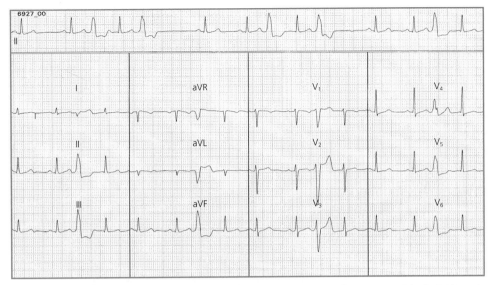

Figura 4.39 – Traçado de paciente com extra-sístoles ventriculares monomórficas, com morfologia de bloqueio de ramo esquerdo e eixo inferior com origem na via de saída de ventrículo direito.

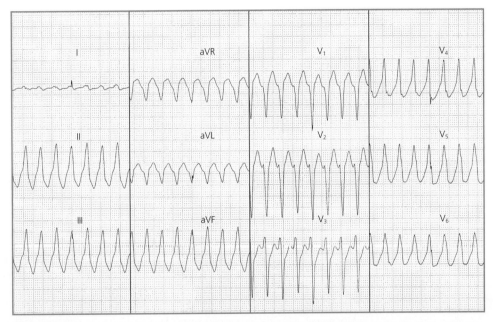

Figura 4.40 – Taquicardia ventricular sustentada com morfologia de via de saída de ventrículo direito. Taquicardia de Gallavardin.

tudos realizados mostraram mortalidade de 84% ao longo de três anos em pacientes com fração de ejeção menor que 35%, comparado com 46% no mesmo período em pacientes com fração de ejeção maior que 35%. Neste grupo de pacientes, o uso otimizado de medicamentos para o tratamento da disfunção ventricular e o uso criterioso do cardiodesfibrilador implantável são as medidas reconhecidamente capazes de prevenir o desfecho fatal.

Diante de um paciente atendido na sala de emergência com quadro de taquiarritmia, é de suma importância a verificação do estado hemodinâmico e, se possível, o reconhecimento da presença de cardiopatia estrutural. Em caso de instabilidade hemodinâmica, deve-se recorrer imediatamente à cardioversão elétrica sincronizada. Caso a taquiarritmia seja estável, procede-se então ao diagnóstico diferencial, por meio de algoritmos específicos. Os agentes farmacológicos são então administrados conforme a situação clínica do paciente (cardiopatia estrutural, presença de via acessória de condução etc.), o ritmo cardíaco de base e a seqüência de eventos durante as medidas de tratamento iniciais. A tabela 4.8 ilustra, resumidamente, essas indicações, conforme as evidências atuais (classes I, IIa, IIb, III e indeterminada), considerando-se apenas os medicamentos atualmente disponíveis no Brasil[30].

363

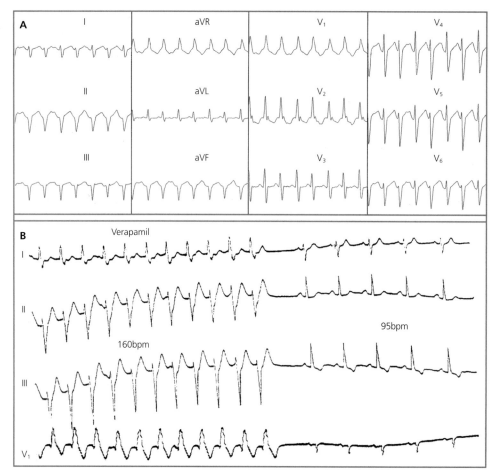

Figura 4.41 – A) Taquicardia fascicular. Observar complexos QRS estreitos, com morfologia de bloqueios de ramo direito e divisional ântero-superior. **B)** Taquicardia fascicular interrompida após infusão por via intravenosa de verapamil.

Tabela 4.8 – Cenário atual dos principais agentes farmacológicos diante das taquiarritmias cardíacas, de acordo com o ACLS Internacional[30].

Medicamento	Classe				
	I	IIa	IIb	III	Indeterminada
Lidocaína			TV estável		IAM + EV freqüência + ID (1)
Adenosina	TPSV estável			FA + WPW	
Procainamida		TPSV estável TV estável FA/flutter	FA + WPW Taquicardia com QRS largo		
Bloqueador de cálcio	TPSV estável FA < 48h, antes CVE		FA < 48h + ICC (diltiazem)	FA + WPW TPSV + ICC	
Betabloqueador	TPSV estável FA < 48h, antes CVE			TPSV ou FA com ICC FA + WPW	
Propafenona		FA < 48h, sem ICC	FA < 48h + WPW		
Amiodarona		TPSV estável sem ICC FA < 48h	TPSV estável com ICC TV estável TV/FV refratária TV polimórfica + QT normal FA + WPW	TV polimórfica + QT longo	
Digital IV			FA < 48h + ICC TPSV estável	FA + WPW	

TV = taquicardia ventricular; IAM = infarto agudo do miocárdio; ID = indisponibilidade de desfibrilador; TPSV = taquicardia paroxística supraventricular; FA = fibrilação atrial; WPW = síndrome de Wolff-Parkinson-White; CVE = cardioversão elétrica; ICC = insuficiência cardíaca congestiva; FV = fibrilação ventricular; EV = extrasístole ventricular.

Quadro 4.18 – Resumo das principais características eletrocardiográficas das mais freqüentes taquicardias com QRS estreito.

TRN comum	RP' curto
	Pseudo-s' D_2, D_3, aVF
	Pseudo-r' V_1
TAV ortodrômica	RP' longo (RP' < P'R)
	Exceção: taquicardia de Coumel (RP' > P'R)
	Alternância QRS
	Infradesnivelamento ST (> 0,2mV) em
	3 derivações
	Onda P negativa em V_1 (Puesch)
TA	RP' longo
	RP' > P'R
	Freqüência de P entre 180 e 250bpm
	Linhas isoelétricas entre as ondas P
Flutter atrial	Freqüência cardíaca de 150bpm (bloqueio 2:1)
	ou 300bpm (1:1)
	Freqüência de P acima de 250bpm (geralmente 300bpm)
	Ausência de linhas isoelétricas entre as onda P (F)

TRN = taquicardia por reentrada nodal; TAV = taquicardia atrioventricular (via acessória); TA = taquicardia atrial; RP'curto = menor ou igual do que 120ms; RP' longo = maior do que 120ms.

REFERÊNCIAS BIBLIOGRÁFICAS

1. Bar FWH et al. Differential diagnosis of tachycardia with narrow QRS complex. Am J Cardiol 1984;54:555. ▪ 2. Zipes DP. Cardiac Electrophysiology. From Cell to Bedside, 2004. ▪ 3. Akhtar M et al. Wide QRS complex tachycardia: reappraisal of a common clinical problem. Ann Intern Med 1988;109:905. ▪ 4. Josephson ME, Wellens HJ. Differential diagnosis of supraventricular tachycardia. Cardiol Clin 1990;8:411. ▪ 5. Riva SI et al. Value of ST segment changes during tachycardia in determining type of narrow QRS complex tachycardia. J Am Coll Cardiol 1996;27:1480. ▪ 6. Camm AJ, Garrat CJ. Adenosine and supraventricular tachycardia. N Engl J Med 1991;325:1621. ▪ 7. Danias PG et al. Likelihood of spontaneous conversion of atrial fibrillation to sinus rhythm. J Am Coll Cardiol 1998;31:588. ▪ 8. Weigner MJ et al. Risk of clinical thromboembolism associated with conversion to sinus rhythm in patients with atrial fibrillation lasting less than 48 hours. Ann Inter Med 1997;126:615. ▪ 9. Klein AL et al. for Assessment of Cardioversion Using Transesophageal Echocardiography Investigators. Use of transesophageal echocardiography to guide cardioversion in patients with atrial fibrillation. N Engl J Med 2001;344:1411. ▪ 10. Schmidt H et al. Prevalence of left atrial chamber and appendage thrombi in patients with atrial flutter and its clinical significance. J Am Coll Cardiol 2001;38:785. ▪ 11. Goldenberg IF et al. Intravenous diltiazem for the treatment of patients with atrial fibrillation or flutter and moderate to severe congestive heart failure. Am J Cardiol 1994;74:884. ▪ 12. Heywood JT et al. Effects of intravenous diltiazem on rapid atrial fibrillation accompanied by congestive heart failure. Am J Cardiol 1991;67:1150. ▪ 13. Clemo HF et al. Intravenous amiodarone for acute heart rate control in the critically ill patients with atrial tachyarrhythmias. Am J Cardiol 1998;81:594. ▪ 14. Cotter G et al. Conversion of recent onset paroxysmal atrial fibrillation to normal sinus rhythm: the effect of no treatment and high-dose amiodarone: a randomized, placebo-controlled study. Eur Heart J 1999;20:1833. ▪ 15. Kerin NZ et al. The efficacy of intravenous amiodarone for the conversion of chronic atrial fibrillation: amiodarone vs quinidine for conversion of atrial fibrillation. Arch Intern Med 1996;156:49. ▪ 16. Brugada P et al. A new approach to the differential diagnosis of a regular tachycardia with a wide QRS complex. Circulation 1991;83:1649. ▪ 17. Kindwall KE et al. Electrocardiographic criteria for ventricular tachycardia in wide complex left bundle branch block morphology tachycardias. Am J Cardiol 1988;61:1279. ▪ 18. Lerman BB et al. Adenosine-sensitive ventricular tachycardia: evidence suggesting cyclic AMP-mediated triggered activity. Circulation 1986;74:270. ▪ 19. Lerman BB et al. Mechanism of idiopathic left ventricular tachycardia. J Cardiovasc Electrophysiol 1997;8:571. ▪ 20. Armengol RE et al. Lack of effectiviness of lidocaine for sustained, wide QRS tachycardia. Ann Emerg Med 1989;18:254. ▪ 21. Nasir Jr N et al. An evaluation of intravenous lidocaine for the termination of sustained monomorphic ventricular tachycardia in patients with coronary artery disease with or without healed myocardium infarction. Am J Cardiol 1994;74:1183. ▪ 22. Gorgels AP et al. Comparison of procainamide and lidocaine in terminating sustained monomorphic ventricular tachycardia. Am J Cardiol 1996;18:43. ▪ 23. Alexander JH et al. The GUSTO-I and GUSTO-IIb Investigators. Prophylactic lidocaine use in the acute myocardium infarction: incidence and outcomes from two international trials. Am Heart J 1999;137:799. ▪ 24. Sharma AD et al. Intravenous adenosine triphosphate during wide QRS complex tachycardia: safety, therapeutic efficacy and diagnostic utility. Am J Med 1990;88:337. ▪ 25. Leitch JW et al. Differential effect of intravenous procainamide on anterograde and retrograde accessory pathway refractoriness. J Am Coll Cardiol 1992;19:118. ▪ 26. Doval HC et al. for Grupo de Estudio de la Sobrevida en la Insuficiencia Cardiaca en Argentina (GESICA). Randomized trial of low-dose amiodarone in severe congestive heart failure. Lancet 1994;344:493. ▪ 27. Amiodarone Trials Meta-Analysis Investigators. Effect of prophylactic amiodarone on mortality after acute myocardium infarction and in congestive heart failure: meta-analysis of individual data from 6,500 patients in randomized trials. Lancet 1997;350:1417. ▪ 28. Levine JH et al. Intravenous Amiodarone Multicenter Trial Group. Intravenous amiodarone for recurrent sustained hypotensive ventricular tachyarrhythmias. J Am Coll Cardiol 1996;27:67. ▪ 29. Kudenchuk PJ et al. Amiodarone for resuscitation after out-of-hospital cardiac arrest due to ventricular fibrillation. N Engl J Med 1999;341:871. ▪ 30. Guidelines for Cardiopulmonary Resuscitation and Emergency Cardiovascular Care. Circulation 2000;102:1.

ÍNDICE REMISSIVO

ÍNDICE REMISSIVO

A

Alelos 13, 15
Anamnese 19, 21
Angina 19, 20, 21
- estável, 20, 170
  - - avaliação inicial 170
  - - classificação 171
  - - exames complementares 171, 172
  - - fatores desencadeantes 171
  - - tratamento 173
    - - - acido acetilsalicílico 173
    - - - agentes antitrombóticos 174
    - - - antagonistas dos canais de cálcio 175
    - - - betabloqueadores 174, 175
    - - - clopidogrel 173
    - - - estatinas 176
    - - - inibidores da enzima conversora de angiotensina 177
    - - - nitratos 175, 176
    - - - revascularização miocárdica 177
    - - - ticlopidina 173
    - - - trimetazidina 176
- instável 20
- Prinzmetal
Angiotensina 5
Aorta 215
- aneurisma de aorta torácica 19, 215
  - - patogênese 216
- classificação 217, 218
- diagnóstico 219
  - - ecocardiografia 220
  - - radiografia de tórax 219
  - - ressonância magnética 221
  - - sinais e sintomas 219
  - - tomografia computadorizada de tórax 220
- tratamento 221
  - - cirúrgico 222
  - - clínico 221
  - - tratamento endovascular 225

B

Barorreceptores 6-8
Bloqueio 49
- divisional ramo direito 50
- divisional ramo esquerdo 50

Apnéia obstrutiva do sono 9, 131
Arritmias 63
- distúrbios de condução intra-esforço 69
- esforço-induzidas 69
- indicações de teste ergométrico 63
Aterosclerose 32, 163
- anatomia da placa aterosclerótica 164
- atividade da doença 166
- detecção angiográfica 124
- exame clínico 32
- fatores antiinflamatórios 166
- fisiopatologia 163, 164
- infecção 166
- marcadores de inflamação 166
- tratamento 166, 167
Atletas
- indicações de teste ergométrico 64
Átrios 8
- diástole atrial 8
- sístole atrial 8
Atrito pericárdico 31
Avaliação perioperatória 234
- avaliação clínica 234
- avaliação de risco cardiovascular em cirurgia não-cardíaca 238
- betabloqueadores 239
- cirurgias de emergência 234
- critérios de Detsky 238
- indicadores clínicos de alto risco 235
- monitorização intra-operatória 239
- preditores clínicos de risco 237
- tipos de cirurgia 237
- vigilância pós-operatória 239, 240

- ramo direito 43, 49
- ramo esquerdo 49
Bradicardia 6, 8, 9, 341
- bloqueio atrioventricular 343
  - - primeiro grau 343
  - - segundo grau 344
  - - terceiro grau 344
- bloqueio sinoatrial 343
- causas 342
- disfunção do nó sinusal 342
- pausa sinusal 342
- tratamento 344
  - - indicações de marca-passo 346
Bradicinina 5, 8
Bulhas cardíacas 28
- A2 30
- B1 28-30
- B2 28-30
- B3 29, 30
- B4 29, 30
- P2 30

C

Cardiogeriatria 248
- diminuição da reserva funcional 249
- enrijecimento arterial 249
- envelhecimento 248
- estilo de vida 248
- particularidades das doenças cardíacas no idoso 250
  - - arritmias 253
  - - doença coronariana 250
  - - doença valvar 254
Cardiopatia congênita 14
Cardiopatias congênitas
- indicações de teste ergométrico 64
Catecolaminas 5
Células endoteliais 3, 4
Choque cardiogênico 326
- classificação 326
- índices de perfusão tecidual 327

- monitorização da pressão arterial 326
- monitorização da pressão venosa central 327
- tratamento 328

Cianose 25
- central 25
- periférica 25

Cineangiocoronariografia 19, 120, 184
- anatomia coronariana angiográfica 121
  - - artéria circunflexa 124
  - - artéria coronária direita 121, 122
  - - artéria coronária esquerda 121, 122
  - - artéria descendente anterior 123
  - - ramos diagonais 123
- complicações 125, 126
- contra-indicações 120, 121
- equipamento 120
- indicações 120, 121
- projeções angiográficas 120
- técnica angiográfica 120

Cintilografia miocárdica 65, 90, 184
- aplicações 93
  - - avaliação pré-operatória 94
  - - diabetes 97
  - - doença coronariana 93, 94
    - - - prognóstico 94
  - - etnias 97
  - - idosos 96
  - - insuficiência cardíaca 98, 184
  - - mulheres 96
  - - pós-angioplastia coronariana 95
  - - síndromes coronarianas agudas 95
- bases 90
- gated-SPECT 93
- indicações 65
- interpretação 92
- métodos de estresse 91
  - - adenosina 91
  - - dipiridamol 92
  - - dobutamina 92
  - - exercício 91
- MIBI 91
- protocolos de imagem 92
- radiofármacos 90
- traçadores 91
  - - tálio 91
  - - tecnécio-99 91
  - - tetrofosmin 91
- viabilidade miocárdica 97
  - - PET 97
  - - redistribuição cardíaca 97
  - - reinjeção de tálio 97

Coartação de aorta 131
Complexo QRS 43

Comunicação interatrial 30, 31
Comunicação interventricular 30, 31
Consumo de oxigênio miocárdico 4, 21
Contração do ventrículo esquerdo 3
- diástole 3, 21
- sístole 3
  - - avaliação da função sistólica pelo ecocardiograma 76
Contratilidade miocárdica 21
Coração 3, 9
Crianças
- indicações de teste ergométrico 65
Cromossomos homólogos 13

D

Débito cardíaco 4-6
Deleção gênica 13
Derivações 37
- bipolares 38
- unipolares 38
Derrame pericárdico 87
Desnervação sinoaórtica 6, 7
Diabetes mellitus 16
Diferença arteriovenosa do conteúdo arterial de oxigênio 4
Dislipidemias 16, 141
- classificação 143, 144
- diagnóstico 145
- estratificação de risco 146
- hipercolesterolemia familiar 16, 145
  - - combinada 146
- hipertrigliceridemia familiar 146
- metabolismo dos lípides 141
  - - ácidos graxos 141
  - - ciclo endógeno 143
  - - ciclo exógeno 142
  - - colesterol 141
  - - HMG-CoA 141
  - - lípides complexos 141
    - - - triglicérides 141
  - - lipoproteínas 142
    - - - HDL 142
    - - - IDL 142
    - - - LDL 17, 142
    - - - Lp(a) 142
    - - - VLDL 142
  - - transporte reverso 143
- quadro clínico 144
  - - arco corneano 144, 145
  - - xantelasma 144, 145
  - - xantoma 144
- tratamento 146
  - - farmacológico 149
    - - - estatinas 149, 150
    - - - ezetimiba 150
    - - - fibratos 150

- - - niacina 151
- - - ômega-3 151
- - - resinas de trocas 150
- - metas 148
- - não farmacológico 149
Dispnéia 22
- dispnéia paroxística noturna 23
- fatores precipitantes 22
- fisiopatologia 22
- ortopnéia 23
- respiração tipo Cheyne-Stokes 23
- sintomas acompanhantes 22
- trepopnéia 23
Dissecção de aorta 19, 20, 33, 216
- classificação 218
- diagnóstico 219
  - - ecocardiografia 220
  - - radiografia de tórax 219
  - - ressonância magnética 221
  - - sinais e sintomas 219
  - - tomografia computadorizada de tórax 220
- etiologia 217
- exame clínico 33
- tratamento 221
  - - cirúrgico 222
  - - clínico 221
  - - tratamento endovascular 225
- variantes patológicas 217
Distúrbios metabólicos
- alterações eletrocardiográficas 52, 53
DNA 12
Doença arterial coronariana 16, 19, 22, 60
- indicações do teste ergométrico 60
Doença cardiovascular na mulher 241
- aspectos clínicos 241
- diagnóstico 241
- isquemia silenciosa 242
- prognóstico 243
- tratamento 245
Doença renal crônica 131
Doenças da paratireóide 131
Doenças da tireóide 131
Doenças do pericárdio 32, 33, 87, 193
- diagnóstico 194
  - - diagnóstico diferencial 195
- etiologia 193, 194
- exames complementares 194
  - - biópsia pericárdica 194
  - - ecocardiografia 194
  - - eletrocardiograma 194
  - - laboratório, 194
  - - radiografia de tórax 194
  - - tomografia computadorizada de tórax 194
- tratamento 195
  - - cirúrgico 195

ÍNDICE REMISSIVO

Doppler tecidual 78
Dor torácica 19, 20
- diagnóstico diferencial 19-21
- esforço-induzida 70
Dor torácica 285
- abordagem 289
- diagnóstico diferencial 286
- ecocardiograma 289
- eletrocardiograma 288
- manifestação clínica 287
- marcadores de necrose miocárdica 288
- radiografia de tórax 289
- unidade de dor torácica 289
Duplo produto 70

E

Ecocardiograma 66, 72, 183
- Diástole 78
- - disfunção distólica 78
- - - padrão pseudonormal 78
- - - restritiva 78
- - métodos de avaliação 78
- - - cálculo da deformidade ventricular 78, 80
- - - fluxo através da valva mitral com o Doppler pulsado 78
- - - - medida do tempo de desaceleração (TDE) 78, 79
- - - - medida do tempo de relaxamento isovolumétrico (TRIV) 78, 79
- - - - onda A 78
- - - - onda E 78
- - - - relação E/A 78, 79
- - - fluxo das veias pulmonares com o Doppler pulsado 78
- - - fluxo do enchimento ventricular com a técnica do color M-mode 78, 79
- - - índice de performance miocárdica (índice de Tei) 78
- - - movimento do anel valvar mitral e tricúspide com o Doppler tecidual 78
- estresse 66, 75
- - indicações 66
- fração de ejeção ventrículo esquerdo 76
- índice de dissincronia 75
- massa ventricular 80
- modo M 72
- Sístole 76
- - métodos de avaliação 76
- - - fração de encurtamento (delta D) 76
- - - índice de performance miocárdica (índice de Tei) 76, 77
- - - método de Simpson 76
- - - método de Teichholz 76
- - - método do Cubo 76
Edema agudo dos pulmões 23, 320
- classificação 322
- diagnóstico 322
- etiologia 322
- fisiopatologia 320
- tratamento 323
- - ventilação não-invasiva 324
Edema periférico 23
- diagnóstico diferencial 23
Eixo elétrico 39
Eletrocardiograma 37, 183
- alterações durante o exercício 68
- normal 43
- variações do normal 45
Eletrofisiologia da célula cardíaca 41
Eletrólitos
- alterações eletrocardiográficas 52, 53
Endocardite infecciosa 33
- ecocardiografia 87
- exame clínico 33
Enzima conversora da angiotensina I 17
Equação de Bernoulli 81, 103
Ergoespirometria 66, 184
- indicações 66
Escore de risco de Framingham 147
Estenose aórtica 16, 19, 20, 25, 29, 31
- achados ecocardiográficos 84
- diagnóstico 203
- epidemiologia 202
- etiologia 202
- fisiopatologia 202
- manifestações clínicas 202
- supravalvar 16
- tratamento 203
Estenose mitral 30, 31, 80, 196
- achados ecocardiográficos 80
- área valvar mitral 80
- classificação de gravidade 81
- diagnóstico 197, 198
- epidemiologia 196
- escore de Wilkins-Block 81
- etiologia 196
- fisiopatologia 196
- manifestações clínicas 197
- tratamento 198
Estenose pulmonar 30, 31
Estenose tricúspide 30, 31
Estenose tricúspide 85
- achados ecocardiográficos 85
- diagnóstico 206
- etiologia 206
- fisiopatologia 206
- tratamento 207
Estratificação do risco coronariano 21

Exame clínico 4, 19, 21, 25
- cardiológico 25, 28
- - ausculta cardíaca 28
- - inspeção e palpação 28
- geral 25
Excrescência de Lambl 87
Extra-sístole supraventricular 24

F

Febre reumática 208
- profilaxia, 211
- quadro clínico 209
- - manifestações neurológicas, 209
- - - cardite 210
- - - coréia de Sydenham 209
- - - manifestações cutâneas 211
- - manifestações osteoarticulares 209
- resposta imune 208
Feixe de His 37
Fenótipo 11, 12, 14, 15
Feocromocitoma 131
Fibras de Purkinje 37
Fisiologia cardiovascular 3
Fluxo coronariano 21
Fluxo sangüíneo 3
- tecidual 6
Fluxo sangüíneo 3, 5, 8
- renal 8
Freqüência cardíaca 4, 6, 7, 21, 24
- durante o teste ergométrico 70
Freqüência respiratória 8, 9

G

Genes 11 15, 17
Genótipo 11, 12

H

Herança genética 14
- dominante 14
- ligada ao cromossomo X 14, 15
- mitocondrial 15
- mosaicismo 15
- recessiva 14
Heterogeneidade genética 15, 16
Hipercapnia 9
Hipertensão arterial 4-8, 16, 62, 129
- achados clínicos 133
- acidente vascular cerebral 134
- avaliação da hipertensão em subgrupos específicos 137-139
- classificação 129
- conceito 129
- crise hipertensiva 139, 312
- - conceitos 312

- - condutas clínicas gerais 313
- - emergência hipertensiva 139, 312, 315
- - - tratamento 317
- - fisiopatologia 312
- - urgência hipertensiva 139, 312, 313
- - - tratamento 313
- diagnóstico 129
- - diferencial 135
- encefalopatia hipertensiva 134
- epidemiologia 129
- etiologia 130
- exames complementares 134
- fisiopatologia 130
- - disfunção endotelial 132
- - resistência à insulina 132
- - sensibilidade ao sal 132
- - sistema nervoso simpático 130
- - sistema renina-angiotensina-aldosterona 132
- - suscetibilidade genética 132
- hipertrofia do ventrículo esquerdo 133
- indicações do teste ergométrico 62
- monitorização ambulatorial da pressão arterial (MAPA) 130
- monitorização residencial da pressão arterial (MRPA) 130
- nefropatia hipertensiva 133
- retinopatia hipertensiva 134
- secundária 131, 135
- tratamento 135
- - farmacológico 136
- - - associações 137
- - - betabloqueadores 137
- - - bloqueadores do canal de cálcio 137
- - - bloqueadores do receptor de angiotensina II 137
- - - diuréticos 136
- - - inibidores adrenérgicos centrais e periféricos 137
- - - inibidores da enzima conversora de angiotensina 137
- - - vasodilatadores diretos 137
- - não-farmacológico 135
Hipertensão induzida por medicamentos 131, 135
Hipertensão pulmonar 19
Hipertensão renovascular
Hipertensão renovascular 131
Hipertrofia do ventrículo esquerdo 19, 80
- classificação 80
Hipotensão arterial 7, 8, 9
Hipóxia 9
Holter 56, 183

I

Ictus cordis 28
Infarto agudo do miocárdio 8, 20, 22, 51, 52, 291
- alterações eletrocardiográficas 51, 52
- com onda Q 52
- com supradesnivelamento do segmento ST 291
- - diagnóstico 292
- - - eletrocardiograma 293
- - - exames subsidiários 294
- - - marcadores cardíacos 293
- - - quadro clínico 292
- - etiopatogenia 291
- - fisiopatologia 291
- - tratamento 294
- - - betabloqueadores 295
- - - bloqueadores dos canais de cálcio 295
- - - bloqueadores dos receptores de angiotensina 296
- - - clopidogrel 297
- - - heparina 296
- - - inibidores da enzima de conversão de angiotensina 296
- - - magnésio 296
- - - nitratos 294
- - - terapia de reperfusão 297
- - - - alteplase 298
- - - - angioplastia 299
- - - - estreptoquinase 298
- - - - lanoteplase 299
- - - - novos trombolíticos 299
- - - - reteplase 298
- - - - tenecteplase 299
- diagnóstico 303
- estratificação de risco 303
- fisiopatologia 302
- sem onda Q 52
- sem supradesnivelamento do segmento ST 302
- tratamento 304
- - ácido acetilsalicílico 304
- - betabloqueadores 305
- - bloqueadores dos canais de cálcio 305
- - clopidogrel 306
- - estatinas 309
- - estratégia conservadora 309
- - estratégia invasiva 309
- - heparina de baixo peso molecular 308
- - heparina não-fracionada 307
- - inibidores da enzima conversora de angiotensina 309
- - inibidores da glicoproteína IIb/IIIa 307
- - morfina 305
- - nitratos 305

- - oxigênio 305
- - ticlopidina 306
Insuficiência aórtica 30, 31
- achados ecocardiográficos 84
- classificação de gravidade 84
- diagnóstico 205
- epidemiologia 204
- etiologia 204
- fisiopatologia 204
- manifestações clínicas 204
- tratamento 206
Insuficiência cardíaca 7-9, 24, 180
- classificação 180, 181
- diagnóstico diferencial 32
- etiologia 181
- exame clínico 31
- exames complementares 183
- - biópsia endomiocárdica 184
- - peptídeo natriurético tipo B (BNP) 184
- fisiopatologia 182
- - mecanismo de Frank-Starling 182
- - remodelamento cardíaco 182
- - sistemas neuro-hormonais 182
- indicações de teste ergométrico 62
- quadro clínico 180
- tratamento 185
- - cirúrgico 189
- - - aneurismectomia 189
- - - cardiodesfibriladores implantáveis 189
- - - correção da insuficiência mitral 190
- - - dispositivos de assistência ventricular 190
- - - ressincronização 189
- - - revascularização miocárdica 189
- - - transolante cardíaco 190
- - insuficiência cardíaca diastólica 190
- - medicamentoso 185
- - - antagonistas da aldosterona 188
- - - antiarrítmicos 189
- - - anticoagulação 189
- - - betabloqueadores 186
- - - bloqueadores dos receptores de angiotensina II 188
- - - digitálicos 186
- - - diuréticos 186
- - - - alça 186
- - - - tiazídicos 186
- - - inibidores da enzima conversora de angiotensina 187
- - - tratamento da anemia 189
- - - tratamento da apnéia do sono 189
- - - vasodilatadores diretos 188
- - não-farmacológico 185

ÍNDICE REMISSIVO

Insuficiência mitral 29, 31, 198
- achados ecocardiográficos 82
- - método das isovelocidades (PISA) 82
- diagnóstico 200
- epidemiologia 199
- etiologia 199
- fisiopatologia 199
- manifestações clínicas 199
- tratamento 201
Insuficiência pulmonar 30, 31
Insuficiência tricúspide 29, 31
- achados ecocardiográficos 85
- diagnóstico 207
- etiologia 207
- fisiopatologia 207
- manifestações clínicas 207
- tratamento 207
Intervalo PR 43
Intervalo QT 44
Isquemia miocárdica 19, 51, 52
- subendocárdica 52
- transmural 52

L

Lei de Einthoven 38
Lei de Laplace 21

M

Máculas de Roth 33
Manchas de Janeway 33
Manobra de Valsalva 4, 78
Marcadores de risco cardiovascular 151
- - escore de cálcio 152
- - espessura da íntima média da carótida 152
- - homocisteína 151
- - proteína-C reativa 151
Medicamentos
- alterações eletrocardiográficas 52, 53
Microdeleções cromossômicas 14
Miocardiopatias
- achados à ressonância 105
- achados ecocardiográficos 85
- chagásica 86
- hipertrófica 25, 30, 31
- restritivas 86
Mutação gênica 11-13

N

Nitrato 21
Nódulos de Arantius 87

Nódulos de Osler 33

O

Onda T 44
Óxido nítrico 5

P

Palpitações 24
- fatores desencadeantes 24
Pericardite 19, 20
Persistência de canal arterial 30, 31
Placa aterosclerótica 21
- capa fibrosa 21
- células inflamatórias 21
- material lipídico 21
- rotura 21
Pleiotropismo 15
Pneumotórax 20
Polimorfismos 17
Ponto J 44
Pós-carga
Potássio 8
Potencial de repouso 42
Pré-carga 21
Pressão Arterial 3-7, 25
- diastólica 4
- durante o teste ergométrico 69
- média 4, 5
- mensuração 26, 27
- sistólica 3
Pressão de perfusão 9
Pressão de perfusão coronariana 21
Pressão sistólica da artéria pulmonar 81
Pressão venosa central 8
Pressão venosa jugular 27
Pressoreceptores arteriais 6, 7
Princípio de Fick 4
Projeto Genoma 12, 17
Prolapso da valva mitral 19, 29, 31
Prostaglandinas 8
Pulso arterial 26
- alternante 26
- *bisferiens* 26
- dicrótico 26
- em martelo d'água (Corrigan) 26
- paradoxal 26
- paradoxal reverso 26
- *parvus et tardus* 26
Pulso venoso jugular 27
- ondas e descensos 28

Q

Quimiorreceptores 6, 8, 9

R

Radiografia de tórax 183
Receptores cardiopulmonares 6, 8, 9
Reflexo de Bezold-Jarisch 8
Refluxo abdominojugular 27
Repolarização precoce 45
Resistência vascular periférica 4-7
Resistência vascular sistêmica 5
Ressonância magnética 101
- espectroscopia 103, 104
- fluxo coronariano 105
- gadolínio 103
- indicações 103
- - doença arterial coronariana 103
- - isquemia miocárdica 103
- - miocardiopatias 105, 184
- - - amiloidose 107
- - - anomalias de grandes vasos 111
- - - cardiopatias congênitas 110, 111
- - - dilatada 106
- - - displasia arritmogênica do ventrículo direito 106
- - - doença de Chagas 107
- - - doenças valvares 107-109
- - - doenças vasculares 112
- - - hipertrófica 106
- - - massas e tumores 110
- - - miocárdio não-compactado 107
- - - miocardite 106
- - - pericárdio 109
- - - sarcoidose 107
- - - siderótica 107
- limitações 112
- PET 105
- princípios 101
- realce tardio 103, 105
- técnicas 101
- - angiorressonância 102
- - cinerressonância 102, 104
- - mapeamento de fluxo por contraste de fase 102
- - *myocardial tagging* (marcação miocárdica) 102
- - perfusão miocárdica 102, 104
- - spin-eco rápido 101
- viabilidade miocárdica 104
Retorno venoso 4, 6
RNA 12

S

Segmento ST 44
Seio carotídeo 6
- hipersensibilidade do seio carotídeo 25

Semiologia cardiovascular 19
Septo interatrial 8
Sinal de Rivero-Carvallo 29, 30
Síncope 24, 227
- avaliação inicial 228
- definição 24, 227
- diagnóstico diferencial 25
- ecocardiograma 230
- eletrocardiograma 230
- estudo eletrofisiológico 231
- etiologia 24, 228
- exame clínico 230
- exames laboratoriais 230
- Holter 231
- massagem do seio carotídeo 230
- monitor de eventos implantáveis 231
- monitor externo de eventos 231
- necessidade de internação 232
- prognóstico 231
- teste de esforço 231
- teste de inclinação 230
- tratamento 232
Síndrome braditaquicárdica 343
Síndrome coronariana aguda 19, 22, 291
Síndrome de Brugada 25
Síndrome de Cushing 131
Síndrome de Down 13
Síndrome de Marfan 15, 16
Síndrome de Wolff-Parkinson-White 25
Síndrome do QT longo 16, 25
Síndrome metabólica 154
- - definição 154
- - diagnóstico 158
- - fisiopatologia 155-158
- - tratamento 159
Síndrome X 19
Sistema nervoso
- parassimpático 7
- simpático 5-7, 9
- - renal 8
Sites em cardiologia 255
- artigos de periódicos 256
- banco de dados 255
- *cardiosource* 256
- consensos 256
- informação pré-filtrada 257
- livros-texto *on line* 256
- portais periódicos 258
- portal da Capes 259
- *uptodate* 257
Sobrecarga de câmaras 46
- atrial 46
- biatrial 47
- biventricular 48
- ventricular 47

Sono 9
Sopros cardíacos 28-30
- contínuo 30
- distólico 30
- sistólico 29, 30
Strands 87
Suporte avançado de vida 271
- algoritmo universal de atendimento da parada cardiorrespiratória 281
- - assistolia 283
- - atividade elétrica sem pulso 283
- - fibrilação ventricular/taquicardia ventricular sem pulso 281
- cuidados pós-ressuscitação 280
- - controle da glicemia 281
- - controle da temperatura 281
- - prognóstico 281
- - ventilação 280
- diretrizes de ressuscitação pulmonar 273
- marca-passo transcutâneo 280
- medicamentos 277
- - antiarrítmicos 277
- - atropina 278
- - *buffers* 278
- - fibrinólise 278
- - fluidos 278
- - magnésio 278
- - vasopressores 277
- - via intra-óssea 278
- - via tubotraqueal 278
- monitorização e assistência na circulação 279
- vias aéreas e ventilação 275
- - CO_2 exalado 276
- - combitubo 275, 276
- - fixação do tubo traqueal 277
- - intubação esofágica 276
- - intubação traqueal 275
- - máscara laríngea 275, 276
Suporte básico de vida 261
- acidente vascular cerebral 262
- desobstrução de vias aéreas por corpo estranho 267
- manobra de Hemlich 268
- parada cardiopulmonar no adulto 261
- - epidemiologia 261
- ressuscitação pulmonar com dois socorristas 267
- segurança do scorrista 269
- seqüência de atendimento 262
- - ativar serviço médico de emergência 263
- - avaliação do nível de consciência 263
- - circulação 265
- - compressões torácicas 266
- - desfibrilação 267
- - reavaliação 267

- - respiração 264
- - vias aéreas 263
- síndrome coronariana aguda 262
- varredura digital 269

T

Tabagismo 16, 17
Taquicardia 6, 7, 9, 24, 349
- QRS estreito 349
- - atrial paroxística 24, 349
- - atrioventricular ortodrômica 349
- - fibrilação atrial 24, 349
- - *flutter* atrial 24, 349
- - juncional 349
- - reentrada nodal 349
- - sinusal 24, 349
- - supraventricular 24, 354
- QRS largo 359
- - prognóstico 362
- - tratamento 360
- - ventricular fascicular 362
- - ventriculares polimórficas 25
- - via de saída de ventrículo direito 362
- tratamento 349
Teoria de Bayes 67
Terminal central de Wilson 38
Teste ergométrico 55, 57
- contra-indicações 66
- ergômetros 57
- implicações 67
- indicações 59
- indicações para término do exame 66
- - absolutas 66
- - relativas 67
- metodologia 57
- protocolos 57
- - bicicleta ergométrica 58
- - - Ästrand 58
- - - Balke 58
- - esteira 58
- - - Bruce 58
- - - Ellestad 58
- - - Naughton 59
- - - Rampa 59
- tempo de tolerância ao exercício 70
Teste molecular 16
Tomografia computadorizada cardio-vascular 112
- angiotomografia coronariana 114
- comparação com a cineangiocoro-nariografia invasiva 114
- escore de cálcio coronariano 113
- indicações clínicas 114-116
- limitações 117
- outras aplicações 116
- princípios básicos 112

ÍNDICE REMISSIVO

Triângulo de Einthoven 38
Trombo coronariano 21
Tromboembolismo pulmonar 19, 20, 330
- angiografia pulmonar 333
- cintilografia pulmonar 333
- dímero D 332
- ecocardiograma 334
- eletrocardiograma 331
- exames laboratoriais 331
- fatores de risco 330
- fisiopatologia 330
- gasometria arterial 332
- gravidez 338
- manifestações clínicas 331
- radiografia de tórax 331
- tomografia computadorizada de tórax 333
- tratamento 334
  - - anticoagulantes orais 336
  - - duração do tratamento 336
- - embolectomia cirúrgica 338
- - fibrinolíticos 337
- - heparina de baixo peso molecular 335
- - heparina não-fracionada 334
- - inibidores diretos da trombina 337
- - interrupção da veia cava inferior 338
- ultra-sonografia de membros inferiores 333
Tumores cardíacos 88

U

Uropatia obstrutiva 131

V

Valva aórtica 3
Valvopatias 62, 196
- indicações de teste ergométrico 62
Variabilidade 12, 15
- interindividual 12
Vasodilatação 6, 24
Vasopressina 5
Vasos 3, 6
- aorta 3-7
- artéria pulmonar 3
- artérias 3, 4
- arteríolas 3, 4, 5
- capilares 3, 4
- coronárias 8
Veia cava 8
Veias pulmonares 78
Ventrículos 4
Vetocardiograma 55
Volume diastólico final 4
Volume sistólico 6
Volume sistólico final 4